UNTERSUCHUNGEN IN DER PURINGRUPPE

(1882—1906)

VON

EMIL FISCHER

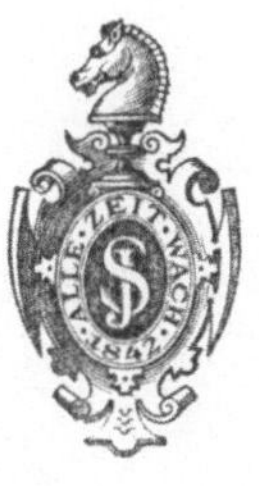

BERLIN

VERLAG VON JULIUS SPRINGER

1907

ISBN-13: 978-3-642-64913-4   e-ISBN-13: 978-3-642-64928-8
DOI: 10.1007/978-3-642-64928-8

Reprint of the original edition 1907

MEINEM VEREHRTEN LEHRER UND LIEBEN FREUNDE

ADOLF VON BAEYER

IN DANKBARKEIT GEWIDMET

Vorwort.

Bei dem Umfang, den die Literatur der organischen Chemie in
den letzten Dezennien angenommen hat, ist es selbst für den Fach-
mann unbequem, größere Untersuchungen, die in zahlreichen Abhandlungen niedergelegt sind, im Zusammenhang zu studieren.

Noch mehr wird diese Schwierigkeit von allen denjenigen emp-
funden, die unserer Wissenschaft ferner stehen und sie nur als Hilfs-
disziplin betrachten können. Ganz besonders gilt das für die Bio-
logen, die ohnedies schon genötigt sind, einer überreichen Literatur
in ihrer eigenen Wissenschaft zu folgen. Es scheint mir deshalb
zweckmäßig, ausgedehnte chemische Untersuchungen, welche biologisch
wichtige Substanzen betreffen, zu sammeln und in Buchform weiteren
Kreisen zugänglich zu machen.

Ich habe das vor Jahresfrist für meine Studien über die Aminosäuren und Proteine getan und durch den Erfolg des Buches die
Überzeugung gewonnen, daß es einem Bedürfnis entsprach.

Das vorliegende Werk soll dem gleichen Zwecke dienen. Es
enthält meine sämtlichen Experimentalarbeiten über die Glieder der
Puringruppe, zu denen manche biologisch interessante Substanzen,
wie Harnsäure, Xanthin, Guanin und einige technisch wichtige Verbindungen, wie Caffeïn und Theobromin gehören. Die Versuche er-
strecken sich über den Zeitraum von 1882—1906. Die Resultate
gipfeln in der Synthese und Feststellung der Struktur für die
Mehrzahl dieser Substanzen. Fehler in den Schlußfolgerungen sind
bisher nicht aufgefunden worden, vielmehr haben diese durch die wertvollen Untersuchungen von Rob. Behrend und durch die neuen interessanten Synthesen von Wilhelm Traube eine willkommene Bestätigung erfahren. Ebenso hat sich meine Hoffnung erfüllt, die
Synthese in der Industrie verwertet zu sehen, denn es ist den lang-
jährigen Bemühungen der Firma C. F. Boehringer in Mannheim-
Waldhof gelungen, auf Grund meiner Resultate eine technisch brauch-

bare Methode für die Darstellung von Caffeïn, Theobromin und Theophyllin aus Harnsäure auszuarbeiten.

Die einzelnen Abhandlungen im experimentellen Teil sind mit Ausnahme von Nr. 43 chronologisch geordnet.

Als Einleitung habe ich die zusammenfassende Abhandlung benutzt, die unter dem Titel „Synthesen in der Puringruppe" 1899 in den Berichten der deutschen chemischen Gesellschaft veröffentlicht wurde. Sie enthält eine ausführliche und systematische Darstellung aller bis zu jenem Zeitpunkt gewonnenen Resultate. Es fehlen darin nur die letzten 7 Abhandlungen (Nr. 40—42 und 44—47), aber sie bilden zum größten Teil nur Ergänzungen der früheren Beobachtungen und lassen sich deshalb ohne weiteres unter die allgemeinen Betrachtungen der Einleitung einreihen. Eine Ausnahme macht nur Nr. 40 „über die Isomerie der Methylharnsäuren", denn sie enthält die Beschreibung von neuen Isomeren, die durch die bisher übliche Strukturformel der Harnsäure nicht erklärt werden, und deren weiteres Studium in theoretischer Beziehung lohnende Früchte zu versprechen scheint.

Außer meinen eigenen Arbeiten habe ich die im engsten Zusammenhang damit stehenden Versuche der Herren Techow, Cramer, Bromberg, Clemm, Torrey, Sembritzki, Armstrong und Fourneau, die unter meiner Leitung entstanden sind, aufgenommen.

Alle Abhandlungen sind, abgesehen von der Verbesserung einiger Druckfehler, wortgetreu wiedergegeben. Den zahlreichen Hinweisen auf die Originalpublikationen ist in eingeklammerter Kursivschrift die entsprechende Seitenzahl des Buches beigefügt, um seine Benutzung zu erleichtern.

Das am Schluß befindliche alphabetische Sachregister ist von Herrn Dr. Walter Axhausen hergestellt. Ich sage ihm dafür, ebenso wie für das Mitlesen der Korrektur auch hier besten Dank.

Berlin, im Juli 1907.

Der Verfasser.

Inhalt.

——

Inhalt.

I. Einleitung.

Einleitung.[1]

Nachdem in dem Purin der Stammvater der Harnsäure und der nahe verwandten Xanthinkörper aufgefunden ist, scheint mir der geeignete Zeitpunkt für eine Zusammenstellung meiner Beobachtungen, welche in zahlreichen, über einen Zeitraum von 18 Jahren zerstreuten Abhandlungen niedergelegt sind, gekommen zu sein. Da der synthetische Ausbau der Gruppe in den Hauptpunkten jetzt beendet zu sein scheint, und damit die Geschichte der Harnsäure einen gewissen Abschluß gefunden hat, so wird auch ein historischer Rückblick auf die wichtigsten chemischen Tatsachen in diesem für die organische Chemie, die Biologie und die Heilkunde gleich interessanten Gebiete manchem willkommen sein.

Entdeckt wurde die Harnsäure im Jahre 1776 in den Blasensteinen und im Harn des Menschen von Karl Wilhelm Scheele. Aus seiner kurzen, aber um so inhaltreicheren Abhandlung[2] erfährt man mit Staunen, welch einfache Hülfsmittel dem großen Forscher genügten, um die wesentlichsten chemischen Merkmale der neuen Materie in aller Schärfe festzustellen. Ihre saure Natur bewies er durch die Lösung in Alkalien und Kalkwasser, aus welcher sie durch andere, auch schwache Säuren wieder gefällt wird, ein Weg, der bekanntlich leicht ihre Reinigung gestattet. Bei der trocknen Destillation beobachtete er die Bildung von Kohle, kohlensaurem Ammoniak und einer neuen, flüchtigen, in heißem Wasser leicht löslichen Säure (der heutigen Cyanursäure). Kochende Salzsäure war ohne Wirkung. Heiße, starke Schwefelsäure verursachte Zersetzung unter Bildung von Kohlensäure und schwefliger Säure. Silberlösung wurde durch die alkalische Auflösung schwarz gefällt. Die merkwürdigste Veränderung endlich gab die Salpetersäure oder das Königswasser. Denn sie lösten sofort unter Aufschäumen; die hierbei entstehende Flüssigkeit färbte die Haut rot

---

[1] Synthesen in der Puringruppe. Berichte d. d. chem. Gesellsch. **32**, 435 [1899].

[2] Examen chemicum Calculi urinarii, Opuscula II, 73—79; vgl. auch Lorenz Crell, Die neuesten Entdeckungen in der Chemie, III, 227.

und gab beim Abdampfen einen charakteristischen roten Rückstand.
Man sieht, daß in diesen ebenso knappen wie scharfen Beobachtungen
die wichtigsten Metamorphosen der Harnsäure und zugleich die Proben,
welche noch heute für ihre Erkennung benutzt werden, gegeben sind.

Gleichzeitig und unabhängig von Scheele hat sein berühmter
Landsmann Torbern Bergmann[1]) die Harnsäure in den Blasensteinen gefunden. Aber er überließ in vornehmer Weise die Priorität
der Entdeckung seinem Schüler und Freunde, dessen Abhandlung
kurz vor der seinigen erschien, und begnügte sich damit, dessen Angaben zu bestätigen und in einigen, allerdings unwesentlichen Punkten
zu ergänzen.

Nächst den beiden schwedischen Gelehrten hat sich im vorigen
Jahrhundert besonders A. F. Fourcroy[2]) um die Kenntnis der Harnsäure verdient gemacht. Er beschrieb genauer als jene die physikalischen Eigenschaften des reinen Präparates, fand bei der trocknen
Destillation die Entstehung von Blausäure, beobachtete, daß Chlorwasser dieselbe Zersetzung wie Salpetersäure hervorruft, und gebrauchte
für die Säure, welche Scheele unbenannt ließ, zuerst den Namen
acide lithique und später acide ourique. Er verteidigte ferner die Auffassung von Scheele und Bergmann gegen die irrtümliche Kritik
von Pearson. Dann scheint er auch zuerst die wichtige Beobachtung
gemacht zu haben, daß bei der Zersetzung der Harnsäure durch Chlorwasser Harnstoff entsteht[3]). Seine weitere Angabe, daß hierbei noch
Äpfelsäure gebildet werde, hat sich allerdings später nicht bestätigt.

Das für die Medizin so wichtige Vorkommen der Harnsäure in
den Gichtknoten (concrétions arthritiques oder arthritische Steine)
wurde von Pearson entdeckt[4]).

Etwas später fanden Fourcroy und Vauquelin sie in den
Exkrementen der Vögel und in besonders großer Menge (25% des

---

[1]) Opuscula IV, 387 und Crell, Die neuesten Entdeckungen in der Chemie,
III, 232.

[2]) Annales de Chimie 16, 113 [1793], Comparée des différentes espèces de
Concrétions animales et végétales, und ebenda 27, 225 [1798], Examen des expéri-
ences et des observations nouvelles de M. G. Pearson sur les Concrétions urinaires
de l'homme et comparaison des résultats obtenus par ce chimiste avec ceux de
Scheele, de Bergmann et de quelques chimistes français.

[3]) Annales du Museum I, 98 [1802]. Sur le nombre, la nature et les caractères
distinctifs des différents matériaux qui forment les calculs, les bézoards et les
diverses concrétions des animaux.

[4]) Philosophical Transactions of the Royal Society, London 1798, 15.
Scherers Allgemeines Journal der Chemie I, 75. In dem Lehrbuch der physiolog.
Chemie von R. Neumeister (2. Aufl., S. 681) ist angegeben, daß W. H. Wollaston
dieselbe Beobachtung 1797 gemacht habe. Die Originalmitteilung konnte ich
aber nicht finden.

Gesamtgewichtes) im Guano der Südseeinseln[1]), welchen A. von Humboldt ihnen zur Untersuchung übergeben hatte, und welcher bis heute die billigste Quelle für die Darstellung der Säure geblieben ist.

1815 machte endlich William Prout[2]) die auffällige Beobachtung, daß die Exkremente der Boa constrictor zu 90% aus Harnsäure, welche zum Teil an Ammoniak und Kali gebunden ist, bestehen, und seitdem sind Schlangenexkremente das beliebteste Rohmaterial für die Gewinnung der Säure im kleineren Maßstabe geblieben.

Die merkwürdige Zersetzung der Harnsäure durch Salpetersäure, wobei nach Scheele und Bergmann zuerst eine farblose Flüssigkeit und beim Eindampfen eine rot gefärbte Substanz entsteht, wurde im Jahre 1818 gleichzeitig von G. Brugnatelli[3]) und von William Prout genauer untersucht. Ersterer entdeckte dabei eine kristallisierende, farblose Verbindung und nannte sie acido ossieritrico (das heutige Alloxan). Letzterer[4]) zeigte, daß beim Neutralisieren der farblosen, salpetersauren Lösung mit Ammoniak und Eindampfen in reichlicher Menge prächtig gefärbte Kristalle entstehen, welche er als das Ammoniaksalz einer neuen Säure erkannte und deshalb purpursaures Ammoniak nannte.

Eine neue, interessante Beziehung der Harnsäure zu anderen, einfacheren, stickstoffhaltigen organischen Verbindungen brachte die Beobachtung von Friedrich Wöhler aus dem Jahre 1829[5]), daß die bei der trocknen Destillation schon von Scheele erhaltene, sublimierte Säure, die man bis dahin Brenzblasensteinsäure oder Brenzharnsäure genannt hatte, identisch ist mit der von Serullas ein Jahr zuvor aus Cyanurchlorid dargestellten Cyanursäure, und daß nebenher bei jener Zersetzung auch eine erhebliche Menge von Harnstoff entsteht, was übrigens Fourcroy und Vauquelin schon 1808 sehr wahrscheinlich gemacht hatten.

Erst 58 Jahre nach der Entdeckung der Harnsäure gelang es

---

[1]) Annales de Chimie **56**, 258 [1805]. Sur le guano, ou sur l'engrais naturel des îlots de la mer du Sud, près des côtes du Perou.

[2]) Thomson, Annals of Philosophy **5**, 413. Analysis of the Excrements of the Boa Constrictor.

[3]) Giornale di Fisica, Chimica etc. di Brugnatelli **11**, 38 und 117 Osservazioni sopra varj cangiamenti che avvengono nell' ossiurico (ac. urico) trattato coll' ossisettonoso (ac. nitroso).

[4]) Philosophical Transactions **1818**, 420. Description of an acid principle prepared from the lithic or uric acid.

[5]) Poggendorfs Ann. d. Physik u. Chemie **15**, 619. Über die Zersetzung des Harnstoffs und der Harnsäure durch höhere Temperatur.

gleichzeitig Justus Liebig[1]) und E. Mitscherlich[2]), ihre elemen-
tare Zusammensetzung endgültig festzustellen und daraus die Formel
$C_5H_4N_4O_3$ abzuleiten.

Nachdem so Wöhler und Liebig von verschiedener Seite her
in die Geschichte der Säure eingegriffen hatten, vereinigten sie sich
miteinander, und die Frucht ihrer gemeinsamen Arbeit waren die
großen „Untersuchungen über die Natur der Harnsäure"[3]), welche die
höchste Bewunderung der Zeitgenossen fanden und welche dauernd ein
unübertroffenes Muster für das systematische Studium einer natürlichen
organischen Verbindung sein werden. Sie lehrten die Verwandlung der
Harnsäure durch Oxydation mit Bleisuperoxyd in Allantoïn, welches
lange vorher in der Allantoïsflüssigkeit der Kühe entdeckt war[4]).
Besonders fruchtbar erwies sich unter ihren Händen die Zerstörung der
Harnsäure durch Salpetersäure. Bei gemäßigter Einwirkung des Oxydationsmittels sahen sie dieselbe zerfallen in Harnstoff und Alloxan,
welches zwar schon von Brugnatelli beschrieben, aber in Vergessen-
heit geraten war, und dessen Zusammensetzung erst durch ihre genauen
Analysen ermittelt wurde. Die weitere, systematische Untersuchung
dieser verwandlungsfähigen Substanz lieferte ihnen das Alloxantin, die
Dialursäure, die Alloxansäure, die Thionursäure, das Uramil, die Parabansäure, Oxalursäure, Mesoxalsäure, Mycomelinsäure und Uramilsäure,
und zwischen allen diesen Körpern wurden einfache Beziehungen der Zusammensetzung und der Bildung festgestellt. Mit einer eingehenden Untersuchung des purpursauren Ammoniaks oder Murexids, wie sie dasselbe genannt haben, schließt diese denkwürdige Arbeit, von welcher Berzelius
in seinem Jahresbericht sagt, sie übertreffe an Interesse noch die Untersuchung der gleichen Forscher über das Bittermandelöl, und der Reichtum
an neu entdeckten und analysierten Körpern darin sei ohne Beispiel.

Daß nach einer so erschöpfenden Behandlung zunächst ein Still-
stand in dem Studium der Harnsäure eintrat, ist leicht begreiflich.
Die beiden folgenden Jahrzehnte brachten nur eine wichtigere Publikation von A. Schlieper[5]), „Über neue Zersetzungsprodukte der

---

[1]) Liebigs Annal. d. Chem. **10**, 47 [1834].

[2]) Poggendorfs Ann. d. Physik u. Chemie **33**, 335.

[3]) Liebigs Annal. d. Chem. **26**, 241 [1838].

[4]) Buniva et Vauquelin, Ann. de Chimie **33**, 269 [1799] sur l'eau de
l'amnios de femme et de vache. Sie nannten die Verbindung acide amniotique.
Ferner Lassaigne, Annal. de Chimie et de Physique **17**, 295 [1821], Nouvelles
Recherches sur la Composition des eaux de l'allantoïde et de l'amnios de la vache.
Er fand sie nicht in dem Wasser des Amnion, sondern in demjenigen der Allantoïs
und nannte sie deshalb acide allantoïque. Dieser Name wurde von Wöhler und
Liebig in Allantoïn abgeändert.

[5]) Liebigs Annal. d. Chem. **55**, 251 und **56**, 1 [1845].

Harnsäure", unter welchen die Hydurilsäure und die Dilitursäure besondere Beachtung verdienen, weil sie die Vermittlung bilden zwischen der Arbeit von Wöhler und Liebig und den im gleichen Stile angelegten, überaus fruchtbaren Untersuchungen über die Harnsäuregruppe von Adolf Baeyer[1]) aus den Jahren 1863 und 1864.

Ihnen verdanken wir die genauere Kenntnis der beiden zuletzt genannten Säuren, ferner die Entdeckung der Barbitursäure, ihrer Bromderivate, der Bibarbitursäure, der durch ihre prächtigen Salze ausgezeichneten Violursäure und des Violantins, der sogen. Nitrosomalonsäure und Amidomalonsäure, welche sämtlich durch zahlreiche Übergänge miteinander und mit dem Alloxan und Uramil verknüpft wurden. Durch diese Beobachtungen ist die Konstitution sämtlicher Glieder der Alloxangruppe im Sinne der neueren Anschauung so gründlich beleuchtet worden, daß die spätere Zeit nichts mehr hinzuzufügen hatte. Baeyer war auch der erste, welcher den Weg der Synthese auf diesem Gebiet betrat. Anknüpfend an einen negativen Versuch von Wöhler und Liebig zeigte er in Gemeinschaft mit Schlieper die Verwandlung des Uramils durch Kaliumcyanat in Pseudoharnsäure. Ferner gelang es ihm, das Hydantoïn, welches er zuerst durch Reduktion des Allantoïns gewonnen hatte, künstlich aus Bromacetylharnstoff darzustellen und damit die erste totale Synthese eines Gliedes der Parabansäurereihe zu verwirklichen.

Von weiteren Metamorphosen der Harnsäure ist zu erwähnen die Überführung in Uroxansäure[2]) und Oxonsäure[3]) und ferner die ebenfalls von A. Strecker 1868 beobachtete Spaltung in Kohlensäure, Ammoniak und Glycocoll[4]), welche einerseits den Anstoß zur Synthese der Harnsäure durch Horbaczewski gegeben und andererseits für das Studium der alkylierten Harnsäuren gute Dienste geleistet hat. Die erste flüchtige Angabe über die Bereitung solcher Alkylderivate rührt von Drygin[5]) her, aber erst den Arbeiten von Hill und Mabery[6]) verdanken wir die genauere Kenntnis einer Monomethyl- und einer Dimethyl-Harnsäure.

Wie schon erwähnt, nahm die Synthese von Gliedern der Harnsäuregruppe ihren Anfang mit der künstlichen Gewinnung des Hydantoïns. Ihr folgen der Aufbau der Parabansäure aus Oxalursäure und

---

1) Liebigs Annal. d. Chem. **127**, 1 und 199; **130**, 129; **131**, 291.

2) Städeler, Liebigs Annal. d. Chem. **78**, 286 [1851].

3) Strecker-Medicus, Liebigs Annal. d. Chem. **175**, 230 [1875].

4) Liebigs Annal. d. Chem. 146, 142 [1868].

5) Jahresber. f. Chemie **1864**, 629.

6) Amer. chem. Journ. **2**, 305 und Berichte d. d. chem. Gesellsch. **9**, 370 [1876].

aus den Ureïden der Brenztraubensäure[1]), ferner der Barbitursäure aus Malonsäure und Harnstoff (Grimaux 1879)[2]) und der Dimethylbarbitursäure (Mulder 1879)[3]). Von den natürlich vorkommenden Verbindungen der Harnsäuregruppe wurde zuerst das Allantoïn aus Harnstoff und Glyoxylsäure von Grimaux[4]) synthetisiert, und dem gleichen Forscher verdanken wir die Darstellung der Pyvurilverbindungen aus Brenztraubensäure und Harnstoff[5]). Im Jahre 1882 gelang dann Horbaczewski die erste Synthese der Harnsäure durch Schmelzen von Glycocoll und Harnstoff[6]) und etwas später durch Schmelzen von Harnstoff mit Trichlormilchsäureamid[7]). Ohne dem Verdienste dieses Chemikers, welcher das so häufig vergeblich versuchte Problem zum ersten Male glücklich löste, zu nahe zu treten, darf man sagen, daß die von ihm gewählten Methoden, welche die Anwendung hoher Temperaturen erfordern und kompliziert verlaufende Prozesse zur Folge haben, über die Natur der Harnsäure keinen neuen Aufschluß gebracht haben und auch für die Lösung weiterer synthetischer Fragen unfruchtbar geblieben sind.

Ungleich durchsichtiger und deshalb systematisch wertvoller ist die zweite Synthese der Harnsäure von Behrend und Roosen[8]). Analog der von Grimaux ausgeführten Synthese der Pyvurilverbindungen aus Brenztraubensäure und Harnstoff kombinierten sie den Acetessigester mit dem Harnstoff und erhielten so das Methyluracil, dann die Isobarbitursäure und Isodialursäure, welch letztere mit Harnstoff zur Harnsäure vereinigt werden konnte.

Die letzte und einfachste Synthese der Harnsäure endlich, welche von L. Ach und mir[9]) 1895 gefunden wurde, knüpft wieder an die älteren Versuche von Baeyer und Schlieper an, indem es gelang, der Pseudoharnsäure durch Schmelzen mit Oxalsäure oder besser[10]) durch Kochen mit starker Salzsäure die Elemente des Wassers zu entziehen. Dadurch wurde einerseits die Harnsäure syn-

---

[1]) Grimaux, Ann. Chim. Phys. [5] 11, 356 [1877]. Zwar hat schon 1872 Ponomarew (Bull. soc. chim. [2] 18, 97) eine Synthese der Parabansäure aus Harnstoff und Oxalsäure angegeben, aber seine Beschreibung des Produktes, besonders die Analyse, sprechen mehr dafür, daß er keine Parabansäure unter Händen hatte.

[2]) Ann. chim. phys. [5] 17, 276.

[3]) Berichte d. d. chem. Gesellsch. 12, 465 [1879].

[4]) Compt. rend. 83, 62.

[5]) Ann. chim. phys. [5] 11, 356.

[6]) Monatshefte f. Chemie 1882, 796 und 1885, 356.

[7]) Monatshefte f. Chemie 1887, 201.

[8]) Liebigs Annal. d. Chem. 251, 235 [1888].

[9]) Berichte d. d. chem. Gesellsch. 28, 2473 [1895]. (S. 178.)

[10]) Berichte d. d. chem. Gesellsch. 30, 559 [1897]. (S. 249.)

thetisch wieder mit dem Alloxan verknüpft, andererseits erwies sich dieses Verfahren als sehr brauchbar für die Bereitung von alkylierten Harnsäuren.

Betrachtungen über die Konstitution der Harnsäure und ihrer Methylprodukte sind seit der Arbeit von Wöhler und Liebig sehr häufig gewesen und haben mit den veränderten allgemeinen Anschauungen verschiedene Form angenommen. Die jetzt gebräuchlichen Strukturformeln der Glieder der Alloxangruppe verdanken wir wesentlich den Untersuchungen von Baeyer. Unter den zahlreichen Strukturformeln der Harnsäure selbst haben nur zwei allgemeine Anerkennung gefunden und sich als gleichberechtigt ein Jahrzehnt nebeneinander gehalten, weil sie in gleichem Maße den Tatsachen gerecht wurden; es sind die von Medicus[1]) und Fittig[2]) aufgestellten Formeln:

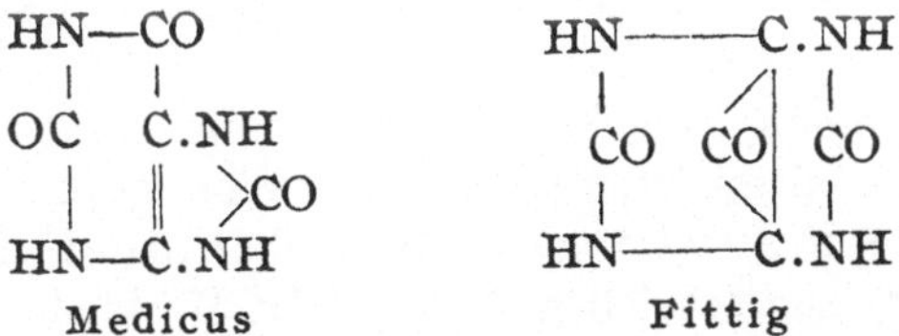

Meine Untersuchungen über die Methylderivate der Harnsäure, vor allem der Nachweis, daß zwei isomere Monomethylharnsäuren existieren, haben dann zugunsten der Formel von Medicus entschieden[3]). Wie weit dieselbe mit den bisher bekannten Tatsachen in Einklang steht, werde ich später ausführlich darlegen.

Mit der Harnsäure am nächsten verwandt ist das Xanthin, welches von Marcet 1817 in einem Blasenstein entdeckt und Xanthic-Oxyd genannt wurde[4]). Wöhler und Liebig[5]) ermittelten seine Zusammensetzung, welche von derjenigen der Harnsäure durch den Mindergehalt von einem Sauerstoffatom verschieden ist, und nannten es deshalb Harnoxyd. Ihre Vermutung, daß dasselbe auch im Harn enthalten sei, ist erst in viel späterer Zeit bestätigt worden. Das Vorkommen der Base im Muskelfleisch und der Pankreasdrüse wurde von Scherer[6]) erkannt, und jetzt wissen wir, daß dieselbe in der organischen Natur außerordentlich verbreitet ist. Die Ähnlichkeit mit der Harnsäure

---

[1]) Liebigs Annal. d. Chem. **175**, 243 [1875].

[2]) Lehrbuch d. organ. Chemie [1877].

[3]) Berichte d. d. chem. Gesellsch. **17**, 1776 [1884]. (*S. 153.*)

[4]) An essay on the chemical history and medical treatments of calcal disorders. (London 1817.)

[5]) Liebigs Annal. d. Chem. **26**, 340 [1838].

[6]) Liebigs Annal. d. Chem. **112**, 257 [1859].

hat offenbar dazu geführt, das Xanthin ebenso wie das später zu erwähnende Hypoxanthin gleichfalls als Produkte des regressiven Stoffwechsels aufzufassen.

Der experimentelle Beweis, daß das Xanthin als ein Reduktionsprodukt der Harnsäure zu betrachten sei, wurde zuerst von Strecker[1] versucht, aber seine vorläufige Angabe, daß die Harnsäure durch Natriumamalgam in Xanthin verwandelt werde, hat sich nicht bestätigt[2]. Die Entscheidung dieser Frage brachte erst die von mir ausgeführte Synthese des Xanthins[3], nachdem ich lange zuvor seine Spaltung in Alloxan und Harnstoff und seine Homologie mit dem Theobromin und Caffeïn[4] nachgewiesen hatte. Eine ältere Angabe von Gautier[5] über die Bildung von Xanthin aus Blausäure ist bisher zweifelhaft geblieben. Denn mir gelang es nicht[6], auf diesem Wege die Base zu erhalten, und die von Hrn. Gautier[7] angekündigten neuen Versuche über diesen Prozeß sind bisher nicht publiziert.

Natürlich vorkommende Methylderivate des Xanthins kennt man bis jetzt fünf. Das älteste und wichtigste davon ist das Caffeïn. Seine Entdeckung im Kaffee wird gewöhnlich Robiquet und Pelletier und Caventou[8] zugeschrieben (1821). In Wirklichkeit aber rührt die erste Mitteilung über dasselbe von Ferd. Runge her, welcher es unter dem Namen Kaffeebase in seinen 1820 erschienenen „Phytochemischen Entdeckungen" (Berlin 1820, S. 144) beschrieben, aber, wie es scheint, nicht in ganz reinem Zustand unter den Händen gehabt hat. Seine Identität mit dem aus dem Tee von Oudry[9] isolierten Theïn wurde 1838 durch die Analysen von Jobst[10] erkannt. Die erste Beobachtung, welche die Verwandtschaft der Base mit der Harnsäure anzeigte, rührt von Stenhouse[11] her, welcher sie auch im Paraguay-Tee fand. Durch Oxydation mit Salpetersäure erhielt er nämlich daraus eine Substanz, welche mit Ammoniak eine Purpurfarbe lieferte, ähnlich der des Murexids, und außerdem das schön kristallisierte sog. Nitrotheïn, das heutige Cholestrophan, welches

---

[1] Liebigs Annal. d. Chem. **131**, 119 [1864].

[2] E. Fischer, Berichte d. d. chem. Gesellsch. **17**, 329 [1884]. (*S. 143.*)

[3] Berichte d. d. chem. Gesellsch. **30**, 2232 [1897]. (*S. 313.*)

[4] Liebigs Annal. d. Chem. **215**, 310 [1882]. (*S. 126.*)

[5] Bull. soc. chim. **42**, 142 [1884].

[6] Berichte d. d. chem. Gesellsch. **30**, 3131 [1897]. (*S. 382.*)

[7] Berichte d. d. chem. Gesellsch. **31**, 449 [1898].

[8] Berzelius, Jahresb. **4**, 180 und **7**, 269.

[9] Mag. Pharm. **19**, 49.

[10] Liebigs Annal. d. Chem. **25**, 63 [1838].

[11] Liebigs Annal. d. Chem. **45**, 371; **46**, 227 [1843].

von Gerhardt für Dimethylparabansäure erklärt und später von A. Strecker[1]) tatsächlich durch Methylierung der Parabansäure erhalten wurde. Die Resultate von Stenhouse sind von Rochleder[2]) weiter verfolgt worden. Bei der Behandlung der Base mit Chlor in wäßriger Lösung entdeckte er das Chlorcaffeïn, ferner als Spaltungsprodukte das Methylamin (von ihm Formylin genannt) und die dem Alloxantin so ähnliche Amalinsäure, welche später von Strecker[3]) für ein Methylderivat des Alloxantins erklärt wurde.

Bei der Spaltung des Caffeïns durch Barythydrat fand A. Strecker[4]) das Caffeïdin, dessen weitere Zerlegung in Kohlensäure, Ameisensäure, Methylamin und Sarkosin von O. Schultzen[5]) und dann von Rosengarten und Strecker[6]) studiert wurde.

Anknüpfend an die Versuche von Stenhouse und Rochleder habe ich[7]) die Zerlegung des Caffeïns durch Chlor und Wasser in Dimethylalloxan und Monomethylharnstoff aufgefunden und dadurch die volle Analogie mit der Zerlegung der Harnsäure bewiesen. Ferner gelang mir die Verwandlung des Chlor- und Brom-Caffeïns in das Hydroxycaffeïn und der Nachweis, daß diese Verbindung eine ungesättigte Gruppe enthält, weil sie durch Brom und Alkohol in das Diäthoxyhydroxycaffeïn verwandelt wird. Durch Abbau des letzteren erhielt ich dann weiter das Apocaffeïn, die Caffursäure, die Hydrocaffursäure und das Methylhydantoïn, ferner das Hypocaffeïn und das Caffolin. Endlich gelang es mir, die Base aus dem Xanthin durch Methylierung darzustellen und dadurch als Trimethylxanthin zu charakterisieren.

An Strukturformeln des Caffeïns bietet die ältere Literatur eine ziemlich große Auswahl. Von denselben hat nur diejenige, welche Medicus[8]) 1875 aufstellte und die ich hier allein anführe,

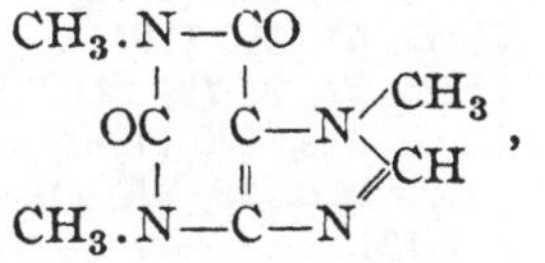

$$
\begin{array}{l}
CH_3 . N\!-\!CO \\
\quad | \qquad | \qquad\quad CH_3 \\
\ OC \quad C\!-\!N\!\!<\!\! \\
\quad | \qquad \| \qquad\quad CH \\
CH_3 . N\!-\!C\!-\!N
\end{array} ,
$$

[1]) Liebigs Annal. d. Chem. **118**, 173 [1861].
[2]) Liebigs Annal. d. Chem. **71**, 1 [1849].
[3]) Liebigs Annal. d. Chem. **118**, 176 [1861].
[4]) Liebigs Annal. d. Chem. **123**, 360 [1862].
[5]) Zeitschr. f. Chem. **1867**, 614.
[6]) Liebigs Annal. d. Chem. **157**, 1 [1871].
[7]) Berichte d. d. chem. Gesellsch. **14**, 637 u. 1905 [1881] und Liebigs Annal. d. Chem. **215**, 253 [1882]. (*S. 85.*)
[8]) Liebigs Annal. d. Chem. **175**, 250 [1875].

heute noch Bedeutung, weil sie durch meine Versuche bestätigt wurde.

Das dem Caffeïn am nächsten stehende Theobromin wurde von Woskresensky[1]) 1842 im Kakao aufgefunden. Nachdem Glasson[2]) bei der Oxydation desselben mit Bleisuperoxyd und Schwefelsäure die Bildung einer alloxanähnlichen Substanz beobachtet hatte und Rochleder[3]) bei der Oxydation mit Chlor Amalinsäure erhalten zu haben glaubte, was sich später als ein Irrtum herausstellte, zeigte Strecker[4]) 1861 die Verwandlung in Caffeïn durch Methylierung. 21 Jahre später gelang mir der Nachweis, daß das Theobromin Dimethylxanthin[5]) ist, und daß es durch feuchtes Chlor in Monomethylalloxan und Monomethylharnstoff zerlegt wird[6]).

Das isomere Theophyllin fand Kossel 1888 im Tee. Er zeigte ferner, daß es durch Methylierung in Caffeïn übergeht und bei der Oxydation mit feuchtem Chlor in Dimethylalloxan und Harnstoff zerfällt[7]).

Das gleichfalls isomere Paraxanthin wurde im Harn von Thudichum[8]) (1879) und nochmals unabhängig von G. Salomon[9]) aufgefunden und von letzterem genauer untersucht. Die endgültige Feststellung seiner Strukturformel fällt mit der von mir ausgeführten Synthese zusammen.

Das einzige Monomethylxanthin, welches vor meinen Untersuchungen existierte, war das von Salomon[10]) im menschlichen Harn entdeckte Heteroxanthin. Seine Verwandlung in Caffeïn und die Aufklärung seiner Konstitution verdankt man Krüger und Salomon[11]) und seine Entstehung aus dem Theobromin im tierischen Organismus wurde von Gottlieb und Bondzyński[12]) festgestellt.

---

[1]) Liebigs Annal. d. Chem. **41**, 125 [1842].

[2]) Liebigs Annal. d. Chem. **61**, 335 [1847].

[3]) Liebigs Annal. d. Chem. **71**, 9; **79**, 124 [1851].

[4]) Liebigs Annal. d. Chem. **118**, 170 [1861].

[5]) Berichte d. d. chem. Gesellsch. **15**, 453 [1882]; ferner Liebigs Annal. d. Chem. **215**, 311 [1882]. (*S. 128.*)

[6]) Berichte d. d. chem. Gesellsch. **15**, 32 [1882]; ferner Liebigs Annal. d. Chem. **215**, 303 [1882]. (*S. 122.*) Vgl. auch Maly und Andreasch, Monatsh. f. Chem. **1882**, 107.

[7]) Berichte d. d. chem. Gesellsch. **21**, 2164 [1888], Zeitschr. f. physiolog. Chem. **13**, 298 [1889].

[8]) Zeitschr. f. physiolog. Chem. **11**, 415 [1887].

[9]) Berichte d. d. chem. Gesellsch. **16**, 195 [1883]; **18**, 3406 [1885].

[10]) Berichte d. d. chem. Gesellsch. **18**, 3407 [1885].

[11]) Zeitschr. f. physiolog. Chem. **21**, 169 [1895].

[12]) Berichte d. d. chem. Gesellsch. **28**, 1113 [1895].

Versuche zur Synthese der oben erwähnten methylierten Xanthine sind von anderen Autoren nicht beschrieben worden.

Das von Scherer[1]) entdeckte Hypoxanthin ist, wie schon die Wahl des Namens zeigt, von jeher den Xanthinen an die Seite gestellt worden, wozu nicht allein die Zusammensetzung und das gemeinsame, weit verbreitete Vorkommen in den tierischen und pflanzlichen Organen, sondern auch das recht ähnliche Verhalten Veranlassung gegeben haben. Der erste Versuch, beide Körper experimentell miteinander in Beziehung zu bringen, rührt von A. Strecker[2]) her. Aber seine Angabe, daß das Hypoxanthin oder Sarkin, wie er es genannt hat, durch Salpetersäure in Xanthin verwandelt werde, ist später von A. Kossel[3]) als irrtümlich erkannt worden. Derselbe Forscher[4]) wies nach, daß die von Weidel beobachtete Bildung eines murexidähnlichen Farbstoffs aus Hypoxanthin, welche lange Zeit als Weidelsche Reaktion in der Literatur figurierte, beim reinen Hypoxanthin nicht eintritt. Erst in der neueren Zeit ist es M. Krüger[5]) gelungen, aus dem Hypoxanthin Alloxan zu gewinnen, indem er zuerst Bromhypoxanthin bereitete und dieses mit Salzsäure und chlorsaurem Kali oxydierte. Er lehrte ferner die Darstellung des Dimethylhypoxanthins[6]), nachdem vorher schon Thois eine Benzylverbindung und Kossel eine Urethanverbindung beschrieben hatten. Endgültige Aufklärung über die Konstitution der Base brachte aber erst die von mir ausgeführte Synthese[7]).

Ebenso verbreitet wie Xanthin und Hypoxanthin sind im Tierreich bekanntlich das von Unger[8]) im Guano gefundene Guanin und das von Kossel[9]) entdeckte Adenin. Die wichtigsten Metamorphosen der ersten Base, d. h. ihre Überführung in Xanthin[10]) durch salpetrige Säure und ihre Verwandlung in Guanidin[11]) durch Chlor und Wasser, hat A. Strecker aufgefunden, und die genaue Kenntnis des Adenins verdanken wir Kossel und seinen Schülern. Von den Verwandlungen

---

[1]) Liebigs Annal. d. Chem. 73, 328 [1850].
[2]) Liebigs Annal. d. Chem. 108, 156 [1858].
[3]) Zeitschr. f. physiolog. Chem. 6, 428 [1882].
[4]) Zeitschr. f. physiolog. Chem. 6, 428 [1882].
[5]) Zeitschr. f. physiolog. Chem. 18, 445 [1894].
[6]) Zeitschr. f. physiolog. Chem. 18, 436 [1894].
[7]) Berichte d. d. chem. Gesellsch. 30, 2228 [1897]. (*S. 309.*)
[8]) Poggendorfs Ann. 65 [1845]; Liebigs Annal. d. Chem. 58, 20; 59, 58 [1846].
[9]) Berichte d. d. chem. Gesellsch. 18, 79, 1928 [1885]; Zeitschr. f. physiolog. Chem. 10, 250 [1886]; 12, 241 [1888].
[10]) Liebigs Annal. d. Chem. 108, 141 [1858].
[11]) Liebigs Annal. d. Chem. 118, 151 [1861].

der Base ist als besonders wichtig hervorzuheben ihre Überführung in Hypoxanthin durch Behandlung mit salpetriger Säure.

Wie aus dem Vorhergehenden ersichtlich ist, sind die früheren Versuche, Beziehungen zwischen den so ähnlich zusammengesetzten drei Stoffen, Harnsäure, Xanthin und Hypoxanthin experimentell zu finden, vergeblich gewesen. Insbesondere war es nicht möglich, der Harnsäure durch die gewöhnlichen Reduktionsmittel Sauerstoff zu entziehen. Ich habe deshalb vor 15 Jahren einen anderen Weg eingeschlagen, dieses Ziel zu erreichen, und es gelang mir zunächst bei einer Methylharnsäure durch Behandlung mit Chlorphosphor sämtlichen Sauerstoff nebst drei Wasserstoffatomen zu eliminieren und durch Chlor zu ersetzen[1]). Das erhaltene Produkt $CH_3 \cdot C_5N_4Cl_3$ war ein sehr reaktionsfähiger Stoff, in welchem das Halogen in der mannigfaltigsten Weise gegen Äthoxyl, Hydroxyl und zum Teil auch gegen Wasserstoff ausgetauscht werden konnte. Die Notwendigkeit, diese Produkte systematisch zu ordnen und zu benennen, veranlaßten mich, sie als Abkömmlinge einer zunächst noch unbekannten Verbindung $CH_3 \cdot C_5H_3N_4$ zu betrachten und die letztere Methylpurin zu nennen. Diese Anschauung führt selbstverständlich dazu, die Harnsäure von der Verbindung $C_5H_4N_4$, dem Purin, abzuleiten. Zur Rechtfertigung des Namens führe ich an, daß er aus den Wörtern purum und uricum kombiniert ist, und daß die mir damals bekannten Erscheinungen schon mit voller Sicherheit auf die basische Natur der Stammsubstanz schließen ließen. Die nachträgliche Auffindung der Verbindung hat die ursprüngliche Voraussetzung bestätigt. Das Purin ist in der Tat der Stammvater der Harnsäure, des Xanthins und Hypoxanthins, mit denen es sich in folgende Reihe einordnet:

$$C_5H_4N_4O_3 \qquad C_5H_4N_4O_2 \qquad C_5H_4N_4O \qquad C_5H_4N_4$$

Harnsäure   Xanthin   Hypoxanthin   Purin

Und wie in anderen Kapiteln der organischen Chemie, hat es sich auch hier für die Systematik als zweckmäßig erwiesen, die Wasserstoffverbindung in den Mittelpunkt zu stellen und von einer Puringruppe zu reden. Ich bin mir wohl bewußt, damit der alten Gewohnheit entgegenzutreten, alle Ureïde und Diureïde der zweibasischen Säuren, welche mit der Harnsäure in Relation stehen, in der sogenannten Harnsäuregruppe zusammenzufassen. Aber dieses Kapitel ist nachgerade so umfangreich geworden, daß eine Teilung kaum mehr umgangen werden kann, und die Unterschiede in der Struktur und den Eigenschaften zwischen dem Purin und dem Malonylharnstoff oder der

---

[1]) Berichte d. d. chem. Gesellsch. **17**, 328 [1884]. (*S. 143*.)

Parabansäure sind doch gewiß ebenso groß, wie diejenigen zwischen dem Pyridin und Chinolin oder zwischen Benzol und Naphtalin. Ich denke mir deshalb, daß man in Zukunft eine Abgrenzung zwischen den Purinkörpern, wozu die Harnsäure, Xanthin usw. gehören, und den einfacheren Ureïden der mehrbasischen Säuren eintreten läßt. Im Nachfolgenden will ich alle bisher mit Sicherheit als Purinderivate erkannten Verbindungen behandeln und dabei insbesondere meine eigenen Versuche mit dem Hinweis auf die ausführlicheren speziellen Abhandlungen zusammenstellen.

Struktur und Nomenklatur der Purinkörper.

Da von allen Purinderivaten die Harnsäure experimentell bei weitem am sorgfältigsten untersucht worden ist, so müssen heute noch ebenso wie früher alle Betrachtungen über die Struktur dieser Körperklasse von ihr ausgehen. Unter den früher für die Harnsäure vorgeschlagenen Formeln ist, wie schon erwähnt wurde, diejenige von Medicus,

$$\begin{array}{ccc} HN\!-\!CO & & \\ |\quad\ | & & \\ OC\quad C\!-\!NH & & , \\ |\quad\ \|\quad >\!CO & & \\ HN\!-\!C\!-\!NH & & \end{array}$$

der beste Ausdruck der Tatsachen geblieben. Sie gibt ein einfaches Bild von der Spaltung in Alloxan und Harnstoff, von der Zerlegung in Kohlensäure, Ammoniak und Glycocoll und endlich von der Verwandlung in Allantoïn. Sie erklärt ferner in ungezwungener Weise die von mir beobachtete Bildung der Tetramethylharnsäure bei der Behandlung mit Alkali und Jodmethyl und auch die von mir festgestellte Existenz isomerer Monomethyl-, Dimethyl- und Trimethyl-Harnsäuren. Dagegen genügt sie nicht mehr für die Erklärung der Existenz von fünf Monomethylharnsäuren, und es wird deshalb vielleicht eine Erweiterung durch räumliche Betrachtungen nötig werden[1]). Ich will aber diese Frage hier nicht weiter erörtern, weil die experimentelle Untersuchung der fünften Methylharnsäure noch nicht abgeschlossen ist.[2])

Gleichberechtigt ist bei dem heutigen Stande unserer Kenntnisse und Anschauungen nur noch die sehr ähnliche Formel:

---

[1]) Berichte d. d. chem. Gesellsch. **31**, 1982 [1898]. (*S. 432.*)

[2]) Vgl. auch Berichte d. d. chem. Gesellsch. **32**, 2721 [1899]. (*S. 511.*)

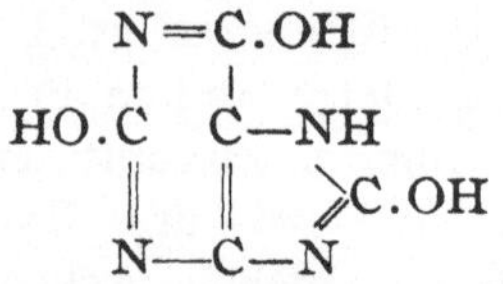

$$N{=}C.OH$$
$$HO.C \quad C{-}NH$$
$$\qquad\qquad {>}C.OH ,$$
$$N{-}C{-}N$$

welche eine tautomere Form darstellt. Sie hat sogar den Vorzug, die Beziehungen der Harnsäure zum Purin, ferner ihre Verwandlung in Trichlorpurin durch Chlorphosphor einfacher auszudrücken und ihre saure Natur verständlicher zu machen. Möglicherweise existieren sogar beide tautomeren Formen; denn es ist bekannt, daß die aus den Salzen in der Kälte in Freiheit gesetzte, amorphe Säure etwas andere Eigenschaften besitzt, als die beim Kochen oder beim längeren Stehen gebildete, kristallinische Form. Solange indessen die experimentelle Entscheidung zwischen Lactam- und Lactim-Formel, wie man sie kurz bezeichnen könnte, nicht möglich ist, werde ich aus alter Gewohnheit die erstere bevorzugen. Anders steht es mit den Alkylderivaten, bei welchen bekanntlich leicht festzustellen ist, ob das Alkyl an Stickstoff oder an Sauerstoff gebunden ist. Die später zu behandelnden, genau untersuchten Methylharnsäuren leiten sich sämtlich von der Lactamformel ab; dagegen sind auch eine größere Zahl, allerdings noch halogenhaltiger, Alkyloxyverbindungen bekannt, als deren Repräsentanten ich hier nur die Verbindung:

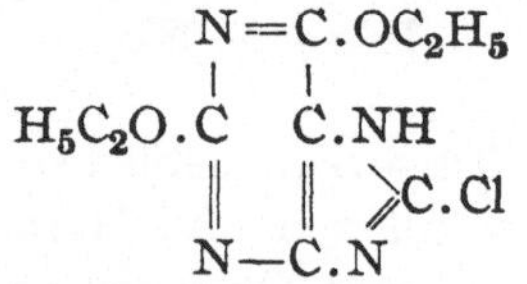

$$N{=}C.OC_2H_5$$
$$H_5C_2O.C \quad C.NH$$
$$\qquad\qquad {>}C.Cl$$
$$N{-}C.N$$

2.6-Diäthoxy-8-chlorpurin

anführe.

Den in der Harnsäure nach obigen Formeln enthaltenen Komplex C_5N_4, oder strukturell geschrieben:

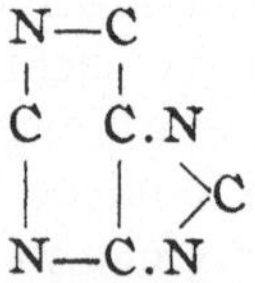

$$N{-}C$$
$$C \quad C.N$$
$$\qquad\qquad {>}C$$
$$N{-}C.N$$

nenne ich den Purinkern, und alle davon ableitbaren Purinkörper enthalten mithin gleichzeitig die ringförmige Atomgruppe der Metadiazine und der Imidazole. Um eine einheitliche Nomenklatur der zahlreichen Verbindungen möglich zu machen, habe ich vorgeschlagen[1]), die Glieder des Purinkerns nach folgendem Schema zu numerieren:

---

[1]) Berichte d. d. chem. Gesellsch. **30**, 557 [1897]. (*S. 247.*)

$$N_1-C_6$$
$$C_2 \quad C_5.N_7$$
$$\qquad \qquad >C_8$$
$$N_3-C_4.N_9$$

und die Stellung der substituierenden Gruppen in der üblichen Weise durch Beifügung der betreffenden Zahlen zu markieren, ferner die Reihenfolge der Substituenten entsprechend den Beschlüssen des Genfer Kongresses nach dem Atomgewicht des unmittelbar am Purinkern haftenden Elementes zu bestimmen. Da indessen ein übertriebener Schematismus den Chemikern mit Recht unsympathisch ist, so werde ich die alteingebürgerten Namen Harnsäure, Xanthin usw. möglichst beibehalten, aber bei der Bezeichnung der Derivate die oben festgelegten Nomenklaturprinzipien, insbesondere die Zählung der Substituenten, mitbenutzen. Diese Bemerkungen werden genügen, um alle später gebrauchten Namen verständlich zu machen.

Struktur des Purins, sowie seiner Methyl- und Chlor-Derivate.

Die Reduktion der Harnsäure und ihrer Methylderivate ist bisher nur auf dem Umwege über die gechlorten Purine möglich gewesen Der erste erfolgreiche Schritt in dieser Richtung geschah bei de. 9-Methylharnsäure, welche bei erschöpfender Behandlung mit Chlorr phosphor in das 9-Methyltrichlorpurin übergeht. Der Übergang ist der Verwandlung der Säureamide in die Imidchloride zu vergleichen. Geht man aus von der Strukturformel der 9-Methylharnsäure, so resultiert für das 9-Methyltrichlorpurin die Formel I. In der gleichen Art entsteht aus der 7-Methylharnsäure das isomere, der Formel II entsprechende 7-Methyltrichlorpurin:

$$N=C.Cl \qquad\qquad\qquad N=C.Cl$$
$$I. \quad Cl.C \quad C.N \qquad\qquad II. \quad Cl.C \quad C.N.CH_3 \;.$$
$$>C.Cl \qquad\qquad\qquad\qquad >C.Cl$$
$$N-C.N.CH_3 \qquad\qquad\qquad N-C.N$$

Dieselbe Art von Isomerie ist vorhanden bei den aus den Trichloriden durch Reduktion erhaltenen Methylpurinen, wie die folgenden Formeln zeigen:

$$N=CH \qquad\qquad\qquad N=CH$$
$$III. \quad HC \quad C.N \qquad\qquad IV. \quad HC \quad C.N.CH_3$$
$$>CH \qquad\qquad\qquad\qquad >CH$$
$$N-C.N.CH_3 \qquad\qquad\qquad N-C.N$$
$$\text{9-Methylpurin} \qquad\qquad\qquad \text{7-Methylpurin}$$

Daraus folgt, daß man bei dem der Harnsäure entsprechenden, freien Purin die Wahl zwischen den beiden Formeln

$$
\text{V.} \quad
\begin{array}{c}
N=CH \\
| \quad\ | \\
HC \quad C.NH \\
\| \quad \| \!\!>\!\! CH \\
N-C.N
\end{array}
\qquad
\text{VI.} \quad
\begin{array}{c}
N=CH \\
| \quad\ | \\
HC \quad C.N \\
\| \quad \| \!\!>\!\! CH \\
N-C.NH
\end{array}
$$

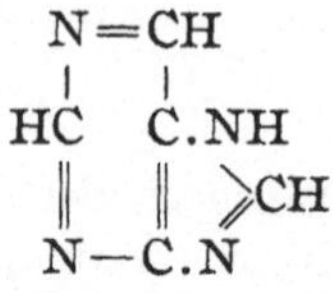

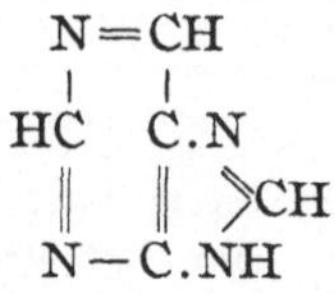

hat, und dasselbe gilt selbstverständlich für das Trichlorpurin. Diese beiden Formeln bieten offenbar einen neuen Fall von Tautomerie, welcher an diejenige der Amidine erinnert. Dasselbe wiederholt sich bei den übrigen Purinderivaten, bei welchen der Imidazolring keinen Sauerstoff enthält. Es gehören dahin das Xanthin, Hypoxanthin, Adenin, Theophyllin usw., und ich habe in mehreren Fällen die beiden isomeren Methylprodukte, z. B. zwei Methyladenine und zwei Methylhypoxanthine, darstellen können, wo die Wasserstoffverbindung nur in einer Form bekannt ist. Aus Gründen der Bequemlichkeit will ich für das freie Purin in Zukunft nur die obige Formel V benutzen und demselben Grundsatze in allen ähnlichen Fällen folgen.

Struktur der Monoxypurine.

Monoxypurine, welche den Sauerstoff ähnlich gebunden enthalten, wie die Harnsäure, läßt die Theorie in folgenden drei Formen voraussehen:

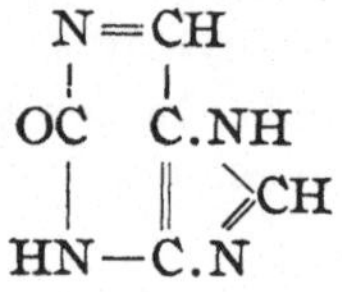

$$
\begin{array}{c}
N=CH \\
| \quad\ | \\
OC \quad C.NH \\
| \quad \| \!\!>\!\! CH \\
HN-C.N \\
\text{I.}
\end{array}
\qquad
\begin{array}{c}
HN-CO \\
| \quad\ | \\
HC \quad C.NH \\
\| \quad \| \!\!>\!\! CH \\
N-C.N \\
\text{II.}
\end{array}
\qquad
\begin{array}{c}
N=CH \\
| \quad\ | \\
HC \quad C.NH \\
\| \quad \| \!\!>\!\! CO \\
N-C.NH \\
\text{III.}
\end{array} \;.
$$

Daß man an Stelle derselben auch die entsprechenden Lactimformeln setzen könnte, bedarf keiner weiteren Erörterung. Bekannt sind die Formen II und III, während Methylderivate von allen drei Formen gewonnen wurden. Ähnlich liegen die Verhältnisse bei den Monoaminopurinen, wo ich aber aus später zu erörternden Gründen folgende Formeln vorziehe:

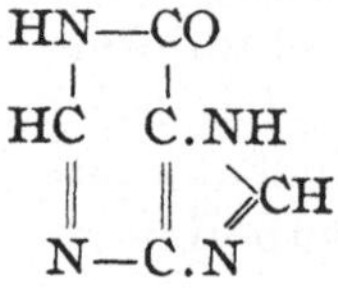

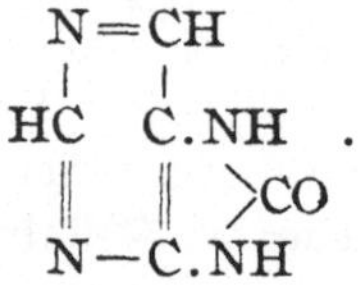

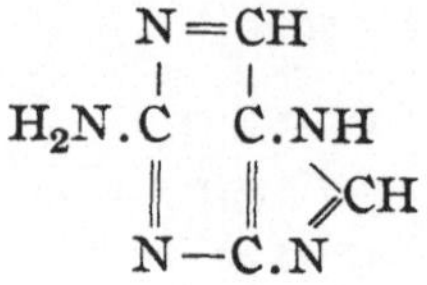

$$
\begin{array}{c}
N=CH \\
| \quad\ | \\
H_2N.C \quad C.NH \\
\| \quad \| \!\!>\!\! CH \\
N-C.N \\
\text{IV.}
\end{array} ,
\qquad
\begin{array}{c}
N=C.NH_2 \\
| \quad\ | \\
HC \quad C.NH \\
\| \quad \| \!\!>\!\! CH \\
N-C.N \\
\text{V.}
\end{array} ,
\qquad
\begin{array}{c}
N=CH \\
| \quad\ | \\
HC \quad C.NH \\
\| \quad \| \!\!>\!\! C.NH_2 \\
N-C.N \\
\text{VI.}
\end{array} \;.
$$

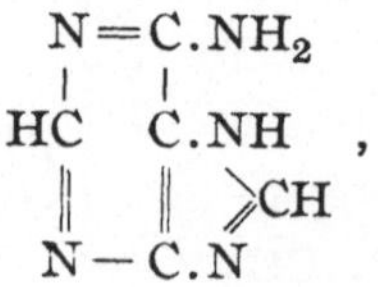

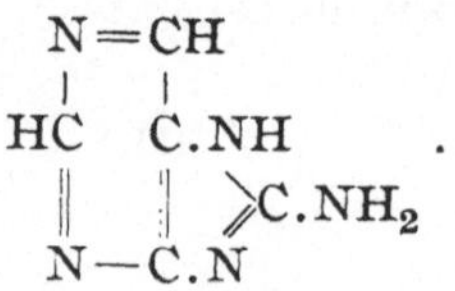

Bekannt sind die Form V (Adenin) und Methylderivate von allen dreien.

Struktur der Dioxypurine.

Bei den Dioxypurinen sind ebenfalls drei Isomere möglich:

$$
\text{I.} \quad
\begin{array}{c}
\mathrm{HN{-}CO} \\
\mid \quad \mid \\
\mathrm{OC\ \ \ C.NH} \\
\mid \quad \parallel\!\!> \!\mathrm{CH} \\
\mathrm{HN{-}C.N}
\end{array}
\ ,\qquad
\text{II.}\quad
\begin{array}{c}
\mathrm{N{=}CH} \\
\mid \quad \mid \\
\mathrm{OC\ \ \ C.NH} \\
\mid \quad \parallel\!\!>\!\mathrm{CO} \\
\mathrm{HN{-}C.NH}
\end{array}
\ ,\qquad
\text{III.}\quad
\begin{array}{c}
\mathrm{HN{-}CO} \\
\mid \quad \mid \\
\mathrm{HC\ \ \ C.NH} \\
\parallel \quad \parallel\!\!>\!\mathrm{CO} \\
\mathrm{N{-}C.NH}
\end{array}
\ .
$$

Davon sind I und III dargestellt, und Methylderivate kennt man von allen drei Formen. Eine besondere Betrachtung verdient die Einreihung der Xanthine in diese Gruppe, weil die Aufklärung ihrer Konstitution die meisten Schwierigkeiten gemacht hat. Zwar hatte Medicus[1]) vor meinen Untersuchungen für das Xanthin die jetzt von mir angenommene Formel I des 2.6-Dioxypurins aufgestellt und dem Caffeïn die entsprechende Struktur:

$$
\begin{array}{c}
\mathrm{H_3C.N{-}CO} \\
\mid \quad \mid \\
\mathrm{OC\ \ \ C.N.CH_3} \\
\mid \quad \parallel\!\!>\!\mathrm{CH} \\
\mathrm{H_3C.N{-}C.N}
\end{array}
$$

zugeschrieben. Aber die einzigen Tatsachen, welche eine Verwandtschaft des Caffeïns mit der Harnsäure damals bekundeten, waren die Bildung der Amalinsäure und die Spaltung in Kohlensäure, Ammoniak, Methylamin und Sarkosin. Dazu traten später allerdings noch die von mir beobachtete Spaltung des Caffeïns in Dimethylalloxan und Monomethylharnstoff, die analoge Zerlegung des Xanthins in Alloxan und Harnstoff, die Überführung des Xanthins durch Methylierung in Theobromin und Caffeïn und endlich der Nachweis einer doppelten Bindung im Caffeïn bzw. Hydroxycaffeïn durch die Überführung in Diäthoxyhydroxycaffeïn. Aber der von mir ausgeführte Abbau des letzteren zu Apo- und Hypo-Caffeïn, Caffursäure usw., wie ferner die Verschiedenheit desselben von der α-Trimethylharnsäure, zumal im Verhalten bei der Alkylierung führten mich zu der Anschauung, daß in den Xanthinen der Kohlenstoffstickstoffkern eine andere Struktur als in der Harnsäure besitze, und ich gab dieser Überzeugung, welche mir durch die Tatsachen aufgezwungen war, Ausdruck durch die Aufstellung folgender Xanthinformel[2]):

---

1) Liebigs Annal. d. Chem. **175**, 230 [1875].
2) Liebigs Annal. d. Chem. **215**, 313 [1882]. (*S. 130.*)

$$
\begin{array}{c}
\mathrm{NH-CH} \\
\mathrm{OC\quad C.NH} \\
\mathrm{HN-C:N}
\end{array}\!\!\!\!>\!\mathrm{CO}
$$

Erst durch die Synthese der Xanthine und namentlich durch die Erkenntnis, daß das Hydroxycaffeïn eine Trimethylharnsäure sei, wurde ich dann veranlaßt, meine Formeln aufzugeben und diejenigen von Medicus anzunehmen[1]).

Die Arbeit, welche nötig war, um zu dieser Erkenntnis zu gelangen, darf ich ohne Übertreibung außergewöhnlich groß nennen, und ich halte mich deshalb für berechtigt, gerade an diesem Beispiel den Wert vorzeitiger, strukturchemischer Spekulationen zu besprechen. Daß unter den zahlreichen Formeln, welche für wichtige natürliche Verbindungen im Laufe der Zeit aufgestellt werden, eine schließlich als richtig erkannt wird, ist nicht gerade selten, und in der Geschichte unserer Wissenschaft pflegt man häufig einer solchen, zufällig richtigen Prognose ein übertriebenes Gewicht beizulegen, während ein Mißgriff in der Wahl der Formel ihrem Autor kaum jemals zum Vorwurf gemacht wird. Die Neigung, zu spekulieren auf Gebieten, wo die Tatsachen nicht ausreichen, wird dadurch in bedauernswerter Weise gefördert und manchem experimentellen Problem ein Teil von seinem Reize genommen. Man braucht nur die neuere Geschichte der Terpengruppe zu studieren, um sich von der Wahrheit des Gesagten zu überzeugen. So wenig man dem einzelnen Forscher es versagen wird, seinen experimentellen Resultaten durch Aufstellung von Formeln einen theoretischen Ausdruck zu geben, so gering ist doch andererseits der Nutzen, welchen die Wissenschaft von der einen oder anderen Strukturformel, wenn sie nicht gerade eine besonders scharfsinnige Interpretation der Tatsachen darstellt, erfährt. Im vorliegenden Falle kann ich z. B. die Erklärung abgeben, daß die Formeln von Medicus, obschon sie richtig waren, mir bei der ganzen Untersuchung keine einzige, bestimmte, experimentelle Anregung gebracht haben, daß vielmehr alle entscheidenden Tatsachen entweder auf dem Wege der empirischen Beobachtung, oder in direkter Anknüpfung an ältere experimentelle Angaben gefunden wurden.

Synthetische Methoden.

Für den synthetischen Ausbau der Puringruppe haben vorzüglich fünf Methoden gedient, erstens die Bereitung der Harnsäure und ihrer Methylderivate aus den Pseudoharnsäuren, zweitens die Methylierung

---

[1]) Berichte d. d. chem. Gesellsch. **30**, 549 [1897]. (*S. 238.*)

der Harnsäure und der Xanthine, drittens die Verwandlung der Harnsäure und der Dioxypurine in Chloride durch Einwirkung von Chlorphosphor, viertens die Überführung der Chlorverbindungen in Oxy-,
Thio- und Aminoderivate und fünftens die Reduktion der Chlorpurine
durch Jodwasserstoff oder Zinkstaub. Die mannigfaltige Anwendbarkeit
derselben ist aus der folgenden Zusammenstellung der Resultate ersichtlich.

Synthese der Harnsäure aus Pseudoharnsäure.

Diese schon früher öfters vergeblich versuchte Reaktion, welche
durch folgendes Schema dargestellt wird:

$$\begin{array}{ll}
\begin{array}{l}
\mathrm{HN{-}CO}\\
\ \ |\quad\ |\\
\mathrm{OC}\ \ \mathrm{CH.NH.CO.NH_2}\\
\ \ |\quad\ |\\
\mathrm{HN{-}CO}\\
\text{Pseudoharnsäure}
\end{array}
&=
\begin{array}{l}
\mathrm{HN{-}CO}\\
\ \ |\quad\ |\\
\mathrm{OC}\ \ \mathrm{C.NH}\\
\ \ |\quad\ \|\ \ {>}\mathrm{CO}\\
\mathrm{HN{-}C.NH}\\
\text{Harnsäure}
\end{array}
\ +\ \mathrm{H_2O}\,,
\end{array}$$

wurde zuerst von L. Ach und mir[1]) durch Schmelzen mit Oxalsäure
ausgeführt, und etwas später habe ich[2]) ein viel bequemeres Verfahren in der Anwendung der Mineralsäuren gefunden. Es genügt,
in Salzsäure zu lösen und einige Zeit zu kochen. Bei der Pseudoharnsäure selbst ist hierzu allerdings eine sehr große Menge des Lösungsmittels erforderlich, aber bei den Methylderivaten fällt diese Schwierigkeit fort, so daß die Operation dort sehr einfach wird. Ja in einzelnen
Fällen, wie bei der 1.3.7-Trimethylpseudoharnsäure:

$$\begin{array}{l}
\mathrm{H_3C.N{-}CO\ \ CH_3}\\
\ \ \ \ \ |\quad\ \ |\qquad\cdot\\
\mathrm{OC}\ \ \ \mathrm{CH.N.CO.NH_2}\,,\\
\ \ \ \ \ |\quad\ \ |\\
\mathrm{H_3C.N{-}CO}
\end{array}$$

erfolgt die Wasserabspaltung und Verwandlung in Trimethylharnsäure (Hydroxycaffeïn) schon bei Abwesenheit von Mineralsäuren
durch bloßes Erhitzen der wäßrigen Lösung.

Die Fruchtbarkeit der Methode wurde noch erhöht durch die
Beobachtung, daß methylierte Pseudoharnsäuren sich nicht allein durch
Kombination von Monomethyl- oder Dimethyl-Alloxan mit Ammoniak,
sondern auch mit Methylamin bereiten lassen. Das Verfahren hat
ferner den besonderen Vorzug, Methylharnsäuren von bekannter Konsti

---

1) Berichte d. d. chem. Gesellsch. **28**, 2473 [1895]. (*S. 178.*)
2) Berichte d. d. chem. Gesellsch. **30**, 559 [1897]. (*S. 249.*)

tution und in der Regel gleich in reinem Zustand zu liefern. Daß endlich diese Synthese eine neue Stütze für die Strukturformel der Harnsäure ist, bedarf keiner weiteren Erörterung. Gewonnen wurden auf diesem Wege folgende Methylharnsäuren: 1-Methyl-[1]), 7-Methyl-, 1,3-Dimethyl-, 1,7-Dimethyl-[1]) und 1,3,7-Trimethylharnsäure, ferner die 1,3-Diäthyl-harnsäure[2]). Das Verfahren zeigt sich endlich auch brauchbar bei der Imidopseudoharnsäure, welche so in 2-Amino-6,8-dioxypurin über-geführt wird[3]):

$$\begin{array}{ccc}
\mathrm{HN-CO} & & \mathrm{HN-CO} \\
\mid \quad \mid & & \mid \quad \mid \\
\mathrm{H_2N.C} \quad \mathrm{CH.NH.CO.NH_2} = & \mathrm{H_2N.C} \quad \mathrm{C.NH} & + \mathrm{H_2O} . \\
\parallel \quad \mid & & \parallel \quad \parallel \;\rangle\mathrm{CO} \\
\mathrm{N-CO} & & \mathrm{N-C.NH}
\end{array}$$

Alkylierung der Oxypurine.

Die erste Angabe über Äthylierung der Harnsäure stammt von Drygin her, welcher trocknes, harnsaures Blei mit Jodäthyl behandelte und dabei eine Diäthyl- und eine Triäthylverbindung erhalten haben will. Eine Kontrolle seiner dürftigen Beobachtungen scheint mir sehr notwendig, ist aber bisher nicht ausgeführt worden. Viel sorgfältiger studiert wurde die Methylierung der Harnsäure auf trocknem Wege von Hill und Mabery[4]). Durch Erhitzen von harnsaurem Blei mit Jodmethyl erhielten sie, je nachdem das saure oder das neutrale Salz verwendet wurde, die erste Monomethyl- (jetzt 3-Methyl-)harnsäure und die erste Dimethylverbindung (jetzt 3.9-Dimethylharnsäure). Da die Reaktion im geschlossenen Gefäße unter Druck ausgeführt werden muß und eine spätere Ausfällung des Bleis erfordert, so ist sie in der Ausführung sehr unbequem, und sie bleibt es auch noch bei der kleinen Modifikation, welche ich[5]) zuerst angewandt habe und welche darin besteht, das basisch-harnsaure Blei mit Jodmethyl nicht bei 160⁰, sondern bei Wasserbadtemperatur zu behandeln.

Außerordentlich viel leichter in der Ausführung und ergiebiger in den Resultaten ist die von mir aufgefundene Methylierung auf nassem Wege. Sie besteht darin, eine alkalische Lösung der Harnsäure mit Jodmethyl zu schütteln. Soweit die bisherigen Beobachtungen reichen[6]),

---

[1]) Berichte d. d. chem. Gesellsch. **30**, 3089 [1897]. (*S. 373.*)]
[2]) Berichte d. d. chem. Gesellsch. **30**, 1814 [1897]. (*S. 554.*)
[3]) Berichte d. d. chem. Gesellsch. **30**, 559 [1897]. (*S. 249*).
[4]) Amer. chem. Journ. **2**, 305; Berichte d. d. chem. Gesellsch. **9**, 370 [1876].
[5]) Berichte d. d. chem. Gesellsch. **17**, 330 [1884]. (*S. 145.*)
[6]) (*S. 228.*) Um die Ausarbeitung des Verfahrens hat Hr. Friedrich Ach sich besondere Verdienste erworben.

erhält man dabei je nach der Menge des angewandten Alkalis und des Jodmethyls, wenn die Reaktion bei höherer Temperatur verläuft, die 3-Methyl- und 9-Methylharnsäure, die 3.9-Dimethyl-, 1.3-Dimethyl- und 7,9-Dimethylverbindung, die 3,7,9-Trimethylharnsäure und schließlich als Endprodukt die Tetramethylharnsäure. Bei niederer Temperatur endlich entsteht auf diesem Wege auch, neben anderen Produkten, die 1.3.7-Trimethylharnsäure (Hydroxycaffeïn, Privatmitteilung von Dr. F. Ach). Das Verfahren läßt sich selbstverständlich auch bei den verschiedenen Methylharnsäuren wiederholen und kann endlich dazu benutzt werden, um Harnsäuren mit verschiedenen Alkylen darzustellen, unter denen eine Methylbenzyl- und eine Dimethylbenzylharnsäure angeführt werden können.

Die Methylierung der Xanthine wurde zuerst von Strecker auf trocknem Wege bewerkstelligt. Durch Erhitzen von Theobrominsilber mit Jodmethyl erhielt er das Caffeïn und bewies so die Homologie der beiden Basen[1]. Derselbe Versuch, mit Xanthinsilber ausgeführt, soll nach Strecker ein vom Theobromin verschiedenes Dimethylxanthin liefern, über welches aber keine weiteren Angaben von ihm gemacht wurden. Mir ist es später gelungen, durch Behandlung von Xanthinblei mit Jodmethyl das Theobromin darzustellen[2]. Die erste Methylierung auf nassem Wege in dieser Gruppe wurde von E. Schmidt und Preßler beobachtet, welche durch Erhitzen von Theobromin mit Alkali und Jodmethyl in verdünnter alkoholischer Lösung Caffeïn gewannen[3]. Ich habe seitdem auch hier die Methylierung stets in wässerig-alkalischer Lösung durch Schütteln mit Jodmethyl bei verschiedenen Temperaturen ausgeführt. So gelingt es z. B., durch Erwärmen von Xanthin mit drei Molekülen Normalalkali und drei Molekülen Jodmethyl direkt Caffeïn zu erhalten; aber die Ausbeute ist in diesem Falle ziemlich schlecht. Sehr viel leichter gelingt die Operation bei den Halogenxanthinen, welche stärkere Säuren sind. So wird das Chlor- oder Brom-Xanthin auf nassem Wege mit recht guter Ausbeute in Chlor- bzw. Brom-Caffeïn umgewandelt[4]. Aber in anderen Fällen ist auch die Methylierung der halogenfreien Xanthine ein ziemlich glatt verlaufender Prozeß. Erwähnen will ich noch, daß die Methylierung des Hypoxanthins und des Adenins in alkalisch-alkoholischer Lösung von M. Krüger[5] bewerkstelligt wurde.

---

[1] Liebigs Annal. d. Chem. **118**, 170 [1861].
[2] Liebigs Annal. d. Chem. **215**, 311 [1882]. (*S. 128.*)
[3] Liebigs Annal. d. Chem. **217**, 294 [1883].
[4] Berichte d. d. chem. Gesellsch. **30**, 2237 [1897] (*S. 318*) und **31**, 2563 [1898]. (*S. 462.*)
[5] Zeitschr. f. physiol. Chem. **18**, 434 [1894].

Darstellung der Chlorpurine.

Die Wechselwirkung zwischen den Oxypurinen und den Chloriden des Phosphors führt je nach den experimentellen Bedingungen zu den verschiedensten Resultaten und ist bei weitem die wertvollste Reaktion für die künstliche Darstellung von Purinkörpern gewesen. Am häufigsten wurde sie benutzt bei den Harnsäuren. Die erste Frucht derselben war das aus einer rohen Methylharnsäure durch Erhitzen mit Phosphor-Oxychlorid und -Pentachlorid auf 130^0 gewonnene 9-Methyl-8-oxy-2.6-dichlorpurin[1]):

$$
\begin{array}{c}
N=C.Cl \\
| \quad | \\
Cl.C \quad C.NH \\
\| \quad \| \quad {>}CO\;. \\
N{-}C.N.CH_3
\end{array}
$$

Für seine Entstehung aus der 9-Methylharnsäure, welche später mit dem reinen Präparat kontrolliert wurde, gilt folgendes Schema:

$$C_5H_3N_4O_3.CH_3 + 2\,PCl_5 = C_5HN_4OCl_2.CH_3 + 2\,POCl_3 + 2\,HCl\;.$$

Beim stärkeren Erhitzen mit dem Gemisch von Oxychlorid und Pentachlorid geht dasselbe über in das 9-Methyltrichlorpurin. Besser gelingt diese Verwandlung durch Erhitzen mit Oxychlorid allein[2]):

$$3\,C_5HN_4OCl_2.CH_3 + POCl_3 = 3\,C_5N_4Cl_3.CH_3 + PO(OH)_3\;.$$

Unter ähnlichen Bedingungen verwandelt sich die 7-Methylharnsäure[3]) in die beiden Produkte:

$$
\begin{array}{c}
N=C.Cl \\
| \quad | \\
Cl.C \quad C.N.CH_3\;, \\
\| \quad \| \quad {>}CO \\
N{-}C.NH
\end{array}
\qquad\qquad
\begin{array}{c}
N=C.Cl \\
| \quad | \\
Cl.C \quad C.N.CH_3\;, \\
\| \quad \| \quad {>}C.Cl \\
N{-}C.N
\end{array}
$$

7-Methyl-8-oxy-2.6-dichlorpurin.   7-Methyltrichlorpurin.

Um bei der Harnsäure selbst dieses Resultat zu erzielen, war eine Abänderung der experimentellen Bedingungen notwendig. Das Phosphorpentachlorid bewirkt hier einen komplizierten Verlauf der Reaktion, und die Unlöslichkeit der Säure erschwert den Angriff des Reagens. Das war der Grund der anfänglichen Mißerfolge[4]). Behandelt

<hr>

[1]) Berichte d. d. chem. Gesellsch. **17**, 330 [1884]. (*S. 145.*)
[2]) Berichte d. d. chem. Gesellsch. **31**, 2568 [1898]. (*S. 467.*)
[3]) Berichte d. d. chem. Gesellsch. **32**, 271 [1899]. (*S. 507.*)
[4]) Berichte d. d. chem. Gesellsch. **17**, 329 [1884]. (*S. 144.*)

man dagegen harnsaures Kalium mit Phosphoroxychlorid bei 160—170⁰, so entsteht in reichlicher Ausbeute das 8-Oxy-2.6-dichlorpurin[1]). Um seine Umwandlung in das Trichlorpurin zu erreichen, ist weiteres Erhitzen mit Oxychlorid auf 160⁰ erforderlich, und wegen der geringen Löslichkeit des Materials muß die Menge des Oxychlorids sehr groß sein und die Masse recht häufig geschüttelt werden[2]).

Wesentlich anders verläuft die Wirkung des Chlorphosphors bei den im Alloxankern alkylierten Harnsäuren und hängt auch hier wieder ab von der Anzahl und der Stellung der Methyle.

Die älteste Beobachtung dieser Art betrifft das Hydroxycaffeïn (1.3.7-Trimethylharnsäure)[3]). Es wird durch Kochen mit Oxychlorid und Pentachlorid, oder auch durch Oxychlorid allein, nahezu quantitativ in Chlorcaffeïn verwandelt:

$$
3\ \begin{array}{l} H_3C.N{-}CO \\ \quad |\quad\ | \\ OC\quad C.N.CH_3 \\ \quad |\quad \|\ {>}CO \\ H_3C.N{-}C.NH \end{array} + POCl_3 = 3\ \begin{array}{l} H_3C.N{-}CO \\ \quad |\quad\ | \\ OC\quad C.N.CH_3 \\ \quad |\quad \|\ {>}C.Cl \\ H_3C.N{-}C.N \end{array} + PO(OH)_3\ .
$$

Die Sauerstoffatome 2 und 6, welche in den vorhergehenden Fällen zuerst entfernt werden, sind also hier durch das Fehlen des Wasserstoffs und die Anwesenheit der Methylgruppen vor dem Angriff des Chlorphosphors geschützt.

Dieselbe Erfahrung wurde gemacht bei der 1.3-Dimethylharnsäure, welche durch Phosphor-Oxychlorid und -Pentachlorid bei 140—150⁰ ziemlich glatt in Chlortheophyllin verwandelt wird[4]):

$$
3\ \begin{array}{l} H_3C.N{-}CO \\ \quad |\quad\ | \\ OC\quad C.NH \\ \quad |\quad \|\ {>}CO \\ H_3C.N{-}C.NH \end{array} + POCl_3 = 3\ \begin{array}{l} H_3C.N{-}CO \\ \quad |\quad\ | \\ OC\quad C.NH \\ \quad |\quad \|\ {>}C.Cl \\ H_3C.N{-}C.N \end{array} + PO(OH)_3\ .
$$

Der gleiche Verlauf der Reaktion wurde später erreicht durch Benutzung von Oxychlorid allein bei der 3-Methylharnsäure[5]), der 3.7-Dimethylharnsäure[5]) und der 1.7-Dimethylharnsäure[6]), welche dabei auch nur das in Stellung 8 befindliche Sauerstoffatom verlieren

[1]) E. Fischer und L. Ach, Berichte d. d. chem. Gesellsch. **30**, 2208 [1897]. (*S. 288.*)

[2]) Berichte d. d. chem. Gesellsch. **30**, 2220 [1897]. (*S. 301.*)

[3]) Liebigs Annal. d. Chem. **215**, 271 [1882]. (*S. 98.*)

[4]) Berichte d. d. chem. Gesellsch. **28**, 3138 [1895]. (*S. 222.*)

[5]) Berichte d. d. chem. Gesellsch. **31**, 1980 [1898]. (*S. 433.*)

[6]) Berichte d. d. chem. Gesellsch. **31**, 2622 [1898]. (*S. 477.*)

und in 3-Methylchlorxanthin bzw. Chlortheobromin (3.7-Dimethylchlorxanthin) und Chlorparaxanthin (1.7-Dimethylchlorxanthin) übergehen.

Wie geringe Veränderungen der Bedingungen das Resultat beeinflussen können, zeigt am besten die 3.7-Dimethylharnsäure. Denn wird dieselbe nicht mit Phosphoroxychlorid allein, sondern unter Zusatz von Pentachlorid auf 140⁰ erwärmt, so tritt das Chlor an die Stelle 6, und es resultiert, statt des Chlortheobromins, das isomere 3.7-Dimethyl-2.8-dioxy-6-chlorpurin[1]):

$$
\begin{array}{ccc}
\mathrm{N}\!\!=\!\!\mathrm{C.Cl} & & \\
| \quad | & & \\
\mathrm{OC} \quad \mathrm{C.N.CH_3} & . & \\
| \quad \| & \!\!\!\!\!\!>\!\!\mathrm{CO} & \\
\mathrm{H_3C.N}\!\!-\!\!\mathrm{C.NH} & &
\end{array}
$$

Steigert man aber bei dieser Reaktion die Temperatur auf 170⁰ und verwendet überschüssiges Pentachlorid, so werden auch die beiden anderen Sauerstoffatome samt einem Methyl abgespalten, und es resultiert 7-Methyltrichlorpurin[1]).

Eine ähnliche Ablösung von Methyl wurde noch bei drei anderen Methylharnsäuren beobachtet. Die 3.7.9-Trimethylverbindung wird durch Oxychlorid und Pentachlorid schon bei 145—150⁰ in 7.9-Dimethyl-8-oxy-2.6-dichlorpurin[2]) verwandelt, unter ähnlichen Bedingungen entsteht aus 3,9-Dimethylharnsäure das 9-Methyl-8-oxy-2.6-dichlorpurin[3]), und die Tetramethylharnsäure gibt beim Erhitzen mit Oxychlorid auf 160⁰ Chlorcaffeïn[4]).

Bei den Xanthinen ist die Eliminierung des Sauerstoffs durch Chlorphosphor schwieriger auszuführen. So sind bisher die Versuche beim Xanthin selbst ohne Erfolg geblieben. Bessere Resultate gab das Theobromin, aber hier erfolgt auch die Abspaltung von einem Methyl. Wird nämlich die Base mit Phosphoroxychlorid auf 140⁰ erhitzt, so resultiert das 7-Methyl-2.6-dichlorpurin[5]):

$$
\begin{array}{ccc}
\mathrm{N}\!\!=\!\!\mathrm{C.Cl} & & \\
| \quad | & & \\
\mathrm{Cl.C} \quad \mathrm{C.N.CH_3} & . & \\
\| \quad \| & \!\!\!\!\!\!>\!\!\mathrm{CH} & \\
\mathrm{N}\!\!-\!\!\mathrm{C.N} & &
\end{array}
$$

---

[1]) Berichte d. d. chem. Gesellsch. **28**, 2481 [1895] (*S. 187*); **30**, 1839 [1897]. (*S. 265.*)

[2]) Berichte d. d. chem. Gesellsch. **28**, 2494 [1895]. (*S. 201.*)

[3]) Berichte d. d. chem. Gesellsch. **32**, 270 [1899]. (*S. 506.*)

[4]) Berichte d. d. chem. Gesellsch. **30**, 3010 [1897]. (*S. 367.*)

[5]) Berichte d. d. chem. Gesellsch. **30**, 2400 [1897]. (*S. 336.*)

Setzt man aber Pentachlorid hinzu und steigert die Temperatur auf 160⁰, so findet außerdem noch die Chlorierung der Methingruppe statt, und es entsteht das 7-Methyltrichlorpurin[1]). Dasselbe Produkt wurde aus dem Caffeïn durch Erhitzen mit Oxychlorid und Pentachlorid auf 170⁰, allerdings in erheblich schlechterer Ausbeute, gewonnen[2]).

Von sonstigen Anwendungen der Reaktion erwähne ich hier noch die Verwandlung des 6-Amino-8-oxy-2-chlorpurins in Dichloradenin[3]) (Formel I) und des 3.7-Dimethyl-6-amino-2.8-dioxypurins in 3.7-Dimethyl-6-amino-2-oxy-8-chlorpurin[4]) (Formel II),

$$\text{I.} \quad
\begin{array}{c}
N=C.NH_2 \\
| \quad\; | \\
Cl.C \quad C.NH \\
\| \quad\; \| \;\rangle C.Cl \\
N-C.N
\end{array}
\quad , \qquad
\text{II.} \quad
\begin{array}{c}
N=C.NH_2 \\
| \quad\; | \\
OC \quad C.N.CH_3 \\
| \quad\; \| \;\rangle C.Cl \\
H_3C.N-C.N
\end{array} .$$

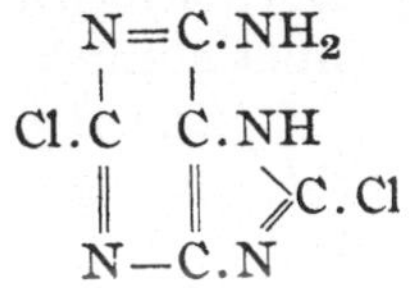

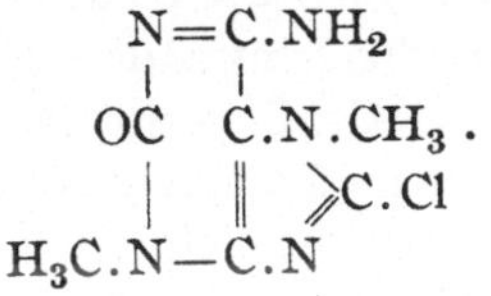

Verwandlung der Halogenpurine in Oxy-, Thio- und Amino-Purine.

Der Ersatz des Halogens durch Hydroxyl kann in manchen Fällen mit wässerigem Alkali bewerkstelligt werden. Der Angriff des letzteren findet am leichtesten statt bei den neutralen Verbindungen, z. B. den beiden Methyltrichlorpurinen oder dem 7-Methyl-2.6-dichlorpurin, bei welchen ein Halogen sehr rasch und ziemlich glatt unter Bildung eines Oxypurins abgelöst wird[5]). In anderen Fällen läßt die Ausbeute bei diesem Verfahren zu wünschen übrig, weil gleichzeitig eine zweite Reaktion stattfindet, welche eine hydrolytische Aufspaltung des Purinkerns zur Folge hat. So gibt das 7.9-Dimethyl-8-oxy-2.6-dichlorpurin beim Erwärmen mit Alkali kaum zur Hälfte das 7.9-Dimethyl-6.8-dioxy-2-chlorpurin[6]), während der Rest in einen leicht löslichen Körper übergeht, und noch schlechter ist die Ausbeute an Hydroxycaffeïn bei der Einwirkung von wässerigem Alkali auf Chlor- oder Brom-Caffeïn[7]).

Viel bessere Resultate liefert in diesen Fällen das alkoholische Alkali. Seine Einwirkung erfolgt im allgemeinen bei niedriger Tempe-

---

1) Berichte d. d. chem. Gesellsch. **28**, 2489 [1895]. (*S. 194.*)
2) Berichte d. d. chem. Gesellsch. **28**, 2481 [1895]. (*S. 187.*)
3) Berichte d. d. chem. Gesellsch. **31**, 104 [1898]. (*S. 384.*)
4) Berichte d. d. chem. Gesellsch. **30**, 1839 [1897]. (*S. 265.*)
5) Berichte d. d. chem. Gesellsch. **30**, 1846 [1897]. (*S. 273.*)
6) Berichte d. d. chem. Gesellsch. **32**, 255 [1899]. (*S. 497.*)
7) Berichte d. d. chem. Gesellsch. **28**, 2485 [1895]. (*S. 192.*)

ratur und führt zur Bildung von Alkyloxyderivaten, während die hydrolytische Spaltung des Purinkerns zurücktritt. Beispiele dieser Art hat man beim Chlor- oder Brom-Caffeïn[1]) und bei den beiden Methyltrichlorpurinen, welche leicht in Dialkyloxyderivate[2]) verwandelt werden können.

Die sauren Halogenpurine sind im allgemeinen gegen Alkali beständiger[3]), besonders was die hydrolytische Aufspaltung des Purinkerns betrifft; aber auch die Ablösung des Halogens erfolgt hier viel langsamer. So kann man Bromtheobromin erst durch vielstündiges Erwärmen mit Alkali in 3.7-Dimethylharnsäure umwandeln, dafür ist aber die Ausbeute recht befriedigend[4]). Auch beim sauren Trichlorpurin geht die Umwandlung in 6-Oxydichlorpurin durch Erhitzen mit wässerigem Alkali recht glatt vonstatten[5]). Andererseits läßt die Methode beim Bromxanthin gänzlich im Stich, und ebenso bietet die Ablösung des in Stellung 2 befindlichen Halogens durch wässeriges Alkali öfters große Schwierigkeiten. Manchmal gelangt man auch hier mit alkoholischem Alkali weiter, wie die Verwandlung des Trichlorpurins in 2.6-Diäthoxy-8-chlorpurin beweist[5]).

Noch radikaler als Alkali wirkt konzentrierte Salzsäure bei höherer Temperatur. Bei 125—130^0 bewirkt sie in den allermeisten Fällen die vollständige Ablösung des Halogens und seinen Ersatz durch Hydroxyl. Als typisches Beispiel führe ich an die Verwandlung des Trichlorpurins[6]) und seiner beiden Methylderivate in Harnsäure bzw. Methylharnsäure[7]). In diesen Fällen wird zuerst das in Stellung 8 befindliche Halogen und dann erst die beiden andern abgelöst. Um so auffallender ist es, daß bei den Dioxychlorpurinen das Halogen in der Stellung 8 in der Regel am festesten haftet. So ist das Chlorcaffeïn gegen Salzsäure auch bei 130^0 beständig[8]), während die isomeren 6.8-Dioxy-2-chlorpurine[9]) und die 2.8-Dioxy-6-chlorpurine gerade beim Erhitzen mit Salzsäure das Chlor recht leicht verlieren. Noch leichter werden die Jodpurine durch Salzsäure zersetzt, wie die Verwandlung des 2.6-Dijodpurins in Xanthin bei 100^0 beweist[10]).

---

[1]) Liebigs Annal. d. Chem. **215**, 266 [1882]. (*S. 95.*)

[2]) Berichte d. d. chem. Gesellsch. **30**, 1846 [1897]. (*S. 273.*)

[3]) Berichte d. d. chem. Gesellsch. **31**, 3266 [1898]. (*S. 479.*)

[4]) Berichte d. d. chem. Gesellsch. **28**, 2480 [1895]. (*S. 186.*)

[5]) Berichte d. d. chem. Gesellsch. **30**, 2227 [1897]. (*S. 308* u. *315.*)

[6]) Berichte d. d. chem. Gesellsch. **30**, 2223 u. 2211 [1897]. (*S. 304, 291.*)

[7]) Berichte d. d. chem. Gesellsch. **28**, 2492 [1895]. (*S. 199.*)

[8]) Berichte d. d. chem. Gesellsch. **30**, 3011 [1897]. (*S. 368.*)

[9]) Berichte d. d. chem. Gesellsch. **32**, 250 [1899]. (S. *493.*)

[10]) Berichte d. d. chem. Gesellsch. **31**, 2562 [1898]. (*S. 461.*)

Ähnlich den Alkalien wirkt eine wässerige Lösung von Kaliumhydrosulfid unter Bildung von Thiokörpern, nur erfolgt diese Reaktion leichter. So wird das Trichlorpurin durch überschüssiges Kaliumhydrosulfid schon bei 100⁰ in Trithiopurin verwandelt, und ebenso entsteht aus dem Bromxanthin bei 120⁰ das 2.6-Dioxy-8-thiopurin, während der Übergang in Harnsäure durch Alkali nicht bewerkstelligt werden konnte[1]).

Ammoniak wirkt bei höherer Temperatur auf die Chlorpurine allgemein unter Bildung von Aminoderivaten, und bei Anwendung von alkoholischer Lösung ist bis 150⁰ eine hydrolytische Aufspaltung des Purinkerns kaum zu befürchten. Auch bei wässerigem Ammoniak, welches etwas stärker wirkt, als die alkoholische Lösung, findet diese Zerstörung des Kerns in den meisten Fällen nur in untergeordnetem Maße statt. Infolgedessen lassen sich auch Diaminopurine auf diesem Wege gewinnen. Dagegen ist bisher kein Triaminoderivat erhalten worden. Da die Aminogruppe häufig durch salpetrige Säure recht glatt gegen Hydroxyl ausgetauscht werden kann, so habe ich diesen Umweg wiederholt für die Darstellung von Oxypurinen aus den Halogenverbindungen benutzt.

Diese Bemerkungen werden zur allgemeinen Orientierung genügen, selbstverständlich aber entbinden sie nicht von der Notwendigkeit, in jedem einzelnen neuen Falle den besten Weg durch empirische Beobachtung aufzusuchen.

Die Reduktion der halogenhaltigen Purine

zu den entsprechenden Wasserstoffverbindungen läßt sich in der Regel am bequemsten mit rauchendem Jodwasserstoff unter Zusatz von Jodphosphonium ausführen. Das Verfahren wurde zuerst bei dem 9-Methyl- und dem 7.9-Dimethyl-8-oxy-2.6-dichlorpurin[2]) angewandt und hat bisher bei allen Purinen, welche außer dem Halogen noch Sauerstoff, Schwefel oder die Aminogruppe enthalten, gute Dienste getan. Nur in einem Falle, bei dem 2-Amino-8-oxy-6-chlorpurin, blieb die Wirkung bei Temperaturen bis zu 100⁰ bei der Bildung des entsprechenden Jodkörpers, 2-Amino-8-oxy-6-jodpurin, stehen, und bei höherer Temperatur trat eine kompliziertere Spaltung des Moleküls ein[3]).

Viel weniger einfach gestaltet sich die Wirkung des Jodwasserstoffs bei den sauerstofffreien Chlorpurinen. So wird das Trichlor-

---

[1]) Berichte d. d. chem. Gesellsch. **31**, 431 [1898]. (*S. 405.*)
[2]) Berichte d. d. chem. Gesellsch. **17**, 332 [1884]. (*S. 147.*)
[3]) Berichte d. d. chem. Gesellsch. **31**, 2621 [1898]. (*S. 476.*)

purin von rauchendem Jodwasserstoff und Jodphosphonium schon bei gewöhnlicher Temperatur unter Abspaltung von einem Kohlenstoff in Hydurinphosphorsäure[1]) verwandelt. Dagegen gelang es bei dem 7-Methyl-2,6-dichlorpurin, durch Reduktion mit Jodwasserstoff bei gewöhnlicher Temperatur in kleiner Menge das 7-Methylpurin[2]) zu gewinnen. Aber die Ausbeute war so gering, daß das Verfahren nur geringen Wert hat. Die Reduktion dieser Körper zu den Wasserstoffverbindungen mußte deshalb auf umständlichere Weise ausgeführt werden.

Den Weg dazu bot die Beobachtung, daß der konzentrierte Jodwasserstoff bei 0° Jodpurine erzeugt, welche nachträglich durch Kochen mit Zinkstaub und Wasser reduziert werden können. So entsteht aus dem Trichlorpurin durch Jodwasserstoff bei 0° ein Dijodpurin, und aus dem 7-Methyldichlorpurin unter denselben Bedingungen eine Monojodverbindung, welche beide durch Zinkstaub recht glatt in Purin bzw. 7-Methylpurin verwandelt werden können[3]).

Eine partielle Reduktion läßt sich bei den Chlorpurinen auch durch Zinkstaub und Wasser erreichen. So werden 7-Methyldichlorpurin und das 7-Methyltrichlorpurin dadurch in 7-Methyl-2-chlorpurin übergeführt, und ganz die gleiche Veränderung erfährt auch das 9-Methyltrichlorpurin. Das aus dem letzteren entstehende Monochlorprodukt konnte dann durch Behandlung mit Jodwasserstoff bei 0° in die entsprechende Jodverbindung und diese wieder durch Kochen mit Wasser und Zinkstaub in 9-Methylpurin übergeführt werden[2]). In einigen Fällen empfiehlt es sich auch, die reduzierende Wirkung des Zinkstaubes noch durch Zusatz von Ammoniak zu erhöhen.

Ich habe diese Beobachtungen im einzelnen angeführt, weil sie zeigen, wie verschiedenartige Resultate durch scheinbar recht unbedeutende Variationen der Bedingungen erzielt werden.

Überblick über die Gewinnung und die Struktur der einzelnen Purinkörper.

Um zu zeigen, wie weit der Ausbau der Puringruppe mit Hilfe der zuvor geschilderten Methoden bisher geführt wurde, scheint mir eine Einzelbesprechung der wichtigeren Verbindungen nötig zu sein, um dabei gleichzeitig die manchmal etwas verwickelten Schlüsse nochmals darzulegen, welche zur Aufstellung der Strukturformeln geführt haben. Ich folge dabei einer systematischen Anordnung, welche nach dem Vorhergegangenen ohne weiteres verständlich ist, und beginne mit den Oxypurinen, an deren Spitze ich die

---

[1]) Berichte d. d. chem. Gesellsch. **31**, 2546 [1898]. (*S. 444.*)
[2]) Berichte d. d. chem. Gesellsch. **31**, 2550 [1898]. (*S. 448.*)
[3]) Berichte d. d. chem. Gesellsch. **31**, 2550 [1898]. (*S. 449.*)

Trioxypurine oder Harnsäuren

stelle.

Von der Harnsäure selbst ist zuvor die Struktur ausführlich genug besprochen worden. Dasselbe gilt für die neue Synthese aus der Pseudoharnsäure und ihre Überführung in Trichlorpurin durch Behandlung mit Phosphoroxychlorid. Ungleich zahlreicher sind meine Beobachtungen bei ihren Methylderivaten.

Monomethylharnsäuren

kennt man bis jetzt fünf[1]), von welchen vier genau untersucht sind. Nach dem Datum der Entdeckung ordnen sie sich in folgende Reihe:

$$3\text{-Methylharnsäure,}\qquad \begin{array}{c} \mathrm{HN{-}CO} \\ |\quad\ | \\ \mathrm{OC}\quad \mathrm{C.NH} \\ |\quad\ \|\ \rangle\mathrm{CO} \\ \mathrm{H_3C.N{-}C.NH} \end{array}\ .$$

Sie wurde von Hill und Mabery bei der Einwirkung von Jodmethyl auf saures harnsaures Blei aufgefunden. Viel bequemer wird sie nach meiner Beobachtung auf nassem Wege durch Schütteln einer alkalischen Lösung von Harnsäure mit Jodmethyl bei 70—100⁰ dargestellt[2]). Am reinsten gewinnt man sie[3]) durch Erhitzen von 3-Methylchlorxanthin mit Salzsäure auf 125⁰. Aus der Spaltung in Monomethylalloxan und Harnstoff, welche von Hill und Mabery festgestellt wurde, ist zu folgern, daß sie das Methyl im Alloxankern enthält. Der Beweis, daß dasselbe in Stellung 3 sich befindet, wurde von F. Ach und mir[4]) durch ihre Verwandlung in Methylchlorxanthin und Chlortheobromin erbracht. Denn für das Theobromin selbst ist, wie später erörtert wird, die Stellung der Methyle 3.7 ermittelt.

$$9\text{-Methylharnsäure[5]),}\qquad \begin{array}{c} \mathrm{HN{-}CO} \\ |\quad\ | \\ \mathrm{OC}\quad \mathrm{C.NH} \\ |\quad\ \|\ \rangle\mathrm{CO} \\ \mathrm{HN{-}C.NCH_3} \end{array}\ .$$

Sie wurde von mir zuerst aus 9-Methyltrichlorpurin und dann aus dem 9-Methyl-8-oxy-2.6-dichlorpurin durch Erhitzen mit starker

---

[1]) Später wurde noch eine sechste aufgefunden. Vgl. Berichte d. d. chem. Gesellsch. **32**, 2721. (*S. 511.*)

[2]) Chem. Zentralblatt **1897**, II, 157 u. 456. (*S. 228.*)

[3]) Berichte d. d. chem. Gesellsch. **31**, 1984 [1898]. (*S. 434.*)

[4]) Berichte d. d. chem. Gesellsch. **31**, 1981 [1898]. (*S. 433.*)

[5]) Berichte d. d. chem. Gesellsch. **17**, 382 u. 1777 [1884]. (*S. 147, 154.*)

Salzsäure dargestellt. Sie entsteht ferner direkt bei der Methylierung der Harnsäure, sowohl auf trocknem Wege mit Hilfe des Bleisalzes, wie auf nassem Wege bei Anwendung von harnsaurem Alkali, allerdings in untergeordneter Menge. Sie unterscheidet sich von der 3-Methylharnsäure äußerlich durch die viel geringere Löslichkeit in heißem Wasser und durch die größere Beständigkeit des Ammoniaksalzes. Ihre Spaltung in Alloxan und Monomethylharnstoff beweist, daß das Methyl im Imidazolring steht. Da sie ferner beim Erhitzen mit Salzsäure in Kohlensäure, Ammoniak, Methylamin und Glycocoll zerfällt, so ist sie offenbar die 9-Methylverbindung. Durch Phosphorpentachlorid und Phosphoroxychlorid wird sie bei 130⁰ in 9-Methyl-8-oxy-2.6-dichlorpurin verwandelt.

$$
\text{7-Methylharnsäure,} \quad
\begin{array}{l}
\mathrm{HN-CO} \\
\quad | \quad\; | \\
\mathrm{OC}\quad \mathrm{C.N.CH_3} \, . \\
\quad | \quad \| \;\;\rangle\mathrm{CO} \\
\mathrm{HN-C.NH}
\end{array}
$$

Sie wurde von mir zuerst aus dem 7-Methyltrichlorpurin[1]), welches aus Theobromin entsteht, durch Erhitzen mit Salzsäure dargestellt. Ferner entsteht sie synthetisch aus der 7-Methylpseudoharnsäure[2]). Von allen Monomethylharnsäuren ist sie am leichtesten in Wasser löslich. Bei weiterer Methylierung mit Hilfe des Bleisalzes verwandelt sie sich in die 3.7-Dimethylharnsäure[3]). Ihre Struktur folgt einerseits aus der Synthese, andererseits aus der Spaltung in Alloxan und Methylharnstoff bzw. in Kohlensäure, Ammoniak und Sarkosin.

$$
\text{1-Methylharnsäure[4]),} \quad
\begin{array}{l}
\mathrm{H_3C.N-CO} \\
\quad\;\; | \quad\; | \\
\mathrm{OC}\quad \mathrm{C.NH} \;\;, \\
\quad | \quad \| \;\;\rangle\mathrm{CO} \\
\mathrm{HN-C.NH}
\end{array}
$$

wurde von H. Clemm und mir synthetisch aus Monomethylalloxan bzw. Monomethylpseudoharnsäure dargestellt. Charakteristisch ist das Magnesiumsalz. Aus der Synthese folgt, daß das Methyl im Alloxankern steht, und da sie total verschieden ist von der 3-Methylharnsäure, insbesondere auch gegen Phosphoroxychlorid sich ganz anders verhält, so ist die Stellung 1 für das Methyl sehr wahrscheinlich, obschon der

[1]) Berichte d. d. chem. Gesellsch. **28**, 2492 [1895]. (*S. 199.*)
[2]) Berichte d. d. chem. Gesellsch. **30**, 563 [1897]. (*S. 253.*)
[3]) Berichte d. d. chem. Gesellsch. **30**, 564 [1897]. (*S. 254.*)
[4]) Berichte d. d. chem. Gesellsch. **30**, 3089 [1897]. (*S. 373.*)

direkte Beweis dafür bisher nicht geführt wurde. Eine gewisse Stütze findet aber diese Formel auch in der sicher ermittelten Struktur der 1.7-Dimethylharnsäure, welche ganz auf dem gleichen Wege gewonnen wurde.

Ein fünftes Isomere ist die von v. Loeben[1]) unter dem Namen δ-Methylharnsäure beschriebene Verbindung, welche er aus Monomethylharnstoff durch die Synthese von Behrend gewann. Ein damit sehr wahrscheinlich identisches Produkt entsteht bei der Methylierung der Harnsäure auf nassem Wege. Nach dem Verhalten des letzteren gegen Phosphoroxychlorid, welches später von F. Ach und mir genauer beschrieben werden wird, enthält sie sehr wahrscheinlich das Methyl ebenfalls in der Stellung 3. Da sie aber von der obigen 3-Methylharnsäure verschieden ist, so besteht hier eine Isomerie, welche strukturchemisch schwer zu erklären ist, und deren weiteres Studium deshalb ein erhöhtes Interesse bietet. (Vgl. S. 511.)

Endlich wurde noch eine Methylharnsäure von Horbaczewski[2]) durch Schmelzen von Sarkosin mit Harnstoff gewonnen. Aber seine dürftigen Angaben gestatten kein Urteil über die Identität oder die Verschiedenheit des Produktes mit den zuvor erwähnten Substanzen.

Dimethylharnsäuren

läßt die Theorie 6 strukturisomere voraussehen, welche sämtlich dargestellt sind. Die älteste darunter ist die

$$\text{3.9-Dimethylharnsäure,} \qquad \begin{array}{l} \mathrm{HN-CO} \\ \quad | \qquad | \\ \mathrm{OC} \quad \mathrm{C.NH} \\ \quad | \qquad \| \; {\Large>}\mathrm{CO} \\ \mathrm{H_3C.N-C.N.CH_3} \end{array} \quad ,$$

von Hill und Mabery[3]) beim Erhitzen von neutralem, harnsaurem Blei mit Jodmethyl zuerst erhalten. Sie entsteht ferner nach meiner Beobachtung bei der Methylierung der Harnsäure auf nassem Wege und läßt sich auch aus der 3-Methylharnsäure bereiten[4]). Da sie nach den Beobachtungen der Entdecker in Monomethylalloxan und Monomethylharnstoff zerfällt und ferner bei der Spaltung durch Salzsäure Glycocoll liefert, so muß sie das zweite Methyl im Imidazolkern, und zwar in der Stellung 9 enthalten. Durch Erhitzen mit Phosphoroxy-

---

[1]) Liebigs Annal. d. Chem. **298**, 181 [1897].
[2]) Monatshefte f. Chem. **1885**, 359.
[3]) Americ. chem. Journ. **2**, 305. Vgl. auch Berichte d. d. chem. Gesellsch. **17**, 1777 [1884]. (*S. 154.*)
[4]) Berichte d. d. chem. Gesellsch. **32**, 268 [1899]. (*S. 504.*)

chlorid und Pentachlorid auf 155⁰ wird sie teilweise unter Abspaltung von einem Methyl in 9-Methyl-8-oxy-2.6-dichlorpurin verwandelt[1]).

$$\begin{array}{l} HN\!-\!CO \\ \;|\quad\;| \\ OC\quad C.N.CH_3 \\ \;|\quad\;\|\;\;{>}CO \\ HN\!-\!C.N.CH_3 \end{array}$$

7.9-Dimethylharnsäure[2]), entsteht aus dem 7.9-Dimethyl-8-oxy-2.6-dichlorpurin durch Erhitzen mit Salzsäure auf 130⁰ und wird durch Chlorphosphor in dieses Chlorid zurückverwandelt. Beim Erhitzen mit Salzsäure auf 170⁰ zerfällt sie in Kohlensäure, Ammoniak, Methylamin und Sarkosin und enthält mithin ein Methyl in Stellung 7. Die Stellung des zweiten Methyls folgt aus den Beziehungen zum 9-Methyl-8-oxy-2.6-dichlorpurin. Zu demselben Schlusse führt das charakteristische Verhalten gegen Salpetersäure oder Chlorwasser, wobei sie in die sogenannte Oxy-β-dimethylharnsäure verwandelt wird, deren Spaltung durch Baryt den Beweis liefert, daß die beiden Methyle in einem Harnstoffrest vereinigt sind. Bei weiterer Methylierung gibt sie die 3.7.9-Trimethylharnsäure.

$$\begin{array}{l} H_3C.N\!-\!CO \\ \;\;|\quad\;\;| \\ OC\quad C\!-\!NH \\ \;\;|\quad\;\|\;\;{>}CO \\ H_3C.N\!-\!C\!-\!NH \end{array}$$

1.3-Dimethylharnsäure, entsteht synthetisch aus dem Dimethylalloxan bzw. der 1.3-Dimethylpseudoharnsäure[3]), wodurch ihre Struktur festgestellt ist. Sie bildet sich ferner bei der Methylierung der 1-Methylharnsäure auf nassem Wege und schmilzt gegen 410⁰ unter Zersetzung[4]). Durch Chlorphosphor wird sie in Chlortheophyllin verwandelt[5]).

$$\begin{array}{l} HN\!-\!CO \\ \;|\quad\;| \\ OC\quad C.N.CH_3 \\ \;|\quad\;\|\;\;{>}CO \\ H_3C.N\!-\!C.NH \end{array}$$

3.7-Dimethylharnsäure, wurde zuerst von mir aus dem Bromtheobromin durch Erwärmen mit Alkali dargestellt und ist auf diesem Wege auch jetzt noch am leichtesten zu

---

[1]) Berichte d. d. chem. Gesellsch. **32**, 270 [1899]. (*S. 506.*)

[2]) Berichte d. d. chem. Gesellsch. **17**, 1780 [1884]. (*S. 157.*)

[3]) Berichte d. d. chem. Gesellsch. **28**, 2475 [1895] (*S. 180*) und **30**, 560 [1897]. (*S. 250.*)

[4]) Berichte d. d. chem. Gesellsch. **30**, 3094 [1897]. (*S. 378.*)

[5]) Berichte d. d. chem. Gesellsch. **28**, 3138 [1895]. (*S. 222.*)

bereiten[1]). Synthetisch wurde sie zuerst durch Methylierung der 7-Methylharnsäure gewonnen[2]). Durch Phosphoroxychlorid wird sie in Chlortheobromin[3]) und durch Pentachlorid in 3.7-Dimethyl-2.8-dioxy-6-chlorpurin[4]) verwandelt. Ihre Struktur folgt aus den Beziehungen zum Theobromin.

$$\begin{array}{l} H_3C.N—CO \\ \quad | \quad\ | \\ OC \quad C.N.CH_3 \\ \quad | \quad\ \| \ \rangle CO \\ HN—C.NH \end{array}$$

1.7-Dimethylharnsäure, entsteht synthetisch aus der 1.7-Dimethylpseudoharnsäure[5]) und läßt sich durch Phosphoroxychlorid in Chlorparaxanthin[6]) verwandeln, wodurch ihre Struktur bewiesen ist.

$$\begin{array}{l} H_3C.N—CO \\ \quad | \quad\ | \\ OC \quad C.NH \\ \quad | \quad\ \| \ \rangle CO \\ HN—C.N.CH_3 \end{array}$$

1.9-Dimethylharnsäure[7])

Als Ausgangsmaterial diente das 9-Methyl-6-8-dioxy-2-chlorpurin. Durch Kombination mit Formaldehyd entsteht daraus eine Oxymethylverbindung, deren Kaliumsalz in wässeriger Lösung mit Jodmethyl behandelt, das 1.9-Dimethyl-7-oxymethyl-6.8-dioxy-2-chlorpurin liefert. Letzteres geht durch Abspaltung des Oxymethyls und des Chlors in 1,9-Dimethylharnsäure über.

Trimethylharnsäuren.

Die vier theoretisch möglichen Strukturisomeren sind ebenfalls alle dargestellt. Die älteste davon ist die

$$\begin{array}{l} H_3C.N—CO \\ \quad | \quad\ | \\ OC \quad C.N.CH_3 \\ \quad | \quad\ \| \ \rangle CO \\ H_3C.N—C.NH \end{array}$$

1.3.7-Trimethylharnsäure oder Hydroxycaffeïn,

Dasselbe wurde zuerst von mir aus dem Caffeïn über die Brom- oder Chlorverbindung und das daraus durch alkoholisches Kali ent-

---

[1]) Berichte d. d. chem. Gesellsch. **28**, 2480 [1895]. (*S. 186.*)

[2]) Berichte d. d. chem. Gesellsch. **30**, 564 [1897]. (*S. 254.*)

[3]) Berichte d. d. chem. Gesellsch. **31**, 1988 [1898]. (*S. 438.*)

[4]) Berichte d. d. chem. Gesellsch. **28**, 2486 [1895]. (*S. 193.*)

[5]) Berichte d. d. chem. Gesellsch. **30**, 3095 [1897]. (*S. 379.*)

[6]) Berichte d. d. chem. Gesellsch. **31**, 2622 [1898]. (*S. 477.*)

[7]) E. Fischer und F. Ach, Berichte d. d. chem. Gesellsch. **32**, 250 [1899]. (*S. 492.*)

stehende Äthoxycaffeïn dargestellt[1]), aber erst 14 Jahre später als Abkömmling der Harnsäure durch Überführung in die Tetramethylverbindung erkannt[2]). Es entsteht ferner aus der 1.3.7-Trimethylpseudoharnsäure[3]) durch bloßes Kochen der wässerigen Lösung oder rascher durch Erhitzen mit verdünnten Mineralsäuren. Endlich läßt es sich durch direkte Methylierung der Harnsäure bei 0^0 gewinnen[4]). Durch Erwärmen mit Phosphoroxychlorid oder mit einem Gemisch von Oxychlorid und Pentachlorid wird es sehr glatt in Chlorcaffeïn[5]) übergeführt. Beachtenswert ist sein Verhalten bei der Alkylierung. Behandelt man nämlich das Silbersalz mit Jodäthyl, so entsteht Äthoxycaffeïn[5]). Ebenso resultiert bei Einwirkung von Jodmethyl Methoxycaffeïn; aber gleichzeitig bildet sich Tetramethylharnsäure. Wird endlich die wässerig-alkalische Lösung des Hydroxycaffeïns mit Jodmethyl unter Schütteln erwärmt, so bildet sich in überwiegender Menge Tetramethylharnsäure[2]). Die Verhältnisse liegen also hier umgekehrt wie bei dem Isatin, wo bekanntlich die Methylierung des Silbersalzes vorzugsweise zur methylierten Lactamform führt.

Bei dem Hydroxycaffeïn wurde zuerst der sichere Nachweis geliefert, daß die Xanthinkörper eine doppelte Bindung enthalten. Denn es verwandelt sich durch Behandlung seines unbeständigen Bromadditionsproduktes mit Alkohol in das Diäthoxyhydroxycaffeïn[6]), dem jetzt folgende Struktur zuzuschreiben ist:

$$\begin{array}{l} H_3C.N\text{———————}CO \\ \quad| \qquad\qquad\quad | \\ \quad OC \quad H_5C_2O.C.N.CH_3\,. \\ \quad| \qquad\qquad\quad |\ \diagdown CO \\ H_3C.N\text{————————}C.NH \\ \qquad\qquad\qquad\ \ OC_2H_5 \end{array}$$

Die Spaltung des letzteren durch Salzsäure in Apo- und HypoCaffeïn werde ich später besprechen.

$$3.7.9\text{-Trimethylharnsäure,}\quad \begin{array}{l} HN\text{—}CO \\ |\quad\ | \\ OC\quad C.N.CH_3 \\ |\quad\ \|\ \diagdown CO \\ H_3C.N\text{—}C.N.CH_3 \end{array}\quad\text{, wurde zuerst}$$

---

[1]) Liebigs Annal. d. Chem. **215**, 268 [1882]. (*S. 95.*)

[2]) Berichte d. d. chem. Gesellsch. **30**, 569 [1897]. (*S. 259.*)

[3]) Berichte d. d. chem. Gesellsch. **30**, 567 [1897]. (*S. 257.*)

[4]) Nähere Mitteilungen über diese Bildung werden später von F. Ach und mir gemacht werden. (Der Abschluß dieser Versuche ist durch den frühzeitigen Tod von Dr. Ach verhindert worden. E. Fischer, 1907.)

[5]) Liebigs Annal. d. Chem. **215**, 271 [1882]. (*S. 98.*)

[6]) Liebigs Annal. d. Chem. **215**, 273 [1882]. (*S. 99.*)

aus der 7.9-Dimethylverbindung durch Behandlung des Bleisalzes mit Jodmethyl gewonnen[1]). Sie entsteht ferner aus der 3.7-Dimethylharnsäure[2]) nach dem gleichen Verfahren, wodurch ihre Struktur festgestellt ist. Sie schmilzt nicht konstant zwischen 370^0 und 380^0 unter Gasentwickelung und gibt ein beständiges Silbersalz, welches durch Erhitzen mit Jodmethyl Tetramethylharnsäure liefert. Beim Erhitzen mit Phosphoroxychlorid und Pentachlorid auf 145—150⁰ verliert sie ein Methyl und 2 Sauerstoff, und es entsteht 7.9-Dimethyl-8-oxy-2.6-dichlorpurin[3]).

$$\begin{array}{l} H_3C.N-CO \\ \quad |\quad\;\; | \\ OC\quad C.NH \\ \quad|\quad\; \| \;\rangle CO \\ H_3C.N-C.N.CH_3 \end{array}$$

1.3.9-Trimethylharnsäure, (siehe Formel) , entsteht aus der 1.3-Dimethylverbindung durch Methylierung mit Hilfe des Bleisalzes und zerfällt beim Erhitzen mit Salzsäure auf 150⁰ in Kohlensäure, Methylamin und Glycocoll[4]). Daraus folgt, daß das dritte Methyl die Stellung 9 hat. Sie reduziert beim Kochen die ammoniakalische Silberlösung und unterscheidet sich dadurch von den beiden vorher genannten Isomeren.

$$\begin{array}{l} H_3C.N-CO \\ \quad |\quad\;\; | \\ OC\quad C.N.CH_3\; . \\ \quad|\quad\; \| \;\rangle CO \\ HN-C.N.CH_3 \end{array}$$

1.7.9-Trimethylharnsäure[5]), (siehe Formel)

Ähnlich der 1.9-Dimethylharnsäure wird sie aus dem 9-Methyl-6.8-dioxy-2-chlorpurin durch Methylierung und nachherige Abspaltung des Halogens mit heißer, starker Salzsäure gewonnen. Da das als Zwischenprodukt resultierende Trimethyldioxychlorpurin bei der Reduktion das 1.7.9-Trimethyl-6.8-dioxypurin liefert, dessen Struktur festgestellt ist, so gilt dasselbe für die Stellung der 3 Methyle in dieser Harnsäure.

$$\begin{array}{l} H_3C.N-CO \\ \quad |\quad\;\; | \\ OC\quad C.N.CH_3\; , \\ \quad|\quad\; \| \;\rangle CO \\ H_3C.N-C.N.CH_3 \end{array}$$

Tetramethylharnsäure, (siehe Formel)

---

[1]) Berichte d. d. chem. Gesellsch. **17**, 1782 [1884]. (*S. 160.*)

[2]) Berichte d. d. chem. Gesellsch. **28**, 2484 [1895]. (*S. 190.*)

[3]) Berichte d. d. chem. Gesellsch. **28**, 2494 [1895]. (*S. 201.*)

[4]) Berichte d. d. chem. Gesellsch. **28**, 2478 [1895]. (*S. 185.*)

[5]) E. Fischer und F. Ach, Berichte d. d. chem. Gesellsch. **32**, 250 [1899]. (*S. 492.*)

wurde von mir zuerst erhalten aus dem Silbersalz der 3.7.9-Trimethyl-verbindung[1]), dann durch Methylierung in wässerig-alkalischer Lösung aus der Harnsäure[2]), der 3-Monomethyl-, der 1.3.9-Trimethyl-[3]) und der 1.3.7-Trimethylharnsäure[4]) und läßt sich voraussichtlich aus allen übrigen Methylharnsäuren durch erschöpfende Methylierung mit Jodmethyl in alkalischer Lösung gewinnen. Von dem isomeren Methoxycaffeïn unterscheidet sie sich durch die Beständigkeit gegen kochende Salzsäure. Dagegen wird sie von starker Salzsäure bei 170⁰ vollständig zerstört und gibt dabei kein Ammoniak. Dadurch wurde zuerst der Beweis geliefert, daß in der Harnsäure vier Wasserstoffatome gegen Alkyl ausgetauscht werden können, so daß alles Alkyl an Stickstoff tritt[1]).

Sie ist eine neutrale Verbindung und dementsprechend außerordentlich empfindlich gegen Alkali; ähnlich dem Caffeïn wird sie davon sehr rasch gespalten und zum Teil in das Tetramethylureïdin verwandelt[5]). Die Anhäufung des Methyls bedingt auch offenbar die große Löslichkeit in Wasser, wodurch sie sich von allen vorhergehenden Verbindungen unterscheidet. Merkwürdig ist ferner ihr Verhalten gegen Chlor in wässeriger Lösung, wobei Allocaffeïn entsteht[5]). Ein anderes Oxydationsprodukt, die Oxytetramethylharnsäure, liefert sie bei der Behandlung ihrer Lösung in Chloroform mit gasförmigem Chlor[5]). Durch Erhitzen mit Phosphoroxychlorid auf 160⁰ wird sie partiell unter Abspaltung von Methyl in Chlorcaffeïn verwandelt[6]). Durch diese Reaktion wurde der erste Übergang von der Harnsäure zum Caffeïn bewerkstelligt.

Zu den Derivaten des Trioxypurins ist auch noch das mit der Tetramethylharnsäure isomere

Methoxycaffeïn oder 1.3.7-Trimethyl-2.6-dioxy-8-methoxypurin zu zählen:

$$\begin{array}{l} H_3C.N\!-\!CO \\ \quad|\qquad| \\ \quad OC\quad C.N.CH_3 \\ \quad|\qquad\|\;\;\rangle C.OCH_3 \\ H_3C.N\!-\!C.N \end{array}\quad.$$

Dasselbe entsteht aus dem Brom- oder Chlor-Caffeïn durch Erwärmen mit methylalkoholischer Natronlauge[7]), ferner aus dem Hy-

---

[1]) Berichte d. d. chem. Gesellsch. **17**, 1784 [1884]. (*S. 161.*)
[2]) Chem. Zentralblatt **1897**, II, 157. (*S. 231.*)
[3]) Berichte d. d. chem. Gesellsch. **28**, 2479 [1895]. (*S. 185.*)
[4]) Berichte d. d. chem. Gesellsch. **30**, 569 [1897]. (*S. 259.*)
[5]) Berichte d. d. chem. Gesellsch. **30**, 3009 [1897]. (*S. 370.*)
[6]) Berichte d. d. chem. Gesellsch. **30**, 3010 [1897]. (*S. 368.*)
[7]) Berichte d. d. chem. Gesellsch. **17**, 1785 [1884]. (*S. 162.*)

droxycaffeïn durch Methylierung[1]) neben der isomeren Tetramethyl-harnsäure. Durch Erwärmen mit wässeriger Salzsäure wird es sehr leicht in Hydroxycaffeïn verwandelt. Genau ebenso verhält sich das Äthoxycaffeïn[2]).

Dioxypurine.

Die älteste Verbindung dieser Abteilung ist das 2.6-Dioxypurin oder Xanthin. Seine Geschichte habe ich im Vorhergehenden ausführlich genug geschildert, ich beschränke mich deshalb hier auf die Zusammenstellung meiner eigenen Beobachtungen.

Durch Chlor in salzsaurer Lösung wird es analog der Harnsäure in Alloxan und Harnstoff gespalten[3]). Beim Erhitzen seines Bleisalzes mit Jodmethyl entsteht Theobromin[4]), durch Methylierung in wässerig-alkalischer Lösung kann es direkt in Caffeïn verwandelt werden[5]). Synthetisch erhielt ich es aus Trichlorpurin auf zweierlei Weise, entweder durch Verwandlung des Trichlorids mit Natriumäthylat in das 2.6-Diäthoxy-8-chlorpurin, welches durch Jodwasserstoff in Xanthin übergeführt wird[6]), oder durch Überführung des Trichlorids in Dijodpurin vermittels Jodwasserstoff bei 0⁰ und nachträgliche Verwandlung dieses Dijodkörpers in Xanthin durch Erhitzen mit Salzsäure[7]).

Für die Erkennung des Xanthins und insbesondere für seine Unterscheidung von anderen Dioxypurinen ist nach meinen Erfahrungen die Verwandlung in Caffeïnderivate am meisten geeignet, und ich habe deshalb als analytische Probe die Überführung in Bromxanthin, Bromcaffeïn, Äthoxy- und Hydroxy-Caffeïn empfohlen[5]).

Praktisch dargestellt wird das Xanthin noch immer am besten nach der Methode von Strecker aus Guanin. Benutzt man dabei an Stelle der salpetersauren die von mir empfohlene schwefelsaure Lösung, so ist die Ausbeute recht gut und das Produkt nahezu rein[8]).

Von der Strukturformel des Xanthins:

$$\begin{array}{lll} HN\,(1)-(6)\,CO & & \\[2pt] \quad| \qquad\qquad | & & \\[2pt] OC\,(2) \quad (5)\,C.(7)\,NH & & \\ \quad| \qquad\qquad \| \qquad \rangle(8)\,CH & & \\[2pt] HN\,(3)-(4)\,C.(9)\,N & & \end{array} \qquad ,$$

---

[1]) Berichte d. d. chem. Gesellsch. **30**, 569 [1897]. (*S. 260.*)
[2]) Liebigs Annal. d. Chem. **215**, 266 [1882]. (*S. 96.*)
[3]) Liebigs Annal. d. Chem. **215**, 310 [1882]. (*S. 127.*)
[4]) Liebigs Annal. d. Chem. **215**, 311 [1882]. (*S. 128.*)
[5]) Berichte d. d. chem. Gesellsch. **31**, 2563 [1898]. (*S. 462.*)
[6]) Berichte d. d. chem. Gesellsch. **30**, 2232 [1897]. (*S. 313.*)
[7]) Berichte d. d. chem. Gesellsch. **31**, 2562 [1898]. (*S. 461.*)
[8]) Liebigs Annal. d. Chem. **215**, 309 [1882]. (*S. 126.*)

lassen sich drei Monomethyl-, drei Dimethyl- und eine Trimethyl-verbindung ableiten. Sie sind sämtlich bekannt, vorausgesetzt, daß das 1-Methylxanthin wirklich die von seinen Entdeckern angenommene Struktur besitzt.

Monomethylxanthine.

Am längsten bekannt ist das Heteroxanthin oder 7-Methyl-xanthin, welches von Salomon im menschlichen Harn entdeckt wurde. Die Aufklärung seiner Struktur verdankt man Krüger und Salomon, welche es durch Methylierung in Caffeïn überführten und bei der Spaltung mit Salzsäure die Bildung von Sarkosin feststellten. Synthetisch habe ich es aus Theobromin gewonnen[1]). Letzteres ver-wandelt sich beim Erhitzen mit Phosphoroxychlorid auf 140⁰ in 7-Methyl-2.6-dichlorpurin, welches beim Erhitzen mit Salzsäure auf 120⁰ in Heteroxanthin übergeht.

3-Methylxanthin[2]) wurde synthetisch von F. Ach und mir aus der 3-Methylharnsäure gewonnen. Dieselbe wird durch Erhitzen mit Phosphoroxychlorid auf 130—140⁰ in 3-Methylchlorxanthin über-geführt, welches sich mit Jodwasserstoff reduzieren läßt. Seine Struktur folgt einerseits aus den Beziehungen zur 3-Methylharnsäure und anderer-seits aus der Verwandlung in Theobromin durch Methylierung in alkalischer Lösung.

1-Methylxanthin[3]) ist von Krüger und Salomon im Harn gefunden worden. Seine Struktur wurde aus der Verschiedenheit von den beiden anderen Monomethylxanthinen gefolgert. Der direkte Be-weis fehlt indessen bisher, ebenso die Synthese.

Unter den

Dimethylxanthinen

ist das Theobromin oder 3.7-Dimethylxanthin

$$\begin{array}{ccc} HN\!-\!CO & & \\ |\qquad | & & \\ OC & C.N.CH_3\, , \\ |\qquad \|\ \ \rangle CH \\ CH_3.N\!-\!C.N \end{array}$$

das älteste und zugleich das wichtigste. Seine Geschichte ist zuvor dargelegt. Die entscheidenden Daten für die Beurteilung seiner Struktur

---

[1]) Berichte d. d. chem. Gesellsch. **30**, 2400 [1897]. (*S. 336.*)

[2]) Berichte d. d. chem. Gesellsch. **31**, 1980 [1898]. (*S. 431.*)

[3]) Zeitschr. f. physiol. Chem. **24**, 384 [1898].

hat erst die Synthese aus der 3.7-Dimethylharnsäure geliefert[1]). Letztere verliert nämlich beim Erhitzen mit Phosphor-Oxychlorid und -Pentachlorid das Sauerstoffatom 6, und das hierbei entstehende Chlorid wird durch Ammoniak in die entsprechende Aminoverbindung, das 3.7-Dimethyl-6-amino-2.8-dioxypurin, verwandelt. Dessen Struktur folgt aus der Spaltung mit Chlor, wobei kein Guanidin entsteht. Bei weiterer Behandlung mit Phosphoroxychlorid wird in dieser Aminoverbindung das in der Stellung 8 befindliche Sauerstoffatom gegen Chlor ausgetauscht, und durch Reduktion des so entstehenden Chlorids bildet sich dann das 3.7-Dimethyl-6-amino-2-oxypurin, welches schließlich durch salpetrige Säure in Theobromin verwandelt wird. Ich habe diese Schlußfolgerung wegen ihrer Wichtigkeit hier nochmals wiederholt, weil aus der Struktur des Theobromins erst die Struktur der 3.7-Dimethylharnsäure und der 3-Monomethylharnsäure gefolgert werden konnte.

Zwei andere, einfachere Synthesen des Theobromins sind später von F. Ach und mir beschrieben worden[2]). Die eine beruht auf der Verwandlung der 3.7-Dimethylharnsäure in Chlortheobromin durch Kochen mit Phosphoroxychlorid, bei der anderen dient als Ausgangsmaterial die 3-Methylharnsäure. Diese wird zuerst in 3-Methylchlorxanthin und letzteres dann durch Methylierung in Chlortheobromin übergeführt. Da die 3-Methylharnsäure durch direkte Methylierung der Harnsäure entsteht, so ist man jetzt auch imstande, aus dieser durch verhältnismäßig einfache Operationen das Theobromin zu gewinnen.

Das Theobromin hat bei dem Ausbau der Puringruppe wiederholt als Ausgangsmaterial gedient. Seine Bromverbindung, welche ich vor vielen Jahren auffand[3]), lieferte bei der Zersetzung mit Alkali zuerst die 3.7-Dimethylharnsäure[4]). Besonders fruchtbar ist ferner seine Behandlung mit Chlorphosphor gewesen. Durch Erhitzen mit Phosphoroxychlorid auf 140° verliert es beide Sauerstoffatome und ein Methyl und verwandelt sich in das 7-Methyl-2.6-dichlorpurin, mit dessen Hilfe die Synthese des Heteroxanthins und Paraxanthins und die Gewinnung zahlreicher anderer Purinderivate möglich wurde[5]). Durch Erhitzen mit Phosphor-Oxychlorid und -Pentachlorid auf 160° wird es ferner in das 7-Methyltrichlorpurin[6]) verwandelt, welches auf

[1]) Berichte d. d. chem. Gesellsch. **30**, 1839 [1897]. (*S. 265.*)
[2]) Berichte d. d. chem. Gesellsch. **31**, 1980 [1898]. (*S. 430.*)
[3]) Liebigs Annal. d. Chem. **215**, 305 [1882]. (*S. 123.*)
[4]) Berichte d. d. chem. Gesellsch. **28**, 2480 [1895]. (*S. 186.*)
[5]) Berichte d. d. chem. Gesellsch. **30**, 2400 [1897]. (*S. 336.*)
[6]) Berichte d. d. chem. Gesellsch. **28**, 2489 [1895]. (*S. 195.*)

diesem Wege entdeckt wurde, und dessen Metamorphosen zuerst die 7-Methylharnsäure und zahlreiche andere Produkte geliefert haben. Merkwürdige Resultate hat endlich die Behandlung des Theobromins mit trocknem Chlor in Chloroformlösung gegeben. Es wird dabei nicht, wie das homologe Caffeïn, in sein Chlorderivat verwandelt, sondern erfährt eine komplizierte Zersetzung, welche zu einem neuen Abbau des Theobromins geführt hat[1]).

1.3-Dimethylxanthin oder Theophyllin

ist das erste Xanthinderivat, welches von L. Ach und mir synthetisch, und zwar aus der 1.3-Dimethylharnsäure, dargestellt wurde[2]). Letztere wird durch Behandlung mit Phosphor-Oxychlorid und -Pentachlorid in Chlortheophyllin verwandelt und dieses dann reduziert.

1.7-Dimethylxanthin oder Paraxanthin,

$$\begin{array}{c} H_3C.N-CO \\ |\quad\ | \\ OC\quad\ C.N.CH_3\ . \\ |\quad\ \|\ \diagup CH \\ HN-C.N \end{array}$$

Durch Methylierung wird es in Caffeïn verwandelt[3]). Die Stellung der beiden Methyle folgt aus der ersten Synthese, welche ich mit Hilfe des aus dem Theobromin entstehenden 7-Methyl-2.6-dichlorpurins ausgeführt habe[4]). Dieses verliert bei der Behandlung mit Alkali zunächst ein Chlor, und das dabei resultierende 7-Methyloxychlorpurin gibt mit Ammoniak ein 7-Methylaminooxypurin, welches bei der Oxydation mit Chlor eine reichliche Menge von Guanidin liefert und mithin die Struktur I hat. Daraus folgt für das eben erwähnte 7-Methyloxychlorpurin die Struktur II. Wird dieses nun methyliert, so entsteht eine Dimethylverbindung, welche nur die Struktur III haben kann:

$$\begin{array}{ccc}
\begin{array}{c} HN-CO \\ |\quad\ | \\ H_2N.C\quad C.N.CH_3 \\ \|\quad\ \|\ \diagup CH \\ N-C.N \\ I. \end{array}
&
\begin{array}{c} HN-CO \\ |\quad\ | \\ Cl.C\quad C.N.CH_3 \\ \|\quad\ \|\ \diagup CH \\ N-C.N \\ II. \end{array}
&
\begin{array}{c} H_3C.N-CO \\ |\quad\ | \\ Cl.C\quad C.N.CH_3\ , \\ \|\quad\ \|\ \diagup CH \\ N-C.N \\ III. \end{array}
\end{array}$$

---

[1]) E. Fischer und F. Frank, Berichte d. d. chem. Gesellsch. **30**, 2604 [1897]. (*S. 352.*)

[2]) Berichte d. d. chem. Gesellsch. **28**, 3135 [1895]. (*S. 220.*)

[3]) Berichte d. d. chem. Gesellsch. **30**, 2409 [1897]. (*S. 346.*)

[4]) Berichte d. d. chem. Gesellsch. **30**, 2403 [1897]. (*S. 337.*)

und da daraus durch Erhitzen mit Salzsäure Paraxanthin gewonnen wird, so müssen in diesem die Methyle ebenfalls die Stellung 1 und 7 haben. Die Beweisführung ist ähnlich wie beim Theobromin, und wie man sieht, stehen die beiderseitigen Resultate im besten Einklang.

Eine zweite Synthese des Paraxanthins habe ich in Gemeinschaft mit H. Clemm beschrieben[1]). Die 1.7-Dimethylharnsäure, welche selbst aus Monomethylalloxan aufgebaut werden kann, wird nämlich durch Erhitzen mit Phosphoroxychlorid auf 135—140⁰ in Chlorparaxanthin übergeführt, und letzteres läßt sich leicht zu Paraxanthin reduzieren. Aus dieser Reaktion ist dann umgekehrt die Struktur der 1.7-Dimethylharnsäure gefolgert worden.

Trimethylxanthine.

1.3.7 - Trimethylxanthin oder Caffeïn,

$$\begin{matrix} CH_3.N\!-\!CO \\ | \quad\quad | \\ OC \quad\; C.N.CH_3. \\ | \quad\; \|\;\rangle CH \\ CH_3.N\!-\!C.N \end{matrix}$$

Da die Geschichte, die Struktur und die Spaltungen der Base an anderen Stellen dieser Abhandlung besprochen sind, so beschränke ich mich auf die Zusammenstellung der Synthesen. Die erste[2]), von L. Ach und mir ausgeführte beruht auf der Verwandlung der 1.3-Dimethylharnsäure in Chlortheophyllin, welches bei der Methylierung Chlorcaffeïn liefert, dessen Reduktion zu Caffeïn von mir schon früher ausgeführt war[3]). Da die 1.3-Dimethylharnsäure selber aus Dimethylalloxan bzw. Dimethylmalonylharnstoff erhalten werden kann, so war damit die totale Synthese des Caffeïns verwirklicht.

Die zweite Synthese, durch welche zuerst die Gewinnung der Base aus der Harnsäure ermöglicht wurde, wurde von mir ausgeführt durch Verwandlung der Tetramethylharnsäure in Chlorcaffeïn[4]).

Eine dritte, totale Synthese führt über das Hydroxycaffeïn, welches aus dem Dimethylalloxan über die 1.3.7-Trimethylpseudoharnsäure gewonnen wurde[5]).

Zwei weitere Synthesen, welche wiederum das Caffeïn mit der Harnsäure verbinden, wurden später von F. Ach und mir gefunden.

---

1) Berichte d. d. chem. Gesellsch. **31**, 2622 [1898]. (*S. 477.*)
2) Berichte d. d. chem. Gesellsch. **28**, 3135 [1895]. (*S. 219.*)
3) Liebigs Annal. d. Chem. **215**, 263 [1882]. (*S. 92.*)
4) Berichte d. d. chem. Gesellsch. **30**, 3010 [1897]. (*S. 367.*)
5) Berichte d. d. chem. Gesellsch. **30**, 564 [1897]. (*S. 255.*)

Die eine führt über die 3-Methylharnsäure und das 3-Methylchlor-xanthin zum Chlorcaffeïn[1]), die zweite beruht auf der Verwandlung der Harnsäure in Hydroxycaffeïn durch direkte Methylierung in wässerig-alkalischer Lösung bei niederer Temperatur.

Dazu kommt endlich noch die Bildung des Caffeïns durch Methylierung des Xanthins und seiner Monomethyl- und Dimethylderivate, welche selbst wieder synthetisch gewonnen sind.

Daß man dem Xanthin statt der bisher gebrauchten Lactam-formel auch die Lactimformel zuschreiben kann, bedarf nach dem, was bei der Harnsäure gesagt ist, keiner weiteren Erörterung. Von dieser leiten sich dann die Alkyloxyderivate des Xanthins ab, zu welchen mehrere, von mir dargestellte, chlorhaltige Produkte zu zählen sind. Ich erwähne hier von ihnen nur das 2.6-Diäthoxy-8-chlorpurin[2]), welches für die erste Synthese des Xanthins gedient hat.

Endlich darf man erwarten, daß in dem Imidazolkern des Xanthins dieselbe Tautomerie statthat, welche ich bei dem Purin, dem Hypo-xanthin und dem Adenin nachgewiesen habe. Mit anderen Worten, man wird Methylderivate des Xanthins erwarten dürfen, welche sich von der tautomeren Form I ableiten, z. B. ein viertes Monomethyl-xanthin II und ein zweites Trimethylxanthin III.

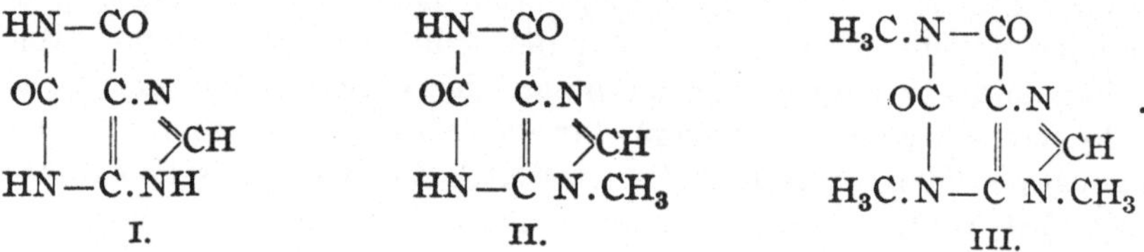

Bekannt ist allerdings von diesen Produkten bisher keines, aber ich zweifle nicht daran, daß ihre Darstellung gelingen wird.

Andere Dioxypurine.

6.8 - Dioxypurin[3]),

entsteht durch salpetrige Säure aus dem 6-Amino-8-oxypurin, welch letzteres durch Einwirkung von Ammoniak auf das 8-Oxy-2.6-dichlor-

---

[1]) Berichte d. d. chem. Gesellsch. **31**, 1980 [1898]. (*S. 430.*)
[2]) Berichte d. d. chem. Gesellsch. **30**, 2234 [1897]. (*S. 315.*)
[3]) Berichte d. d. chem. Gesellsch. **30**, 2218 [1897]. (*S. 299.*)

purin und nachträgliche Reduktion des hierbei entstehenden Amino-oxychlorkörpers gewonnen wurde. Seine Struktur ergibt sich aus den Beziehungen zu dem 6-Amino-8-oxypurin, welches seinerseits mit dem Adenin verknüpft werden konnte. Von dem isomeren Xanthin ist es leicht zu unterscheiden durch die größere Löslichkeit in heißem Wasser, durch die größere Kristallisationsfähigkeit, durch die Unbeständigkeit gegen warme Salpetersäure und endlich durch das Fehlen der Murexidreaktion nach der Zerstörung mit Chlor in salzsaurer Lösung.

Methylderivate desselben sind fünf dargestellt.

$$\begin{array}{l} \text{HN—CO} \\ |\quad\; | \\ \text{HC}\quad \text{C.N.CH}_3 \\ ||\quad ||\ \rangle\text{CO} \\ \text{N—C.NH} \end{array}$$

7 - Methyl - 6.8 - dioxypurin[1]),

entsteht aus dem 7-Methyltrichlorpurin, wenn man es durch gelindes Erwärmen mit alkoholischem Kali zuerst in das 7-Methyl-6.8-diäthoxy-2-chlorpurin überführt und dieses dann mit Jodwasserstoff behandelt. Seine Struktur wurde durch Überführung in das gleich zu besprechende 1.7.9-Trimethyl-6.8-dioxypurin bewiesen.

$$\begin{array}{l} \text{HN—CO} \\ |\quad\; | \\ \text{HC}\quad \text{C.NH} \\ ||\quad ||\ \rangle\text{CO} \\ \text{N—C.N.CH}_3 \end{array}$$

9 - Methyl - 6.8 - dioxypurin[2]),

Das 9-Methyl-8-oxy-2.6-dichlorpurin gibt mit Ammoniak das 9-Methyl-8-oxy-6-amino-2-chlorpurin. Aus letzterem entsteht mit salpetriger Säure das 9-Methyl-6.8-dioxy-2-chlorpurin, welches bei der Reduktion mit Jodwasserstoff 9-Methyl-6.8-dioxypurin liefert.

$$\begin{array}{l} \text{HN—CO} \\ |\quad\; | \\ \text{HC}\quad \text{C.N.CH}_3 \\ ||\quad ||\ \rangle\text{CO} \\ \text{N—C.N.CH}_3 \end{array}$$

7.9-Dimethyl-6.8-dioxypurin,

entsteht aus dem 7.9-Dimethyl-8-oxy-2.6-dichlorpurin durch Einführung einer Äthoxygruppe und nachträgliche Reduktion mit Jodwasserstoff[3]).

---

[1]) Berichte d. d. chem. Gesellsch. **30**, 1850 [1897]. (*S. 277.*)
[2]) Berichte d. d. chem. Gesellsch. **32**, 253 [1899]. (*S. 495.*)
[3]) Berichte d. d. chem. Gesellsch. **17**, 335 [1884]. (*S. 150.*)

Seine Struktur wurde ebenfalls durch Verwandlung in das 1.7.9-Tri-
methyl-6.8-dioxypurin festgestellt[1]).

$$1.9\text{-Dimethyl-6.8-dioxypurin}[2],$$

$$
\begin{array}{l}
H_3C.N-CO \\
\quad | \quad\; | \\
HC \quad C.NH \\
\quad \| \quad\; \| \;\;>CO \\
N-C.N.CH_3
\end{array}
$$

Das soeben erwähnte 9-Methyl-6.8-dioxy-2-chlorpurin wird mit
Formaldehyd verbunden, dann methyliert, jetzt durch Kochen mit
Wasser der Formaldehyd wieder abgespalten und das so resultierende
1.9-Dimethyl-6.8-dioxy-2-chlorpurin reduziert.

$$1.7.9\text{-Trimethyl-6.8-dioxypurin},$$

$$
\begin{array}{l}
H_3C.N-CO \\
\quad | \quad\; | \\
HC \quad C.N.CH_3, \\
\quad \| \quad\; \| \;\;>CO \\
N-C.N.CH_3
\end{array}
$$

entsteht durch erschöpfende Methylierung sowohl aus 7-Methyl- und
7.9-Dimethyl-6.8-dioxypurin[1]), wie auch aus dem 6.8-Dioxypurin
selbst[3]), und ferner durch Reduktion des 1.7.9-Trimethyl-6.8-dioxy-2-
chlorpurins[4]).

Von dem noch unbekannten 2.8 - Dioxypurin leiten sich folgende
Methylderivate ab:

$$3.7\text{-Dimethyl-2.8-dioxypurin},$$

$$
\begin{array}{l}
N=CH \\
\quad | \quad\; | \\
OC \quad C.N.CH_3, \\
\quad | \quad\; \| \;\;>CO \\
H_3C.N-C.NH
\end{array}
$$

(früher β-Dioxydimethylpurin genannt), entsteht aus der 3.7-Dimethyl-
harnsäure, wenn man durch Behandlung mit Phosphor-Oxychlorid und
-Pentachlorid zunächst das in Stellung 6 befindliche Sauerstoffatom

---

[1]) Berichte d. d. chem. Gesellsch. **30**, 1852 [1897]. (*S. 279.*)
[2]) Berichte d. d. chem. Gesellsch. **32**, 258 [1899]. (*S. 501.*)
[3]) Berichte d. d. chem. Gesellsch. **30**, 2219 [1897]. (*S. 300.*)
[4]) Berichte d. d. chem. Gesellsch. **32**, 255 [1899]. (*S. 497.*)

durch Chlor ersetzt und dann mit Jodwasserstoff reduziert[1]).   Seine
Struktur folgt aus der Bildung.

$$3.7.9\text{-Trimethyl-2.8-dioxypurin,}$$

$$\begin{array}{c} N{=}CH \\ \; | \qquad | \\ OC \quad C.N.CH_3\,, \\ \; | \quad \| \; {>}CO \\ H_3C.N{-}C.N.CH_3 \end{array}$$

entsteht aus der vorhergehenden Verbindung durch weitere Methylierung[2]).

Beide Produkte unterscheiden sich ebenfalls von den Xanthinen
durch das Fehlen der Murexidreaktion nach der Spaltung mit Chlor
in salzsaurer Lösung.

Monoxypurine.

Als natürliches Produkt wurde bisher nur das

$$\text{Hypoxanthin oder 6-Oxypurin,} \quad \begin{array}{c} HN{-}CO \\ \; | \qquad | \\ HC \quad C.NH \;\;, \\ \| \quad \| \; {>}CH \\ N{-}C.N \end{array}$$

gefunden.   Synthetisch habe ich es aus dem Trichlorpurin gewonnen.
Dieses verliert bei der Behandlung mit wässerigem oder alkoholischem
Alkali zunächst das in Stellung 6 befindliche Halogen und liefert 6-Oxy-
2.8-dichlorpurin bzw. 6-Äthoxy-2.8-dichlorpurin, und diese beiden gehen
bei der Behandlung mit Jodwasserstoff in Hypoxanthin über[3]).   Ein
anderer Weg vom Trichlorpurin zum Hypoxanthin führt über das
Adenin.   Seine Struktur folgt aus den Beziehungen zum Adenin, aus
welchem es bekanntlich durch Behandlung mit salpetriger Säure entsteht.   Für seine Identifizierung dient nach meiner Erfahrung am
besten die Verwandlung in das von Krüger zuerst dargestellte Dimethylderivat, welches einen Schmelzpunkt hat und eine charakteristische Verbindung mit Jodnatrium liefert.   Ich habe diese Probe
unter anderem benutzt, um die Identität des synthetischen Produktes
mit dem Bestandteil des Fleischextraktes sicher zu beweisen[4]).   Die

---

[1]) Berichte d. d. chem. Gesellsch. **28**, 2487 [1895].   (*S. 193.*)
[2]) Berichte d. d. chem. Gesellsch. **30**, 1853 [1897].   (*S. 280.*)
[3]) Berichte d. d. chem. Gesellsch. **30**, 2226 [1897].   (*S. 307.*)
[4]) Berichte d. d. chem. Gesellsch. **30**, 2232 [1897].   (*S. 312.*)

Synthese halte ich für die beste Methode zur Darstellung eines reinen
Hypoxanthins.

Monomethylderivate des Hypoxanthins, in welchen das Alkyl an
Stickstoff gebunden ist, gibt es nach der Theorie drei Formen, von
welchen zwei bekannt sind.

7 - Methyl - 6- oxypurin oder 7 - Methylhypoxanthin,

$$
\begin{array}{l}
HN\!-\!CO \\
\quad|\quad\ | \\
HC\quad C.N.CH_3\ , \\
\quad\|\quad\ \|\ \rangle CH \\
N\!-\!C.N
\end{array}
$$

wurde zuerst aus dem 7-Methyl-2.6-dichlorpurin dargestellt durch Behandlung mit Alkali und nachfolgende Reduktion des zunächst gebildeten 7-Methyl-6-oxy-2-chlorpurins[1]).   Es entsteht ferner aus dem
7-Methyladenin durch salpetrige Säure[2]).   Als Derivat des Hypoxanthins wurde es durch Überführung in die Dimethylverbindung
charakterisiert.

9 - Methyl - 6 - oxypurin oder 9 - Methylhypoxanthin,

$$
\begin{array}{l}
HN\!-\!CO \\
\quad|\quad\ | \\
HC\quad C.N\quad\ , \\
\quad\|\quad\ \|\ \rangle CH \\
N\!-\!C.N.CH_3
\end{array}
$$

entsteht aus dem 9-Methyladenin durch salpetrige Säure[2]).

Von den zwei theoretisch möglichen Dimethyl-6-oxypurinen ist
bisher nur das

$$
1.7\text{-Dimethyl-6-oxypurin,}\quad
\begin{array}{l}
H_3C.N\!-\!CO \\
\quad\ |\quad\ | \\
HC\quad C.N.CH_3\ , \\
\quad\|\quad\ \|\ \rangle CH \\
N\!-\!C.N
\end{array}
$$

genauer untersucht.

Es wurde zuerst von Krüger aus dem Hypoxanthin[3]), später
von mir aus dem 7-Methylhypoxanthin[4]) und ferner auch aus dem
Dichlorhypoxanthin durch Methylierung und nachfolgende Reduktion[5])

[1]) Berichte d. d. chem. Gesellsch. **30**, 2409 [1897]. (*S. 346.*)
[2]) Berichte d. d. chem. Gesellsch. **31**, 113 [1898]. (*S. 395.*)
[3]) Zeitschr. f. physiol. Chemie. **18**, 436 [1894].
[4]) Berichte d. d. chem. Gesellsch. **30**, 2411 [1897]. (*S. 347.*)
[5]) Berichte d. d. chem. Gesellsch. **30**, 2230 [1897]. (*S. 312.*)

dargestellt. Daß die Verbindung bei der Spaltung mit Salzsäure Sarkosin liefert, hat Krüger angegeben[1]).

Die isomere 1.9-Dimethylverbindung entsteht aller Wahrscheinlichkeit nach durch Methylierung des 9-Methylhypoxanthins[2]).

$$
\text{8-Oxypurin,}\quad
\begin{array}{c}
\mathrm{N{=}CH} \\
\mathrm{HC\quad C.NH} \\
\mathrm{\quad\quad >CO} \\
\mathrm{N{-}C.NH}
\end{array}
\quad,\quad \text{wurde von L. Ach und mir}
$$

durch Reduktion des 8-Oxy-2.6-dichlorpurins, welches aus harnsaurem Kalium durch Phosphoroxychlorid entsteht, gewonnen[3]). Es unterscheidet sich von dem Hypoxanthin durch die Schmelzbarkeit (gegen 317⁰) und durch die größere Löslichkeit in Wasser (in ungefähr 12 T. von 100⁰).

Seine durch die Theorie angezeigten Methylderivate sind sämtlich bekannt. Das älteste davon ist das 9 - Methyl - 8 - oxypurin (Formel I), welches von mir durch Reduktion seiner Dichlorverbindung erhalten wurde[4]), Schmp. 233⁰ (unkorr.). Auf die gleiche Art entsteht das 7 - Methyl - 8 - oxypurin (II) (früher β-Oxymethylpurin)[5]), Schmp. 266—267⁰ (korr.), löslich in 5—6 Teilen kochendem Wasser. 7.9 - Dimethyl - 8 - oxypurin (III) entsteht ebenfalls durch Reduktion der Dichlorverbindung[6]). Letztere läßt sich aus den Dichlorderivaten der drei vorhergehenden Körper durch erschöpfende Methylierung gewinnen[7]).

$$
\begin{array}{ccc}
\begin{array}{c}
\mathrm{N{=}CH} \\
\mathrm{HC\quad C.NH} \\
\mathrm{\quad >CO} \\
\mathrm{N{-}C.N.CH_3} \\
\text{I.}
\end{array}
&
\begin{array}{c}
\mathrm{N{=}CH} \\
\mathrm{HC\quad C.N.CH_3} \\
\mathrm{\quad >CO} \\
\mathrm{N{-}C.NH} \\
\text{II.}
\end{array}
&
\begin{array}{c}
\mathrm{N{=}CH} \\
\mathrm{HC\quad C.N.CH_3} \\
\mathrm{\quad >CO} \\
\mathrm{N{-}C.N.CH_3} \\
\text{III.}
\end{array}
\end{array}
$$

Von dem noch unbekannten 2-Oxypurin ist bisher nur ein Methylderivat, das

---

1) Zeitschr. f. physiol. Chem. **18**, 456 [1894].
2) Berichte d. d. chem. Gesellsch. **31**, 115 [1898]. (*S. 396.*)
3) Berichte d. d. chem. Gesellsch. **30**, 2213 [1897]. (*S. 293.*)
4) Berichte d. d. chem. Gesellsch. **17**, 332 [1884]. (*S. 147.*)
5) Berichte d. d. chem. Gesellsch. **28**, 2491 [1895]. (*S. 197.*)
6) Berichte d. d. chem. Gesellsch. **17**, 335 [1884]. (*S. 149.*)
7) Berichte d. d. chem. Gesellsch. **17**, 333 [1884] (*S. 148*); **28**, 2490 [1895] (*S. 197*); **30**, 2211 [1897]. (*S. 291.*)

$$\text{7-Methyl-2-oxypurin,}\quad
\begin{array}{c}
\mathrm{N}\!=\!\mathrm{CH} \\
| \quad\; | \\
\mathrm{OC}\quad \mathrm{C.N.CH_3}\,, \\
| \quad\; \| \!\!>\!\mathrm{CH} \\
\mathrm{HN}\!-\!\mathrm{C.N}
\end{array}$$

dargestellt. Es entsteht aus der entsprechenden Chlor- oder Jodverbindung durch Behandlung mit Alkali[1]).

Monoaminopurine.

Bezüglich der Struktur dieser Verbindungen gelten a priori die gleichen Betrachtungen, wie für diejenige der Monoxypurine. Daß es sich hier namentlich auch um tautomere Formen handelt, will ich an dem Beispiel des 6-Aminopurins (Adenins) zeigen. Für dasselbe ergeben sich folgende vier Formeln:

$$
\begin{array}{cccc}
\begin{array}{c}
\mathrm{N}\!=\!\mathrm{C.NH_2} \\
| \quad\; | \\
\mathrm{HC}\quad \mathrm{C.NH} \\
\| \quad\; \| \!\!>\!\mathrm{CH} \\
\mathrm{N}\!-\!\mathrm{C.N}
\end{array}
&
\begin{array}{c}
\mathrm{N}\!=\!\mathrm{C.NH_2} \\
| \quad\; | \\
\mathrm{HC}\quad \mathrm{C.N} \\
\| \quad\; \| \!\!>\!\mathrm{CH} \\
\mathrm{N}\!-\!\mathrm{C.NH}
\end{array}
&
\begin{array}{c}
\mathrm{HN}\!-\!\mathrm{C}\!:\!\mathrm{NH} \\
| \quad\; | \\
\mathrm{HC}\quad \mathrm{C.NH} \\
\| \quad\; \| \!\!>\!\mathrm{CH} \\
\mathrm{N}\!-\!\mathrm{C.N}
\end{array}
&
\begin{array}{c}
\mathrm{HN}\!-\!\mathrm{C}\!:\!\mathrm{NH} \\
| \quad\; | \\
\mathrm{HC}\quad \mathrm{C.N} \\
\| \quad\; \| \!\!>\!\mathrm{CH} \\
\mathrm{N}\!-\!\mathrm{C.NH}
\end{array}
\\
\text{I.} & \text{II.} & \text{III.} & \text{IV.}
\end{array}
$$

Bisher sind nur zwei Methylderivate des Adenins bekannt, welche das Alkyl in Stellung 9 oder 7 enthalten und von denen die 9-Verbindung bei der direkten Methylierung der Base vorzugsweise entsteht. Aus der Indifferenz der beiden Methylverbindungen gegen Alkali glaube ich mit einiger Wahrscheinlichkeit schließen zu dürfen, daß die Formeln III und IV geringere Berechtigung haben, als die beiden anderen. Denn die Anwesenheit von Imidgruppen würde nach den sonstigen Erfahrungen in dieser Gruppe wahrscheinlich die Löslichkeit in Alkali zur Folge haben. Noch größeres Gewicht erhält dieser Schluß durch das später zu besprechende Dimethylguanin, bei welchem der elektronegative Charakter des Systems durch den Sauerstoffgehalt erhöht wird und trotzdem dieselbe Indifferenz gegen Alkali besteht. Aus diesem Grunde bevorzuge ich für Adenin, Guanin und ähnliche Produkte die Formeln mit der Amidogruppe. Dagegen sind die zuvor angeführten Formeln I und II gleichberechtigt, und nur aus Gründen der Bequemlichkeit benutze ich die erstere.

---

[1]) Berichte d. d. chem. Gesellsch. **31**, 2554 [1898]. (*S. 452.*)

6-Aminopurin (Adenin), $\begin{matrix} N{=}C.NH_2 \\ | \quad | \\ HC \quad C.NH \\ || \quad || \;\rangle CH \\ N{-}C.N \end{matrix}$.

Für seine Synthese aus der Harnsäure habe ich zwei Wege gefunden. Der eine führt über das Trichlorpurin zum 6-Amino-2.8-dichlorpurin und durch dessen Reduktion zum Adenin[1]). Diese Reaktion verläuft fast quantitativ und ihre Ausführung ist so leicht, daß sie sich zur Darstellung der Base eignet. Bei dem anderen Verfahren[2]) wird das aus der Harnsäure entstehende 8-Oxy-2.6-dichlorpurin zunächst durch Einwirkung von Ammoniak in das 6-Amino-8-oxy-2-chlorpurin übergeführt, und aus diesem dann das letzte Sauerstoffatom ebenfalls durch Chlorphosphor entfernt. Dabei entsteht wahrscheinlich 6-Amino-2.8-dichlorpurin, aber so stark mit Zersetzungsprodukten vermengt, daß seine Isolierung bisher nicht gelang. Wohl aber gab das Rohprodukt nach der Reduktion mit Jodwasserstoff Adenin. Das Verfahren ist für die Darstellung der Base nicht geeignet, liefert aber bei den folgenden Methylderivaten recht gute Resultate.

Methyladenine sind bisher zwei dargestellt. Das

9-Methyl-6-aminopurin (9-Methyladenin), $\begin{matrix} N{=}C.NH_2 \\ | \quad | \\ HC \quad C.N \\ || \quad || \;\rangle CH \\ N{-}C.N.CH_3 \end{matrix}$,

wurde zuerst von Krüger durch Methylierung des Adenins bereitet und von mir auf analogem Wege durch Methylierung des Dichloradenins und nachfolgende Reduktion hergestellt[3]). Es läßt sich ferner aus 9-Methyl-8-oxy-2.6-dichlorpurin bereiten, indem man daraus durch Ammoniak zuerst das 9-Methyl-6-amino-8-oxy-2-chlorpurin und dann durch Chlorphosphor das 9-Methyl-6-amino-2.8-dichlorpurin darstellt, welches bei der Reduktion in 9-Methyladenin übergeht[2]). Diese Synthese gibt so gute Resultate, daß sie für die Darstellung der Base dienen kann. Eine dritte Synthese der Verbindung habe ich in der Wechselwirkung zwischen dem 9-Methyltrichlorpurin und Ammoniak gefunden, wobei ein Gemisch von Aminokörpern entsteht, in welchem aber das 9-Methyl-6-amino-2.8-dichlorpurin überwiegt[4]). Das 9-Methyladenin

---

1) Berichte d. d. chem. Gesellsch. **30**, 2238 [1897]. (*S. 319.*)
2) Berichte d. d. chem. Gesellsch. **31**, 104 [1898]. (*S. 384.*)
3) Berichte d. d. chem. Gesellsch. **30**, 2250 [1897]. (*S. 331.*)
4) Berichte d. d. chem. Gesellsch. **32**, 267 [1899]. (*S. 503.*)

schmilzt bei 308—310⁰ (korr.). Durch salpetrige Säure wird es in das entsprechende Hypoxanthin verwandelt[1]), welches auf diesem Wege gefunden wurde; durch Erhitzen mit starken Mineralsäuren auf 180⁰ wird es völlig gespalten, wobei Methylamin (Krüger)[2]) und Glycocoll (E. Fischer)[3]) entsteht.

Das isomere 7-Methyl-6-aminopurin (7-Methyladenin),

$$\begin{array}{cc} N={} & C.NH_2 \\ | & | \\ HC & C.N.CH_3 \,, \\ \| & \| \;\rangle CH \\ N{-} & C.N \end{array}$$

entsteht durch die gleiche Synthese aus dem 7-Methyl-8-oxy-2.6-dichlorpurin[1]). Bequemer erhält man es aus dem 7-Methyl-2.6-dichlorpurin durch Einwirkung von Ammoniak und nachfolgende Reduktion des dabei entstehenden 7-Methylaminochlorpurins[4]). Durch salpetrige Säure wird es in 7-Methylhypoxanthin verwandelt. Schmp. 351⁰ (korr.).

Beide Methyladenine sind indifferent gegen Alkali und werden aus den wässerigen Lösungen durch dasselbe sogar gefällt. Ein drittes, isomeres Methyladenin, welches das Alkyl in der Aminogruppe enthält, wird sich zweifellos aus Trichlorpurin und Methylamin herstellen lassen. Ich habe den Versuch nicht ausgeführt, weil er mir vorläufig kein prinzipielles Interesse zu bieten scheint.

Von den beiden noch unbekannten Isomeren des Adenins, dem 8- und dem 2-Aminopurin, ist bisher nur je ein Methylderivat hergestellt. Das

$$7\text{-Methyl-8-aminopurin}, \quad \begin{array}{cc} N={} & CH \\ | & | \\ HC & C.N.CH_3 \,, \\ \| & \| \;\rangle C.NH_2 \\ N{-} & C.N \end{array}$$

wurde aus dem 7-Methyltrichlorpurin gewonnen[5]). Es ist ebenfalls unlöslich in Alkalien und unterscheidet sich äußerlich von den Isomeren durch die geringe Löslichkeit in Wasser und den Mangel eines Schmelzpunktes.

---

[1]) Berichte d. d. chem. Gesellsch. **31**, 104 [1898]. (*S. 385.*)

[2]) Zeitschr. f. physiol. Chem. **18**, 453 [1894].

[3]) Berichte d. d. chem. Gesellsch. **30**, 2250 [1897]. (*S. 332.*)

[4]) Berichte d. d. chem. Gesellsch. **31**, 117 [1898]. (*S. 398.*)

[5]) Berichte d. d. chem. Gesellsch. **30**, 1857 [1897]. (*S. 283.*)

$$N=CH$$

7-Methyl-2-aminopurin, $H_2N.C \quad C.N.CH_3$, mit Ringstruktur $>CH$, $N-C.N$

entsteht aus dem 7-Methyl-2-jod- (oder -chlor-)purin durch Einwirkung von Ammoniak[1]) und hat von den Isomeren den niedrigsten Schmelzpunkt 283° (korr.) und die größte Löslichkeit in Wasser.

Die

Diaminopurine

sind ebenfalls nur durch ein Derivat, das

$$N=C.NH_2$$

7-Methyl-2.6-diaminopurin, $H_2N.C \quad C.N.CH_3$, $>CH$, $N-C.N$

vertreten, welches aus dem 7-Methyl-2.6-dichlorpurin durch Erhitzen mit wässerigem Ammoniak auf 160° gewonnen wurde, eine einsäurige Base ist und keine besonders auffälligen Eigenschaften besitzt[2]).

Dieselben Methoden, welche zum künstlichen Aufbau der Aminopurine und der Oxypurine benutzt wurden, können auch für die Herstellung von Mischformen dienen.

Aminomonoxypurine

sind nach der Theorie in sechs strukturisomeren Formen möglich, von welchen die Hälfte bekannt ist.

$$HN-CO$$

2-Amino-6-oxypurin, $H_2N.C \quad C.NH$, $>CH$, $N-C.N$

ist das Guanin. Seine Geschichte wurde früher besprochen; als eigene Beobachtung habe ich hier nur noch anzuführen die verbesserte Überführung in Xanthin[3]) und die Synthese[4]), für welche das Dichlorhypoxanthin gedient hat. Dasselbe liefert nämlich bei der Behandlung mit Ammoniak ein Aminooxychlorpurin, dessen Reinigung zwar nicht gelang, aus welchem aber durch Reduktion mit Jodwasserstoff Guanin entsteht. Die Struktur des letzteren folgt einerseits aus den Beziehungen

---

[1]) Berichte d. d. chem. Gesellsch. **31**, 2555 [1898]. (*S. 454.*)

[2]) Berichte d. d. chem. Gesellsch. **31**, 118 [1898]. (*S. 399.*)

[3]) Liebigs Annal. d. Chem. **215**, 309 [1882]. (*S. 126.*)

[4]) Berichte d. d. chem. Gesellsch. **30**, 2251 [1897]. (*S. 333.*)

zum Xanthin und andererseits aus der Bildung von Guanidin bei der
Spaltung mit Chlor in salzsaurer Lösung.

Die Methylierung der Base durch Alkali und Jodmethyl liefert
verschiedene, leicht lösliche, kristallisierende Produkte, ist aber noch
nicht genügend durchgearbeitet. Infolgedessen sind nur zwei auf
anderem Wege dargestellte Methylderivate bekannt. Das

$$7\text{-Methylguanin,} \quad \begin{array}{c} \mathrm{H\dot{N}-CO} \\ | \quad | \\ \mathrm{H_2N.C} \quad \mathrm{C.N.CH_3} \\ \| \quad \| \diagup\mathrm{CH} \\ \mathrm{N-C.N} \end{array},$$

wurde zuerst aus dem 7-Methyl-6-oxy-2-chlorpurin mit Ammoniak
dargestellt[1]). Merkwürdigerweise entsteht es aber auch aus dem
7-Methyl-6-amino-2-chlorpurin durch Alkali. Diese Reaktion, welche
anfangs als eine intramolekulare Umlagerung erschien, konnte ich in
einfacherer Weise erklären durch die Annahme, daß der Purinkern
durch Lösen der zwischen den Gliedern 1 und 6 bestehenden Bindung
gesprengt und dann durch Eintritt der bis dahin als Seitenglied fun-
gierenden Aminogruppe wieder geschlossen wird[2]). Bei der Spaltung
mit Chlor in salzsaurer Lösung gibt das 7-Methylguanin ebenfalls
Guanidin.

Das Vorkommen der Base im Harn ist inzwischen von Krüger
und Salomon[3]) festgestellt worden.

Ganz analog sind die Bildungsweisen des

$$1.7\text{-Dimethylguanins[4]}),$$

und dasselbe gilt für seine Spaltung mit Chlor, wobei Methylguanidin
entsteht. Das Dimethylguanin ist das einzige, bisher bekannte Aminooxypurin, welches einen Schmelzpunkt (343—345° korr.) hat. Ferner
unterscheidet es sich von seinen Verwandten durch die große Löslichkeit in heißem Wasser. Bemerkenswert ist noch seine Unlöslichkeit
in Alkali, woraus ich früher den Schluß gezogen habe, daß die Base
keine Imidgruppe enthält. Beim Erhitzen mit verdünntem Alkali wird
es ziemlich rasch zersetzt[5]).

[1]) Berichte d. d. chem. Gesellsch. **30**, 2411 [1897]. (*S. 348.*)
[2]) Berichte d. d. chem. Gesellsch. **31**, 542 [1898]. (*S. 422.*)
[3]) Zeitschr. f. physiol. Chem. **26**, 389 [1898].
[4]) Berichte d. d. chem. Gesellsch. **30**, 2413 [1897]. (*S. 350.*)
[5]) Berichte d. d. chem. Gesellsch. **31**, 3270 [1898]. (*S. 483.*)

$$6\text{-Amino-2-oxypurin,} \quad \begin{array}{c} N{=}C.NH_2 \\ |\quad\ | \\ OC\quad C.NH \\ |\quad \|\;\rangle CH \\ HN{-}C.N \end{array},$$

wurde synthetisch aus dem Dichloradenin durch Einführung einer Äthoxygruppe und nachträgliche Reduktion gewonnen[1]). Es ist dem Guanin äußerlich so ähnlich, daß es damit verwechselt werden kann. Ein scharfer Unterschied zeigt sich jedoch in dem Verhalten gegen Chlor, wodurch es in salzsaurer Lösung ebenfalls rasch oxydiert wird, ohne aber Guanidin zu liefern. Seine Struktur folgt einerseits aus den Beziehungen zum Adenin, andererseits aus der Verschiedenheit von dem 6-Amino-8-oxypurin. Sein einziges Derivat ist das

$$3.7\text{-Dimethyl-6-amino-2-oxypurin,} \quad \begin{array}{c} N{=}C.NH_2 \\ |\quad\ | \\ OC\quad C.N.CH_3 \\ |\quad \|\;\rangle CH \\ H_3C.N{-}C.N \end{array},$$

welches bei der ersten Synthese des Theobromins eine Rolle gespielt hat[2]).

$$6\text{-Amino-8-oxypurin,} \quad \begin{array}{c} N{=}C.NH_2 \\ |\quad\ | \\ HC\quad C.NH \\ \|\quad \|\;\rangle CO \\ N{-}C.NH \end{array},$$

entsteht aus dem 8-Oxy-2.6-dichlorpurin durch Erhitzen mit alkoholischem Ammoniak auf 150⁰ und nachfolgende Reduktion der hierbei zunächst entstehenden Aminooxychlorverbindung[3]). Seine Struktur folgt aus den Beziehungen zu dem 6-Amino-2.8-dioxypurin[4]), welches, mit Chlor oxydiert, kein Guanidin liefert und deshalb die Aminogruppe nicht in der Stellung 2 enthalten kann. Von den Isomeren unterscheidet sich die Base durch die größere Empfindlichkeit gegen ammoniakalische Silberlösung.

Aminodioxypurine.

Von den drei theoretisch möglichen Grundformen sind zwei dargestellt und die dritte ist durch mehrere Methylderivate vertreten. Diese Verbindungen nähern sich in ihrem Verhalten den Harnsäuren,

---

[1]) Berichte d. d. chem. Gesellsch. **30**, 2245 [1897]. (*S. 327.*)
[2]) Berichte d. d. chem. Gesellsch. **30**, 1843 [1897]. (*S. 269.*)
[3]) Berichte d. d. chem. Gesellsch. **30**, 2215 [1897]. (*S. 296.*)
[4]) Berichte d. d. chem. Gesellsch. **30**, 2243 [1897]. (*S. 324.*)

sind wie diese in Wasser schwer löslich und zersetzen sich ohne zu schmelzen; insbesondere sind sie auch gegen oxydierende Agentien empfindlicher, als die Aminomonoxypurine. Mit Chlor behandelt, liefern nur diejenigen Guanidin, welche die Aminogruppe in der Stellung 2 enthalten.

$$
\text{2-Amino-6.8-dioxypurin,} \quad
\begin{array}{l}
\mathrm{HN\!-\!CO} \\
\quad|\quad\ | \\
\mathrm{H_2N.C}\ \ \mathrm{C.NH} \\
\quad\|\quad\ \|\ \ \rangle\mathrm{CO} \\
\mathrm{N\!-\!C.NH}
\end{array},
$$

entsteht einerseits[1]) aus der sogenannten Iminopseudoharnsäure, welche von W. Traube mit Hilfe von Guanidin nach ähnlichen Methoden wie die Pseudoharnsäure aufgebaut wurde. Sie bildet sich andererseits beim längeren Erhitzen des Bromguanins mit starker Salzsäure auf 100^0[2]).

$$
\text{6-Amino-2.8-dioxypurin,} \quad
\begin{array}{l}
\mathrm{N\!=\!C.NH_2} \\
\quad|\quad\ | \\
\mathrm{OC}\ \ \ \mathrm{C.NH} \\
\quad|\quad\ \|\ \ \rangle\mathrm{CO} \\
\mathrm{HN\!-\!C.NH}
\end{array},
$$

entsteht sowohl aus dem 6-Aminodichlorpurin (Dichloradenin), wie auch aus dem 6-Amino-8-oxy-2-chlorpurin durch Erhitzen mit Salzsäure auf 125^0[3]). Die Beobachtung, daß es bei der Spaltung durch Chlor kein Guanidin liefert, hat zu wichtigen Schlüssen bezüglich der Struktur des Adenins und Hypoxanthins geführt. Seine Derivate sind das

$$
\text{7-Methyl-6-amino-2.8-dioxypurin[4]),} \quad
\begin{array}{l}
\mathrm{N\!=\!C.NH_2} \\
\quad|\quad\ | \\
\mathrm{OC}\ \ \ \mathrm{C.N.CH_3} \\
\quad|\quad\ \|\ \ \rangle\mathrm{CO} \\
\mathrm{HN\!-\!C.NH}
\end{array},
$$

und das

$$
\text{3.7-Dimethyl-6-amino-2.8-dioxypurin[5]),}
$$

$$
\begin{array}{l}
\mathrm{N\!=\!C.NH_2} \\
\quad|\quad\ | \\
\mathrm{OC}\ \ \ \mathrm{C.N.CH_3} \\
\quad|\quad\ \|\ \ \rangle\mathrm{CO} \\
\mathrm{H_3C.N\!-\!C.NH}
\end{array}
$$

---

[1]) Berichte d. d. chem. Gesellsch. **30**, 570 [1897]. (*S. 261.*)
[2]) Berichte d. d. chem. Gesellsch. **30**, 572 [1897]. (*S. 263.*)
[3]) Berichte d. d. chem. Gesellsch. **30**, 2243 [1897]. (*S. 324.*)
[4]) Berichte d. d. chem. Gesellsch. **31**, 115 [1898]. (*S. 396.*)
[5]) Berichte d. d. chem. Gesellsch. **30**, 1840 [1897]. (*S. 266.*)

welches bei der ersten Synthese des Theobromins Verwendung fand. Entscheidend für die Diskussion ihrer Struktur war wiederum die Spaltung durch Chlor, wobei kein Methylguanidin entsteht. Dieses Resultat hat dann weiter zu wichtigen Schlüssen über die Stellung der beiden Methyle im Theobromin geführt.

$$7\text{-Methyl-8-amino-2.6-dioxypurin,}\qquad
\begin{array}{l}
\mathrm{HN{-}CO}\\
\quad|\quad\;\;|\\
\mathrm{OC}\quad\mathrm{C.N.CH_3}\\
\quad|\quad\;\;\|\;\;{>}\mathrm{C.NH_2}\\
\mathrm{HN{-}C.N}
\end{array},$$

entsteht aus dem 7-Methyltrichlorpurin durch Einwirkung von Ammoniak und Erhitzen des hierbei zuerst resultierenden Methylamino-dichlorpurins mit starker Salzsäure auf 130^0 [1]). Die Stellung der Aminogruppe folgt aus den Beziehungen zum 7-Methyl-8-aminopurin.

$$1.3.7\text{-Trimethyl-8-amino-2.6-dioxypurin,}$$

$$\begin{array}{l}
\mathrm{H_3C.N{-}CO}\\
\quad\;\;|\quad\;\;|\\
\mathrm{OC}\quad\mathrm{C.N.CH_3}\\
\quad|\quad\;\;\|\;\;{>}\mathrm{C.NH_2}\\
\mathrm{H_3C.N{-}C.N}
\end{array},$$

ist das Aminocaffeïn und zugleich das erste künstliche Aminoderivat des Purins. Es wurde von mir durch Erhitzen des Bromcaffeïns mit Ammoniak auf 130^0 gewonnen[2]). Analoge Verbindungen hat später L. Cramer auf meine Veranlassung mit Methylamin und Anilin dargestellt[3]).

Von den drei möglichen *Diaminooxypurinen* kennt man nur das

$$2.6\text{-Diamino-8-oxypurin,}\qquad
\begin{array}{l}
\mathrm{N{=}C.NH_2}\\
\quad\;|\quad\;\;|\\
\mathrm{H_2N.C}\quad\mathrm{C.NH}\\
\quad\;\|\quad\;\|\;\;{>}\mathrm{CO}\\
\mathrm{N{-}C.NH}
\end{array},$$

welches aus dem 8-Oxy-2.6-dichlorpurin durch Erhitzen mit wässerigem Ammoniak auf 150^0 entsteht[4]). Es ist ebenfalls in Wasser noch recht schwer löslich und hat keinen Schmelzpunkt, unterscheidet sich aber von den Aminodioxypurinen durch die stärkere Basizität und die dadurch bedingte größere Beständigkeit der Salze.

---

[1]) Berichte d. d. chem. Gesellsch. **30**, 1858 [1897]. (*S. 286.*)
[2]) Liebigs Annal. d. Chem. **215**, 265 [1882]. (*S. 94.*)
[3]) Berichte d. d. chem. Gesellsch. **27**, 3089 [1894]. (*S. 174.*)
[4]) Berichte d. d. chem. Gesellsch. **30**, 2217 [1897]. (*S. 297.*)

Hydrazinopurine entstehen noch leichter, als die Aminoverbindungen aus den Halogenkörpern durch eine wässerige Lösung von Hydrazin und zeigen, wie zu erwarten war, das Verhalten der primären Hydrazinbasen. Das älteste derselben ist das

$$1.3.7\text{-Trimethyl-8-hydrazino-2.6-dioxypurin,}$$

$$
\begin{array}{ll}
H_3C.N{-}CO & \\
\;\;|\quad\;\; | & \\
OC\quad C.N.CH_3 & , \\
\;\;|\quad\;\; \| \;\;{>}C.NH.NH_2 & \\
H_3C.N{-}C.N &
\end{array}
$$

oder Hydrazinocaffeïn. Den Angaben von Cramer[1]), welcher die Base auf meine Veranlassung darstellte, kann ich noch hinzufügen, daß sie sich durch Kochen mit einer Kupfervitriollösung partiell in Caffeïn zurückverwandeln läßt.

Das 7-Methylhydrazinochlorpurin erhielt ich neben einem Hydrazokörper durch Behandlung des 7-Methyl-2.6-dichlorpurins mit einer verdünnten, wässerigen Hydrazinlösung[2]).

Den Oxypurinen sehr ähnlich sind die

Thiopurine [3]).

Ihre Bildung aus den Halogenverbindungen und Kaliumhydrosulfid findet überraschend leicht statt. So wird das Trichlorpurin, welches beim Erhitzen mit Alkali auf 100⁰ nur ein Chloratom verliert, durch die gleiche Behandlung mit überschüssigem Kaliumhydrosulfid direkt in das der Harnsäure entsprechende

Trithiopurin verwandelt. Für diese Verbindung könnte man, ähnlich wie bei der Harnsäure, auch die beiden Formeln:

$$
\begin{array}{ll}
HN{-}CS & \qquad N{=}C.SH \\
\;\;|\quad\; | & \qquad\;\;\; |\quad\;\; | \\
SC\quad C.NH\;\; , & \qquad HS.C\quad C.NH\;\; , \\
\;\;|\quad\; \| \;\;{>}CS & \qquad\;\;\; \|\quad\; \| \;\;{>}C.SH \\
HN{-}C.NH & \qquad N{-}C.N
\end{array}
$$

entwickeln. Mit Rücksicht auf das Verhalten der Thiopurine bei der Methylierung und ihre Ähnlichkeit mit anderen Sulfhydrylverbindungen bevorzuge ich die zweite Formel.

Abgesehen von der gelben Farbe, hat die Substanz viele Ähnlichkeit mit der Harnsäure. Unter anderem wird sie von Salpetersäure

[1]) Berichte d. d. chem. Gesellsch. **27**, 3090 [1894]. (*S. 175.*)
[2]) Berichte d. d. chem. Gesellsch. **31**, 120 [1898]. (*S. 401.*)
[3]) Berichte d. d. chem. Gesellsch. **31**, 431 [1898]. (*S. 405.*)

und Chlor ebenso leicht wie diese zerstört, gibt dabei aber nur eine geringe Menge Alloxan und zeigt deshalb die Murexidreaktion nur schwach. Ihr einziges Alkylderivat ist bisher das

$$\text{7-Methyltrithiopurin,} \quad \begin{array}{c} N=C.SH \\ | \quad | \\ HS.C \quad C.N.CH_3 \\ \| \quad \| \; {>}C.SH \\ N-C.N \end{array},$$

welches aus dem 7-Methyltrichlorpurin durch dieselbe Reaktion entsteht und fast die gleichen Eigenschaften besitzt. Daran schließen sich an das

$$\text{7 - Methyl - 2.6 - dithiopurin}$$

und das

$$\text{7 - Methyl - 6 - thiopurin.}$$

Für ihre Bereitung diente das 7-Methyl-2.6-dichlorpurin. Dasselbe verliert beim Schütteln mit Kaliumhydrosulfidlösung bei gewöhnlicher Temperatur nur ein Chloratom; das hierbei entstehende Methylthiochlorpurin läßt sich in gewöhnlicher Weise mit Jodwasserstoff leicht reduzieren. Daß das so gebildete Produkt die Thiogruppe in der Stellung 6 enthält, beweist seine Verwandlung in das 7-Methyl-6-oxypurin beim Erwärmen mit verdünnter Salpetersäure.

Das gleiche 7-Methyl-6-thiopurin läßt sich aus dem 7-Methyltrichlorpurin durch dieselbe Reaktion gewinnen. Nebenher entsteht dann allerdings eine isomere Verbindung, welche wahrscheinlich die Thiogruppe in der Stellung 8 enthält.

Wird die Einwirkung des Kaliumhydrosulfids auf das 7-Methyl-2.6-dichlorpurin bei 100⁰ vorgenommen, so werden beide Halogenatome durch die Sulfhydrylgruppe ersetzt und das Produkt ist 7-Methyl-2.6-dithiopurin.

Endlich lassen sich auch gemischte Oxythiopurine bereiten, als deren interessantesten Repräsentanten ich das

$$\text{2.6-Dioxy-8-thiopurin,} \quad \begin{array}{c} HN-CO \\ | \quad | \\ OC \quad C.NH \\ | \quad \| \; {>}C.SH \\ HN-C.N \end{array},$$

hier anführe. Es entsteht aus dem Bromxanthin durch Erhitzen mit Kaliumhydrosulfidlösung auf 120⁰ und ist möglicherweise identisch mit der früher von Nencki auf anderem Wege gewonnenen sog. Urosulfinsäure.

Noch leichter entsteht aus dem Bromcaffeïn oder Chlorcaffeïn das Trimethylderivat der vorhergehenden Verbindung[1]).

Halogenpurine.

An die Spitze derselben stelle ich das

$$\text{Trichlorpurin,} \quad \begin{array}{c} N\!=\!C.Cl \\ | \qquad | \\ Cl.C \quad C.NH \\ \| \quad \| \;\; {\scriptstyle>}C.Cl \\ N\!-\!C.N \end{array} \quad,$$

welches bei der Synthese der natürlichen Purinkörper die Hauptrolle gespielt hat. Es entsteht[2]) aus der Harnsäure bzw. dem 8-Oxy-2.6-dichlorpurin durch Erhitzen mit Phosphoroxychlorid auf 150—160° und löst sich verhältnismäßig leicht in Wasser und in Alkohol. Aus ersterem kristallisiert es mit 5 Molekülen Kristallwasser, dem höchsten Wassergehalt, der überhaupt bei einem einfachen Purinkörper beobachtet wurde. Es ist eine so starke Säure, daß seine Salze durch Essigsäure nicht zerlegt werden. Infolge der Salzbildung gibt es an Alkali und Ammoniak sein Chlor schwerer ab, als seine Methylderivate. Bei der Methylierung liefert es ein Gemisch von 7- und 9-Methyltrichlorpurin, offenbar besteht also auch hier im Imidazolring die früher wiederholt besprochene Tautomerie.

Die Abspaltung des Halogens erfolgt je nach der Natur der einwirkenden Agentien in sehr verschiedener Reihenfolge. Beim Kochen mit Mineralsäuren wird zuerst das in Stellung 8 befindliche Chloratom abgelöst, und es entsteht das 8-Oxy-2.6-dichlorpurin, welches beim stärkeren Erhitzen mit Mineralsäuren allerdings auch die beiden anderen Chloratome verliert und in Harnsäure übergeht[3]). Wässeriges Alkali wirkt bei gewöhnlicher Temperatur äußerst langsam, bei 100° dagegen wird ziemlich rasch das in Stellung 6 befindliche Chloratom durch

---

[1]) Die bisher nicht beschriebene Substanz, welche man kurz Thiocaffeïn nennen kann, wird folgendermaßen erhalten. 1 Teil Chlorcaffeïn wird mit 15 Teilen einer normalen Lösung von KSH mehrere Stunden auf dem Wasserbade erhitzt, bis Lösung erfolgt ist. Beim Ansäuern fällt das Thiocaffeïn in fast quantitativer Ausbeute aus und wird durch wiederholtes Umkristallisieren aus viel heißem Alkohol gereinigt. Es bildet farblose Nadeln, welche die Formel $C_8H_9N_4O_2.SH$ (Gef. N 24.41; ber. N 24.78) haben und bei 316° (korr.) unter schwacher Gasentwickelung schmelzen. Suspendiert man sie in 20-prozentiger Salzsäure und trägt unter starkem Schütteln Natriumnitrit ein, so gehen sie in Lösung und es entsteht Caffeïn, welches in bekannter Weise isoliert wurde.

[2]) Berichte d. d. chem. Gesellsch. **30**, 2220 [1897]. (*S. 301.*)

[3]) Berichte d. d. chem. Gesellsch. **30**, 2211 [1897]. (*S. 291.*)

Hydroxyl ersetzt unter Bildung von Dichlorhypoxanthin[1]). Alkoholisches Kali wirkt schon bei gewöhnlicher Temperatur in ähnlicher Weise unter Erzeugung von 6-Äthoxy-2.8-dichlorpurin. Dieses verliert beim Erhitzen mit der alkoholischen Lauge auf 100⁰ auch das in Stellung 2 befindliche Chloratom, und es resultiert 2.6-Diäthoxy-8-chlorpurin, welches für die Synthese des Xanthins gedient hat[2]). In ähnlichem Sinne wie Alkali wirkt wässeriges Ammoniak. Es erzeugt bei 100⁰ das 6-Amino-2.8-dichlorpurin (Dichloradenin)[3]). Energischer als Alkali reagiert Kaliumhydrosulfid mit dem Trichlorpurin, denn, im Überschuß angewendet, erzeugt es schon bei 100⁰ das Trithiopurin[4]).

Recht verschieden verläuft je nach der Temperatur die Reduktion mit rauchendem Jodwasserstoff. Bei 15—20⁰ bewirkt derselbe eine Spaltung des Purinkerns, und es entsteht Hydurinphosphorsäure[5]). Bei 0⁰ wird dagegen ein Chloratom durch Wasserstoff und die beiden anderen durch Jod ersetzt, und das resultierende Produkt ist das 2.6-Dijodpurin[6]).

Trichlorpurin schmilzt bei 187—189⁰ unter Zersetzung und löst sich in ungefähr 70 Teilen kochendem Wasser.

$$\text{7-Methyltrichlorpurin,} \quad \begin{array}{c} \mathrm{N}{=}\mathrm{C.Cl} \\ |\qquad| \\ \mathrm{Cl.C}\quad \mathrm{C.N.CH_3} \\ \|\qquad\| \;{>}\mathrm{C.Cl} \\ \mathrm{N}{-}\mathrm{C.N} \end{array}, \quad \text{wird am besten}$$

aus dem Theobromin durch Erhitzen mit Phosphor-Oxychlorid und -Pentachlorid auf 155⁰ gewonnen[7]). Durch dieselbe Behandlung entsteht es auch aus der 3.7-Dimethylharnsäure[7]) und der 7-Methylharnsäure[8]), wodurch ein direkter Weg für seine totale Synthese gegeben ist. Es schmilzt bei 159—161⁰ (korr.) und löst sich in ungefähr 320 Teilen kochendem Wasser. Infolge des Mangels einer Imidogruppe besitzt es keine sauren Eigenschaften. Von den drei Chloratomen wird das in Stellung 8 befindliche am leichtesten abgelöst. Das findet nicht allein beim Erwärmen mit Mineralsäuren statt, sondern auch, im Gegensatz zum Trichlorpurin, bei der Einwirkung von Alkalien und Ammoniak[9]). So erzeugt wässeriges Alkali schon bei gewöhnlicher

---

[1]) Berichte d. d. chem. Gesellsch. **30**, 2227 [1897] (*S. 308*); **31**, 3271 [1898]. (*S. 484.*)

[2]) Berichte d. d. chem. Gesellsch. **30**, 2232 [1897]. (*S. 313.*)

[3]) Berichte d. d. chem. Gesellsch. **30**, 2238 [1897]. (*S. 320.*)

[4]) Berichte d. d. chem. Gesellsch. **31**, 431 [1898]. (*S. 407.*)

[5]) Berichte d. d. chem. Gesellsch. **31**, 2546 [1898]. (*S. 444.*)

[6]) Berichte d. d. chem. Gesellsch. **31**, 2561 [1898]. (*S. 460.*)

[7]) Berichte d. d. chem. Gesellsch. **28**, 2489 [1895]. (*S. 195.*)

[8]) Berichte d. d. chem. Gesellsch. **32**, 271 [1899]. (*S. 507.*)

[9]) Berichte d. d. chem. Gesellsch. **30**, 1846 [1897]. (*S. 273.*)

Temperatur das 7-Methyl-8-oxy-2.6-dichlorpurin und Ammoniak in warmer alkoholischer Lösung das 7-Methyl-8-amino-2.6-dichlorpurin. Alkoholisches Alkali reagiert schon bei 0⁰ unter Bildung von 7-Methyl-8-äthoxy-2.6-dichlorpurin. Dieses verliert bei 40⁰ ein zweites Halogen, und es entsteht 7-Methyl-6.8-diäthoxy-2-chlorpurin. Das dritte Halogen auch durch Äthoxyl zu ersetzen, ist bisher nicht gelungen, denn bei höherer Temperatur bildet sich infolge einer komplizierteren Reaktion eine Säure.

Noch leichter, als wässeriges Kali, wirkt eine Lösung von Kaliumhydrosulfid[1]). Daß hierbei zwei isomere Monothioverbindungen, oder bei höherer Temperatur ein 7-Methyltrithiopurin, entstehen, ist bei der Besprechung der Thiopurine schon dargelegt.

Während die Wirkung des Jodwasserstoffs auf dieses Trichlorid noch nicht genügend untersucht ist, gelang seine partielle Reduktion recht leicht durch Kochen der wässerigen Lösung mit Zinkstaub, wobei 7-Methyl-2-chlorpurin entsteht[2]).

$$\text{9-Methyltrichlorpurin,} \qquad \begin{array}{c} N{=}C.Cl \\ | \quad | \\ Cl.C \quad C.N \\ \| \quad \| \; {>}C.Cl \\ N{-}C.N.CH_3 \end{array} \qquad \text{. Seine Ent-}$$

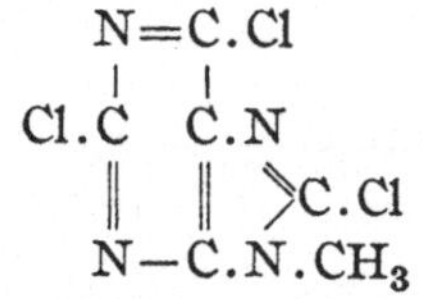

deckung[3]) und der Einfluß, den das Studium seiner Metamorphosen auf die ganze Richtung meiner Versuche und die Betrachtungen über die Struktur der Harnsäure ausgeübt hat, sind früher dargelegt worden. Es entsteht aus der 9-Methylharnsäure bzw. dem 9-Methyl-8-oxy-2.6-dichlorpurin durch Erhitzen mit Phosphoroxychlorid auf 160⁰ [4]), schmilzt bei 176⁰ (korr.) und löst sich in ungefähr 900 Teilen siedendem Wasser. Ähnlich dem Isomeren, ist es unlöslich in Alkali und verliert sowohl beim Kochen mit Mineralsäuren, wie bei der Behandlung mit alkoholischem Kali zunächst das in Stellung 8 befindliche Halogen[5]). Etwas anders werden die Verhältnisse bei der Zersetzung durch wässeriges Alkali oder durch Ammoniak. Ersteres erzeugt zwar auch noch 9-Methyl-8-oxy-2.6-dichlorpurin, aber daneben entsteht schon in merklicher Menge ein zweites Produkt, wahrscheinlich die isomere Verbindung mit Sauerstoff in der Stellung 6. Auch bei der Einwirkung des Ammoniaks entstehen zwei isomere Aminodichlorpurine, von

---

[1]) Berichte d. d. chem. Gesellsch. **31**, 441 [1898]. (*S. 415.*)
[2]) Berichte d. d. chem. Gesellsch. **31**, 2558 [1898]. (*S. 456.*)
[3]) Berichte d. d. chem. Gesellsch. **17**, 331 [1884]. (*S. 146.*)
[4]) Berichte d. d. chem. Gesellsch. **31**, 2568 [1898]. (*S. 467.*)
[5]) Berichte d. d. chem. Gesellsch. **30**, 1854 [1897]. (*S. 281.*)

welchen das 9-Methyl-6-amino-2.8-dichlorpurin im reinen Zustand isoliert und in 9-Methyladenin übergeführt wurde[1]). Man ist durch diese Reaktion in den Stand gesetzt, die letztere Base aus der 9-Methylharnsäure nach denselben Methoden darzustellen, welche von der Harnsäure zum Adenin hinführen.

Jodwasserstoff erzeugt bei gewöhnlicher Temperatur aus dem 9-Methyltrichlorpurin leichtlösliche Produkte und bei 0⁰ jodhaltige Verbindungen, deren Untersuchung noch aussteht. Leicht gelingt dagegen die partielle Reduktion des Körpers durch Zinkstaub in wässeriger Lösung, wobei ein 9-Methylmonochlorpurin resultiert[2]).

Dihalogenpurine sind nur zwei bekannt.

$$2.6\text{-Dijodpurin,} \quad \begin{array}{c} N{=}C.J \\ | \quad | \\ J.C \quad C.NH \\ \| \quad \| \ {>}CH \\ N{-}C.N \end{array} \ ,$$

welches aus dem Trichlorpurin durch Behandlung mit Jodwasserstoff bei 0⁰ entsteht, beim Erhitzen mit Salzsäure Xanthin liefert, wodurch seine Struktur festgestellt ist, und durch Reduktion mit Zinkstaub in wässeriger Lösung das freie Purin gibt[3]).

$$7\text{-Methyl-2.6-dichlorpurin,} \quad \begin{array}{c} N{=}C.Cl \\ | \quad | \\ Cl.C \quad C.N.CH_3 \\ \| \quad \| \ {>}CH \\ N{-}C.N \end{array} \ ,$$

welches bei der Synthese des Heteroxanthins, Paraxanthins, 7-Methylpurins und vieler anderer, verwandter Körper als Ausgangsmaterial gedient hat. Es entsteht[4]) aus dem Theobromin durch Erhitzen mit Phosphoroxychlorid auf 140⁰ und schmilzt bei 199—200⁰ (korr.). Bei der Einwirkung von Alkali oder Ammoniak[5]) verliert es zunächst das in Stellung 6 befindliche Chloratom. Dieses wird auch durch reduzierende Agentien am leichtesten abgelöst. So entsteht durch Kochen mit Zinkstaub und Wasser das 7-Methyl-2-chlorpurin und durch Behandlung mit starkem Jodwasserstoff bei 0⁰ das entsprechende 7-Methyl-2-jodpurin[3]). Bei gewöhnlicher Temperatur gibt die Behandlung mit Jodwasserstoff neben einer kleinen Menge von Methylpurin als Haupt-

---

[1]) Berichte d. d. chem. Gesellsch. **32**, 267 [1899]. (*S. 503.*)
[2]) Berichte d. d. chem. Gesellsch. **31**, 2569 [1898]. (*S. 468.*)
[3]) Berichte d. d. chem. Gesellsch. **31**, 2550 [1898]. (*S. 448.*)
[4]) Berichte d. d. chem. Gesellsch. **30**, 2400 [1897]. (*S. 336.*)
[5]) Berichte d. d. chem. Gesellsch. **31**, 116 [1898]. (*S. 397.*)

produkt leicht lösliche Stoffe, welche äußerlich der Hydurinphosphorsäure ähnlich sind.

Für die Gewinnung von Monohalogenpurinen ist bis jetzt nur die Reduktion der Tri- und Dihalogenprodukte benutzt worden. So entsteht das

7-Methyl-2-chlorpurin aus dem entsprechenden Trichlorid oder Dichlorid durch Kochen mit Zinkstaub in wässeriger Lösung. Analog wurde das 7-Methyl-2-jodpurin durch gemäßigte Behandlung des 7-Methyl-2.6-dichlorpurins mit Jodwasserstoff erhalten. Ein

9-Methylchlorpurin[1]), welches wahrscheinlich das Halogen auch in Stellung 2 enthält, entsteht in gleicher Art aus dem 9-Methyltrichlorpurin durch die Einwirkung von Zinkstaub und verwandelt sich bei der Behandlung mit kaltem Jodwasserstoff in das entsprechende Jodderivat. Die zuletzt genannten, beiden Jodkörper liefern bei der Reduktion mit Zinkstaub und Wasser die beiden isomeren Methylpurine.

Nicht minder wichtig für den Ausbau der Puringruppe sind die

Oxyhalogenpurine

gewesen. Von den drei, theoretisch möglichen Oxydichlorpurinen kennen wir zwei:

$$8\text{-Oxy-2.6-dichlorpurin}[2]), \quad \begin{array}{l} N{=}C.Cl \\ \;|\qquad | \\ Cl.C \quad\; C.NH \\ \;\parallel\qquad \parallel \;{>}CO \\ N{-}C.NH \end{array} \quad,$$

entsteht aus harnsaurem Kalium und Phosphoroxychlorid bei 160—170⁰ und liefert bei weiterer Behandlung mit demselben Agens das Trichlorpurin, aus welchem es umgekehrt durch Kochen mit Mineralsäuren zurückgebildet wird. Bei der Methylierung liefert es zunächst die 7-Methyl-, dann die 7.9-Dimethylverbindung. Da die Struktur der letzteren durch die Beziehungen zur 7.9-Dimethylharnsäure festgestellt ist, so ergibt sich hieraus das gleiche für die methylfreie Verbindung. Durch Jodwasserstoff wird das 8-Oxy-2.6-dichlorpurin zu Oxypurin reduziert. Beim Erhitzen mit alkoholischem Ammoniak auf 150⁰ tauscht es zunächst das in Stellung 6 befindliche Chloratom gegen die

---

[1]) Berichte d. d. chem. Gesellsch. **31**, 2569 [1898]. (*S. 468.*)

[2]) E. Fischer und L. Ach, Berichte d. d. chem. Gesellsch. **30**, 2208 [1897] (*S. 288*) und **30**, 2220 [1897]. (*S. 301.*)

Aminogruppe aus, und bei der gleichen Behandlung mit wässerigem Ammoniak wird auch das andere Chloratom durch Amid ersetzt. Durch längeres Erhitzen mit starker Salzsäure auf 120° endlich wird es in Harnsäure übergeführt.

$$\text{7-Methyl-8-oxy-2.6-dichlorpurin,}\quad \begin{array}{c} N=C.Cl \\ |\quad\quad | \\ Cl.C\quad C.N.CH_3 \\ \|\quad\quad \|\ {>}CO \\ N-C.NH \end{array},$$

entsteht als erstes Produkt der Methylierung aus dem Vorhergehenden. Leichter wird es aus dem 7-Methyltrichlorpurin durch Erhitzen mit Salzsäure dargestellt[1]). Es entsteht daraus auch durch Behandlung mit Alkali[2]). Seine Verwandlungen sind denjenigen des 8-Oxy-2.6-dichlorpurins in jeder Beziehung ähnlich. Dasselbe gilt von dem isomeren

$$\text{9-Methyl-8-oxy-2.6-dichlorpurin[3]),}\quad \begin{array}{c} N=C.Cl \\ |\quad\quad | \\ Cl.C\quad C.NH \\ \|\quad\quad \|\ {>}CO \\ N-C.N.CH_3 \end{array}.$$

Es entsteht aus der 9-Methylharnsäure durch Erhitzen mit Phosphor-Oxychlorid und -Pentachlorid. Für seine Darstellung verwendet man aber am bequemsten die rohe Methylharnsäure, wie sie entweder auf trocknem Wege aus harnsaurem Blei oder auf nassem Wege aus harnsaurem Alkali durch Behandlung mit 1,5—2 Molekülen Jodmethyl entsteht. Dieselbe enthält neben 3-Methyl- auch 9-Methyl- und 3.9-Dimethylharnsäure, von welchen die beiden letzten durch den Chlorphosphor in das 9-Methyloxydichlorpurin verwandelt werden. Letzteres schmilzt bei 280—281° (korr.).

An dieser Verbindung, welche das älteste Glied der Gruppe ist, wurden die grundlegenden Beobachtungen über die Bildung und die Verwandlungen der Halogenpurine gemacht. Ich erwähne hier nur die Beständigkeit gegen Salpetersäure und Chlor, die leichte Reduktion durch Jodwasserstoff, den Austausch des Halogens gegen Hydroxyl durch längeres Erhitzen mit starker Salzsäure oder gegen Äthoxyl durch Behandlung mit alkoholischem Kali, sowie endlich die Methylierung.

---

1) Berichte d. d. chem. Gesellsch. **28**, 2490 [1895]. (*S. 196.*)
2) Berichte d. d. chem. Gesellsch. **30**, 1847 [1897]. (*S. 274.*)
3) Berichte d. d. chem. Gesellsch. **17**, 330 [1884]. (*S. 145.*)

$$\text{7.9-Dimethyl-8-oxy-2.6-dichlorpurin,} \quad \begin{array}{c} N{=}C.Cl \\ | \quad | \\ Cl.C \quad C.N.CH_3 \\ \| \quad \| \; {>}CO \\ N{-}C.N.CH_3 \end{array},$$

vom Schmp. 187—188⁰ (korr.), entsteht durch erschöpfende Methylierung aus den drei vorhergehenden Verbindungen, am bequemsten auf nassem Wege[1]. Seine Struktur folgt aus den Beziehungen zur 7.9-Dimethylharnsäure. Es ist keine Säure mehr, reagiert aber infolge seiner Neutralität besonders leicht mit Alkalien, wobei es Halogen verliert und teilweise in 7.9-Dimethyl-6.8-dioxy-2-chlorpurin übergeht.

$$\text{6-Oxy-2.8-dichlorpurin oder Dichlorhypoxanthin[2],}$$

$$\begin{array}{c} HN{-}CO \\ | \quad | \\ Cl.C \quad C.NH \\ \| \quad \| \; {>}C.Cl \\ N{-}C.N \end{array},$$

entsteht aus dem Trichlorpurin durch Erwärmen mit Alkali auf 100⁰ und hat für die Synthese des Hypoxanthins und des Guanins gedient. Das erstere entsteht daraus durch Reduktion mit Jodwasserstoff, das zweite durch Behandlung mit Ammoniak und Reduktion des hierbei zuerst gebildeten Aminooxychlorkörpers. Endlich liefert es bei der Methylierung auf nassem Wege ein Dimethylprodukt, welches allerdings ein Gemisch ist, aber, wie durch die Reduktion bewiesen werden konnte, in reichlicher Menge das 1.7-Dimethylderivat enthält.

Von den *Dioxychlorpurinen*, welche als Methylderivate ebenfalls in den drei, theoretisch möglichen Isomeren bekannt sind, erwähne ich hier nur die Derivate der Xanthine. Die ältesten darunter sind:

$$\text{Chlor- und Brom-Caffeïn,} \quad \begin{array}{c} H_3C.N{-}CO \\ | \quad | \\ OC \quad C.N.CH_3 \\ | \quad \| \; {>}C.Cl \\ H_3C.N{-}C.N \;(Br) \end{array}, \quad \text{welche leicht}$$

durch Behandlung der Base mit dem Halogen, am besten bei Ausschluß von Wasser, entstehen[3]. Ähnliche Bromderivate lassen sich auch

---

[1] Berichte d. d. chem. Gesellsch. **17**, 333 [1884] (*S. 148*); **28**, 2490 [1895] (*S. 197*); **30**, 2211 [1897]. (*S. 291.*)

[2] Berichte d. d. chem. Gesellsch. **30**, 2227 [1897]. (*S. 308.*)

[3] Liebigs Annal. d. Chem. **215**, 261 [1882] (*S. 91*) und **221**, 336 [1883]. (*S. 136.*)

aus den übrigen Xanthinen, z. B. dem Theobromin[1]), Theophyllin[2]), und endlich aus dem Xanthin[3]) selbst herstellen, während die Gewinnung der Chlorprodukte durch dasselbe Verfahren hier Schwierigkeiten macht. Die methylierten Chlorxanthine lassen sich indessen verhältnismäßig leicht aus den Methylharnsäuren durch Chlorphosphor gewinnen, wofür ich nicht weniger als fünf Beispiele anführen kann: 3-Methylchlorxanthin, Chlortheobromin, Chlortheophyllin, Chlorparaxanthin und Chlorcaffeïn. Erfolglos blieb bisher dieses Verfahren bei der 1-Methylharnsäure, wo das entsprechende Chlorxanthin noch fehlt, und bei der Harnsäure selbst. Aber das Chlorxanthin[4]) oder 2.6-Dioxy-8-chlorpurin ließ sich auf dem Umwege über das Trichlorpurin gewinnen. Letzteres verwandelt sich, wie schon erwähnt, beim Erhitzen mit alkoholischem Kali in 2.6-Diäthoxy-8-chlorpurin, und dieses geht beim Erwärmen mit Salzsäure unter Verlust der beiden Äthylgruppen in Chlorxanthin über.

Alle Halogenxanthine werden durch Jodwasserstoff leicht und glatt reduziert. Verhältnismäßig beständig sind sie aber gegen Salzsäure; so vertragen z. B. Chlorcaffeïn[5]) und Bromxanthin Erhitzen mit Salzsäure vom spezifischen Gewicht 1.19 auf 130⁰, während unter denselben Bedingungen andere gechlorte Purine in der Regel das Halogen gegen Sauerstoff austauschen. Diese Beständigkeit ist um so auffallender, als in den Trichlorpurinen gerade das in der Stellung 8 befindliche Halogen am leichtesten beim Erwärmen mit Salzsäure abgespalten wird.

In dem Verhalten gegen Alkalien zeigen die Halogenxanthine erhebliche Unterschiede. Während das Bromxanthin selbst gegen heißes, konzentriertes Alkali sehr beständig ist, wird Bromtheobromin dadurch verhältnismäßig leicht in 3.7-Dimethylharnsäure verwandelt[6]). Noch viel empfindlicher sind Chlor-[7]) und Brom-Caffeïn. Aber sie werden durch wässeriges Alkali größtenteils durch hydrolytische Aufspaltung des Purinkerns in neue, bisher nicht untersuchte Produkte verwandelt[8]), dagegen geben sie mit alkoholischem Alkali recht glatt Alkyloxycaffeïn.

Außer den zuvor angeführten Halogenkörpern habe ich noch eine größere Anzahl von komplizierteren halogenhaltigen Amino-,

---

1) Liebigs Annal. d. Chem. **215**, 305 [1882]. (*S. 123.*)
2) Berichte d. d. chem. Gesellsch. **28**, 3141 [1895]. (*S. 226.*)
3) Liebigs Annal. d. Chem. **221**, 343 [1883]. (*S. 141.*)
4) Berichte d. d. chem. Gesellsch. **30**, 2236 [1897]. (*S. 317.*)
5) Berichte d. d. chem. Gesellsch. **30**, 3011 [1897]. (*S. 368.*)
6) Berichte d. d. chem. Gesellsch. **28**, 2480 [1895]. (*S. 186.*)
7) Berichte d. d. chem. Gesellsch. **28**, 2485 [1895]. (*S. 192.*)
8) Berichte d. d. chem. Gesellsch. **31**, 3272 [1898]. (*S. 485.*)

Alkyloxy- und Oxy-Purinen dargestellt, deren Aufzählung hier um so
überflüssiger ist, als sie entweder im Vorhergehenden in Form von
Zwischenprodukten angeführt wurden oder doch vollzählig in der
späteren tabellarischen Zusammenstellung zu finden sind.

Purine [1]).

Die Auffindung des Purins und seiner Methylderivate hat bei
weitem die meisten Schwierigkeiten gemacht und ist dementsprechend
auch erst zuletzt gelungen. Während die halogenhaltigen Oxy- und
Amino-Purine durch Jodwasserstoff entweder bei gewöhnlicher Temperatur oder beim Erwärmen bis 100° in der Regel fast quantitativ das
Halogen gegen Wasserstoff austauschen, ist die Wirkung desselben
Agens bei den Trichlorpurinen wesentlich anders. Bei gewöhnlicher
Temperatur wird hier zwar auch das Chlor völlig entfernt, aber gleichzeitig auch der Purinkern zerstört. Aus dem Trichlorpurin entsteht
dabei die Hydurinphosphorsäure, und analoge Produkte bilden sich
aus den beiden Methyltrichlorpurinen. Selbst bei dem 7-Methyldichlor-
purin ist diese Spaltung noch der überwiegende Vorgang, und nur in
kleiner Menge resultiert gleichzeitig Methylpurin.

Anders verläuft der Prozeß bei 0°. Die Reduktion findet dann
allerdings nur partiell statt, aber das übrige Chlor wird durch Jod
ersetzt, und diese Jodverbindungen lassen sich durch Zinkstaub und
Wasser völlig zu den freien Purinen reduzieren.

Das Purin selbst wurde so aus dem 2.6-Dijodpurin erhalten.
Es schmilzt bei 216—217° (korr.) und ist ausgezeichnet durch die große
Löslichkeit in Wasser und die Beständigkeit gegen oxydierende Agentien.
Es ist gleichzeitig Säure und starke Base. Bemerkenswert ist die Un-
löslichkeit seines Zinksalzes.

Die beiden Methylderivate entstehen auf analoge Weise aus den
Monojodverbindungen. Von dem Purin unterscheiden sie sich durch
die Indifferenz gegen Basen. Das 7-Methylpurin schmilzt bei 184°
(korr.) und das isomere 9-Methylpurin bei 162—163° (korr.).

Bei der weiten Verbreitung, welche die Oxy- und Amino-Purine
sowie ihre Methylderivate in der Natur haben, halte ich es nicht für
unmöglich, daß auch das Purin und die Methylpurine im tierischen
oder pflanzlichen Organismus entstehen. Daß sie bisher der Auf-
merksamkeit der physiologischen Chemiker entgangen sind, würde mich
bei ihrer großen Löslichkeit und der dadurch bedingten schwierigen
Isolierung nicht wundernehmen.

---

[1]) Berichte d. d. chem. Gesellsch. **31**, 2550 [1898]. (*S. 448* und *550*.)

Spaltungen der Purinkörper.

Im Gegensatz zu vielen anderen, zyklischen Systemen läßt sich der Purinkern leicht und in der mannigfachsten Weise aufspalten, wofür allein die Harnsäure Beispiele genug bietet. Von diesen Verwandlungen habe ich besonders drei in vielen Fällen geprüft und zu Konstitutionsbeweisen verwertet; es ist die Bildung des Alloxans mit der darauf basierten Murexidprobe, die Umwandlung in Glycocoll durch Erhitzen mit Säuren und endlich die Bildung von Guanidin aus gewissen Aminopurinen.

Die Verwandlung in Alloxan bzw. Methylalloxan beim Erwärmen mit Salpetersäure erfolgt nur bei den Harnsäuren, den Aminodioxypurinen und einigen Halogenxanthinen. In einzelnen Fällen, wie bei der 7.9-Dimethyl-, ferner bei der Tetramethylharnsäure und endlich bei dem 8-Aminodioxypurin, ist aber die Menge des gebildeten Alloxans so gering, daß die Murexidprobe nur schwach ausfällt.

Wird an Stelle der Salpetersäure Chlorwasser oder Salzsäure und chlorsaures Kalium angewendet, so geben auch alle Xanthine meist recht stark die Murexidprobe. Daß dabei derselbe Zerfall in Alloxan und Harnstoff stattfindet, habe ich an dem Xanthin selbst bewiesen. Daß die Halogenxanthine, ferner das Thioxanthin (2.6-Dioxy-8-thiopurin) sich ebenso verhalten, ist leicht begreiflich. Auch bei den Aminomonoxypurinen, welche die beiden Substituenten an Stelle 2 und 6 enthalten, fällt die Murexidprobe positiv aus, aber meist ziemlich schwach. Dies gilt insbesondere für diejenigen Verbindungen, welche eine Guanidingruppe enthalten. Endlich habe ich die Probe auch schwach beobachtet bei dem Trithiopurin. Dagegen blieb sie negativ bei den 2.8- und 6.8-Dioxypurinen, bei allen Monoxypurinen, bei den Oxydichlorpurinen und bei allen sonstigen Purinderivaten, welche im Alloxankern eine CH-Gruppe enthalten.

Die Bildung von Glycocoll durch Spaltung mit starker Salzsäure bei Temperaturen zwischen 170 und 200⁰ ist zuerst von Strecker bei der Harnsäure beobachtet worden. Die gleiche Zersetzung fand E. Schmidt[1]) bei den Xanthinen, nachdem aber schon Strecker und Rosengarten die Bildung von Sarkosin aus dem Caffeïn bzw. Caffeïdin festgestellt hatten. Daß auch Adenin und die Hypoxanthine dieselbe Spaltung erfahren, zeigten die Versuche von Krüger[2]). Ich habe die Reaktion wiederholt benutzt, um festzustellen, ob Methyl in der Stellung 7 sich befindet; denn in allen diesen Fällen resultiert bei der Spal-

---

1) Liebigs Annal. d. Chem. **217**, 270 [1883].
2) Zeitschr. f. physiol. Chem. **16**, 167 [1892] und **18**, 453 [1894].

tung Sarkosin. Ob bei dem Purin selbst und bei seinen Methylderivaten die gleiche Zerlegung eintritt, bleibt noch zu prüfen.

Recht wichtige Dienste bei der Lösung von Strukturfragen hat auch die Guanidinbildung bei der Spaltung mit Salzsäure und chlorsaurem Kalium geleistet. Die Reaktion wurde von Strecker beim Guanin aufgefunden. Sie trifft auch bei seinen Methylderivaten[1]), ferner bei dem 2-Aminodioxypurin[2]) und bei dem 7-Methyl-2-amino-8-oxypurin[3]) zu. Dagegen wurde sie nicht beobachtet bei einem 8-Amino-dioxypurin (7-Methyl-8-amino-2.6-dioxypurin)[4]), obschon hier auch die Möglichkeit zur Abspaltung von Methylguanidin gegeben wäre. Die Erkennung des Guanidins und seines Methylderivats ist durch die charakteristischen Eigenschaften der Pikrate so erleichtert, daß die Probe mit recht kleinen Mengen ausgeführt werden kann. Neben Guanidin entsteht in allen Fällen etwas Alloxan, wovon man sich durch die Murexidprobe leicht überzeugen kann. Bei den sauerstofffreien 2-Aminopurinen gelingt die Guanidinspaltung nicht, wie ich nachträglich festgestellt habe.

Die Verwandlungen der Harnsäure in Uroxansäure und Oxonsäure habe ich nicht untersucht, weil sie außerhalb des Rahmens meiner Arbeit lagen. Ueber Allantoïn-Bildung siehe S. 513 u. 535.

Wie wenig übrigens durch die älteren Beobachtungen dieses Kapitel erschöpft ist, zeigen folgende, von meinen Mitarbeitern und mir beobachteten neuen Spaltungen der Purinkörper.

1. Durch Zersetzung der Harnsäure mit wässerigem Schwefelammonium bei 155—160° erhielten L. Ach und ich das Thiouramil[5]):

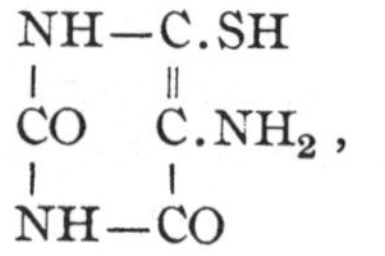

$$
\begin{array}{ll}
\mathrm{NH-C.SH} & \\
\ \ |\qquad\ \| & \\
\mathrm{CO}\quad\mathrm{C.NH_2}\,, & \\
\ \ |\qquad\ \ | & \\
\mathrm{NH-CO} &
\end{array}
$$

welches mit Essigsäureanhydrid eine Äthenylverbindung und mit Kaliumcyanat die β-Thiopseudoharnsäure liefert. Diese eigentümliche Spaltung, welche wir auch bei der 1.3-Dimethylharnsäure wiederfanden, wurde gleichzeitig mit uns von Weidel und Niemilowicz[6]) beobachtet.

---

[1]) Berichte d. d. chem. Gesellsch. **30**, 2413 [1897]. (*S. 349.*)

[2]) Berichte d. d. chem. Gesellsch. **30**, 571 [1897]. (*S. 262.*)

[3]) Nach Versuchen des Hrn. Jessel, welche später publiziert werden.

[4]) Berichte d. d. chem. Gesellsch. **30**, 1858 [1897]. (*S. 286.*) Der Versuch wurde von mir nachträglich ausgeführt.

[5]) Liebigs Annal. d. Chem. **288**, 157 [1895]. (*S. 203.*)

[6]) Monatshefte f. Chem. **1895**, 721.

2. Wie zuvor erwähnt, gibt die 7.9-Dimethylharnsäure nur sehr schwach die Murexidreaktion, weil sie sowohl durch Salpetersäure wie durch Chlorwasser hauptsächlich in die sogenannte Oxy-7.9-dimethylharnsäure, $C_7H_{10}N_4O_5$, verwandelt wird[1]). Letztere ist eine Verbindung der Mesoxalsäure mit Harnstoff und Dimethylharnstoff, deren Struktur noch aufzuklären bleibt.

3. Die 1.3.7-Trimethylharnsäure (Hydroxycaffeïn) addiert bei der Behandlung mit Brom und Alkohol zwei Äthoxygruppen und liefert das Diäthoxyhydroxycaffeïn:

$$\begin{array}{l}
H_3C.N\text{———}CO \\
\quad| \qquad\qquad | \\
\quad OC \quad H_5C_2O.C.N.CH_3\,, \\
\quad| \qquad\qquad |\ \rangle CO \\
H_3C.N\text{———}C.NH \\
\qquad\qquad\quad \cdot \\
\qquad\qquad\ OC_2H_5
\end{array}$$

Beim Erhitzen mit starker Salzsäure verliert letzteres die beiden Äthyl und erfährt eine komplexe Spaltung, als deren Produkte Apo- und Hypo-Caffeïn isoliert wurden. Der weitere Abbau dieser Verbindungen führte dann einerseits zur Caffursäure, Hydrocaffursäure und Methylhydantoïncarbonsäure, andererseits zum Caffolin und dessen Spaltungsprodukten. Ich habe früher die Struktur aller dieser Körper diskutiert[2]), muß aber gestehen, daß nach meinen jetzigen Erfahrungen die dort aufgestellten Formeln zweifelhaft sind, und daß die Tatsachen noch nicht ausreichen, um bessere an ihre Stelle zu setzen. Daß auch die Schlüsse, zu welchen mich der analoge Abbau des Theobromins bezüglich der Stellung der beiden Methyl und bezüglich der Struktur der Xanthine im allgemeinen führte, nicht stichhaltig geblieben sind, wurde früher schon erwähnt.

4. Bei der Darstellung des Diäthoxyhydroxycaffeïns aus Hydroxycaffeïn, Brom und Alkohol erhielt ich als Nebenprodukt das sogenannte Allocaffeïn[3]), $C_8H_9N_3O_5$, welches nach der Gleichung:

$$C_8H_{10}N_4O_3 + O + H_2O = C_8H_9N_3O_5 + NH_3$$

entsteht. Dieselbe Verbindung bildet sich als Hauptprodukt beim Einleiten von Chlor in die wässerige Lösung der Tetramethylharnsäure[4]):

$$C_9H_{12}N_4O_3 + O + H_2O = C_8H_9N_3O_5 + CH_3.NH_2.$$

[1]) Berichte d. d. chem. Gesellsch. **17**, 1780 [1884]. (*S. 158.*)
[2]) Liebigs Annal. d. Chem. **215**, 313 [1882]. (*S. 129.*)
[3]) Liebigs Annal. d. Chem. **215**, 275 [1882]. (*S. 101.*)
[4]) Berichte d. d. chem. Gesellsch. **30**, 3011 [1897]. (*S. 369.*)

Nach den Beobachtungen von Torrey[1]) zerfällt sie beim Kochen mit Wasser in Kohlensäure und Allocaffursäure, und diese ist eine Verbindung der Mesoxalsäure mit Methylamin und Dimethylharnstoff. Aber auch hier sind die Tatsachen für die Aufstellung einer Strukturformel nicht ausreichend.

5. Wird die Tetramethylharnsäure in Chloroformlösung mit Chlor behandelt und der Verdampfungsrückstand mit Alkohol ausgelaugt, so gewinnt man in verhältnismäßig geringer Menge die Oxytetramethylharnsäure[2]), $C_9H_{12}N_4O_4$, welche sich mithin von der Tetramethylharnsäure nur durch den Mehrgehalt von einem Sauerstoffatom unterscheidet und für welche mir die Strukturformel:

$$H_3C.N \text{———} CO$$
$$OC \qquad C.N.CH_3$$
$$O\langle\ \rangle CO$$
$$H_3C.N \text{———} C.N.CH_3$$

am besten zu passen scheint.

6. Die Tetramethylharnsäure wird ähnlich dem Caffeïn von verdünntem Alkali schon bei gewöhnlicher Temperatur völlig zersetzt. Neben Kohlensäure entsteht dabei eine Verbindung $C_8H_{14}N_4O_2$, welche ich als Analogon des Caffeïdins betrachtet und Tetramethylureïdin genannt habe[3]).

7. Wird das Theobromin in Chloroform suspendiert und mit trocknem Chlor behandelt, so entsteht eine leicht zersetzliche, chlorreiche Substanz, welche durch Wasser in die Theobromursäure, $C_7H_8N_4O_5$, übergeht[4]). Letztere hat drei Sauerstoffatome mehr als das Theobromin und zerfällt beim Kochen mit Wasser in Kohlensäure, Methylharnstoff und Methylparabansäure. Als weitere Abbauprodukte derselben erwähne ich noch die Thëursäure, den Carbonyldimethylharnstoff, das Methylbiuret und die Methylcyanursäure, welche sämtlich bis dahin unbekannt waren.

8. Bei der Oxydation mit Salzsäure und chlorsaurem Kalium wird das Theobromin, wie ich früher gezeigt habe, der Hauptmenge nach in Methylalloxan und Methylharnstoff zerlegt[5]). Als Nebenprodukt entsteht hierbei aber, wie H. Clemm gefunden hat[6]), die Oxy-3.7-di-

---

[1]) Berichte d. d. chem. Gesellsch. **31**, 2159 [1898]. (*S. 440.*)

[2]) Berichte d. d. chem. Gesellsch. **30**, 3012 [1897]. (*S. 370.*)

[3]) Berichte d. d. chem. Gesellsch. **30**, 3013 [1897]. (*S. 371.*)

[4]) E. Fischer und F. Frank, Berichte d. d. chem. Gesellsch. **30**, 2604 [1897]. (*S. 352.*)

[5]) Liebigs Annal. d. Chem. **215**, 304 [1882]. (*S. 122.*)

[6]) Berichte d. d. chem. Gesellsch. **31**, 1450 [1898]. (*S. 426.*)

methylharnsäure, welche isomer mit der oben erwähnten Oxy-7.9-dimethylharnsäure ist und wahrscheinlich auch eine ähnliche Struktur hat.

9. Wird das Trichlorpurin mit rauchendem Jodwasserstoff und Jodphosphonium bei gewöhnlicher Temperatur reduziert, so entsteht als Hauptprodukt das Jodhydrat der Hydurinphosphorsäure[1]), $C_4H_9N_4PO_3$, HJ + H_2O, welche ich als ein den Amidophosphorsäuren vergleichbares Derivat des bisher nicht isolierten Hydurins, $C_4H_8N_4$, betrachte. Der Purinkern wird hier mithin unter Abspaltung von einem Kohlenstoff, vermutlich des Gliedes 8, gesprengt.

10. Das 7-Methyl-2-chlorpurin wird durch Alkali zum größeren Teil in die entsprechende Oxyverbindung verwandelt, aber gleichzeitig entsteht ein Körper $C_5H_7N_4Cl$, so daß auch hier die Ablösung von einem Kohlenstoff aus dem Purinkern stattgefunden haben muß[2]).

11. Eine recht merkwürdige Veränderung im Purinkern findet statt bei der Einwirkung von Alkali auf das 7-Methyl-6-amino-2-chlorpurin. Unter gleichzeitiger Abspaltung des Halogens verwandelt es sich nicht in das zu erwartende 7-Methyl-6-amino-2-oxypurin, sondern in das isomere 7-Methylguanin.

$$
\begin{array}{ccc}
\mathrm{N{=}C.NH_2} & & \mathrm{HN-CO} \\
\mathrm{Cl.C \quad C.N.CH_3} & \longrightarrow & \mathrm{H_2N.C \quad C.N.CH_3} \, . \\
\mathrm{N-C.N} & & \mathrm{N-C.N}
\end{array}
$$

Diese scheinbare intramolekulare Umlagerung ist so zu erklären, daß das ursprünglich als Seitengruppe vorhandene NH_2 als Glied in den Alloxankern eintritt und dafür die in Stellung 1 befindliche N-Gruppe zur Seitengruppe wird. Den Beweis für diese Auffassung liefert das gleiche Verhalten des 7-Methyl-6-methylamino-2-chlorpurins, woraus unter denselben Bedingungen Dimethylguanin entsteht[3]).

12. Das 7-Methyl-8-oxy-2.6-dichlorpurin gibt beim Erhitzen mit Phosphoroxychlorid auf 160° eine Verbindung $C_{10}H_7Cl_3N_6O$ von unbekannter Struktur. Hierbei muß ein Teil des Ausgangsmaterials eine komplizierte Spaltung erfahren[4]).

13. Die meisten Purinkörper werden beim andauernden Erhitzen mit wässerigem Alkali auf 100° unter Bildung von Ammoniak bzw. Methylamin zersetzt[5]). Der Vorgang entspricht, wie man aus der

[1]) Berichte d. d. chem. Gesellsch. **31**, 2546 [1898]. (*S. 444.*)
[2]) Berichte d. d. chem. Gesellsch. **31**, 2558 [1898]. (*S. 457.*)
[3]) Berichte d. d. chem. Gesellsch. **31**, 542 [1898]. (*S. 422.*)
[4]) Berichte d. d. chem. Gesellsch. **32**, 271 [1899]. (*S. 508.*)
[5]) Berichte d. d. chem. Gesellsch. **31**, 3266 [1898]. (*S. 479.*)

Spaltung des Caffeïns und Theobromins durch Barytwasser schließen darf, wahrscheinlich der totalen Zersetzung durch starke Mineralsäuren bei höherer Temperatur.

Einfluß der Struktur auf die physikalischen Eigenschaften und die Metamorphosen der Purinkörper.

In den Änderungen, welche Löslichkeit, Schmelzbarkeit und Flüchtigkeit des Purins durch den Eintritt substituierender Gruppen erfahren, zeigen sich einige Regelmäßigkeiten, deren Kenntnis bei der Bearbeitung der Gruppe manchen Vorteil gewährt. Durch den Eintritt von Sauerstoff und Amid wird im allgemeinen die Löslichkeit in Wasser verringert, wie folgende Zusammenstellung einiger Grundformen zeigt:

6-Oxypurin, löslich in 69.5 Teilen siedendem Wasser,
(Hypoxanthin)
8-Oxypurin, „ „ ca. 12 „ „ „
2-6-Dioxypurin, „ „ „ 1400 „ „ „
(Xanthin) (ältere Angabe)
6-8-Dioxypurin, „ „ „ 270 Teilen siedendem „
Trioxypurin, „ „ „ 1850 „ „ „
(Harnsäure) (ältere Angabe)
6-Aminopurin, ziemlich leicht löslich in siedendem Wasser,
(Adenin)
6-Amino-2-oxypurin,
2-Amino-6-oxypurin,
(Guanin) } äußerst schwer löslich.
2-Amino-6.8-dioxypurin,
2.6-Diamino-8-oxypurin in ca. 350 Teilen siedendem Wasser löslich[1]).

Ebenso wird die Schmelzbarkeit verringert. Während das Purin bei 216°, das 8-Oxypurin gegen 317° und das 6-Aminopurin (Adenin) gegen 360—365° unter Zersetzung schmilzt, sind alle anderen, zuvor genannten Substanzen nicht schmelzbar, sondern zersetzen sich bei höherer Temperatur.

Ähnlich dem Sauerstoff wirkt der Schwefel; denn die Thiopurine sind ebenfalls durchgehends schwer löslich und entweder hoch schmelzend oder unschmelzbar.

---

[1]) Die genaue Bestimmung der Löslichkeit in heißem Wasser ist bei vielen Purinkörpern in Glasgefäßen mit besonderen Schwierigkeiten verknüpft, weil die Werte mit der Dauer des Kochens sich ändern. Ich habe mich deshalb meist mit ungefähren Bestimmungen begnügt, welche für das praktische Bedürfnis ausreichen, aber um mehr als 10% vom wahren Wert abweichen können.

Recht groß ist ferner der Einfluß der Methyle, welche in der Regel die Löslichkeit in Wasser beträchtlich erhöhen und den Schmelzpunkt erniedrigen. Der außerordentliche Unterschied in der Löslichkeit zwischen Xanthin, Theobromin und Caffeïn ist längst bekannt. Krüger hat darauf aufmerksam gemacht[1]), daß beim Hypoxanthin wie auch beim Adenin mit dem Eintritt von ein bzw. zwei Methylen die Löslichkeit in Wasser wächst, und diese Beobachtung trifft für die meisten Reihen der Puringruppe zu. Ich erinnere an den Unterschied von Harnsäure, Hydroxycaffeïn und Tetramethylharnsäure oder von Guanin und Dimethylguanin. Aber es gibt auch eine Ausnahme, denn das Trichlorpurin ist in Wasser erheblich leichter löslich (in der Hitze ca. 70 Teile), als die beiden Methyltrichlorpurine, von welchen die 7-Methylverbindung ungefähr 320 und das 9-Methylprodukt ungefähr 900 Teile verlangt. Bei dem Purin und seinen Methylderivaten ist die Löslichkeit selbst in kaltem Wasser so groß, daß ich sie aus Mangel an Material nicht bestimmen konnte.

Ferner wird durch Methyl die Flüchtigkeit (Sublimierbarkeit) erhöht und der Schmelzpunkt erniedrigt. Endlich kristallisieren die Methylderivate meistens besser als die nicht methylierten Verbindungen, weshalb sie manchmal für die Charakterisierung der Grundformen zu empfehlen sind.

Daß auch die chemischen Metamorphosen der Purinkörper in hohem Grade von der Zusammensetzung und der Struktur abhängig sind, ist eigentlich selbstverständlich. Trotzdem will ich hier nochmals ganz kurz auf die wichtigsten Beobachtungen hinweisen.

1. Die Oxydierbarkeit durch Salpetersäure oder Chlor und Wasser wächst mit dem Gehalt an Sauerstoff oder Aminogruppen. Speziell gelingt die Bildung von Alloxan, wie früher ausführlicher dargelegt wurde, nur dann, wenn in den Stellungen 2 und 6 Sauerstoff bzw. Amid steht. Auch der Eintritt von Methyl kann die Alloxanbildung stark beeinflussen, wie besonders das Beispiel der 7.9-Dimethyl- und der Tetramethyl-Harnsäure zeigt. Die Oxydierbarkeit der Harnsäure durch ammoniakalische Silberlösung wird ebenfalls durch die Anwesenheit von Methyl verändert und am meisten verringert, wenn Methyl in der Stellung 7 sich befindet.

2. Die Verwandlung der Pseudoharnsäure in Harnsäure erfolgt bei den Methylderivaten leichter und wird besonders durch den Eintritt von Methyl in die Stellung 7 befördert. Denn bei der 7-Methyl- und der 1.3.7-Trimethylpseudoharnsäure findet die Wasserabspaltung schon beim bloßen Erhitzen der wässerigen Lösung ziemlich rasch statt.

---

[1]) Zeitschr. f. physiol. Chem. **18**, 439 [1894].

3. Daß die Wirkung von Phosphor-Oxychlorid und -Pentachlorid auf Harnsäuren durch die Anwesenheit von Methyl stark verändert wird, ist früher ausführlich dargelegt worden.

4. Endlich wird die Aufspaltung des Purinkerns durch Alkalien, welche zuerst bei dem Caffeïn beobachtet wurde und dort zunächst zur Bildung von Caffeïdincarbonsäure und Caffeïdin führt, in hohem Grade durch den Gehalt an Methyl beeinflußt. Sie findet bei weitem am leichtesten statt bei denjenigen Purinderivaten, in welchen sämtlicher saurer Wasserstoff durch Alkyl ersetzt ist. Ferner befördert der neutrale Charakter der Verbindung die Ablösung des Halogens durch wässeriges oder alkoholisches Alkali[1]).

Physiologische und pharmakologische Bedeutung der chemischen Beobachtungen.

Von den zuvor geschilderten Resultaten der Synthese ist zunächst der experimentelle Beweis, daß Harnsäure und die Xanthinkörper Abkömmlinge der gleichen Grundform sind, für die Biologie von Wichtigkeit. Denn die moderne Lehre von der Bildung der Harnsäure aus den Nucleïnen bzw. den darin enthaltenen Purinkörpern erhält dadurch eine neue Stütze. Ferner sind einige der bisher so kostspieligen Purinbasen, wie Heteroxanthin, Adenin, Hypoxanthin, Paraxanthin und Theophyllin durch die künstliche Bereitung leichter zugänglich geworden. Endlich hat die synthetische Erschließung der Gruppe eine ganze Schar von neuen Verbindungen zutage gefördert, deren biologische Prüfung weiteren Aufschluß über die Metamorphosen der natürlichen Purine im Organismus bringen kann.

Die Hoffnung, daß die physiologischen Chemiker nicht zögern würden, von diesen neuen Hilfsmitteln Nutzen zu ziehen, hat sich zu meiner Freude rascher erfüllt, als ich es erwartete. Die neuen, schönen „Untersuchungen zur Physiologie und Pathologie der Harnsäure bei Säugetieren" von O. Minkowski[2]) sowie die bemerkenswerte Beobachtung von Krüger und Salomon[3]) über die Identität des sog. Epiguanins mit dem zuerst synthetisch dargestellten 7-Methylguanin geben den Beweis dafür und werden voraussichtlich nicht ohne Nachfolger sein.

Da ferner einige Glieder der Gruppe, das Caffeïn und Theobromin, geschätzte Heil- und Genußmittel sind, so darf man von den synthetischen Resultaten auch eine Bereicherung der Pharmakologie erwarten, und ich kann mit großer Befriedigung schon jetzt mitteilen, daß Hr.

---

[1]) Berichte d. d. chem. Gesellsch. **31**, 3266 [1898]. (*S. 479.*)
[2]) Archiv f. experiment. Pathologie u. Pharmakologie **41**.
[3]) Zeitschr. f. physiol. Chem. **26**, 389 [1898].

O. Schmiedeberg in Straßburg es für der Mühe wert erachtet hat, seine Zeit der diesbezüglichen Untersuchung der neuen Präparate zu widmen. Wenn es endlich den eifrigen Bemühungen der Firma C. F. Boehringer & Söhne in Waldhof bei Mannheim gelingen sollte, die Synthese des Caffeïns und Theobromins bis zur technischen Verwertung auszubilden, so würden auch der organischen Chemie eine größere Anzahl von billigen Purinkörpern als Rohmaterial für weitere synthetische Versuche zur Verfügung stehen.

Zum Schlusse gebe ich eine **tabellarische Übersicht** über die Purinkörper, welche alle von mir und meinen Mitarbeitern bis März 1899 dargestellten Verbindungen und außerdem die natürlich vorkommenden Glieder dieser Gruppe enthält. Zur Unterscheidung sind die letzteren nebst einigen von anderen Autoren dargestellten Substanzen durch ein * markiert. Außerdem ist bei allen Verbindungen, welche nicht in der früheren Besprechung aufgeführt sind, die Literatur angegeben, wobei der Kürze halber Liebigs Annalen mit A. und Berichte d. d. chem. Gesellsch. mit B. bezeichnet sind. Die Tabelle enthält nicht die von mir aufgefundenen, neuen Spaltungsprodukte der Purine, da ihre Zahl viel geringer ist und man sich über sie aus den früheren Darlegungen leicht unterrichten kann.

Purine.

Purin	9-Methylpurin
7-Methylpurin	

Monohalogenpurine.

7-Methyl-2-chlorpurin	9-Methyl-2-chlorpurin
7-Methyl-2-jodpurin	9-Methyl-2-jodpurin

Dihalogenpurine.

2.6-Dijodpurin	7-Methyl-2.6-dichlorpurin

Trihalogenpurine.

2.6.8-Trichlorpurin	9-Methyl-2.6.8-trichlorpurin
7-Methyl-2.6.8-trichlorpurin	

Monoxypurine.

*6-Oxypurin (Hypoxanthin)	9-Methyl-6-oxypurin
8-Oxypurin	9-Methyl-8-oxypurin

7-Methyl-2-oxypurin
7-Methyl-6-oxypurin
7-Methyl-8-oxypurin

*1.7-Dimethyl-6-oxypurin
7.9-Dimethyl-8-oxypurin

Dioxypurine.

*2.6-Dioxypurin (Xanthin)
6.8-Dioxypurin
*7-Methyl-2.6-dioxypurin (Hetero-
  xanthin)
*1-Methyl-2.6-dioxypurin
3-Methyl-2.6-dioxypurin
7-Methyl-6.8-dioxypurin
9-Methyl-6.8-dioxypurin
*1.3-Dimethyl-2.6-dioxypurin (Theo-
  phyllin)
*1.7-Dimethyl-2.6-dioxypurin (Para-
  xanthin)

*3.7-Dimethyl-2.6-dioxypurin
  (Theobromin)
3.7-Dimethyl-2.8-dioxypurin
7.9-Dimethyl-6.8-dioxypurin
1.9-Dimethyl-6.8-dioxypurin
*1.3.7-Trimethyl-2.6-dioxypurin
  (Caffeïn)
1.7.9-Trimethyl-6.8-dioxypurin
3.7.9-Trimethyl-2.8-dioxypurin

Trioxypurine.

*Harnsäure
1-Methylharnsäure
*3-Methylharnsäure
7-Methylharnsäure
9-Methylharnsäure
*δ-Methylharnsäure
1.3-Dimethylharnsäure
1.7-Dimethylharnsäure
3.7-Dimethylharnsäure
1.9-Dimethylharnsäure
*3.9-Dimethylharnsäure
7.9-Dimethylharnsäure

1.3.7-Trimethylharnsäure
  (Hydroxycaffeïn)
1.3.9-Trimethylharnsäure
3.7.9-Trimethylharnsäure
1.7.9-Trimethylharnsäure
1.3.7.9-Tetramethylharnsäure
1.3.7-Trimethyl-2.6-dioxy-8-me-
  thoxypurin (Methoxycaffeïn)
1.3.7-Trimethyl-2.6-dioxy-8-
  äthoxypurin (A. **215**, 266)
  [1882]. (*S. 95.*)
7.9-Dimethyl-8-oxy-2.6-diäth-
  oxypurin (B. **17**, 336) [1884].
  (*S. 151.*)

Monoaminopurine.

*6-Aminopurin (Adenin)
7-Methyl-2-aminopurin
7-Methyl-6-aminopurin

7-Methyl-8-aminopurin
*9-Methyl-6-aminopurin

Diaminopurine.

7-Methyl-2.6-diaminopurin

Oxyhalogenpurine.

7-Methyl-6-oxy-2-chlorpurin (B. **30**, 2406 [1897]). (*S. 342.*)

1.7-Dimethyl-6-oxy-2-chlorpurin (B. **30**, 2407 [1897]). (*S. 343.*)

8-Oxy-2.6-dichlorpurin

6-Oxy-2.8-dichlorpurin

7-Methyl-8-oxy-2.6-dichlorpurin

9-Methyl-8-oxy-2.6-dichlorpurin

7.9-Dimethyl-8-oxy-2.6-dichlorpurin

1.7-Dimethyl-6-oxy-2.8-dichlorpurin (Dimethyldichlorhypoxanthin,
    B. **30**, 2230 [1897]). (*S. 311.*)

2.6-Dioxy-8-chlorpurin (Chlorxanthin, B. **30**, 2236 [1897]). (*S. 317.*)

2.6-Dioxy-8-brompurin (Bromxanthin, A. **221**, 343 [1883]). (*S. 141.*)

3-Methyl-2.6-dioxy-8-chlorpurin (B. **31**, 1982 [1898]). (*S. 433.*)

9-Methyl-6.8-dioxy-2-chlorpurin (B. **32**, 251 [1899]). (*S. 493.*)

1.3-Dimethyl-2.6-dioxy-8-chlorpurin (Chlortheophyllin, B. **28**, 3138
    [1895]). (*S. 222.*)

1.3-Dimethyl-2.6-dioxy-8-brompurin (Bromtheophyllin, B. **28**, 3141
    [1895]). (*S. 226.*)

1.7-Dimethyl-2.6-dioxy-8-chlorpurin (Chlorparaxanthin, B. **31**, 2622
    [1898]). (*S. 477.*)

3.7-Dimethyl-2.6-dioxy-8-chlorpurin (Chlortheobromin, B. **31**, 1984
    [1898]). (*S. 434.*)

3.7-Dimethyl-2.6-dioxy-8-brompurin (Bromtheobromin, A. **215**, 305
    [1882]). (*S. 123.*)

3.7-Dimethyl-2.8-dioxy-6-chlorpurin (B. **28**, 2486 [1895]). (*S. 193.*)

1.9-Dimethyl-6.8-dioxy-2-chlorpurin (B. **32**, 257 [1899]). (*S. 499.*)

7.9-Dimethyl-6.8-dioxy-2-chlorpurin (B. **32**, 255 [1899]). (*S. 497.*)

*1.3.7-Trimethyl-2.6-dioxy-8-chlorpurin (Chlorcaffeïn)

*1.3.7-Trimethyl-2.6-dioxy-8-brompurin (Bromcaffeïn)

1.7.9-Trimethyl-6.8-dioxy-2-chlorpurin (B. **32**, 254 [1899]). (*S. 497.*)

7-Methyl-6-äthoxy-2-chlorpurin (B. **30**, 2405 [1897]). (*S. 341.*)

6-Äthoxy-2.8-dichlorpurin (B. **30**, 2233 [1897]). (*S. 314.*)

7-Methyl-8-äthoxy-2.6-dichlorpurin (B. **30**, 1847 [1897]). (*S. 275.*)

9-Methyl-8-äthoxy-2.6-dichlorpurin (B. **30**, 1854 [1897]). (*S. 282.*)

2.6-Diäthoxy-8-chlorpurin (B. **30**, 2234 [1897]). (*S. 315.*)

7-Methyl-6.8-diäthoxy-2-chlorpurin (B. **30**, 1848 [1897]). (*S. 276.*)

9-Methyl-?-diäthoxy-?-chlorpurin (B. **30**, 1855 [1897]). (*S. 283.*)

7-Methyl-?-oxy-?-äthoxy-2-chlorpurin (B. **30**, 1849 [1897]). (*S. 276.*)

7.9 - Dimethyl - 8 - oxy - ? - äthoxy - ? - chlorpurin (B. **17**, 335 [1884]).
    (*S. 150.*)

Aminohalogenpurine.

7-Methyl-6-amino-2-chlorpurin (B. **31**, 116 [1898]). (*S. 397.*)
7-Methyl-6-methylamino-2-chlorpurin (B. **31**, 119 [1898]). (*S. 400.*)
6-Amino-2.8-dichlorpurin (Dichloradenin, B. **30**, 2239 [1897]. (*S. 320.*)
7-Methyl-6-amino-2.8-dichlorpurin (B. **31**, 111 [1898]). (*S. 391.*)
7-Methyl-8-amino-2.6-dichlorpurin (B. **30**, 1856 [1897]). (*S. 284.*)
9-Methyl-6-amino-2.8-dichlorpurin (B. **31**, 108 [1898]). (*S. 388.*)

Aminooxypurine.

*2-Amino-6-oxypurin (Guanin)
6-Amino-2-oxypurin
6-Amino-8-oxypurin
7-Methyl-2-amino-6-oxypurin (7-Methylguanin)
1.7-Dimethyl-2-amino-6-oxypurin (1.7-Dimethylguanin)
3.7-Dimethyl-6-amino-2-oxypurin
2-Amino-6.8-dioxypurin
6-Amino-2.8-dioxypurin
7-Methyl-6-amino-2.8-dioxypurin
7-Methyl-8-amino-2.6-dioxypurin
3.7-Dimethyl-6-amino-2.8-dioxypurin
1.3.7-Trimethyl-8-amino-2.6-dioxypurin
1.3.7-Trimethyl-8-methylamino-2.6-dioxypurin
1.3.7-Trimethyl-8-äthylamino-2.6-dioxypurin
1.3.7-Trimethyl-8-hydrazino-2.6-dioxypurin
1.3.7-Trimethyl-8-benzalhydrazino-2.6-dioxypurin
1.3.7-Trimethyl-8-azoimido-2.6-dioxypurin
1.3.7-Trimethyl-8-anilino-2.6-dioxypurin   B. **27**, 3089 [1894].
1.3.7-Trimethyl-8-nitrosoanilino-2.6-dioxypurin   (*S. 174*).
1.3.7-Trimethyl-8-benzoylanilino-2.6-dioxypurin
1.3.7-Trimethyl-8-*p*-toluidino-2.6-dioxypurin
1.3.7-Trimethyl-8-*o*-toluidino-2.6-dioxypurin
1.3.7-Trimethyl-8-*m*-xylidino-2.6-dioxypurin
2.6-Diamino-8-oxypurin (*S. 297.*)

Aminooxyhalogenpurine.

2-Amino-6-oxy-8-brompurin (Bromguanin, A **221**, 342 [1883]). (*S. 140.*)
6-Amino-8-oxy-2-chlorpurin (B. **30**, 2214 [1897]). (*S. 294.*)
7-Methyl-6-amino-8-oxy-2-chlorpurin (B. **31**, 109 [1898]). (*S. 390.*)
9-Methyl-6-amino-8-oxy-2-chlorpurin (B. **31**, 107 [1898]). (*S. 388.*)
3.7-Dimethyl-6-amino-2-oxy-8-chlorpurin (B. **30**, 1841 [1897]). (*S. 268.*)

6-Amino-2-äthoxy-8-chlorpurin (B. **30**, 2245 [1897]).   (*S. 326.*)
2-Amino-8-oxy-6-chlorpurin (B. **31**, 2620 [1898]).   (*S. 475.*)
2-Amino-8-oxy-6-jodpurin (B. **31**, 2621 [1898]).   (*S. 476.*)
7-Methylhydrazinochlorpurin }
Hydrazomethylchlorpurin } (B. **31**, 120 [1898]).   (*S. 402, 403.*)

Thiopurine.

7-Methyl-6-thiopurin
7-Methyl-?-thiopurin
7-Methyl-6-methylthiopurin
7-Methyl-2.6-dithiopurin
2.6.8-Trithiopurin
7-Methyl-2.6.8-trithiopurin   } B. **31**, 431 [1898].   (*S. 405.*)
7-Methyl-2-oxy-6-thiopurin
7-Methyl-2-äthoxy-6-thiopurin
2.6-Dioxy-8-thiopurin
7-Methyl-6-thio-2-chlorpurin
1.3.7-Trimethyl-2.6-dioxy-8-thiopurin (Thiocaffeïn).   (*S. 60.*)

II. Experimenteller Teil.

1. Emil Fischer[1]). Über Caffeïn, Theobromin, Xanthin und Guanin.

Liebigs Annalen der Chemie **215**, 253 [1882].

(Eingegangen am 21. August.)

Während die Harnsäure seit der berühmten Arbeit von Liebig und Wöhler das Interesse der Chemiker unablässig in Anspruch genommen hat und immer wieder zum Gegenstand neuer Untersuchungen gemacht wurde, sind die mit jener Säure verwandten sauerstoffärmeren Basen des Pflanzen- und Tierkörpers, das Caffeïn und Theobromin, das Xanthin und Guanin, von der experimentellen Forschung geradezu stiefmütterlich behandelt worden.

Der Grund dafür ist wohl zum Teil in der schwierigen Beschaffung dieser Produkte zu suchen. Vor allem aber scheint man sich der Hoffnung hingegeben zu haben, mit der Lösung des Hauptproblems, mit der Aufklärung der Harnsäurekonstitution, zugleich den Schlüssel für die Erkenntnis jener Substanzen mühelos zu gewinnen.

Bis jetzt ist diese Erwartung getäuscht worden. Trotz aller Bemühungen ist die atomistische Struktur der Harnsäure rätselhaft geblieben und es ist noch kaum der Weg angedeutet, auf dem es gelingen mag, die Frage der Entscheidung zuzuführen.

Unter diesen Umständen schien es mir angezeigt, das Studium jener Basen unabhängig von der Harnsäure aufzunehmen, um aus ihrer Kenntnis vielleicht umgekehrt neue Gesichtspunkte für die Erforschung der letzteren zu gewinnen.

Unter den vier Basen wählte ich für die Spezialuntersuchung das Caffeïn, weil dasselbe am leichtesten zugänglich ist und außerdem gewisse äußere, besonders einladende Eigenschaften zur Schau trägt. Ich habe mich in dieser Wahl nicht getäuscht. Das Caffeïn bietet von allen komplizierten Substanzen der Harnsäuregruppe der experimentellen Forschung die geringsten Schwierigkeiten. Drei von seinen vier Stickstoffatomen sind mit Methyl verbunden und können dadurch leicht von dem vierten unterschieden werden. Wie groß die Vorteile sind, welche aus einem anscheinend so geringfügigen Umstande für die

---

1) Berichte d. d. chem. Gesellsch. **14**, 637 u. 1905 [1881]; **15**, 29 u. 453 [1882].

richtige Interpretation der Tatsachen entspringen, wird sich aus dem Nachfolgenden von selbst ergeben.

Diesem glücklichen Zufalle glaube ich es hauptsächlich zu verdanken, daß es mit verhältnismäßig geringer Mühe gelungen ist, die Konstitution des Caffeïns und seiner Homologen so weit aufzuklären, als es mit den jetzt vorhandenen Hilfsmitteln überhaupt möglich erscheint.

Wie bei fast allen analytischen Arbeiten war es auch bei der vorliegenden nicht möglich, von Anfang an einem bestimmten Plane zu folgen. Wie oft der Gang der Untersuchung mit der fortschreitenden Kenntnis der Tatsachen gewechselt hat, zeigt die Darstellung der Resultate in den verschiedenen vorläufigen Mitteilungen. Jetzt, wo das Hauptziel erreicht ist, wird es erst möglich, dieselben in geordneter und leicht verständlicher Weise zusammen zu fassen. Das ist der Zweck der nachfolgenden Abhandlung, in der man wenig neue theoretische Schlußfolgerungen, aber um so mehr ergänzende Beobachtungen und neue Tatsachen finden wird.

Die Geschichte des Caffeïns beginnt, wenn man von seiner Entdeckung und Elementaranalyse absieht, mit den Arbeiten von Stenhouse[1]) und Rochleder[2]).

Ersterer erhielt durch Oxydation mit Salpetersäure daraus das Nitrotheïn oder Cholestrophan, welches später als Dimethylparabansäure erkannt wurde, und beobachtete ferner bei derselben Reaktion die Bildung einer Substanz, welche mit Ammoniak eine Purpurfarbe liefert, ähnlich der des Murexids. Letzterer untersuchte das Verhalten der Base gegen feuchtes Chlor und entdeckte dabei das Chlorcaffeïn und vor allem die interessante Amalinsäure, deren Ähnlichkeit mit dem Alloxantin ihm auffiel und welche später von Strecker für ein Methylderivat des Alloxantins erklärt wurde. Die Beobachtung Rochleders gab den deutlichen Hinweis auf die Beziehungen des Caffeïns zur Harnsäure und war die Basis, auf welcher ich hauptsächlich weiter gebaut habe.

Weniger wichtig sind die späteren Versuche von Strecker[3]), von O. Schultzen[4]) und von Strecker und Rosengarten[5]) über die Spaltung des Caffeïns durch Alkali. Nach ihren Beobachtungen entsteht dabei zunächst durch Aufnahme von Wasser und Austritt

---

[1]) Liebigs Annal. d. Chem. **45**, 366 [1843] und **46**, 227 [1843].

[2]) Liebigs Annal. d. Chem. **69**, 120 [1849] und **71**, 1 [1849]; Jahresber. f. Chem. f. **1850**, 434.

[3]) Liebigs Annal. d. Chem. **123**, 360 [1862].

[4]) Zeitschr. f. Chem. **1867**, 614.

[5]) Liebigs Annal. d. Chem. **157**, 1 [1871].

von Kohlensäure eine neue Base, das Caffeïdin, $C_7H_{12}N_4O$ und dieses zerfällt bei fortgesetzter Einwirkung des Alkalis vollständig in Kohlensäure, Ameisensäure, Ammoniak, Methylamin und Sarkosin:

$$C_7H_{12}N_4O + 5\,H_2O$$
$$= CO_2 + CH_2O_2 + 2\,CH_3.NH_2 + NH_3 + CH_3.NH.CH_2.COOH.$$

Wäre diese Zersetzungsgleichung durch quantitative Bestimmung der Produkte kontrolliert worden, was nicht geschehen ist, so hätte man daraus den immerhin recht wertvollen Schluß ziehen können, daß das Caffeïn einen Ammoniakrest und drei Methylaminreste enthalte.

Ungleich größer sind die Verdienste von Strecker um die Erforschung der anderen drei, dem Caffeïn nahestehenden Basen. In seiner vortrefflichen Abhandlung[1]) über die chemischen Beziehungen zwischen Guanin, Xanthin usw. zeigte er die Umwandlung des Theobromins in Caffeïn, des Guanins in Xanthin und die Zersetzung des Guanins in Kohlensäure, Cholestrophan und Guanidin.

Er erkannte ferner die Ähnlichkeit des Xanthins mit dem Theobromin, versuchte jedoch vergebens, die vermutete Homologie derselben experimentell zu beweisen.

Hiermit sind alle wertvolleren Tatsachen erwähnt, welche ich bei der Aufnahme der Arbeit vorfand.

Wie wenig dieselben genügten, um einen klaren Einblick in die Konstitution der betreffenden Basen zu gewinnen, beweist wohl am besten die große Zahl und die große Verschiedenheit der daraus abgeleiteten rationellen Caffeïnformeln. Dieselben hier zusammenzustellen scheint mir nutzlos zu sein. Ich erwähne deshalb speziell nur die eine von Medicus aufgestellte Formel[2]); nicht etwa, weil sie durch meine Versuche bestätigt worden wäre, sondern nur, weil sie einen richtigen Gedanken enthält, welchen ich bei der ganzen Arbeit nicht aus den Augen verloren habe. Ich meine damit die Anschauung, daß das Caffeïn und seine Homologen ebenso wie die Harnsäure einen fertig gebildeten Alloxankern enthalten.

Gleichzeitig mit mir hat Herr Maly[3]) mit seinen Schülern das Caffeïn und Theobromin von neuem bearbeitet. Das Wenige, was ich von ihren Resultaten benutzen konnte, ist bei passender Gelegenheit später erwähnt.

---

[1]) Liebigs Annal. d. Chem. **118**, 151 [1861].

[2]) Liebigs Annal. d. Chem. **175**, 250 [1875]:

$$\begin{array}{c}
CH_3.N{-}CO \\
\quad\vert\qquad\ \vert \\
\quad CO\quad C{-}N{\diagdown}^{CH_3} \\
\quad\ \vert\qquad\ \vert\quad\ \diagup CH \\
CH_3.N{-}C{-}N
\end{array}$$

[3]) Monatshefte f. Chem. **1881** und **1882**.

Der nachfolgende experimentelle Teil dieser Abhandlung zerfällt in folgende Abschnitte:

I. Revision von Rochleders Versuchen über die Spaltung des Caffeïns durch Chlor;

II. Beschreibung aller einfachen Caffeïnderivate: Chlor-, Brom-, Amino-, Äthoxy-, Hydroxy- und Diäthoxyhydroxycaffeïn;

III. Abbau des Diäthoxyhydroxycaffeïns;

IV. Theobromin;

V. Xanthin.

Den Schluß bilden theoretische Auseinandersetzungen über die Konstitution der erwähnten Basen und ihrer Spaltungsprodukte.

Zersetzung des Caffeïns durch Salzsäure und chlorsaures Kali.

Nach den Untersuchungen von Rochleder[1] soll das Caffeïn bei der Einwirkung von Chlor in wässeriger Lösung zerfallen in Amalinsäure (Tetramethylalloxantin), Chlorcyan und Methylamin.

Man erhält diese Körper in der Tat, wenn man genau in derselben Weise wie Rochleder verfährt. Dieselben sind jedoch alle drei Produkte einer sekundären Reaktion.

Bei vorsichtiger Oxydation des Caffeïns mit gasförmigem Chlor oder noch besser mit Salzsäure und chlorsaurem Kali zerfällt dasselbe zum größten Teil gerade auf in Dimethylalloxan und Monomethylharnstoff nach der Gleichung:

$$C_8H_{10}N_4O_2 + 2\,O + 2\,H_2O = C_6H_8N_2O_5 + C_2H_6N_2O.$$

Die in der vorläufigen Mitteilung[2] enthaltene Beschreibung des Versuchs gebe ich hier absichtlich unverändert wieder.

Zu einer Lösung von 15 Teilen Caffeïn in 20 Teilen Salzsäure (spez. Gewicht 1,19) und 45 Teilen Wasser gibt man bei einer Temperatur von etwa 50° chlorsaures Kali in kleinen Mengen zu. Nach kurzer Zeit scheidet sich ein dicker Brei von Chlorcaffeïn ab. Man fährt dann unter zeitweisem gelindem Erwärmen auf dem Wasserbad und häufigem Schütteln mit dem Zusatz von Kaliumchlorat fort, bis eine klare Lösung entstanden ist. Die Operation dauert 1—2 Stunden und erfordert etwa 7 Teile Kaliumchlorat.

Aus dieser Lösung läßt sich das Dimethylalloxan nicht direkt abscheiden. Dampft man dieselbe ein, so beobachtet man die von Rochleder beschriebenen Erscheinungen, das Auftreten eines stechen-

---

[1] Liebigs Annal. d. Chem. **71**, 9 [1849].

[2] Berichte d. d. chem. Gesellsch. **14**, 1912 [1881].

den Geruches (vermutlich Chlorcyan) und die Abscheidung von kleinen Mengen Amalinsäure.

Die letztere entsteht unzweifelhaft aus dem vorher in der Lösung vorhandenen Dimethylalloxan, analog der von Wöhler und Liebig[1] beobachteten Bildung von Alloxantin beim Erhitzen von Alloxan mit Salzsäure.

Viel glatter findet diese Umwandlung bekanntlich statt bei der Einwirkung von Schwefelwasserstoff und diese Reaktion benutzt man am besten auch zur Darstellung von Amalinsäure aus Dimethylalloxan. Man verdünnt zu dem Zweck die salzsaure Lösung mit dem gleichen Volumen Wasser, zerstört das überschüssige Chlor durch vorsichtigen Zusatz von schwefliger Säure und leitet Schwefelwasserstoff bis zur Sättigung ein.

Hierbei scheidet sich die Amalinsäure sofort, mit Schwefel gemengt, als dicker, kristallinischer Niederschlag ab. Derselbe wird filtriert und die Säure durch Auskochen mit großen Mengen Wasser gelöst.

Beim Erkalten scheidet sich dieselbe in rein weißen, kleinen Prismen ab. Bei richtiger Leitung der Operation erhält man leicht 60% der theoretischen Menge an reinem Produkt.

Durch vorsichtige Oxydation mit Salpetersäure gewinnt man aus der Amalinsäure wiederum das noch unbekannte Dimethylalloxan; dasselbe bleibt beim Verdunsten der Lösung als Sirup zurück, der alle Reaktionen des Alloxans zeigt.

Wie ich schon im vorigen Winter bei der Wiederholung des vorhergehenden Versuches beobachtet habe, scheidet sich aus diesem Sirup auf Zusatz von wenig Wasser bei niederer Temperatur das Dimethylalloxan in Kristallen ab. In der Beschreibung derselben, welche ich für diese ausführliche Abhandlung aufgespart hatte, sind mir inzwischen Maly und Andreasch[2] zuvorgekommen. Dieselben haben die Zersetzung des Caffeïns mit Chlor unter den von mir angegebenen Bedingungen wiederholt und zur Isolierung des Dimethylalloxans direktes Ausschütteln der Flüssigkeit mit Äther empfohlen. Mir scheint die oben angegebene Verwandlung desselben in die fast unlösliche Amalinsäure und deren spätere Oxydation wegen der besseren Ausbeute zur Darstellung der Substanz vorteilhafter zu sein.

Nach Rochleder liefert die Amalinsäure bei energischer Oxydation mit Salpetersäure Cholestrophan. Selbstverständlich verhält sich das Dimethylalloxan ebenso. Die Umwandlung gelingt jedoch viel glatter

<hr>

1) Liebigs Annal. d. Chem. **26**, 307 [1838].
2) Monatshefte f. Chem. **1882**, 92.

bei Anwendung von Chromsäure unter ähnlichen Bedingungen, wie sie von Maly und Hinteregger für die Oxydation des Caffeïns empfohlen worden sind. Erwärmt man 1 Teil Dimethylalloxan mit 0,8 Teilen $K_2Cr_2O_7$, 1 Teil konzentrierter Schwefelsäure und 10 Teilen Wasser am Rückflußkühler, so ist nach $1-1^1/_2$ Stunden die Reaktion beendet und beim Erkalten scheidet sich eine reichliche Menge von reinem Cholestrophan ab.

0,2233 g gaben 0,3466 CO_2 und 0,087 H_2O.

	Berechnet	Gefunden
C	42,33	42,25
H	4,32	4,22

Die Ausbeute beträgt etwa 65% der theoretischen Menge.

Der neben Dimethylalloxan aus dem Caffeïn gebildete Monomethylharnstoff befindet sich in der mit Schwefelwasserstoff behandelten Lösung.

Will man denselben gewinnen, so neutralisiert man die Flüssigkeit zunächst mit Bleiweiß und verdampft das Filtrat im luftverdünnten Raume auf dem Wasserbad. Aus dem Rückstand wird der Harnstoff mit Alkohol ausgezogen und bleibt beim Verdampfen des Alkohols, gemengt mit salzsaurem Methylamin, als Sirup zurück.

Versetzt man den letzteren unter guter Abkühlung mit kalter, ausgekochter Salpetersäure, so scheidet sich das Nitrat des Harnstoffs als dicker Kristallbrei ab, welcher von der Mutterlauge durch Absaugen und Waschen mit eiskaltem Alkohol befreit wird. Das zur Reinigung aus Alkohol kristallisierte Salz gab folgende Zahlen:

0,2107 g gaben 61,2 ccm Stickstoff bei 24^0 und 719 mm Druck.

	Berechnet für $C_2H_6N_2O \cdot HNO_3$	Gefunden
N	30,65	30,75

Das Nitrat wurde mit Barytwasser versetzt, der überschüssige Baryt mit Kohlensäure gefällt, das Filtrat verdampft und der Rückstand mit absolutem Alkohol aufgenommen. Auf Zusatz von Äther schied sich der Harnstoff in farblosen Prismen vom Schmelzpunkte 102^0 ab, welche bei der Analyse folgende Zahlen gaben:

0,1672 g gaben 0,1995 CO_2 und 0,122 H_2O.

	Berechnet für $C_2H_6N_2O$	Gefunden
C	32,43	32,54
H	8,1	8,1

Erhalten wurden an Methylharnstoff 60% der für obige Zersetzungsgleichung berechneten Ausbeute. Die Menge desselben ist jedoch jedenfalls größer, da eine quantitative Abscheidung des Nitrats nicht möglich ist.

Diese Zersetzung des Caffeïns durch Chlor, welche in der gleichen Weise, wie ich später zeigen werde, bei dem Theobromin und Xanthin stattfindet, ist ganz analog dem Zerfall der Harnsäure in Alloxan und Harnstoff und sollte man darnach glauben, daß beide Körper in naher Beziehung zueinander stehen.

Ich werde jedoch später auf eine prinzipielle Verschiedenheit der Harnsäure von dem Caffeïn und seinen Homologen aufmerksam machen.

Derivate des Caffeïns.

Wie schon Rochleder gefunden hat, läßt sich in dem Caffeïn ein Atom Wasserstoff durch Chlor ersetzen. Die dem Chlorcaffeïn entsprechende Bromverbindung ist später von O. Schultzen dargestellt' worden.

Aus beiden Verbindungen entsteht durch Erhitzen mit alkoholischem Ammoniak des Aminocaffeïn und durch Kochen mit alkoholischem Kali das Äthoxycaffeïn. Dieses zerfällt mit Salzsäure erwärmt in Chloräthyl und Hydroxycaffeïn und das letztere verwandelt sich bei der Behandlung mit Brom und Alkohol in Diäthoxyhydroxycaffeïn.

Chlorcaffeïn.

Die Verbindung wurde von Rochleder[1]) durch Einwirkung von gasförmigem Chlor auf in Wasser suspendiertes Caffeïn erhalten. In gleicher Weise entsteht dieselbe als erstes Produkt, wenn man eine auf 50^0 erhitzte salzsaure Lösung von Caffeïn allmählich mit Kaliumchlorat versetzt.

Beide Methoden sind jedoch für die Darstellung des Körpers wenig geeignet, weil derselbe von Wasser und überschüssigem Chlor sehr leicht in der früher beschriebenen Weise verändert wird.

Viel sicherer gelingt die Operation bei Anwendung von trockenem Chlor.

Leitet man über gut getrocknetes und fein zerriebenes Caffeïn, welches in dünner Schicht in einem Glasgefäß ausgebreitet ist, einen raschen Strom von trockenem Chlorgas, so beginnt schon in der Kälte sehr bald eine merkliche Entwicklung von Salzsäure und die Temperatur steigt auf $30—40^0$.

Wenn die Reaktion nachläßt, wird die zu Klümpchen zusammengebackene Masse nochmals zerrieben, im Ölbad auf $75—80^0$ erwärmt

---

[1]) Jahresber. f. Chem. usw. f. **1850**, 435.

und das Überleiten von Chlor fortgesetzt, bis die Entwickelung von Salzsäure nahezu aufhört[1]).

Das schwach gefärbte Rohprodukt wird zur Entfernung des anhaftenden Chlors mit einer konzentrierten Lösung von schwefliger Säure übergossen und in möglichst wenig heißer konzentrierter Salzsäure gelöst.

Auf Zusatz von Wasser scheidet sich der größte Teil des Chlorcaffeïns in weißen Kristallen ab, während etwa unverändertes Caffeïn in Lösung bleibt. Aus der Mutterlauge gewinnt man durch Abdampfen der Salzsäure und nochmaliges Aufnehmen mit Wasser eine zweite Kristallisation.

Zur vollständigen Reinigung wird das Produkt aus siedendem Wasser umkristallisiert.

Das Chlorcaffeïn hat die von Rochleder angegebene Zusammensetzung $C_8H_9N_4O_2Cl$.

Den bisher nicht bestimmten Schmelzpunkt fand ich bei 188º.

Die Substanz löst sich leicht in starken Säuren, wird aber durch Wasser unverändert wieder abgeschieden. In kaltem Wasser und in Äther ist sie sehr schwer löslich; leichter wird sie von siedendem Wasser und noch mehr von heißem Alkohol aufgenommen.

Durch naszenten Wasserstoff wird die Verbindung in saurer Lösung in Caffeïn zurückverwandelt.

Löst man dieselbe in 20-prozentiger heißer Salzsäure und trägt unter Umschütteln kleine Mengen von Zinkstaub ein, bis eine Probe auf Zusatz von Wasser keine Fällung mehr gibt, so ist die Reduktion beendet.

Zur Isolierung des Caffeïns verdampft man die salzsaure Lösung auf dem Wasserbade und fällt das Zink nach dem Verdünnen mit Wasser durch Ammoniak und Schwefelammonium.

Aus dem stark konzentrierten Filtrat scheidet sich beim Erkalten die in Salmiaklösung schwer lösliche Base fast vollständig in feinen Nadeln ab, deren Schmelzpunkt bei 232º gefunden wurde.

Diese leichte und glatte Bildung des Caffeïns aus der Chlorverbindung ist analog der von Maly und Hinteregger[2]) schon beschriebenen Reduktion des Bromcaffeïns durch bloßes Kochen mit Zinkstaub.

---

[1]) In Gemeinschaft mit Herrn Reese habe ich nachträglich ein noch viel bequemeres Verfahren für die Darstellung des Chlorcaffeïns gefunden: 1 T. trockenes Caffeïn wird in 6—7 T. Chloroform gelöst und in die siedende Flüssigkeit trockenes Chlor eingeleitet, bis der anfänglich entstehende Niederschlag von salzsaurem Caffeïn wieder in Lösung gegangen ist. Beim Verdampfen des Chloroforms bleibt ein schwach gefärbtes Produkt, welches zur Reinigung mit wenig Wasser ausgekocht wird. Die Ausbeute ist quantitativ.

[2]) Monatshefte f. Chem. **1882**, 91.

Ich habe den Versuch besonders ausgeführt, um das später beschriebene Hydroxycaffeïn, aus welchem durch Phosphorpentachlorid Chlorcaffeïn entsteht, in Caffeïn zurückverwandeln zu können.

Zum Schluß erwähne ich noch eine dritte Bildungsweise des Chlorcaffeïns, welche nach dem Vorhergehenden leicht verständlich ist.

Erhitzt man trockenes Caffeïn mit dem dreifachen Volumen Phosphorpentachlorid im Ölbade allmählich auf 150—160°, bis alles Pentachlorid abdestilliert ist, so bleibt ein Rückstand, der zum größten Teil aus Chlorcaffeïn besteht.

Bromcaffeïn.

Die Verbindung ist zuerst von O. Schultzen[1]) durch Erwärmen von Caffeïn und Brom auf dem Wasserbad dargestellt worden.

Diese Methode gibt jedoch eine schlechte Ausbeute, weil die Temperatur zu niedrig liegt und die Entfernung des überschüssigen Broms in wenig zweckmäßiger Weise geschieht.

Ich habe die Verbindung kiloweise dargestellt und dabei folgendes Verfahren benutzt.

10 Teile scharf getrocknetes Caffeïn werden in 50 Teile kaltes, trockenes Brom allmählich unter Umschütteln eingetragen, wobei zuerst das schon von Schultzen erwähnte dunkelrote Bromadditionsprodukt entsteht.

Nach 12-stündiger Einwirkung wird das Brom auf dem Wasserbade abdestilliert und der Rückstand im Ölbad auf 150° erhitzt, bis die reichliche Entwicklung von Bromwasserstoffsäure nahezu beendet ist.

Die zurückbleibende feste, rotgefärbte Masse wird mit einer kalten konzentrierten Lösung von schwefliger Säure übergossen und in die gekühlte Flüssigkeit unter häufigem Umschütteln ein kräftiger Strom von Schwefeldioxyd eingeleitet.

Die Operation hat den Zweck, das in der Masse enthaltene Additionsprodukt von Bromcaffeïn und Brom zu zerstören.

Um die Einwirkung des Reduktionsmittels zu befördern, wird die feste Masse soviel als möglich zerkleinert und die Flüssigkeit schließlich bis zur vollständigen Entfärbung auf dem Wasserbade erwärmt.

Hierbei hat man jedoch Sorge zu tragen, daß die schweflige Säure stets im Überschusse vorhanden sei, um die oxydierende Wirkung von Brom und Wasser bei höherer Temperatur möglichst zu verhindern.

Der größte Teil des Bromcaffeïns bleibt bei diesem Verfahren als weiße kristallinische Masse zurück. Den in Lösung gebliebenen Rest gewinnt man aus dem stark eingeengten Filtrat durch Fällen mit Wasser.

---

[1]) Zeitschr. f. Chem. **1867**, 614.

Aus 50 Teilen Caffeïn wurden nach diesem Verfahren in der Regel 56—58 Teile der Bromverbindung erhalten, was etwa 80% der theoretischen Ausbeute entspricht.

Dieses Rohprodukt kann für die Darstellung aller später beschriebenen Substanzen direkt benutzt werden. Zur vollständigen Reinigung wird dasselbe am besten in heißer starker Salzsäure gelöst und durch Wasser wieder gefällt.

Die Verbindung hat die von Schultzen angegebene Zusammensetzung, wie ich schon in der ersten Mitteilung angab.

Zum Überfluß haben die Herren Maly und Hinteregger später nochmals eine vollständige Analyse derselben veröffentlicht.

Das Bromcaffeïn schmilzt bei 206⁰. Es ist selbst in kochendem Wasser und Alkohol sehr schwer löslich. Am leichtesten wird es von starker Salzsäure oder Eisessig gelöst. Mit Chlorwasser gibt es die bekannte Caffeïnreaktion.

Von Ammoniak oder Kali wird die Verbindung leicht angegriffen und unter den geeigneten Bedingungen in Amino- resp. Äthoxycaffeïn verwandelt.

Aminocaffeïn.

Erhitzt man 2 Teile der Bromverbindung mit 20 Teilen konzentriertem alkoholischem Ammoniak 6—8 Stunden auf 130⁰, so findet eine vollständige Umsetzung statt und beim Erkalten des Röhreninhaltes scheidet sich das gebildete Aminocaffeïn zum größten Teile in feinen Nadeln ab.

Dieselben wurden filtriert, zur Entfernung von Bromammonium mit Wasser gewaschen und aus heißer Essigsäure umkristallisiert.

Die Analyse eines bei 100⁰ getrockneten Präparats gab folgende Zahlen:

0,1541 g gaben 46,5 ccm Stickstoff bei 11⁰ und 712 mm Druck.
0,1609 g   „   0,2708 CO_2 und 0,0809 H_2O.

	Berechnet für $C_8H_9N_4O_2 \cdot NH_2$	Gefunden
C	45,9	45,9
H	5,3	5,6
N	33,5	33,7

Das Aminocaffeïn ist in Wasser und Alkohol sehr schwer löslich. Leichter wird es von starker Essigsäure aufgenommen.

Es schmilzt erst über 360⁰ zu einer schwach braun gefärbten Flüssigkeit und sublimiert beim stärkeren Erhitzen fast vollständig unzersetzt.

Sonderbarerweise scheint die Verbindung trotz des Eintritts der Aminogruppe weniger basisch zu sein als das Caffeïn selbst. Sie löst sich wohl in starker heißer Salzsäure, wird aber daraus ebenso wie das Chlor- und Bromcaffeïn durch Wasser gefällt.

In geringer Menge bildet sich dasselbe Aminocaffeïn bei langem Kochen von Bromcaffeïn mit einem Überschuß von Cyankali in verdünnter alkoholischer Lösung.

Äthoxycaffeïn.

Von wässeriger Kalilauge wird das Bromcaffeïn beim Kochen langsam gelöst und vollständig zersetzt, unter Bildung, leicht löslicher, nicht näher untersuchter Produkte. Hierbei entsteht sonderbarerweise keine Spur des beständigen Hydroxycaffeïns.

Einfacher verläuft die Einwirkung des alkoholischen Kalis, wobei das Brom durch Äthoxyl ersetzt wird.

Zur Darstellung des Äthoxycaffeïns erhitzt man 30 g fein gepulverte Bromverbindung mit 200 g einer 10-prozentigen alkoholischen Lösung von Ätzkali zum Sieden. In 15—20 Minuten ist das Bromcaffeïn verschwunden und an seine Stelle ein Niederschlag von Bromkalium getreten. Aus der heiß filtrierten Lösung scheidet sich das Äthoxycaffeïn beim starken Abkühlen in einer Kältemischung zum allergrößten Teil in farblosen Nadeln ab, welche filtriert und mit wenig kaltem Alkohol gewaschen werden.

Um den in der Mutterlauge bleibenden Rest noch zu gewinnen, wird dieselbe mit Salzsäure vorsichtig neutralisiert und verdampft.

Beim Behandeln des Rückstandes mit kaltem Wasser bleibt das Äthoxycaffeïn als schwach braun gefärbte Kristallmasse zurück.

Handelt es sich um die Darstellung des später beschriebenen Hydroxycaffeïns, so kann man obige Mutterlauge auch mit einem Überschuß von Salzsäure verdampfen.

Zur vollständigen Reinigung wird das Äthoxycaffeïn aus heißem Alkohol oder siedendem Wasser umkristallisiert.

Für die Analyse war das Präparat bei 100° getrocknet.

0,2501 g gaben 0,4653 CO_2 und 0,1367 H_2O.

0,2369 g   „   51 ccm Stickstoff bei 10° und 710 mm Druck.

	Berechnet für $C_8H_9N_4O_2 \cdot OC_2H_5$	Gefunden
C	50,41	50,07
H	5,9	6,07
N	23,53	24,06

Das Äthoxycaffeïn schmilzt bei 140° und destilliert bei höherer Temperatur fast unzersetzt.

In kaltem Alkohol und Äther ist es schwer, in heißem Alkohol leicht löslich. Auf kochendem Wasser schmilzt es, löst sich dabei in merklicher Menge auf und scheidet sich beim raschen Abkühlen in feinen Öltröpfchen ab, welche sehr bald zu einem Haufwerk von weißen Nadeln erstarren.

Die Verbindung besitzt noch basische Eigenschaften; sie löst sich in verdünnter Salzsäure in beträchtlicher Menge und wird durch Alkali unverändert daraus abgeschieden.

Beim Erwärmen der salzsauren Lösung zerfällt sie dagegen glatt in Chloräthyl und Hydroxycaffeïn nach der Gleichung:

$$C_8H_9N_4O_2.OC_2H_5 + HCl = C_2H_5Cl + C_8H_9N_4O_2.OH.$$

Hydroxycaffeïn.

Wird die Äthoxyverbindung mit der 4—5-fachen Menge 10-prozentiger Salzsäure erwärmt, so löst sie sich zunächst auf.

Bei 80—90⁰ findet plötzlich eine lebhafte Entwickelung von Chloräthyl statt und nach kurzer Zeit beginnt die Abscheidung von feinen weißen Nadeln.

Sobald die Gasentwickelung beendet ist, läßt man erkalten und filtriert.

Aus der Mutterlauge erhält man durch starkes Eindampfen eine zweite Kristallisation.

Die Reinheit des Produktes ist nur bedingt durch die Qualität der angewandten Äthoxyverbindung. War diese gefärbt, so haftet auch dem Hydroxycaffeïn in geringer Menge ein gelber Farbstoff an, der am besten durch Lösen des Rohprodukts in heißer konzentrierter Salzsäure und Ausfällen mit Wasser entfernt wird. Die Ausbeute ist recht befriedigend.

Aus 300 g rohem Bromcaffeïn wurden durchschnittlich 180 g der Hydroxyverbindung gewonnen, was etwa 75% der theoretischen Ausbeute entspricht. Für die Analyse war die Substanz aus heißem Wasser umkristallisiert und bei 110⁰ getrocknet.

0,2203 g gaben 0,3685 CO_2 und 0,1021 H_2O.
0,2242 g   „   54 ccm Stickstoff bei 11⁰ und 712 mm Druck.

	Berechnet für $C_8H_9N_4O_2.OH$	Gefunden
C	45,71	45,62
H	4,76	5,14
N	26,66	26,76

Die Verbindung schmilzt ungefähr bei 345⁰, sublimiert jedoch bei derselben Temperatur in beträchtlicher Menge.

Sie ist in Alkohol, Äther und kaltem Wasser sehr schwer, in heißem Wasser etwas leichter löslich und kristallisiert daraus in weißen verfilzten Nadeln. Von starken Mineralsäuren wird sie in beträchtlicher Menge aufgenommen, aber durch Wasser daraus zum größten Teile wieder abgeschieden.

Salze des Hydroxycaffeïns. — Von dem Caffeïn unterscheidet sich die Verbindung besonders durch ihre ausgeprägt saure Natur.

Sie ist selbst in Ammoniak leicht löslich. Mit Alkalien, alkalischen Erden und Silber bildet sie unbeständige Salze.

Das *Natronsalz* hat im lufttrockenen Zustande die Zusammensetzung $C_8H_9N_4O_3Na + 3 H_2O$.

Dasselbe scheidet sich in feinen verfilzten Nadeln ab, wenn man Hydroxycaffeïn in wenig reiner Natronlauge (frisch aus Metall bereitet) löst und mit Alkohol fällt.

0,4115 g lufttrockenes Salz gaben 0,102 Na_2SO_4.

	Berechnet für $C_8H_9N_4O_3Na + 3 H_2O$	Gefunden
Na	8,05	7,9

Das Kristallwasser entweicht vollständig bei mehrstündigem Erhitzen auf 180⁰.

0,4208 g verloren bei 180⁰ 0,0778 Wasser und gaben dann 0,1065 Na_2SO_4.

	Berechnet	Gefunden
Kristallwasser	18,88	18,5
Na	8,05	8,19

Das Salz ist in Wasser außerordentlich leicht, in konzentrierter Natronlauge schwer löslich. Seine wässerige Lösung bleibt auf Zusatz von salpetersaurem Silber in der Kälte klar. Beim Erwärmen bildet sich aber ein anfangs flockiger, beim Kochen körnig werdender Niederschlag der Silberverbindung.

Beim längeren Kochen mit konzentrierter Natronlauge wird das Salz unter Entwickelung von Ammoniak und Methylamin zersetzt.

Ähnliche Eigenschaften besitzt das *Barytsalz*, $(C_8H_9N_4O_3)_2Ba + 3 H_2O$; dasselbe wird am leichtesten erhalten durch Auflösen von Hydroxycaffeïn in warmem Barytwasser, Fällen des überschüssigen Baryts mit Kohlensäure und Eindampfen des Filtrats auf dem Wasserbad.

Aus der stark konzentrierten Lösung scheiden sich in der Kälte nach einiger Zeit blumenkohlähnliche Kristallaggregate ab, welche aus sehr feinen Prismen zusammengefügt sind.

Dieselben wurden filtriert, mit Alkohol gewaschen und für die Analyse im Vakuum getrocknet.

Das Kristallwasser entweicht vollständig bei mehrstündigem Erhitzen auf 150⁰.

0,3825 g verloren bei 150⁰ 0,0330 H_2O und gaben dann 0,1477 $BaSO_4$.

	Berechnet für $C_{16}H_{18}N_8O_6Ba + 3 H_2O$	Gefunden
Kristallwasser	8,86	8,63
Ba	22,49	22,73

In Wasser unlöslich ist das *Silbersalz*. Man erhält dasselbe am leichtesten, indem man eine ammoniakalische Lösung von Hydroxycaffeïn mit einem Überschuß von ammoniakalischer Silberlösung versetzt und zum Sieden erhitzt.

Sobald der größte Teil des Ammoniaks verjagt ist, scheidet sich die Silberverbindung in sehr feinen verfilzten Nadeln ab.

Umwandlung des Hydroxycaffeïns in Äthoxycaffeïn. — Wird das bei 110⁰ getrocknete Silbersalz mit der berechneten Menge von Jodäthyl im geschlossenen Rohr 12 Stunden auf 100⁰ erhitzt, so findet eine vollständige Umsetzung statt und es bildet sich neben Jodsilber als Hauptprodukt Äthoxycaffeïn.

Zur Isolierung des letzteren wurde der Röhreninhalt mit Alkohol **ausgekocht** und der beim Verdampfen der Lösung bleibende Rückstand aus heißem Wasser umkristallisiert. Das Produkt besaß den Schmelzpunkt 140⁰ und die Zusammensetzung der Äthoxyverbindung.

0,1359 g gaben 29 ccm Stickstoff bei 12⁰ und 716 mm Druck.

	Berechnet	Gefunden
N	23,5	23,9

Umwandlung des Hydroxycaffeïns in Chlorcaffeïn. — Erwärmt man zwei Teile der Hydroxyverbindung mit vier Teilen Phosphoroxychlorid und drei Teilen Pentachlorid zum Kochen, so geht die Substanz unter lebhafter Salzsäureentwickelung bis auf eine geringe Menge eines gelben Produktes in Lösung.

Beim Verdampfen des Filtrats auf dem Wasserbade bleibt ein kristallinischer Rückstand, der mit kaltem Wasser ausgelaugt und dann aus siedendem Wasser umkristallisiert wurde.

Die so erhaltenen farblosen Nadeln zeigten den Schmelzpunkt 188⁰ und alle übrigen Eigenschaften des Chlorcaffeïns, welches in der früher beschriebenen Weise weiter in Caffeïn umgewandelt werden kann.

Gegen konzentrierte Salzsäure und Schwefelsäure ist das Hydroxycaffeïn auffallend beständig, dagegen wird es von Oxydationsmitteln viel leichter als das Caffeïn selbst angegriffen.

Konzentrierte Salpetersäure zerstört die Verbindung schon in der Kälte. In ähnlicher Weise wirken Chlor und Brom selbst in sehr verdünnter wässeriger Lösung.

Die Produkte sind in letzterem Falle verschieden je nach den äußeren Bedingungen.

Behandelt man die nicht zu konzentrierte salzsaure Lösung der Hydroxyverbindung in gelinder Wärme mit chlorsaurem Kali, so verläuft die Spaltung ähnlich wie beim Caffeïn.

Als Hauptprodukt entsteht Dimethylalloxan neben kleineren Mengen von Apocaffeïn.

Leitet man dagegen in die konzentrierte stark gekühlte salzsaure Lösung der Verbindung gasförmiges Chlor ein und verdampft schließlich auf dem Wasserbad, so wird, wie später noch ausführlicher beschrieben werden soll, fast kein Alloxan, sondern nur ein Gemenge von Apo- und Hypocaffeïn erhalten.

Bei allen diesen Zersetzungen entsteht höchstwahrscheinlich als erstes Produkt eine Verbindung des Hydroxycaffeïns mit dem Halogen, welche bei Abwesenheit von Wasser beständig ist und deshalb isoliert werden kann.

Trägt man z. B. fein gepulvertes trockenes Hydroxycaffeïn unter Umschütteln in die 25-fache Menge stark gekühltes, absolut trockenes Brom ein und verdampft dann möglichst rasch auf dem Wasserbad, wobei stets infolge einer sekundären Reaktion etwas Bromwasserstoff entweicht, so bleibt das Bromadditionsprodukt als feste rotgefärbte Masse zurück.

Dieselbe ist viel unbeständiger als die Bromverbindung des Caffeïns; während letztere durch Alkalien oder schweflige Säure in Caffeïn verwandelt wird, wird erstere durch Wasser schon in der Kälte unter Bildung von leicht löslichen Produkten völlig zersetzt.

Dieses Bromadditionsprodukt besitzt höchstwahrscheinlich die Zusammensetzung $C_8H_9N_4O_2OHBr_2$, denn mit Alkohol zusammengebracht verwandelt es sich in eine schön kristallisierende, bromfreie Verbindung, welche die Zusammensetzung $C_{12}H_{20}N_4O_5$ besitzt und aus dem Hydroxycaffeïn durch Addition von zwei Äthoxyl entsteht.

Ich bezeichne dieselbe als

Diäthoxyhydroxycaffeïn.

Übergießt man die eben erwähnte Bromverbindung des Hydroxycaffeïns mit der 10-fachen Menge kalten Alkohols, so geht dieselbe beim Umschütteln bald in Lösung und gleichzeitig scheidet sich aus der Flüssigkeit eine reichliche Menge von Kristallen ab.

Viel einfacher und reichlicher läßt sich dieselbe Verbindung durch gleichzeitige Einwirkung von Brom und Alkohol auf das Hydroxycaffeïn gewinnen.

Man suspendiert zu dem Zweck 10 g sehr fein zerriebene Hydroxyverbindung in 50 g möglichst wasserfreiem Alkohol, kühlt in einer Mischung von Eis und Salz ab und fügt 12—15 g reines Brom zu.

Beim Umschütteln entsteht unter schwacher Erwärmung eine klare Lösung, aus der sich nach einigen Augenblicken das Diäthoxyhydroxycaffeïn als dicker Kristallbrei abscheidet.

Das Produkt wird filtriert und bis zur Entfärbung erst mit kaltem Alkohol, später mit Äther gewaschen.

Bei richtig geleiteter Operation ist dasselbe ganz rein und die Ausbeute nahezu quantitativ.

Aus 10 Teilen Hydroxycaffeïn wurden durchschnittlich 12,5 Teile des Äthers erhalten.

Die alkoholischen Mutterlaugen können durch Eindampfen mit Salzsäure auf Hypocaffeïn verarbeitet werden.

Die Bildung des Diäthoxyhydroxycaffeïns erfolgt nach der Gleichung:

$$C_8H_{10}N_4O_3 + 2\,C_2H_6O + 2\,Br = 2\,HBr + C_8H_{10}N_4O_3(OC_2H_5)_2.$$

Zu den nachfolgenden Analysen dienten verschiedene Präparate, welche ein- bis zweimal aus heißem Alkohol umkristallisiert und teils im Vakuum, teils bei 100^0 getrocknet waren.

1. 0,1947 g gaben 0,3426 CO_2 und 0,1137 H_2O.
2. 0,2139 g   „   0,3755   „   „   0,1320   „
    0,1841 g   „   30,5 ccm Stickstoff bei 13^0 und 723 mm Druck.
3. 0,250 g   „   0,4405 CO_2 und 0,154 H_2O.
    0,198 g   „   32,5 ccm Stickstoff bei 5^0 und 718 mm Druck.
4. 0,2015 g   „   0,3559 CO_2 und 0,1212 H_2O.
5. 0,2545 g   „   0,445   „   „   0,155   „

	Berechnet für $C_{12}H_{20}N_4O_5$	Gefunden				
		1.	2.	3.	4.	5.
C	48,0	47,99	47,9	48,03	48,17	47,68
H	6,66	6,49	6,7	6,84	6,67	6,76
N	18,67	—	18,6	18,9	—	—

Die Verbindung ist in heißem Alkohol leicht, in kaltem Alkohol, Wasser und Äther schwer löslich.

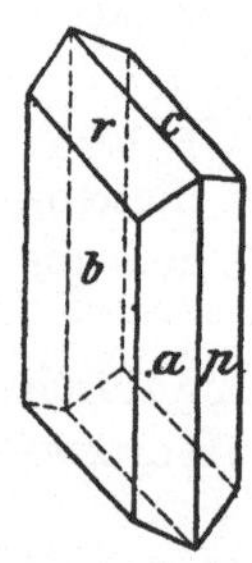

Sie kristallisiert in farblosen Prismen; nach den Messungen von Professor Haushofer[1]), dem ich die nebenstehende Kristallzeichnung verdanke, gehören die Kristalle dem triklinen System an; sie bilden Kombinationen von $\infty\bar{P}\infty$ (a), $\infty\breve{P}\infty$ (b), O P (c), $\infty P'$, (p), $'P$, ∞ (r) und sind meist tafelförmig nach b ausgebildet.

Sie schmilzt unter Zersetzung zwischen 195 und 205^0. Bei höherer Temperatur entwickeln sich stechend riechende Gase. In Alkalien ist sie leicht löslich und wird durch

---

[1]) Die genauere Beschreibung der Kristalle siehe Groths Zeitschrift für Kristallographie.

Essigsäure unverändert daraus abgeschieden. Beim längeren Kochen mit Alkalien wird sie dagegen vollständig unter Methylamin- und Ammoniakentwickelung zersetzt.

Von Hydroxycaffeïn unterscheidet sich die Verbindung besonders durch ihr Verhalten gegen Halogene und Säuren.

Mit ersteren liefert sie keine Spur von Dimethylalloxan, von letzteren wird sie selbst in verdünnter wässeriger Lösung gespalten und je nach den Bedingungen in die später beschriebenen Verbindungen Apocaffeïn, Hypocaffeïn oder Caffursäure umgewandelt.

Ganz dasselbe Verhalten zeigt das

Dimethoxyhydroxycaffeïn.

Löst man die früher erwähnte Bromverbindung des Hydroxycaffeïns in 4—5 Teilen kaltem Methylalkohol und fügt dann so viel reinen Äther zu, bis eine schwache Trübung der Flüssigkeit eintritt, so scheidet sich beim längeren Stehen die Verbindung in prächtig ausgebildeten Kristallen ab.

Selbstverständlich kann man dieselbe auch durch Bromieren von Hydroxycaffeïn, welches in Methylalkohol suspendiert ist, direkt gewinnen.

Für die Analyse wurde die Substanz aus heißem Wasser umkristallisiert und bei 100° getrocknet.

1. 0,2717 g gaben 0,4405 CO_2 und 0,1477 H_2O.
    0,2447 g   „   44 ccm Stickstoff bei 4° und 705 mm Druck.
2. 0,1626 g   „   29,5 ccm   „   „   4° „   705 „   „

	Berechnet für $C_{10}H_{16}N_4O_5$	Gefunden 1.	Gefunden 2.
C	44,12	44,22	—
H	5,88	6,04	—
N	20,6	20,47	20,4

Das Dimethoxyhydroxycaffeïn schmilzt bei 178—179° und zersetzt sich bei höherer Temperatur unter Entwickelung von stechend riechenden Dämpfen. In Wasser und Alkohol ist es in der Wärme ziemlich leicht, in der Kälte schwer löslich.

Durch Säuren wird es in derselben Weise gespalten wie die Äthylverbindung.

Allocaffeïn.

Mit diesem Namen bezeichne ich eine Verbindung von der Zusammensetzung $C_8H_9N_3O_5$, welche bei der Darstellung des Diäthoxyhydroxycaffeïns zuweilen als Nebenprodukt erhalten wird. Am reichlichsten entsteht dieselbe, wenn man die Bromierung des Hydroxy-caffeïns nicht in absolutem, sondern in 92-prozentigem Alkohol vor-nimmt.

In geringer Menge ist sie alsdann in dem rohen Diäthoxyhydroxy-caffeïn enthalten und bleibt beim Auskochen des Produkts mit Alkohol als sandiges Pulver zurück.

Etwas größere Mengen derselben Substanz erhält man beim Ver-dampfen der bromhaltigen alkoholischen Mutterlauge.

Die Reinigung der Verbindung wird sehr erleichtert durch ihre Schwerlöslichkeit in Alkohol.

Zur Analyse wurde dieselbe aus viel siedendem Alkohol umkristalli-siert und bei 105^0 getrocknet.

1. 0,3424 g gaben 0,5311 CO_2 und 0,1236 H_2O.
   0,151 g „ 25 ccm Stickstoff bei 19^0 und 741 mm Druck.
2. 0,2093 g „ 0,323 CO_2 und 0,0822 H_2O.
   0,3086 g „ 52,2 ccm Stickstoff bei 24^0 und 737 mm Druck.
3. 0,3184 g „ 0,1199 H_2O.

	Berechnet für $C_8H_9N_3O_5$	Gefunden		
		1.	2.	3.
C	42,29	42,29	42,1	—
H	3,97	4,01	4,35	4,18
N	18,5	18,54	18,38	—

Die Substanz schmilzt bei 198^0, ist in Wasser fast unlöslich und selbst in siedendem Alkohol schwer löslich. Von konzentrierter Salz-säure wird sie beim Kochen langsam gelöst und beim Eindampfen unter Bildung von leicht löslichen Produkten vollständig zersetzt.

Über die Konstitution dieser merkwürdigen Verbindung, welche mir leider nur in geringer Menge zur Verfügung stand, habe ich mir bisher kein Urteil bilden können und ich werde sie deshalb später nicht mehr erwähnen.

Ihre Bildung aus dem Hydroxycaffeïn scheint nach der Gleichung:

$$C_8H_{10}N_4O_3 + O + H_2O = C_8H_9N_3O_5 + NH_3$$

stattzufinden.

Abbau des Diäthoxyhydroxycaffeïns.

Wie früher erwähnt, wird das Diäthoxyhydroxycaffeïn ebenso wie die Methylverbindung durch warme Salzsäure leicht angegriffen und in dieselben Produkte, Apo- und Hypocaffeïn umgewandelt.

Beide Verbindungen entstehen in der Regel gleichzeitig und un-abhängig voneinander, aber in einem Mengenverhältnis, welches wesent-lich durch die Konzentration der Salzsäure und die Art des Erhitzens beeinflußt ist.

Apocaffeïn, $C_7H_7N_3O_5$.

Handelt es sich um die Darstellung der reinen Substanz, so verdampft man nicht mehr als 5 g des Diäthoxyhydroxycaffeïns mit der 4-fachen Menge 20-prozentiger Salzsäure auf dem Wasserbad, am besten in einer Platinschale unter Umrühren so rasch als möglich bis auf $^1/_3$ Volumen des ursprünglichen Gemenges.

Die Diäthoxyverbindung geht dabei leicht in Lösung und beim Verdampfen entweicht infolge einer sekundären Reaktion stets etwas Kohlensäure.

Versetzt man den sirupartigen Rückstand mit wenig kaltem Wasser, so scheidet sich der größte Teil des Apocaffeïns als weiße harzige Masse ab, welche nach längerer Zeit besonders beim Umrühren erstarrt.

Die Kristallisation wird sehr beschleunigt, wenn man etwas von der festen Substanz zusetzt.

Nach Entfernung der Mutterlauge wird das Rohprodukt in so viel warmem Wasser gelöst, daß beim Abkühlen auf Zimmertemperatur keine ölige Trübung der Flüssigkeit entsteht.

Aus dieser Lösung scheidet sich das Apocaffeïn beim längeren Stehen in farblosen Kristallen ab, welche nochmals in der gleichen Weise umkristallisiert, ganz frei von Hypocaffeïn und anderen Produkten sind.

Für die Analyse wurde die Substanz im Vakuum getrocknet.

1.   0,2058 g gaben 0,2976 CO_2 und 0,0648 H_2O.
    0,1374 g   ,,   24 ccm Stickstoff bei 6^0 und 708 mm Druck.
2.   0,2599 g   ,,   0,3748 CO_2 und 0,0793 H_2O.
    0,2033 g   ,,   36 ccm Stickstoff bei 12^0 und 715 mm Druck.

	Berechnet für $C_7H_7N_3O_5$	Gefunden 1.	2.
C	39,43	39,39	39,33
H	3,3	3,49	3,39
N	19,71	19,8	19,8

Seine Bildung aus der Diäthoxyverbindung erfolgt nach der Gleichung:

$$C_8H_{10}N_4O_3(OC_2H_5)_2 + 2\,H_2O = C_7H_7N_3O_5 + CH_3 . NH_2 + 2\,C_2H_6O.$$

Das Apocaffeïn schmilzt bei 147—148^0 und zersetzt sich bei höherer Temperatur unter Braunfärbung und Entwickelung von stechend riechenden Dämpfen.

Es ist leicht löslich in heißem Wasser, Alkohol und Chloroform, schwer löslich in kaltem Wasser, Benzol und Schwefelkohlenstoff.

Aus der wässerigen Lösung scheidet es sich in Kristallen ab, welche nach den Messungen von Professor Haushofer, dem monoklinen System[1]) angehören.   Achsenverhältnis: a : b : c = 0,8025 : 1 : 0,6976.

Versetzt man seine kalte Lösung mit Barytwasser, so erzeugt jeder Tropfen einen weißen Niederschlag, der jedoch beim Umschütteln wieder verschwindet. Sobald der Baryt im Überschuß ist, entsteht dagegen eine bleibende Fällung von Baryumcarbonat.

Die Zersetzung des Diäthoxyhydroxycaffeïns mit Salzsäure führte zur Entdeckung des Apocaffeïns und ist noch immer der geeignetste Weg für die Darstellung dieser Substanz.

Inzwischen habe ich eine andere direkte Bildungsweise derselben aus Hydroxycaffeïn beobachtet, woraus deutlich hervorgeht, daß der Umweg über die Diäthoxyverbindung nur gewisse praktische Vorteile bietet.

Wie bereits erwähnt, wird das Hydroxycaffeïn in salzsaurer Lösung durch Chlor leicht zerstört.

Bei höherer Temperatur entsteht dabei hauptsächlich Dimethylalloxan neben kleineren Mengen Apocaffeïn.

Bei niederer Temperatur tritt die Menge des Dimethylalloxans ganz zurück und man erhält als Hauptprodukt ein Gemenge von Apo- und Hypocaffeïn, wie folgender Versuch zeigt.

Eine auf —10° abgekühlte Lösung von Hydroxycaffeïn in rauchender Salzsäure wurde mit gasförmigem Chlor behandelt, bis der Geruch desselben nicht mehr verschwand.

Der Überschuß des Chlors wurde alsdann durch einen starken Luftstrom in der Kälte entfernt und die Lösung auf dem Wasserbad bis zur Sirupdicke verdampft.

Auf Zusatz von kaltem Wasser fiel eine harzige Masse aus, welche nach einiger Zeit kristallinisch erstarrte und deren Gewicht im trockenen Zustande 80% des angewandten Hydroxycaffeïns betrug.

Das Produkt war ein Gemenge von Apo- und Hypocaffeïn, welche wegen ihrer gleichen Löslichkeit durch Kristallisation aus Wasser nur sehr schwer zu trennen sind.

Die Bildung des Apocaffeïns findet nach der Gleichung statt:

$$C_8H_{10}N_4O_3 + O + H_2O = C_7H_7N_3O_5 + CH_3 . NH_2 .$$

Kocht man das Gemenge mit Wasser bis zur Beendigung der Kohlensäureentwickelung, so wird das Apocaffeïn in Caffursäure verwandelt und beim Erkalten scheidet sich das Hypocaffeïn im reinen Zustand aus.

---

[1]) Die näheren Angaben finden sich in Groths Zeitschrift für Kristallographie.

Die Menge des letzteren ist so beträchtlich, daß man die Methode zur Darstellung desselben benutzen kann.

Als dritte Bildungsweise des Apocaffeïns erwähne ich hier beiläufig seine direkte Entstehung aus dem Caffeïn bei der Behandlung mit Salzsäure und chlorsaurem Kali, welche von Maly und Andreasch[1]) beobachtet wurde.

Diese Reaktion verläuft offenbar in verschiedenen Phasen, welche man nach dem Vorhergehenden leicht unterscheiden wird.

Caffursäure, $C_6H_9N_3O_4$.

Beim Kochen mit Wasser wird das reine Apocaffeïn leicht zersetzt. Es zerfällt dabei glatt in Kohlensäure und Caffursäure nach der Gleichung:

$$C_7H_7N_3O_5 + H_2O = CO_2 + C_6H_9N_3O_4.$$

In den früheren Mitteilungen habe ich angegeben, daß bei dieser Reaktion gleichzeitig Hypocaffeïn entstehe. Diese Angabe ist, wie inzwischen schon Maly und Andreasch[2]) gefunden haben, unrichtig. Das bei meinen früheren Versuchen angewandte Apocaffeïn war trotz wiederholten Umkristallisierens aus Wasser durch Hypocaffeïn verunreinigt.

Zur Darstellung der Caffursäure bin ich stets von dem Diäthoxy-hydroxycaffeïn ausgegangen:

20 g des Äthers werden mit dem gleichen Gewicht rauchender Salzsäure (vom spezifischen Gewicht 1,19) auf dem Wasserbade in einer Schale unter Umrühren rasch zur Sirupdicke verdampft. Versetzt man den Rückstand mit dem gleichen Volumen lauwarmem Wasser, so erstarrt die Masse sehr bald kristallinisch. Zur Vervollständigung der Kristallisation kühlt man auf 0^0 ab, filtriert nach einigen Stunden und wäscht die mechanisch zerkleinerte Kristallmasse mit wenig kaltem Wasser aus. Die Mutterlaugen werden nochmals zur Sirupdicke verdampft, der Rückstand mit wenig Wasser verdünnt und die nach einigen Stunden in der Kälte abgeschiedene Kristallmasse abermals filtriert.

Die zweiten Mutterlaugen enthalten hauptsächlich salzsaures Methylamin.

Das so erhaltene rohe Apocaffeïn (welches in Wirklichkeit ein Gemenge mit Hypocaffeïn ist) wird in 5 Teilen Wasser gelöst und so lange gekocht, bis die anfänglich sehr starke Kohlensäureentwickelung beendet ist.

Bei Mengen von 30—40 g dauert diese Operation $1^1/_2$—2 Stunden.

---

1) Monatshefte f. Chem. **1882**, 100.
2) Monatshefte f. Chem. **1882**, 102.

Aus der in Eiswasser gekühlten Lösung scheidet sich beim längeren Stehen das Hypocaffeïn zum größten Teil in wohlausgebildeten großen Kristallen ab.

Zur Gewinnung der leicht löslichen Caffursäure wird die Mutterlauge auf dem Wasserbad bis zur beginnenden Kristallisation eingedampft, abgekühlt und der Kristallbrei mehrmals mit kaltem Wasser ausgelaugt. Hierbei geht die Caffursäure in Lösung, während das noch beigemengte Hypocaffeïn fast vollständig zurückbleibt.

Das Filtrat wird abermals verdampft und der Rückstand mit siedendem Alkohol aufgenommen. Aus dieser Lösung scheidet sich die Säure bei nicht zu starker Konzentration langsam in prächtigen, wasserhellen, schiefen Tafeln ab, welche indessen an der Luft sehr rasch durch Verwitterung undurchsichtig werden.

Für die Analyse wurde die Substanz bei 120⁰ getrocknet.

0,2422 g gaben 0,3470 CO_2 und 0,1060 H_2O.

0,1975 g   „   42 ccm Stickstoff bei 23⁰ und 717 mm Druck.

	Berechnet für $C_6H_9N_3O_4$	Gefunden
C	38,5	39,07
H	4,81	4,86
N	22,46	22,57

Die Caffursäure schmilzt zwischen 210 und 220⁰ unter Zersetzung und lebhaftem Aufschäumen.

Sie ist in Wasser leicht, in kaltem Alkohol, Chloroform und Äther schwer löslich.

Sie ist eine schwache Säure; ihr leicht lösliches Barytsalz wird bereits durch Kohlensäure zerlegt. Charakteristisch ist die Silberverbindung.

Löst man die Säure in Wasser und fügt vorsichtig so viel Ammoniak zu, daß die Reaktion der Flüssigkeit noch schwach sauer ist, so scheidet sich auf Zusatz von Silbernitrat das Salz nach einiger Zeit in prachtvoll ausgebildeten farblosen und lichtbeständigen Tafeln ab. Dasselbe hat im Vakuum getrocknet die Formel $C_6H_8N_3O_4Ag$.

0,2210 g gaben 0,0801 metallisches Silber.

0,2551 g   „   0,2243 CO_2 und 0,0686 H_2O.

	Berechnet	Gefunden
Ag	36,73	36,24
C	24,5	23,98
H	2,7	2,98

Das Salz ist in Wasser schwer löslich; es verliert bei 110⁰ nicht an Gewicht, färbt sich aber schon bei 150⁰ unter Zersetzung dunkelbraun.

Von Salzsäure, Chlor und Bromwasser wird die Caffursäure beim Eindampfen auf dem Wasserbade nicht verändert.

Durch Salpetersäure oder durch chromsaures Kali und verdünnte Schwefelsäure wird sie dagegen rasch oxydiert. Mit Schwefelwasserstoffwasser, schwefliger Säure und saurem schwefligsaurem Ammoniak kann sie ohne Veränderung gekocht werden.

Um so leichter wird sie von starker Jodwasserstoffsäure angegriffen und in die später beschriebene Hydrocaffursäure verwandelt.

In Alkalien und Barytwasser löst sich die Säure in der Kälte ohne Veränderung, wird dagegen in der Wärme unter Methylaminentwickelung leicht zersetzt.

Beim Erwärmen mit basisch essigsaurem Blei zerfällt dieselbe glatt in Mesoxalsäure, Methylamin und Methylharnstoff,

$$C_6H_9N_3O_4 + 3\,H_2O = C_3H_4O_6 + CH_3.NH_2 + C_2H_6N_2O \,,$$

wie folgender Versuch zeigt.

Spaltung der Caffursäure mit basisch-essigsaurem Blei. — 2 g der reinen Säure wurden in 100 g Wasser gelöst, mit einem Überschuß von basisch-essigsaurem Blei versetzt und zum Kochen erhitzt. Hierbei schied sich ein dicker kristallinischer Niederschlag von mesoxalsaurem Blei ab. Das filtrierte und gewaschene Salz wurde durch mehrstündiges Digerieren mit einem sehr geringen Überschuß von verdünnter Schwefelsäure in gelinder Wärme zersetzt und die filtrierte Lösung im luftverdünnten Raum auf dem Wasserbade abgedampft.

Aus dem Rückstand schieden sich beim Aufbewahren über Schwefelsäure in einer Vakuumglocke nach 1—2 Tagen prismatische Kristalle ab, die auf einer porösen Tonplatte getrocknet und nochmals aus sehr wenig Wasser in der gleichen Weise umkristallisiert wurden. Die so erhaltenen Kristalle zeigten alle Eigenschaften der Mesoxalsäure.

Eine Probe derselben erweichte, im Kapillarrohr erhitzt, bei 110° und schmolz vollständig bei 119—120° unter schwacher Gasentwickelung.

Die mit Ammoniak nahezu neutralisierte wässerige Lösung der Säure gab mit salpetersaurem Silber in der Kälte einen weißen, aus kleinen Prismen bestehenden Niederschlag, welcher im Dunkeln rasch filtriert, mit Wasser und Alkohol gewaschen und im Vakuum über Schwefelsäure getrocknet wurde.

Das trockene Salz verpuffte beim Erhitzen, zersetzte sich beim Erwärmen mit Wasser unter Abscheidung von metallischem Silber und hatte die Zusammensetzung des Silbermesoxalats.

0,202 g gaben 0,1639 AgCl.

	Berechnet für $C_3H_2O_6Ag_2$	Gefunden
Ag	61,71	61,1

Die Menge der kristallisierten Mesoxalsäure betrug 50% vom Gewicht der Caffursäure, während nach obiger Zersetzungsgleichung 73% entstehen sollten.

Die vom mesoxalsauren Blei filtrierte Mutterlauge enthält das gleichzeitig gebildete Methylamin und den Monomethylharnstoff.

Zum Nachweis derselben wurde die Lösung nach Entfernung des Bleies durch Schwefelwasserstoff im luftverdünnten Raum destilliert. Das Destillat gab beim Verdampfen mit Salzsäure und Platinchlorid die charakteristischen sechsseitigen Blättchen von Methylaminplatinchlorid, ohne Octaëder von Platinsalmiak.

Der im Rückstand befindliche Monomethylharnstoff schied sich beim längeren Aufbewahren im Exsikkator in prismatischen Kristallen ab.

Die Menge derselben betrug 0,54 g, während nach der Rechnung 0,8 g entstehen sollten.

In wenig Alkohol gelöst und mit Äther wieder abgeschieden, zeigte die Verbindung den Schmelzpunkt 102° und die Zusammensetzung des Monomethylharnstoffs.

0,1864 g gaben 0,2205 CO_2 und 0,1367 H_2O.

0,1176 g „ 42 ccm Stickstoff bei 24° und 719 mm Druck.

	Berechnet für $C_2H_6N_2O$	Gefunden
C	32,43	32,26
H	8,10	8,14
N	37,84	37,82

Hydrocaffursäure, $C_6H_9N_3O_3$.

Löst man Caffursäure in der 3—4-fachen Gewichtsmenge kalter rauchender Jodwasserstoffsäure, so färbt sich die Flüssigkeit sehr bald durch Freiwerden von Jod dunkelbraun.

Zur Reduktion des letzteren setzt man zweckmäßig Jodphosphonium zu und läßt das Gemisch dann unter öfterem Umschütteln einige Stunden bei gewöhnlicher Temperatur stehen. Zum Schluß erwärmt man gelinde auf dem Wasserbade, bis die Flüssigkeit farblos bleibt.

Die Lösung wird jetzt mit Wasser stark verdünnt, zur Entfernung der Jodwasserstoffsäure erst mit Bleiweiß, dann mit überschüssigem Bleihydroxyd digeriert, das Filtrat mit Schwefelwasserstoff vollständig entbleit und am besten im luftverdünnten Raume auf dem Wasserbade verdampft.

Nach genügender Konzentration scheidet sich die Hydrocaffursäure beim Erkalten der Lösung in farblosen prismatischen Kristallen ab, welche durch Umkristallisieren aus heißem Wasser leicht gereinigt werden können.

Zu den nachfolgenden Analysen dienten verschiedene Präparate, wovon 1. im Vakuum über Schwefelsäure, 2. und 3. durch Erhitzen auf 110^0 getrocknet waren.

1.　0,1965 g gaben 0,3041 CO_2 und 0,0946 H_2O.
2.　0,1998 g 　„　 0,3046 　„　 　„　 0,0903 　„
3.　0,2117 g 　„　 0,3230 　„　 　„　 0,1002 　„
　　0,1907 g 　„　 44,5 ccm Stickstoff bei 22^0 und 715 mm Druck.

	Berechnet für $C_6H_9N_3O_3$	Gefunden		
		1.	2.	3.
C	42,1	42,2	41,58	41,61
H	5,26	5,35	5,02	5,26
N	24,56	—	—	24,82

Die Hydrocaffursäure ist in heißem Wasser leicht, in kaltem Wasser ziemlich schwer löslich. Im Kapillarrohr erhitzt schmolz das für Analyse 1 angewandte Präparat zwischen 240 und 248^0 und erstarrte beim Abkühlen gegen 235^0.

Die reine Säure gibt — zum Unterschied von Apocaffeïn, Caffursäure und Hypocaffeïn — beim Kochen mit basisch-essigsaurem Blei keinen Niederschlag.

Von oxydierenden Agentien wird die Verbindung leicht angegriffen. Mit ammoniakalischer Silberlösung z. B. gibt sie schon in der Kälte nach einiger Zeit einen starken Silberspiegel. Noch leichter wird sie durch gasförmiges Chlor in wässeriger Lösung verändert und beim Verdampfen auf dem Wasserbade bleibt dann reine Caffursäure zurück.

In Alkalien und Barytwasser löst sich die Hydrocaffursäure in der Kälte ohne Veränderung. Beim Erwärmen tritt dagegen alsbald ein starker Geruch von Methylamin auf.

Spaltung der Hydrocaffursäure mit Baryt. — Erwärmt man 1 Teil der Säure mit 5 Teilen Barythydrat und 20 Teilen Wasser auf dem Wasserbade, so macht sich augenblicklich der Geruch des Methylamins bemerkbar, welches bei einem besonderen Versuche abdestilliert und in das charakteristische Platinsalz verwandelt wurde. Gleichzeitig entsteht in der Regel in sehr geringer Menge ein unlösliches Barytsalz, welches Silberlösung reduziert und wahrscheinlich von einer Verunreinigung der Hydrocaffursäure herstammt.

Nach 15 Minuten langem Erwärmen wurde die Lösung filtriert und mit Kohlensäure gefällt. Die abermals filtrierte Flüssigkeit enthielt weder Baryt noch Hydrocaffursäure, denn sie gab mit Schwefelsäure und ammoniakalischer Silberlösung keine Reaktion mehr.

Beim Verdampfen dieser Lösung schieden sich feine farblose prismatische Kristalle ab, welche den Schmelzpunkt 156^0 und die Zusammensetzung $C_4H_6N_2O_2$ zeigten.

0,1825 g gaben 0,2836 CO_2 und 0,0757 H_2O.
0,1027 g „   22,3 ccm Stickstoff bei 12⁰ und 723 mm Druck.

	Berechnet	Gefunden
C	42,1	42,3
H	5,2	4,6
N	24,56	24,5

Die Substanz ist unzweifelhaft identisch mit dem Methylhydantoïn. Sie entsteht aus der Hydrocaffursäure nach der Gleichung:

$$C_6H_9N_3O_3 + H_2O = CO_2 + NH_2CH_3 + C_4H_6N_2O_2.$$

Diese Spaltung erfolgt jedoch in zwei Phasen.

Zuerst wird nur Methylamin abgelöst und es entsteht das Barytsalz einer Säure, welches in alkalischer Lösung beständig ist, aber schon durch Kohlensäure zerlegt wird. Die freie Säure ist nur in kalter wässeriger Lösung beständig; beim Erwärmen zerfällt sie in Kohlensäure und Methylhydantoïn, wie folgender Versuch zeigt.

Die wie oben 15 Minuten erwärmte Barytlösung der Hydrocaffursäure wurde von dem geringen Niederschlag, welcher kein Baryumcarbonat enthielt, filtriert und der Baryt in der Kälte mit verdünnter Schwefelsäure genau ausgefällt.

Die filtrierte Lösung gab mit Barytwasser keine Trübung, enthielt mithin keine freie Kohlensäure.

Beim Kochen dieser Lösung entwich dagegen eine reichliche Menge von Kohlensäure und beim Verdampfen blieb reines Methylhydantoïn zurück.

Nach diesen Resultaten kann es kaum zweifelhaft sein, daß die Hydrocaffursäure beim Erwärmen mit Barytwasser unter Wasseraufnahme zunächst in Methylamin und Methylhydantoïncarbonsäure gespalten wird.

Auf die mutmaßliche Konstitution der letzteren werde ich später noch zurückkommen.

Ihr Barytsalz ist, wie bereits erwähnt wurde, in wässeriger Lösung ziemlich beständig. Es kann 10—15 Minuten mit überschüssigem Baryt auf dem Wasserbad erhitzt werden. Setzt man dagegen das Erwärmen 4—5 Stunden fort, so entsteht das Barytsalz einer neuen Säure, welches durch Kohlensäure nicht zersetzt wird, ammoniakalische Silberlösung stark reduziert und aus der konzentrierten wässerigen Lösung durch Alkohol als amorphe, schleimige Masse gefällt wird.

Ich habe das Salz vorläufig nicht weiter untersucht und begnüge mich deshalb damit, seine Existenz anzudeuten.

Die Bildung des Methylhydantoïns aus der Hydrocaffursäure ist für die Aufklärung der Konstitution des Caffeïns von hervorragender

Bedeutung. Ich glaube durch diese Spaltung den vollgültigen Beweis erbracht zu haben, daß in dem Caffeïn, wenn ich mich so ausdrücken darf, neben dem dimethylierten Alloxankern der Kohlenstoffstickstoffkern des Methylhydantoïns enthalten ist.

Hypocaffeïn.

Die Verbindung bildet sich in wechselnder Menge neben dem Apocaffeïn beim Erwärmen des Diäthoxyhydroxycaffeïns mit Salzsäure und ebenso bei der Zersetzung des Hydroxycaffeïns mit Chlor in salzsaurer Lösung.

Für die Darstellung von größeren Mengen habe ich stets die erste Methode benutzt.

Das Verfahren ist bei der Caffursäure ausführlich beschrieben. Bei demselben werden von dem Gewichte des angewandten Hydroxycaffeïns ungefähr 30% an Hypocaffeïn erhalten.

Das ziemlich reine Rohprodukt ist nach zweimaligem Umkristallisieren aus heißem Wasser frei von Caffursäure und anderen Beimengungen.

Das Hypocaffeïn hat, im Vakuum über Schwefelsäure oder bei höherer Temperatur getrocknet, die Zusammensetzung $C_6H_7N_3O_3$.

0,1282 g gaben 0,1986 CO_2 und 0,0505 H_2O.
0,0986 g   „   22 ccm Stickstoff bei 15^0 und 718 mm Druck.

	Berechnet	Gefunden
C	42,6	42,24
H	4,14	4,37
N	24,85	24,66

Da dasselbe aus reinem Apocaffeïn bei den neueren Versuchen nicht mehr erhalten werden konnte, so muß ich annehmen, daß es direkt aus dem Diäthoxyhydroxycaffeïn entsteht nach der Gleichung:

$$C_8H_{10}N_4O_3 . (OC_2H_5)_2 + 2\,H_2O$$
$$= 2\,C_2H_6O + NH_2 . CH_3 + CO_2 + C_6H_7N_3O_3 .$$

Die Verbindung schmilzt konstant bei 182^0 und destilliert bei höherer Temperatur größtenteils unzersetzt. In heißem Wasser und Alkohol ist sie leicht, in kaltem Wasser schwer löslich.

Die Löslichkeit in Wasser wird durch die Gegenwart von Caffursäure vermehrt.

Die Verbindung hat den Charakter einer Säure. Ihre Salze sind in reinem Zustande ziemlich beständig, besitzen indessen eine komplizierte Zusammensetzung.

Das Barytsalz hat die Formel:

$$C_{18}H_{19}N_9O_9Ba = (C_6H_6N_3O_3)_2Ba + C_6H_7N_3O_3.$$

Dasselbe entsteht durch Kochen einer nicht zu verdünnten Hypocaffeïnlösung mit kohlensaurem Baryt oder beim vorsichtigen Neutralisieren von Hypocaffeïn mit Barytwasser. Will man es nach der letzten Methode gewinnen, so löst man 1 Teil Hypocaffeïn in 50 Teilen Wasser, kühlt auf 0° ab und fügt Barytwasser bis zur alkalischen Reaktion zu. Der überschüssige Baryt wird mit Kohlensäure gefällt und die heiß filtrierte Flüssigkeit auf dem Wasserbad verdampft.

Versetzt man die so gewonnene konzentrierte Lösung mit so viel Alkohol, daß sie in der Kälte eben noch klar bleibt und erhitzt dann zum Kochen, so scheidet sich das Salz in sehr feinen weißen Nadeln ab. Im Vakuum getrocknet gaben dieselben folgende Zahlen:

1. 0,3605 g gaben 0,1315 $BaSO_4$.
   0,254 g „ 0,309 CO_2 und 0,084 H_2O.
2. 0,2276 g „ 0,0830 $BaSO_4$.

	Berechnet für $C_{18}H_{19}N_9O_9Ba$	Gefunden 1.	2.
Ba	21,34	21,44	21,4
C	33,64	33,18	—
H	2,96	3,67	—

Das Salz verliert bei 100° nicht an Gewicht. Mit Schwefelsäure zersetzt liefert es reines Hypocaffeïn. In Wasser ist es leicht löslich und kann damit ohne Veränderung gekocht werden. Von überschüssigem Barytwasser wird es dagegen schon bei Zimmertemperatur unter Abscheidung von Baryumcarbonat zersetzt.

Das Silbersalz ist in kaltem Wasser schwer löslich. Versetzt man eine Lösung von Hypocaffeïn in 5 Teilen Wasser mit einem Überschuß von Silbernitrat und fügt dann so viel Ammoniak zu, bis die Reaktion schwach alkalisch ist, so scheidet sich beim längeren Stehen das Silbersalz in farblosen, meist zu Aggregaten vereinigten, schiefen Platten ab. Dieselben wurden aus heißem Wasser umkristallisiert und für die Analyse im Vakuum bei Lichtabschluß getrocknet.

Aus den erhaltenen Zahlen läßt sich keine einfache Formel berechnen. Das Präparat scheint trotz seines homogenen Aussehens ein Gemenge von verschiedenen Salzen gewesen zu sein. Die erhaltenen Zahlen stelle ich hier zusammen mit den Werten, welche sich für die beiden Formeln $C_6H_6N_3O_3Ag$ und $C_{18}H_{19}N_9O_9Ag_2$ berechnen.

1. 0,3585 g gaben 0,1135 metallisches Silber.
   0,228 g „ 0,2405 CO_2 und 0,0578 H_2O.
2. 0,3925 g „ 0,125 metallisches Silber.

	Berechnet für		Gefunden	
	$C_6H_6N_3O_3Ag$	$C_{18}H_{19}N_9O_9Ag_2$	1.	2.
Ag	39,1	29,9	31,65	31,82
C	26,1	29,9	28,77	—
H	2,2	2,6	2,81	—

Gegen Säuren, Oxydations- und Reduktionsmittel ist das Hypocaffeïn auffallend beständig.

Mit rauchender Salpetersäure, Chlor- und Bromwasser, mit chromsaurem Kali und verdünnter Schwefelsäure und sogar mit Übermangansäure kann es ohne Veränderung gekocht werden. Ebensowenig wird es von rauchender Jodwasserstoffsäure, von starker Salzsäure, von Zinn und Salzsäure, von Essigsäureanhydrid oder von Phosphoroxychlorid und Pentachlorid verändert.

Mit Wasser kann es tagelang gekocht werden. Beim Erhitzen damit auf 150° wird es dagegen vollständig unter Kohlensäureentwickelung zerlegt.

Eine ähnliche Zersetzung erleidet das Hypocaffeïn durch starke Basen bei niederer Temperatur.

Versetzt man z. B. seine wässerige Lösung mit überschüssigem Barythydrat, so bildet sich schon bei gewöhnlicher Temperatur allmählich ein Niederschlag von Baryumcarbonat und beim Erwärmen auf dem Wasserbad ist nach einigen Minuten alles Hypocaffeïn verschwunden. Es zerfällt dabei unter Wasseraufnahme in Kohlensäure und eine Verbindung $C_5H_9N_3O_2$, welche ich Caffolin genannt habe.

Das letztere bleibt in der wässerigen Lösung und kann nach Entfernung des Baryts mit Kohlensäure durch Abdampfen daraus gewonnen werden.

Caffolin.

Zur Darstellung dieser Verbindung benutze ich folgendes Verfahren. 1 Teil reines Hypocaffeïn wird in wenig heißem Wasser gelöst und mit 5 Teilen einer Lösung von basisch-essigsaurem Blei (welche aus zwei Gewichtsteilen Bleiacetat, einem Teile Bleihydroxyd und drei Teilen Wasser heiß bereitet ist) auf dem Wasserbad erhitzt.

Nach kurzer Zeit bildet sich ein dicker Niederschlag von Bleicarbonat und nach 2—3 Stunden ist die Zersetzung beendet.

Die filtrierte und mit Wasser verdünnte Lösung wird zur Entfernung des Bleies mit Schwefelwasserstoff gefällt und das Filtrat auf dem Wasserbade zur Trockne verdampft.

Es bleibt dabei eine weiße Kristallmasse zurück, welche mit siedendem Alkohol aufgenommen wird. Aus dieser Lösung scheidet sich das Caffolin beim Erkalten in feinen Nadeln ab, welche nahezu chemisch rein sind. Das direkt analysierte Produkt enthielt 28,6 statt 29,37% Stickstoff.

Zur vollständigen Reinigung löst man die Kristalle nochmals in nicht zuviel warmem Wasser. In der Kälte scheidet sich dann die Substanz langsam in farblosen langen Prismen ab, welche über Schwefelsäure getrocknet die Zusammensetzung $C_5H_9N_3O_2$ haben.

0,2345 g gaben 0,3615 CO_2 und 0,1275 H_2O.

0,1742 g „ 47 ccm Stickstoff bei 20⁰ und 717 mm Druck.

	Berechnet für $C_5H_9N_3O_2$	Gefunden
C	41,96	42,04
H	6,29	6,04
N	29,37	29,1

Das Caffolin schmilzt zwischen 194 und 196⁰ und zersetzt sich beim stärkeren Erhitzen unter teilweiser Verkohlung und Entwickelung von stechend riechenden Dämpfen. In warmem Wasser ist es außerordentlich leicht, in kaltem etwas schwerer löslich. Von absolutem Alkohol wird es selbst beim Kochen ziemlich schwer aufgenommen.

Das Caffolin scheint sich nicht mit Säuren zu verbinden. Löst man es in wenig kalter Salzsäure und fügt Alkohol zu, so scheidet sich die Verbindung unverändert ab.

Es ist auch keine starke Säure, da aus einer mit Barythydrat versetzten Lösung von Caffolin aller Baryt bereits durch Kohlensäure gefällt wird. Kocht man dagegen seine konzentrierte Lösung mit Silberoxyd, so scheidet sich aus dem Filtrat beim längeren Stehen eine kristallisierte Silberverbindung ab.

Von dem Hypocaffeïn unterscheidet sich die Verbindung durch ihre Unbeständigkeit gegen starke Säuren.

Schon beim Abdampfen mit konzentrierter Salzsäure auf dem Wasserbade wird sie in einen Sirup verwandelt, welcher in Alkohol sehr leicht löslich ist und beim längeren Erhitzen mit konzentrierter Salzsäure im geschlossenen Rohr auf 100⁰ weiter in Kohlensäure, Ammoniak, Methylamin und andere Produkte gespalten wird.

Von konzentriertem Barytwasser wird das Caffolin erst bei tagelangem Erhitzen vollständig zersetzt. Es entweicht Ammoniak und Methylamin und es bildet sich ein weißer kristallinischer Niederschlag, der zum größten Teil aus kohlensaurem und oxalsaurem Baryt besteht, außerdem aber in geringer Menge eine Verbindung enthält, welche Silberlösung beim Erwärmen reduziert. In der Lösung bleibt ferner noch das Barytsalz einer anderen organischen Säure, die ich nicht näher untersucht habe.

Am meisten Aufschluß über die Konstitution des Caffolins gibt sein Verhalten gegen reduzierende und oxydierende Agentien.

Reduktion des Caffolins.

Eine Lösung von Caffolin in konzentrierter Jodwasserstoffsäure färbt sich schon bei 30⁰ durch Bildung von Jod dunkelbraun. Befördert man die Einwirkung durch Erwärmen auf dem Wasserbade und fügt von Zeit zu Zeit Jodphosphonium zur Reduktion des freien Jods zu, so ist die Reaktion in kurzer Zeit beendet.

Die farblose Lösung wurde mit Wasser verdünnt und zur Entfernung von Jodwasserstoffsäure mit überschüssigem Bleihydroxyd behandelt.

Aus dem mit Schwefelwasserstoff entbleiten und zum Sirup eingedampften Filtrat schieden sich beim Aufbewahren über Schwefelsäure nach 24 Stunden farblose, prismatische Kristalle ab, welche von der Mutterlauge durch Pressen zwischen Fließpapier getrennt wurden.

Dieselben wurden zur Reinigung für die Analyse in wenig Alkohol gelöst und durch Zusatz von trockenem Äther wieder abgeschieden. Sie zeigten alsdann den Schmelzpunkt 102⁰ und die Zusammensetzung des Monomethylharnstoffs.

0,2157 g gaben 0,2562 CO_2 und 0,1558 H_2O.
0,1883 g ,,   68 ccm Stickstoff bei 25⁰ und 716 mm Druck.

	Berechnet für $C_2H_6N_2O$	Gefunden
C	32,43	32,39
H	8,1	8,02
N	37,84	37,82

Ihre Menge betrug ungefähr 40% des Caffolins. Das zweite Spaltungsprodukt habe ich trotz vieler Bemühungen nicht fassen können.

Oxydation des Caffolins.

1. *Mit Ferricyankalium*. — Bringt man 1 Teil Caffolin mit einer kalt gesättigten Lösung von 5 Teilen Ferricyankalium zusammen und fügt 5 Teile 30-prozentiger Kalilauge in der Kälte zu, so erfolgt nach kurzer Zeit eine reichliche Abscheidung von Ferrocyankalium.

Die Menge des verbrauchten Oxydationsmittels entspricht ziemlich genau 1 Atom Sauerstoff auf 1 Molekül Caffolin.

Das zunächst entstehende Oxydationsprodukt konnte aus der Salzlösung nicht isoliert werden.

Um dasselbe in leichter faßbare Produkte zu verwandeln, wurde deshalb die Lösung 30 Minuten auf dem Wasserbade erwärmt, wobei starker Methylamingeruch auftritt, und jetzt zur völligen Abscheidung des Ferro- und Ferricyankaliums in die 5—6-fache Menge Alkohol eingegossen. Die Mutterlauge, mit verdünnter Schwefelsäure nahezu neutralisiert und nach Entfernung des Kaliumsulfats im luftverdünnten Raum auf dem Wasserbade verdampft, schied eine reichliche Menge von farblosen Kristallen ab, welche mit kaltem Alkohol ausgelaugt und aus heißem Alkohol unter Zusatz von wenig Wasser umkristallisiert wurden.

Die Substanz ist nach ihrem Verhalten gegen Alkalien und den Ergebnissen der Analyse das Kalisalz der Methyloxaminsäure.

0,305 g gaben 0,1865 K_2SO_4.

0,233 g „ 0,2195 CO_2 und 0,064 H_2O.

0,1715 g „ 15 ccm Stickstoff bei 13⁰ und 724 mm Druck.

	Berechnet	Gefunden
K	27,66	27,45
C	25,53	25,68
H	2,83	3,05
N	9,92	9,84

Das Salz ist in Wasser sehr leicht, in absolutem Alkohol sehr schwer löslich. Beim Kochen mit Barytwasser zerfällt es in Methylamin und Baryumoxalat.

Die vom methyloxaminsauren Kali filtrierte alkoholische Lösung wurde zur Trockne verdampft.

Der Rückstand erstarrte nach einiger Zeit kristallinisch und bestand zum größten Teile aus Monomethylharnstoff. Derselbe wurde in der früher angegebenen Weise in das Nitrat verwandelt und letzteres aus Alkohol umkristallisiert.

Die Analyse gab folgende Zahlen:

0,124 g gaben 34 ccm Stickstoff bei 14⁰ und 723 mm Druck

	Berechnet für $C_2H_6N_2O$, HNO_3	Gefunden
N	30,65	30,66

Der aus dem Nitrat gewonnene Harnstoff hatte den Schmelzpunkt 102⁰.

0,1293 g gaben 44 ccm Stickstoff bei 15⁰ und 723 mm Druck.

	Berechnet für $C_2H_6N_2O$	Gefunden
N	37,83	37,88

2 g Caffolin lieferten bei dem obigen Verfahren 0,95 methyloxaminsaures Kali und 0,85 reinen salpetersauren Methylharnstoff.

Die Spaltung des Caffolins scheint demnach im Sinne folgender Gleichung stattzufinden.

$$C_5H_9N_3O_2 + O + H_2O = CH_3.NH.CO.COOH + CH_3.NH.CO.NH_2.$$

Allerdings müßten nach der Rechnung alsdann von den Zersetzungsprodukten doppelt so große Mengen entstehen, als durch den Versuch gefunden wurden. Der Verlust erklärt sich jedoch bei dem Harnstoff durch die Schwierigkeit der quantitativen Isolierung und bei dem oxaminsauren Salz durch die Unbeständigkeit gegen Alkali.

2. *Oxydation mit Permanganat.* — Eine Lösung von 1 g Caffolin, 1,2 g $KMnO_4$ und 6 Tropfen 30-prozentiger Kalilauge wurde 24 Stunden bei Zimmertemperatur aufbewahrt und das überschüssige Permanganat schließlich durch Alkohol zu Braunstein reduziert. Das Filtrat gab, mit verdünnter Schwefelsäure neutralisiert, eine reichliche Entwickelung von Kohlensäure und schied dann beim Eindampfen im Vakuum auf dem Wasserbad farblose Nadeln ab, deren Gewicht 0,22 g betrug.

Aus wenig heißem Wasser umkristallisiert zeigten dieselben alle Eigenschaften des Dimethyloxamids.

0,1032 g gaben 22,5 ccm Stickstoff bei 14⁰ und 723 mm Druck.

	Berechnet für $C_4H_8N_2O_2$	Gefunden
N	24,14	24,38

Der Schmelzpunkt wurde bei 212⁰ gefunden. Beim Kochen mit Barytwasser entwich Methylamin und es bildete sich ein Niederschlag von oxalsaurem Baryt.

In der vom Dimethyloxamid abfiltrierten Lösung war eine reichliche Menge von Ammoniak enthalten.

Die Spaltung des Caffolins durch Permanganat erfolgt also wenigstens zum Teil im Sinne folgender Gleichung:

$$C_5H_9N_3O_2 + O + H_2O = \begin{matrix} CO.NHCH_3 \\ | \\ CO.NH.CH_3 \end{matrix} + CO_2 + NH_3.$$

3. Wiederum andere Resultate gab *die Oxydation mit Chromsäure.* — Erwärmt man 1 Teil Caffolin mit 1 Teil Kaliumdichromat, 1,4 Teilen konzentrierter Schwefelsäure und 10 Teilen Wasser am Rückflußkühler, so färbt sich die Lösung bald grün und nach zwei Stunden ist die Reaktion beendet.

Aus der bis auf die Hälfte eingedampften Flüssigkeit scheidet sich in der Kälte eine reichliche Menge von blätterigen Kristallen ab, welche die Zusammensetzung, den Schmelzpunkt und alle Eigenschaften des Cholestrophans zeigen.

0,108 g gaben 0,1675 CO_2 und 0,0432 H_2O.

	Berechnet für $C_5H_6N_2O_3$	Gefunden
C	42,25	42,3
H	4,22	4,44

In der chromhaltigen Mutterlauge sind reichliche Mengen von Ammoniak enthalten. Die Oxydation des Caffolins erfolgt hier nach der Gleichung:

$$C_5H_9N_3O_2 + O = C_5H_6N_2O_3 + NH_3.$$

Dieser Vorgang scheint jedoch auch hier nicht der einzige zu sein, denn die Ausbeute an Cholestrophan betrug nicht mehr als 40% des angewandten Caffolins, während nach obiger Gleichung 90% entstehen mußten.

Konstitution des Caffolins.[1]

Aus den vorher beschriebenen zahlreichen Zersetzungen geht hervor, daß das Caffolin eine Verbindung der Glyoxylsäure mit Monomethylharnstoff und Methylamin ist und daß ferner die beiden Methylamingruppen ebenso wie in dem Dimethyloxamid und Cholestrophan auf die beiden Kohlenstoffatome des Glyoxylsäurerestes verteilt sind.

Das Caffolin enthält mithin die Atomgruppe:

$$
\begin{array}{c}
N.CH_3 \\
\diagup \quad \diagdown \\
C \qquad C \\
| \qquad \diagup \\
CH_3.N.C \quad N
\end{array}
$$

Aus diesem Schema lassen sich ungezwungen nur folgende zwei Konstitutionsformeln ableiten:

$$
\begin{array}{cc}
\text{I.} & \text{II.} \\[4pt]
\begin{array}{c}
N.CH_3 \\
\diagup \quad \diagdown \\
HC \qquad CO \\
| \diagdown \quad \diagup \\
CH_3.HN\text{-}CO\;NH
\end{array}
&
\begin{array}{c}
N.CH_3 \\
\diagup \quad \diagdown \\
HO.HC \qquad CO \\
| \qquad \diagup \\
CH_3.HN\text{-}C\!=\!N
\end{array}
\end{array}
$$

Die erste derselben ist jedoch aus anderen Gründen zu verwerfen, denn das Caffolin muß nach seiner Entstehungsweise in naher Beziehung zur Hydrocaffursäure stehen und die letztere ist, wie ich oben gezeigt habe, ein Abkömmling des Methylhydantoïns und enthält mithin zweifellos die Atomgruppe:

$$
\begin{array}{c}
C\text{-}N.CH_3 \\
| \quad \diagdown CO \\
C\text{-}N
\end{array}
$$

Ich halte deshalb die zweite Caffolinformel für die richtige. Mit derselben lassen sich die meisten Spaltungen der Substanz sehr einfach erklären. Nur die Bildung des Cholestrophans bei der Oxydation mit Chromsäure erscheint darnach etwas verwickelt.

---

[1] Vgl. hierzu die Bemerkung in der Einleitung S. 71.

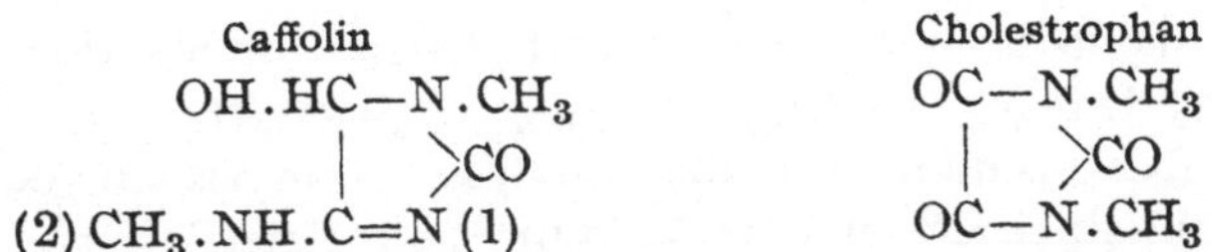

Hier muß man annehmen, daß Stickstoff (1) als Ammoniak ausgelöst wird und das Carbonyl des Harnstoffrestes dafür in die Methylamingruppe (2) eingreift. Dieser Vorgang ist jedoch nicht wunderbarer, als die glatte Bildung des Cholestrophans aus dem Dimethylalloxan.

Eine eigentümliche Veränderung erfährt das Caffolin beim Kochen mit Essigsäureanhydrid.

Es wird dadurch in eine Verbindung von der Formel $C_8H_{13}N_3O_3$ verwandelt, welche beim Erwärmen mit Salzsäure in Essigsäure und eine Base $C_6H_{11}N_3O_2$ gespalten wird.

Der letzteren gebe ich den Namen Acecaffin, welcher an ihre Entstehung aus Essigsäure erinnern soll.

Die erste Verbindung ist als das Acetylderivat dieser Base zu betrachten.

Über die Konstitution beider Substanzen habe ich bisher kein sicheres Urteil gewinnen können. Trotzdem will ich dieselben hier anhangsweise beschreiben, da ich nicht weiß, ob ich später Gelegenheit finden werde, darauf zurückzukommen.

Acetylacecaffin.

Erhitzt man 1 Teil Caffolin mit 5 Teilen Essigsäureanhydrid am Rückflußkühler, so beginnt nach kurzer Zeit eine langsame, aber regel-

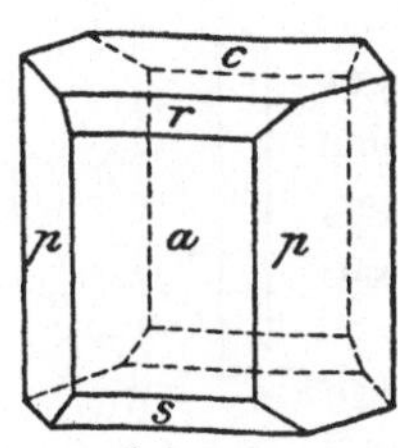

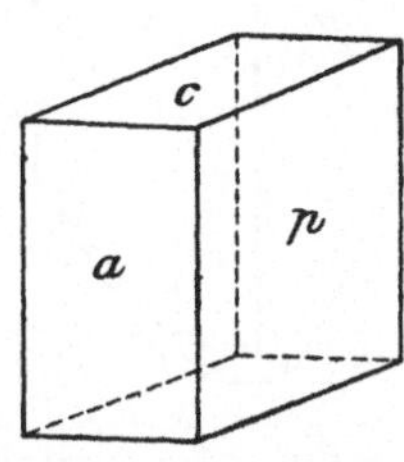

mäßige Entwickelung von Kohlensäure, welche bei kleineren Mengen nach 12—15 Stunden aufhört.

Verdampft man jetzt die Lösung zur Entfernung des Anhydrids mehrmals mit Alkohol auf dem Wasserbade, so bleibt ein öliger Rückstand, welcher in der Kälte kristallinisch erstarrt. Wird derselbe in wenig Chloroform gelöst und zu dem Gemisch trockener Äther bis zur beginnenden Trübung zugesetzt, so scheiden sich nach einiger Zeit schön ausgebildete, farblose Tafeln ab.

Die Kristalle gehören nach den Messungen des Herrn Prof. Haushofer[1]), dem ich auch für die beistehenden Zeichnungen verpflichtet

---

1) Genaueres vgl. Groth, Zeitschr. f. Kristallographie.

bin, dem monoklinen System an und stellen Kombinationen vor von $\infty P \infty$ (a), $O P$ (c), ∞P (p), $P \infty$ (s), $^2/_5 P \infty$ (r).

Dieselben wurden für die Analyse nochmals in der gleichen Weise umkristallisiert und im Vakuum getrocknet.

1. 0,2592 g gaben 0,4605 CO_2 und 0,156 H_2O.
   0,2655 g   „   48,5 ccm Stickstoff bei 10^0 und 712 mm Druck.
2. 0,225 g   „   0,4005 CO_2 und 0,1338 H_2O.
3. 0,226 g   „   0,4045 „   „   0,1325 „

	Berechnet für $C_8H_{13}N_3O_3$	Gefunden 1.	2.	3.
C	48,24	48,45	48,54	48,81
H	6,53	6,68	6,60	6,51
N	21,1	20,5	—	—

Die Substanz schmilzt bei 106—107⁰ und ist in Wasser, Alkohol, Chloroform und Benzol leicht, in Äther schwer löslich.

Aus 4 Teilen Caffolin wurden durchschnittlich 3 Teile dieser Acetylverbindung gewonnen.

Acecaffin.

Verdampft man die vorige Verbindung mit rauchender Salzsäure auf dem Wasserbade, so entweicht Essigsäure und es bleibt das Hydrochlorat des Acecaffins zunächst als Sirup zurück, welcher jedoch beim nochmaligen Abdampfen mit Alkohol kristallinisch erstarrt.

Das Salz ist in Wasser sehr leicht, in kaltem Alkohol schwer löslich und wird am besten aus heißem Alkohol umkristallisiert.

Zur Gewinnung der freien Base wurde das Hydrochlorat in wässeriger Lösung mit Silberoxyd zersetzt. Das Filtrat enthielt eine kleine Menge Silber, welches sich beim Abdampfen auf dem Wasserbad metallisch abschied.

Der in der Kälte erstarrende Verdampfungsrückstand wurde mit heißem Benzol aufgenommen.

Beim Erkalten schied sich die Base in farblosen schönen Kristallen ab, welche nach den Messungen von Professor Haushofer dem rhombischen System angehören.

Achsenverhältnis a : b : c = 0,6707 : 1 : 1,2445.

Kristallsystem rhombisch. Kleine prismatische, seltener nach b tafelförmige Kristalle der Kombination ∞P (p), $O P$ (c), $\breve{P} \infty$ (r); die Flächen von $\infty \breve{P} \infty$ (b) finden sich seltener, bisweilen fehlt auch c.

	Gemessen	Berechnet	
p : p =	*112°18′	—	(vordere Prismenkante)
r : r =	*77°34′	—	(oben)
c : r =	128°32′	128°47′	
r : p =	116°0′	115°44′	

Zur Analyse wurde die Substanz nochmals aus Benzol umkristallisiert und bei 80° getrocknet.

0,2663 g gaben 0,450 CO_2 und 0,171 H_2O.

0,1495 g   „   35,5 ccm Stickstoff bei 15° und 722 mm Druck.

	Berechnet für $C_6H_{11}N_3O_2$	Gefunden
C	45,86	46,08
H	7,0	7,13
N	26,75	26,5

Das Acecaffin schmilzt nicht ganz konstant von 110—112° und destilliert bei höherer Temperatur unzersetzt. In Wasser und Alkohol ist es sehr leicht löslich.

Beim Kochen mit chromsaurem Kali und verdünnter Schwefelsäure liefert es eine in schwer löslichen Blättchen kristallisierende Verbindung, welche die größte Ähnlichkeit mit Cholestrophan besitzt. Behandelt man die kalte wässerige Lösung der Base mit gasförmigem Chlor, so scheidet sich ein Chlorderivat in farblosen Nadeln ab.

Durch starke Basen wird das Acecaffin in der Wärme leicht gespalten. Erwärmt man die Verbindung z. B. mit konzentriertem Barytwasser, so entweicht, nach dem Geruche zu schließen, ein Gemenge von Ammoniak und Methylamin und gleichzeitig scheidet sich ein kristallinisches Barytsalz aus, welches Silberlösung sehr stark reduziert.

Die davon filtrierte Lösung wurde durch Kohlensäure von Baryt befreit und der beim Verdampfen bleibende ölige Rückstand in wenig Chloroform gelöst. Auf Zusatz von Ligroïn schieden sich nach einiger Zeit feine farblose Prismen ab, welche nach den Ergebnissen der Analyse und den übrigen Eigenschaften wahrscheinlich Dimethylharnstoff sind.

0,1251 g gaben 34,5 ccm Stickstoff bei 10° und 729 mm Druck.

	Berechnet für $C_3H_8N_2O$	Gefunden
N	31,82	31,6

Die vorliegenden Beobachtungen sind zu lückenhaft, um daraus einen bestimmten Schluß auf die Natur des Acecaffins zu ziehen.

Besonders rätselhaft ist die Entstehung der Base aus dem Caffolin, welche nach der empirischen Gleichung:

$$C_5H_9N_3O_2 + C_2H_4O_2 + O = C_6H_{11}N_3O_2 + H_2O + CO_2$$

stattzufinden scheint.

Theobromin.

Bekanntlich ist das Theobromin das niedere Homologe des Caffeïns und läßt sich durch Einführung von einem Methyl in jenes umwandeln[1]). Da das Caffeïn aber drei an Stickstoff gebundene Methyle enthält, so bleibt noch die Frage zu entscheiden, welches derselben in dem Theobromin fehlt.

Nach den neueren Versuchen von Maly und Hinteregger[2]) entsteht durch Oxydation mit Chromsäure aus dem Caffeïn Dimethyl- und aus dem Theobromin Monomethylparabansäure.

Da das Caffeïn bei der Behandlung mit Chlor Dimethylalloxan liefert und dieses durch weitere Oxydation mit Chromsäure leicht in Cholestrophan übergeht, so lag die Vermutung nahe, daß das letztere bei dem Versuche von Maly und Hinteregger ebenfalls aus intermediär gebildetem Dimethylalloxan entstanden sei.

Daraus ließ sich weiter mit einiger Wahrscheinlichkeit folgern, daß das Theobromin einen einfach-methylierten Alloxankern enthalte.

Das ist in der Tat der Fall. Ich habe die von Rochleder und Hlasiwetz sehr kurz beschriebene Zersetzung der Base durch Chlor genauer untersucht und gefunden, daß dabei Monomethylharnstoff und Monomethylalloxan entstehen.

Zersetzung des Theobromins mit Salzsäure und chlorsaurem Kali[3]).

Übergießt man 5 Teile feingepulvertes Theobromin mit 8 Teilen rauchender Salzsäure (spezifisches Gewicht 1,19) und 15 Teilen Wasser, erwärmt auf etwa 50° und fügt nach und nach 2,5 Teile chlorsaures Kali zu, so geht die Base bis auf einen geringen Rest allmählich unter Zersetzung in Lösung. Das hierbei entstehende Monomethylalloxan wurde ebenso wie beim Caffeïn in das entsprechende Alloxantin umgewandelt. Leitet man in die Lösung, nachdem das Chlor durch vorsichtigen Zusatz von schwefliger Säure weggenommen ist, in der Kälte Schwefelwasserstoff ein, so scheidet sich zuerst Schwefel und beim längeren Stehen das Dimethylalloxantin in farblosen feinen Kristallen ab.

---

1) Strecker, Liebigs Annal. d. Chem. **118**, 170 [1861].
2) Monatshefte f. Chem. **1881**, 87.
3) Die Resultate dieses Versuches habe ich in einer vorläufigen Mitteilung (Berichte d. d. chem. Gesellsch. **15**, 455 [1882]) kurz, aber sehr bestimmt angegeben. Dieselbe Reaktion ist inzwischen von den Herren Maly und Andreasch (Monatshefte f. Chem. **1882**, 107) ausführlicher beschrieben worden. Es ist mir unverständlich, warum diese Herren meine Mitteilung, die ihnen bekannt sein mußte, mit keiner Silbe erwähnen.

Dieselben werden durch Umkristallisieren aus wenig warmem Wasser gereinigt. Die Verbindung ist inzwischen von Maly und Andreasch ausführlicher beschrieben.

Ich habe ihren Angaben nur beizufügen, daß die Substanz analog der Amalinsäure bei der Oxydation mit chromsaurem Kali und Schwefelsäure reichliche Mengen von Monomethylparabansäure liefert.

Der neben dem Methylalloxan entstehende Methylharnstoff wurde in derselben Weise wie bei dem Caffolin isoliert. Derselbe schmolz bei 102^0 und gab folgende Zahlen:

0,2828 g gaben 95,3 ccm Stickstoff bei $18,5^0$ und 728 mm Druck.

	Berechnet	Gefunden
N	37,83	38,1

In dem Nitrat wurde gefunden:

0,1895 g gaben 51,8 ccm Stickstoff bei 14^0 und 713 mm Druck.

	Berechnet	Gefunden
N	30,65	30,14

Nach diesen Resultaten enthält das Theobromin in dem Alloxankern nur eine Methylamingruppe.

Um die Stellung derselben zu bestimmen, habe ich die Base ausgehend von der Bromverbindung nach den bei dem Caffeïn beschriebenen Methoden abgebaut.

Bromtheobromin.

Die Verbindung wird in der gleichen Weise dargestellt, wie das Bromcaffeïn. Zur Reinigung löst man das schmutzig gelb gefärbte Rohprodukt in verdünnter Natronlauge und fällt mit Schwefelsäure.

Die reine Verbindung bildet ein weißes kristallinisches Pulver von der Zusammensetzung $C_7H_7N_4O_2Br$.

0,2178 g gaben 0,1572 AgBr.

	Berechnet	Gefunden
Br	30,9	30,71

Dieselbe ist in heißem Wasser schwer, in kaltem Wasser fast unlöslich. Leichter wird sie von konzentrierter Salzsäure aufgenommen, aber beim Verdünnen mit Wasser größtenteils wieder abgeschieden. Sie besitzt ebenso wie das Theobromin den Charakter einer Säure, löst sich infolgedessen leicht in wässerigen Alkalien, aber schwer in Ammoniak.

Das Kalisalz ist in Alkohol fast unlöslich und wird von alkoholischem Kali erst bei stundenlangem Kochen zersetzt.

Dabei bildet sich jedoch keine Äthoxyverbindung, sondern es findet eine tiefgehende Spaltung statt.

Um diese unerwartete Schwierigkeit zu umgehen, habe ich die Verbindung zunächst durch Behandlung des Silbersalzes mit Jodäthyl in die dem Bromcaffeïn entsprechende Äthylverbindung übergeführt.

Bromäthyltheobromin.

Erwärmt man 1 Teil Bromtheobromin mit 7 Teilen verdünntem Ammoniak auf dem Wasserbade und fügt alsdann eine ammoniakalische Lösung von 1,5 Teilen Silbernitrat zu, so entsteht im ersten Moment eine klare Lösung, aber nach kurzer Zeit scheidet sich ein starker kristallinischer Niederschlag ab.

Man verdampft jetzt die ganze Masse zur Entfernung des Ammoniaks auf dem Wasserbade, filtriert schließlich den Kristallbrei und kocht denselben nach dem Auswaschen nochmals mit Wasser, bis der Ammoniakgeruch verschwunden ist. Das abermals filtrierte und bei 130^0 getrocknete Silbersalz wird mit der $1^1/_2$-fachen Menge Jodäthyl im geschlossenen Rohr 15—20 Stunden auf 100^0 erhitzt.

Der Röhreninhalt wird sodann mit 20-prozentiger Salzsäure ausgekocht und aus dem Filtrat das Bromäthyltheobromin mit Wasser abgeschieden.

Eine weitere Reinigung des Produkts ist überflüssig; die Ausbeute beträgt ungefähr zwei Drittel der berechneten Menge.

Die Äthylierung geht hier viel glatter vonstatten als bei dem Caffeïn selber.

Die Verbindung ist dem Bromcaffeïn sehr ähnlich. Wird dieselbe in der früher beschriebenen Weise mit alkoholischem Kali behandelt, so entsteht in quantitativer Menge das in feinen weißen Nadeln kristallisierende und bei 153^0 schmelzende Äthoxyäthyltheobromin.

Letzteres wird durch Kochen mit Salzsäure in Chloräthyl und

Hydroxyäthyltheobromin, $C_7H_6.C_2H_5.N_4O_2.OH$

gespalten. Diese Verbindung ist von dem Hydroxycaffeïn äußerlich kaum zu unterscheiden.

Die Analyse gab folgende Zahlen:

0,1135 g gaben 0,2025 CO_2 und 0,058 H_2O.

	Berechnet für $C_9H_{12}N_4O_3$	Gefunden
C	48,21	48,65
H	5,4	5,67

Mit Brom und Alkohol behandelt liefert sie das Diäthoxyhydroxyäthyltheobromin, welches bei 152^0 schmilzt und in Alkohol viel leichter löslich ist als die entsprechende Caffeïnverbindung.

Wird dieser Äther mit 20-prozentiger Salzsäure auf dem Wasserbade rasch verdampft, so bleibt ein Sirup zurück, der auf Zusatz von Wasser eine weiße harzige Masse abscheidet.

Die saure Mutterlauge enthält reichliche Mengen von Methylamin, welches als Platinverbindung abgeschieden und analysiert wurde.

0,1001 g gaben 0,0409 Pt.
0,0638 g   „   0,0261 „

	Berechnet	Gefunden	
		1.	2.
Pt	41,3	40,85	40,9

Das in kaltem Wasser schwer lösliche Harz erstarrt nach längerer Zeit kristallinisch.

Dasselbe unterscheidet sich von dem Apocaffeïn durch die geringere Löslichkeit in Wasser und ist unzweifelhaft das entsprechende Apoäthyltheobromin.

Bei mehrstündigem Kochen mit Wasser wird die Verbindung unter Kohlensäureentwickelung gänzlich zersetzt und beim Verdampfen der Lösung bleibt eine schwer kristallisierende, in Wasser sehr leicht lösliche Substanz zurück.

Nach ihrem Verhalten gegen basisch-essigsaures Blei ist dieselbe unzweifelhaft das Homologe der Caffursäure und enthält mithin noch das zuvor in das Theobromin eingeführte Äthyl.

Eine ähnliche Zersetzung erfährt das Hydroxyäthyltheobromin durch Chlor in kalter salzsaurer Lösung. Neben der Apoverbindung entsteht dabei jedoch in reichlicher Menge das

Hypoäthyltheobromin.

Löst man die Hydroxyverbindung in rauchender Salzsäure, kühlt auf —10° ab und leitet Chlor in langsamem Strome zu, bis der Geruch nicht mehr verschwindet, so bleibt bei dem Verdampfen auf dem Wasserbade ein Sirup zurück, der mit wenig Wasser behandelt allmählich kristallinisch erstarrt.

Die saure Mutterlauge enthält auch hier eine reichliche Menge von Methylamin, welches als Platindoppelsalz abgeschieden wurde.

Das kristallinische Produkt ist ein Gemenge von Apo- und Hypoverbindung.

Zur Isolierung der letzteren wird das Gemisch in Wasser gelöst und bis zur Beendigung der Kohlensäureentwickelung gekocht.

Bei genügender Konzentration scheidet sich das Hypoäthyltheobromin in farblosen, kompakten und flächenreichen Kristallen ab, welche für die Analyse bei 100° getrocknet wurden.

0,1184 g gaben 25 ccm Stickstoff bei 17⁰ und 709 mm Druck.

	Berechnet für $C_7H_9N_3O_3$	Gefunden
N	22,95	22,85

Die Substanz schmilzt bei 142⁰, mithin 40⁰ niedriger als das Hypocaffeïn. Im übrigen zeigt sie mit dem letzteren die größte Ähnlichkeit. Sie ist in heißem Wasser leicht, in kaltem ziemlich schwer löslich und destilliert beim vorsichtigen Erhitzen unzersetzt.

Aus diesen Versuchen geht deutlich hervor, daß bei der Bildung von Apo- und Hypoverbindung sowohl aus dem Caffeïn wie dem Theobromin ein und dasselbe Methylamin abgespalten wird.

Xanthin.

Auf die Ähnlichkeit des Xanthins mit dem Caffeïn und Theobromin hat bereits Strecker[1]) vor längerer Zeit aufmerksam gemacht, und zugleich die Vermutung ausgesprochen, daß die drei Basen eine homologe Reihe bilden. Er versuchte jedoch vergebens, seine Ansicht experimentell durch Methylierung des Xanthins zu beweisen.

Ich habe den Versuch von Strecker unter veränderten Bedingungen mit besserem Erfolg wiederholt.

Darstellung des Xanthins.

Das Xanthin wird am besten aus dem Guanin gewonnen. Strecker löst zu dem Zweck die Base in kochender Salpetersäure und fügt in der Wärme Kaliumnitrit zu.

Bei diesem Verfahren wird jedoch eine beträchtliche Menge des Xanthins durch die Salpetersäure zerstört und ein anderer Teil in eine Nitroverbindung umgewandelt, die nachträglich noch eine besondere Reinigung des Produkts nötig machte. Viel glatter gelingt die Operation bei folgender Modifikation der Streckerschen Methode.

10 g reines Guanin werden in einem Gemisch von 20 g konzentrierter Schwefelsäure und 150 g Wasser kochend heiß gelöst und in die auf 70—80⁰ abgekühlte Flüssigkeit unter starkem Umschütteln allmählich eine Lösung von 8 g käuflichem Natriumnitrit (das Salz enthielt 90% $NaNO_2$) eingetragen.

Im Anfang verschwindet die salpetrige Säure sehr rasch, während die Flüssigkeit durch das Entweichen von Stickstoff in lebhaftes Aufwallen kommt.

Das Xanthin scheidet sich während der Operation zum größten Teil als kristallinisches Pulver ab. Sobald der Geruch der salpetrigen

---

[1]) Liebigs Annal. d. Chem. **118**, 172 [1861].

Säure auch beim kräftigen Umschütteln der Flüssigkeit nicht mehr verschwindet, läßt man erkalten und filtriert nach 1—2 Stunden den Niederschlag ab. — Das so erhaltene Xanthin ist nur schwach orange gefärbt und frei von dem Streckerschen Nitrokörper.

Die Ausbeute ist nahezu quantitativ. Diese verbesserte Darstellungsmethode dürfte den jetzigen außergewöhnlich hohen Preis des käuflichen Xanthins bedeutend erniedrigen.

Das Xanthin läßt sich ebenso wie Theobromin und Caffeïn bromieren und wird ferner durch Chlor in der gleichen Weise, wie jene Basen, in Alloxan und Harnstoff gespalten.

Zersetzung des Xanthins durch chlorsaures Kali und Salzsäure.

Übergießt man Xanthin mit 15-prozentiger Salzsäure, erwärmt auf 50—60° und trägt nach und nach chlorsaures Kali ein, so geht die Substanz bis auf einen kleinen Rest in Lösung.

Aus dem Filtrat wurde das Chlor durch einen starken Luftstrom entfernt und das Alloxan durch Einleiten von Schwefelwasserstoff in der bekannten Weise als Alloxantin abgeschieden.

Für die Analyse war das letztere im Exsikkator getrocknet.

0,1059 g gaben 0,1156 CO_2 und 0,0285 H_2O.

	Berechnet für $C_8H_4N_4O_7 + 3\,H_2O$	Gefunden
C	29,81	29,77
H	3,1	3,0

In der Mutterlauge befindet sich der gleichzeitig gebildete Harnstoff.

Dieselbe Zersetzung erleidet das Xanthin beim Kochen mit Chlorwasser. Verdampft man einige Tropfen dieser Lösung vorsichtig auf dem Platinblech, so bleibt ein schwach gelblicher Rückstand, der bei wenig höherer Temperatur sich rot färbt und mit Ammoniak eine purpurfarbene Lösung liefert.

Es ist das die bekannte, von Rochleder entdeckte und von Schwarzenbach nochmals empfohlene Reaktion zum Nachweis des Caffeïns. Dieselbe gilt jedoch nicht allein für diese Base, sondern ebensogut für ihre Homologen: Theobromin und Xanthin und endlich, wie bekannt, auch für die Harnsäure und ihre Methylderivate.

Verwandlung des Xanthins in Theobromin.

Der Versuch ist bereits von Strecker[1]) mit negativem Resultate ausgeführt worden.

---

1) Liebigs Annal. d. Chem. **118**, 172 [1861].

Durch Erhitzen von Xanthinsilber mit Jodmethyl erhielt Strecker ein zweifach-methyliertes Xanthin, von dem er nur angibt, daß es mit dem Theobromin nicht identisch sei.

Ich habe statt des amorphen Xanthinsilbers das Bleisalz für denselben Zweck benutzt. Man erhält dasselbe als weißen kristallinischen Niederschlag, wenn man Xanthin in der zur Bildung des neutralen Salzes $C_5H_2N_4O_2Na_2$ nötigen Menge Natronlauge (bereitet durch Lösen der berechneten Menge Metall in verdünntem Alkohol) löst und in der Siedehitze mit essigsaurem Blei fällt.

Wird das bei 130° getrocknete Salz mit der $1^1/_4$-fachen Gewichtsmenge Jodmethyl im geschlossenen Rohr 12 Stunden auf 100° erhitzt, so findet eine vollständige Umsetzung statt und der Röhreninhalt ist in eine fast trockene, durch Jodblei stark gelb gefärbte Masse verwandelt.

Dieselbe wurde mit viel Wasser ausgekocht, die Lösung zur Entfernung einer kleinen Menge Blei mit Schwefelwasserstoff behandelt und das farblose Filtrat nach dem Übersättigen mit Ammoniak verdampft.

Bei genügend starker Konzentration scheidet sich schon in der Hitze ein schwach gelb gefärbtes kristallinisches Pulver ab, welches alle Eigenschaften des Theobromins besitzt. Für die Analyse wurde das Produkt in heißer starker Salzsäure gelöst und nach der Entfärbung durch Tierkohle mit Wasser und Ammoniak gefällt.

0,190 g gaben 0,3254 CO_2 und 0,0701 H_2O.
0,097 g   „   26,5 ccm Stickstoff bei 9° und 735 mm Druck.

	Berechnet für $C_7H_8N_4O_2$	Gefunden
C	46,66	46,7
H	4,44	4,1
N	31,11	31,76

Um endlich jeden Zweifel über die Identität der Verbindung mit dem natürlichen Theobromin zu beseitigen, wurde dieselbe nach der Methode von Strecker noch in Caffeïn übergeführt.

Das letztere schmolz zusammen mit einer Probe des natürlichen Caffeïns an demselben Thermometer bei 232—233°.

Durch dieses Resultat ist der Beweis geliefert, daß Theobromin und Caffeïn als Dimethyl- beziehungsweise Trimethylxanthin aufzufassen sind; ferner ist damit eine Methode gegeben, jene beiden Basen, welche als der wirksamste Bestandteil mehrerer verbreiteter Genußmittel von praktischer Wichtigkeit sind, aus einem anderen Rohmaterial, dem Guano, zu gewinnen. Und schließlich scheint mir der Nachweis, daß die Pflanzenbasen Theobromin und Caffeïn zu den Auswurfstoffen des Tierkörpers Xanthin und Guanin in so naher Beziehung stehen, zu dem Schluß zu berechtigen, daß alle diese Körper durch dieselben chemischen Prozesse im Organismus gebildet werden. Eine besondere Hypothese darüber aufzustellen vermeide ich jedoch mit Absicht; wer dieselbe wünscht, wird aus den nachfolgenden Betrachtungen über die Konstitution jener Basen das Nötige selbst entnehmen können.

Konstitution des Caffeïns und seiner Derivate.[1])

Die im Vorhergehenden niedergelegten experimentellen Resultate scheinen mir richtig zusammengefaßt völlig auszureichen, um ein sicheres Urteil über die Konstitution des Caffeïns zu gewinnen.

Der Übersicht halber stelle ich die wichtigsten Tatsachen hier nochmals mit den daraus sich ergebenden Schlüssen zusammen.

1. Bei der Behandlung mit Chlor in wässeriger Lösung zerfällt die Base in Dimethylalloxan und Monomethylharnstoff nach der Gleichung:

$$C_8H_{10}N_4O_2 + 2\,O + 2\,H_2O = \begin{array}{ccc} CH_3.N-CO & & NH.CH_3 \\ | \quad | & & | \\ CO \quad C(OH)_2 & + & CO \\ | \quad | & & | \\ CH_3.N-CO & & NH_2 \end{array}$$

2. Wie aus der vorigen Zersetzungsgleichung ersichtlich ist, sind von den 10 Wasserstoffatomen des Caffeïns 9 in Form von dreimal Methyl vorhanden; das letzte Wasserstoffatom hat dagegen eine besondere Stellung; es läßt sich leicht durch Chlor, Brom, die Amino- und Hydroxylgruppe ersetzen.

3. Das Hydroxycaffeïn addiert mit der größten Leichtigkeit Brom und tauscht dasselbe bei der Behandlung mit Alkohol gegen zwei Äthoxyl aus. Dieses Verhalten deutet entschieden auf das Vorhandensein einer sogenannten doppelten Kohlenstoffbindung hin.

4. Die Caffursäure, welche aus dem Caffeïn durch Zufuhr von Sauerstoff und sukzessive Abspaltung von Methylamin und Kohlensäure entsteht, ist eine Verbindung der Mesoxalsäure mit Methylamin und Monomethylharnstoff. Die daraus entstehende, um ein Atom Sauerstoff ärmere Hydrocaffursäure ist das entsprechende Derivat der Tartronsäure. Unter gewissen Bedingungen zerfällt dieselbe glatt in Methylamin, Kohlensäure und Methylhydantoïn und enthält mithin den Monomethylharnstoffrest des Caffeïns in Form folgender Atomgruppe:

$$\begin{array}{l} C-N.CH_3 \\ | \quad\ \ \rangle CO \ . \\ C-N \end{array}$$

---

[1]) Vgl. hierzu die Bemerkungen in der Einleitung S. 11, 19, 71.

5. Das Caffolin, welches aus dem Caffeïn durch Abspaltung von Methylamin und zwei Kohlensäure gebildet wird, ist eine Verbindung der Glyoxylsäure mit Methylamin und Methylharnstoff und hat nach früheren Betrachtungen die Konstitution:

$$\begin{array}{c} HO.HC-N.CH_3 \\ \quad\Big|\quad \diagup\!\!\diagdown CO \quad. \\ CH_3.HN.C=N \end{array}$$

Kombiniert man diese Resultate, so ergibt sich für das Caffeïn mit großer Wahrscheinlichkeit die Konstitutionsformel:

$$\begin{array}{c} CH_3.N-CH \\ \quad|\qquad\| \\ CO\quad C-N.CH_3\;, \\ \quad|\quad\;|\;\diagup\!\!\diagdown CO \\ CH_3.N-C=N \end{array}$$

wonach man die Base als ein Diuréid der noch unbekannten und vielleicht nicht beständigen Dihydroxyacrylsäure $CH(OH)=C(OH)-COOH$ betrachten kann.

Die Spaltung des Caffeïns in Dimethylalloxan und Monomethyl-Harnstoff wird durch die Formel leicht verständlich.

Ebenso ungezwungen läßt sich mit Hilfe derselben der Abbau der Base bis zur Caffursäure und dem Caffolin schematisch darstellen.

Das Hydroxycaffeïn entsteht aus der Äthoxyverbindung durch Verseifung mit Salzsäure und kann leicht durch Äthylierung in jene zurückgeführt werden; mit Phosphorpentachlorid erhitzt liefert es Chlorcaffeïn. Die Verbindung enthält demnach unzweifelhaft ein an Kohlenstoff gebundenes Hydroxyl und ich gebe ihr die Formel:

$$\begin{array}{c} CH_3.N-C.OH \\ \quad|\qquad\| \\ CO\quad C-N.CH_3\;. \\ \quad|\quad\;|\;\diagup\!\!\diagdown CO \\ CH_3.N-C=N \end{array}$$

Durch Anlagerung von zwei Äthoxyl wird daraus das Diäthoxy-hydroxycaffeïn gebildet:

$$\begin{array}{c} \qquad\qquad\qquad OC_2H_5 \\ \qquad\qquad\qquad\diagup \\ (a)\;\; CH_3.N-C-OH \\ \qquad\quad|\quad\;|\;\; OC_2H_5 \\ \qquad\quad|\quad\;|\;\diagup \\ \qquad\quad CO\;\; C-N-CH_3\;\;(c) \\ \qquad\quad|\quad\;|\;\diagup\!\!\diagdown CO \\ (b)\;\; CH_3.N-C=N \end{array}$$

Beim Erwärmen mit Salzsäure entstehen aus dem letzteren gleichzeitig und wahrscheinlich unabhängig voneinander Apocaffeïn und Hypocaffeïn. In beiden Fällen werden die zwei Äthoxyl und dasselbe mit (a) bezeichnete Methylamin abgespalten; denn das aus Hypocaffeïn gebildete Caffolin enthält, wie früher nachgewiesen wurde, noch die beiden anderen mit (b) und (c) markierten Methylaminreste.

Dabei würde zunächst eine hypothetische Säure

$$\begin{array}{c} \text{COOH} \\ | \\ \text{HOOC HO.C—N.CH}_3 \\ |\qquad | \quad \rangle\text{CO} \\ \text{CH}_3\text{N———C=N} \end{array}$$

resultieren, welche einerseits durch Verlust von Wasser in Apocaffeïn und andererseits durch Abspaltung von Wasser und Kohlensäure in Hypocaffeïn übergeht. Da die Anhydridbildung zwischen dem Hydroxyl und dem benachbarten Carboxyl und ebenso zwischen den beiden Carboxyl sehr unwahrscheinlich ist, so glaube ich dem Apocaffeïn unter der Voraussetzung, daß dasselbe die Molekulargröße $C_7H_7N_3O_5$ hat, die Formel:

$$\begin{array}{c} \text{COOH} \\ | \\ (1)\ \text{COO—C—N.CH}_3 \\ |\qquad | \quad \rangle\text{CO} \\ \text{CH}_3\text{.N———C=N} \end{array}$$

geben zu dürfen.

Beim Kochen mit Wasser zerfällt dasselbe in Kohlensäure und Caffursäure. Letztere ist eine Verbindung der Mesoxalsäure mit Methylamin und Methylharnstoff; sie entsteht mithin durch Ablösung des mit (1) bezeichneten Carboxyls und erhält die Formel:

$$\begin{array}{c} \text{COOH} \\ | \\ \text{HO.C—N.CH}_3. \\ |\quad \rangle\text{CO} \\ \text{CH}_3\text{.HN—C=N} \end{array}$$

Mit Jodwasserstoff behandelt verliert sie ein Atom Sauerstoff und verwandelt sich in Hydrocaffursäure,

$$\begin{array}{c} \text{COOH} \\ | \\ \text{HC—N.CH}_3 \\ |\quad \rangle\text{CO} \\ \text{CH}_3\text{.HN—C=N} \end{array}$$

welche durch Chlorwasser glatt in Caffursäure zurückgeführt wird.

9*

Beim Erwärmen mit Barytwasser verliert die Hydrocaffursäure zunächst Methylamin und es entsteht das Barytsalz einer Methyl-hydantoïncarbonsäure, welche höchst wahrscheinlich die Formel:

$$\begin{array}{l} \text{COOH} \\ | \\ \text{HC}-\text{N.CH}_3 \\ | \quad\quad \rangle\text{CO} \\ \text{OC}-\text{NH} \end{array}$$

hat und beim Kochen mit Wasser in Kohlensäure und Methylhydantoïn

$$\begin{array}{l} \text{H}_2\text{C}-\text{N.CH}_3 \\ | \quad\quad \rangle\text{CO} \\ \text{OC}-\text{NH} \end{array}$$

zerfällt.

Das Hypocaffeïn ist unzweifelhaft das Anhydrid einer Caffolin-carbonsäure. Aus der Beständigkeit der Verbindung gegen Jodwasserstoff, Essigsäureanhydrid und Chlorphosphor darf man wohl den Schluß ziehen, daß dieselbe kein Alkoholhydroxyl enthält und ihre große Verschiedenheit von der Caffursäure macht es ferner sehr unwahrscheinlich, daß sie ein Abkömmling der Mesoxalsäure ist. Ich halte deshalb die früher unter Reserve gegebene Formel nicht mehr für richtig und neige eher zu der Ansicht, daß die Verbindung in folgender Weise konstituiert ist:

$$\begin{array}{l} \text{COO.CH}-\text{N.CH}_3 \\ | \quad\quad | \quad\quad \rangle\text{CO}\,. \\ \text{CH}_3.\text{N}\text{---}\text{C}\text{===}\text{N} \end{array}$$

Die Fähigkeit des Hypocaffeïns, Salze zu bilden, steht mit dieser Formel nicht in Widerspruch, denn wir wissen aus dem Verhalten des Acetessigäthers, des Malonsäureäthers, der Barbitursäure usw., daß auch der mit Kohlenstoff verbundene Wasserstoff durch den Einfluß von benachbarten sauerstoffhaltigen Gruppen saure Eigenschaften erlangt.

Wenn diese Auffassung des Hypocaffeïns richtig ist, so würde man das Apocaffeïn als seine Carbonsäure zu betrachten haben. In der Tat zeigen beide Verbindungen in ihrem Verhalten gegen Alkalien sehr große Ähnlichkeit, sie geben mit überschüssigem Barytwasser schon in der Kälte einen Niederschlag von Baryumcarbonat. Das Hypocaffeïn zerfällt dabei in Kohlensäure und Caffolin:

$$\begin{array}{l} \text{HO.HC}-\text{N.CH}_3 \\ | \quad\quad \rangle\text{CO}\,. \\ \text{CH}_3.\text{HN}-\text{C}=\text{N} \end{array}$$

Ganz verschieden von den zuvor behandelten Spaltungen des Caffeïns durch Sauerstoffzufuhr ist seine Zersetzung durch Alkalien, welche zuerst von Strecker[1]), dann von O. Schultzen[2]) und zuletzt wieder von Strecker und Rosengarten[3]) untersucht wurde.

Hierbei entsteht zunächst durch Aufnahme von Wasser und Abspaltung von Kohlensäure Streckers Caffeïdin:

$$C_8H_{10}N_4O_2 + H_2O = CO_2 + C_7H_{12}N_4O.$$

Diese Base verbindet sich ebenso wie das Caffeïn mit Brom zu einem dunkelrot gefärbten Additionsprodukt; sie wird ferner durch Salzsäure und Kaliumchlorat mit größter Leichtigkeit oxydiert; dabei entsteht jedoch, wie ich mich überzeugt habe, keine Spur von Dimethylalloxan. Aus dieser Beobachtung glaube ich den Schluß ziehen zu dürfen, daß der Alloxankern des Caffeïns durch Austritt der CO-Gruppe zerstört ist und mithin das Caffeïdin die Konstitution:

$$
\begin{array}{l}
CH_3.HN-CH \\
\qquad\ \ \| \\
\qquad\ \ C-N.CH_3 \\
\qquad\ \ |\ \ \ \rangle CO \\
CH_3.HN-C=N
\end{array}
$$

besitzt.

Durch fortgesetzte Einwirkung des Alkalis zerfällt die Base in Kohlensäure, Ammoniak, Methylamin, Ameisensäure und Sarkosin:

$$C_7H_{12}N_4O + H_2O = CO_2 + NH_3 + 2\,CH_3.NH_2 + CH_2O_2 + C_3H_7NO_2.$$

Die Bildung dieser Produkte wird durch folgendes Schema veranschaulicht:

$$
\begin{array}{llll}
HOH & & H & OH \\
 & & | & | \\
CH_3.HN.CH & O & CH_3HN & CHO \\
\quad \| & H_2 & & \\
\quad C-N.CH_3 & H & & H_2C-NCH_3H \\
\quad | \ \ \backslash & | & & | \\
\quad | \ \ \ CO & O & = & | \qquad COO \\
\quad | \ \ / & | & & | \\
CH_3.HN.C=N & H & CH_3HN & C \quad N-H \\
 & & & | \ \ \wedge \ \ \| \\
HOH\ O\ H_2 & & H\ \ OH\ O\ H_2
\end{array}
$$

Mit dem Caffeïn homolog sind das Xanthin und Theobromin. Für das erste folgt aus dem Vorhergehenden die Formel:

[1]) Liebigs Annal. d. Chem. **123**, 360 [1862].
[2]) Zeitschr. f. Chem. 1867, 614.
[3]) Liebigs Annal. d. Chem. **157**, 1 [1871].

$$
\begin{array}{l}
\text{(a) } HN-CH \\
\qquad | \quad \; \| \\
\qquad CO \;\; C-N-H \text{ (c)} \\
\qquad | \quad | \quad >CO \\
\text{(b) } HN-C=N
\end{array}
$$

Das Theobromin ist Dimethylxanthin. Da die Base bei der Spaltung mit Chlor Monomethylharnstoff liefert, so muß das eine Methyl an dem in der vorigen Formel mit (c) bezeichneten Stickstoff haften.

Das zweite Methyl ist dagegen an den Stickstoff (a) gebunden, denn der letztere wird, wie früher nachgewiesen wurde, bei der Bildung des Hypocaffeïns und mithin auch des Hypoäthyltheobromins als Methylamin abgespalten. Das Theobromin erhält somit die Formel:

$$
\begin{array}{l}
CH_3N-CH \\
\qquad | \quad \; \| \\
\qquad CO \;\; C-N.CH_3 \\
\qquad | \quad | \quad >CO \\
HN-C=N
\end{array}
$$

Bei der Methylierung des Xanthins verteilen sich also die zwei zuerst eintretenden Methyl auf beide Harnstoffgruppen. Dasselbe ist bei der Harnsäure der Fall; denn die Dimethylharnsäure zerfällt nach Hill und Mabery[1]) bei der Spaltung durch Chlor in Methylharnstoff und Monomethylalloxan.

Mit dem Xanthin nahe verwandt ist ferner das Guanin. Dasselbe enthält an Stelle von einem Harnstoffrest die Guanidingruppe. Seine Konstitution läßt sich mithin durch eine der beiden folgenden Formeln ausdrücken:

$$
\begin{array}{ll}
HN-CH & \qquad HN-CH \\
\;\; | \quad \; \| & \qquad \quad | \quad \; \| \\
HN=C \;\; C-NH & \qquad CO \;\; C-NH \\
\;\; | \quad | \quad >CO & \qquad \quad | \quad | \quad >C=NH \\
HN-C=N & \qquad HN-C=N
\end{array}
$$

zwischen denselben mit Sicherheit zu entscheiden, sind die bekannten Tatsachen nicht ausreichend.

Dasselbe gilt in noch höherem Grade für die Frage nach der Konstitution des Sarkins und des damit verwandten Carnins. Auf die Diskussion derselben glaube ich hier um so mehr verzichten zu dürfen, weil neuerdings sogar die Angabe von Strecker, daß das Sarkin durch Salpetersäure in Xanthin übergeführt werden könne, wieder in Zweifel gestellt ist.

---

[1]) Beilstein, Organische Chemie, S. 781.

Ich beabsichtige jedoch auf diese Körper und ebenso auf die Beziehungen des Caffeïns und Xanthins zur Harnsäure in einer zweiten Abhandlung zurückzukommen.

Ich bemerke ferner, daß Herr Professor Filehne in Erlangen im Anschluß an die vorliegende Untersuchung die Mehrzahl der dort behandelten Substanzen bezüglich ihres Einflusses auf den tierischen Organismus verglichen und dabei manche Beziehungen zwischen chemischer Konstitution und physiologischer Wirkung aufgefunden hat.

Schließlich halte ich es für meine Pflicht, der wertvollen Hilfe dankend zu erwähnen, welche mir bei dieser langen und mühevollen Arbeit von Herrn Dr. Magnus Bösler und zu Ende von Herrn Dr. Ludwig Knorr geleistet wurde.

2. Emil Fischer und Ludwig Reese: Über Caffeïn, Xanthin und Guanin.

Liebigs Annalen der Chemie **221**, 336 [1883].

Die nachfolgenden Versuche haben den Zweck, einige Lücken der ersten ausführlichen Abhandlung[1]) über denselben Gegenstand auszufüllen. Obschon dieselben teilweise unvollendet sind, so teilen wir sie doch jetzt mit, weil der eine von uns durch äußere Verhältnisse gehindert ist, weiter an der Arbeit teilzunehmen.

Als Ausgangsmaterial für die Bereitung der meisten Caffeïnderivate wurde früher das Bromcaffeïn benutzt. Die Darstellung dieses Körpers bietet jedoch manche Unbequemlichkeiten und die Ausbeute beträgt niemals mehr als 80% der theoretischen Menge. Viel leichter läßt sich nach dem unten beschriebenen Verfahren das Chlorcaffeïn gewinnen, und da diese Verbindung alle die Umsetzungen des Bromderivats zeigt, so wird man dieselbe künftighin überall dort benutzen, wo in der ersten Abhandlung das Bromcaffeïn als Ausgangsmaterial angeführt ist.

Darstellung des Chlorcaffeïns.

1 Teil bei 120⁰ getrocknetes Caffeïn wird mit 8 Teilen reinem und trockenem Chloroform am Rückflußkühler bis zur vollständigen Lösung erwärmt und jetzt durch die siedende Lösung ein kräftiger Chlorstrom geleitet. Da die Abwesenheit von Wasser die erste Bedingung für das Gelingen der Operation ist, so tut man gut das Chlor durch konzentrierte Schwefelsäure und Phosphorpentoxyd vollständig zu trocknen. Nach kurzer Zeit beginnt in der Chloroformlösung die Abscheidung von salzsaurem Caffeïn. Bei fortgesetztem Einleiten von Chlor geht der Niederschlag allmählich in Lösung und es entweichen aus dem Kühler große Mengen von Salzsäure, welche von dem schwach basischen Chlorcaffeïn nicht zurückgehalten werden. Sobald die Entwickelung von Salzsäure aufhört und die Lösung wieder klar wird, ist die Reaktion beendet. 50 g Caffeïn können auf diese Weise in 30 Minuten chloriert werden. Man kann jedoch beliebig große Mengen in Arbeit nehmen. Die Chloroformlösung wird jetzt auf dem Wasserbad abdestilliert. Das Destillat kann sofort bei einer zweiten Operation

---

[1]) Liebigs Annal. d. Chem. **215**, 253 [1882]. (*S. 85.*)

als Lösungsmittel benutzt werden. Das Chlorcaffeïn bleibt beim Verdampfen des Chloroforms als weiße Kristallmasse zurück, welche durch Erhitzen in Schalen von dem Rest des Chloroforms befreit und zum Schluß mit wenig Wasser ausgekocht wird. Das so erhaltene Produkt ist schneeweiß und fast chemisch rein. Die Ausbeute ist nahezu quantitativ. Für die Umwandlung des Chlorcaffeïns in Äthoxy- und Hydroxycaffeïn haben wir die in der ersten Abhandlung für die Bromverbindung empfohlene Methode bewährt gefunden. Die Darstellung jener Substanzen wird durch diese Modifikation wesentlich vereinfacht.

Diäthoxyhydroxycaffeïn.

Wie früher angegeben, liefert die Verbindung beim Erwärmen mit Salzsäure neben Alkohol und Methylamin ein Gemenge von Apo- und Hypocaffeïn. Anders verläuft die Wirkung der Jodwasserstoffsäure. Löst man die Verbindung in rauchender Jodwasserstoffsäure, so wird ein beträchtlicher Teil derselben unter Abspaltung der beiden Äthoxyle und Freiwerden von Jod zu Hydroxycaffeïn reduziert, welches beim bloßen Verdünnen der Flüssigkeit in feinen Nadeln ausfällt. Dieselbe Reduktion erfolgt noch glatter, wenn man die Diäthoxyverbindung in Chloroform löst und gasförmigen Jodwasserstoff einleitet. Durch diese Reaktion ist es mithin möglich, die Diäthoxyverbindung wieder in Caffeïn zurückzuverwandeln.

Sehr merkwürdig ist das Verhalten des Diäthoxyhydroxycaffeïns gegen Phosphoroxychlorid. Es löst sich darin beim Erwärmen unter lebhafter Gasentwickelung, und wenn die Lösung nicht zu verdünnt ist, so scheidet sich beim starken Abkühlen in einer Kältemischung eine prächtig kristallisierende chlorhaltige Substanz ab. Dieselbe ist äußerst empfindlich gegen Feuchtigkeit, wodurch ihre Reinigung sehr erschwert wird. Wir haben dieselbe von dem Phosphoroxychlorid durch rasches Filtrieren und Pressen zwischen Fließpapier befreit, dann in trockenem Chloroform gelöst, durch Zusatz von Ligroïn und gute Abkühlung wieder abgeschieden und über Phosphorpentoxyd getrocknet. Nach den Resultaten der Analyse, welche indessen trotz aller Vorsichtsmaßregeln niemals scharf übereinstimmende Resultate gaben, scheint die Verbindung die Formel $C_{10}H_{15}ClN_4O_4$ zu haben. Sie würde mithin aus der Diäthoxyverbindung durch Abspaltung von einem Äthoxyl und Eintritt von einem Atom Chlor entstehen und die Formel $C_8H_9N_4O_2 . OH . OC_2H_5 . Cl$ erhalten.

	Berechnet	Gefunden	
		1.	2.
Cl	12,22	11,9	12,2

In Alkohol löst sich die Verbindung beim Erwärmen leicht unter Rückbildung von Diäthoxyhydroxycaffeïn. In Wasser löst sie sich ebenfalls schon in der Kälte, aber unter völliger Zersetzung und liefert dabei große Mengen von Dimethylalloxan, welches durch Schwefelwasserstoff als Amalinsäure aus der Flüssigkeit abgeschieden wurde. Diese Zersetzung ist um so bemerkenswerter, als das Diäthoxyhydroxycaffeïn bei der Zersetzung mit Wasser und Säuren keine Spur von Dimethylalloxan liefert. Man sieht an diesem Beispiele besonders deutlich, wie sehr der Verlauf mancher Reaktionen bei den Körpern der Harnsäuregruppe durch offenbar ganz geringe Verschiedenheit in der Zusammensetzung verändert wird.

Amalinsäure.

Die Verbindung läßt sich nach dem in der ersten Abhandlung beschriebenen Verfahren so leicht gewinnen, daß wir es nicht unterlassen haben, gelegentlich einige Zersetzungen derselben zu untersuchen. Durch vorsichtige Oxydation mit Salpetersäure wird, wie bereits früher erwähnt, die Amalinsäure zu Dimethylalloxan oxydiert. Viel leichter erfolgt dieselbe Umwandlung, wenn man die fein zerriebene Substanz in wenig Wasser suspendiert und Chlor einleitet.

Besonders merkwürdig ist die Zersetzung der Amalinsäure in der Hitze. Erwärmt man die Verbindung in einer Retorte über freiem Feuer, so schmilzt sie zunächst und färbt sich braun. Dabei entweichen anfangs Wasser und ein gelber, kristallinisch erstarrender Körper. Schließlich destilliert ein rotbraunes Öl, welches in der Vorlage erstarrt, während in der Retorte blasige Kohle zurückbleibt. Während der ganzen Operation entweichen aus der Vorlage schwach gefärbte Dämpfe, welche äußerst stechend riechen und wahrscheinlich Cyansäure oder Isocyansäureäther enthalten.

Das feste Destillationsprodukt ist ein Gemenge verschiedener Substanzen, von denen wir nur eine in Wasser schwer lösliche genauer untersucht haben. Zur Isolierung derselben wurde das gepulverte Rohprodukt mit der 20-fachen Menge Wasser ausgekocht und nach dem vollständigen Erkalten filtriert. Der Rückstand wurde jetzt in verdünntem Ammoniak gelöst, die Flüssigkeit mit Tierkohle bis zur Entfärbung gekocht und das Filtrat mit Salzsäure schwach angesäuert. Hierbei schied sich die neue Verbindung als farbloser kristallinischer Niederschlag ab. Zur Analyse wurde derselbe bei 110⁰ getrocknet. Aus den erhaltenen Zahlen berechnet sich die empirische Formel: $C_6H_7N_2O_3$.

1. 0,2518 g gaben 0,4304 CO_2 und 0,1062 H_2O;
    0,3086 g   „   47,5 ccm N bei 12^0 und 749 mm Druck.
2. 0,223 g   „   0,3812 CO_2 und 0,0941 H_2O.

	Berechnet für $C_6H_7N_2O_3$	Gefunden 1.	2.
C	46,45	46,62	46,6
H	4,52	4,69	4,69
N	18,06	18,0	—

Diese Formel muß jedoch nach den Eigenschaften und später beschriebenen Zersetzungen der Verbindung verdoppelt werden. Dieselbe würde dann zwei Sauerstoffe weniger enthalten als die Amalinsäure $C_{12}H_{14}N_4O_8$ und wir nennen sie deshalb Desoxyamalinsäure.

Die Substanz ist in Chloroform und Eisessig leicht, in kaltem Alkohol, Wasser und Äther schwer löslich. Von Alkalien und Ammoniak wird sie leicht aufgenommen und aus diesen Lösungen durch Mineralsäuren wieder gefällt. Sie schmilzt bei 260^0 unter Braunfärbung, sublimiert bei derselben Temperatur und destilliert bei stärkerer Hitze teilweise unzersetzt. Sie reduziert ammoniakalische Silberlösung erst in der Siedehitze. Beim Abdampfen mit Salpetersäure auf dem Wasserbade wird sie vollständig zersetzt. Es bleibt dabei ein kristallinischer Rückstand, welcher zum größten Teil aus Dimethylalloxan besteht. Dasselbe wurde mit Wasser ausgelaugt und aus dieser Lösung durch Schwefelwasserstoff als Amalinsäure gefällt. Die letztere zeigte alle Eigenschaften der aus Caffeïn entstehenden Amalinsäure.

Die Bildung des Dimethylalloxans scheint nach der Gleichung:

$$C_{12}H_{14}N_4O_6 + 3\,O + H_2O = 2\,C_6H_8N_2O_5$$

stattzufinden.

Ähnlich verläuft die Oxydation mit Chromsäure. Erhitzt man einen Teil Desoxyamalinsäure mit 1,6 Teilen Kaliumdichromat, 2,4 Teilen konzentrierter Schwefelsäure und 10 Teilen Wasser $1-1^1/_2$ Stunden am Rückflußkühler und dampft dann die Lösung bis zur Hälfte ein, so scheidet sich beim Erkalten eine reichliche Menge von blätterigen Kristallen ab, welche den Schmelzpunkt und alle sonstigen Eigenschaften des Cholestrophans (Dimethylparabansäure) zeigen. Durch diese Beobachtungen wird es sehr wahrscheinlich, daß die neue Verbindung ein Abkömmling des Malonyldimethylharnstoffs ist und wir vermuten, daß sie in folgender Weise konstituiert ist:

$$\begin{array}{cccc}
CH_3.N-CO & & CO-N.CH_3 \\
| \quad | & & | \quad | \\
OC \quad HC & \!\!\!\!-\!\!\!\!- & CH \quad CO \\
| \quad | & & | \quad | \\
CH_3.N-CO & & CO-N.CH_3
\end{array}$$

Ein analoges Derivat des Malonylharnstoffs ist bis jetzt nicht bekannt.

Guanin und Xanthin.

Die Konstitution des **Xanthins** ist durch die Überführung in Caffeïn aufgeklärt. Bei dem Guanin ist es jedoch noch unentschieden, an welcher Stelle sich die Guanidingruppe befindet. Um diese Frage zu lösen, haben wir uns bemüht, die Methylderivate des Guanins durch Einwirkung von Jodmethyl auf das Silber- oder Bleisalz darzustellen, um aus diesen später methylierte Guanidine abzuscheiden. Diese Versuche sind ohne Resultat geblieben. Die Reaktion verläuft in sehr komplexem Sinn und es war uns bei der schwierigen Beschaffung des Materials nicht möglich, die einzelnen Produkte zu untersuchen. Nach den Erfahrungen, die der eine von uns bei der Methylierung und Äthylierung des Bromtheobromins gemacht, hofften wir bessere Resultate zu erhalten bei dem bromierten Guanin.

Bromguanin. — Diese Verbindung kann in ähnlicher Weise gewonnen werden wie das Bromcaffeïn. 1 Teil feinzerriebenes trockenes Guanin wird in die 10-fache Menge reinen trockenen und kalten Broms eingetragen und nach 12 Stunden das überschüssige Brom auf dem Wasserbade abdestilliert. Den Rückstand erhitzt man etwa 1 Stunde im Ölbad auf 140—150°, wobei viel Bromwasserstoff entweicht, und behandelt dann die rotbraun gefärbte Masse in gelinder Wärme so lange mit schwefliger Säure, bis sie vollständig entfärbt ist. Hierbei bleibt das Bromguanin zum größten Teil als weiße kristallinische Masse zurück. Den in Lösung gegangenen Rest gewinnt man aus dem stark eingedampften Filtrat durch Fällung mit Wasser. Zur Reinigung kann die Bromverbindung aus viel siedendem Wasser umkristallisiert werden. Für die Analyse wurde das Produkt bei 110° getrocknet.

0,2106 g Substanz gaben 0,1715 AgBr.

	Berechnet für $C_5H_4N_5O\cdot Br$	Gefunden
Br	34,78	34,65

Das Bromguanin ist ein weißes kristallinisches Pulver, welches sich beim Erhitzen, ohne zu schmelzen, zersetzt. In siedendem Wasser ist es schwer, in kaltem Wasser, Alkohol und Äther fast unlöslich. Mit Mineralsäuren bildet es schön kristallisierende Salze, welche schon durch Wasser zersetzt werden. Löst man das Bromguanin in wenig konzentrierter Salzsäure und fügt dann etwa die vierfache Menge kochenden Wassers hinzu, so scheidet sich beim Erkalten das Hydrochlorat in schön ausgebildeten Prismen ab. Dasselbe hat die Zusammensetzung $C_5H_4N_5O \cdot Br \cdot HCl$, verliert aber seine Salzsäure allmählich schon bei gewöhnlicher Temperatur.

Mit Metalloxyden bildet das Bromguanin ebenfalls Salze. Es löst sich leicht in Alkalien und in überschüssigem Ammoniak. Versetzt man die ammoniakalische Lösung in der Siedehitze mit salpetersaurem Silber, so scheidet sich das Silbersalz als weiße kristallinische Masse ab.

Das Bleisalz wird ebenfalls als kristallinischer Niederschlag erhalten, wenn man Bromguanin in der zur Bildung der Dinatriumverbindung nötigen Menge Natronlauge löst und salpetersaures Blei in der Siedehitze zufügt.

Erhitzt man das trockene Blei- oder Silbersalz mit etwas mehr als 2 Mol. Jodmethyl 12 Stunden im verschlossenen Rohr auf 100^0, so findet eine vollständige Umsetzung statt. Die Reaktion ist auch hier komplexer Natur. Beim Öffnen der Röhre zeigte sich starker Druck. Der Inhalt war tief braun gefärbt. Aus dem Reaktionsprodukt wurde durch Behandlung mit schwefliger Säure und Auskochen mit Wasser eine bromhaltige Base isoliert, welche vielleicht methyliertes Guanin ist. Ihre Menge reichte leider für eine genaue Untersuchung nicht aus. Neben dieser Verbindung wurde dann ferner eine nicht unbeträchtliche Menge von Bromcaffeïn gefunden. Die Entstehung des letzteren ist sehr merkwürdig. Die Guanidingruppe des Guanins wird in die Harnstoffgruppe verwandelt und die restierenden drei Imidogruppen gleichzeitig methyliert. Dieser Prozeß kann bei Ausschluß von Wasser nur dann stattfinden, wenn ein anderer Teil des Guanins eine tiefergehende Zersetzung erleidet. Im Zusammenhang damit steht wahrscheinlich die Bildung des freien Jods und der großen Menge gasförmiger Produkte.

Durch salpetrige Säure wird das Guanin in Xanthin verwandelt. Dasselbe gilt für die Bromverbindung. Löst man letztere in heißer verdünnter Schwefelsäure und fügt salpetrigsaures Natrium zu, so findet lebhafte Stickstoffentwickelung statt und nach kurzer Zeit fällt *Bromxanthin* als kristallinischer, fast farbloser Niederschlag aus. Dieselbe Verbindung läßt sich durch Bromieren des Xanthins gewinnen. Zu dem Zweck wird trockenes Xanthin mit 5 Teilen reinem trockenem Brom im zugeschmolzenen Rohr 12 Stunden auf 100^0 erhitzt, dann der Röhreninhalt zur Entfernung des Broms zunächst auf dem Wasserbad und schließlich einige Zeit im Ölbad auf $140—150^0$ erhitzt. Das Rohprodukt wird dann in gelinder Wärme mit schwefliger Säure entfärbt, nach der Entfernung der Mutterlauge in Ammoniak gelöst und aus der verdünnten heißen Lösung durch Schwefelsäure wieder gefällt. Hierbei scheidet sich das Bromxanthin allmählich als kristallinisches Pulver ab. Für die Analyse wurde dasselbe bei 110^0 getrocknet.

0,2956 g Substanz gaben 0,2392 AgBr.

	Berechnet für $C_5H_3N_4O_2Br$	Gefunden
Br	34,63	34,44

Das Bromxanthin zersetzt sich in der Wärme, ohne zu schmelzen. In heißem Wasser und Alkohol ist es schwer löslich, in kaltem Wasser, Alkohol und Äther fast unlöslich. Von konzentrierten Mineralsäuren wird es ziemlich leicht aufgenommen, aber schon durch Wasser zum Teil wieder gefällt. In Alkalien und Ammoniak ist es dagegen leicht löslich.

3. Emil Fischer: Über die Harnsäure. I.

Berichte der deutschen chemischen Gesellschaft 17, 328 [1884].
(Eingegangen am 13. Februar.)

Vor längerer Zeit hat A. Strecker in einer kurzen brieflichen Mitteilung an die Redaktion der Annalen[1]) die Angabe gemacht, daß nach den Versuchen von Rheineck die Harnsäure durch Natriumamalgam in Xanthin und Sarkin umgewandelt werde. Strecker ist niemals auf diese Notiz zurückgekommen und hat selbst in seinem Lehrbuch der organischen Chemie, wie schon Medicus[2]) bemerkt, keinen Gebrauch davon gemacht. Trotz dieses offenbaren Zweifels von Strecker an der Richtigkeit des Versuches ist die Angabe, weil niemals widerrufen, in die meisten neueren Lehrbücher übergegangen.

Nachdem es mir gelungen war, die Beziehungen des Xanthins zum Caffeïn[3]) und die Konstitution beider Basen aufzuklären, habe ich mich vielfach bemüht, einen Übergang vom Xanthin zur Harnsäure zu finden, um daraus einen Rückschluß auf die Konstitution der letzteren machen zu können.

Bisher sind die Versuche erfolglos gewesen.

Bei der Behandlung der Harnsäure mit Natriumamalgam erhielt ich kein Xanthin. Vielmehr blieb die Säure, wenn die Luft von der alkalischen Lösung abgehalten wurde, selbst bei monatelanger Einwirkung des Reduktionsmittels unverändert.

Ebenso unrichtig ist nach den neueren Beobachtungen von A. Kossel[4]), welche ich bestätigen kann, die Angabe von Strecker, daß Sarkin durch Behandlung mit Salpetersäure in Xanthin verwandelt werden könne. Es fehlt demnach bis jetzt jeder experimentelle Beweis, daß zwischen den so ähnlich zusammengesetzten und als gleichzeitige Produkte des tierischen Stoffwechsels beobachteten drei Körpern Harnsäure $C_5H_4N_4O_3$, Xanthin $C_5H_4N_4O_2$ und Sarkin $C_5H_4N_4O$ ein direkter Zusammenhang bestehe.

---

1) Liebigs Annal. d. Chem. **131**, 121 [1864].
2) Liebigs Annal. d. Chem. **175**, 247 [1875].
3) Liebigs Annal. d· Chem. **215**, 311 ff. [1882]. (*S. 126 ff.*)
4) Zeitschr. f. physiol. Chem. VI. Bd., 428 [1882].

Ich habe deshalb versucht, zur Lösung jener Frage, der Harnsäure mit Hilfe von Chlorphosphor Sauerstoff zu entziehen, bin jedoch erst zu Resultaten gelangt, als ich statt der Säure selbst ihre Methylderivate als Ausgangsmaterial benutzte.

Unter den später beschriebenen Bedingungen gelingt es leicht, aus der Monomethylharnsäure zwei Wasserstoff und zwei Sauerstoff herauszunehmen und durch zwei Chlor zu ersetzen:

$$CH_3 . C_5N_4H_3O_3 + 2\ PCl_5 = 2\ HCl + 2\ POCl_3 + CH_3 . C_5N_4HOCl_2.$$

In diesem Chlorid kann man das eine Wasserstoffatom durch Methyl, ferner die beiden Chlor durch Wasserstoff, durch Äthoxyl und andere Gruppen substituieren. Bei fortgesetzter Behandlung mit Chlorphosphor verliert ferner die Verbindung $CH_3 . C_5N_4HOCl_2$ nochmals Wasserstoff und Sauerstoff und verwandelt sich in das Trichlorid $CH_3 . C_5N_4Cl_3$. In dem letzteren lassen sich wiederum die einzelnen Chloratome in mannigfaltiger Weise durch Äthoxyl, Amino oder Sauerstoff und Wasserstoff ersetzen.

Um eine rationelle Nomenklatur der so entstehenden zahlreichen Substanzen zu ermöglichen, betrachte ich dieselben als Abkömmlinge der noch unbekannten Wasserstoffverbindung $CH_3 . C_5N_4H_3$ und nenne die letztere Methylpurin. Der Übersicht halber stelle ich zunächst die analysierten Produkte mit der Formel und dem später gebrauchten Namen zusammen:

$CH_3 . C_5N_4Cl_3$ . . . . . . Trichlormethylpurin,
$CH_3 . C_5N_4Cl(OC_2H_5)_2$ . . Diäthoxychlormethylpurin,
$CH_3 . C_5N_4H_3O$ . . . . . Oxymethylpurin,
$CH_3 . C_5N_4H_3O_3$ . . . . Trioxymethylpurin (Methylharnsäure),
$CH_3 . C_5N_4HOCl_2$ . . . . Dichloroxymethylpurin,
$(CH_3)_2 . C_5N_4OCl_2$ . . . . Dichloroxydimethylpurin,
$(CH_3)_2 . C_5N_4H_2O$ . . . . Oxydimethylpurin,
$(CH_3)_2 . C_5N_4H_2O_2$ . . . Dioxydimethylpurin,
$(CH_3)_2 . C_5N_4H_2O_3$ . . . Trioxydimethylpurin (Dimethylharnsäure),
$(CH_3)_2 . C_5N_4OCl(OC_2H_5)$. Äthoxychloroxydimethylpurin,
$(CH_3)_2 . C_5N_4O(OC_2H_5)_2$. Diäthoxyoxydimethylpurin.

Methylierung der Harnsäure.

Durch die Untersuchungen von Hill[1]) kennt man eine Monomethyl- und eine Dimethylharnsäure, welche durch Erhitzen von saurem beziehungsweise neutralem, harnsaurem Blei mit Jodmethyl auf 160°

---

[1]) Berichte d. d. chem. Gesellsch. **11**, 1329 [1878] und **9**, 370 [1876].

erhalten wurden. Für die nachfolgenden Versuche habe ich ein anderes
Produkt benutzt, welches aus neutralem, harnsaurem Blei und Jodmethyl bei 100° gebildet wird. Die Möglichkeit, größere Mengen dieses
Präparates zu gewinnen, wurde mir in sehr zuvorkommender Weise
von der Direktion der badischen Anilin- und Sodafabrik in Ludwigs-
hafen geboten. Mit den Hilfsmitteln der Fabrik hat Hr. Dr. Magnus
Bösler im vorigen Herbst für mich 3 kg Harnsäure nach folgendem
Verfahren methyliert. Scharf getrocknetes neutrales harnsaures Blei
wurde in Autoklaven mit 2 Molekülen Jodmethyl 30 Stunden lang
auf 100° erhitzt. Nach dem Erkalten war nur geringer Druck in den
Apparaten. Das rotgelb gefärbte Reaktionsprodukt wurde mit sehr
großen Mengen Wasser längere Zeit ausgekocht, mit Schwefelwasserstoff entbleit, nach dem Übersättigen mit Ammoniak eingekocht, und
die konzentrierte Lösung durch Ansäuern gefällt. So erhielt ich fast
2 kg eines weißen Präparates, welches ein Gemenge von Dimethylharnsäure und wahrscheinlich zwei Monomethylharnsäuren war. Auf
die Trennung derselben habe ich verzichtet und zu den nachfolgenden
Versuchen das Rohprodukt benutzt.

Dichloroxymethylpurin.

10 Teile der rohen Methylharnsäure wurden mit 13 Teilen Phosphorpentachlorid und 50 Teilen Phosphoroxychlorid 8—9 Stunden im
Luftbad auf 130° erhitzt, der Röhreninhalt zur Entfernung des Phosphoroxychlorids im Ölbad abdestilliert, dann mit Wasser zersetzt und in
Schalen eingedampft. Beim Aufnehmen mit Wasser bleibt jetzt ein
dunkelbrauner, zum Teil kristallisierter Rückstand, welcher neben
anderen Produkten, die ich erst in einer zweiten Mitteilung beschreiben
werde, sämtliches Dichloroxymethylpurin enthält. Zur Isolierung des
letzteren wird das Produkt mit gewöhnlicher Salpetersäure erhitzt;
unter lebhafter Reaktion löst sich die Masse. Mit Ausnahme des Dichloroxymethylpurins werden alle Bestandteile des Gemenges durch
die Salpetersäure in leicht lösliche Körper verwandelt, und aus der
stark eingedampften Flüssigkeit fällt auf Zusatz von Wasser das Dichloroxymethylpurin fast rein heraus. Aus siedendem Alkohol umkristallisiert, bildet dasselbe feine weiße Nadeln vom Schmelzpunkt
274°. Die Ausbeute betrug etwa ein Drittel vom Gewichte des Rohproduktes. Die Analyse gab folgende Zahlen:

	Gefunden	Berechnet für $C_6H_4N_4Cl_2O$
C	32,57	32,9 %
H	1,93	1,82 %
N	25,26	25,57 %
Cl	32,95	32,41 %

Die Verbindung entsteht aus einer Monomethylharnsäure nach folgender Gleichung:

$$CH_3 . C_5H_3N_4O_3 + 2\ PCl_5 = CH_3C_5HN_4OCl_2 + 2\ POCl_3 + 2\ HCl.$$

Von der Harnsäure unterscheidet sie sich durch ihre große Beständigkeit. Sie ist unzersetzt flüchtig und wird selbst von rauchender Salpetersäure oder von Salzsäure und chlorsaurem Kali beim Kochen nicht verändert.

In Alkalien löst sie sich leicht und kann damit ohne Veränderung gekocht werden. Mit rauchender Jodwasserstoffsäure behandelt, verliert sie ihr Chlor und liefert das später beschriebene Oxymethylpurin. Beim Erhitzen mit Phosphorpentachlorid auf 160⁰ verwandelt sie sich in das sauerstofffreie

Trichlormethylpurin.

1 Teil Dichlormethylpurin wird mit $1^1/_4$ Teilen Phosphorpentachlorid und 5 Teilen Phosphoroxychlorid im verschlossenen Rohr 8 Stunden auf 160⁰ erhitzt. Beim Verdampfen des Röhreninhaltes bleibt eine schwach gelbgefärbte kristallinische Masse, welche erst mit Wasser und dann in der Kälte mit verdünntem Alkali behandelt wird. Der Rückstand liefert beim Umkristallisieren aus siedendem Alkohol das Trichlormethylpurin in farblosen kleinen Kristallen vom Schmelzpunkte 174⁰ und der Zusammensetzung $CH_3 . C_5N_4Cl_3$.

	Gefunden	Berechnet für $C_6H_3N_4Cl_3$
C	29,85	30,31 %
H	1,38	1,26 %
N	23,31	23,5 %
Cl	44,9	44,84 %

Die Verbindung ist unlöslich in Alkalien und kann zum Unterschiede von dem Dichlormethylpurin leicht in Methylharnsäure zurückverwandelt werden. Erhitzt man das Trichlorid mit einer alkoholischen Lösung von Natronlauge einige Zeit auf dem Wasserbade, so scheidet sich Kochsalz ab und auf Zusatz von Wasser fällt ein weißer voluminöser Körper aus. Derselbe kristallisiert aus Alkohol in feinen verfilzten Nadeln und hat die Zusammensetzung eines Diäthoxychlormethylpurins. Bei längerer Einwirkung der alkoholischen Natronlösung verliert diese Verbindung auch das letzte Chloratom und verwandelt sich in ein schon unter siedendem Wasser schmelzendes Produkt, welches vielleicht die Triäthoxyverbindung ist.

In rauchender Salzsäure löst sich Diäthoxychlormethylpurin leicht und ohne Veränderung, wird aber beim Erhitzen auf 130⁰ durch die Säure vollständig zerlegt. Die beiden Äthyl werden als Chloräthyl abgespalten und das Chlor gegen Sauerstoff und Wasserstoff ausgetauscht. Das gebildete Produkt hat die Zusammensetzung des Trioxymethylpurins $CH_3.C_5N_4H_3O_3$ und ist nach seinem Verhalten unzweifelhaft eine Monomethylharnsäure. Die Verbindung scheidet sich direkt aus der salzsauren Lösung in Kristallen ab. Sie ist leicht löslich in Alkali und wird daraus durch Säuren in feinen, der Harnsäure ähnlichen Kriställchen abgeschieden. Sie liefert in ausgezeichneter Weise die Murexidreaktion und ebenso die für die Harnsäure bekannte Silberprobe.

	Gefunden	Berechnet für $C_6H_6N_4O_3$
C	38,98	39,56 %
H	3,45	3,3 %
N	30,50	30,77 %

Die Säure ist in Wasser fast ebenso schwer löslich wie die Harnsäure. Sie bedarf von kochendem Wasser zur völligen Lösung mehr als 2000 Gewichtsteile. Sie scheint hiernach verschieden zu sein von der durch Hill[1]) beschriebenen Monomethylharnsäure, welche sich in ungefähr 250 Teilen kochenden Wassers lösen soll. Ich werde diese Frage später durch direkte Vergleichung beider Produkte zu entscheiden suchen.

Die Rückverwandlung des Trichlormethylpurins in Methylharnsäure scheint mir der beste Beweis zu sein, daß alle zuvor zusammengestellten Körper Derivate des in der Harnsäure enthaltenen Atomkomplexes C_5N_4 sind.

Oxymethylpurin.

Die Reduktion des Dichloroxymethylpurins gelingt am leichtesten mit rauchender Jodwasserstoffsäure. Man erwärmt das Chlorid mit 20 Gewichtsteilen der Säure unter zeitweisem Zusatz von Jodphosphonium anfangs auf dem Wasserbade, später über freier Flamme, bis eine klare farblose Lösung entstanden ist. Beim Verdampfen bleibt das Oxymethylpurin als jodwasserstoffsaures Salz zurück, welches durch Umkristallisieren aus siedendem Alkohol in farblosen schönen Blättchen erhalten wird. Das Salz hat die Zusammensetzung CH_3 $.C_5N_4H_3O.HJ$.

	Gefunden	Berechnet
J	45,68	45,5 %
N	19,93	20,14 %

Zur Isolierung der Base wurde das Jodhydrat in verdünnter schwach salpetersaurer Lösung mit überschüssigem salpetersauren Silber versetzt und die filtrierte Flüssigkeit mit Ammoniak übersättigt. Dabei schied

---

1) Berichte d. d. chem. Gesellsch. **9**, 370 [1876].

sich das in Wasser fast unlösliche Oxymethylpurinsilber als weißer kristallinischer Niederschlag ab. Dieser wurde mit farblosem Schwefelammonium in der Wärme zerlegt. Aus dem stark eingeengten Filtrate kristallisiert die Base in prächtigen farblosen Prismen, welche für die Analyse aus siedendem Alkohol umkristallisiert wurden.

	Gefunden	Berechnet für $C_6H_6N_4O$
C	48,07	48,00 %
H	4,06	4,00 %

Die Base schmilzt bei 233⁰, löst sich leicht in Wasser und reagiert alkalisch.

Das Hydrochlorat ist in Wasser ebenfalls leicht, in Alkohol aber schwer löslich.

Das Golddoppelsalz ist in kaltem Wasser schwer löslich und kristallisiert aus heißer Lösung in prächtigen gelben dünnen Platten. Ebenso charakteristisch ist das Platinsalz. Dasselbe löst sich in heißer verdünnter Salzsäure ziemlich leicht und kristallisiert daraus in prachtvollen rotgelben Prismen mit schiefer Endfläche.

Das Oxymethylpurin besitzt die Zusammensetzung eines methylierten Sarkins und zeigt in der Tat mit dieser Base manche Ähnlichkeit. Ich habe deshalb versucht, das Sarkin zu methylieren. Erhitzt man Sarkinsilber $C_5H_2N_4OAg_2$ mit 2 Molekülen Jodmethyl mehrere Stunden auf 100⁰, so erhält man durch Auslaugen mit Wasser das Jodid einer Base, welche nach der Entfernung des Jods mit Goldchlorid ein schön kristallisierendes Doppelsalz liefert. Nach der Analyse des Salzes scheint die Base die Zusammensetzung eines dimethylierten Sarkins zu haben; sie ist aber verschieden von dem Oxymethylpurin und dem später beschriebenen Oxydimethylpurin und scheint in die Klasse der quaternären Ammoniumverbindungen zu gehören.

Dichloroxydimethylpurin.

Die Verbindung entsteht durch Einwirkung von Jodmethyl auf das Bleisalz der Monomethylverbindung. Die letztere wird in verdünnter Natronlauge, welche zweckmäßig doppelt soviel Metall enthält, als für die Bildung des einfachen Salzes nötig ist, gelöst und die Lösung mit salpetersaurem Blei gefällt. Der bei 120⁰ getrocknete Niederschlag wird dann mit der gleichen Gewichtsmenge Jodmethyl im geschlossenen Rohr 12 Stunden auf 100⁰ erhitzt. Beim Auskochen des gelbroten Reaktionsproduktes mit siedendem Alkohol geht das Dichloroxydimethylpurin in Lösung und scheidet sich beim Erkalten in feinen, schwach gefärbten Nadeln ab. Die reine Verbindung ist farblos, schmilzt bei 183⁰ und hat die Zusammensetzung $(CH_3)_2C_5N_4Cl_2O$.

	Gefunden	Berechnet
C	35,85	36,05
H	2,68	2,57

Sie ist zum Unterschied von der Monomethylverbindung in Alkalien unlöslich. Aber gerade wegen der Unfähigkeit Salze zu bilden, ist die Verbindung gegen wässeriges und noch mehr gegen alkoholisches Alkali sehr empfindlich. Von siedendem wässerigen Alkali wird sie langsam gelöst, aber total zersetzt. Mit alkoholischem Kali behandelt, tauscht sie schon bei Zimmertemperatur ein Chloratom und beim Kochen auch das zweite Chloratom gegen Äthoxyl aus. Unter den gleichen Bedingungen bleibt das saure Dichloroxymethylpurin als Kalisalz gänzlich unverändert. Einen ähnlichen Unterschied zeigen trotz sonst gleicher Konstitution das neutrale Bromcaffeïn und das saure Bromtheobromin.

Durch Jodwasserstoffsäure wird das Dichloroxydimethylpurin ebenso leicht wie die Monomethylverbindung in die chlorfreie Base $(CH_3)_2C_5N_4H_2O$ verwandelt.

Oxydimethylpurin.

1 Teil des Chlorids wird mit 10 Teilen rauchender Jodwasserstoffsäure unter zeitweisem Zusatz von Jodphosphonium so lange auf dem Wasserbade erwärmt, bis die klare Lösung sich nicht mehr durch Freiwerden von Jod bräunt. Aus der stark auf dem Wasserbade konzentrierten Lösung fällt auf Zusatz von starker Kalilauge das Oxydimethylpurin als farblose kristallinische Masse aus, welche am bequemsten mit Äther aufgenommen wird. Aus der eingedampften ätherischen Lösung kristallisiert die Base in feinen Nadeln, welche bei 112° schmelzen und die Zusammensetzung $(CH_3)_2C_5N_4H_2O$ haben. (Gefunden: 50,93 C, 4,95 H, berechnet: 51,2 C, 4,9 H.) Die Base löst sich in Wasser und Alkohol sehr leicht und reagiert stark alkalisch. In Äther ist sie ziemlich schwer löslich und in Alkali fast unlöslich. Charakteristisch ist das Golddoppelsalz, welches aus heißem Wasser sehr leicht in feinen gelben Nadeln kristallisiert. Die Base besitzt die Zusammensetzung eines Dimethylsarkins. Ob sie aber als solches zu betrachten ist, muß ich unentschieden lassen; denn das oben erwähnte Methylierungsprodukt des Sarkins ist in Alkalien löslich; dagegen habe ich durch Behandlung von Sarkinsilber mit Bromäthyl eine Äthylbase erhalten, welche in Alkali unlöslich ist und welche große Ähnlichkeit mit dem Oxydimethylpurin zeigt. Ich werde versuchen, die gleiche Base aus der Äthylharnsäure zu gewinnen und den Zusammenhang zwischen Harnsäure und Sarkin experimentell festzustellen.

Äthoxychloroxydimethylpurin.

Bei der Behandlung mit alkoholischer Alkalilauge tauscht das Dichloroxydimethylpurin je nach den Bedingungen ein oder zwei Chloratome gegen Äthoxyl aus. Zur Darstellung der Monoäthoxyverbindung übergießt man das fein gepulverte Chlorid mit einem Überschuß von 50-prozentiger alkoholischer Natronlösung und erwärmt, wenn nötig, unter Umschütteln nicht über 40⁰. Das Dichlorid geht dabei zum größten Teil in Lösung; aber nach kurzer Zeit scheidet sich neben Kochsalz die Äthoxychlorverbindung als weißer Kristallbrei ab. Sobald durch öfteres Umschütteln die leicht kenntlichen Körnchen des Dichlorids verschwunden sind, kühlt man die Flüssigkeit ab, filtriert, wäscht den Niederschlag mit Wasser und löst ihn zur völligen Reinigung in siedendem Alkohol. Beim Abkühlen scheidet sich das Äthoxychloroxydimethylpurin häufig in sehr feinen verfilzten Nadeln ab, welche sich aber nach kurzer Zeit von selbst in schwerere körnige Kristalle umwandeln. Die letzteren schmelzen bei 160⁰ und haben die Zusammensetzung $C_9H_{11}N_4O_2Cl$. (Gefunden: 45,1% C, 4,71 H, 22,79 N; berechnet: 44,53 C, 4,53 H, 23,09 N.)

Beim Kochen mit überschüssigem alkoholischen Natron verwandelt sich die Verbindung in das Diäthoxydimethylpurin. Beim Erhitzen mit rauchender Salzsäure auf 130⁰ verliert sie gleichzeitig Äthyl und Chlor und liefert das später beschriebene Trioxydimethylpurin.

Mit rauchender Jodwasserstoffsäure behandelt verliert sie ebenfalls Chlor und Äthyl, erleidet aber gleichzeitig eine Reduktion und verwandelt sich in das mit dem Theobromin isomere

Dioxydimethylpurin.

Beim Erhitzen mit der 10-fachen Gewichtsmenge rauchender Jodwasserstoffsäure auf dem Wasserbade löst sich das Äthoxychloroxydimethylpurin ziemlich rasch und die Flüssigkeit färbt sich durch Freiwerden von Jod tief braun. Das letztere wird zweckmäßig durch zeitweisen Zusatz von Jodphosphonium wieder reduziert. Sobald die Lösung dauernd farblos bleibt, ist die Reaktion beendet. Die Flüssigkeit wird jetzt auf dem Wasserbade stark konzentriert und mit Wasser versetzt. Dabei scheidet sich das in der Kälte schwer lösliche Reduktionsprodukt kristallinisch aus und kann durch Umkristallisieren aus siedendem Wasser leicht gereinigt werden. Die Verbindung schmilzt und destilliert unzersetzt. Sie hat die Formel $C_7H_8N_4O_2$.

	Gefunden	Berechnet für $C_7H_8N_4O_2$
C	46,5	46,6%
H	4,54	4,4%
N	30,75	31,1%

Von dem gleich zusammengesetzten Theobromin unterscheidet sich die Verbindung sehr scharf durch die Kristallform, durch die größere Löslichkeit in Wasser und besonders durch ihr Verhalten gegen Chlor. Bei der Behandlung mit chlorsaurem Kali in salzsaurer Lösung liefert sie keine Spur eines Alloxanabkömmlings. Sie gibt also nicht die für Caffeïn, Theobromin, Xanthin, ferner für die Harnsäure und ihre Methylabkömmlinge so charakteristische Murexidreaktion. In dieser Beziehung gleicht sie also dem Sarkin und den meisten zuvor beschriebenen Abkömmlingen des Methylpurins.

Durch die gleiche Reaktion unterscheidet es sich ferner von dem interessanten Körper, welchen kürzlich G. Salomon[1]) unter dem Namen Paraxanthin als normalen Bestandteil des menschlichen Harns beschrieben hat und welcher ebenfalls die Zusammensetzung $C_7H_8N_4O_2$ zu haben scheint[2]).

Diäthoxyoxydimethylpurin.

Um diese Verbindung direkt aus dem Dichloroxydimethylpurin darzustellen, kocht man das letztere mit überschüssiger, alkoholischer Natronlösung kurze Zeit, bis eine Probe beim Erkalten nicht mehr das als Zwischenprodukt entstehende und in kaltem Alkohol sehr schwer lösliche Äthoxychloroxydimethylpurin abscheidet. Beim Verdampfen des Alkohols bleibt die Äthoxyverbindung als braunes Öl zurück, welches beim Übergießen mit Wasser sofort kristallinisch erstarrt. Die Verbindung ist in Alkohol leicht und in Wasser schwer löslich. Aus heißem Wasser kristallisiert sie in feinen Blättchen, welche bei 126—127⁰ schmelzen. (Gefunden: 51,79% C, 6,33% H; berechnet für $C_{11}H_{16}N_4O_3$: 52,4% C, 6,3% H.)

Die Verbindung ist unlöslich in Alkali, löst sich aber leicht in konzentrierter Salzsäure und kann damit gekocht werden, ohne eine Veränderung zu erleiden. Beim Erhitzen mit starker Salzsäure im verschlossenen Rohr auf 130⁰ verliert sie dagegen beide Äthyle und verwandelt sich in das Trioxydimethylpurin. Die gleiche Umwandlung erfährt sie viel rascher mit konzentrierter Schwefelsäure bei 140⁰.

---

[1]) Berichte d. d. chem. Gesellsch. **16**, 195 [1883].

[2]) Salomon berechnet zwar aus seinen analytischen Resultaten vorläufig die komplizierte Formel $C_{15}H_{17}N_9O_4$. Die Zahlen passen indessen ebensogut, wenn nicht besser, zu der einfachen Formel $C_7H_8N_4O_2$, wie folgende Zusammenstellung zeigt:

	Gefunden (Salomon)	Berechnet für $C_7H_8N_4O_2$	$C_{15}H_{17}N_9O_4$
C	46,62	46,66	46,51%
H	4,97	4,44	4,4 %
N	31,70	31,1	32,55%

Trioxydimethylpurin.

Erhitzt man die Diäthoxyverbindung mit 2,5 Teilen konzentrierter Schwefelsäure eine halbe Stunde lang auf 140° und gießt dann die Lösung in Wasser, so scheidet sich das Trioxydimethylpurin als sehr feines, fast farbloses Kristallpulver ab. Zur Analyse wurde die Verbindung aus heißem Wasser umkristallisiert.

	Gefunden	Berechnet für $C_7H_8N_4O_3$
C	42,6	42,86%
H	4,16	4,08%
N	28,49	28,56%

Die Verbindung schmilzt unter Zersetzung erst bei sehr hoher Temperatur. Sie ist in kaltem Wasser fast unlöslich, in heißem Wasser schwer löslich.

In Äther und Alkohol ist sie ebenfalls äußerst schwer, in Alkalien und Ammoniak dagegen leicht löslich.

Nach ihrer Zusammensetzung und Bildungsweise betrachte ich die Verbindung als eine Dimethylharnsäure. Sie ist aber ganz verschieden von der Dimethylharnsäure, welche Hill durch Einwirkung von Jodmethyl auf harnsaures Blei erhielt. Besonders deutlich tritt diese Verschiedenheit zutage in dem Verhalten gegen Oxydationsmittel. Die Hillsche Säure reduziert ammoniakalische Silberlösung beim Kochen und liefert, mit Chlor behandelt, Methylalloxan. Genau die gleiche Reaktion zeigt die zuvor als Trioxymethylpurin beschriebene Monomethylharnsäure. Dagegen wird das Trioxydimethylpurin beim Kochen mit verdünnter, ammoniakalischer Silberlösung nicht oxydiert. Beim Verdampfen des überschüssigen Ammoniaks scheidet sich vielmehr ein gallertartiges, schwach gelb gefärbtes Silbersalz ab. Durch Chlor oder chlorsaures Kali und Salzsäure wird die Verbindung allerdings rasch verändert und in leicht lösliche Produkte verwandelt; aber es entsteht dabei nur eine sehr kleine Menge eines alloxanähnlichen Körpers. Als Hauptprodukt wird eine in Wasser leicht lösliche, prachtvoll kristallisierende Verbindung gebildet, mit deren Untersuchung ich noch beschäftigt bin.

Die Ergebnisse der vorliegenden Untersuchung sind noch zu lückenhaft, um ein sicheres Urteil über die Konstitution der Harnsäure zu gestatten. Ich hoffe jedoch, auf diesem Wege zum Ziele zu gelangen und verschiebe bis dahin die weitere Diskussion der Tatsachen.

Zum Schluß erfülle ich die angenehme Pflicht, Hrn. Dr. H. Reisenegger für die wertvolle Hilfe bei der Ausführung dieser Arbeit meinen besten Dank zu sagen.

4. Emil Fischer: Über die Harnsäure. II.

Berichte der deutschen chemischen Gesellschaft **17**, 1776 [1884].
(Eingegangen am 6. August.)

Am Schlusse der ersten Mitteilung[1]), welche fast nur tatsächliche Angaben enthält, sprach ich die Hoffnung aus, daß die weitere Untersuchung der Methylderivate der Harnsäure voraussichtlich die Frage nach der Konstitution der Säure zur Lösung führen werde. Ich glaube mich in dieser Erwartung nicht getäuscht zu haben.

Durch die Gewinnung einer Tetramethylverbindung, in welcher alle vier Stickstoff mit Methyl verbunden sind, ist mir der Nachweis gelungen, daß die Harnsäure vier Imidgruppen enthält.

Aus dem Vergleich der isomeren Mono- und Dimethylharnsäuren hat sich ferner ergeben, daß die beiden Harnstoffreste in der Harnsäure unsymmetrisch mit der Kohlenstoffgruppe verbunden sind.

Diese Resultate bilden in Verbindung mit dem früher bekannten eine genügend breite und sichere Grundlage für die Spekulation.

Von den zahlreichen Formeln, welche für die Säure schon aufgestellt sind oder noch konstruiert werden könnten, ist nur eine geeignet, alle Tatsachen ungezwungen zu erklären.

Das ist die Formel, welche vor längerer Zeit von Medicus[2]) erfunden, aber wegen Mangel an entscheidenden Gründen bei den Chemikern keine besondere Anerkennung gefunden hat:

$$
\begin{array}{l}
\text{NH—CO} \\
\ \ |\ \ \ \ | \\
\text{CO} \ \ \text{C—NH} \quad . \\
\ \ |\ \ \ \ \| \quad\ \ \rangle\text{CO} \\
\text{HN—C—NH}
\end{array}
$$

Monomethylharnsäure.

Die erste Monomethylharnsäure ist von Hill[3]) durch Erhitzen von saurem harnsaurem Blei mit Jodmethyl erhalten worden. Sie zerfällt nach seinen Beobachtungen bei der Oxydation in saurer Lösung

---

1) Berichte d. d. chem. Gesellsch. **17**, 328 [1884]. (*S. 143.*)
2) Liebigs Annal. d. Chem. **175**, 243 [1875].
3) Berichte d. d. chem. Gesellsch. **9**, 370 und 1090 [1876].

in Monomethylalloxan und Harnstoff. Sie wird ferner durch Erhitzen mit konzentrierter Salzsäure in Kohlensäure, Ammoniak, Methylamin und Glykocoll gespalten. Ganz verschieden davon ist die von mir unter dem Namen Trioxymethylpurin[1]) kurz beschriebene Säure. Es scheint mir zweckmäßig die beiden Isomeren als α- (Hillsche) und β-Methylharnsäure fortan zu unterscheiden.

Darstellung der β-Methylsäure. Die Verbindung wurde zuerst auf einem Umwege aus dem Trichlormethylpurin erhalten[2]). Viel geeigneter zur Darstellung ist ihre direkte Bildung aus dem Dichloroxymethylpurin beim Erhitzen mit Salzsäure. Zu dem Zweck wird das leicht zugängliche Dichlorid mit der 8-fachen Menge Salzsäure (spez. Gew. 1,19) im geschlossenen Rohre 5 Stunden lang auf 135—140⁰ erhitzt. Das Dichloroxymethylpurin ist dann vollständig verschwunden und an seine Stelle ein kristallinischer Niederschlag von Monomethylharnsäure getreten. Ein Teil der letzteren bleibt in der starken Salzsäure gelöst. Es empfiehlt sich deshalb, den gesamten Röhreninhalt ohne vorherige Filtration zur Trockne zu verdampfen. Der Rückstand wird mit Wasser gewaschen, dann in verdünnter Natronlauge gelöst, die Flüssigkeit bis zum Sieden erhitzt und mit verdünnter Schwefelsäure angesäuert. Dabei scheidet sich die Methylharnsäure als feines kristallinisches Pulver ab. Ist dasselbe noch gefärbt, so löst man nochmals in Alkali, kocht einige Zeit mit Tierkohle und fällt das Filtrat wieder mit Schwefelsäure. Der so erhaltene weiße Niederschlag ist chlorfrei und besteht aus reiner Monomethylharnsäure.

Für die Analyse ward das Produkt bei 110⁰ getrocknet:

	Gefunden	Berechnet für $C_6H_6N_4O_3$
C	39,45	39,56%
H	3,53	3,30%

Die Verbindung zeigt die gleichen Eigenschaften wie die früher beschriebene aus dem Trichlormethylpurin erhaltene Säure[1]). Von kochendem Wasser bedarf sie mehr als 2000 Gewichtsteile zur Lösung.

---

[1]) Berichte d. d. chem. Gesellsch. **17**, 332 [1884]. (*S. 147.*)

[2]) Dieselbe Methylharnsäure ist in beträchtlicher Menge in dem Produkt enthalten, welches ich als Ausgangsmaterial benutzt habe, und welches durch Erhitzen von neutralem harnsauren Blei mit Jodmethyl auf 100⁰ entsteht. Der größere Teil des Gemenges ist die von Hill beschriebene und später als α-Verbindung angeführte Dimethylharnsäure. Von den Monomethylharnsäuren läßt die letztere sich leicht in folgender Weise trennen: Man löst das Produkt in warmem Ammoniak und kocht bis der Ammoniakgeruch verschwindet. Dabei fällt die Dimethylharnsäure, deren Ammonsalz durch Kochen zerlegt wird, aus, während die anderen Bestandteile des Gemenges als Ammonsalze in Lösung bleiben.

Sie löst sich leicht in Alkalien und Ammoniak. Das Ammoniumsalz wird beim Wegkochen des überschüssigen Ammoniaks nicht zerlegt und scheidet sich beim Erkalten der konzentrierten heißen Lösung als Gallerte ab. Durch ammoniakalische Silberlösung wird sie ähnlich der Harnsäure schon bei gewöhnlicher Temperatur unter Abscheidung von Metall zerstört. Durch Erhitzen mit Phosphorpentachlorid und Phosphoroxychlorid auf 130⁰ wird sie zum größten Teil in Dichloroxymethylpurin zurückverwandelt.

Oxydation der β-Methylharnsäure. Von Salpetersäure oder Chlorwasser wird die Methylverbindung ebenso leicht angegriffen wie die Harnsäure. Sie zerfällt dabei zum größten Teil in Alloxan und Monomethylharnstoff. Der Versuch ist wichtig genug, um ausführlich beschrieben zu werden:

2 Teile der Säure wurden mit 3 Teilen rauchender Salzsäure übergossen und in die auf 40—50⁰ erwärmte Flüssigkeit allmählich 0,5 Teile Kaliumchlorat eingetragen. Dabei geht die Methylharnsäure vollständig in Lösung. Nach dem mäßigen Verdünnen mit Wasser wurde das entstandene Alloxan durch Einleiten von Schwefelwasserstoff als Alloxantin abgeschieden und das letztere in der bekannten Weise durch Kristallisation aus Wasser gereinigt und im Vakuum getrocknet.

Die Analyse gab folgende Zahlen:

	Gefunden	Berechnet für $C_8H_4N_4O_7 + 3\,H_2O$
C	29,43	29,81 %
H	3,32	3,10 %
N	17,10	17,40 %

Zur Isolierung des Monomethylharnstoffs wurde die vom Alloxantin abfiltrierte Lösung mit überschüssigem Bleiweiß behandelt, das Filtrat im Vakuum auf dem Wasserbade bis fast zur Trockne verdampft und der Rückstand mit absolutem Alkohol ausgelaugt. Beim Verdampfen des alkoholischen Filtrates blieb ein sirupöser Rückstand, welcher auf Zusatz von Salpetersäure einen kristallinischen Niederschlag lieferte. Der letztere, aus absolutem Alkohol umkristallisiert, zeigte die Eigenschaften des salpetersauren Monomethylharnstoffs und gab bei der Analyse folgende Zahlen:

	Gefunden	Berechnet für $C_2H_6N_2O \cdot HNO_3$
N	30,90	30,65 %

Die Bildung von Alloxan und Methylharnstoff ist unzweifelhaft der Hauptvorgang bei der Zerlegung der β-Methylharnsäure durch Chlor. Ob dabei noch Nebenreaktionen stattfinden, habe ich bei der geringen Menge von Material nicht entscheiden können.

Durch dieses Resultat wird erstens die Verschiedenheit der β-Methylharnsäure von der α-Verbindung aufs Evidenteste bewiesen, ferner geht daraus mit ziemlich großer Wahrscheinlichkeit hervor, daß bei der Harnsäure und ihren Homologen nur einer der beiden Harnstoffreste fähig ist, Alloxan resp. Methylalloxan zu bilden.

Spaltung der β-Methylharnsäure durch Salzsäure. Erhitzt man die Methylharnsäure mit der 5-fachen Menge Salzsäure (von 38%) 5—6 Stunden im geschlossenen Rohr auf 170°, so wird sie vollständig zerstört und liefert dabei die gleichen Zersetzungsprodukte wie die α-Verbindung, nämlich Kohlensäure, Ammoniak, Methylamin und Glykocoll. Die Produkte wurden nach bekannten Methoden identifiziert.

Das Glykocoll gab bei der Analyse folgende Zahlen:

	Gefunden	Berechnet für $C_2H_5NO_2$
C	31,90	32,00%
H	6,80	6,66%

Seine Menge war so bedeutend, daß sie annähernd der Zersetzungsgleichung:

$$C_6H_6N_4O_3 + 5\,H_2O = 3\,CO_2 + 2\,NH_3 + NH_2CH_3 + C_2H_5NO_2$$

entsprach.

Dimethylharnsäure.

Die erste Dimethylharnsäure ist, wie schon erwähnt, von Hill durch Erhitzen von neutralem harnsauren Blei mit Jodmethyl und Äther auf 160° erhalten worden. Dieselbe ist auch in reichlicher Menge (etwa 50%) in dem früher erwähnten von mir benutzten Ausgangsmaterial enthalten und kann daraus leicht mit Hilfe von Ammoniak isoliert werden.

Die zweite Dimethylharnsäure ist von mir früher unter dem Namen Trioxydimethylpurin beschrieben. Ich werde fortan die Hillsche Säure als α-Dimethylharnsäure, die andere als β-Verbindung bezeichnen. Die Isomerie beider Säuren ergibt sich aufs Deutlichste aus dem nachfolgenden Vergleich ihrer Eigenschaften.

α-Dimethylharnsäure. Die Säure zerfällt nach Hill bei der Oxydation mit Salpetersäure oder mit Salzsäure und chlorsaurem Kali in Monomethylalloxan und Methylharnstoff. Ich habe den Versuch wiederholt und kann das Resultat bestätigen.

Beim Erhitzen mit Salzsäure auf 170° wird die Verbindung nach Hill in Kohlensäure, Ammoniak, Methylamin und Glykocoll gespalten nach folgender Gleichung:

$$C_7H_8N_4O_3 + 5\,H_2O = 3\,CO_2 + NH_3 + 2\,NH_2.CH_3 + C_2H_5NO_2.$$

Charakteristisch für die Säure ist das Verhalten des Ammonsalzes. Löst man die Verbindung in überschüssigem Ammoniak und kocht die Lösung bis zum Verschwinden des Ammoniakgeruches, so scheidet sich die freie Säure in feinen, wetzsteinähnlichen Kriställchen ab. Sie kann dadurch, wie bereits erwähnt, leicht von der Monomethylharnsäure getrennt werden.

Erhitzt man die α-Dimethylharnsäure mit Phosphorpentachlorid und -oxychlorid längere Zeit auf 125°, so wird sie ebenfalls in ein chlorhaltiges Produkt verwandelt, welches aber mit dem Chlorderivat der β-Dimethylharnsäure nicht die geringste Ähnlichkeit zeigt. Ich habe die leichtzersetzliche Verbindung vorläufig nicht weiter untersucht.

β-Dimethylharnsäure. Die Säure entsteht aus dem Dichloroxydimethylpurin. Bei der Behandlung mit alkoholischem Natron tauscht dasselbe seine beiden Chloratome gegen Äthoxyl aus und die so entstehende Diäthoxyverbindung wird durch konzentrierte Schwefelsäure bei 140° glatt in die β-Dimethylharnsäure verwandelt. Die letztere läßt sich auch direkt aus dem Dichlorid erhalten, wenn man dasselbe mit der 10-fachen Menge rauchender Salzsäure 4 Stunden auf 130° erhitzt. Die Reaktion verläuft nach der Gleichung:

$$C_7H_6N_4OCl_2 + 2\,H_2O = C_7H_8N_4O_3 + 2\,HCl$$

und liefert ebensogute Ausbeute, wie das erste Verfahren. Von der α-Verbindung unterscheidet sie sich durch folgende, durchgehends charakteristische Reaktionen:

Das Ammonsalz wird beim Kochen der wässerigen Lösung nicht zerlegt und scheidet sich aus der konzentrierten Lösung beim Erkalten als Gallerte ab, die in heißem Wasser wieder leicht löslich ist.

Beim Erhitzen mit rauchender Salzsäure auf 170° zerfällt die Verbindung in Kohlensäure, Ammoniak, Methylamin und Sarkosin nach der Gleichung:

$$C_7H_8N_4O_3 + 5\,H_2O = 3\,CO_2 + 2\,NH_3 + NH_2CH_3 + C_3H_7NO_2.$$

Der Nachweis dieser Produkte geschah nach den bekannten Methoden. Das Sarkosin schmolz zwischen 205 und 210° unter Zersetzung, lieferte die charakteristische Kupferverbindung und gab bei der Analyse folgende Zahlen:

	Gefunden	Berechnet für $C_3H_7NO_2$
C	40,16	40,45 %
H	7,96	7,86 %

Durch Erhitzen mit Phosphorpentachlorid und Phosphoroxychlorid

auf 135⁰ wird die Säure zum größten Teile in Dichloroxydimethylpurin zurückverwandelt nach der Gleichung:

$$C_7H_8N_4O_3 + 2\,PCl_5 = C_7H_6N_4OCl_2 + 2\,POCl_3 + 2\,HCl.$$

Von Salpetersäure oder Chlorwasser wird die Säure ebenso leicht
verändert, wie das Isomere. Sie liefert dabei aber nur sehr geringe
Mengen einer alloxanähnlichen Substanz und zeigt deshalb auch die
Murexidreaktion sehr schwach. Als Hauptprodukt der Oxydation
bildet sich ein neuer Körper von der Zusammensetzung $C_7H_{10}N_4O_5$.
Derselbe entsteht nach der Gleichung:

$$C_7H_8N_4O_3 + H_2O + O = C_7H_{10}N_4O_5\,,$$

ist ein Abkömmling der Mesoxalsäure und steht unter den zahlreichen
Derivaten der Harnsäure ohne Analogie da. Mit Rücksicht auf seine
Bildungsweise nenne ich denselben Oxy-β-dimethylharnsäure.

Um die Verbindung zu gewinnen, übergießt man 2 Teile der
β-Dimethylharnsäure mit 3 Teilen rauchender Salzsäure (spez. Gew.
1,19) und 4 Teilen Wasser und trägt in das auf ca. 30⁰ erwärmte Gemenge allmählich unter stetem Umschütteln 0,5 Teile Kaliumchlorat
ein. Die Dimethylharnsäure geht dabei langsam aber vollständig in
Lösung, und aus der mit wenig Wasser verdünnten Lösung scheidet
sich bei längerem Stehen in kühlem Raume das Oxydationsprodukt
in schön ausgebildeten, großen, farblosen Kristallen ab. Dasselbe wird
durch einmaliges Umkristallisieren aus wenig Wasser von ca. 50⁰
gereinigt. Die Ausbeute beträgt über 50% der angewandten Dimethylharnsäure. Der Verlust ist hauptsächlich durch die leichte Löslichkeit
und Zersetzlichkeit des neuen Produktes bedingt. Für die Analyse
wurde es im Vakuum über Schwefelsäure getrocknet.

	Gefunden	Berechnet für $C_7H_{10}N_4O_5$
C	36,41	36,52 %
H	4,41	4,34 %
N	24,20	24,34 %

Die Verbindung schmilzt bei 173—174⁰ und zersetzt sich bei
höherer Temperatur vollständig.

Beim Kochen der wässerigen Lösung wird sie unter lebhafter
Gasentwickelung ebenfalls vollständig zerstört und in sehr leicht lösliche Produkte verwandelt. Mit Ammoniak oder Alkalien liefert sie
keine Spur einer Rotfärbung. Durch Schwefelwasserstoff wird die
Verbindung nicht verändert. Durch rauchende Jodwasserstoffsäure
wird sie schon bei Zimmertemperatur langsam aber vollständig reduziert. Es entsteht dabei eine neue leicht lösliche kristallinische Verbindung, deren Untersuchung noch nicht abgeschlossen ist.

Am meisten Aufschluß über ihre Konstitution gibt die Spaltung mit Baryt. Ihre kalte wässerige Lösung wird durch überschüssiges Barytwasser nicht gefällt, beim Erwärmen aber bildet sich sofort ein dichter kristallinischer Niederschlag von mesoxalsaurem Baryt. Die daraus in Freiheit gesetzte Säure wurde durch den Schmelzpunkt, das Silbersalz und die Verbindung mit Phenylhydrazin identifiziert.

Als zweites Spaltungsprodukt wurde Harnstoff gefunden. Derselbe wurde in der bekannten Weise durch das Nitrat isoliert und aus dem letzteren mit Hilfe von Baryt wieder in Freiheit gesetzt. Das Präparat zeigte den Schmelzpunkt 133° und den Stickstoffgehalt des Harnstoffs.

	Gefunden	Berechnet für CH_4N_2O
N	46,77	46,66%

Das dritte Spaltungsprodukt der β-Oxydimethylharnsäure ist wahrscheinlich Dimethylharnstoff. Es ist mir jedoch wegen Mangel an Material nicht gelungen, die leicht lösliche Verbindung zu isolieren. Diese Lücke auszufüllen, ist durch den folgenden Versuch gelungen:

Erhitzt man 1 Teil β-Dimethylharnsäure mit 1 Teil Kaliumdichromat, 1,4 Teilen konzentrierter Schwefelsäure und 10 Teilen Wasser am Rückflußkühler, so geht die Verbindung bald in Lösung. Nach einstündigem Kochen wurde die Flüssigkeit auf das halbe Volumen eingedampft. Dabei schied sich eine reichliche Menge von blättrigen, glänzenden Kristallen ab, welche alle Eigenschaften des Cholestrophans zeigten. Der Schmelzpunkt lag bei 151°.

Die Analyse gab folgende Zahlen:

	Gefunden	Berechnet für $C_5H_6N_2O_3$
C	42,33	42,25%
H	4,35	4,25%

Die nochmalige Behandlung der Mutterlauge mit neuen Mengen des Oxydationsmittels ergab eine weitere beträchtliche Menge von Cholestrophan. Die Gesamtausbeute des letzteren betrug 40% der angewandten Dimethylharnsäure.

Durch diese Versuche ist der Beweis geliefert, daß in der β-Dimethylharnsäure die beiden Methylgruppen an die zwei Stickstoffatome gebunden sind, welche aus der β-Monomethylharnsäure als Monomethylharnstoff abgespalten werden.

Mithin sind in der Harnsäure zwei zu einem Harnstoffrest verbundene Imidgruppen enthalten, welche außerhalb des Atomkomplexes stehen, der bei der Oxydation in saurer Lösung als Alloxan abgespalten wird.

Trimethylharnsäure.

Die weitere Methylierung der α-Dimethylharnsäure ist mir nicht gelungen. Das leicht zersetzliche Silbersalz ist für diesen Zweck nicht geeignet und bei der Behandlung des Bleisalzes mit Jodmethyl wurde nur Dimethylharnsäure regeneriert.

Bessere Resultate ergab der gleiche Versuch bei der β-Dimethylharnsäure. Löst man dieselbe in der für das Dinatriumsalz berechneten Menge Natronlauge und versetzt die Lösung mit der ebenfalls berechneten Menge Bleinitrat, so scheidet sich das Bleisalz als weißer, flockiger Niederschlag ab. Derselbe wurde bei 110° getrocknet und mit der gleichen Gewichtsmenge Jodmethyl und der doppelten Menge trocknen Äthers während 8 Stunden auf 125—130° erhitzt. Der gelbe Röhreninhalt ward mit viel Wasser (ungefähr 60 Teile auf 1 Teil Bleisalz) ausgekocht, das heiße Filtrat mit Schwefelwasserstoff entbleit und nach dem Übersättigen mit Ammoniak fast bis zur Trockne verdampft. Dabei scheidet sich die Trimethylharnsäure als weiße kristallinische Masse ab, welche mit kaltem Wasser ausgewaschen und nochmals in Ammoniak gelöst wird. Verdampft man diese Lösung bis zum Verschwinden des Ammoniakgeruches, so kristallisiert reine Trimethylharnsäure, während etwa regenerierte β-Dimethylharnsäure als beständiges Ammonsalz in Lösung bleibt. Zur Analyse wurde die Verbindung bei 105° getrocknet.

	Gefunden	Berechnet für $C_8H_{10}N_4O_3$
C	45,84	45,72%
H	4,85	4,76%

Die Trimethylharnsäure schmilzt bei 345° unter schwacher Bräunung und sublimiert bei höherer Temperatur großenteils unzersetzt. In heißem Wasser ist sie verhältnismäßig leicht löslich und kristallisiert daraus in feinen Nädelchen. Von heißem Alkohol oder Chloroform wird sie nur in geringer Menge aufgenommen; leicht löslich ist sie hingegen in konzentrierter Salzsäure.

In Ammoniak ist sie viel leichter löslich als in Wasser. Beim Wegkochen des Ammoniaks scheidet sie sich indessen ebenso wie die α-Dimethylharnsäure wieder aus. Von verdünnten Alkalien wird sie sehr leicht aufgenommen, auf Zusatz von konzentriertem Alkali fällt das betreffende Salz in feinen weißen Nädelchen aus.

Charakteristisch für die Säure ist ihr Verhalten gegen ammoniakalische Silberlösung. Löst man die Säure in nicht zu viel starkem Ammoniak und fügt eine ammoniakalische Silberlösung hinzu, so bleibt die Flüssigkeit in der Wärme klar, beim Erkalten aber bildet sich ein dicker Brei von feinen weißen Nadeln. Dieselben sind eine

Verbindung der Säure mit Silber und Ammoniak. Sie lösen sich leicht in heißem Wasser und geben mit überschüssigem Silbernitrat einen schwach gelben gallertartigen Niederschlag.

Ganz verschieden davon ist das einfache Silbersalz der Trimethylharnsäure, welches kristallisiert und auf folgende Weise gewonnen wird:

Die Säure wird in viel Ammoniak heiß gelöst und dann mit der für das Salz $C_8H_9AgN_4O_3$ berechneten Menge Silbernitrat versetzt. Beim Wegkochen des Ammoniaks scheidet sich aus der vorher klaren Lösung die Silberverbindung in feinen weißen Nadeln ab.

Die Trimethylharnsäure zeigt merkwürdigerweise die Murexidreaktion viel stärker als die Dimethylverbindung, aus der sie entsteht. Sie unterscheidet sich von der letzteren ferner durch ihre größere Unbeständigkeit gegen Säuren. Beim Erhitzen mit rauchender Salzsäure auf 130⁰ wird sie nämlich vollständig zerstört und in ein Produkt verwandelt, das in heißem Wasser leicht löslich ist und daraus in feinen Nadeln vom Schmelzpunkt 330⁰ kristallisiert. Die Trimethylharnsäure besitzt dieselbe Zusammensetzung wie das Hydroxycaffeïn und zeigt mit demselben manche Ähnlichkeit, z. B. den gleichen Schmelzpunkt. Trotzdem sind die Produkte zweifellos verschieden, wie sich besonders aus dem nachfolgenden Versuche ergibt.

Tetramethylharnsäure.

Für die Methylierung der Trimethylharnsäure ist das in allen vorhergehenden Fällen benutzte Bleisalz nicht mehr geeignet. Sehr leicht gelingt dagegen die Operation bei Anwendung des zuvor erwähnten kristallinischen trimethylharnsauren Silbers. Das bei 100⁰ getrocknete Salz wird mit der $1^1/_2$-fachen Menge Jodmethyl 8 bis 10 Stunden auf 100⁰ erhitzt und der Röhreninhalt mit Wasser ausgekocht. Beim vollständigen Verdampfen des Filtrates bleibt die Tetramethylharnsäure als weiße Masse zurück. Sie wird in heißem Alkohol gelöst und scheidet sich beim Erkalten in feinen weißen Nadeln ab, welche für die Analyse bei 100⁰ getrocknet wurden.

	Gefunden	Berechnet für $C_9H_{12}N_4O_3$
C	47,87	48,21 %
H	5,44	5,35 %
N	24,70	25,00 %

Die Säure schmilzt bei 218⁰ und destilliert unzersetzt. In heißem Wasser ist sie sehr leicht, in kaltem etwas schwerer löslich. Sie löst sich auch leicht in siedendem Chloroform, etwas schwerer in Alkohol und sehr schwer in Äther. Sie besitzt keine sauren Eigenschaften mehr, denn sie wird aus der wässerigen Lösung durch Alkali unverändert abgeschieden. Andrerseits ist sie gegen Alkali sehr unbeständig; sie wird dadurch schon in der Kälte langsam und in der Wärme sehr rasch unter Freiwerden von Methylamin zerstört. Sie gibt noch die Murexidreaktion, aber schwächer als die Trimethylverbindung.

In der Tetramethylharnsäure sind sämtliche 4 Stickstoffatome mit Methyl verbunden, wie folgender Versuch zeigt:

Die Verbindung wurde mit rauchender Salzsäure 6 Stunden auf 170° erhitzt. Sie zerfällt dabei, ebenso wie die niederen Homologen, liefert reichliche Mengen Methylamin, aber kein Ammoniak. Auf das letztere wurde mit Hilfe von Platinchlorid geprüft.

Bei einiger Übung ist es leicht, selbst kleine Mengen von Platinsalmiak neben der entsprechenden Methylaminverbindung an der Kristallform zu erkennen.

Die Tetramethylharnsäure ist endlich isomer mit dem Methoxycaffeïn[1]). Sie unterscheidet sich von diesem durch den Schmelzpunkt, die größere Löslichkeit in Wasser und die größere Beständigkeit gegen starke Salzsäure, von welcher sie beim Abdampfen auf dem Wasserbade nicht verändert wird.

Konstitution der Harnsäure.

Für die Beurteilung und Entscheidung dieser schon solange schwebenden Frage sind aus den Resultaten der vorstehenden Untersuchung folgende Punkte als besonders wichtig hervorzuheben.

1. Aus der Harnsäure entstehen durch direkte Methylierung je nach den Bedingungen zwei verschiedene Monomethylverbindungen. Bei der Oxydation zerfällt die eine in Methylalloxan und Harnstoff, die andere in Alloxan und Methylharnstoff. Daraus ergibt sich, daß die beiden Harnstoffreste in der Harnsäure mit der aus drei Atomen bestehenden Kohlenstoffgruppe nicht gleichartig verbunden sind. Hierdurch wird die von manchen Chemikern bevorzugte Fittigsche Harnsäureformel unhaltbar.

2. In der Tetramethylharnsäure sind alle vier Stickstoffatome mit Methyl verbunden. Daraus folgt, daß die Harnsäure selbst vier Imidgruppen enthält[2]). Ich setze bei diesem Schlusse natürlich voraus, daß bei der Methylierung der Harnsäure keine Umlagerung stattfindet.

---

[1]) Ich habe die bisher unbekannte Verbindung zum Vergleich aus dem Chlorcaffeïn durch Erwärmen mit einer Lösung von Ätznatron in Methylalkohol dargestellt. Sie kristallisiert aus Alkohol oder heißem Wasser in farblosen Nadeln, welche bei 174° schmelzen und wird durch Erwärmen mit Salzsäure sehr leicht unter Abspaltung von Methyl in Hydroxycaffeïn verwandelt.

[2]) Dasselbe haben bereits Hill und Mabery (Berichte d. d. chem. Gesellsch. 11, 1331 [1878]) gefolgert aus der Fähigkeit der Dimethylharnsäure, die beiden

Kombiniert man diese Resultate mit der bekannten Spaltung der Harnsäure in Alloxan und Harnstoff, so gelangt man zu der Anschauung, daß in der Säure folgende Atomgruppe:

$$\begin{array}{l} HN-C \\ \;\,|\quad\;| \\ CO\;\;\,C-NH \\ \;\,|\quad\;|\quad >CO \\ HN-C-NH \end{array}$$

enthalten ist, woraus sich dann weiter die von Medicus aufgestellte Strukturformel ergibt.

Dieselbe erklärt alle bekannten Metamorphosen der Verbindung in befriedigender Weise und ich halte sie nunmehr für ebenso sicher begründet, wie die Mehrzahl der gebräuchlichen Strukturformeln. Im Nachfolgenden benutze ich dieselbe, um die Resultate meiner Arbeit nochmals im Zusammenhang darzustellen.

Zu dem Zwecke bezeichne ich die 4 Imidgruppen mit Zahlen:

$$\begin{array}{l} (1)\;\; HN-CO \\ \qquad\;|\quad\;\,| \\ \qquad\;CO\;\;\,C-NH\;(3)\;. \\ \qquad\;|\quad\;\,\|\quad >CO \\ (2)\;\; HN-C-NH\;(4) \end{array}$$

Nach dieser Formel sind vier isomere Monomethylharnsäuren möglich; davon sind zwei bekannt. Die α-Verbindung enthält das Methyl an Stelle (1) oder (2); denn sie zerfällt in Methylalloxan und Harnstoff. In der β-Verbindung ist das Methyl mit Stickstoff (4) verbunden; denn sie liefert bei der Oxydation Alloxan und Methylharnstoff und zerfällt ferner beim Erhitzen mit Salzsäure in Kohlensäure, Ammoniak, Methylamin und Glykocoll. Das letztere aber entsteht bekanntlich auf dem gleichen Wege aus der Harnsäure und enthält unzweifelhaft den mit dem mittleren Gliede der Kohlenstoffkette verbundenen Stickstoff (3).

Die β-Dimethylharnsäure entsteht aus der β-Monomethylverbindung; sie liefert bei der Oxydation mit Chromsäure Cholestrophan und bei der Spaltung mit Salzsäure an Stelle von Glykocoll Sarkosin. Sie enthält mithin die beiden Methyle an Stelle (3) und (4).

Wasserstoffe gegen Metall auszutauschen. Aber dieser Schluß war nicht stichhaltig; denn das Vermögen, durch Metall ersetzt zu werden, besitzt auch der Wasserstoff des Hydroxyls (vgl. Hydroxycaffeïn) und unter gewissen Bedingungen sogar der an Kohlenstoff gebundene Wasserstoff, wie dies z. B. für den Malonylharnstoff durch Conrad und Guthzeit (Berichte d. d. chem. Gesellsch. **14**, 1643 [1881]) nachgewiesen ist.

In der α-Dimethylharnsäure sind die Methyle auf beide Harnstoffreste verteilt; das eine ist an Stickstoff (1) oder (2), das zweite an Stickstoff (4) gebunden; denn die Verbindung liefert bei der Spaltung durch Salzsäure ebenfalls Glykocoll.

Die einzige bisher bekannte Trimethylharnsäure entsteht aus der β-Dimethylverbindung; mithin ist in derselben Stickstoff (3) und (4) methyliert. Die Stellung des dritten Methyls bleibt dagegen vorläufig unbestimmt.

Aus der β-Monomethylharnsäure entsteht durch Phosphorpentachlorid das Dichloroxymethylpurin; ich glaube annehmen zu dürfen, daß dieser Vorgang ganz analog ist der von Wallach untersuchten Umwandlung der Säureamide in die Imidchloride.

Die Reaktion findet statt zwischen den Imidgruppen (1) und (2) und den benachbarten Carbonylgruppen. Die Imidgruppe (3) bleibt zunächst intakt; denn hier findet nachgewiesenermaßen die weitere Methylierung des Dichloroxymethylpurins statt. Ich gebe deshalb dem Chlorid die Formel:

$$
\begin{array}{ccc}
\mathrm{N} & = & \mathrm{CCl} \\
| & & | \\
\mathrm{ClC} & & \mathrm{C-NH} \\
\| & & \| \quad {>}\mathrm{CO} \\
\mathrm{N} & - & \mathrm{C-N.CH_3}
\end{array} \quad .
$$

Durch weitere Behandlung mit Phosphorpentachlorid entsteht daraus das sauerstofffreie Trichlormethylpurin:

$$
\begin{array}{ccc}
\mathrm{N} & = & \mathrm{CCl} \\
| & & | \\
\mathrm{ClC} & & \mathrm{C-N} \\
\| & & \| \quad {>}\mathrm{CCl} \\
\mathrm{N} & - & \mathrm{C-N.CH_3}
\end{array} \quad .
$$

Aus diesen Betrachtungen ergeben sich für die anderen Derivate des Methylpurins folgende Formeln:

$$
\begin{array}{ccc}
\mathrm{N} & = & \mathrm{CCl} \\
| & & | \\
\mathrm{Cl.C} & & \mathrm{C-N.CH_3} \\
\| & & \| \quad {>}\mathrm{CO} \\
\mathrm{N} & - & \mathrm{C-N.CH_3}
\end{array}
\qquad
\begin{array}{ccc}
\mathrm{N} & = & \mathrm{C.O.C_2H_5} \\
| & & | \\
\mathrm{C_2H_5.O.C} & & \mathrm{C-N.CH_3} \\
\| & & \| \quad {>}\mathrm{CO} \\
\mathrm{N} & - & \mathrm{C-N.CH_3}
\end{array}
$$

Dichloroxydimethylpurin.   Diäthoxyoxydimethylpurin.

$$
\begin{array}{ccc}
\mathrm{N} & = & \mathrm{CH} \\
| & & | \\
\mathrm{HC} & & \mathrm{C-NH} \\
\| & & \| \quad {>}\mathrm{CO} \\
\mathrm{N} & - & \mathrm{C-N.CH_3}
\end{array}
\qquad
\begin{array}{ccc}
\mathrm{N} & = & \mathrm{CH} \\
| & & | \\
\mathrm{HC} & & \mathrm{C-N.CH_3} \\
\| & & \| \quad {>}\mathrm{CO} \\
\mathrm{N} & - & \mathrm{C-N.CH_3}
\end{array}
$$

Oxymethylpurin.   Oxydimethylpurin.

Für das Dioxydimethylpurin bleibt vorläufig die Wahl zwischen den Formeln:

$$\begin{array}{ccc}
\text{HN--CO} & & \text{N=CH} \\
\;|\quad\;\; | & & \;|\quad\;\; | \\
\text{HC}\quad\text{C--N.CH}_3 & \text{oder} & \text{CO}\quad\text{C--N.CH}_3 \\
\;\|\quad\;\|\;\;\rangle\text{CO} & & \;|\quad\;\|\;\;\rangle\text{CO} \\
\text{N--C--N.CH}_3 & & \text{HN--C--N.CH}_3
\end{array}$$

Zum Vergleich stelle ich schließlich die Formeln der Harnsäure und des Xanthins zusammen:

$$\begin{array}{cc}
\text{HN--CO} & \text{HN--CH} \\
\;|\quad\;\; | & \;|\quad\;\;\| \\
\text{CO}\quad\text{C--NH} & \text{CO}\quad\text{C--NH} \\
\;|\quad\;\|\;\;\rangle\text{CO} & \;|\quad\;\;|\;\;\rangle\text{CO} \\
\text{HN--C--NH} & \text{HN--C=N}
\end{array}$$

Man ersieht daraus, daß die Verwandtschaft beider Körper geringer ist, als man früher annahm; man ersieht daraus ferner, warum alle Versuche, die Harnsäure in Xanthin zu verwandeln, fehlgeschlagen sind und warum endlich die Tetramethylharnsäure so verschieden ist von dem gleich zusammengesetzten Methoxycaffeïn.

Bei der Ausführung dieser Arbeit bin ich von den HHrn. Dr. Reisenegger und Dr. Täuber unterstützt worden, wofür ich denselben besten Dank sage.

---

5. Walter Techow: Über die Verwandlungen des Dimethylalloxans.

Berichte der deutschen chemischen Gesellschaft **27**, 3082 [1894].
(Eingegangen am 12. November.)

Die Methylderivate der Harnsäure und ihrer Spaltungsprodukte zeichnen sich meist vor den Stammverbindungen durch schönere physikalische Eigenschaften und glattere Verwandlungen aus. Ich habe deshalb auf Veranlassung von Prof. Emil Fischer aus dem Dimethylalloxan und der Amalinsäure, welche leicht durch Spaltung des Caffeïns erhalten werden, mehrere neue Glieder der Gruppe dargestellt, welche als Material für weitere Synthesen dienen sollten.

$$\text{Dimethyldialursäure,}\quad CO\Big\langle\begin{array}{l}N(CH_3).CO\\ N(CH_3).CO\end{array}\Big\rangle CH.OH\,.$$

Daß dieselbe beim Einleiten von Schwefelwasserstoff in eine heiße, wässerige Lösung von Amalinsäure (Tetramethylalloxantin) entsteht, ist schon von Maly und Andreasch[1]) wahrscheinlich gemacht, da sie aus der Flüssigkeit durch Zusatz von Dimethylalloxan wieder Amalinsäure gewannen. Aber isoliert wurde die Säure bisher nicht.

Am besten gelingt ihre Darstellung durch Reduktion der Amalinsäure mit Natriumamalgam. Man rührt dieselbe mit wenig Wasser zu einem dicken Brei an und trägt unter kräftigem Schütteln nach und nach $2\frac{1}{2}$-prozentiges Amalgam ein. Die Masse färbt sich zunächst tief violett und erstarrt allmählich. Durch Zusatz von wenig Wasser muß sie in dickflüssigem Zustande erhalten werden, ebenso muß man Erwärmung durch zeitweises Kühlen verhindern. Wenn sie farblos geworden und sich auf erneuten Zusatz von Amalgam nicht mehr färbt, ist die Reduktion beendet. Man löst nun die breiige Masse in verdünnter, heißer Salzsäure und filtriert schnell. Beim Erkalten kristallisiert die Dimethyldialursäure in derben Prismen aus. Sie werden abgesaugt, mit Alkohol und Äther gewaschen und sofort in einen Vakuumexsikkator gebracht. Man muß alle Operationen möglichst beschleunigen, da die Säure sehr empfindlich ist. In feuchtem Zustand

---

[1]) Wiener Monatshefte III [1882].

färbt sie sich an der Luft in kürzester Zeit rot, wobei viel Amalinsäure entsteht; trocken ist sie haltbarer. Zur Analyse wurde sie im Vakuum über Schwefelsäure bis zur Gewichtskonstanz getrocknet.

Analyse: Ber. für $C_6H_8O_4N_2$.

Prozente: C 41,86, H 4,65.

Gef. „ „ 41,79, „ 4,69.

Die Dimethyldialursäure ist in Wasser ziemlich schwer, in Alkohol gar nicht löslich. Beim Erhitzen im Kapillarrohr färbt sie sich bei etwa 100^0 rot, und schmilzt gegen 170^0 unter Zersetzung. Silberlösung und Fehlingsche Lösung werden von ihr in der Kälte reduziert. Die reine Säure gibt mit Barytwasser keine Färbung, wodurch sie von der Amalinsäure leicht unterschieden werden kann.

Das Kaliumsalz wurde dargestellt durch Lösen der Säure in verdünnter kalter Kalilauge und Fällen mit Alkohol. Es scheidet sich dann in voluminösen Flocken ab, die sich in feuchtem Zustande an der Luft bald tief blau färben. Man muß daher das Salz möglichst rasch absaugen, mit Alkohol und Äther waschen und in einem evakuierten Exsikkator trocknen. In trockenem Zustande ist es haltbarer. Es ist in Wasser sehr leicht löslich.

Analyse: Ber. für $C_6H_7N_2O_4K$.

Prozente: K 18,57.

Gef. „ „ 18,70.

Das Baryumsalz erhält man in mikroskopischen Kristallen, wenn man eine gesättigte Lösung von dimethyldialursaurem Kalium mit Chlorbaryum versetzt. Es ist in Wasser schwer löslich und enthält 2 Moleküle Kristallwasser, die es bei 105^0 verliert.

Analyse: Ber. für $C_{12}H_{14}N_4O_8Ba + 2 H_2O$.

Prozente: H_2O 6,9.

Gef. „ „ 6,9.

Berechnet für das wasserfreie Salz: Ba 28,60, gefunden Ba 28,75%.

Dichlordimethylbarbitursäure, $CO[N(CH_3).CO]_2CCl_2$.

Während A. Baeyer die Dibrombarbitursäure auf dem Umweg über die Violursäure oder Hydurilsäure gewann, läßt sich obige Verbindung leicht aus der Amalinsäure durch Chlorphosphor darstellen.

Amalinsäure wird mit dem doppelten Gewicht Phosphorpentachlorid gemischt und im Ölbade auf 180^0 erhitzt. Es tritt eine heftige Reaktion ein, die Masse schäumt auf und schmilzt allmählich zusammen. Man erhält noch einige Zeit auf dieser Temperatur und läßt dann erkalten. Die erstarrte Schmelze wird in wenig heißem Alkohol gelöst, beim Erkalten scheidet sich die Chlorverbindung in zierlichen Nadeln aus, die schwach gelb gefärbt sind und durch nochmalige Kristallisation rein weiß werden. Zur Analyse wurde die Substanz im Vakuum über Schwefelsäure getrocknet.

Analyse: Ber. für $C_6H_6N_2O_3Cl_2$.

Prozente: C 32,00, H 2,66, Cl 31,55.
Gef.   „   „ 32,38, „ 2,70, „ 31,44.

Die Dichlordimethylbarbitursäure schmilzt scharf bei 157° (unkorr.). Sie ist in heißem Alkohol leicht löslich. Beim langsamen Verdunsten scheidet sie sich in großen, wohl ausgebildeten Prismen ab. In Wasser löst sie sich schwer; bei längerem Kochen der wässerigen Lösung wird Chlorwasserstoff abgespalten, in der Lösung kann dann Dimethylalloxan nachgewiesen werden. Noch leichter erfolgt diese Abspaltung beim Kochen mit Alkalien oder Silberoxyd.

Dimethylbarbitursäure, $CO[N(CH_3).CO]_2CH_2$.

Dieselbe ist bereits von Mulder[1]) aus Malonsäure und Dimethylharnstoff dargestellt worden. Leichter erhält man sie durch Reduktion ihrer Dichlorverbindung. Letztere wird mit starker Jodwasserstoffsäure unter zeitweisem Zusatz von Jodphosphonium so lange erhitzt, bis eine farblose Lösung entstanden ist. Man destilliert dann den Jodwasserstoff ab und erhitzt den Rückstand bis ungefähr 160°. Beim Erkalten erstarrt er zu einer festen Masse, die in wenig heißem Wasser gelöst wird. Beim Abkühlen scheiden sich reichliche Mengen feiner, schwach gelb gefärbter Nadeln aus, die durch nochmalige Kristallisation blendend weiß werden und den von Mulder angegebenen Schmp. 123° zeigen.

Analyse: Ber. für $C_6H_8N_2O_3$.

Prozente: C 46,15, H 5,12.
Gef.   „   „ 45,94, „ 5,22.

Zur näheren Charakterisierung der Säure wurde das Kaliumsalz dargestellt. Man erhält es, wenn man die alkoholische Lösung der Säure mit Kalilauge versetzt, als eine lockere, aus Nadeln bestehende Masse. Es ist in Wasser sehr leicht löslich und färbt sich beim Erhitzen auf 100° rot.

Analyse: Ber. für $C_6H_7N_2O_3K$.

Prozente: K 20,10.
Gef.   „   „ 20,24.

---

[1]) Berichte d. d. chem. Gesellsch. **12**, 466 [1879].

Dimethylviolursäure, $CO[N(CH_3).CO]_2C : N.OH$.

Molekulare Mengen von Dimethylalloxan und salzsaurem Hydroxylamin werden in möglichst wenig kaltem Wasser gelöst. Innerhalb 24 Stunden scheiden sich wohl ausgebildete, harte Kristalle ab, die nach einmaligem Umkristallisieren den konstanten Schmelzpunkt 124° haben. Dieselben sind in kaltem Wasser schwer, in heißem leicht löslich. Zum Umkristallisieren eignet sich am besten Alkohol, der sie in der Kälte sehr wenig, in der Hitze ziemlich reichlich löst. Beim Abkühlen scheiden sich dann feine Nadeln aus, welche zur Analyse im Vakuum über Schwefelsäure getrocknet wurden.

Analyse: Ber. für $C_6H_7N_3O_4$.

Prozente: C 38,91, H 3,78.

Gef. „ „ 38,80, „ 3,89.

Durch heiße Salzsäure wird die Dimethylviolursäure in Hydroxylamin und Dimethylalloxan gespalten. Reduzierende Substanzen, z. B. Jodwasserstoffsäure, verwandeln sie in Dimethyluramil. Sie hat stark saure Eigenschaften; aus Carbonaten macht sie Kohlensäure frei und bildet intensiv gefärbte Salze.

Das Kaliumsalz erhält man am besten, wenn man die alkoholische Lösung der Säure vorsichtig mit reiner Kalilauge versetzt. Es scheidet sich dann als flockige Kristallmasse aus, die eine intensiv blauviolette Färbung besitzt. In Wasser ist es leicht, in Alkohol gar nicht löslich. Durch Zusatz von viel Kalilauge wird es aus der wässerigen Lösung zunächst gefällt, dann tritt Entfärbung und Zersetzung ein. Wenig Kalilauge führt zwar keine Fällung, aber auch allmähliche Zersetzung herbei. Beim Erwärmen tritt dieselbe sofort ein. Das Salz ist somit Kalilauge gegenüber sehr unbeständig.

Analyse: Ber. für $C_6H_6N_3O_4K$.

Prozente: K 17,48.

Gef. „ „ 17,55.

Das Verhalten und die Färbung des Natronsalzes ist dem des Kalisalzes vollkommen analog.

Das Ammoniumsalz wurde durch Zusatz von Ammoniak zu der heißen gesättigten Lösung der Säure in Alkohol dargestellt. Beim Abkühlen schied es sich voluminös aus. In Wasser ist es sehr leicht löslich und kristallisiert daraus mit einem Molekül Wasser. Es besitzt eine tiefrote Farbe, die beim Erhitzen in Hellrot übergeht.

Analyse: Ber. für $C_6H_{10}N_4O_4 + H_2O$.

Prozente: H_2O 8,18.

Gef. „ „ 8,32.

Ber. für das trockene Salz, $C_6H_{10}N_4O_4$.

Prozente: N 27,72.

Gef.   „   „ 27,86.

Durch Umsetzung zwischen Chlorbaryum und einer gesättigten Lösung von dimethylviolursaurem Kalium fällt das Barytsalz als schwerer roter Niederschlag aus. In kaltem Wasser ist es schwer, in heißem leicht löslich. Es enthält ein Molekül Kristallwasser, welches bei 105⁰ entweicht.

Analyse: Ber. für $C_{12}H_{12}N_6O_8Ba + H_2O$.

Prozente: H_2O 3,44.

Gef.   „   „ 3,50.

Ber. für die wasserfreie Verbindung.

Prozente: Ba 27,12.

Gef.   „   „ 27,38.

Dimethylnitrobarbitursäure, $CO[N(CH_3).CO]_2CH.NO_2$.

Dimethylviolursäure wird in kleinen Portionen in die doppelte Menge heißer starker Salzsäure eingetragen. Jedesmal erfolgt heftiges Aufschäumen von braunen Gasen. Zum Schlusse erwärmt man auf dem Wasserbade so lange, als sich noch Stickoxyde entwickeln. Die vorher dunkel gefärbte Flüssigkeit nimmt dann eine rein gelbe Farbe an. Beim Erkalten scheidet sich die Dimethylnitrobarbitursäure zum Teil aus, vollständig erhält man sie durch Zusatz von Wasser. Sie bildet dann einen dicken weißen Niederschlag. Zur Reinigung löst man sie in möglichst wenig kaltem Aceton. Beim Verdunsten des Filtrates bleibt sie als mikrokristallinische weiße Masse zurück, die bei 148⁰ ohne Zersetzung schmilzt. Sie ist in Wasser und Alkohol sehr schwer löslich, leichter in Essigäther und Aceton. Durch Reduktion geht sie in Dimethyluramil über.

Analyse: Ber. für $C_6H_7N_3O_5$.

Prozente: N 20,89.

Gef.   „   „ 21,24.

Die Dimethylnitrobarbitursäure löst sich in Alkalien mit tief gelber Farbe, welche aber durch überschüssiges Alkali bald zerstört wird. Löst man sie in heißer Natriumcarbonatlösung, so kristallisiert in der Kälte das Natriumsalz in feinen gelben Prismen, welche 4 Mol. Kristallwasser enthalten.

Analyse: Ber. für $C_6H_6N_3O_5Na + 4\,H_2O$.

Prozente: H_2O 24,41.

Gef.   „   „ 24,80.

Ber. für das trockene Salz.
Prozente: Na 10,31.
Gef.   „   „ 10,52.

Die Verbindung ist in warmem Wasser leicht löslich und wird zum Unterschied von den sehr beständigen Salzen der Nitrobarbitursäure durch verdünnte Mineralsäuren leicht zersetzt.

Dimethylthionursäure.

Das Ammoniaksalz, $CO[N(CH_3).CO]_2CH.NH.SO_3NH_4 + 2 H_2O$, entsteht unter den gleichen Bedingungen wie die Verbindung der Thionursäure. Eine konzentrierte Ammoniaklösung wird mit Schwefeldioxyd gesättigt, mit überschüssigem festen Ammoniumcarbonat und mit Dimethylalloxan oder noch bequemer mit der durch Oxydation der Amalinsäure erhaltenen Lösung desselben versetzt und etwa eine Stunde auf dem Wasserbade erwärmt. Aus der erkalteten Lösung scheiden sich innerhalb 24 Stunden zierliche glänzende Nadeln ab, die zu strahligen Büscheln vereinigt sind. Das Salz ist in warmem Wasser leicht löslich und bildet gerne übersättigte Lösungen; es enthält 2 Mol. Kristallwasser und verliert dasselbe völlig bei 105°, wobei es sich gleichzeitig rot färbt.

Analyse: Ber. für $C_6H_{12}N_4O_6S + 2 H_2O$.
Prozente: H_2O 11,8, C 23,68, H 5,26.
Gef.   „   „   11,9, „ 23,53, „ 5,40.
Ber. für wasserfreies Salz.
Prozente: N 20,9.
Gef.   „   „ 21,3.

Beim Erhitzen im Kapillarrohr schmilzt das Ammonsalz bei etwa 180° unter vollständiger Zersetzung. Silbernitrat wird von ihm unter Spiegelbildung reduziert.

Versetzt man seine Lösung mit Chlorbaryum, so scheidet sich nach einigem Schütteln das Barytsalz in seideglänzenden Kristallen ab, die in kaltem Wasser fast gar nicht, und in warmem sehr schwer löslich sind.

Analyse: Ber. für $C_6H_7N_3O_6SBa$.
Prozente: Ba 35,4.
Gef.   „   „ 35,2.

Die Dimethylthionursäure fungiert also im Barytsalz als zweibasische Säure; die freie Dimethylthionursäure ist in Wasser sehr leicht löslich, reagiert stark sauer, bleibt beim Verdunsten über Schwefelsäure als amorphe Masse zurück und wird durch Kochen der Lösung bald in Schwefelsäure und Dimethyluramil gespalten.

Dimethyluramil, $CO[N(CH_3)CO]_2CH.NH_2$.

Man löst ein Teil dimethylthionursaures Ammonium in 4—5 Teilen rauchender Salzsäure und läßt bei gewöhnlicher Temperatur einige Stunden stehen. Dann verdünnt man mit so viel Wasser, als zur Lösung der ausgeschiedenen Ammonsalze nötig ist und neutralisiert mit Ammoniumcarbonat. Dabei scheidet sich das Dimethyluramil in schneeweißen, seideglänzenden Flocken aus, die abgesaugt, mit Wasser, Alkohol und Äther ausgewaschen und im Vakuum getrocknet werden.

Analyse: Ber. für $C_6H_9N_3O_3$.

Prozente: C 42,10, H 5,26, N 24,51.
Gef.   „   „ 42,00, „ 5,42, „ 24,34.

Das Dimethyluramil färbt sich in feuchtem Zustande an der Luft binnen wenigen Minuten dunkelrot; man muß daher alle Operationen bei seiner Darstellung möglichst beschleunigen. Trocken ist es haltbarer. In Alkohol ist es gar nicht, in kaltem Wasser schwer löslich. Im Kapillarrohr erhitzt, schmilzt es unter Zersetzung bei ungefähr 200^0. Silbernitrat und Fehlingsche Lösung werden augenblicklich reduziert. Von Alkalien wird es unter Zersetzung gelöst, selbst von kohlensaurem Ammonium. Ein Überschuß des letzteren ist also bei der Darstellung zu vermeiden.

Eigentümlich ist sein Verhalten gegen Säuren. In der Kälte löst es sich in großer Menge in ihnen auf, augenscheinlich unter Salzbildung. Versucht man aber die Salze aus der sauren Lösung mit Alkohol zu fällen, so erhält man nur einen Niederschlag der freien Base.

Dagegen erhält man das Hydrochlorat beim Verdunsten der salzsauren Lösung in kleinen, harten Kristallen, welche schon beim Trocknen im Vakuum etwas Salzsäure verlieren. Beständiger ist das Chloroplatinat. Dasselbe fällt aus der konzentrierten salzsauren Lösung auf Zusatz von Platinchlorid in gelben Prismen.

Analyse: Ber. für $(C_6H_9O_3N_3)_2H_2PtCl_6$.

Prozente: Pt 25,8.
Gef.   „   „ 26,0.

Kocht man die salzsaure Lösung des Dimethyluramils einige Zeit, so enthält dieselbe viel Salmiak und beim Neutralisieren kristallisiert Amalinsäure. Letztere entsteht wahrscheinlich durch Oxydation aus intermediär gebildeter Dimethyldialursäure.

Dimethylpseudoharnsäure, $CO[N(CH_3).CO]_2CH.NH.CO.NH_2$.

Dieselbe entsteht ganz analog der von A. Baeyer entdeckten Pseudoharnsäure. Dimethyluramil wird mit einer konzentrierten wässerigen Lösung von überschüssigem reinen Kaliumcyanat auf dem Wasserbade erwärmt, bis die anfangs rote Flüssigkeit farblos geworden ist, und nach dem Erkalten mit Salzsäure übersättigt. Die Dimethylpseudoharnsäure scheidet sich alsbald in kleinen, weißen Kristallen ab und wird durch Umkristallisieren aus heißem Wasser gereinigt.

Analyse: Ber. für $C_7H_{10}N_4O_4$.

Prozente: C 39,25, H 4,67.
Gef.   „   „ 39,12, „ 4,66.

Die Säure ist an der Luft beständig; beim Erhitzen auf 100^0 rötet sie sich und schmilzt im Kapillarrohr bei etwa 210^0 unter vollständiger Zersetzung.

In heißem Wasser ist sie ziemlich leicht, in kaltem Wasser schwer und in Alkohol fast gar nicht löslich. Sie reduziert Silberlösung und wird durch Salpetersäure in Dimethylalloxan und Harnstoff gespalten. Sie ist eine starke einbasische Säure, welche Acetate zersetzt. Das Kaliumsalz, welches bei der Darstellung aus dem Dimethyluramil entsteht, ist in Wasser leicht löslich, scheidet sich deshalb erst aus der stark konzentrierten Lösung kristallinisch ab und enthält 1 Mol. Kristallwasser, welches bei 105^0 entweicht.

Analyse: Ber. für $C_7H_9N_4O_4K + H_2O$.

Prozente: H_2O 6,6.
Gef.   „   „ 6,7.

Ber. für das wasserfreie Salz.

Prozente: K 15,47.
Gef.   „   „ 15,65.

Das Kupfersalz wird aus der Lösung des Kaliumsalzes durch Kupfervitriol als hellgrüner Niederschlag gefällt. Es enthält 2 Mol. Kristallwasser, welche bei 105^0 entweichen, wobei die Farbe in Gelblichbraun umschlägt.

Analyse: Ber. für $(C_6H_9N_4O_4)_2Cu + 2\,H_2O$.

Prozente: H_2O 6,85.
Gef.   „   „ 6,97.

Ber. für das wasserfreie Salz.

Prozente: Cu 12,8.
Gef.   „   „ 12,9.

6. Lüppo Cramer: Über einige Derivate des Caffeïns.

Berichte der deutschen chemischen Gesellschaft **27**, 3089 [1894].
(Eingegangen am 12. November.)

Wie E. Fischer gezeigt hat, lassen sich Äthoxy-, Hydroxy- und Amino-Caffeïn leicht aus dem Chlorderivat gewinnen. Auf demselben Wege habe ich auf Veranlassung von Prof. Fischer die Verbindungen des Alkaloïds mit Methylamin, Äthylamin, Hydrazin und einigen aromatischen Basen dargestellt.

Methylamino-Caffeïn.

5 g Chlorcaffeïn werden mit 12 ccm einer 33-proz. wässerigen Lösung von Methylamin und 40 ccm Alkohol im zugeschmolzenen Rohr 3 Stunden lang auf 100⁰ erhitzt. Beim Erkalten fällt die Verbindung kristallinisch aus. Sie kristallisiert aus heißem Wasser in feinen, farblosen Nadeln, welche zwischen 310 und 315⁰ unter Bräunung schmelzen. Sie löst sich in Wasser und Alkohol in der Wärme ziemlich leicht, in der Kälte aber recht schwer; in Äther ist sie fast unlöslich. Dagegen wird sie von verdünnten Mineralsäuren leicht gelöst.

Das Pikrat kristallisiert aus heißem Alkohol in gelben Blättchen. Mit Chlorwasser gibt sie ebenso wie die folgenden Produkte die bekannte Reaktion des Caffeïns.

Analyse: Ber. für $C_9H_{13}N_5O_2$.
                    Prozente: N 31,39, C 48,43, H 5,83.
        Gef.   „   „ 31,22, „ 48,30, „ 6,00.

Äthylamino-Caffeïn.

5 g Chlorcaffeïn werden mit 50 ccm einer 10-proz. alkoholischen Lösung von Äthylamin im geschlossenen Rohr 4 Stunden lang auf 140—150⁰ erhitzt.

Im übrigen gilt das zuvor Gesagte. Die Substanz bildet auch feine Nadeln, welche bei 226—230⁰ schmelzen und teilweise sublimieren.

Analyse: Ber. für $C_{10}H_{15}N_5O_2$.
                    Prozente: N 29,53, C 50,63, H 6,37.
        Gef.   „   „ 29,60, „ 50,53, „ 6,48.

Hydrazino-Caffeïn, $C_8H_9N_4O_2 \cdot N_2H_3$.

20 g gepulvertes Chlorcaffeïn werden mit 200 ccm Wasser und so viel Hydrazinhydrat, als aus 40 g Sulfat durch Destillation mit Ätzkali entsteht, 1 Stunde am Rückflußkühler gekocht, wobei das feste Produkt sich zusehends verändert. Dasselbe wird nach dem Erkalten filtriert, gewaschen und nach dem Trocknen mit Chloroform ausgekocht, um unverändertes Chlorcaffeïn zu entfernen. Der Rückstand kristallisiert aus heißem Wasser in feinen, farblosen Nadeln, welche sich gegen 240^0 völlig zersetzen.

Analyse: Ber. für $C_8H_{12}N_6O_2$.

Prozente: C 42,85, H 5,36, N 37,50.

Gef.   ,,   ,, 43,33, ,, 5,75, ,, 37,40.

Das Hydrazinocaffeïn ist in kaltem Wasser sehr schwer, in heißem Wasser und Alkohol viel leichter löslich. Es reduziert in der Wärme die Fehlingsche Lösung. Sein Hydrochlorat ist in warmem Wasser leicht löslich und kristallisiert gut.

Benzalhydrazinocaffeïn, $C_8H_9N_4O_2 \cdot N_2H : CH \cdot C_6H_5$.

Fügt man 1 Teil Benzaldehyd zu einer Lösung von 2 Teilen Hydrazinocaffeïn in verdünnter Essigsäure, so gesteht dieselbe bald zu einem Kristallbrei. Aus heißem Alkohol kristallisiert das Produkt in feinen Nadeln, welche gegen 270^0 zu einer braunen Flüssigkeit schmelzen.

Analyse: Ber. für $C_{15}H_{16}N_6O_2$.

Prozente: C 57,69, H 5,13, N 26,92.

Gef.   ,,   ,, 57,79, ,, 5,41, ,, 26,98.

Azoimidocaffeïn, $C_8H_9N_4O_2 \cdot N_3$.

Versetzt man die kalte wässerige Lösung des salzsauren Hydrazinocaffeïns mit Natriumnitrit, so scheiden sich sofort rote Flocken ab, welche filtriert und aus Alkohol unter Zusatz von Tierkohle umkristallisiert werden. Die reine Substanz bildet farblose Nadeln, welche sich im feuchten Zustand leicht rot färben, in Wasser sehr schwer löslich sind und ohne zu schmelzen bei höherer Temperatur zersetzt werden.

Analyse: Ber. für $C_8H_9N_7O_2$.

Prozente: C 40,85, H 3,83, N 41,70.

Gef.   ,,   ,, 40,63, ,, 4,17, ,, 41,66.

Anilinocaffeïn, $C_8H_9N_4O_2 \cdot NH \cdot C_6H_5$.

1 Teil Chlorcaffeïn wird mit 2 Teilen Anilin 3 Stunden am Rückflußkühler gekocht und die erkaltete dunkle Flüssigkeit mit 5-proz. Essigsäure behandelt. Dabei bleibt das Anilinocaffeïn als Kristall-

masse zurück. Die Ausbeute ist gleich der Menge der angewandten Chlorverbindung. Aus heißem Alkohol umkristallisiert, bildet das Anilinocaffeïn farblose Nadeln, welche sich gegen 260° färben und bei wenig höherer Temperatur unter Gasentwickelung schmelzen.

Analyse: Ber. für $C_{14}H_{15}N_5O_2$.

Prozente: C 58,94, H 5,26, N 24,56.
Gef. „ „ 59,01, „ 5,39, „ 24,18.

Die Verbindung ist in Wasser und kaltem Alkohol sehr schwer löslich.

Das Hydrochlorat scheidet sich aus der Lösung der Base in warmer, rauchender Salzsäure beim Erkalten in feinen Nadeln ab. Dasselbe wird von Wasser sofort unter Rücklassung von Anilinocaffeïn zerlegt.

Analyse: Ber. für $C_{14}H_{15}N_5O_2 \cdot HCl$.

Prozente: Cl 11,00.
Gef. „ „ 10,75.

Das Pikrat kristallisiert aus Alkohol in rotbraunen Nadeln.

Nitrosoanilinocaffeïn. Übergießt man 5 g gepulvertes Anilinocaffeïn mit 70 g Eisessig und leitet salpetrige Säure ein, so findet vorübergehend Lösung statt und nach kurzer Zeit fällt der Nitrosokörper kristallinisch aus. Derselbe wird aus warmem Alkohol umkristallisiert und für die Analyse bei 80° getrocknet.

Analyse: Ber. für $C_8H_9N_4O_2N(NO)C_6H_5$.

Prozente: C 53,50, H 4,46, N 26,75.
Gef. „ „ 53,29, „ 4,60, „ 26,59.

Die Substanz zersetzt sich gegen 225°; sie ist in Wasser sehr schwer, in heißem Alkohol, Chloroform und Äther dagegen leicht löslich. Sie gibt die Liebermannsche Reaktion.

Benzoylanilinocaffeïn. Anilinocaffeïn wird mit der 10-fachen Menge Benzoylchlorid bis zum beginnenden Sieden erhitzt. Die erkaltete Lösung scheidet auf Zusatz von Äther das Benzoylderivat ab. Dasselbe wird aus heißem Alkohol umkristallisiert. Schmelzpunkt 225°.

Analyse: Ber. für $C_{21}H_{19}N_5O_3$.

Prozente: C 64,52, H 4,88, N 17,99.
Gef. „ „ 64,20, „ 5,07, „ 18,16.

Spaltungen des Anilinocaffeïns. Die Wirkung der Alkalien und des Chlors ist im wesentlichen dieselbe wie beim Caffeïn.

Wird Anilinocaffeïn mit der 50-fachen Menge 5-proz. alkoholischer Kalilauge 4 Stunden auf 120° erhitzt, so liefert es neben Kohlensäure eine Base, welche dem Caffeïdin sehr ähnlich ist und als Anilinocaffeïdin aufgefaßt werden kann. Dieselbe wurde als Sulfat, welches in heißem 90-proz. Alkohol leicht löslich ist und daraus gut kristallisiert, isoliert.

Analyse: Ber. für $C_{13}H_{17}N_5O.H_2SO_4$.

Prozente: SO_3 22,41.

Gef.　　　„　　　„　22,51.

Bei 160⁰ findet eine weitere Spaltung des Anilinocaffeïdins durch das alkoholische Kali statt. Als Produkte derselben wurden Anilin, Ammoniak, Methylamin und Sarkosin nachgewiesen.

Löst man 2 Teile Anilinocaffeïn in 8 Teilen Salzsäure (spez. Gew. 1,19), fügt dann 8 Teile Wasser zu und trägt in den auf 70⁰ erwärmten Brei im Laufe von 15 Minuten 1 Teil Kaliumchlorat ein, so erfolgt zuerst Lösung. Nach kurzer Zeit beginnt die Abscheidung von Chloranil und die Lösung enthält dann reichliche Mengen von Dimethylalloxan.

p-Toluidinocaffeïn, $C_8H_9N_4O_2.NH.C_6H_4.CH_3$.

Dasselbe wird durch 3-stündiges Kochen von Chlorcaffeïn mit der $2^1/_2$-fachen Menge p-Toluidin bereitet und aus dem erkalteten Gemisch durch Alkohol abgeschieden. Es ist der Anilinoverbindung sehr ähnlich und schmilzt unter Gelbfärbung bei 270—275⁰.

Analyse: Ber. für $C_{15}H_{17}N_5O_2$.

Prozente: C 60,20, H 5,7, N 23,41.

Gef.　　　„　　　„ 60,31, „ 5,93, „ 23,27.

o-Toluidinocaffeïn.

Dasselbe wird ebenso wie die vorige Verbindung dargestellt. Aber die Reinigung ist schwer. Am besten löst man die Schmelze in konzentrierter Salzsäure, fällt das o-Toluidinocaffeïn durch Wasser und kristallisiert aus heißem Alkohol.

Analyse: Ber. für $C_{15}H_{17}N_5O_2$.

Prozente: C 60,20, H 5,7, N 23,41.

Gef.　　　„　　　„ 59,92, „ 6,24, „ 23,70.

Die farblosen Nadeln schmelzen gegen 230⁰ und färben sich dabei dunkel.

m-Xylidinocaffeïn, $C_8H_9N_4O_2.NH.C_6H_3(CH_3)_2$.

Wird ebenso dargestellt wie die p-Toluidinoverbindung und schmilzt bei 210—212⁰.

Analyse: Ber. für $C_{16}H_{19}N_5O_2$.

Prozente: C 61,34, H 6,07, N 22,37.

Gef.　　　„　　　„ 61,26, „ 6,02, „ 22,56.

---

7. Emil Fischer und Lorenz Ach: Neue Synthese der Harnsäure und ihrer Methylderivate[1].

Berichte der deutschen chemischen Gesellschaft **28**, 2473 [1895].

(Eingegangen am 9. Oktober; vorgetr. in der Sitzung von Hrn. E. Fischer.)

Nachdem schon Liebig und Wöhler[2]) den vergeblichen Versuch unternommen hatten, die Harnsäure aus Uramil und Cyansäure aufzubauen, gelang es Schlieper und Baeyer[3]) durch Anwendung von cyansaurem Kali, die um ein Molekül Wasser reichere Pseudoharnsäure zu bereiten.

Diese in Harnsäure umzuwandeln, ist ein so nahe liegender Gedanke, daß sich gewiß schon manche Chemiker experimentell damit beschäftigt haben.

Wenn der Erfolg bisher gefehlt hat, so liegt es an dem Umstande, daß die gewöhnlichen Mittel der Wasserentziehung hier versagen. Inzwischen ist die Harnsäure bekanntlich auf anderem Wege zuerst durch Horbaczewski[4]) und später von Behrend und Roosen[5]) synthetisch erhalten worden. Obschon das Problem dadurch den Hauptreiz verloren hat, so schien es uns doch für den systematischen Ausbau der Harnsäuregruppe, insbesondere für die Bereitung ihrer Methylderivate von Wert, eine Synthese aus der Pseudoharnsäure zu besitzen. Das für diesen Zweck geeignete wasserentziehende Mittel haben wir in der schmelzenden Oxalsäure gefunden.

Durch Anwendung des Verfahrens auf die kürzlich von Techow beschriebene Dimethylpseudoharnsäure[6]), welche die beiden Methyle im Alloxankern enthält, oder auch durch Erhitzen derselben mit Essigsäureanhydrid und Chlorzink erhielten wir ferner eine neue Dimethylharnsäure, welche später als γ-Verbindung beschrieben ist. Durch

---

[1]) Vgl. vorläufige Mitteilung, Sitzungsberichte der Berliner Akademie, 14. März 1895.

[2]) Liebigs Annal. d. Chem. **24**, 284 [1837].

[3]) Liebigs Annal. d. Chem. **127**, 3 [1863].

[4]) Wiener Monatshefte **6**, 356 [1885]; **8**, 584 [1887].

[5]) Liebigs Annal. d. Chem. **251**, 248 [1889].

[6]) Berichte d. d. chem. Gesellsch. **27**, 3082 [1894]. (*S. 172.*)

weitere Methylierung entsteht daraus eine ebenfalls neue Trimethyl-harnsäure und schließlich als Endprodukt die schon bekannte Tetra-methylverbindung.

Die neue Bildung der Harnsäure ist das Endglied einer Reihe von leicht verständlichen und glatt verlaufenden Reaktionen, welche uns deshalb besonders geeignet erscheinen, didaktisch den synthetischen Aufbau dieser wichtigen Verbindung darzustellen. Derselbe vollzieht sich in folgenden Phasen. Harnstoff und Malonsäure geben Malonyl-harnstoff; dieser erzeugt mit salpetriger Säure die Isonitrosoverbindung (Violursäure), welche durch Reduktion in Uramil verwandelt wird. Letzteres liefert mit Kaliumcyanat die Pseudoharnsäure, welche endlich durch Wasserentziehung in Harnsäure übergeht.

Harnsäure.

Wegen der Schwerlöslichkeit der Pseudoharnsäure ist es nötig, einen großen Überschuß von Oxalsäure anzuwenden. Man verfährt daher zur Bereitung der Harnsäure folgendermaßen.

In einem Kolben aus gut gekühltem Glas werden 300 g käufliche Oxalsäure am besten im Ölbad zum Schmelzen erhitzt und nun 3 g fein verriebene Pseudoharnsäure auf einmal in die Schmelze eingetragen. Man erhitzt nun möglichst rasch über freiem Feuer. Wenn das in der Schmelze befindliche Thermometer 145° zeigt, ist eine klare Lösung entstanden. Ist die Temperatur der Reaktionsmasse auf 185° gestiegen, so wird die Operation, die vom Eintragen der Pseudoharnsäure an ge-rechnet ungefähr 10 Minuten beansprucht, unterbrochen.

Der größte Teil der Oxalsäure hat sich während des Erhitzens verflüchtigt. Zur Entfernung des Restes kocht man den wenig ge-färbten Kolbeninhalt mit Alkohol aus, filtriert auf der Pumpe und wäscht mit Äther nach. Man erhält so die Harnsäure nur schwach rötlich gefärbt und nahezu rein. Die Ausbeute beträgt 65% der Theorie.

Zur Entfärbung und völligen Reinigung wurde die Lösung in verdünnter Natronlauge mit einigen Tropfen einer Permanganatlösung versetzt, mit Tierkohle gekocht und das Filtrat in heiße, verdünnte Salzsäure eingegossen. Dabei fällt die Harnsäure als feines Kristall-pulver aus. Für die Analyse wurde das Präparat bei 120° getrocknet.

Analyse: Ber. für $C_5H_4N_4O_3$.
Prozente: C 35,71, H 2,38, N 33,33.
Gef. „ „ 35,68, „ 2,34, „ 33,10.

Das so erhaltene Produkt zeigt in allen Eigenschaften und Re-aktionen völlige Übereinstimmung mit der natürlichen Harnsäure. Es ist selbst in heißem Wasser sehr schwer löslich und fällt daraus beim

Erkalten in mikroskopischen Täfelchen. Es reduziert Fehlingsche und Silberlösung und gibt die Murexidreaktion. Das neutrale Natronsalz kristallisiert in feinen Nädelchen und ist in überschüssiger starker Natronlauge sehr schwer löslich. Aus der Lösung in Kalilauge wird durch Kohlensäure das saure Kalisalz zunächst als Gallerte gefällt, die rasch kristallinisch wird.

Um den Unterschied von der Pseudoharnsäure aufs Prägnanteste darzutun, wurde die Verwandlung in Allantoïn benutzt und die Oxydation im wesentlichen nach der von Claus[1]) gegebenen Vorschrift ausgeführt.

1,5 g des Rohproduktes wurden in 75 ccm 2-proz. Kalilauge gelöst, die Flüssigkeit auf 2—3° abgekühlt und dazu eine ebenfalls gekühlte Lösung von 0,825 g Kaliumpermanganat in 75 ccm Wasser auf einmal gegeben. Die nach wenigen Minuten entfärbte Lösung wurde vom Braunstein abfiltriert, mit Essigsäure angesäuert und auf etwa 15 ccm eingeengt. Im Verlauf mehrerer Stunden schied sich das Allantoïn nahezu farblos ab. Die Ausbeute betrug 1,05 g, während die Theorie 1,4 g verlangt.

Zur Kontrolle wurde der Versuch auch mit natürlicher Harnsäure ausgeführt und dabei aus 1 g reinem Produkt 0,8 g Allantoïn erhalten. Beide Präparate zeigten dieselbe Kristallform und Löslichkeit.

Die Analyse des Allantoïns aus künstlicher Harnsäure ergab:

Analyse: Ber. für $C_4H_6N_4O_3$.

$$\text{Prozente: N } 35,44.$$
$$\text{Gef. } \quad,, \quad ,, \; 35,21.$$

$$\gamma\text{-Dimethylharnsäure,} \qquad
\begin{array}{l}
CH_3.N\!-\!CO \\
\;\;|\qquad\;| \\
CO\quad C.NH \\
\;\;|\qquad\|\qquad \searrow CO \\
CH_3.N\!-\!C.NH
\end{array}\;.$$

Die Dimethylpseudoharnsäure wurde nach der Angabe von Techow[2]) aus Dimethyluramil dargestellt.

Man löst 20 g Dimethylpseudoharnsäure in 60 g geschmolzener käuflicher Oxalsäure, genau so wie es zuvor bei der Harnsäure be-

[1]) Berichte d. d. chem. Gesellsch. **7**, 226 [1874].

[2]) Berichte d. d. chem. Gesellsch. **27**, 3088 [1894]. (*S. 172.*) Um das Dimethyluramil bequemer aus dem Caffeïn zu gewinnen, haben wir folgenden abgekürzten Weg benutzt.

Die auf früher beschriebene Weise (E. Fischer, Liebigs Annal. d. Chem. **215**, 258) (*S. 88*) aus Caffeïn durch Oxydation mit chlorsaurem Kali und Salzsäure erhaltene Dimethylalloxanlösung wird durch vorsichtigen Zusatz von schwefliger Säure vom Chlor befreit und dann mit festem Ammoniumcarbonat neutralisiert. Die neutrale Flüssigkeit wird in einen Überschuß einer konz. Lösung von Ammonium-

schrieben, und erhitzt die Lösung über freier Flamme möglichst rasch auf 170⁰.

Dabei verflüchtigt sich der größte Teil der Oxalsäure. Gibt man nun zu der noch heißen, wenig gefärbten Schmelze vorsichtig 4 Teile Alkohol, so erstarrt die Masse rasch zu einem Kristallbrei von Dimethylharnsäure, während die Oxalsäure und ein später beschriebenes Nebenprodukt in Lösung gehen. Die Masse wird auf der Pumpe filtriert und mit Alkohol und Äther nachgewaschen.

Man erhält so 50—60% der angewandten Dimethylpseudoharnsäure an Dimethylharnsäure als völlig farbloses Präparat, das zur weiteren Reinigung aus 60—70 Teilen kochendem Wasser umkristallisiert wird.

Aus Wasser kristallisiert dieselbe in schön ausgebildeten Nadeln oder Prismen, die noch 1 Molekül Kristallwasser enthalten. Das letztere entweicht bei 110⁰.

0,4667 g Substanz verloren 0,0387 g H_2O.
Analyse: Ber. für $C_7H_8N_4O_3 + H_2O$.

Prozente: H_2O 8,41.
Gef.   „   „   8,29.

Die getrocknete Substanz hat die Zusammensetzung $C_7H_8N_4O_3$.

Analyse: Ber. Prozente: C 42,85, H 4,08, N 28,57.
Gef.   „   „   42,72, „ 4,40, „ 28,54.

Die Verbindung schmilzt gegen 370⁰ (unkorr.) unter Zersetzung.

Sie ist in heißem Wasser verhältnismäßig leicht löslich, recht schwer dagegen in kaltem Wasser, Alkohol und Aceton. Nahezu unlöslich ist sie in Chloroform, während sie von Äther gar nicht mehr aufgenommen wird.

In Ammoniak ist sie leicht löslich; wenn die Lösung konzentriert ist, fällt beim Abkühlen das Ammoniaksalz in feinen glänzenden Nädelchen aus. Beim Wegkochen des Ammoniaks scheidet sich indessen die Dimethylharnsäure wieder aus. Von verdünnter Natronlauge und auch von Sodalösung wird sie leicht aufgenommen, auf Zusatz von konzentrierter Natronlauge wird das Natronsalz als weiße gallertige Masse, welche aus äußerst feinen Nadeln besteht, ausgefällt.

---

sulfit (d. h. 33-proz. Ammoniak mit Schwefeldioxyd gesättigt und mit festem Ammoniumcarbonat neutralisiert) eingegossen und das Gemisch 1 Stunde auf dem Wasserbade erwärmt. Der nach dem Erkalten entstandene Kristallbrei wird in möglichst wenig konz. Salzsäure (spez. Gew. 1,19) aufgelöst, die Lösung mehrere Stunden bei Zimmertemperatur sich selbst überlassen und dann von dem ausgeschiedenen Salmiak abfiltriert. Die eventuell mit Wasser etwas verdünnte Flüssigkeit scheidet bei vorsichtiger Neutralisation mit Ammoniumcarbonatlösung das Dimethyluramil als hübsche Nädelchen ab. Die Ausbeute ist etwas besser, als wenn die einzelnen Zwischenprodukte isoliert werden.

Die ammoniakalische Lösung gibt mit Silbernitrat versetzt ein gallertiges Silbersalz, das in der Kälte allmählich sich unter Abscheidung von Silber zersetzt, rascher tritt dies beim Erwärmen ein. Sie zeigt die Amalinsäurereaktion sehr stark.

Wie bereits oben bei der Darstellung der Dimethylharnsäure erwähnt ist, geht in den alkoholischen Auszug ein weiteres Reaktionsprodukt und scheidet sich daraus neben etwas Oxalsäure im Verlauf mehrerer Tage in derben Kristallen ab. Zur Entfernung der Oxalsäure wird die Kristallmasse mit Wasser ausgelaugt. Man erhält so 15—20% der angewandten Dimethylpseudoharnsäure an nahezu reinem Produkt. Zur weiteren Reinigung wurde der Körper in Natronlauge gelöst, durch Salzsäure wieder abgeschieden und für die Analyse bei 110⁰ getrocknet.

Analyse: Ber. für $C_{12}H_{14}N_4O_6$.

Prozente: C 46,45,   H 4,52,   N 18,06.
Gef.   „   „ 46,58, 46,56, „ 4,91, 4,81, „ 18,28.

Die Substanz ist selbst in siedendem Wasser, Alkohol, Äther recht schwer löslich, leicht wird sie dagegen von Eisessig und Chloroform aufgenommen. Sie schmilzt bei 260⁰ zu einer klaren Flüssigkeit und destilliert bei höherer Temperatur in kleiner Menge unzersetzt. Sie reduziert ammoniakalische Silberlösung in der Hitze und zeigt die Amalinsäurereaktion stark.

Die Substanz hat die gleiche Zusammensetzung und dieselben Eigenschaften wie die von E. Fischer und L. Reese[1]) durch trockene Destillation der Amalinsäure dargestellte Desoxyamalinsäure und ist zweifellos damit identisch.

Recht charakteristisch für diese Verbindung ist das Natronsalz: Es wird in hübsch ausgebildeten Nadeln oder Prismen erhalten, wenn man die heiße Lösung in verdünnter Natronlauge mit einem Überschuß von konzentrierter Natronlauge versetzt und erkalten läßt. Nach einigen Stunden wird filtriert und mit Alkohol nachgewaschen. Durch nochmaliges Lösen in wenig heißem Wasser und Fällen mit Alkohol wird es von der anhaftenden Natronlauge befreit. Im Vakuum getrocknet hat es die Zusammensetzung $C_{12}H_{12}N_4O_6Na_2$.

Analyse: Ber. Prozente: Na 12,99.
Gef.   „   „ 12,93.

Ganz im Einklang mit der von obigen Autoren aufgestellten Konstitutionsformel ist auch die leichte Verwandlung in Murexoin. Zu dem Zweck übergießt man die Verbindung oder versetzt deren

---

1) Liebigs Annal. d. Chem. **221**, 340 [1883]. (*S. 139*.)

Lösung in Chloroform mit Brom und verdampft zur Trockne. Es hinterbleibt ein wenig gefärbtes Bromprodukt, das mit wässerigem Ammoniak heftig reagiert und in ein rotes Pulver verwandelt wird. Letzteres löst sich in Wasser mit der charakteristischen tief purpurroten Färbung.

Gewinnung der γ-Dimethylharnsäure mittels Essigsäureanhydrid und Chlorzink. 20 g Anhydrid wurden mit trockenem Chlorzink bis zur Sättigung gekocht, dann 10 g Dimethylpseudoharnsäure eingetragen, welche sich in der Wärme bald löst, und von neuem Chlorzink bis zur Sättigung zugegeben. Nachdem die dunkle Flüssigkeit noch 20 Minuten am Rückflußkühler gekocht war, gab sie beim Eingießen in das 10-fache Volumen absoluten Alkohols einen kristallinischen Niederschlag, der nach dem völligen Erkalten abgesaugt und aus heißem Wasser unter Zusatz von Tierkohle umkristallisiert wurde. Das Produkt zeigte alle Merkmale der γ-Dimethylharnsäure, seine Menge betrug aber nur 25% der Pseudosäure, so daß dieses Verfahren als Darstellungsmethode nicht zu empfehlen ist.

Das Hauptprodukt der Reaktion bleibt in der alkoholischen Mutterlauge und wird daraus beim Verdampfen als kristallinische Masse gewonnen. Es kristallisiert aus Wasser in feinen, meist büschelartig vereinigten Nadeln und ist in Alkohol ziemlich leicht löslich. Es wurde nicht näher untersucht.

$$\beta\text{-Trimethylharnsäure,}\qquad \begin{array}{l} CH_3.N\!-\!CO \\ \quad | \qquad | \\ \quad CO\ \ C.NH \\ \quad | \quad \ \| \ \!>\!CO \\ CH_3.N\!-\!C.N.CH_3 \end{array}\quad.$$

Durch Methylierung der vorher beschriebenen Dimethylharnsäure gelangt man zu einer neuen Trimethylverbindung und zwar erwies sich für diesen Zweck ebenso wie bei der Bereitung der isomeren Säure das Bleisalz als recht geeignet.

Löst man 10 g Dimethylharnsäure in 100 ccm Normal-Natronlauge, die mit dem gleichen Volumen Wasser verdünnt ist, und setzt zu der heißen Flüssigkeit eine Lösung von 17,5 g Bleinitrat, so fällt das Bleisalz als weißer, feinkristallinischer Niederschlag, der gut gewaschen und bei 120° scharf getrocknet wird. Das staubfein zerriebene Produkt wird mit der je gleichen Menge Jodmethyl und Äther im Rohr 12 Stunden auf 120° im Luftbad erhitzt. Den gelben Röhreninhalt kocht man mit viel Wasser (etwa 600 ccm Wasser) aus, fällt die geringen Mengen des gelösten Bleis mit Schwefelwasserstoff und engt das mit Ammoniak übersättigte Filtrat stark ein. Die konzentrierte Lösung scheidet beim Erkalten das Methylprodukt in feinen weißen Nädelchen ab, die durch Kristallisation aus ungefähr 30 Teilen Wasser völlig gereinigt werden. Man erhält so 7 g der Trimethylharnsäure, welcher aber noch kleine Mengen der ursprünglichen Dimethylharnsäure beigemengt sein können. Zur Analyse wurde sie mehrmals aus heißem Wasser umkristallisiert und bei 110° getrocknet, wobei sie aber sehr wenig an Gewicht verlor.

Analyse: Ber. für $C_8H_{10}N_4O_3$.

Prozente: C 45,72, H 4,76, N 26,66.
Gef.   „   „ 45,54, „ 4,95, „ 27,02.

Sie schmilzt nicht ganz konstant gegen 315—320° (unkorr.) unter langsamer Zersetzung und Gasentwickelung und destilliert bei höherer Temperatur in kleiner Menge. Die Trimethylharnsäure ist in ungefähr 30 Teilen kochendem Wasser löslich, recht schwer dagegen in kaltem Wasser und siedendem Alkohol. Von Chloroform wird sie nur wenig aufgenommen; ganz unlöslich ist sie in Äther.

In Ammoniak ist sie viel leichter löslich als in Wasser. Von verdünnter Natronlauge wird sie ebenfalls sehr leicht aufgenommen. Aus dieser Lösung wird aber durch einen geringen Überschuß von Natronlauge das Natronsalz in feinen weißen Nädelchen ausgefällt, die noch Kristallwasser enthalten. Das letztere scheint schon teilweise im Vakuum zu entweichen, vollständig geht es bei 130° weg. Ein während mehrerer Stunden im Vakuum getrocknetes Präparat verlor bei 130° noch 12,33% an Gewicht, während die Theorie für 2 Moleküle Wasser 13,4 und für 1 Molekül 7,2% verlangt. Das getrocknete Salz hat die Zusammensetzung $C_8N_4O_3H_9Na$.

Analyse: Ber. Prozente: Na 9,91.
Gef.   „   „ 9,89.

Die Trimethylharnsäure gibt mit Chlorwasser die Murexidreaktion stark und reduziert ammoniakalische Silberlösung beim Kochen. Sie unterscheidet sich durch letztere Reaktion von der isomeren Säure[1]), welche von nun an die α-Verbindung heißen soll.

Von Chlorphosphor wird die β-Trimethylharnsäure viel schwerer angegriffen als die Dimethylverbindung. Sie geht erst bei 2-stündigem Erhitzen auf 165—170° mit 2 Teilen Phosphorpentachlorid und 4 Teilen Phosphoroxychlorid in Lösung und wird dabei in ein leicht lösliches Produkt verwandelt, das schwer zu reinigen ist.

Struktur der β-Trimethylharnsäure. Die in der obigen Formel angenommene Verteilung der 3 Methyle folgt einerseits aus der Struktur der β-Dimethylharnsäure und andererseits aus der Spaltung

---

[1]) E. Fischer, Berichte d. d. chem. Gesellsch. 1₇, 1782 [1884]. (*S. 160.*)

in Kohlensäure, Methylamin und Glykocoll, welche durch folgenden Versuch festgestellt wurde.

2 g Trimethylharnsäure wurden mit 40 g Salzsäure vom spez. Gew. 1,19 im geschlossenen Rohr 4 Stunden auf 150° erhitzt, und die klare Flüssigkeit, welche viel Kohlensäure enthielt, verdampft. Dabei kristallisierte eine sehr kleine Menge von Chlorammonium aus, welche wahrscheinlich von etwas beigemengter Dimethylharnsäure herrührte. Der Rückstand wurde in Wasser gelöst und mit Bleihydroxyd so lange gekocht, bis alles Methylamin, welches in großer Menge vorhanden war, verschwunden und zugleich alles Chlor als basisches Bleichlorid gefällt war. Die Mutterlauge hinterließ nach dem Ausfällen des Bleis mit Schwefelwasserstoff beim Verdampfen das Glykocoll als fast farblose Kristallmasse. Dasselbe wurde durch Kochen der wässerigen Lösung mit gefälltem Kupferoxyd ins Kupfersalz verwandelt. Von letzterem wurden 0,7 g reines, aus Wasser kristallisiertes Material erhalten, während theoretisch 1,1 g entstehen könnten. Die Analyse entsprach der Formel

$$(C_2H_4NO_2)_2Cu + H_2O$$

Ber. Prozente: H_2O 7,86, Cu 27,51.
Gef.   „   „   7,69, „ 27,42.

Verwandlung der β-Trimethylharnsäure in Tetramethylharnsäure. Das bei der α-Verbindung für die Methylierung benutzte Silbersalz ist hier nicht brauchbar. Statt seiner diente das Bleisalz. Dasselbe fällt als weißer kristallinischer Niederschlag, wenn man 1,3 g Trimethylharnsäure in 9,25 ccm (1,5 Mol.) Normal-Natronlauge löst und mit einer heißen Lösung von 1,36 g Bleinitrat versetzt.

Nach scharfem Trocknen betrug seine Menge 1,65 g. Dasselbe wurde mit der je gleichen Menge Jodmethyl und Äther 10 Stunden im Luftbad auf 100—110° erhitzt. Durch Auskochen der Reaktionsmasse mit Wasser, Verdampfen der wässerigen Lösung und Kristallisation des Rückstandes aus Alkohol ließ sich die Tetramethylharnsäure in sehr guter Ausbeute erhalten. Dieselbe wurde durch ihre Löslichkeit in Wasser, Alkohol, Chloroform und Äther, durch die Unlöslichkeit in Alkali und durch ihren Schmelzpunkt mit der schon bekannten Verbindung identifiziert.

8. Emil Fischer: Verwandlung des Theobromins in methylierte Harnsäuren.

Berichte der deutschen chemischen Gesellschaft **28**, 2480 [1895].

(Vorgetragen in der Sitzung vom Verfasser.)

Nachdem die Überführung der γ-Dimethylharnsäure in Chlortheophyllin durch Phosphorpentachlorid, welche die Synthese des Caffeïns ermöglicht hat und demnächst ausführlich beschrieben werden soll, aufgefunden war, lag es nahe, den umgekehrten Übergang von den Halogenxanthinen zu der Harnsäure und ihren Homologen zu suchen.   Das ist mir zunächst bei dem Bromtheobromin gelungen; wird dasselbe längere Zeit mit verdünnter Kalilauge erhitzt, so entsteht in reichlicher Menge die bisher unbekannte δ-Dimethylharnsäure.

Etwas anders verläuft die Wirkung des wässerigen Alkalis beim Chlorcaffeïn; es verliert zwar das Halogen auch recht schnell, gibt aber neben anderen leicht löslichen Produkten das schon bekannte, noch der Xanthinreihe angehörige Hydroxycaffeïn.

Ungleich beständiger ist das Bromxanthin, denn es wird von überschüssiger Kalilauge selbst bei 120⁰ sehr langsam angegriffen und scheint dadurch nicht in Harnsäure verwandelt zu werden.

Diese Beobachtungen sind ein neuer Beweis für die schon früher gemachte Erfahrung, daß der Verlauf mancher Reaktionen bei den Xanthinen durch die Zahl der Methyle außerordentlich stark beeinflußt wird.

Die oben erwähnte δ-Dimethylharnsäure ist nach ihren Beziehungen zum Theobromin folgendermaßen zu formulieren:[1)]

$$
\begin{array}{ccc}
\mathrm{CH_3.N-CO} & & \\
| & | & \\
\mathrm{OC} & \mathrm{C.N.CH_3} & . \\
| & \| & \!\!\!\!>\!\mathrm{CO} \\
\mathrm{HN.C.NH} & &
\end{array}
$$

[1)] Vgl. S. 189.

Bei weiterer Methylierung liefert sie die von mir früher beschriebene Trimethylharnsäure und schließlich die Tetramethylharnsäure[1]).

Für die Trimethylharnsäure, von welcher schon bekannt ist, daß sie zwei Methyl in dem fünfgliedrigen Ringe enthält, folgt aus der neuen Bildung die Formel

$$\begin{array}{l} CH_3.N\!-\!CO \\ \quad | \quad | \\ OC \quad C.N.CH_3\,. \\ \quad | \quad \| \;\;\rangle CO \\ HN\!-\!C.N.CH_3 \end{array}$$

Meine Hoffnung, daß die δ-Dimethylharnsäure durch Chlorphosphor in das Chlortheobromin zurückgeführt werden könne, hat sich nicht erfüllt. An Stelle des letzteren bilden sich Chlorderivate des Purins[2]), und zwar je nach der Temperatur verschiedene Produkte. Bei 130—140⁰ entsteht, nach der Gleichung

$$C_5N_4(CH_3)_2H_2O_3 + PCl_5 = C_5N_4(CH_3)_2HO_2Cl + POCl_3 + HCl,$$

ein neues Chlordioxydimethylpurin, welches durch Jodwasserstoff in das entsprechende β-Dioxydimethylpurin verwandelt wird.

Letzteres hat wahrscheinlich die Struktur

$$\begin{array}{l} CH_3.N\!-\!CO \\ \quad | \quad | \\ HC \quad C.N.CH_3\,. \\ \quad \| \quad \| \;\;\rangle CO \\ N\!-\!C.NH \end{array}$$

Steigert man aber die Temperatur auf 170⁰ und vermehrt die Menge des Pentachlorids auf mindestens 3 Moleküle, so resultiert als Hauptprodukt eine Verbindung $C_6N_4H_3Cl_3$, welche nach der Gleichung

$$C_5N_4(CH_3)_2H_2O_3 + 3\,PCl_5 = C_5N_4(CH_3)Cl_3 + CH_3Cl + 3\,POCl_3 + 2\,HCl$$

entsteht. Dieselbe ist isomer mit dem bekannten Trichlormethylpurin[3]) und soll als β-Verbindung davon unterschieden werden. Bequemer wird sie direkt aus dem Theobromin ebenfalls durch Chlorphosphor gewonnen und endlich bildet sie sich auch, allerdings in viel geringerer Menge, bei der gleichen Behandlung des Caffeïns. In letzterem Falle entsteht, wie aus meinen älteren Versuchen bekannt ist, zuerst Chlorcaffeïn, welches dann bei fortgesetzter Wirkung des Chlorphosphors 2 Methyl verliert und Trichlormethylpurin liefert.

---

[1]) Berichte d. d. chem. Gesellsch. **17**, 1782 [1884]. (*S. 160.*)
[2]) Berichte d. d. chem. Gesellsch. **17**, 328 [1884]. (*S. 143.*)
[3]) Berichte d. d. chem. Gesellsch. **17**, 331 [1884]. (*S. 146.*)

Dieselbe Abspaltung von Methyl aus dem Alloxankern durch Phosphorpentachlorid wurde auch noch bei der Trimethylharnsäure beobachtet, welche bereits bei 140° in das schon bekannte Dichloroxydimethylpurin übergeht.

Das β-Trichlormethylpurin verliert schon beim Kochen mit verdünnten Mineralsäuren ein Atom Chlor und gibt β-Dichloroxymethylpurin,

$$C_5N_4(CH_3)Cl_3 + H_2O = C_5N_4(CH_3)Cl_2HO + HCl .$$

Dieses geht durch Methylierung in das bekannte Dichloroxydimethylpurin über, ferner wird es durch Jodwasserstoff zum β-Oxymethylpurin reduziert und endlich durch längeres Erhitzen mit Salzsäure auf 130° in die ebenfalls neue γ-Monomethylharnsäure verwandelt

$$C_5N_4(CH_3)Cl_2HO + 2 H_2O = C_5H_4(CH_3)H_3O_3 + 2 HCl.$$

Da letztere durch oxydierende Mittel in Alloxan und Monomethylharnstoff gespalten wird und ferner bei der Zerlegung durch Salzsäure Sarkosin liefert, so entspricht ihre Struktur dem Schema

$$
\begin{array}{ll}
HN\!-\!CO & \\
|\quad\ | & \\
OC\quad\ C.N.CH_3 & . \\
|\quad\ \|\ \rangle CO & \\
HN\!-\!C.NH &
\end{array}
$$

Daraus folgen für die anderen oben erwähnten Verbindungen die Formeln:

$$
\begin{array}{lll}
N\!=\!C.Cl & N\!=\!C.Cl & N\!=\!CH \\
|\quad\ | & |\quad\ | & |\quad\ | \\
Cl.C\quad C.N.CH_3 & Cl.C\quad C.N.CH_3 & HC\quad C.N.CH_3 \\
\|\quad \|\ \rangle CCl & \|\quad \|\ \rangle CO & \|\quad \|\ \rangle CO \\
N\!-\!C.N & N\!-\!C.NH & N\!-\!C.NH
\end{array}
$$

β-Trichlormethylpurin β-Dichloroxymethylpurin β-Oxymethylpurin

Die lange vergeblich gesuchte Verknüpfung der Xanthingruppe mit der Harnsäure ist nunmehr bei den Dimethylderivaten durch zwei einander entgegengesetzte Reaktionen möglich geworden. Leider fehlen die entsprechenden Übergänge noch für die Stammsubstanzen. Ich werde mich aber weiter bemühen, dieselben zu finden; denn die Verwandlung des Xanthins in Harnsäure scheint mir interessant, weil manche Physiologen einen solchen Vorgang im Tierkörper annehmen und die umgekehrte Reaktion ist nicht minder wichtig, weil sie die Grundlage einer technischen Gewinnung der Xanthinbasen werden könnte.

$$\delta\text{-Dimethylharnsäure}[1]), \qquad \begin{array}{l} CH_3N-CO \\[2pt] \quad| \qquad | \\ OC \quad C.N.CH_3 . \\[2pt] \quad| \quad \|\ \rangle CO \\ HN-C.NH \end{array}$$

Um dieselbe darzustellen, werden 50 g Bromtheobromin mit 580 ccm Normal-Kalilauge (3 Mol. KOH) 8 Stunden im Wasserbade erhitzt. Dabei ist es vorteilhaft, den freien Zutritt der Luft möglichst zu erschweren, da die Harnsäure und ihre Derivate bekanntlich in alkalischer Lösung leicht oxydiert werden. Die etwas gelb gefärbte Flüssigkeit wird noch heiß mit Salzsäure übersättigt, wobei etwas Kohlensäure entweicht, und die Dimethylharnsäure sofort als fast farbloses kristallinisches Pulver ausfällt. Ihre Menge beträgt etwa 55% des angewandten Bromkörpers, während nach der Theorie 76% entstehen müßten. Das Rohprodukt enthält noch eine bromhaltige Substanz, welche trotz ihrer verhältnismäßig geringen Menge durch Kristallisation oder durch längere Behandlung mit Alkali nicht entfernt werden konnte. Sicher gelingt dagegen ihre Beseitigung durch Reduktion mit Jodwasserstoff. Zu dem Zwecke löst man das Rohprodukt in der 4-fachen Menge Jodwasserstoffsäure vom spez. Gew. 1,96 durch Erwärmen auf dem Wasserbade und fügt dann unter häufigem Umschütteln so lange gepulvertes Jodphosphonium zu, bis die anfänglich durch den Reduktionsvorgang tiefbraun gefärbte Flüssigkeit nur mehr eine schwach gelbe Farbe besitzt. Versetzt man jetzt die klare heiße Lösung mit dem gleichen Volumen heißem Wasser, so scheidet sich die Dimethylharnsäure sofort als schwach gelb gefärbtes Kristallpulver ab. Man läßt erkalten, filtriert und wäscht mit Wasser, Alkohol und Äther. Dieses Präparat muß jetzt nochmals zur völligen Entfernung von Basen der Xanthinreihe mit der doppelten Menge 20-prozentiger Salzsäure ausgekocht werden, wobei auch die gelbe Farbe verschwindet. Das abfiltrierte, mit Wasser gewaschene und getrocknete Produkt ist dann so gut wie rein. Die Ausbeute beträgt etwa 50% der Theorie vom Bromtheobromin an gerechnet.

Zur Analyse wurde die Verbindung nochmals in Natronlauge gelöst, mit Salzsäure heiß gefällt und über Schwefelsäure getrocknet.

Analyse: Ber. für $C_7H_8N_4O_3$.

Prozente: C 42,85, H 4,08, N 28,57.

Gef.   „   „ 42,60, „ 4,23, „ 28,35.

Bei hoher Temperatur zersetzt sich die Säure größtenteils unter Entwickelung von stechend riechenden Dämpfen und liefert dabei in

---

[1]) Diese Formel ist in bezug auf die Stellung des einen Methyls später geändert worden.

kleiner Menge ein farbloses Sublimat. In kaltem Wasser ist sie sehr schwer löslich, von kochendem Wasser verlangt sie 250—300 Teile und scheidet sich daraus beim Erkalten in sehr kleinen farblosen vierseitigen Blättchen ab. Von siedendem Alkohol genügen noch nicht 2000 Teile zur Lösung. In Ammoniak ist sie leicht löslich, aber beim längeren Kochen der Lösung wird das Ammoniaksalz zerlegt und die Säure wieder ausgeschieden. Das Natrium- und Kaliumsalz sind auch in kaltem Wasser leicht löslich, werden aber durch sehr starke Alkalien daraus gefällt, das erstere in mikroskopischen ziemlich derben Prismen, das zweite, welches leichter löslich ist, in äußerst feinen Nadeln. Die ammoniakalische Lösung der Säure scheidet auf Zusatz von Silbernitrat das Silbersalz als farblosen amorphen Niederschlag ab; dasselbe löst sich in viel warmem verdünnten Ammoniak, wird aber beim Wegkochen des Ammoniaks als schwach graues körniges Pulver wieder gefällt. Beim Verdampfen mit verdünnter Salpetersäure auf dem Wasserbade gibt die δ-Dimethylharnsäure recht stark die Murexidreaktion.

Verwandlung der δ-Dimethylharnsäure in Trimethylharnsäure.

Um das für die Methylierung am meisten geeignete Bleisalz zu gewinnen, werden 10 g der δ-Dimethylharnsäure in 102 ccm Normal-Kalilauge (2 Mol.) und der gleichen Menge Wasser gelöst und in der Siedehitze mit einer Lösung von 17,5 g Bleinitrat gefällt. Der nach dem Erkalten filtrierte, mit Wasser, Alkohol und Äther sorgfältig gewaschene und bei 130⁰ scharf getrocknete Niederschlag wird mit der gleichen Menge Jodmethyl und der doppelten Menge trocknem Äther im geschlossenen Rohr 15 Stunden lang, am besten im Ölbad auf 165—170⁰ erhitzt. Die Methylierung verläuft ohne Entwickelung von Gasen. Der gelbe Röhreninhalt wird zunächst durch Verdunsten von Äther und Jodmethyl befreit und dann mit der 60-fachen Gewichtsmenge Wasser etwa $^{1}/_{2}$ Stunde ausgekocht. Aus dem Filtrat entfernt man in der Hitze das Blei durch Schwefelwasserstoff, filtriert abermals, übersättigt mit Ammoniak und verdampft die Lösung auf ein kleines Volumen. Dabei scheidet sich die Trimethylharnsäure als farbloses kristallinisches Pulver ab. Ihre Menge betrug 60% der angewandten Dimethylsäure. In der Mutterlauge befindet sich neben Jodammonium in geringer Menge ein Produkt, welches in warmem Wasser sehr leicht löslich ist und daraus in ziemlich derben Kristallen in der Kälte herauskommt.

Die Trimethylharnsäure wurde für die Analyse aus heißem Wasser umkristallisiert und bei 110° getrocknet, wobei sie kaum an Gewicht abnimmt.

Analyse: Ber. für $C_8H_{10}N_4O_3$.

Prozente: C 45,72, H 4,76, N 26,67.

Gef.   „   „ 45,47, „ 4,78, „ 26,52.

Die Säure kristallisiert aus Wasser in kleinen Nädelchen, welche unter dem Mikroskop als feine Prismen erscheinen, und ist dadurch leicht von der δ-Dimethylharnsäure zu unterscheiden. Sie löst sich in ungefähr 130 Teilen siedendem Wasser. In Alkohol ist sie äußerst schwer löslich, dagegen wird sie von rauchender Salzsäure verhältnismäßig leicht aufgenommen. Die Alkalisalze sind in Wasser sehr leicht löslich, werden aber daraus durch starke Alkalien gefällt. In Ammoniak ist die Säure auch ziemlich leicht löslich, wird aber daraus beim Verdampfen gefällt, weil das Ammoniumsalz in der Wärme nicht beständig ist. Um das schön kristallisierende Silbersalz zu bereiten, löst man 1 Teil der Säure in 50 Teilen Wasser, unter Zusatz von möglichst wenig Ammoniak und fügt in der Wärme eine Lösung von 1 Teil Silbernitrat hinzu. Sofort scheidet sich ein weißer Niederschlag ab, der sich alsbald in feine farblose Nadeln verwandelt. Das Salz färbt sich am Licht in feuchtem Zustand dunkel. Wird es dagegen gleich filtriert und mit Wasser, Alkohol und Äther gewaschen, so hält es sich in trocknem Zustand recht gut. Beim Erhitzen auf 105° verliert es anscheinend 2 Moleküle Wasser. Als 1 Teil des trockenen Salzes mit 0,6 Teilen Jodmethyl und 4 Teilen trockenem Äther 15 Stunden auf 100° erhitzt wurde, entstand eine reichliche Menge von Tetramethylharnsäure, welche durch den Schmelzpunkt 218—219°, die Löslichkeit in Wasser und Chloroform, die Fällbarkeit durch Alkalien usw. mit der bekannten Verbindung identifiziert wurde.

In allen diesen Eigenschaften zeigt die vorliegende Verbindung völlige Übereinstimmung mit der früher beschriebenen Trimethylharnsäure, wovon ich mich durch direkten Vergleich überzeugt habe. Das gilt auch für das Verhalten in der Hitze. Die frühere Angabe, daß die Säure bei 345° schmelze, ist insofern richtig, als bei dieser Temperatur die Schmelzung beginnt und auch vollständig wird, wenn man längere Zeit darauf erhält. Da aber zugleich eine Zersetzung eintritt, so besitzt die Säure in Wirklichkeit keinen konstanten Schmelzpunkt. Beim raschen Erhitzen fängt sie erst gegen 350° an zu erweichen und schmilzt vollständig zwischen 370—380° unter Gasentwickelung zu einer dunkelbraunen Flüssigkeit. Trotz dieser partiellen Zersetzung läßt sie sich im Reagensglas beim raschen Erhitzen einer kleinen Quantität über freiem Feuer größtenteils, wie früher schon angegeben, destillieren.

Wie schon oben erwähnt ist, führt die Identität der aus β- wie aus δ-Dimethylharnsäure entstehenden Trimethylverbindung zu dem Schluß, daß letztere die Formel:

$$\begin{array}{c} \mathrm{CH_3N-CO} \\ |\quad | \\ \mathrm{OC\quad C.N.CH_3} \\ |\quad \|\ \rangle\mathrm{CO} \\ \mathrm{HN-C.N.CH_3} \end{array}$$

hat[1]).

Selbstverständlich gilt diese aber nur unter der übrigens recht wahrscheinlichen Voraussetzung, daß bei den Reaktionen, welche vom Theobromin bis zur Trimethylharnsäure hinführen, keine Wanderung der Methyle von einem Stickstoff zum andern stattfindet.

Verhalten des Chlorcaffeïns und Bromxanthins
gegen Alkali.

Während das Chlorcaffeïn beim Erwärmen mit alkoholischem Kali gerade so wie die Bromverbindung leicht und in ziemlich glatter Weise Äthoxycaffeïn liefert, verläuft die Wirkung des wässerigen Alkalis viel komplizierter. Der Hauptmenge nach entstehen dabei leicht lösliche Produkte, welche nicht mehr der Caffeïnreihe angehören; ist das Alkali konzentriert, so scheint sich gar kein Hydroxycaffeïn zu bilden, wenigstens wurde dasselbe bei einem älteren Versuche mit Bromcaffeïn vergeblich gesucht[2]). Bei Anwendung von verdünnter Base entsteht dasselbe, allerdings auch nur in untergeordneter Quantität.

Als 5 g Chlorcaffeïn mit 44 ccm Normal-Kalilauge auf dem Wasserbade unter häufigem Schütteln erwärmt wurden, trat nach etwa $^1/_2$ Stunde klare Lösung ein. Nach 4-stündigem Erwärmen roch dieselbe stark nach Methylamin. Sie wurde nun mit Salzsäure angesäuert und auf 0^0 abgekühlt, wobei das Hydroxycaffeïn langsam kristallisierte. Von diesem wurden bei 2 gleichen Versuchen 18 und 14% des Chlorcaffeïns erhalten.

Ungleich beständiger ist das Bromxanthin. Beim 48-stündigen Erwärmen mit der für 3 Mol. berechneten Menge Normalkalilauge blieb dasselbe fast ganz unverändert, denn die Lösung enthielt nur Spuren von Bromkalium und schied beim Ansäuern große Mengen der ursprünglichen Substanz wieder ab. Nach 6-stündigem Erhitzen mit 4 Mol. Normal-Kalilauge auf $135-140^0$ war zwar etwas mehr Halogen abgespalten, aber der größte Teil des Bromxanthins befand

---

[1]) Diese Formel ist später in bezug auf die Stellung des einen Methyls geändert worden. (*S. 36.*)

[2]) E. Fischer, Liebigs Annal. d. Chem. **215**, 266 [1882]. (*S. 95.*)

sich auch jetzt noch unverändert in der alkalischen Lösung. Harnsäure war bei beiden Versuchen in nachweisbarer Menge nicht entstanden.

Chlordioxydimethylpurin.

Zur Bereitung desselben werden 1,5 Teile sehr fein gepulverte δ-Dimethylharnsäure mit 2 Teilen Phosphorpentachlorid und 4 Teilen Phosphoroxychlorid im geschlossenen Rohr im Ölbade $1^1/_2$ Stunden auf 140—145⁰ erhitzt, wobei es vorteilhaft ist, den Rohrinhalt mehrmals umzuschütteln. Trotzdem während der ganzen Operation keine klare Lösung erfolgt, findet doch die Verwandlung der Dimethylharnsäure vollständig statt. Nach dem Erkalten wird die schwach braun gefärbte Flüssigkeit von den reichlich ausgeschiedenen Kristallen abgesaugt und mit Äther vollends weggewaschen. Die Ausbeute an Rohprodukt beträgt ebensoviel wie die angewandte Dimethylharnsäure. Dasselbe wird nach dem Trocknen über Schwefelsäure in etwa 15 Teilen heißem Wasser gelöst. Beim Erkalten scheidet es sich in kleinen farblosen, meist sternförmig verwachsenen Nadeln ab, deren Menge ungefähr 60% des Rohmaterials beträgt.

Für die Analyse wurde das Produkt mit Alkohol und Äther gewaschen und bei 115⁰ getrocknet.

Analyse: Ber. für $C_7H_7N_4O_2Cl$.

Prozente: C 39,16, H 3,26, N 26,1, Cl 16,54.
Gef.   „   „ 39,42, „ 3,55, „ 25,95, „ 16,30.

Beim Erhitzen im Kapillarrohr zersetzt sich die Substanz gegen 280⁰ (korr. 290⁰) unter Braunfärbung und lebhafter Gasentwickelung.

β-Dioxydimethylpurin.

Die vorhergehende Chlorverbindung wird mit der 6-fachen Menge Jodwasserstoffsäure vom spez. Gew. 1,96 unter Zusatz von gepulvertem Jodphosphonium auf dem Wasserbade erwärmt und gleichzeitig stark umgeschüttelt. Hierbei entsteht zunächst ein rotbraunes Produkt, welches allmählich in Lösung geht. Wenn das geschehen und das freigewordene Jod wieder völlig reduziert ist, verdampft man den Jodwasserstoff, löst das zurückbleibende Jodhydrat in wenig Wasser und übersättigt mit Ammoniak. Dabei färbt sich die Flüssigkeit blau und scheidet beim Erkalten die Base in feinen Nadeln ab, welche filtriert und mit kaltem Wasser gewaschen werden. Die Ausbeute betrug 50% des Chlorkörpers. Das Rohprodukt wird in 30 Teilen heißem Wasser gelöst, mit wenig Tierkohle aufgekocht und das Filtrat langsam abgekühlt. Dabei scheidet sich das reine β-Dioxydimethylpurin in farblosen langen Nadeln ab, welche für die Analyse bei 110° getrocknet wurden.

Analyse: Ber. für $C_7H_8N_4O_2$.

Prozente: C 46,67, H 4,44, N 31,11.
Gef.   „   „ 46,37, „ 4,59, „ 30,96.

Die Verbindung schmilzt beim raschen Erhitzen zwischen 360 und 370° unter totaler Zersetzung. Aus heißer wässeriger oder alkoholischer Lösung scheidet sie sich bei raschem Abkühlen als gallertige Masse ab, während beim langsamen Erkalten die oben erwähnten Nadeln erscheinen. Sie löst sich leicht in Alkalien, ihre wässerige Lösung gibt mit ammoniakalischer Silberlösung ein amorphes Silbersalz, das sich in überschüssigem Ammoniak löst und beim Wegkochen des Ammoniaks wieder ausfällt. Die Base löst sich ferner leicht in verdünnten Mineralsäuren. Von ihren Salzen ist das Aurochlorat am schönsten. Dasselbe fällt aus der nicht zu verdünnten salzsauren Lösung der Base auf Zusatz von Goldchlorid, wenn die Temperatur nicht zu hoch ist, in feinen gelben Nadeln aus. Dieselben lösen sich ziemlich leicht in heißem Wasser und beim Erkalten scheiden sich dann feine Blättchen ab, welche unter dem Mikroskop als rechteckige Tafeln erscheinen. Im Vakuum über Schwefelsäure getrocknet, hat das Salz die Zusammensetzung: $C_7H_8N_4O_2$, $HAuCl_4$.

Analyse: Ber. für $C_7H_8N_4O_2$, $HAuCl_4$.

Prozente: Au 37,74.
Gef.   „   „ 38,0.

Das Chloroplatinat ist ebenfalls in kaltem Wasser ziemlich schwer löslich und bildet feine gelbe Nadeln. Eine angesäuerte Lösung von Jodwismuth-Jodkalium gibt mit der salzsauren Lösung der Base alsbald einen roten Niederschlag.

Zum Unterschied von den Xanthinbasen gibt das β-Dioxydimethylpurin gerade so wie die isomere α-Verbindung bei der Behandlung mit Chlorwasser kein Alloxanderivat und zeigt infolgedessen auch nicht die Murexidreaktion.

$$\beta\text{-Trichlormethylpurin,}\quad \begin{array}{c} N\!=\!C.Cl \\ | \quad\ | \\ Cl.C \quad C.N.CH_3 \\ \| \quad \| \;\rangle C.Cl \\ N\!-\!C.N \end{array}.$$

Die Verbindung entsteht, wie oben schon erwähnt wurde, als Endprodukt durch die Wirkung des Chlorphosphors sowohl aus der δ-Dimethylharnsäure, wie aus dem Theobromin oder Caffeïn. Obschon der mittlere Weg für die praktische Darstellung der Substanz vorzuziehen ist, so will ich doch die erste Bildungsweise zunächst schildern, weil sie nicht allein früher aufgefunden wurde, sondern auch in den einzelnen Phasen besser verfolgt werden konnte. Beim Erhitzen mit überschüssigem Phosphorpentachlorid und Phosphoroxychlorid auf 170⁰ läßt sich die δ-Dimethylharnsäure zwar direkt in das Trichlorprodukt verwandeln, aber die Ausbeute wird besser und das Präparat reiner, wenn man zuerst das Chlordioxydimethylpurin bereitet und das mit Äther gewaschene und getrocknete Rohprodukt mit der 4-fachen Menge Phosphoroxychlorid und der $2^{1}/_{2}$-fachen Menge Phosphorpentachlorid im geschlossenen Rohr 3 Stunden auf 170⁰ erhitzt. Die Substanz bläht sich zunächst stark auf und geht allmählich in Lösung, welche auch nach Beendigung der Operation nur schwach gelb gefärbt ist. Da durch die Reaktion Methyl abgespalten wird, so ist in dem Rohr ziemlich starker Druck. Beim langsamen Erkalten der Flüssigkeit fällt das Trichlormethylpurin in großen farblosen Kristallen aus, welche auf Glaswolle filtriert, mit Äther und dann mit kaltem verdünntem Ammoniak gewaschen werden. Die Ausbeute an diesem Produkt betrug 60% der angewandten δ-Dimethylharnsäure. Dasselbe wurde aus heißem Alkohol umkristallisiert und für die Analyse bei 110⁰ getrocknet.

Analyse: Ber. für $C_6N_4H_3Cl_3$.

Prozente: C 30,31, H 1,26, N 23,58, Cl 44,85.

Gef. „ „ 30,45, „ 1,48, „ 23,45, „ 45,20.

Das β-Trichlormethylpurin ist in heißem Alkohol und Benzol leicht, in heißem Wasser dagegen sehr schwer löslich, von Äther wird es verhältnismäßig leicht aufgenommen, besonders gut löst es sich in Aceton und warmem Chloroform. Es kristallisiert fast immer in feinen farblosen Nadeln, welche bei 155—157⁰ (korr. 159—161⁰), mithin 18⁰ niedriger als die isomere Verbindung, schmelzen, und in kleiner Menge rasch weiter erhitzt größtenteils unzersetzt destillieren. In Ammoniak und kalten Alkalien ist es nicht löslich, von heißen verdünnten Alkalien wird es dagegen ziemlich rasch gelöst und in eine Säure verwandelt. Ebenso verändert es sich beim längeren Kochen mit starker Salzsäure. Von rauchender Jodwasserstoffsäure wird es endlich beim Erwärmen gelöst und reduziert.

Darstellung des β-Trichlormethylpurins aus Theobromin. 1 Teil käufliches Theobromin wird mit 5 Teilen Phosphorpentachlorid und 7,5 Teilen Phosphoroxychlorid gemischt und im verschlossenen Gefäß 3 Stunden auf 150—155⁰ erhitzt. Dabei ist es nötig, die Masse öfters umzuschütteln oder umzurühren. Anfangs entsteht ein dicker Brei, der bei längerem Erhitzen klar in Lösung geht. Hat man für gute Mischung gesorgt, so ist die Lösung hellgelb. Beim Abkühlen erfolgt sofort die Kristallisation des Trichlormethylpurins. Das Gefäß muß mit Vorsicht geöffnet werden, da viel Salzsäure dabei entweicht. Nach völligem Erkalten wird das Trichlormethylpurin abfiltriert und ebenso gereinigt, wie zuvor beschrieben. Demselben haftet hier hartnäckig eine schwach gelbe Farbe an, welche durch Umkristallisieren nicht zu entfernen ist, aber weder auf die prozentische Zusammensetzung, noch auf den Schmelzpunkt Einfluß hat. Der letztere wurde bei 155—157⁰ (korr. 159—161⁰) gefunden und die Analyse ergab:

Analyse: Ber. für $C_6N_4H_3Cl_3$.

Prozente: C 30,31, H 1,26, N 23,58, Cl 44,85.

Gef.   „   „ 30,21, „ 1,50, „ 23,3, „ 44,7.

Die Ausbeute an umkristallisiertem Produkt betrug 60% des angewandten Theobromins. Das Verfahren ist mithin nicht allein viel bequemer, sondern auch ergiebiger als die Darstellung aus δ-Dimethylharnsäure.

Entstehung des β-Trichlormethylpurins aus Caffeïn. Die Reaktion, welche die Ablösung von 2 Methyl voraussetzt, erfordert höhere Temperatur als beim Theobromin. Deshalb wurde 1 Teil trocknes Caffeïn mit 5 Teilen Phosphorpentachlorid und 8 Teilen Phosphoroxychlorid 3 Stunden lang auf 175—180⁰ erhitzt, und die Mischung öfters bewegt. In der Hitze entstand allmählich eine nahezu farblose klare Lösung, welche beim Erkalten das Trichlormethylpurin abschied. Aus Alkohol umkristallisiert, war das Produkt ganz farblos. Der Schmelzpunkt wurde bei 155—157⁰ gefunden und die Zusammensetzung durch eine Chlorbestimmung kontrolliert.

Analyse: Ber. für $C_6N_4H_3Cl_3$.

Prozente: Cl 44,85.

Gef.   „   „ 45,19.

Die Ausbeute betrug nur 16% des angewandten Caffeïns, so daß das Verfahren trotz des billigen Rohmaterials für die Darstellung des Trichlormethylpurins nicht zu empfehlen ist. Das Hauptprodukt der Reaktion ist eine andere Substanz, welche im Phosphoroxychlorid gelöst bleibt. Sie besitzt keine schönen Eigenschaften und wurde deshalb nicht weiter untersucht.

$$\beta\text{-Dichloroxymethylpurin,}\quad \begin{array}{c} N=C.Cl \\ | \quad\ | \\ Cl.C \quad C.N.CH_3 \\ \| \quad\ \| \!>\!CO \\ N-C.NH \end{array}.$$

Wird das β-Trichlormethylpurin mit der 40-fachen Menge 20-prozentiger Salzsäure 10—15 Minuten gekocht, so geht es anfangs klar in Lösung und nach kurzer Zeit beginnt die Kristallisation des Dichoroxymethylpurins, welches nach dem Erkalten filtriert wird. Die Ausbeute beträgt etwa 90% der Theorie und das Produkt ist schon sehr rein. Will man dasselbe vollständig farblos erhalten, so wird es in stark verdünnter Natronlauge gelöst, mit Tierkohle gekocht, durch Schwefelsäure ausgefällt und aus heißem Alkohol umkristallisiert. Für die Analyse war es bei 105⁰ getrocknet.

Analysen: Ber. für $C_6N_4H_4Cl_2O$.

Prozente: C 32,9, H 1,83, N 25,57, Cl 32,41.
Gef.   „   „ 33,21, „ 2,02, „ 25,34, „ 32,54.

Die Verbindung bildet feine farblose Nadeln, welche beim raschen Erhitzen nicht ganz konstant gegen 268⁰ (korr. 278⁰) unter lebhafter Gasentwickelung schmelzen. Sie löst sich leicht in heißem Aceton, etwas schwerer in heißem Alkohol und Essigäther und schon recht schwer in Chloroform. Im allgemeinen ist ihre Löslichkeit geringer als diejenige des Trichlormethylpurins. Von letzterem unterscheidet sie sich scharf durch ihre sauren Eigenschaften, denn sie löst sich leicht in kalten Alkalien und Ammoniak. Versetzt man die stark ammoniakalische Lösung mit Silbernitrat, so scheidet sich entweder sofort oder beim Wegkochen des Ammoniaks das Silbersalz in feinen Nadeln ab.

Methylierung des β-Dichloroxymonomethylpurins. Dieselbe läßt sich sowohl mit dem Silber- wie mit dem Bleisalz ausführen und führt in beiden Fällen zu dem bekannten Dichloroxydimethylpurin. Der Versuch mit dem Bleisalz, welcher bezüglich der Ausbeute die besseren Resultate gab, wurde genau so ausgeführt, wie die Methylierung des α-Dichloroxymethylpurins[1]). Die Ausbeute an Dimethylprodukt betrug 40%. Das durch Umkristallisieren aus heißem Alkohol gereinigte Präparat zeigte den früher angegebenen Schmelzpunkt 183⁰. Zur weiteren Identifizierung wurde es noch durch Erwärmen mit alkoholischem Natron in das Diäthoxyoxydimethylpurin verwandelt, dessen Schmelzpunkt in Übereinstimmung mit den früheren Beobachtungen bei 126⁰ gefunden wurde.

$$\beta\text{-Oxymethylpurin,} \quad \begin{array}{c} N\!=\!CH \\ |\quad\ | \\ HC\quad C.N.CH_3 \\ \|\quad \|\ \rangle CO \\ N\!-\!C.NH \end{array}.$$

Erwärmt man das β-Dichloroxymethylpurin mit der 10-fachen Menge Jodwasserstoffsäure vom spez. Gew. 1,96 unter Zusatz von Jodphosphonium auf dem Wasserbade, so vollzieht sich die Bildung

---

1) Berichte d. d. chem. Gesellsch. **17**, 333 [1884]. (*S. 148.*)

der chlorfreien Base im Laufe von 10—15 Minuten und das Ende der
Reduktion ist an der völligen Entfärbung der Lösung leicht zu erkennen.   Beim Verdampfen der sauren Lösung bleibt das Jodhydrat
des Purins kristallinisch zurück.   Dasselbe wird in wenig Wasser gelöst,
mit überschüssigem Ammoniak versetzt, wobei die Flüssigkeit sich
rötlich färbt, und die Lösung bis zum Verschwinden des Ammoniaks
auf dem Wasserbade verdampft.   Beim Erkalten scheidet sich dann
die Base in feinen, meist zu kugelförmigen Aggregaten vereinigten
Nadeln ab, für deren völlige Reinigung einmaliges Umkristallisieren
aus heißem Alkohol genügt.   Die Ausbeute an reiner Base betrug 50%
des angewandten Chlorkörpers.   Für die Analyse war dieselbe bei 105⁰
getrocknet.

Analyse: Ber. für $C_6H_6N_4O$.

Prozente: C 48,00 H 4,00, N 37,33.
Gef.   „   „ 47,74, „ 4,15, „ 37,18.

Das β-Oxymethylpurin schmilzt ohne Zersetzung bei 258—259⁰
(korr. 266—267⁰).   Die Verbindung ist in heißem Wasser sehr leicht,
in kaltem Wasser erheblich schwerer löslich.   In heißem Alkohol ist
sie etwas schwerer löslich als in Wasser.   In Alkalien und überschüssigem
Ammoniak ist sie ebenso leicht löslich, wie in verdünnten Mineralsäuren, weil sie sowohl mit Basen als mit Säuren Salze bildet.   Das
Chloroplatinat scheidet sich aus der nicht zu verdünnten wässerigen Lösung langsam in gelben, schön ausgebildeten, rhombenähnlichen Kristallen ab.   Eine salzsaure Lösung von Jodkalium-
Jodwismuth gibt einen roten Niederschlag, welcher aus heißer,
sehr verdünnter Salzsäure in lebhaft roten glänzenden Tafeln
kristallisiert.

Das Aurochlorat, $C_6H_6N_4O$, $HAuCl_4$, kristallisiert aus der nicht
zu verdünnten salzsauren Lösung der Base auf Zusatz von Goldchlorid
langsam in großen gelben Blättern, welche für die Analyse aus wenig
heißer 10-prozentiger Salzsäure umkristallisiert wurden.   An der Luft
getrocknet enthält das Salz kein Wasser mehr.

Analyse: Ber. für $C_6H_6N_4OHAuCl_4$.

Prozente: Au 40,20.
Gef.   „   „ 40,16.

In warmer Salzsäure löst sich das Aurochlorat leicht und ohne
Zersetzung; von heißem Wasser wird es dagegen in ein gelbes unlösliches Pulver verwandelt, welches 43,06% Gold enthielt und vielleicht
die Zusammensetzung $C_6H_6N_4O$, $AuCl_3$ hat.

Letzteres wird durch Salzsäure in das ursprüngliche lösliche Salz
zurückverwandelt.

$$\gamma\text{-Monomethylharnsäure,} \qquad
\begin{array}{l}
\mathrm{HN{-}CO} \\
\;\;|\quad\;\;| \\
\mathrm{OC}\;\;\;\mathrm{C.N.CH_3}\;. \\
\;\;|\quad\;\;\|\;\;{>}\mathrm{CO} \\
\mathrm{HN{-}C.NH}
\end{array}$$

Für ihre Bereitung diente genau das gleiche Verfahren, welches früher für die Darstellung der β-Methylharnsäure aus α-Dichloroxymethylpurin benutzt wurde. Das Trichlormethylpurin wurde nämlich mit der 8-fachen Menge Salzsäure vom spez. Gew. 1,19 im geschlossenen Rohr 4 Stunden auf 130⁰ erhitzt. In der Wärme trat bald klare Lösung ein, und die Flüssigkeit war auch nach Beendigung der Reaktion farblos. Obschon die gebildete Methylharnsäure beim Erkalten teilweise kristallisiert, so ist es doch vorteilhaft, die Gesamtflüssigkeit zu verdampfen und den Rückstand mit Wasser zu waschen. Die rohe Methylharnsäure enthält noch in kleiner Menge ein chlorhaltiges Produkt, welches durch Kristallisation schwer abgetrennt werden kann. Um dasselbe zu zerstören, wird deshalb das Präparat mit der 5-fachen Menge rauchender Jodwasserstoffsäure unter Zusatz von etwas Jodphosphonium auf dem Wasserbade erwärmt, bis eine klare, farblose Lösung entstanden ist. Man fällt dann die warme Flüssigkeit mit der gleichen Menge heißem Wasser, läßt erkalten und filtriert die abgeschiedene Methylharnsäure. Dieselbe wird zur völligen Reinigung in warmer verdünnter Natronlauge gelöst, mit Tierkohle entfärbt und durch Schwefelsäure gefällt. Die Ausbeute an diesem ganz reinen Produkt betrug 55% des angewandten Trichlormethylpurins oder 72% der Theorie.

Für die Analyse wurde die Säure nochmals aus heißem Wasser umkristallisiert. Die Säure enthält im lufttrocknen Zustand, wenn sie aus der rasch abgekühlten, wässerigen Lösung kristallisiert ist, 1 Mol. Kristallwasser, welches durch Erhitzen auf 140⁰ bestimmt wurde.

Analyse: Ber. für $C_6H_6N_4O_3 + H_2O$.

Prozente: H_2O 9,00.

Gef. ,, ,, 8,81.

Erfolgt dagegen die Kristallisation durch langsames Abkühlen der wässerigen Lösung, so scheint ein Gemisch von wasserfreier und wasserhaltiger Säure zu entstehen. Die bei 140⁰ getrocknete Verbindung besaß die Zusammensetzung $C_6H_6N_4O_3$.

Analyse: Ber. für $C_6H_6N_4O_3$.

Prozente: C 39,55, H 3,29, N 30,78.

Gef. ,, ,, 39,39, ,, 3,51, ,, 30,55.

Die kristallwasserhaltige Säure löst sich, wenn sie fein gepulvert ist, schon in etwa 80 Teilen kochendem Wasser rasch auf, unter denselben Bedingungen verlangt die getrocknete mehr als das Doppelte. Sie kristallisiert aus Wasser in feinen farblosen langgestreckten Blättchen, welche beim raschen Erhitzen im Kapillarrohr zwischen 370 und 380⁰ sich unter Schwärzung zersetzen, ohne zu schmelzen. Mit Salpetersäure verdampft, gibt sie sehr schön die Murexidprobe. In überschüssiger Natronlauge ist die Säure sehr leicht löslich. Das Ammoniumsalz löst sich in warmem, überschüssiges Ammoniak enthaltendem Wasser ziemlich leicht, scheidet sich aber daraus in der Kälte, wenn die Lösung nicht zu verdünnt ist, zum größeren Teil in feinen farblosen Nadeln ab. Versetzt man die ammoniakalische Lösung der Säure mit wenig Silbernitrat, so entsteht entweder sofort oder beim Wegkochen des Ammoniaks eine fast farblose Gallerte, welche auch beim Kochen nicht zersetzt wird. Hat man dagegen einen Überschuß von Silbernitrat angewandt, so scheidet die Lösung unter denselben Bedingungen Silber ab. Die Reduktion erfolgt aber nicht so rasch wie bei der Harnsäure oder den isomeren Monomethylderivaten. Offenbar ist daran die Stellung des Methyls schuld. Da bei den Dimethyl- und Trimethylharnsäuren das Silbersalz nur dann beständig ist, wenn der Stickstoff (3) der Harnsäure,

$$
\begin{array}{l}
(1)\ \ N\!-\!C \\
\quad\ \ \ |\ \ \ | \\
\quad\ \ \ C\ \ C.N\ (3) \\
\quad\ \ \ |\ \ \ |\ \ \ \rangle CO \\
(2)\ \ N\!-\!C.N\ (4)
\end{array}
$$

methyliert ist, so durfte man das gleiche für die vorliegende Monomethylverbindung annehmen. Zu demselben Schlusse führte die Spaltung der Säure in Alloxan und Monomethylharnstoff durch Chlor, sowie ihre Verwandlung in Sarkosin.

Letztere wurde durch 5-stündiges Erwärmen mit der 8-fachen Menge rauchender Salzsäure auf 170⁰ bewerkstelligt. Dabei entstand Kohlensäure, Ammoniak und Sarkosin, welches nach den bekannten Methoden isoliert wurde. Aus Alkohol umkristallisiert, zeigte es den Schmelzpunkt, die schöne Kupferverbindung und die Zusammensetzung des Sarkosins.

Analyse: Ber. für $C_3H_7NO_2$.

Prozente: C 40,45, H 7,86.
Gef.   „   „ 40,08, „ 7,95.

Für die Spaltung in Alloxan und Methylharnstoff wurde die Monomethylharnsäure in bekannter Weise mit Salzsäure und chlorsaurem Kali oxydiert und das Alloxan durch Schwefelwasserstoff als Alloxantin abgeschieden. Letzteres zeigte nach dem Trocknen über Schwefelsäure die bekannte Zusammensetzung:

Analyse: Ber. für $C_8H_4N_4O_7 + 3\,H_2O$.

Prozente: C 29,81, H 3,1.
Gef.   „   „ 29,51, „ 3,09.

Der Monomethylharnstoff wurde ebenfalls in bekannter Weise als Nitrat isoliert und aus dem letzteren regeneriert.

Verhalten der Trimethylharnsäure gegen Chlorphosphor.

Je nach der Temperatur nimmt die Reaktion ganz verschiedenen Verlauf. Erhitzt man 1 Teil der fein gepulverten Trimethylharnsäure mit 2 Teilen Phosphorpentachlorid und 4 Teilen Phosphoroxychlorid während 3 Stunden unter öfterem Umschütteln auf dem Wasserbade, so verwandelt sich das Gemisch in einen steifen Brei. Derselbe wurde nach dem Erkalten filtriert, mit Äther gewaschen und so lange an der Luft stehen gelassen, bis der größte Teil des beigemengten Pentachlorids verändert war. Das Produkt löste sich dann recht leicht in warmem Wasser, schied aber beim längeren Kochen damit plötzlich eine große Menge von Trimethylharnsäure ab, und ist also wahrscheinlich eine Phosphorverbindung der letzteren. Wird dagegen genau die gleiche Operation in dem Temperaturintervall 130—150° ausgeführt, so ist das Produkt Dichloroxydimethylpurin, dessen Bildung durch die Gleichung

$$
\begin{array}{ll}
CH_3.N-CO & N=CCl \\
\quad| \quad\quad | & \quad| \quad\quad | \\
OC \quad C.N.CH_3 + 2\,PCl_5 = ClC \quad C.N.CH_3 + HCl + CH_3Cl + 2\,POCl_3 \\
\quad| \quad\parallel \; {>}CO & \quad\parallel \quad\parallel \; {>}CO \\
HN-C.N.CH_3 & N-C.NCH_3
\end{array}
$$

dargestellt werden kann. Am besten ist das Resultat, wenn man auf 145—150° erhitzt. Dabei ist es anfangs vorteilhaft, öfter umzuschütteln, bis nach etwa einer halben Stunde eine klare schwach bräunliche Lösung eingetreten ist. Nach 3 Stunden läßt man erkalten, worauf das Dichloroxydimethylpurin sich bald in schönen langen Nadeln aus der Flüssigkeit abscheidet. Dieselben wurden auf der Pumpe filtriert und mit Äther gewaschen. Ihre Menge betrug ungefähr 50% der angewandten Trimethylharnsäure. Weitere 35% erhält man, wenn die Mutterlauge verdampft und der amorphe bräunliche Rückstand zur Entfernung der Phosphorverbindungen mit kaltem Wasser behandelt wird. Durch Umkristallisieren aus heißem Alkohol ist das Rohprodukt leicht zu reinigen, wobei die Gesamtausbeute auf 60% der Theorie zurückgeht. Die Substanz hat nicht allein die Zusammensetzung, sondern auch den Schmelzpunkt des früher auf anderem Wege dargestellten Dichloroxydimethylpurins[1]).

Analyse: Ber. für $C_7N_4OCl_2H_6$.

Prozente: C 36,05, H 2,57, N 24,04, Cl 30,47.
Gef.   „   „ 36,10, „ 2,77, „ 23,76, „ 30,83.

Um aber ihre Identität damit vollends zu beweisen, wurde sie einerseits durch Reduktion mit Jodwasserstoff in Oxydimethylpurin, und andererseits, gleichfalls auf bekannte Weise, durch Erhitzen mit Salzsäure in β-Dimethylharnsäure[2]) übergeführt.

Das Oxydimethylpurin zeigte den früher gefundenen Schmelzpunkt 112°, gab das aus heißem Wasser in feinen gelben Nadeln kristallisierende Goldsalz und verhielt sich auch gegen Lösungsmittel der früheren Beschreibung genau entsprechend.   An der letzteren habe ich nur einen kleinen Fehler zu verbessern.

Die ganz reine Base reagiert nämlich nicht, wie angegeben, alkalisch, sondern neutral.   Dem damals geprüften Präparat muß eine Spur freien Alkalis angehaftet haben.

Die Dimethylharnsäure wurde mit einem Präparat, welches auf dem früheren Wege dargestellt war, in bezug auf Löslichkeit, Beständigkeit des Silbersalzes und des Ammoniumsalzes verglichen und kein Unterschied gefunden.   Bezüglich des Ammoniumsalzes habe ich auch hier eine kleine Ergänzung der früheren Angabe zu machen. Wenn die Säure ganz rein ist, so scheidet sich beim Verdampfen ihrer ammoniakalischen Lösung auf dem Wasserbade das Salz nicht als Gallerte, sondern in sehr feinen Nädelchen ab, welche als Kruste an den Wandungen der Schale anhaften. Dasselbe löst sich auch in warmem Wasser verhältnismäßig schwer. Wie früher erwähnt, ist dasselbe durch seine Beständigkeit charakterisiert. Es kann in der Tat in wässeriger Lösung längere Zeit gekocht werden, ohne eine wesentliche Veränderung zu erfahren; erst wenn man die ammoniakalische Lösung der β-Dimethylharnsäure bis zur Trockne verdampft, wird ein sehr geringer Teil des Salzes, etwa einige Prozente, in freie Säure verwandelt.

Bei obigen Versuchen habe ich mich der eifrigen und geschickten Beihilfe des Hrn. Dr. Paul Hunsalz erfreut, wofür ich demselben auch hier besten Dank sage.

---

[1]) Berichte d. d. chem. Gesellsch. **17**, 333 [1884].   (*S. 148.*)
[2]) Berichte d. d. chem. Gesellsch. **17**, 1780 [1884].   (*S. 157.*)

9. Emil Fischer und Lorenz Ach: Über einige schwefelhaltige Verbindungen der Harnsäuregruppe.

Liebigs Annalen der Chemie **288**, 157 [1895].

Um die Harnsäure in Xanthin zu verwandeln, haben wir dieselbe der Wirkung der verschiedensten Reduktionsmittel unterworfen, ohne bisher das gewünschte Resultat erzielen zu können. Statt dessen beobachteten wir aber bei Anwendung von Schwefelammonium eine eigentümliche Spaltung der Säure, welche durch die Gleichung

$$C_5H_4N_4O_3 + H_2S + H_2O = NH_3 + CO_2 + C_4H_5N_3SO_2$$

ausgedrückt werden kann. Das neue schwefelhaltige Produkt betrachten wir als ein Derivat des Uramils, nennen es Thiouramil und geben ihm die Formel

$$\begin{array}{l} HN-C-SH \\ \quad | \quad \parallel \\ CO \quad C-NH_2 \,, \\ \quad | \quad \; | \\ HN-CO \end{array}$$

welche später ausführlich begründet wird.

Das Thiouramil ist eine starke einbasische Säure und tauscht das am Schwefel haftende Wasserstoffatom gegen Metalle oder Alkyle aus.

Durch Essigsäureanhydrid wird es in eine Äthenylverbindung verwandelt, welche höchstwahrscheinlich in die Klasse der Thiazole gehört und folgendermaßen zu formulieren ist:

$$\begin{array}{l} HN-C\,.\,S \\ \quad | \quad \parallel \quad \diagdown \\ CO \quad C-N \diagup C\,.\,CH_3 \,. \\ \quad | \quad \; | \\ HN-CO \end{array}$$

Endlich vereinigt es sich ebenso leicht wie das Uramil selbst mit Kaliumcyanat zu dem Kaliumsalz der Säure $C_5H_6N_4SO_3$.

Letztere entspricht in Bildung und Zusammensetzung der Pseudoharnsäure. Wir geben ihr deshalb die Formel

$$HN-C.SH$$
$$|\quad \|$$
$$CO\ \ C.NH.CO.NH_2\,,$$
$$|\quad |$$
$$HN-CO$$

nennen sie Thiopseudoharnsäure und unterscheiden sie von der isomeren gleichnamigen Säure[1]) als β-Verbindung. Leider sind alle Versuche, dieselbe durch wasserentziehende Mittel in ein Derivat des Xanthins überzuführen, erfolglos geblieben.

Unter denselben Bedingungen wie die Harnsäure wird die im Alloxankern zweifach methylierte Säure in das Thiodimethyluramil

$$CH_3.N-C.SH$$
$$|\quad \|$$
$$CO\ \ C.NH_2$$
$$|\quad |$$
$$CH_3.N-CO$$

verwandelt, welches die gleichen Reaktionen wie die Stammsubstanz zeigt.

Wird bei der Spaltung der Harnsäure an Stelle von frischem Schwefelammonium ein altes, teilweise oxydiertes Präparat benutzt, so entsteht kein Thiouramil, sondern ein Gemenge von anderen meist schwefelfreien Körpern. Die Trennung derselben ist allerdings nicht gelungen, aber einer von ihnen liefert beim Erwärmen mit Salpetersäure eine gut kristallisierende neue Säure $C_4H_5N_5O_3$, welche durch das beständige und fast unlösliche Silbersalz leicht isoliert werden kann. Letztere hat einige Ähnlichkeit mit der Stryphninsäure[2]), $C_4H_3N_5O_2$, enthält aber die Elemente des Wassers mehr. Von der Harnsäure unterscheidet sie sich durch den Mehrgehalt von NH und den Mindergehalt von einem Kohlenstoff. Um diese Beziehungen anzudeuten, nennen wir die Verbindung Azurilsäure. Über ihre Struktur können wir mit Sicherheit nur sagen, daß sie den Alloxankern enthält.

$$HN-C.SH$$
$$|\quad \|$$
$$\text{Thiouramil,}\quad CO\ \ C.NH_2\,.$$
$$|\quad |$$
$$HN-CO$$

Man übergießt 60 g Harnsäure mit 2400 ccm lauwarmem Wasser und fügt zu dem Gemisch unter Umschütteln nur so viel Kalilauge, bis eine klare Lösung entstanden ist. Zu der mit noch 1400 ccm Wasser verdünnten Lösung setzt man unter Umrühren ein Liter frisch bereitete

---

[1]) Nencki, Berichte d. d. chem. Gesellsch. 4, 722 [1871].
[2]) Gibbs, Berichte d. d. chem. Gesellsch. 2, 341 [1869].

Schwefelammoniumlösung, wie sie für analytische Zwecke verwandt wird. Dabei wird die Harnsäure als Ammoniumsalz in feinen Nädelchen ausgefällt, so daß das Ganze einen dünnflüssigen Brei bildet. Erhitzt man denselben 5—6 Stunden im Autoklaven auf 155—160° (Temperatur im Autoklaven gemessen), so entsteht eine klare Lösung, die beim langsamen Erkalten einen Teil des gebildeten Thiouramils als Ammoniumsalz in goldgelben, glänzenden Blättchen abscheidet.

Zur Gewinnung der Gesamtmenge des Thiouramils läßt man aus dem heißen Autoklaven durch Öffnen des Ventils das überschüssige Ammoniak und Schwefelammonium abblasen und engt die Lösung in Schalen über freiem Feuer möglichst rasch stark ein. Säuert man die heiße Lösung am besten mit Essigsäure an, so erstarrt sie unter Schwefelwasserstoffentwickelung zu einem Brei von feinen, schwach gelblich gefärbten Kristallen. War die Lösung nicht rasch genug eingeengt, so hat sich ein Teil an der Luft zu einem rotbraunen Farbstoff oxydiert und das durch Säuren gefällte Thiouramil ist dann auch mehr gefärbt. Nach dem Erkalten wird der Brei mit der Pumpe abgesaugt, mit Wasser, Alkohol und Äther gewaschen. Die Ausbeute an diesem nahezu reinen Produkt ist, abgesehen von den unvermeidlichen Verlusten, quantitativ.

Zur Darstellung des ganz reinen Thiouramils löst man das Rohprodukt oder das rohe Ammoniumsalz in verdünnter Sodalösung bei ungefähr 40° unter häufigem Umschütteln auf. Die schwach rötlich gefärbte Lösung wird mit Tierkohle behandelt und das Filtrat in überschüssige etwa 15-prozentige heiße Salzsäure eingegossen. Dabei scheidet sich das Thiouramil als nahezu farbloses Kristallpulver ab, dessen Menge sich beim Erkalten noch erheblich vermehrt.

Zur Analyse wurde das Produkt im Vakuum getrocknet.

0,1872 g gaben 0,2057 CO_2 und 0,0593 H_2O.
0,1937 g   ,,   0,2853 $BaSO_4$.

	Berechnet für $C_4N_3H_5SO_2$	Gefunden
C	30,19	29,97
H	3,14	3,51
N	26,41	—
S	20,12	20,20

Das Thiouramil löst sich in ungefähr 500—600 Teilen siedendem Wasser und scheidet sich daraus beim Erkalten in mikroskopischen Blättchen oder Prismen ab. Etwas leichter, aber auch noch recht schwer wird es von heißer rauchender Salzsäure aufgenommen. Beim Erkalten scheidet es sich sehr langsam daraus ab, rascher geschieht dies auf Zusatz von Wasser. Sehr leicht löst es sich schon bei Zimmertemperatur in konzentrierter Schwefelsäure und wird beim Verdünnen mit Wasser wieder unverändert abgeschieden.

Unter Salzbildung wird es schon in der Kälte von Alkalien oder kohlensauren Alkalien aufgenommen. Diese Lösungen färben sich leicht an der Luft durch Oxydation rot. Auf Zusatz von Säuren fällt das Thiouramil wieder aus.

Auch von heißer Natriumphosphatlösung wird es erheblich leichter als von Wasser gelöst.

Von starker Salpetersäure wird es schon in der Kälte heftig angegriffen, von verdünnter erst beim Erwärmen. Hierbei entstehen Schwefelsäure und Alloxan. Das Thiouramil gibt daher ebenso wie die Harnsäure die bekannte Murexidprobe. Die letztere kann auch unter Anwendung von Chlorwasser als Oxydationsmittel ausgeführt werden.

Außerordentlich charakteristisch für das Thiouramil ist die Fichtenspanreaktion. Gibt man in die kochende neutrale oder mit Salzsäure angesäuerte Lösung einen Fichtenspan, so färbt sich derselbe sofort orange und dann orangerot. Kocht man während mehrerer Minuten, so wird die Färbung immer dunkler.

Die wässerige Lösung des Thiouramils gibt mit Quecksilberchloridlösung einen weißen Niederschlag, der durch Kristallisation aus Salzsäure in hübschen farblosen Nadeln erhalten werden kann. Auch mit den Chloriden anderer Schwermetalle treten ähnliche Fällungen ein. Mit Silbernitrat erhält man in der Kälte einen gallertigen Niederschlag, der sich beim Erwärmen schwärzt, dasselbe tritt beim Zusatz von Ammoniak ein.

Trägt man trocknes, fein verriebenes Thiouramil in überschüssiges Brom, so bildet sich unter Erwärmen ein Additionsprodukt. Destilliert man nach 12 Stunden das überschüssige Brom ab und erhitzt den Rückstand so lange auf 150°, bis die Bromwasserstoffentwickelung beendet ist, so bleibt ein Rückstand, der aus Eisessig in undeutlichen Kristallen erhalten werden kann und noch stark die Murexidprobe gibt.

Kalisalz. Dasselbe wird schon bei der Bereitung des Thiouramils erhalten, wenn die stark eingeengte alkalische Lösung der Kristallisation überlassen bleibt; jedoch ist dieses Produkt schwer zu reinigen. Es ist deshalb zweckmäßiger, reines Thiouramil in einem Molekül nicht zu verdünnter Kalilauge in der Wärme zu lösen und die Lösung möglichst unter Luftabschluß erkalten zu lassen. Beim raschen Erkalten fällt dann das Salz in gelblich gefärbten Nadeln aus; beim langsamen Ausscheiden bildet es schöne, derbe Prismen. Lufttrocken enthält es noch 1 Molekül Kristallwasser, welches bei 130° vollständig entweicht.

0,2717 g verloren 0,0220 H_2O und gaben 0,1089 K_2SO_4.

	Berechnet für $C_4N_3H_4O_2SK + H_2O$	Gefunden
H_2O	8,37	8,10
K	18,14	17,95

Das Salz ist schon in etwa 3 Teilen kochendem Wasser löslich, beträchtlich schwerer löst es sich in kaltem Wasser.

Natronsalz. Es wird auf dieselbe Art wie das Kalisalz bereitet und bildet gelblich gefärbte Nadeln. In Wasser ist es etwas leichter löslich als das Kalisalz. Es enthält lufttrocken ebenfalls 1 Molekül Kristallwasser, das bei 105⁰ entweicht.

0,2820 g verloren 0,0262 H_2O.

0,2684 g kristallwasserhaltiges Produkt gaben 0,0957 Na_2SO_4.

	Berechnet für $C_4N_3H_4O_2SNa + H_2O$	Gefunden
H_2O	9,05	9,30
Na	11,56	11,53

Ammoniumsalz. Wie bereits oben erwähnt ist, kann man dieses Salz direkt bei der Darstellung des Thiouramils gewinnen. Zweckmäßiger sättigt man eine konzentrierte Ammoniaklösung mit Thiouramil. Beim Erkalten scheidet sich das Salz in glänzenden, goldgelben Blättchen ab. Von kaltem Wasser wird das Thiouramilammonium recht schwer aufgenommen, leichter löst es sich in heißem Wasser und scheidet sich daraus beim Erkalten allmählich wieder ab. Charakteristisch ist seine geringe Löslichkeit in Schwefelammonium, durch welches es deshalb aus der wässerigen Lösung kristallinisch gefällt wird. Im Vakuum getrocknet hat das Salz die Zusammensetzung $C_4N_4H_8SO_2$.

0,1927 g gaben 0,1905 CO_2 und 0,0787 H_2O.

0,1743 g   „   45,4 ccm Stickgas bei 11⁰ und 769 mm Druck.

0,2375 g   „   0,3189 $BaSO_4$.

	Berechnet	Gefunden
C	27,27	26,96
H	4,54	4,54
N	31,81	31,50
S	18,18	18,44

Spaltung des Thiouramils durch Salzsäure.

Während das Thiouramil gegen Alkalien und Ammoniak auch bei höherer Temperatur außerordentlich beständig ist, wie ja schon aus seiner Bildungsweise hervorgeht, wird es durch heiße Salzsäure ebenso wie die meisten anderen Glieder der Harnsäuregruppe vollständig zerlegt.

Beim 4-stündigen Erhitzen von 3 g Thiouramil mit 60 g Salzsäure vom spez. Gew. 1,19 auf 150⁰ entstand eine klare, braungefärbte Lösung, und beim Öffnen des Rohres entwichen beträchtliche Mengen von Kohlensäure und Schwefelwasserstoff. Die von etwas abgeschiedenem Schwefel filtrierte Lösung wurde auf dem Wasserbade zur Trockne verdampft. Es hinterblieb eine braungefärbte, zerfließliche Kristallmasse, die ein Gemisch von Salmiak und salzsaurem Glykocoll war. Zur Isolierung des letzteren wurde die wässerige Lösung des Gemisches unter Ersatz des verdampfenden Wassers mit Bleihydroxyd mehrere Stunden gekocht, bis der Geruch nach Ammoniak vollständig verschwunden war. Beim Verdampfen des mit Schwefelwasserstoff entbleiten Filtrats blieb das Glykocoll als wenig gefärbte Kristallmasse zurück. Zur weiteren Reinigung wurde dasselbe durch Kochen der wässerigen Lösung mit gefälltem Kupferoxyd ins Kupfersalz verwandelt. Aus der stark konzentrierten Flüssigkeit fiel dieses auf Zusatz von Alkohol in feinen, blauen Nadeln von der bekannten Zusammensetzung $(C_2H_4NO_2)_2Cu + H_2O$ aus.

0,2882 g verloren bei 130° 0,0241 H_2O und gaben 0,0970 CuO.

	Berechnet für $(C_2H_4NO_2)_2Cu + H_2O$	Gefunden
H_2O	7,86	8,36
Cu	27,51	26,90

Die aus dem Kupfersalz regenerierte Aminosäure wurde noch durch den süßen Geschmack, die Löslichkeit und den Schmelzpunkt (232—236°) mit dem Glykocoll identifiziert.

Methylierung des Thiouramils.

Die Salze des Thiouramils tauschen mit großer Leichtigkeit das Metall gegen Methyl aus. Gibt man zu der auf Zimmertemperatur abgekühlten Lösung von 20 g Thiouramilkalium $(C_4H_4O_2N_3SK + H_2O)$ in 240 g Wasser 20 g Jodmethyl und schüttelt das Gemisch in einer verschlossenen Flasche tüchtig um, so beginnt schon nach wenigen Minuten die Abscheidung des schön kristallisierenden Methylproduktes. Nach 10 Minuten ist die ganze Masse in einen Kristallbrei verwandelt, der nach einer Stunde auf der Pumpe abgesaugt und mit kaltem Wasser gewaschen wird. Man erhält so 14 g eines nahezu reinen, schwach gelb gefärbten Produktes.

Aus heißem Wasser kristallisiert es in farblosen, meist sternförmig gruppierten Nadeln. Beim langsamen Erkalten einer verdünnten Lösung bildet es schön ausgebildete Prismen, die an den Enden schräg abgeschnitten sind. Zur Analyse wurde das Präparat bei 105° getrocknet, wo es kaum an Gewicht verliert.

0,2249 g gaben 0,2848 CO_2 und 0,0837 H_2O.
0,1751 g „ 35,6 ccm Stickgas bei 13^0 und 760 mm Druck.

	Berechnet für $C_5N_3H_7SO_2$	Gefunden
C	34,68	34,35
H	4,05	4,13
N	24,27	24,00

Das Methylthiouramil beginnt beim raschen Erhitzen bei 230^0 sich etwas dunkler zu färben und schmilzt bei $252—253^0$ (unkorr.) unter Zersetzung. Es gibt die dem Thiouramil eigentümliche Fichtenspanfärbung in neutraler Lösung nicht mehr, wohl aber auf Zusatz von Salzsäure, jedoch weniger intensiv. Mit Chlorwasser oxydiert, gibt es die Murexidprobe. Von starker Salpetersäure wird es schon in der Kälte sehr heftig angegriffen. Verdünnte Salpetersäure löst es in der Kälte leicht auf; beim gelinden Erwärmen dieser Lösung tritt Oxydation zu Alloxan ein. Die Verbindung verlangt ungefähr 50 Teile kochendes Wasser zur Lösung, in kaltem Wasser ist sie aber sehr schwer löslich. Noch verhältnismäßig leicht wird sie von heißem Alkohol aufgenommen und scheidet sich daraus beim Erkalten in Nädelchen oder Prismen ab. Sehr leicht löst sie sich in heißen Mineralsäuren und Eisessig.

Unter Salzbildung wird das Methylthiouramil leicht von Alkalien, kohlensauren Alkalien und Ammoniak aufgenommen. Aus der ammoniakalischen Lösung scheidet sich nach dem Wegkochen des Ammoniaks das Produkt wieder unverändert ab. Fügt man zu der Lösung in Natron-. lauge Alkohol, so fällt das Natronsalz in mikroskopisch feinen Nädelchen.

Erhitzt man das Methylthiouramil mit der 15-fachen Menge Salzsäure (spez. Gew. 1,19) 4 Stunden auf 150^0, so wird es unter Bildung von Kohlensäure, Ammoniak und Methylmercaptan vollständig gespalten.

Konstitution des Thiouramils.

Die glatte Bildung aus Harnsäure und die leichte Verwandlung in Alloxan gestatten den Schluß, daß in dem Thiouramil vier Kohlenstoffe und zwei Stickstoffe in der dem Alloxan eigentümlichen Weise angeordnet sind.

Die Umwandlung in Glykocoll beweist ferner, daß der dritte Stickstoff sich an dem mittleren Gliede der Kohlenstoffkette befindet. Das Thiouramil enthält mithin die Atomgruppe

$$\begin{array}{ccc} N & — & C \\ | & & | \\ C & & C—N\,. \\ | & & | \\ N & — & C \end{array}$$

Da in dem Methylthiouramil zweifellos das Methyl an Schwefel gebunden ist, so liegt die Annahme nahe, daß in dem Thiouramil selbst die Gruppe SH vorhanden ist. Dann muß dieselbe aber mit der Kohlenstoffkette verbunden sein, denn in dem analog konstituierten Thiodimethyluramil wäre an dem vierten, zwischen zwei Stickstoffen befindlichen Kohlenstoff die Gruppe SH nicht möglich.

Faßt man alle diese Momente zusammen, so ergibt sich für das Thiouramil als wahrscheinlichster Ausdruck der Struktur die Formel

$$\begin{array}{ccc} HN & - & C.SH \\ | & & \| \\ CO & & C-NH_2 \\ | & & | \\ HN & - & CO \end{array} \;.$$

Dieselbe erklärt auch am besten die Bildung der Äthenylverbindung und der β-Thiopseudoharnsäure. Selbstverständlich kann man für das Thiouramil auch die tautomere Formel

$$\begin{array}{ccc} HN & —— & CS \\ | & & | \\ CO & & H.C-NH_2 \\ | & & | \\ HN & —— & CO \end{array}$$

in Betracht ziehen und bei der Salzbildung bzw. Methylierung Umlagerung in die erste Form annehmen.

Ja die Möglichkeiten der Tautomerie vermehren sich noch erheblich, wenn man auch Formeln wie

$$\begin{array}{ccc} N & - & C.SH \\ \| & & \| \\ HO.C & & C-NH_2 \\ | & & | \\ N & = & C.OH \end{array}$$

berücksichtigt[1).]

[1)] Dieselbe Frage läßt sich übrigens bei den meisten Körpern der Harnsäuregruppe aufwerfen. Für die Harnsäure selbst z. B. kann man die Formeln

$$\begin{array}{ccc} N & = & C.OH \\ | & & | \\ HO.C & & C-NH \\ \| & & \| \quad \rangle C.OH \\ N & - & C-N \end{array} \qquad oder \qquad \begin{array}{ccc} N & = & C.OH \\ | & & | \\ HO.C & & C-N \\ \| & & \| \quad \rangle C.OH \\ N & - & C-NH \end{array}$$

nach den heutigen Erfahrungen ebensogut begründen, wie die früher von mir bevorzugte und, wie es scheint, allgemein angenommene Lactamformel

$$\begin{array}{ccc} HN & - & CO \\ | & & | \\ CO & & C-NH \\ | & & \| \quad \rangle CO \\ HN & - & C-NH \end{array} \;.$$

E. Fischer.

Da aber die Auswahl zwischen denselben mit Hilfe der jetzigen experimentellen Methoden nicht möglich ist, so verzichten wir auf ihre weitere Diskussion und werden der Einfachheit halber nur die erste Formel des Thiouramils gebrauchen.

Athenylthiouramil.

Das Thiouramil wird von siedendem Essigsäureanhydrid schwer angegriffen, weil es darin unlöslich ist. Ungleich rascher reagiert sein Ammoniaksalz. Kocht man dasselbe mit der 30-fachen Menge Essigsäureanhydrid am Rückflußkühler, so geht es bald in Lösung und schon nach 30 Minuten beginnt in der Wärme die Abscheidung von schönen Nadeln. Man läßt nun erkalten, saugt nach einiger Zeit den Kristallbrei auf der Pumpe ab und wäscht mit etwas Alkohol nach. Die Ausbeute ist fast quantitativ. Das Produkt hat die Zusammensetzung $C_6N_3H_5SO_2$ und entsteht nach der Gleichung

$$C_4N_3H_5SO_2 . NH_3 + (C_2H_3O)_2O = C_6N_3H_5SO_2 + C_2H_4O_2 . NH_3 + H_2O.$$

Abgesehen von der Abspaltung des Ammoniaks entspricht der Vorgang der Bildung der Thioanhydroverbindungen aus o-Amidothiophenol und Säurechloriden und die Struktur des Äthenylthiouramils wäre demnach

$$\begin{array}{c} HN-C.S \\ |\quad\ || \quad\ \rangle C.CH_3 \ . \\ CO\ \ C.N \\ |\quad\ | \\ HN-CO \end{array}$$

Zur Analyse wurde dasselbe aus heißem Wasser umkristallisiert und bei 105^0 getrocknet.

0,2120 g gaben 0,3087 CO_2 und 0,0582 H_2O.
0,1759 g „   34,4 ccm Stickgas bei 17^0 und 762 mm Druck.
0,2182 g „   0,2848 $BaSO_4$.

	Berechnet für $C_6N_3H_5SO_2$	Gefunden
C	39,35	39,71
H	2,73	3,05
N	22,95	22,74
S	17,48	17,92

Das Äthenylthiouramil schmilzt beim raschen Erhitzen bei 220 bis 221^0 (unkorr.).

Es löst sich in ungefähr 210—220 Teilen siedendem Wasser und scheidet sich daraus beim Erkalten größtenteils in schönen Nadeln ab. Von heißem Alkohol wird es auch recht schwer aufgenommen. Aus der eingeengten Lösung kristallisiert es in feinen Nädelchen. Leichter löst es sich in heißem Eisessig und konzentrierten Mineralsäuren.

Von verdünnter Kalilauge wird es in der Hitze leicht aufgenommen. Beim Erkalten oder auf Zusatz überschüssiger Kalilauge scheidet sich das Kalisalz in voluminösen, kristallinischen Massen ab. Leicht löst es sich in verdünnter Sodalösung oder Natronlauge und wird durch Alkohol aus der letzteren Lösung in feinen Nädelchen als Natronsalz gefällt.

Versetzt man die Lösung in Ammoniak, von dem es ebenfalls sehr leicht aufgenommen wird, mit Silbernitrat, so entsteht ein farbloser, gallertiger Niederschlag, der auch beim Kochen sich nicht verändert. In viel überschüssigem Ammoniak löst er sich in der Hitze auf. Beim Erkalten kristallisiert das Silbersalz in mikroskopisch feinen, meist sternförmig verwachsenen Prismen.

Mit Chlorwasser oxydiert gibt der Körper die Murexidprobe.

Azurilsäure, $C_4H_5N_5O_3$.

Behandelt man Harnsäure in alkalischer Lösung mit einem großen Überschuß von Schwefelammonium, das bereits mehrere Monate aufbewahrt ist, so verläuft die Reaktion wesentlich anders, als sie beim Thiouramil beschrieben ist.

10 g Harnsäure werden mit 300 ccm Wasser übergossen, durch vorsichtigen Zusatz von Kalilauge gelöst und nach Zusatz von 500 ccm alter Schwefelammoniumlösung, welche Polysulfide und Thiosulfat enthält, 5—6 Stunden im Autoklaven auf 160⁰ erhitzt. Wird dann die Reaktionsmasse in der früher beschriebenen Weise weiter verarbeitet, so entsteht nach dem Ansäuern mit Essigsäure ein lehmfarbiges, kristallinisches Pulver. Dasselbe wird auf der Pumpe möglichst abgesaugt und durch Aufstreichen auf Tonplatten von den letzten Resten Mutterlauge befreit. Man erhält so 8 g eines Produktes, das offenbar ein Gemisch verschiedener Körper ist.

Dasselbe löst sich sowohl in Mineralsäuren wie in Alkalien. Es gelingt jedoch nicht, einen der Körper in einer annähernd für die Analyse geeigneten Form zu erhalten.

Das Rohprodukt im Vakuum getrocknet gab folgende Zahlen:

0,1994 g gaben 0,2325 CO_2 und 0,0773 H_2O.
0,1666 g   „   49,2 ccm Stickgas bei 14⁰ und 757 mm Druck.
0,2166 g   „   0,0176 $BaSO_4$.

	Gefunden
C	31,80
H	4,30
N	34,60
S	1,11

Um daraus die Azurilsäure zu bereiten, verfährt man folgendermaßen:

5 g werden mit 40 ccm Salpetersäure vom spez. Gew. 1,16 übergossen und auf 50—60° erwärmt. Dabei geht die Masse in kurzer Zeit (ungefähr 5 Minuten) bis auf einen kleinen Rest unter Gasentwickelung in Lösung. Man versetzt nun mit dem gleichen Volumen Wasser und übersättigt die Lösung mit Ammoniak. Eine leichte rötliche Färbung, die hierbei auftritt, verschwindet beim Erwärmen der Lösung. Beim Versetzen des Filtrats mit Silbernitratlösung fällt das Silbersalz der Azurilsäure als nahezu farblose, gallertige Masse, die auch in der Siedehitze bei Gegenwart von überschüssigem Ammoniak beständig ist und sich hierdurch scharf von dem auf analoge Weise aus dem Thiouramil entstandenen, im Aussehen sehr ähnlichen Silbersalz unterscheidet. Die Gallerte wird nach dem Erkalten auf der Pumpe möglichst gut abgesaugt und bis zum Verschwinden des Ammoniaks mit Wasser gewaschen.

Durch mehrstündiges Digerieren mit 1-prozentiger Salzsäure auf dem Wasserbade unter häufigem Umschütteln wird das Silbersalz zerlegt. Die vom Chlorsilber filtrierte Lösung wird mit Tierkohle entfärbt und dann zuerst über freier Flamme, später auf dem Wasserbade eingeengt, bis die Kristallisation beginnt. Beim Erkalten scheiden sich derbe, nicht deutlich ausgebildete Kristallmassen ab, die abgesaugt und mit Wasser gewaschen werden. Die eingeengte Mutterlauge liefert eine zweite Kristallisation. Insgesamt wurden 1,4 g eines fast farblosen Produktes erhalten.

Für die Analyse diente ein Präparat, welches in Ammoniak gelöst, mit Essigsäure wieder gefällt und dann bei 105° getrocknet war.

0,2006 g gaben 0,2044 CO_2 und 0,0555 H_2O.
0,1897 g „ 0,1934 CO_2 und 0,0562 H_2O.
0,1575 g „ 55,2 ccm Stickgas bei 16° und 756 mm Druck.

	Berechnet für	Gefunden	
	$C_4H_5N_5O_3$	I.	II.
C	28,07	27,77	27,80
H	2,92	3,07	3,29
N	40,94	40,64	—

Beim raschen Erhitzen färbt sich die Substanz von 245° an und zersetzt sich über 275° unter Zurücklassung einer kohleartigen Masse, wobei der Geruch der Blausäure auftritt. Sie löst sich in ungefähr 55 Teilen heißem Wasser und scheidet sich beim Erkalten in kompakten Kristallen ab. Auch von heißem Alkohol wird sie noch verhältnismäßig leicht aufgenommen, sehr leicht ist sie in Alkalien, Ammoniak und kohlensauren Alkalien löslich. Aus der Lösung in Natronlauge wird auf Zusatz von Alkohol das Natriumsalz in sehr feinen Nädelchen gefällt.

Die Substanz gibt nach der Oxydation mit Chlorwasser die Murexidprobe sehr stark. Verdampft man eine Probe mit Salpetersäure auf dem Wasserbade bis zur Trockne, so bleibt ein gelblich gefärbter Rückstand, welcher auf Zusatz von Kalilauge orange gefärbt wird.

Die Entstehung der merkwürdigen Verbindung aufzuklären, ist uns bisher nicht gelungen.

$$\beta\text{-Thiopseudoharnsäure,}\qquad \begin{array}{c} HN-CSH \\ | \quad \| \\ CO \quad C-NH.CO.NH_2 \\ | \quad | \\ HN-CO \end{array}$$

Trägt man 5 g Thiouramil in eine Lösung von 3 g reinem cyansaurem Kali in 30 g Wasser und erhitzt zum Sieden, so geht das Thiouramil rasch in Lösung. Zur Vervollständigung der Reaktion erwärmt man nun noch 30 Minuten auf dem Wasserbade. Beim Erkalten der Lösung scheidet sich das Kalisalz der β-Thiopseudoharnsäure in voluminösen Massen ab. Es wird auf der Pumpe möglichst scharf abgesaugt, zur Reinigung in heißem Wasser gelöst und durch Abkühlen der Lösung wieder abgeschieden.

In feuchtem Zustande färbt sich das Salz an der Luft rasch rötlich. Da dasselbe nicht kristallisiert erhalten wurde, so verzichteten wir auf seine Analyse und setzten daraus die Säure in Freiheit. Dieselbe kristallisiert aus der mit überschüssiger Salzsäure versetzten heißen Lösung des Salzes beim Erkalten in hübschen, derben Prismen.

Lufttrocken enthalten dieselben ein Molekül Wasser, welches durch Trocknen bei 130° im Vakuum bestimmt wurde.

0,7868 g verloren 0,0712 H_2O.

	Berechnet für $C_5H_6N_4O_3S + H_2O$	Gefunden
H_2O	8,18	9,04

0,1890 g, bei 130° getrocknet, gaben 45,1 ccm Stickgas bei 14° und 743 mm Druck.

0,1973 g, bei 130° getrocknet, gaben 0,2132 CO_2 und 0,0593 H_2O.

	Berechnet für $C_5H_6N_4O_3S$	Gefunden
C	29,7	29,47
H	2,97	3,34
N	27,70	27,43

Die Thiopseudoharnsäure ist eine so starke Säure, daß ihre Salze durch Essigsäure nicht zerlegt werden. Sie ist leicht löslich in heißem Wasser und kristallisiert daraus beim Erkalten. Recht schwer wird sie von siedendem Alkohol aufgenommen. Sehr leicht löst sie sich in Natronlauge, Sodalösung und Ammoniak. Die ammoniakalische Lösung gibt mit Silbernitrat in der Kälte einen farblosen, gallertigen Niederschlag, der sich beim Erwärmen aber schwärzt.

Die Thiopseudoharnsäure gibt nach der Oxydation mit Chlorwasser die Murexidprobe sehr stark, dagegen zeigt sie die dem Thiouramil eigentümliche Fichtenspanreaktion zunächst gar nicht; erst beim längeren Kochen der Lösung tritt, wahrscheinlich infolge der Rückbildung von Thiouramil, diese Färbung ein. Alle Versuche, der β-Thiopseudoharnsäure durch starke Schwefelsäure, Chlorzink oder Essigsäureanhydrid Wasser zu entziehen, um zu einem Derivat der Harnsäure oder des Xanthins zu gelangen, sind erfolglos geblieben, weil immer eine teilweise Abspaltung von Stickstoff stattfand. Sogar die Oxalsäure, durch welche die Pseudoharnsäure selbst so leicht in Harnsäure verwandelt werden kann, wirkt ähnlich und liefert das

Oxalyldithiouramil, $C_4H_4N_3SO_2 . CO . CO . C_4H_4N_3SO_2$.

Trägt man 1 g β-Thiopseudoharnsäure in 40 g geschmolzene käufliche Oxalsäure ein, so entsteht bald eine klare Lösung. Wird dieselbe nun rasch über freier Flamme weiter erhitzt, so trübt sie sich gegen 120^0 durch Abscheidung eines kristallinischen Pulvers, wird aber bei $150-160^0$ wieder klar. Ist der größte Teil der Oxalsäure verflüchtigt, so läßt man erkalten und laugt den Rückstand mit einem Gemisch aus gleichen Teilen Alkohol und Äther aus. Dabei bleibt die Oxalylverbindung als kristallinisches Pulver zurück. Zur Reinigung wurde dieselbe aus heißem Wasser, wovon sie ungefähr 400 Teile zur Lösung erfordert, umkristallisiert.

0,1908 g, bei 100^0 getrocknet, gaben 0,2241 CO_2 und 0,0344 H_2O.

0,1649 g, „ 100^0 „ „ 30,6 ccm Stickgas bei 15^0 und 770 mm Druck.

0,2207 g, bei 100^0 getrocknet, gaben 0,2753 $BaSO_4$.

	Berechnet für $C_{10}N_6H_8S_2O_6$	Gefunden
C	32,26	32,03
H	2,15	2,00
N	22,00	21,99
S	17,2	17,14

Durch längeres Kochen mit starkem Alkali wird die Verbindung teilweise in Oxalsäure und Thiouramil gespalten.

$$\beta\text{-Methylthiopseudoharnsäure,}\quad \begin{array}{l} \mathrm{HN-C.S.CH_3} \\ \quad | \qquad \| \\ \mathrm{CO\ \ C-NH.CO.NH_2} \\ \quad | \qquad | \\ \mathrm{NH-CO} \end{array}.$$

5 g Methylthiouramil werden in eine Lösung von 3 g cyansaurem Kali in 8 g Wasser eingetragen. Erwärmt man das Gemisch auf dem Wasserbade, so entsteht allmählich eine klare Lösung und nach einstündigem Erwärmen ist die Reaktion beendet. Beim Erkalten gesteht die Flüssigkeit durch Abscheidung des Kalisalzes zu einem Brei von feinen, schwach gelben Nädelchen. Sie färben sich im feuchten Zustande an der Luft dunkler gelb. Man saugt daher rasch ab und trocknet im Vakuum.

Durch Zerlegung des Kalisalzes in wässeriger Lösung mit verdünnter Schwefelsäure erhält man die Säure in feinen, wenig gefärbten Nädelchen, die durch Kristallisation aus viel heißem Wasser farblos erhalten werden.

0,2345 g, bei 105⁰ getrocknet, gaben 0,2880 CO_2 und 0,0831 H_2O.

0,1787 g, „ 105⁰ „ „ 38,5 ccm Stickgas bei 13⁰ und 768 mm Druck.

	Berechnet für $C_6H_8N_4SO_3$	Gefunden
C	33,33	33,49
H	3,70	3,94
N	25,93	25,73

Beim raschen Erhitzen beginnt das Produkt bei 290⁰ sich dunkler zu färben und zersetzt sich vollständig bis 350⁰.

Die β-Methylthiopseudoharnsäure löst sich in ungefähr 400 Teilen heißen Wassers. Von heißem Alkohol wird sie außerordentlich schwer aufgenommen. Die eingeengte Lösung scheidet sie in schlecht ausgebildeten, feinen Kristallen ab.

In Alkalien, kohlensauren Alkalien und Ammoniak ist sie leicht löslich. Diese Salze werden aber durch Essigsäure zerlegt. Sie ist also eine schwächere Säure, als das nicht methylierte Produkt. Mit ammoniakalischer Silberlösung liefert sie einen in der Kälte beständigen, gallertigen Niederschlag, der sich in überschüssigem Ammoniak leicht auflöst.

Mit Chlorwasser oxydiert gibt sie stark die Murexidprobe.

$$\text{Thiodimethyluramil,}\quad \begin{array}{l} \mathrm{CH_3.N-CSH} \\ \quad | \qquad \| \\ \mathrm{CO\ \ C.NH_2} \\ \quad | \qquad | \\ \mathrm{CH_3.N-CO} \end{array}.$$

2 g der entsprechenden Dimethylharnsäure, welche aus der Dimethyl-pseudoharnsäure durch Schmelzen mit Oxalsäure gewonnen

ist[1]), werden in 14 g Wasser durch vorsichtigen Zusatz von Ammoniak gelöst. Nach Zugabe von 30 ccm einer konzentrierten frisch bereiteten Schwefelammoniumlösung, wobei eine reichliche Abscheidung von Kristallen stattfindet, erhitzt man die Mischung im Rohre 2 Stunden auf 135—140⁰. Die klare Lösung wird nun zur Entfernung des überschüssigen Schwefelammoniums auf dem Wasserbade zur Trockne verdampft und der graugrün gefärbte Rückstand mit viel Wasser ausgekocht. Dabei bleibt nur etwas Schwefel zurück. Das Filtrat scheidet beim Erkalten das Thiodimethyluramil in nahezu farblosen Nadeln ab.

Zur Analyse wurde das Präparat, welches kein Kristallwasser enthält, bei 105⁰ getrocknet.

0,2078 g gaben 0,2649 $BaSO_4$.
0,2096 g „ 42,4 ccm Stickgas bei 20,5⁰ und 755 mm Druck.
0,2084 g „ 0,3002 CO_2 und 0,0939 H_2O.

	Berechnet für $C_6N_3H_9O_2S$	Gefunden
C	38,50	39,3
H	4,81	5,0
N	22,46	22,8
S	17,11	17,51

Beim raschen Erhitzen beginnt die Substanz über 200⁰ sich allmählich zu zersetzen; gegen 300⁰ ist die Zersetzung vollständig. Sie löst sich in ungefähr 70 Teilen heißem Wasser und kristallisiert daraus in nahezu farblosen Nadeln, die sich aber an der Luft bald graugrün färben. Auch in heißem Alkohol ist sie noch ziemlich leicht löslich und scheidet sich daraus beim Erkalten in feinen, flachen, an den Enden schräg abgeschnittenen Prismen oder Platten ab.

Von Alkalien, kohlensauren Alkalien und Ammoniak wird das Dimethylthiouramil unter Salzbildung leicht aufgenommen. Die ammoniakalische Lösung scheidet nach dem Wegkochen des Ammoniaks die Substanz unverändert ab.

In seinem sonstigen Verhalten zeigt dasselbe große Ähnlichkeit mit der nichtmethylierten Verbindung. So färbt es den Fichtenspan beim Kochen in neutraler oder saurer Lösung rot. Die Färbung ist etwas intensiver als beim Thiouramil. Mit Quecksilberchlorid gibt die wässerige Lösung einen voluminösen weißen Niederschlag, der beim Erwärmen kristallinisch wird.

Beim Kochen mit viel Essigsäureanhydrid löst es sich auf. Aus der eingeengten Lösung scheidet sich ein in heißem Wasser und Alkohol leicht lösliches und daraus in schönen Nadeln kristallisierendes Produkt ab.

---

[1]) Berichte d. d. chem. Gesellsch. **28**, 2473 [1895]. (*S. 178.*)

Nach der Oxydation mit Chlorwasser gibt das Dimethylthiouramil stark die Murexidprobe. Ebenso verbindet es sich leicht mit cyansaurem Kali in wässeriger Lösung und das Produkt zeigt mit der früher beschriebenen β-Thiopseudoharnsäure, abgesehen von der leichteren Löslichkeit, die größte Ähnlichkeit.

Zum Schluß sagen wir Herrn Dr. P. Hunsalz für die wertvolle Hilfe, welche er uns bei obigen Versuchen geleistet hat, besten Dank.

Nachschrift.

Nachdem die vorstehende Abhandlung an die Redaktion der Annalen abgegangen war, erfuhren wir durch eine Notiz der Chemikerzeitung vom 28. August, daß die Herren H. Weidel und L. Siemilowicz der Wiener Akademie schon am 11. Juli eine Mitteilung ganz ähnlichen Inhaltes gemacht haben. Obschon dieselbe noch nicht in unsere Hände gelangt ist, so zweifeln wir doch nicht daran, daß die von jenen Herren beschriebenen Produkte mit unserem Thiouramil und seiner Äthenylverbindung identisch sind.

Um die völlige Unabhängigkeit unserer Versuche zu betonen, bemerken wir deshalb, daß dieselben schon Ende des Jahres 1894 abgeschlossen waren, daß aber die Publikation durch die physiologische Untersuchung der Produkte, welche übrigens keine bemerkenswerten Resultate ergeben hat, verzögert wurde.

10. Emil Fischer und Lorenz Ach: Synthese des Caffeïns.

Berichte der deutschen chemischen Gesellschaft **28**, 3135 [1895].

(Vorgetragen in der Sitzung von Hrn. E. Fischer.)

Alle Versuche, die Harnsäure in Xanthin zu verwandeln, sind bisher erfolglos geblieben; denn die von Strecker[1]) gemachte Angabe, daß diese Reaktion durch Natriumamalgam bewerkstelligt werden könne, wurde später als irrtümlich erkannt[2]). Ebenso vergeblich hat sich der eine von uns bemüht, aus den methylierten Harnsäuren durch Sauerstoffentziehung mit Chlorphosphor Derivate des Xanthins zu gewinnen; an Stelle derselben erhielt er vielmehr die Purinkörper[3]), von welchen die Dioxyderivate mit den Xanthinbasen isomer sind. Diese Mißerfolge sind wohl hauptsächlich durch die Strukturverschiedenheit der Harnsäure und des Xanthins bedingt; denn ein Blick auf die Formeln[4])

<table>
<tr><td>

```
HN—CO
 |    |
OC   C—NH
 |   ‖   >CO
HN—C—NH
```
Harnsäure

</td><td>

```
HN—CH
 |    ‖
OC   C—NH
 |   |   >CO
HN—C=N
```
Xanthin

</td></tr>
</table>

zeigt, daß der Unterschied nicht allein in der Anzahl der Sauerstoffatome, sondern auch in der Lage der doppelten Bindung und der Stellung der Wasserstoffatome besteht.

Bei der Einwirkung des Chlorphosphors auf die Harnsäure[5]) und ihre früher bekannten Methylderivate[6]) bleibt die Struktur der Kohlenstoffkette unverändert, während Sauerstoff und Wasserstoff aus dem

---

[1]) Liebigs Annal. d. Chem. **131**, 121 [1864].

[2]) E. Fischer, Berichte d. d. chem. Gesellsch. **17**, 328 [1884]. (*S. 143.*) Wenn trotzdem die Streckersche Angabe in manchen Lehrbüchern der Chemie und namentlich der Physiologie noch immer angeführt wird, so beweist das, wie schwierig es ist, einmal eingebürgerte Irrtümer aus der Literatur verschwinden zu machen. Ich habe oft den Versuch unter den verschiedensten Bedingungen mit ganz reiner Harnsäure wiederholt und niemals Xanthin finden können.

[3]) E. Fischer, Berichte d. d. chem. Gesellsch. **17**, 328 (*S. 143.*) und 1776 [1884]. (*S. 153.*)

[4]) Vgl. jedoch hierzu S. 238.

[5]) Über diesen Vorgang werden wir bald nähere Mitteilung machen. Siehe S. 288.

[6]) A. a. O. Vgl. auch Berichte d. d. chem. Gesellsch. **28**, 2480 [1895]. (*S. 186.*)

Alloxankern entfernt wird. Um diesen Verlauf der Reaktion zu verhindern, schien es uns nötig, die beiden Wasserstoffatome des Alloxankerns durch Methyl zu ersetzen, und wir haben nur zu dem Zweck die kürzlich beschriebene neue Synthese der Harnsäure aus der Pseudoharnsäure ausgearbeitet. Wie schon in jener Mitteilung erwähnt ist, gelang dadurch auch die Darstellung der γ-Dimethylharnsäure[1]):

$$
\begin{array}{c}
CH_3N-CO \\
| \quad | \\
OC \quad C-NH \\
| \quad \| \quad \rangle CO \\
CH_3N-C-NH
\end{array}\quad.
$$

Das Verhalten der letzteren hat nun unsere Vermutung bestätigt; denn sie verwandelt sich beim Erhitzen mit Phosphoroxychlorid und Phosphorpentachlorid auf 140—150° in das Chlorderivat des von Kossel entdeckten Theophyllins[2]). Der Vorgang entspricht der Gleichung:

$$
\begin{array}{c}
CH_3N-CO \\
| \quad | \\
OC \quad C-NH \\
| \quad \| \quad \rangle CO \\
CH_3N-C-NH
\end{array}
+ PCl_5 =
\begin{array}{c}
CH_3N-CCl \\
| \quad \| \\
OC \quad C-NH \\
| \quad | \quad \rangle CO \\
CH_3N-C=N
\end{array}
+ POCl_3 + HCl\,.
$$

Das Chlortheophyllin läßt sich durch Reduktion mit Jodwasserstoff sehr leicht in Theophyllin überführen, welches alle Eigenschaften der natürlichen Base besitzt. Durch weitere Methylierung des letzteren entsteht, wie schon Kossel nachgewiesen hat, Caffeïn. Ebenso leicht kann nach unserer Erfahrung das Chlortheophyllin in Chlorcaffeïn übergeführt werden, dessen Reduktion zum Caffeïn gleichfalls schon bekannt ist[3]).

Durch diese Beobachtungen ist die totale Synthese des Theophyllins und Caffeïns möglich geworden. Der Übersicht halber stellen wir hier die wichtigsten Phasen derselben zusammen:

$$
\text{I.[4])}\qquad
\begin{array}{c}
CH_3.NH \quad COOH \\
| \quad \quad | \\
CO + CH_2 \\
| \quad \quad | \\
CH_3.NH \quad COOH
\end{array}
=
\begin{array}{c}
CH_3.N-CO \\
| \quad \quad | \\
CO \quad CH_2 \\
| \quad \quad | \\
CH_3.N-CO
\end{array}
+ 2\,H_2O\,.
$$

Dimethyl-   Malonsäure   Dimethyl-
harnstoff   barbitursäure.

---

[1]) Berichte d. d. chem. Gesellsch. **28**, 2475 [1895]. (*S. 178.*)

[2]) Zeitschr. f. physiol. Chem. **13**, 298 [1889].

[3]) E. Fischer, Liebigs Annal. d. Chem. **215**, 263 [1882]. (*S. 92.*)

[4]) Mulder, Berichte d. d. chem. Gesellsch. **12**, 466 [1879].

$$
\text{II.} \quad
\begin{array}{l}
CH_3.N\!-\!CO \\
\;\;\;|\quad\;| \\
CO\;\;CH_2 \\
\;\;\;|\quad\;| \\
CH_3.N\!-\!CO
\end{array}
+ HNO_2 \;=\;
\begin{array}{l}
CH_3.N\!-\!CO \\
\;\;\;|\quad\;| \\
CO\;\;C:NOH \\
\;\;\;|\quad\;| \\
CH_3.N\!-\!CO
\end{array}
+ H_2O .
$$

Dimethylviolursäure.

Der Vorgang ist im folgenden näher beschrieben.

III.[1]) Dimethylviolursäure wird sehr leicht durch Reduktion in Dimethyluramil und dieses durch Kaliumcyanat in Dimethylpseudo-

$$
\text{harnsäure,} \quad
\begin{array}{l}
CH_3.N\!-\!CO \\
\;\;\;|\quad\;| \\
CO\;\;CH.NH.CO.NH_2 \\
\;\;\;|\quad\;| \\
CH_3.N\!-\!CO
\end{array}
, \quad \text{verwandelt.}
$$

$$
\text{IV.[2])} \quad
\begin{array}{l}
CH_3.N\!-\!CO \\
\;\;\;|\quad\;| \\
CO\;\;CH.NH.CO.HN_2 \\
\;\;\;|\quad\;| \\
CH_3.N\!-\!CO
\end{array}
\;=\;
\begin{array}{l}
CH_3.N\!-\!CO \\
\;\;\;|\quad\;| \\
CO\;\;C.NH \\
\;\;\;|\quad\;\| \;\;{>}CO \\
CH_3.N\!-\!C.NH
\end{array}
+ H_2O .
$$

γ-Dimethylharnsäure.

$$
\text{V.} \quad
\begin{array}{l}
CH_3.N\!-\!CO \\
\;\;\;|\quad\;| \\
CO\;\;C.NH \\
\;\;\;|\quad\;\| \;\;{>}CO \\
CH_3.N\!-\!C.NH
\end{array}
+ PCl_5 \;=\;
\begin{array}{l}
CH_3.N\!-\!CCl \\
\;\;\;|\quad\;\| \\
CO\;\;C\;\;NH \\
\;\;\;|\quad\;| \;\;{>}CO \\
CH_3.N\!-\!C:N
\end{array}
+ POCl_3 + H_2O .
$$

Chlortheophyllin.

VI. Chlortheophyllin gibt bei der Reduktion Theophyllin und dieses bei der Methylierung Caffeïn:

$$
\begin{array}{l}
CH_3.N\!-\!CH \\
\;\;\;|\quad\;\| \\
CO\;\;C.NCH_3 \\
\;\;\;|\quad\;| \;\;{>}CO \\
CH_3.N\!-\!C:N
\end{array} .
$$

Einen praktischen Wert kann die Synthese vorläufig nicht beanspruchen, da die Zahl der Operationen viel zu groß und infolgedessen das Verfahren zu kostspielig ist. Anders würde sich die Frage gestalten, wenn es gelingt, die Harnsäure direkt so zu methylieren, daß 2 Methyle in den Alloxankern eintreten.

---

[1]) Techow, Berichte d. d. chem. Gesellsch. **27**, 3084 (*S. 169*) und 3088 [1894]. (*S. 172.*)

[2]) Berichte d. d. chem. Gesellsch. **28**, 2473 [1895]. (*S. 178.*)

[3]) Vgl. dazu S. 243.

Das Caffeïn wird schon jetzt in erheblicher Menge als Heilmittel verbraucht und für den Zweck aus Teeabfällen dargestellt. Ungleich größere Bedeutung aber hat dasselbe als derjenige Bestandteil des Kaffees und Tees, welcher die belebende Wirkung dieser Getränke auf die Nerven- und Herztätigkeit ausübt. Sobald die Base durch die künstliche Bereitung ein billiges Material wird, kann man daran denken, einen wirklichen Ersatz für Kaffee und Tee zu schaffen, indem man den schon gebräuchlichen oder noch verfeinerten Surrogaten durch Zusatz von Caffeïn auch die physiologische Wirkung der natürlichen Genußmittel erteilt.

Wir glauben deshalb, daß die Industrie sich früher oder später der Caffeïn-Synthese bemächtigen und dabei wahrscheinlich die von uns gefundenen Beziehungen zwischen der Harnsäure- und Xanthingruppe benutzen wird.

Verwandlung der γ-Dimethylharnsäure in Chlortheophyllin.

1 Teil reine, scharf getrocknete und sehr fein gepulverte Dimethylharnsäure wird mit 2 Teilen Phosphorpentachlorid und 4 Teilen Phosphoroxychlorid im geschlossenen Rohr möglichst gut gemischt und auf 150⁰ erhitzt. Dabei ist es vorteilhaft, während der ersten Stunde des Erhitzens den Röhreninhalt durch Schütteln möglichst zu mischen, um das Zusammenbacken der Dimethylharnsäure zu verhindern. Nach etwa $^3/_4$ Stunden ist dieselbe zum größten Teil gelöst und die Flüssigkeit braun gefärbt, bald darauf beginnt die Kristallisation des Chlortheophyllins, dessen feine Nadeln schließlich die ganze Flüssigkeit erfüllen. Nach $2^1/_2$-stündigem Erhitzen läßt man erkalten, trennt die Kristalle von der tief dunklen Mutterlauge durch Absaugen und wäscht dieselben mit Äther. Das schmutzig-graugelbe Produkt wird mit der 10-fachen Menge absolutem Alkohol ausgekocht, wobei ein verhältnismäßig kleiner Rückstand bleibt. Aus dem Filtrat scheidet sich in der Kälte das Chlortheophyllin langsam in feinen Nadeln ab. Die eingedampfte Mutterlauge liefert eine zweite Kristallisation. Die Ausbeute an diesem schon recht reinen Produkt beträgt 45—50% der angewandten Dimethylharnsäure. Bei einem Versuche, wo die Temperatur auf 140—145⁰ gehalten und der Röhreninhalt durch eine mechanische Vorrichtung (Wippe) fortwährend bewegt wurde, stieg sie sogar auf 60%. Zur weiteren Reinigung wird das Chlortheophyllin in ganz schwach alkalischer Lösung mit Tierkohle kurze Zeit erwärmt, aus dem Filtrat durch Salzsäure wieder gefällt und schließlich aus heißem Aceton umkristallisiert. Es bildet dann feine, meist büschel-

förmig vereinigte Nadeln, welche nur einen ganz schwachen Stich ins
Gelbe besitzen und die Formel $C_7H_7N_4O_2Cl$ haben.

Analyse: Ber. für $C_7H_7N_4O_2Cl$.

Prozente: C 39,16, H 3,26, N 26,1, Cl 16,54.
Gef. „ „ 39,29, „ 3,52, „ 25,59, „ 16,56.

Das Chlortheophyllin schmilzt nicht ganz scharf gegen 300° unter
Zersetzung. In heißem Alkohol ist es leicht, in Aceton etwas schwerer
und in Chloroform schon recht schwer löslich. Von kochendem Wasser
verlangt es mehr als 150 Teile zur Lösung, sehr viel leichter wird es
von starken Mineralsäuren gelöst. Es besitzt selbst ziemlich stark saure
Eigenschaften, denn seine wässerige Lösung reagiert sauer und es
löst sich leicht in verdünnten Alkalien und Ammoniak. Das Natriumsalz wird aus der konzentrierten wässerigen Lösung durch starke Natronlauge in feinen weißen Nadeln gefällt. Ähnlich verhält sich die Kaliumverbindung. Das Silbersalz, dessen Bereitung später beschrieben wird,
bildet ebenfalls feine, farblose Nadeln, die sich aber am Lichte allmählich färben und in Wasser so gut wie unlöslich sind. Durch längeres
Erhitzen mit überschüssigen Alkalien wird das Chlortheophyllin völlig
zerstört, dasselbe findet sehr rasch statt beim Erwärmen mit starker
Salpetersäure. Mit Chlorwasser gibt es die bekannte Reaktion des
Xanthins und seiner Derivate.

Verwandlung des Chlortheophyllins in Theophyllin.

Dieselbe geschieht sehr leicht durch Reduktion mit Jodwasserstoff. Erwärmt man das Chlortheophyllin mit der 8-fachen Menge
starker Jodwasserstoffsäure auf dem Wasserbade, so löst es sich und
die Flüssigkeit färbt sich bald tief braun. Zur Reduktion des Jods
ist es zweckmäßig, gepulvertes Jodphosphonium zuzusetzen und die
Wirkung des letzteren durch öfteres Umschütteln zu beschleunigen.
Unter diesen Bedingungen ist die Reduktion des Chlortheophyllins in
15—20 Minuten beendet, was man leicht an der Farbe der Lösung
erkennt. Bei Anwendung von weniger Jodwasserstoff dauert dieselbe
entsprechend länger. Wird die Flüssigkeit jetzt auf dem Wasserbade
zur Trockne verdampft, so bleibt jodwasserstoffsaures Theophyllin
als schwach gefärbte Kristallmasse zurück. Um daraus die Base ohne
Verlust abzuscheiden, löst man in Wasser, fügt Ammoniak bis zur
alkalischen Reaktion hinzu und verdampft den Überschuß des letzteren.
Beim Abkühlen fällt dann das Theophyllin kristallinisch aus; es wird
filtriert, mit wenig eiskaltem Wasser gewaschen und aus der 8-fachen
Menge heißem Wasser unter Zusatz von etwas Tierkohle umkristallisiert.

Es bildet dann schöne farblose Nadeln, welche, an der Luft getrocknet, die von Kossel festgestellte Formel $C_7H_8N_4O_2 + H_2O$ haben.

Analyse: Ber. für $C_7H_8N_4O_2 + H_2O$.

Prozente: H_2O 9,09.

Gef. „ „ 9,07.

Die getrocknete Base gab folgende Zahlen:

Analyse: Ber. für $C_7H_8N_4O_2$.

Prozente: C 46,67, H 4,44, N 31,11.

Gef. „ „ 46,46, „ 4,53, „ 31,14.

Die Ausbeute an Theophyllin ist, abgesehen von den unvermeidlichen Verlusten, fast quantitativ. Das Präparat zeigte volle Übereinstimmung mit einer Probe Theophyllin, welche Hr. Kossel uns zur Verfügung stellte. Der Vergleich erstreckte sich auf den Schmelzpunkt, den äußern Habitus der Kristalle, die Löslichkeit in Wasser, auf die Silberverbindung und das Aurochlorat. Schließlich haben wir auch noch unser Präparat nach den Angaben von Kossel in Caffeïn übergeführt, dessen Schmelzpunkt mit dem des natürlichen Caffeïns ganz gleich gefunden wurde.

Der Tee enthält nach der Angabe von Kossel das Theophyllin in so geringer Menge, daß seine Gewinnung daraus eine wenig lohnende Aufgabe ist. Durch die vorliegende Synthese wird die Base trotz der großen Zahl der Operationen leichter zugänglich. Man geht dabei am besten von dem Caffeïn aus und verwandelt dasselbe nach unserer Vorschrift (Berichte d. d. chem. Gesellsch. **28**, 2475) (*S. 180*) in Dimethyluramil. Letzteres geht bei Anwendung von reinem Kaliumcyanat fast quantitativ in Dimethylpseudoharnsäure über. Diese liefert beim Schmelzen mit Oxalsäure 60% γ-Dimethylharnsäure, aus welcher man 35—40% reines Theophyllin gewinnt. Die Ausbeute an letzterem beträgt deshalb etwa 10% des angewandten Caffeïns und die Arbeit ist nicht allzu groß, da die Operationen leichter auszuführen sind, als man nach der Natur der Reaktionen vermuten sollte.

Verwandlung des Chlortheophyllins in Chlorcaffeïn.

Dieselbe gelingt sehr leicht durch Einwirkung von Jodmethyl auf das Silbersalz. Um das letztere zu bereiten, löst man 1 g Chlortheophyllin in etwa 40 ccm Ammoniak, fügt eine Lösung von 2 g Silbernitrat und dann so viel starkes Ammoniak hinzu, bis der sehr voluminöse Niederschlag wieder gelöst ist. Verjagt man jetzt das Ammoniak durch Erhitzen, so fällt das Silbersalz in feinen, farblosen Nadeln aus, welche bei längerer Dauer der Operation eine graue Farbe annehmen.

Seine Menge ist ungefähr gleich der des angewandten Chlortheophyllins, da ein Teil des Salzes in Lösung bleibt. Das bei 100⁰ getrocknete Präparat wurde mit der gleichen Menge Jodmethyl und dem doppelten Gewicht Äther im geschlossenen Rohr 20 Stunden auf 100⁰ erhitzt. Um das Chlorcaffeïn, welches über den Silbersalzen als weiße Kristallmasse abgesetzt war, zu isolieren, wurde der Röhreninhalt nach dem Verdampfen des Äthers mit ungefähr 50 Teilen Wasser ausgekocht und das aus der filtrierten Lösung beim Erkalten kristallisierende Chlorcaffeïn aus heißem Alkohol umkristallisiert. Seine Menge betrug ungefähr 50% der Theorie. Das Produkt schmolz zusammen mit einer Probe von reinem Chlorcaffeïn an demselben Thermometer bei 187—188⁰ und besaß auch die übrigen Eigenschaften desselben.

Einwirkung von Phosphorpentabromid und Phosphoroxychlorid auf γ-Dimethylharnsäure.

Die Reaktion verläuft ähnlich wie bei Anwendung von Pentachlorid und liefert das Bromtheophyllin. Daneben entsteht aber auch, wahrscheinlich durch die Wirkung des Oxychlorids, Chlortheophyllin. Das Produkt ist also ein Gemenge der beiden Halogenverbindungen, deren Trennung uns noch nicht gelungen ist. 2 Teile scharf getrocknete und fein zerriebene γ-Dimethylharnsäure wurden mit 7 Teilen Phosphoroxychlorid und 4 Teilen Phosphorpentabromid im geschlossenen Rohr unter öfterem Umschütteln $2^1/_2$ Stunden auf 145—150⁰ erhitzt. Zuerst ging der größte Teil der festen Substanz in Lösung, dieselbe färbte sich rötlichbraun und schied schon in der Wärme eine reichliche Menge von kleinen, gelbbraunen Kristallen ab. Dieselben wurden nach dem Erkalten abgesaugt, mit Äther gewaschen und im Vakuum getrocknet. Mit starker schwefliger Säure übergossen und erwärmt, verwandelt sich dieses Produkt in ein wenig gefärbtes, schwer lösliches kristallinisches Pulver, dessen Menge 60—70% der angewandten γ-Dimethylharnsäure betrug. Dasselbe wurde in verdünnter Natronlauge gelöst, mit etwas Tierkohle kurze Zeit gekocht, mit Salzsäure wieder ausgefällt und aus heißem Alkohol umkristallisiert. So resultierten mikroskopisch kleine, farblose Spieße, welche gegen 320⁰ unter völliger Zersetzung schmolzen. Das Produkt ist nach der Analyse ein Gemisch von ungefähr 2 Gewichtsteilen Bromtheophyllin und 1 Teil Chlortheophyllin.

Analyse: Berechnet für ein Gemisch von $^2/_3$ Bromtheophyllin und $^1/_3$ Chlortheophyllin.

Prozente: C 34,66, H 2,89, N 23,12, Halogen 26,1.
Gef.　　„　　„ 34,7, „ 3,12, „ 22,3,　　„　　26,4.

Aus dem gefundenen Halogensilber ist das Halogen nach dem angenommenen Mischungsverhältnis 1 Teil Chlortheophyllin zu 2 Teil Bromtheophyllin berechnet.

In seinen äußeren Eigenschaften ist das Präparat dem reinen Bromtheophyllin sehr ähnlich, durch Jodwasserstoff wird es unter denselben Bedingungen, wie sie zuvor für das Chlortheophyllin beschrieben worden sind, reduziert und glatt in Theophyllin verwandelt.

Bromtheophyllin.

Da die zuvor beschriebene Methode stets ein Gemisch von Brom- und Chlortheophyllin gibt, so haben wir zum Vergleich die reine Bromverbindung aus dem Theophyllin selbst bereitet. Die bei 110° scharf getrocknete und fein gepulverte Base wird mit der 5-fachen Menge trocknem Brom zunächst im geschlossenen Rohr 4 Stunden auf 100° und dann nach dem Öffnen des Rohrs im Ölbad langsam auf 150° erhitzt, bis im Laufe von etwa einer halben Stunde die Entwickelung von freiem Brom aufgehört hat. Die noch immer schwach braunrot gefärbte, trockne Masse wird nun zerrieben und mit starker schwefliger Säure bei gewöhnlicher Temperatur behandelt, wobei man zweckmäßig, um Flüssigkeit zu sparen, noch Schwefeldioxyd einleitet. Schließlich wird gelinde erwärmt, bis die feste Masse ganz entfärbt ist. Der größte Teil des Bromtheophyllins, welches eine sehr schwache Base ist, bleibt hierbei ungelöst. Dasselbe wird filtriert, mit Wasser gewaschen, dann in warmer, verdünnter Natronlauge gelöst, mit Tierkohle rasch entfärbt, durch Säuren sofort wieder ausgefällt und endlich aus heißem Alkohol umkristallisiert.

Für die Analyse war das Präparat bei 110° getrocknet.

Berechnet für $C_7H_7N_4O_2Br$.

      Prozente: C 32,41, H 2,70, N 21,63, Br 30,89.
  Gef.   „   „ 32,65, „ 2,96, „ 21,58, „ 30,30.

Das Bromtheophyllin kristallisiert aus Alkohol, worin es übrigens ziemlich schwer löslich ist, beim Erkalten in sehr kleinen, farblosen Spießen, welche beim raschen Erhitzen nicht ganz konstant zwischen 315 und 320° (unkorr.) unter Braunfärbung und Zersetzung schmelzen. In heißem Wasser ist es sehr schwer löslich, von starken Säuren wird es etwas leichter aufgenommen. In überschüssigem Ammoniak und in verdünnten Alkalien ist es leicht löslich, konzentrierte Laugen fällen aber aus dieser Lösung die kristallinischen Alkalisalze. Das Silbersalz fällt aus der ammoniakalischen Lösung beim Wegkochen des Ammoniaks als farbloser, amorpher Niederschlag. Durch Jodwasserstoff wird die Bromverbindung leicht in Theophyllin zurückverwandelt.

Überführung der Dimethylbarbitursäure in Dimethylviolursäure.

Nach einer kurzen Angabe von A. Baeyer[1]) verwandelt sich die Barbitursäure durch die Wirkung von Kaliumnitrit in Violursäure. Derselbe Vorgang findet, wie zu erwarten war, sehr leicht bei der Dimethylverbindung statt. 2 g Dimethylbarbitursäure wurden in 14 ccm warmem Wasser gelöst und in die auf 60° abgekühlte Flüssigkeit eine konzentrierte Lösung von 2 g Natriumnitrit eingegossen, wobei sie sich sofort tief violettblau färbt. Nach kurzer Zeit fällt das Natriumsalz der Dimethylviolursäure als Kristallbrei aus. Die Ausbeute ist sehr gut. Aus warmem Wasser umkristallisiert, bildet dasselbe kleine Nadeln, welche eine schöne, pfirsichblütrote Farbe besitzen und an der Luft bei 15° getrocknet 3 Moleküle Kristallwasser enthalten. Das letztere entweicht teilweise schon im Exsikkator und vollständig beim Erhitzen auf 115°, wobei die Kristalle vorübergehend blauviolett und schließlich wieder rot werden.

Analyse: Ber. für $C_6H_6N_3O_4Na + 3 H_2O$.

Prozente: H_2O 20,7.

Gef. „ „ 20,67, 20,4.

Analyse: Ber. für $C_6H_6N_3O_4Na$.

Prozente: Na 11,1.

Gef. „ „ 11,0.

Das Salz unterscheidet sich mithin durch den Kristallwassergehalt etwas von dem Präparat, welches Andreasch[2]) durch Zusatz von starker Natronlauge zu einer alkoholischen Lösung von Dimethylviolursäure erhielt und welchem er die Formel $C_6H_6N_3O_4Na + 4 H_2O$ gab.

Die aus dem Natriumsalz dargestellte Dimethylviolursäure schmolz im wasserhaltigen Zustande bei 124° und trocken bei 141°. So erklärt sich die Verschiedenheit der Angaben von Techow, welcher offenbar für die Schmelzpunktbestimmung die kristallwasserhaltige Säure benutzte, und von Andreasch, welcher das getrocknete Präparat prüfte.

Schließlich sagen wir Hrn. Dr. P. Hunsalz für die wertvolle Hilfe, welche er uns bei dieser Arbeit leistete, besten Dank.

---

1) Liebigs Annal. d. Chem. **130**, 140 [1864].
2) Wiener Monatshefte **16**, 21 [1895].

11. Emil Fischer: Verfahren zur Darstellung alkylierter Harnsäuren.

Patentschrift vom 22. März 1896.

Die Methylierung und Äthylierung der Harnsäure ist bisher ausschließlich durch Behandlung von trockenem harnsauren Blei mit den betreffenden Jodalkylen ausgeführt worden. Drygin (Jahresbericht für Chemie **1864**, *S*. 629) gibt an, so eine Diäthyl- und Triäthylharnsäure erhalten zu haben. Hill und Mabery (American chem. Journal **2**, 305 und Berichte d. d. chem. Gesellsch. **9**, 370 [1876]) dagegen, welche die Reaktion viel eingehender studierten, beobachteten bei der Methylierung nur die Entstehung von Monomethyl- und Dimethylverbindung, je nachdem sie das saure oder neutrale Bleisalz der Harnsäure verwendeten. Die weitere Methylierung nach diesem Verfahren ist bisher nicht gelungen (Berichte d. d. chem. Gesellsch. **17**, 1782 [1884], *S. 160*), und zur Gewinnung der Trimethyl- und Tetramethylharnsäure mußte man früher den Umweg über die gechlorten Purine einschlagen (Berichte d. d. chem. Gesellsch. **17**, 330 (*S. 144*) u. 1782 (*S. 160*) [1884]).

Es ist nun gefunden worden, daß für die Alkylierung der Harnsäure der trockene Weg nicht erforderlich ist, sondern daß dieselbe auch in wässeriger Lösung bei Einwirkung von Halogenalkylen auf die Alkalisalze der Harnsäure stattfindet. Dieses Verfahren führt, im Gegensatze zu der älteren Methode, bei wiederholter Anwendung direkt von der Harnsäure bis zu ihren Tetraalkylderivaten. Dasselbe hat den weiteren Vorzug der viel größeren Bequemlichkeit, da es die lästige Darstellung der Bleisalze überflüssig macht. Außerdem ist es so variationsfähig, daß es die Gewinnung zahlreicher gemischter Alkylderivate der Harnsäure gestattet. Endlich läßt sich das Verfahren mit der ersten Methode kombinieren, indem man die auf trockenem Wege dargestellten Alkylverbindungen in wässerig alkalischer Lösung weiter alkyliert.

Zur weiteren Erläuterung der vorliegenden Erfindung seien folgende Beispiele angeführt:

1. Verwandlung der Harnsäure in α-Monomethylharnsäure.

20 Teile Harnsäure werden in 1300 Teilen Wasser und 240 Teilen Normal-Kalilauge gelöst und mit 38 Teilen Jodmethyl im Autoklaven unter fortwährender Bewegung der Flüssigkeit 2 Stunden auf ca. 100° C

erhitzt. Die mit wenig Salzsäure versetzte Lösung scheidet beim Erkalten die Monomethylharnsäure als kristallinisches Pulver ab. Die Ausbeute beträgt etwa 80% der angewendeten Harnsäure.

Der Verlauf der Reaktion ist insofern nicht ganz der Theorie entsprechend, als die oben angewendeten Mengen des Alkalis und des Jodmethyls 2 Molekülen entsprechen und mithin zur Bildung von Dimethylverbindung ausreichen würden; aber die Erfahrung hat gelehrt, daß bei der Anwendung von weniger Alkali und Halogenmethyl ein Teil der Harnsäure unverändert bleibt und dann der Monomethylverbindung beigemengt ist.

2. Verwandlung der α-Monomethylharnsäure in Tetramethylharnsäure.

Sie vollzieht sich bei wiederholter Einwirkung von Jodmethyl auf die alkalische Lösung der Säure in folgender Art:

3 Teile α-Monomethylharnsäure, welche entweder nach dem vorbeschriebenen Verfahren oder nach der Angabe von Hill und Mabery dargestellt werden kann, werden in 30 Teilen Normal-Kalilauge gelöst und nach Zusatz von 4,5 Teilen Jodmethyl unter dauernder Bewegung der Flüssigkeit 1 Stunde lang im verschlossenen Gefäß auf ca. 100° erwärmt. Nach dem Erkalten fügt man wieder 15 Teile Normal-Kalilauge und 2,3 Teile Jodmethyl hinzu und erwärmt abermals 1 Stunde auf dieselbe Temperatur.

Die klare, schwach saure Lösung wird nun zur Trockne verdampft und der Rückstand mit passenden Lösungsmitteln, so z. B. mit Chloroform ausgekocht. Beim Verdampfen des Chloroforms bleibt die Tetramethylharnsäure als kristallinische Masse zurück und wird durch einmaliges Umkristallisieren aus Alkohol rein erhalten.

3. Verwandlung der α-Dimethylharnsäure in Tetramethylharnsäure.

3 Teile kristallwasserhaltige α-Dimethylharnsäure (1 Mol.), welche aus neutralem harnsaurem Blei entweder nach der Vorschrift von Hill und Mabery mit Jodmethyl oder auch, wie gefunden worden ist, mit Brommethyl oder Chlormethyl leicht dargestellt werden kann, werden mit 28,2 Teilen Normal-Kalilauge gelöst und nach Zusatz von 5 Teilen Jodmethyl (2 Mol.) in der beschriebenen Weise 1 Stunde auf ca. 100° erhitzt. Die Ausbeute an Tetramethylharnsäure beträgt etwa 85% der angewendeten Dimethylverbindung. An Stelle des Jodmethyls

läßt sich unter entsprechender Abänderung der Menge das Brommethyl oder Chlormethyl verwenden.

4. Verwandlung der β-Trimethylharnsäure (Berichte d. d. chem. Gesellsch. **28**, 2478) [1895] (*S. 185*) in Tetramethylharnsäure.

Bei Anwendung molekularer Menge von Säure, Alkali und Jodmethyl verläuft die Reaktion so glatt, daß die Ausbeute 80% der Theorie beträgt.

5. Überführung der α-Dimethylharnsäure in Benzyldimethylharnsäure.

2 Teile α-Dimethylharnsäure werden in 14 Teilen Normal-Kalilauge und 42 Teilen Wasser gelöst und mit 1,6 Teilen Benzylchlorid 1 Stunde am Rückflußkühler gekocht. Schon während der Operation scheidet sich ein Niederschlag ab. Das Produkt wird nach dem Erkalten filtriert und aus heißem Alkohol umkristallisiert. Die bisher unbekannte Benzyldimethylharnsäure schmilzt bei 282—283° (unkorr.), löst sich in ungefähr 300 Teilen siedendem Alkohol und kristallisiert daraus beim Erkalten in schmalen, glänzenden Blättchen. Sie bildet ein kristallinisches Silbersalz. Wird die Verbindung in 1 Mol. Normal-Kalilauge gelöst und mit Jodmethyl in derselben Art behandelt, so geht sie in die unten erwähnte Benzyltrimethylharnsäure über.

6. Überführung der β-Trimethylharnsäure in Benzyltrimethylharnsäure.

1 Teil β-Trimethylharnsäure wird in 4,7 Teilen Normal-Kalilauge und ebensoviel Wasser gelöst und mit 0,7 Teilen Benzylchlorid 1 Stunde lang bei ca. 100° digeriert. Schon während der Operation scheidet sich das neue Produkt kristallinisch ab. Es wird zunächst mit verdünntem Ammoniak ausgelaugt und der Rückstand aus heißem Alkohol umkristallisiert. Die Ausbeute beträgt 90% der angewendeten Trimethylharnsäure. Die Benzyltrimethylharnsäure bildet große derbe Kristalle, welche bei 171—173° schmelzen und in Alkalien unlöslich sind.

Die in den Beispielen angeführte Temperatur von 100° ist zur Durchführung der beschriebenen Prozesse nicht unbedingt erforderlich. Sie finden vielmehr auch schon bei gewöhnlicher Temperatur, wenn auch sehr viel langsamer statt.

12. Emil Fischer: Verfahren zur direkten Darstellung der Tetraalkylharnsäuren aus Harnsäure.

Patentschrift vom 16. Oktober 1896.

Die Verwandlung der Harnsäure in Tetraalkylderivate, welche bei den in der vorhergehenden Patentschrift beschriebenen Beispielen in verschiedenen Phasen erreicht wird, läßt sich auch in einer einzigen Operation ausführen, wenn man von vornherein auf 1 Molekül Harnsäure etwas mehr als 4 Moleküle Alkali und 4 Moleküle Halogenalkyl anwendet. Bei Benutzung von Halogenmethyl entsteht dann als Hauptprodukt Tetramethylharnsäure, nebenbei wird aber auch α-Trimethylharnsäure gebildet.

Beispiel: 5 Teile Harnsäure werden in 80 Teilen Kalilauge von 10% Gehalt und 80 Teilen Wasser gelöst und mit 18 Teilen Jodmethyl unter fortwährendem Schütteln 2 Stunden auf 100—110° erhitzt. Die Flüssigkeit wird dann mit Essigsäure angesäuert, zur Trockne verdampft und die Tetramethylharnsäure durch kochendes Chloroform ausgelaugt. Die Ausbeute beträgt 70—80% der angewendeten Harnsäure.

In der mit Chloroform ausgekochten Masse befindet sich die α-Trimethylharnsäure als Kalisalz. Sie wird aus der wässerigen Lösung desselben durch Mineralsäuren gefällt und durch Umkristallisieren aus heißem Wasser gereinigt.

13. Otto Bromberg: Über die Verbindungen des Alloxans und Dimethylalloxans mit dem Semicarbazid.

Berichte der deutschen chemischen Gesellschaft **30**, 131 [1897].

(Eingegangen am 14. Januar.)

Nachdem die Verwandlung der Pseudoharnsäure in Harnsäure aufgefunden war[1]), lag der Gedanke nahe, die gleiche Ringschließung auf andere Alloxanderivate mit längerer Seitenkette auszudehnen. Auf Veranlassung des Hrn. Professor Emil Fischer habe ich deshalb das Alloxan und seine Dimethylverbindung mit dem Semicarbazid kombiniert, um das bei dieser Reaktion zu erwartende Hydrazon durch Wasserentziehung in ein harnsäureähnliches Produkt überzuführen. Die Versuche haben aber ergeben, daß hier an Stelle der Hydrazone andere, wasserreichere Produkte gebildet werden. Zudem zeigen Alloxan und Dimethylalloxan bei dieser Reaktion auch noch eine charakteristische Verschiedenheit. Das erstere vereinigt sich mit dem Semicarbazid zunächst zu einem Körper $C_5H_9N_5O_6$, welcher nach der Gleichung

$$C_4H_4N_2O_5 + CH_5N_3O = C_5H_9N_5O_6$$

entsteht.

Wird dieses Produkt mit Mineralsäuren gekocht, so verliert es ein Molekül Wasser und geht in die Verbindung $C_5H_7N_5O_5$ über.

Genau unter denselben Bedingungen reagiert das Dimethylalloxan zuerst nach der Gleichung

$$C_6H_8N_2O_5 + CH_5N_3O = C_7H_{11}N_5O_5 + H_2O$$

und das hierbei entstehende Produkt verliert dann ebenfalls beim Kochen mit Säuren die Elemente des Wassers und geht in die Verbindung $C_7H_9N_5O_4$ über.

Wird die letzte Substanz mit Natronlauge gelinde erwärmt, so nimmt sie die Elemente des Wassers auf, verliert Kohlensäure und verwandelt sich in ein Produkt $C_6H_{11}N_5O_3$ nach der Gleichung

$$C_7H_9N_5O_4 + H_2O = C_6H_{11}N_5O_3 + CO_2 \ .$$

---

[1]) E. Fischer und L. Ach, Berichte d. d. chem. Gesellsch. **28**, 2474 [1895]. (*S. 179.*)

Es ist mir nicht gelungen, die Struktur dieser fünf neuen Verbindungen zu ermitteln. Ich werde deshalb die vier ersten mit den rein empirischen Namen: Alloxansemicarbazid und Anhydroalloxansemicarbazid bzw. Dimethylalloxansemicarbazid und Anhydroverbindung bezeichnen. Die letzte Substanz lasse ich dagegen unbenannt.

Alloxansemicarbazid, $C_5H_9N_5O_6$.

Werden gleiche Teile kristallisiertes Alloxan und salzsaures Semicarbazid getrennt in der 5-fachen Menge Wasser gelöst, dann kalt miteinander vermischt, und eine konzentrierte Lösung von Natriumacetat zugefügt, so scheidet sich alsbald ein dicker Kristallbrei ab. Zur Reinigung genügt einmaliges Umkristallisieren aus heißem Wasser, wovon ungefähr die 20-fache Menge zum Lösen nötig ist. Für die Analyse diente die im Vakuum getrocknete Substanz.

Analyse: Ber. für $C_5H_9N_5O_6$.

Prozente: C 25,53, H 3,83, N 29,79.

Gef.   „   „ 25,49, „ 4,01, „ 29,37.

Die Verbindung kristallisiert aus Wasser in farblosen breiten Nadeln, welche bei 100⁰ kaum an Gewicht abnehmen, über 120⁰ erhitzt sich unter Rotviolettfärbung zersetzen und bis 260⁰ völlig zerstört sind. Von verdünnten Alkalien wird das Produkt gelöst, aber beim Stehen und besonders beim Erwärmen rasch zersetzt.

Anhydroalloxansemicarbazid, $C_5H_7N_5O_5$.

Dasselbe entsteht aus der vorhergehenden Verbindung beim Erwärmen mit verdünnten Säuren. Man löst zu dem Zweck 1 Teil der Verbindung in 20 Teilen Wasser, fügt anderthalb Teile 14-prozentiger Salzsäure zu und erwärmt auf dem Wasserbade. Dabei färbt sich die Flüssigkeit schwach gelb, und nach kurzer Zeit kristallisiert daraus die Anhydroverbindung in feinen farblosen Nadeln. Dieselben werden nach 15 Minuten langem Erwärmen heiß filtriert. Die Ausbeute beträgt ungefähr die Hälfte des angewandten Alloxansemicarbazids; die Mutterlauge gibt beim weiteren Erhitzen eine neue, aber viel geringere Kristallisation. Für die Analyse wurde das Produkt aus der 300-fachen Menge heißem Wasser umkristallisiert und im Vakuum getrocknet.

Analyse: Ber. für $C_5H_7N_5O_5$.

Prozente: C 27,65, H 3,23, N 32,26.

Gef.   „   „ 27,77, „ 3,20, „ 32,70, 32,82.

Die Verbindung verliert beim Erhitzen bis 150⁰ kein Wasser, färbt sich aber allmählich gelblich. Über 180⁰ erhitzt, tritt Zersetzung ein, die bis 280^0 eine vollständige wird. In verdünnten Alkalien löst sie sich beim gelinden Erwärmen mit gelber Farbe und wird beim Kochen damit zerstört; auch in starkem Ammoniak ist sie ziemlich leicht löslich. Sie reduziert Fehlingsche Lösung in der Wärme recht stark. Versetzt man die ammoniakalische Lösung mit nicht zuviel Silbernitrat, so entsteht ein farbloser gallertartiger Niederschlag, welcher sich beim Kochen nur wenig färbt. Hat man dagegen einen Überschuß von Silberlösung angewandt, so ist der Niederschlag rötlich gefärbt und wird beim Kochen schwarz. Behandelt man die feingepulverte Substanz bei gelinder Wärme mit Salzsäure und Kaliumchlorat, so entsteht eine Lösung, welche beim Abdampfen ziemlich starke Murexidreaktion gibt. Hiernach scheint die Verbindung noch ein Derivat des Alloxans und nicht der Alloxansäure zu sein. Man könnte deshalb vermuten, daß sie folgendermaßen

$$
\begin{array}{c}
\mathrm{HN-CO} \\
\mid \quad \mid \diagup \mathrm{OH} \\
\mathrm{CO \quad C} \diagdown \mathrm{NH.NH.CO.NH_2} \\
\mid \quad \mid \\
\mathrm{HN-CO}
\end{array}
$$

konstituiert ist, aber ihre Beständigkeit gegen Mineralsäuren macht diese Formel wieder zweifelhaft.

Dimethylalloxansemicarbazid, $C_7H_{11}N_5O_5$.

Die Verbindung wird auf ganz analoge Weise dargestellt wie das Alloxanderivat, unterscheidet sich aber von diesem, wie schon erwähnt, durch die Zusammensetzung. Für die Analyse wurde sie aus heißem Wasser umkristallisiert und im Vakuum oder bei 100^0 getrocknet.

Analyse: Ber. für $C_7H_{11}N_5O_5$.

Prozente: C 34,29, H 4,49, N 28,57.
Gef.   ,,   ,, 34,23, ,, 4,82, ,, 28,23.

Beim Erhitzen über 120^0 fängt die Substanz an sich zu färben und ist bei 240^0 vollständig zerstört; sie kristallisiert aus Wasser in sehr kleinen schiefen, zugespitzten Tafeln. Beim Kochen mit Alkalien wird sie ebenfalls zerstört. Beim Erwärmen mit verdünnten Säuren verliert sie nochmals Wasser und geht über in das

Anhydrodimethylalloxansemicarbazid, $C_7H_9N_5O_4$.

Das letztere kann deshalb auch direkt aus Dimethylalloxan und salzsaurem Semicarbazid dargestellt werden. Man löst zu dem Zweck molekulare Mengen der beiden Komponenten getrennt in der 5-fachen

Menge Wasser, vermischt die Lösungen und kocht einige Minuten. Dabei fällt das Anhydrodimethylalloxansemicarbazid in feinen, farblosen, sechsseitigen Blättchen aus; dieselben wurden aus der 400-fachen Menge heißem Wasser umkristallisiert und für die Analyse bei 100^0 getrocknet, wobei übrigens keine wesentliche Gewichtsabnahme stattfand

Analyse: Ber. für $C_7H_9N_5O_4$.

Prozente: C 37,00, H 3,97, N 30,84.

Gef. „ „ 36,89, „ 4,15, „ 30,70.

Auch diese Substanz hat keinen Schmelzpunkt; über 190^0 beginnt sie sich zu verändern und wird gegen 240^0 unter starker Gasentwickelung völlig zerstört. Mit Salzsäure und Kaliumchlorat gibt sie auch noch die Murexidreaktion, aber nicht besonders stark. Sie löst sich in Alkalien und reduziert die Fehlingsche Lösung in der Wärme recht stark. Aber auch von Alkali allein wird sie beim Erwärmen verändert und verwandelt sich dabei, wie schon erwähnt, teilweise in die Verbindung $C_6H_{11}N_5O_3$.

Um diese Reaktion auszuführen, löst man 1 g Anhydrodimethylalloxansemicarbazid in 15 ccm Wasser und 1 ccm 33-prozentiger Natronlauge durch kurzes Erwärmen auf 60^0. Zuerst entsteht bei dieser Operation das kristallisierte Natriumsalz, welches dann mit rotgelber Farbe sich auflöst; schließlich geht die Farbe in Hellgelb über, und es tritt ein schwacher Geruch nach Ammoniak auf. Wird jetzt die abgekühlte Lösung mit verdünnter Schwefelsäure übersättigt, so fällt die neue Verbindung in feinen farblosen Nadeln aus. Durch Umkristallisieren aus heißem Wasser erhält man lange feine Prismen, deren Menge aber nie mehr als 20% der angewandten Substanz betrug. Für die Analyse diente ein bei 100^0 getrocknetes Präparat.

Analyse: Ber. für $C_6H_{11}N_5O_3$.

Prozente: C 35,82, H 5,47, N 34,88.

Gef. „. „ 35,93, „ 5,64, „ 34,21.

Die Verbindung entsteht mithin nach der Gleichung:

$$C_7H_9N_5O_4 + H_2O = C_6H_{11}N_5O_3 + CO_2 .$$

Im Kapillarrohr rasch erhitzt zersetzt sie sich gegen 270^0 vollständig.

14. Emil Fischer und O. Bromberg: Notiz über Caffeïdincarbonsäure.

Berichte der deutschen chemischen Gesellschaft **30**, 219 [1897].

(Eingegangen am 26. Januar.)

Nach den Beobachtungen von Maly und Andreasch[1]) wird das Caffeïn durch kalte verdünnte Alkalien in Caffeïdincarbonsäure verwandelt, welche beim Erwärmen der wässerigen Lösung weiter in Kohlensäure und das von Strecker entdeckte Caffeïdin[2]) zerfällt.

Der Versuch, diesen Vorgang umzukehren, ist uns nur zur Hälfte gelungen. Die Caffeïdincarbonsäure läßt sich zwar durch Erhitzen mit Phosphoroxychlorid in Caffeïn zurückverwandeln; dagegen war uns die Einführung der Kohlensäure in das Caffeïdin nicht möglich.

Caffeïdincarbonsäure.

Für die Bereitung der Säure haben wir die Vorschrift von Maly und Andreasch mit folgenden kleinen Abänderungen befolgt. Das Gemisch von Alkali und Caffeïn wurde mit einer Maschine dauernd geschüttelt, wodurch bei Zimmertemperatur eine völlige Lösung in 3—4 Tagen erreicht werden kann, mithin die Zeit der Operation auf etwa ein Viertel reduziert wird. Ferner haben wir die wässerige Lösung der aus dem Kupfersalz durch Schwefelwasserstoff frei gemachten Säure im Vakuum aus einem Bade, dessen Temperatur auf 40^0 gehalten wurde, abdestilliert. Bei kleineren Mengen erstarrt die Säure bei dieser Art des Verdampfens direkt kristallinisch, bei größeren Mengen bleibt sie dagegen als dicker Sirup zurück.

Löst man denselben in etwa 5 Teilen Eisessig unter gelindem Erwärmen und versetzt die Flüssigkeit mit dem 4-fachen Volumen Benzol, so scheiden sich schöne farblose Nadeln ab, welche zwischen 127^0 und 130^0 schmelzen und eine Verbindung von Caffeïdincarbonsäure mit Essigsäure zu sein scheinen.

---

[1]) Monatsh. f. Chem. **4**, 369 [1883].
[2]) Liebigs Annal. d. Chem. **123**, 361 [1862].

Um daraus die reine Caffeïdincarbonsäure zu bereiten, löst man in etwa 30 Teilen siedendem Aceton und kühlt das Filtrat stark ab, wobei farblose, ziemlich lange, prismatische Nadeln ausfallen. Dieselben wurden für die Analyse im Vakuum getrocknet.

Analyse: Ber. für $C_8H_{12}N_4O_3$.

Prozente: C 45,28, H 5,66.
Gef.   „   „ 45,5,   „ 5,8.

Das Präparat, welches jedenfalls reiner war, als die von Maly und Andreasch beschriebene „meist gelbliche, wenig kristallinische Masse", schmolz unter starker Gasentwickelung und Rotfärbung im Kapillarrohr gegen 160⁰.

Verwandlung der Caffeïdincarbonsäure in Caffeïn.

2 g der reinen trockenen Säure wurden mit 12 g Phosphoroxychlorid im geschlossenen Rohr 3 Stunden im Ölbad auf 115⁰ erhitzt, und die entstandene hellgelbe Flüssigkeit auf dem Wasserbade bis zum dünnen Sirup verdampft. Letzterer löste sich in wenig Wasser, und als diese Lösung unter guter Kühlung mit starker Natronlauge im Überschuß versetzt wurde, fiel eine kristallinische Masse aus, welche mit kaltem Chloroform ausgelaugt wurde. Das Chloroform hinterließ beim Verdampfen 1,4 g eines kristallinischen, schwach grünlich-gelben Rückstandes, welcher zum allergrößten Teil aus Caffeïn bestand. Zur völligen Reinigung wurde die Base erst aus heißem Benzol, dann zweimal aus wenig warmem Wasser und zum Schluß wieder aus Benzol umkristallisiert. Die farblosen feinen Nadeln schmolzen dann bei 234—235⁰ und hatten auch die Zusammensetzung des Caffeïns.

Analyse: Ber. für $C_8H_{10}N_4O_2$.

Prozente: C 49,48, H 5,15.
Gef.   „   „ 49,63, „ 5,16.

15. Emil Fischer: Über die Konstitution des Caffeïns, Xanthins, Hypoxanthins und verwandter Basen[1]).

Berichte der deutschen chemischen Gesellschaft **30**, 549 [1897].
(Eingegangen am 8. März.)

Für das Caffeïn und Xanthin habe ich vor nunmehr 14 Jahren aus den Resultaten einer größeren Experimental-Untersuchung folgende Strukturformeln abgeleitet[2]):

$$
\begin{array}{ll}
CH_3N-CH & HN-CH \\
\ \ |\quad \ \ \| & \ \ |\quad \ \ \| \\
\ \ CO\ \ C.NCH_3\,, & \ \ CO\ \ C.NH\ \ . \\
\ \ |\ \ \ |\ \ \diagup CO & \ \ |\ \ \ |\ \ \diagup CO \\
CH_3N-C:N & HN-C:N
\end{array}
$$

Dieselben standen mit allen damals bekannten Verwandlungen beider Basen in bestem Einklang und sind auch trotz zahlreicher neuer Beobachtungen in der Gruppe der Harnsäure und des Xanthins bisher von keiner Seite bestritten worden.   Schon 7 Jahre früher, als die Kenntnis des Caffeïns und Xanthins noch außerordentlich lückenhaft war, hatte Medicus[3]) auf spekulativem Wege die recht ähnlichen Formeln

$$
\begin{array}{lll}
CH_3N-CO & & HN-CO \\
\ \ |\quad \ \ | & & \ \ |\quad \ \ | \\
\ \ CO\ \ C.NCH_3 & und & \ \ CO\ \ C.NH \\
\ \ |\ \ \ \|\ \ \diagup CH & & \ \ |\ \ \ \|\ \ \diagup CH \\
CH_3N-C.N & & HN-C.N
\end{array}
$$

entwickelt.

Er war dabei von der durch ihn aufgestellten Formel der Harnsäure ausgegangen und hatte sich von der damals allgemein verbreiteten Ansicht leiten lassen, daß Harnsäure und Xanthin als gleichzeitige Produkte der regressiven Stoffmetamorphose ähnlich konstituiert sein

---

[1]) Eine vorläufige Mitteilung über diese Arbeit habe ich im vorigen Jahre auf der Naturforscherversammlung zu Frankfurt a. M. gemacht (Verhandlungen derselben und Chemiker-Zeitung 1896, S. 781). Vgl. ferner Sitzungsberichte der Berliner Akademie 1897, S. 2.

[2]) Liebigs Annal. d. Chem. **215**, 313 [1882]. (*S. 130, 134.*)

[3]) Liebigs Annal. d. Chem. **175**, 243—250 [1875].

müßten. In dieselbe Betrachtung verflocht er noch das Guanin und Hypoxanthin, welche folgende Formeln von ihm erhielten

$$
\begin{array}{ccc}
\mathrm{HN\!-\!CO} & & \mathrm{HN\!-\!CO} \\
| \quad | & & | \quad | \\
\mathrm{HN\!:\!C \quad C.NH} & \text{und} & \mathrm{HC \quad C.NH} \\
| \quad \| \!\!>\!\!\mathrm{CH} & & \| \quad \| \!\!>\!\!\mathrm{CH} \\
\mathrm{HN\!-\!C.N} & & \mathrm{N\!-\!C.N}
\end{array}
$$

Wie schwach die experimentelle Grundlage für diese Spekulationen war, habe ich schon bei einer früheren Gelegenheit hervorgehoben. Die von Strecker vermutete Homologie von Xanthin und Caffeïn war durch seine Versuche nicht bestätigt worden; sie konnte erst viel später von mir[1]) bewiesen werden. Ferner sind die damals geltenden Angaben über die Bildung von Xanthin einerseits aus Harnsäure, andererseits aus Hypoxanthin in der Folge als unrichtig erkannt worden[2]). Endlich war die von Medicus gebrauchte Formel der Harnsäure zu jener Zeit so wenig sicher gestellt, daß andere Formeln, insbesondere die von Fittig vorgeschlagene

$$
\begin{array}{ccc}
\mathrm{NH\!-\!C.NH} \\
| \quad /\!| \quad | \\
\mathrm{CO \quad CO| \quad CO} \\
| \quad \backslash\!| \quad | \\
\mathrm{NH\!-\!C.NH}
\end{array}
$$

noch viele Jahre hindurch als mindestens gleichberechtigt angesehen wurden. Durch eine ausführliche Untersuchung der Methylharnsäuren kam ich[3]) später allerdings zu der Überzeugung, daß die Formel von Medicus den Vorzug verdiene, und dieselbe hat sich auch bei allen von mir neuerdings studierten Verwandlungen der Harnsäure bewährt. Trotzdem glaubte ich bis vor kurzem an meinen Formeln des Xanthins und Caffeïns festhalten zu müssen, weil mir ein prinzipieller Unterschied zwischen der Struktur dieser Basen und der Harnsäure zu bestehen schien. Meine Ansicht gründete sich hauptsächlich auf das verschiedene Verhalten des Hydroxycaffeïns und der isomeren Trimethylharnsäuren. Während die letzteren bei weiterer Methylierung sehr leicht in Tetramethylharnsäure übergehen, lieferte das Hydroxycaffeïn bei der Behandlung des Silbersalzes mit Jodäthyl ausschließlich Äthoxycaffeïn, und ebenso konnte bei derselben Operation mit Jodmethyl früher nur die entsprechende Methoxyverbindung isoliert

---

1) Liebigs Annal. d. Chem. **215**, 311 [1882]. (*S. 128.*)

2) Berichte d. d. chem. Gesellsch. **17**, 329 [1884] (*S. 143*) und Zeitschr. f. physiol. Chem. **6**, 428 [1882].

3) Berichte d. d. chem. Gesellsch. **17**, 1776 [1884]. (*S. 153.*)

werden. Da nach allen älteren Erfahrungen bei Anwendung des Silbersalzes das Alkyl mit Vorliebe an den Stickstoff geht, so schien der Schluß wohl berechtigt, daß im Hydroxycaffeïn nicht die Atomgruppe

$$\begin{array}{ccc} \diagdown & & \diagdown \\ CO & \text{bzw.} & C.OH \\ | & & \| \\ -NH & & -N \end{array} \,,$$

sondern ein an Kohlenstoff gebundenes Hydroxyl wie in der von mir gebrauchten Formel

$$\begin{array}{c} CH_3N-C.OH \\ |\quad\ \| \\ CO\ \ C-N.CH_3 \\ |\quad |\quad \diagup CO \\ CH_3N-C=N \end{array}$$

anzunehmen sei. Ferner wird das Hydroxycaffeïn überaus leicht durch Brom und Alkohol in Diäthoxyhydroxycaffeïn verwandelt, während die gleiche Operation bisher weder bei der Trimethyl- noch bei der Tetramethyl-Harnsäure zu einem greifbaren Resultate geführt hat. Dazu kam endlich noch die Schwierigkeit, die Harnsäure durch Behandlung mit Chlorphosphor in Xanthin oder seine Derivate zu verwandeln; denn die auf diesem Wege gewonnenen sogenannten Purine[1]) waren zwar zum Teil mit den Xanthinkörpern gleich zusammengesetzt, aber mit total anderen Eigenschaften ausgestattet. So schienen alle tatsächlichen Beobachtungen auf eine Verschiedenheit des Kohlenstoffstickstoffgerüstes in der Harnsäure und im Xanthin hinzuweisen.

Die ersten Zweifel an der Richtigkeit dieser Auffassung entstanden bei mir erst, als mit der Verwandlung der γ-Dimethylharnsäure in Chlortheophyllin[2]) der erste Übergang von einem Derivat der Harnsäure zu einem Xanthinkörper gefunden war, und sie wurden noch erheblich verstärkt, als auch die Umkehrung dieser Reaktion mit der Überführung des Bromtheobromins in δ-Dimethylharnsäure durch Erwärmen mit verdünntem Alkali gelang[3]); denn in beiden Fällen mußte man nach meiner Formulierung der Xanthinbasen eine Verschiebung der doppelten Bindung an der mittleren, aus drei Kohlenstoffatomen bestehenden Gruppe annehmen. Ich wurde dadurch veranlaßt, die Struktur des Hydroxycaffeïns durch einen abermaligen Vergleich mit den Methylharnsäuren von neuem zu prüfen, und dank der inzwischen aufgefundenen besseren Untersuchungsmethoden bin

---

[1]) Berichte d. d. chem. Gesellsch. **17**, 328 [1884]. (*S. 143.*)

[2]) E. Fischer und L. Ach, Berichte d. d. chem. Gesellsch. **28**, 3138 [1895]. (*S. 222.*)

[3]) E. Fischer, Berichte d. d. chem. Gesellsch. **28**, 2480 [1895]. (*S. 186.*)

ich jetzt zu dem Resultate gekommen, daß die Verbindung in der Tat nichts anderes als eine Trimethylharnsäure von der Formel

$$
\begin{array}{l}
CH_3.N-CO \\
\quad | \qquad | \\
\quad CO \quad C.N.CH_3 \\
\quad | \qquad \| \ \rangle CO \\
CH_3.N-C.NH
\end{array}
$$

ist.   Den Beweis dafür liefern folgende Beobachtungen.

Das Hydroxycaffeïn entsteht außerordentlich leicht, ähnlich der Harnsäure, aus der entsprechenden Pseudoharnsäure

$$
\begin{array}{l}
CH_3.N-\!\!-CO \\
\quad | \qquad\ | \\
\quad CO \ HC\ .\ N.CO.NH_2\,, \\
\quad | \qquad | \quad CH_3 \\
CH_3.N-\!\!-CO
\end{array}
$$

welche synthetisch aus dem bisher unbekannten Trimethyluramil erhalten wird.

Noch überzeugender ist die Methylierung des Hydroxycaffeïns. Bewirkt man dieselbe nicht mit Hilfe des Silbersalzes. sondern nach einem neuen Verfahren, welches auch für die Alkylierung der Harnsäure vortreffliche Dienste leistet, d. h. durch Schütteln der wässerig-alkalischen Lösung mit Jodmethyl, so verwandelt es sich fast vollständig in Tetramethylharnsäure. Infolgedessen wurde auch der ältere Versuch der Alkylierung mit dem Silbersalz wiederholt, und es zeigte sich, daß hier neben Methoxycaffeïn ebenfalls in kleinerer Menge Tetramethylharnsäure gebildet wird, welche früher wegen ihrer großen Löslichkeit in Wasser übersehen worden war.

Endlich läßt sich das Hydroxycaffeïn auch direkt aus der Harnsäure durch Methylierung in wässerig-alkalischer Lösung leicht gewinnen, wie ich später in Gemeinschaft mit Hrn. Friedrich Ach zeigen werde.

Die neue Formulierung des Hydroxycaffeïns läßt sich auch mit seinen Verwandlungen ohne Schwierigkeit in Einklang bringen. Das Diäthoxyhydroxycaffeïn erhält jetzt die Formel

$$
\begin{array}{l}
CH_3.N-CO \\
\quad | \qquad | \\
\quad CO \quad C.OC_2H_5 \\
\quad | \qquad\ \diagdown \\
\quad | \qquad\ \ | \ N.CH_3 \\
\quad | \qquad\ \ | \ \rangle CO \\
\quad | \qquad\ \ | \ NH \\
\quad | \qquad\ \diagup \\
CH_3.N-C.OC_2H_5
\end{array}
$$

Beim Übergang des letzteren in Apo- und Hypo-Caffeïn, welcher unter dem Einfluß von starker Salzsäure stattfindet, werden die beiden Äthoxyle abgespalten, wobei vielleicht vorübergehend die Form

$$
\begin{array}{l}
\mathrm{CH_3N\!-\!\!-\!\!-CO} \\
\quad|\qquad| \\
\mathrm{OC\ HOC\,.\,NCH_3} \\
\quad|\qquad|\ \ \rangle\mathrm{CO} \\
\mathrm{CH_3N\!-\!\!-\!\!-C:N}
\end{array}
$$

entsteht, um sofort weiter unter Verlust von Methylamin in Apo- und Hypocaffeïn überzugehen. Die früheren Betrachtungen[1]) über die Natur dieser beiden letzten Verbindungen werden demnach durch die veränderte Auffassung des Hydroxycaffeïns nicht mehr berührt. Aber aus anderen Gründen muß ich jetzt daran zweifeln, daß ihre Bildung von mir richtig interpretiert worden ist. Die neueren Erfahrungen über Öffnung und Schließung von Ringen bei den Verbindungen der Harnsäurereihe lassen nämlich die Deutung zu, daß der in dem Caffolin und der Hydrocaffursäure angenommene 5-gliedrige Atomkomplex

$$
\begin{array}{l}
\mathrm{C\,.\,N} \\
\ |\quad\rangle\mathrm{C} \\
\mathrm{C\,.\,N}
\end{array}
$$

nicht mit dem ursprünglichen Ring des Caffeïns identisch ist, sondern erst nachträglich entsteht. Infolgedessen ist es wieder zweifelhaft geworden, welcher von den beiden im Alloxankern des Caffeïns befindlichen Methylaminresten beim Übergang des Diäthoxyhydroxycaffeïns in Apo- und Hypocaffeïn abgespalten wird. Damit verliert insbesondere der ältere Beweis für die Stellung des einen Methyls im Theobromin seine Grundlage.

Die Erkenntnis, daß Hydroxycaffeïn eine Trimethylharnsäure ist, nötigt mich auch, die früher benutzten Formeln für Caffeïn und die verwandten Basen aufzugeben und an ihre Stelle die schon von Medicus vorgeschlagenen Formeln zu setzen.

$$
\begin{array}{lll}
\mathrm{CH_3\,.\,N\!-\!CO} & \mathrm{HN\!-\!CO} & \mathrm{HN\!-\!CO} \\
\quad|\qquad| & \quad|\quad| & \quad|\quad| \\
\mathrm{CO\ C\,.\,N\,.\,CH_3} & \mathrm{CO\ C\,.\,NH} & \mathrm{HN:C\ \ C\,.\,NH} \\
\quad|\quad\|\ \rangle\mathrm{CH} & \quad|\quad\|\ \rangle\mathrm{CH} & \quad|\quad\|\ \rangle\mathrm{CH} \\
\mathrm{CH_3\,.\,N\!-\!C\,.\,N} & \mathrm{HN\!-\!C\,.\,N} & \mathrm{HN\!-\!C\,.\,N} \\
\quad\text{Caffeïn} & \quad\text{Xanthin} & \quad\text{Guanin}
\end{array}
$$

Die Verwandlung des Caffeïns in Chlor-, Äthoxy- und Hydroxy-Caffeïn, sowie die Rückverwandlung des letzteren in Chlorcaffeïn und

---

[1]) Liebigs Annal. d. Chem. **215**, 315 [1882]. (*S. 131.*)

Caffeïn ist dann ebenso leicht zu interpretieren wie beim Gebrauch der früheren Formeln. Selbst der Name Hydroxycaffeïn läßt sich beibehalten, da seine Reaktionen die Annahme der beiden tautomeren Formen

$$
\begin{array}{c}
\mathrm{CH_3.N-CO}\\
|\qquad|\\
\mathrm{CO\ \ C-N.CH_3}\\
|\quad\ \|\quad >\!\mathrm{CO}\\
\mathrm{CH_3.N-C-NH}
\end{array}
\qquad \text{und} \qquad
\begin{array}{c}
\mathrm{CH_3.N-CO}\\
|\qquad|\\
\mathrm{CO\ \ C-N.CH_3}\\
|\quad\ \|\quad >\!\mathrm{C.OH}\\
\mathrm{CH_3.N-C-N}
\end{array}
$$

rechtfertigen. Die übrigen Xanthinderivate sind natürlich in ähnlicher Weise zu formulieren.

Für die Synthese des Theophyllins ergibt sich jetzt folgendes einfache Schema

$$
\underset{\gamma\text{-Dimethylharnsäure}}{
\begin{array}{c}
\mathrm{CH_3N-CO}\\
|\qquad|\\
\mathrm{CO\ \ C-NH}\\
|\quad\ \|\quad >\!\mathrm{CO}\\
\mathrm{CH_3N-C-NH}
\end{array}}
\qquad
\underset{\text{Chlortheophyllin}}{
\begin{array}{c}
\mathrm{CH_3N-CO}\\
|\qquad|\\
\mathrm{CO\ \ C-NH}\\
|\quad\ \|\quad >\!\mathrm{C.Cl}\\
\mathrm{CH_3N-C-N}
\end{array}}
\qquad
\underset{\text{Theophyllin}}{
\begin{array}{c}
\mathrm{CH_3N-CO}\\
|\qquad|\\
\mathrm{CO\ \ C-NH}\\
|\quad\ \|\quad >\!\mathrm{CH}\\
\mathrm{CH_3N-C-N}
\end{array}}
$$

Beim Theobromin, dessen Synthese mir ebenfalls gelungen ist, bleiben die Schlüsse, welche ich bezüglich der Verteilung der zwei Methyle auf die beiden Ringe früher gezogen habe, zu Recht bestehen.

Dagegen ist die Stellung des Methyls im Alloxankern, wie zuvor erwähnt, durch den Abbau der Base nicht sicher zu ermitteln. Es bleibt also zunächst die Wahl zwischen folgenden Formeln

$$
\overset{\text{I.}}{
\begin{array}{c}
\mathrm{CH_3.N-CO}\\
|\qquad|\\
\mathrm{CO\ \ C-N.CH_3}\\
|\quad\ \|\quad >\!\mathrm{CH}\\
\mathrm{HN-C-N}
\end{array}}
\qquad\qquad
\overset{\text{II.}}{
\begin{array}{c}
\mathrm{HN-CO}\\
|\qquad|\\
\mathrm{CO\ \ C-N.CH_3\ .}\\
|\quad\ \|\quad >\!\mathrm{CH}\\
\mathrm{CH_3.N-C-N}
\end{array}}
$$

Ich gebe Formel II den Vorzug; denn die Synthese des Theobromins aus der δ-Dimethylharnsäure führt über ein Dimethylamino-dioxypurin, welches im Gegensatz zum Guanin, Dimethylguanin und den entsprechenden Aminodioxypurinen bei der Spaltung durch Chlor kein Methylguanidin liefert und deshalb aller Wahrscheinlichkeit nach die Struktur

$$
\begin{array}{c}
\mathrm{N\!=\!C\,.\,NH_2}\\
|\qquad|\\
\mathrm{CO\ \ C-N.CH_3}\\
|\quad\ \|\quad >\!\mathrm{CO}\\
\mathrm{CH_3.N-C-NH}
\end{array}
$$

hat. Obige Formel I würde also nicht dem Theobromin, sondern dem Paraxanthin gehören, in welchem man schon lange ein Dimethylxanthin vermutet hat, ohne aber den direkten Beweis dafür zu besitzen. Ich habe diese Lücke ausgefüllt, einerseits durch Überführung der Base in Caffeïn, andererseits durch ihre künstliche Bereitung aus dem Theobromin. Aus dem letzteren läßt sich nämlich ein Methyl sehr leicht abspalten und an anderer Stelle wieder einfügen, wobei Paraxanthin resultiert. Als Zwischenprodukt erhält man auf diesem Wege das einzige bisher bekannte Monomethylxanthin, das sogenannte Heteroxanthin, für welches die Stellung des Methyls durch die Versuche von Krüger und Salomon[1]) bereits festgestellt ist, und welches demnach die Struktur hat

$$
\begin{array}{ccc}
HN\!-\!CO & & \\
|\quad\ | & & \\
CO\quad C\!-\!NCH_3 & . \\
|\quad\ \|\quad\!\!\diagup\!\!CH & \\
HN\!-\!C\!-\!N & &
\end{array}
$$

Mit dem Xanthin, welches ich auch synthetisch gewinnen konnte, und dem Guanin nahe verwandt sind Hypoxanthin und das von Kossel entdeckte Adenin. Durch die Untersuchung von Krüger[2]) weiß man, daß sie in Alloxan übergeführt werden können, daß sie durch Salzsäure bei höherer Temperatur in ähnlicher Weise wie Xanthin und Harnsäure gespalten werden, und daß endlich das Hypoxanthin zwei durch Alkyl vertretbare Imidwasserstoffe enthält. Trotzdem ist ihre Struktur keineswegs klar und vor allen Dingen fehlt bisher die experimentelle Brücke, welche sie mit der Harnsäure direkt verbindet. Diese Lücke wird ausgefüllt durch eine Synthese des Adenins aus der Harnsäure, welche ich demnächst ausführlich beschreiben werde, und welche mich zu dem Schlusse führt, daß die Aminogruppe im Alloxankern steht. Anfangs glaubte ich, daß dieselbe ähnlich wie im Guanin als Guanidinrest vorhanden sei, worauf ja auch das gleichzeitige Auftreten der beiden Basen im Organismus hinzudeuten schien. Die nähere Untersuchung hat aber ergeben, daß dem Adenin folgende Formel zukommt

$$
\begin{array}{ccc}
N\!=\!C\,.\,NH_2 & & \\
|\quad\ | & & \\
HC\quad C\!-\!NH & , \\
\|\quad\ \|\quad\!\!\diagup\!\!CH & \\
N\!-\!C\!-\!N & &
\end{array}
$$

---

[1]) Zeitschr. f. physiol. Chem. **21**, 169 [1895].
[2]) Zeitschr. f. physiol. Chem. **18**, 423 [1894].

denn das aus dem Dichloradenin entstehende Aminodioxypurin ist total verschieden von der isomeren aus Bromguanin gewonnenen Verbindung (vgl. folgende Mitteil.) und gibt bei der Spaltung durch Chlor kein Guanidin.

Da das Adenin durch salpetrige Säure in Hypoxanthin verwandelt wird, so ergibt sich für letzteres die Formel

$$\begin{array}{ccc}
HN & - & CO \\
| & & | \\
HC & & C-NH \\
\| & & \| \quad >CH \\
N & - & C-N
\end{array}\ .$$

Mithin hat auch hier Medicus — aber ich glaube wieder sagen zu dürfen, mehr aus Zufall, als aus bewußten Gründen — das Richtige getroffen.

Für alle diese Formeln, soweit sie bewegliche, d. h. durch Metalle substituierbare Wasserstoffatome enthalten, gilt aber dasselbe, was ich zuvor beim Hydroxycaffeïn oder bei einer früheren Gelegenheit[1]) auch für die Harnsäure gesagt habe; soweit unsere jetzigen Kenntnisse reichen, können sie durch die tautomeren Formen ersetzt werden, z. B.

$$\begin{array}{ccc}
N & = & C\ .\ OH \\
| & & | \\
HO.C & & C-NH \\
\| & & \| \quad >C.OH \\
N & - & C-N
\end{array}$$

Harnsäure

oder eine der verschiedenen Zwischenstufen zwischen dieser und der Formel von Medicus.

Ferner

$$\begin{array}{ccc}
N=C.OH & \qquad N=C.OH & \qquad\qquad N=C\ .\ OH \\
|\quad\ | & \qquad |\quad\ | & \qquad\qquad |\quad\ | \\
HO.C\ \ C-NH & \qquad HN:C\ \ C-NH & \text{oder}\ \ H_2N.C\ \ C-NH \\
\|\ \ \|\ >CH & \qquad |\ \ \|\ >CH & \qquad\qquad \|\ \ \|\ >CH \\
N-C-N & \qquad HN-C-N & \qquad\qquad N-C-N
\end{array}$$

Xanthin   Guanin

Daß die Alkylierung über diesen Punkt nicht entscheiden kann, weiß man aus zahlreichen analogen Fällen und beweist hier speziell noch das Beispiel des Hydroxycaffeïns. Dagegen fällt diese Unsicherheit bei den Alkylderivaten selbstverständlich fort, weil man durch Spaltung mit Säuren entscheiden kann, ob das Alkyl an Stickstoff oder Sauerstoff gebunden ist. Der Einfachheit halber werde ich in

---

[1]) Liebigs Annal. d. Chem. **288**, 166 [1895]. (S. 210.)

Zukunft bei den sauerstoffhaltigen Produkten stets die Imidformel, dagegen bei den Basen vom Typus des Guanins und Adenins nicht die bisher gebräuchlichen, sondern die tautomeren Formeln mit einer NH_2-Gruppe benutzen. Ich tue das einerseits, um dieselben nach der später gebrauchten Nomenklatur bequemer benennen zu können, andererseits aber auch wegen der Beobachtung, daß die auf synthetischem Wege gewonnenen beiden Basen

$$\begin{array}{ccc}
CH_3N{-}CO & & N{=}C\,.\,NH_2 \\
\mid \quad \mid & & \mid \quad \mid \\
H_2N.\overset{\cdot}{C} \quad C{-}NCH_3 & \text{und} & HC \quad C{-}N.CH_3 \\
\parallel \quad \parallel \ \ {>}CH & & \parallel \quad \parallel \ \ {>}CH \\
N{-}C{-}N & & N{-}C{-}N
\end{array}$$

Dimethylguanin   Monomethyladenin

in Alkalien unlöslich sind; denn man müßte nach allen Erfahrungen in dieser Gruppe das Gegenteil annehmen, wenn die tautomeren Formeln

$$\begin{array}{ccc}
CH_3N{-}CO & & HN{-}C:NH \\
\mid \quad \mid & & \mid \quad \mid \\
HN:C \quad C{-}N.CH_3 & \text{und} & HC \quad C{-}N.CH_3\,, \\
\mid \quad \parallel \ \ {>}CH & & \parallel \quad \parallel \ \ {>}CH \\
HN{-}C{-}N & & N{-}C{-}N
\end{array}$$

welche eine NH-Gruppe enthalten, richtig wären.

Durch die synthetische Erschließung der Xanthin- und Hypoxanthin-Reihe ist die Zahl der hierhin gehörigen Verbindungen so außerordentlich gestiegen, daß die ältere Systematik nicht mehr ausreicht. Ich halte es deshalb für zweckmäßig, alle diese Körper ebenso wie die Harnsäure von einer Wasserstoffverbindung $C_5N_4H_4$ mit dem Kohlenstoffstickstoffkern

$$\begin{array}{c}
N{-}C \\
\mid \quad \mid \\
C \quad C{-}N \\
\mid \quad \mid \ \ {>}C \\
N{-}C{-}N
\end{array}$$

abzuleiten und für letztere den schon früher gebrauchten Namen Purin[1]) beizubehalten. Das Purin selbst würde die Formel haben

$$\begin{array}{ccc}
N{=}CH & & N{=}CH \\
\mid \quad \mid & & \mid \quad \mid \\
HC \quad C{-}NH & \text{oder} & HC \quad C{-}N \\
\parallel \quad \parallel \ \ {>}CH & & \parallel \quad \parallel \ \ {>}CH \\
N{-}C{-}N & & N{-}C{-}NH
\end{array}\quad.$$

---

[1]) Berichte d. d. chem. Gesellsch. **17**, 329 [1884]. (*S. 144.*)

Von ihm leiten sich durch einfache Substitution die verschiedenen Chlor-, Amino- und Alkyloxy-Derivate ab. Tritt Hydroxyl an die Stelle von Wasserstoff, wobei dann Produkte vom Typus des Hypoxanthins, Xanthins und der Harnsäure entstehen, so ist die Möglichkeit tautomerer Formen gegeben. Um sie zu bezeichnen, werde ich wie früher nur den Sauerstoffgehalt in dem Namen ausdrücken, z. B.

$$\text{Hypoxanthin} = \text{Oxypurin,}$$
$$\text{Harnsäure} \quad = \text{Trioxypurin.}$$

Erfolgt dann die Methylierung solcher Produkte an den Stickstoffgruppen, so wird dies durch Namen wie Tetramethyltrioxypurin = Tetramethylharnsäure ausgedrückt. Um endlich die Stellung der Substituenten zu markieren, schlage ich vor, die 9 Glieder des Purinkerns in folgender Weise zu numerieren:

$$
\begin{array}{ccc}
{}_1\mathrm{N}\!-\!\mathrm{C}\,{}_6 & & \\
|\quad\ | & & \\
{}_2\mathrm{C}\ \ {}_5\mathrm{C}\!-\!\mathrm{N}\,{}_7 & & \\
|\quad\ | & \!\!\!\!\searrow\!\mathrm{C}\,{}_8 & \\
{}_3\mathrm{N}\!-\!\mathrm{C}\!-\!\mathrm{N}\,{}_9 & & \\
{}_4 & &
\end{array}
$$

Dann ergeben sich folgende Namen:
Caffeïn = 1.3.7-Trimethyl-2.6-dioxypurin,
Hydroxycaffeïn = 1.3.7-Trimethyl-2.6.8-trioxypurin,
Guanin = 2-Amino-6-oxypurin,
Adenin = 6-Aminopurin.
Um ein komplizierteres Beispiel zu wählen, verweise ich auf die zuvor erwähnte, aus der 3.7-Dimethylharnsäure entstehende Verbindung von der Formel

$$
\begin{array}{l}
\mathrm{N}\!=\!\mathrm{C}\!-\!\mathrm{NH_2} \\
|\quad\ | \\
\mathrm{CO}\ \ \mathrm{C}\!-\!\mathrm{N.CH_3} \\
|\quad\ \|\quad \searrow\!\mathrm{CO} \\
\mathrm{CH_3.N}\!-\!\mathrm{C}\!-\!\mathrm{NH}
\end{array}
$$

Dieselbe würde jetzt heißen 3.7-Dimethyl-6-amino-2.8-dioxypurin.
Dieselbe Art der Numerierung läßt sich auch auf die Pseudoharnsäuren und die einfachen Derivate des Alloxans ausdehnen, z. B.

$$
\begin{array}{ll}
\mathrm{CH_3.N}\!-\!\!-\!\mathrm{CO} & \qquad \mathrm{CH_3N}\!-\!\!-\!\mathrm{CO} \\
|\qquad\ | & \qquad\quad |\qquad\ | \\
\mathrm{CO\ HC.N(CH_3)CO.NH_2} & \qquad \mathrm{CO\ HC.NH.CH_3} \\
|\qquad\ | & \qquad\quad |\qquad\ | \\
\mathrm{CH_3.N}\!-\!\!-\!\mathrm{CO} & \qquad \mathrm{CH_3N}\!-\!\!-\!\mathrm{CO} \\
\text{1.3.7-Trimethylpseudoharnsäure} & \qquad \text{1.3.7-Trimethyluramil}
\end{array}
$$

Da die alt eingebürgerten Namen Harnsäure, Xanthin, Guanin, Adenin auch in Zukunft gewiß bleiben werden, so scheint es mir nicht überflüssig zu sein, darauf hinzuweisen, daß ihre Derivate nach demselben Prinzip benannt werden können, z. B.

$$\begin{array}{c}
CH_3.N-CO \\
| \quad | \\
CO \quad C.NH \\
| \quad \| \quad \diagup CH \\
CH_3.N-C.N
\end{array}$$

Theophyllin oder 1.3-Dimethylxanthin

Besonders nützlich erweist sich diese Nomenklatur bei den zahlreichen Methylharnsäuren, welche bisher durch die nichtssagenden griechischen Buchstaben α, β, γ, δ unterschieden werden mußten.

Die im vorstehenden kurz dargelegte tatsächliche Erkenntnis, daß Harnsäure, Xanthin, Hypoxanthin und Adenin als nah verwandte Abkömmlinge derselben Grundsubstanz zu betrachten sind, bietet auch für die physiologische Forschung neue Gesichtspunkte dar.

Während die Harnsäure für die meisten Lebewesen ein wertloses Auswurfsprodukt ist, hat sich die Ansicht über die Bedeutung der drei übrigen Verbindungen für den Organismus sehr geändert. Durch die ausgezeichneten Versuche von Kossel wissen wir jetzt, daß sie als Bestandteile der Nucleïne höchstwahrscheinlich im Chemismus der Zelle eine wichtige Rolle spielen. Wie sie dort entstehen, ist allerdings noch ganz unklar, aber daß sie, wie man längst vermutet hat, das Material sind, aus welchem die Harnsäure des Tierleibes entsteht, wird jetzt noch viel wahrscheinlicher als früher. Wichtiger aber noch erscheint mir der Umstand, daß durch die Synthese diese Produkte leicht zugängliche Materialien werden; denn die Methoden sind so einfach, daß sie auch in größerem Maßstab angewandt werden können. Die physiologische Chemie wird deshalb in nicht allzu ferner Zeit ein reiches Material von Verbindungen dieser Gruppe zu ihrer Verfügung finden und durch das Studium ihrer Verwandlungen im Organismus vielleicht die Möglichkeit gewinnen, Rückschlüsse auf die normale Bildung und Metamorphose der Purinkörper in der Zelle zu ziehen. Sollte das eintreffen, so würde ich darin den schönsten Lohn für die viele Mühe erblicken, welche ich auf die Untersuchung dieser Körperklasse verwandt habe.

Die experimentellen Belege für die oben dargelegten Anschauungen werde ich in einer Reihe von Einzelabhandlungen bald folgen lassen.

16. Emil Fischer: Neue Synthese der Harnsäure, des Hydroxycaffeïns und des Aminodioxypurins.

Berichte der deutschen chemischen Gesellschaft **30**, 559 [1897].

(Eingegangen am 8. März.)

Wie L. Ach und ich[1]) gezeigt haben, können die Pseudoharnsäuren durch Schmelzen mit Oxalsäure in die entsprechenden Harnsäuren verwandelt werden. Viel einfacher erreicht man den gleichen Zweck durch Erhitzen mit verdünnten Mineralsäuren. Dieses neue Verfahren hat, abgesehen von der großen Bequemlichkeit, noch den Vorzug, daß die Ausbeute besser und das Produkt reiner wird. Bei der Pseudoharnsäure selbst ist allerdings zur Auflösung eine große Menge von Mineralsäure erforderlich. Diese Unbequemlichkeit fällt aber bei den leichter löslichen Methylderivaten weg, so daß ihre Bereitung eine sehr einfache Operation wird. Die Methode scheint bei allen der Pseudoharnsäure ähnlichen Substanzen anwendbar zu sein; sie hat es mir z. B. ermöglicht, die von Traube[2]) beschriebene Imidopseudoharnsäure in eine Verbindung

$$\begin{array}{ccc} \text{HN} & - & \text{CO} \\ | & & | \\ \text{NH}_2.\text{C} & & \text{C.NH} \\ \| & & \| \quad {>}\text{CO} \\ \text{N} & - & \text{C.NH} \end{array}$$

überzuführen, welche ich nach der in der vorhergehenden Mitteilung erläuterten Nomenklatur 2-Amino-6.8-dioxypurin nenne. Da dieselbe auch aus dem Bromguanin durch Erhitzen mit starker Salzsäure erhalten werden konnte, so ist damit die solange vergeblich gesuchte Verknüpfung des Guanins mit der Harnsäure gefunden.

Besonderen Nutzen aber hat die Anwendung der neuen Synthese auf die bisher unbekannte 1.3.7-Trimethylpseudoharnsäure

$$\begin{array}{ccc} \text{CH}_3.\text{N} & - & \text{CO} \\ | & & | \\ \text{CO} & & \text{CH.N.CO.NH}_2 \\ | & & | \\ \text{CH}_3.\text{N} & - & \text{CO} \quad \text{CH}_3 \end{array}$$

---

1) Berichte d. d. chem. Gesellsch. **28**, 2473 [1895]. (*S. 178.*)
2) Berichte d. d. chem. Gesellsch. **26**, 2558 [1893].

gebracht, denn das hier entstehende Produkt ist identisch mit dem Hydroxycaffeïn.

Das führte mich zuerst zu der Annahme, daß Hydroxycaffeïn eine Trimethylharnsäure sei. Durch die Überführung der Verbindung in Tetramethylharnsäure wurde diese Vermutung dann zur Gewißheit erhoben.

Harnsäure aus Pseudoharnsäure.

Feingepulverte Pseudoharnsäure löst sich in der 500-fachen Menge 20-prozentiger Salzsäure beim Kochen nach 15—20 Minuten auf. Verdampft man dann die Flüssigkeit über freiem Feuer bis auf etwa $1/_{15}$ ihres Volumens, so scheidet sich die gebildete Harnsäure schon in der Wärme zum allergrößten Teil kristallinisch ab. Nach dem Erkalten wird die Flüssigkeit mit Wasser verdünnt und filtriert. Die Ausbeute an Harnsäure betrug 80% der angewandten Pseudoverbindung und das Produkt ist, wenn man reines Material angewandt hat, völlig farblos. Zur Analyse wurde dasselbe nochmals in warmer verdünnter Natronlauge gelöst, mit Salzsäure gefällt und bei 110° getrocknet.

Analyse: Ber. für $C_5H_4N_4O_3$.

Prozente: C 35,71, H 2,38, N 33,33.
Gef.   „   „ 35,72, „ 2,56, „ 33,12.

Die so gewonnene Harnsäure kristallisiert sofort in den mikroskopischen rechtwinkligen Täfelchen, welche nach der Beobachtung von Behrend[1]) für die reine Verbindung charakteristisch sind. Zur weiteren Identifizierung diente ihre Verwandlung in Allantoïn, welche bekanntlich das sicherste Unterscheidungsmittel für Harnsäure und Pseudoharnsäure ist. Bei Anwendung der früher gegebenen Vorschrift[2]) lieferten wieder 1.5 g der synthetischen Harnsäure 1.05 g reines Allantoïn, dessen Analyse folgendes Resultat gab:

Analyse: Ber. für $C_4N_4H_6O_3$.

Prozente: N 35,44.
Gef.   „   „ 35,36.

Darstellung der 1.3-Dimethylharnsäure
(γ-Dimethylharnsäure)[3]).

3 g der von Techow beschriebenen Dimethylpseudoharnsäure werden mit 20 g Salzsäure von 20% auf dem Wasserbade erhitzt. Die Verbindung geht bald in Lösung und nach etwa 15 Minuten beginnt

---

[1]) Liebigs Ann. d. Chem. **251**, 250 [1889].
[2]) Berichte d. d. chem. Gesellsch. **28**, 2474 [1895]. (*S. 179.*)
[3]) Berichte d. d. chem. Gesellsch. **28**, 2475 [1895]. (*S. 180.*)

die Kristallisation der 1.3-Dimethylharnsäure.   Nach einstündigem
Erwärmen läßt man erkalten, filtriert und wäscht mit kaltem Wasser.
Die Ausbeute betrug auch hier fast 80% der angewandten Pseudoverbindung.   Für die Analyse wurde das Produkt aus heißem Wasser
umkristallisiert.

Analyse: Ber. für $C_7H_8N_4O_3$.

Prozente: C 42,85, H 4,08.

Gef.   „   „ 42,58, „ 4,16.

Dasselbe zeigte auch die übrigen Eigenschaften der früher beschriebenen γ-Dimethylharnsäure.

Synthese der 7-Methylharnsäure (γ-Methylharnsäure)[1]
und der 3.7-Dimethylharnsäure (δ-Dimethylharnsäure)[2].

Die hierfür erforderliche und bisher unbekannte Monomethylpseudoharnsäure von der Struktur:

$$
\begin{array}{l}
HN-CO \\
\;\;|\quad\;\; | \\
CO\;\;\;CH.N.CO.NH_2 \\
\;\;|\quad\;\; | \quad\; \overset{.}{C}H_3 \\
HN-CO
\end{array}
$$

läßt sich nach denselben Reaktionen, wie die Pseudoharnsäure selbst
gewinnen.   Man kombiniert zu dem Zwecke das Alloxan zuerst mit
Methylamin nach dem alten Verfahren von Liebig und Wöhler
zum Monomethyluramil und behandelt letzteres mit Kaliumcyanat.
Leider verlaufen diese Vorgänge nicht ganz glatt und infolge von
Nebenreaktionen entstehen neben den methylierten Produkten in
kleinerer Menge gewöhnliches Uramil und gewöhnliche Pseudoharnsäure.   Die Scheidung dieser verschiedenen Produkte erfordert deshalb
besondere Operationen, welche die sonst so einfache Synthese etwas
komplizieren.

7 - Methylpseudoharnsäure.

5 Teile käufliche 33-prozentige Methylaminlösung werden unter
Eiskühlung mit Schwefeldioxyd gesättigt und dann die Flüssigkeit
mit derselben Methylaminlösung neutralisiert.   Hierzu fügt man eine
Lösung von 3 Teilen Alloxan in der doppelten Menge Wasser und
erwärmt die Mischung 3 Stunden auf 70—75⁰.   Dabei entsteht zunächst methylthionursaures Methylamin, welches erst in der Kälte
sehr langsam kristallisiert.   Man kann aber die methylierte Thionur-

---

[1] Berichte d. d. chem. Gesellsch. **28**, 2492 [1895].   (*S. 199.*)
[2] Berichte d. d. chem. Gesellsch. **28**, 2482 [1895].   (*S. 189.*)

säure durch Zusatz von Ammoniumcarbonat als ziemlich schwer lösliches Ammoniaksalz fällen. Für die Darstellung des Methyluramils ist diese Operation jedoch überflüssig. Man sättigt vielmehr die Flüssigkeit sofort unter guter Kühlung mit gasförmiger Salzsäure, wobei anfangs ein Niederschlag entsteht, der bald wieder verschwindet, und läßt die salzsaure Lösung 3 Stunden bei Zimmertemperatur stehen. Man verdampft dann den größten Teil der Salzsäure im Vakuum bei etwa 40⁰ und verdünnt den Rückstand mit Wasser, wobei das Methyluramil als farblose Kristallmasse zurückbleibt. Dasselbe wird filtriert, mit kaltem Wasser und dann mit Alkohol und Äther gewaschen. Die Ausbeute betrug ungefähr 70% des angewandten Alloxans. Dieses Produkt ist nicht rein, sondern bildet ein Gemenge von viel Methyluramil wahrscheinlich mit gewöhnlichem Uramil, wie die Analysen und auch die später beschriebene Wirkung des Kaliumcyanats anzeigen. Bei mangelhaft geleiteter Operation kann dem Produkt auch noch Alloxantin beigemengt sein, welches sich übrigens durch Auskochen mit etwa 10 Teilen Wasser leicht entfernen läßt. Die Reinigung des Monomethyluramils ist recht schwierig, ich habe deshalb darauf verzichtet und das Rohprodukt direkt mit Kaliumcyanat behandelt.

6 g desselben werden mit 25 ccm Wasser und 4.6 g reinem Kaliumcyanat $^1/_2$ Stunde auf dem Wasserbade unter häufigem Umrühren erwärmt. Die Lösung färbt sich anfangs namentlich dort, wo sie mit Luft in Berührung kommt, tief purpurrot, aber zum Schluß verschwindet die Farbe. Der größere Teil des Niederschlages geht bei dieser Operation in Lösung und der Rest verwandelt sich in ein gelbliches kristallinisches Pulver. Man läßt erkalten und filtriert. Der unlösliche Teil ist gewöhnliches pseudoharnsaures Kali, dessen Menge nach einmaligem Umkristallisieren aus heißem Wasser 1.5 g betrug. Die daraus durch Salzsäure freigemachte Pseudoharnsäure gab bei der Analyse folgende Zahlen:

Analyse: Ber. für $C_5H_6N_4O_4$.

Prozente: C 32,25, H 3,23.
Gef.   „   „ 31,82, „ 3,54.

Die Mutterlauge enthält das leicht lösliche Kaliumsalz der Methylpseudoharnsäure. Dieselbe scheidet sich beim Übersättigen der Lösung mit Salzsäure sofort als farbloses kristallinisches Pulver aus. Ihre Menge betrug 4.2 g. Dieselbe wurde aus heißem Wasser umkristallisiert und analysiert. Die lufttrockne Substanz enthält 1 Mol. Kristallwasser, welches bei 105⁰ völlig entweicht, wobei nur schwache Rosafärbung stattfindet.

Analyse: Ber. für $C_6H_8N_4O_4 + H_2O$.

Prozente: H_2O 8,26.
Gef.   „   „ 8,73.

Die getrocknete Substanz gab folgende Zahlen:

Analyse: Ber. für $C_6H_8N_4O_4$.

Prozente: C 36,00, H 4,00, N 28,00.
Gef.   „   „ 35,79, „ 4,18, „ 27,92.

Die Methylpseudoharnsäure unterscheidet sich von der Pseudoharnsäure durch die viel größere Löslichkeit in heißem Wasser.   Nach
einer approximativen Bestimmung bedarf sie davon ungefähr 23 Teile.
Sie scheidet sich daraus beim Erkalten in kleinen glänzenden, aber
undeutlich ausgebildeten Kristallen ab.

Ein charakteristischer Unterschied der Verbindung von der Pseudoharnsäure ist ferner die leichte Löslichkeit des sauren Kaliumsalzes.
Die freie Säure wird infolgedessen auch schon von Kaliumcarbonat
leicht gelöst.

Überführung der Monomethylpseudoharnsäure in 7-Methylharnsäure.

Dieselbe erfolgt viel rascher als bei der Pseudoharnsäure selbst
oder bei der im Alloxankern zweifach methylierten Verbindung.   Die
Reaktion wird also offenbar hier durch die Stellung des Methyls stark
beeinflußt.   Erwärmt man die Monomethylverbindung mit der 20-fachen
Menge 12-prozentiger Salzsäure bis zum Sieden, so findet bald klare
Lösung statt, und nach wenigen Minuten beginnt schon die Kristallisation der Methylharnsäure.   Nach weiterem halbstündigem Erwärmen
auf dem Wasserbade ist der Vorgang beendet.   Man läßt dann erkalten und filtriert.   Die Ausbeute beträgt etwa 90% der Theorie,
und das Produkt ist fast chemisch rein.   Zur Analyse wurde dasselbe
noch einmal aus heißem Wasser umkristallisiert.

Analyse: Ber. für $C_6H_6N_4O_3 + H_2O$.

Prozente: H_2O 9,00.
Gef.   „   „ 9,13.

Die getrocknete Substanz gab folgende Zahlen:

Analyse: Ber. für $C_6H_6N_4O_3$.

Prozente: C 39,55, H 3,29, N 30,78.
Gef.   „   „ 39,38, „ 3,48, „ 30,67.

Da auch das Aussehen der Kristalle und die Löslichkeit in heißem
Wasser genau mit dem Verhalten der γ-Monomethylharnsäure übereinstimmen, so ist die Identität beider Produkte nicht zweifelhaft.

Für die Anhydrisierung der Methylpseudoharnsäure genügt auch
eine viel schwächere Mineralsäure, nur geht der Prozeß dann erheblich
langsamer vonstatten.   Als der obige Versuch mit 1-prozentiger Salz-

säure angestellt wurde, begann die Kristallisation der Methylharnsäure nach ungefähr $^1/_2$ Stunde und nach $1^1/_2$ Stunden betrug ihre Menge erst zwei Drittel der angewandten Pseudoverbindung. Ja die Mitwirkung der Mineralsäure ist hier nicht unbedingt notwendig; denn die Reaktion erfolgt auch beim Erwärmen der reinen wässerigen Lösung auf 100°, wobei die Anhydridbildung wohl durch Autokatalyse veranlaßt wird. Nur geht der Prozeß dann viel langsamer vonstatten. Aus einer fast gesättigten wässerigen Lösung der Pseudoverbindung schieden sich erst nach $^3/_4$-stündigem Erwärmen auf dem Wasserbade die ersten Kristalle von Methylharnsäure ab. Aber ihre Menge betrug selbst nach 3 Stunden noch nicht ein Drittel der angewandten Pseudoverbindung. Für die praktische Ausführung der Reaktion ist deshalb der Zusatz von Mineralsäure vorzuziehen.

Überführung der 7-Methylharnsäure in 3.7-Dimethylharnsäure.

Dieselbe wurde auf trocknem Wege mit Hilfe des Bleisalzes ausgeführt. Zur Bereitung desselben wurden 10 g der kristallwasserhaltigen Monomethylharnsäure in 100 ccm Normal-Kalilauge und 100 ccm Wasser gelöst und in der Siedehitze mit einer Lösung von 5 g Bleinitrat gefällt, dann das feinkörnige kristallinische Bleisalz abgesaugt, mit Wasser, Alkohol und Äther gewaschen und schließlich bei 130° scharf getrocknet. Das Bleisalz wurde mit der je gleichen Menge Jodmethyl und Äther 12 Stunden auf 170—175° erhitzt und die trockne gelbe Masse mit 2 l Wasser ausgekocht. Nachdem das Blei in der Hitze durch Schwefelwasserstoff gefällt war, schied sich aus dem Filtrat beim Erkalten der größere Teil der Dimethylharnsäure kristallinisch ab.

Die eingedampfte Mutterlauge gab eine zweite Kristallisation. Die Ausbeute betrug 75% der angewandten Monomethylverbindung. Für die Analyse wurde das Rohprodukt in verdünnter Natronlauge gelöst, mit Tierkohle gekocht, mit Salzsäure gefällt und bei 110° getrocknet.

Analyse: Ber. für $C_7H_8N_4O_3$.
Prozente: C 42,85, H 4,08, N 28,57.
Gef.   „   „ 42,71, „ 4,32, „ 28,38.

Die Substanz zeigte in dem Äußeren der Kristalle und in der Löslichkeit in heißem Wasser völlige Übereinstimmung mit der 3.7-Dimethylharnsäure. Für die völlige Identifizierung diente dann endlich die Verwandlung in das β-Dioxydimethylpurin, dessen Schmelzpunkt ebenso wie früher bei ungefähr 370° gefunden wurde.

Synthese des Hydroxycaffeïns.

Dasselbe Verfahren, welches die Synthese der 7-Methylharnsäure ermöglichte, läßt sich auch auf das Dimethylalloxan anwenden und führt dann über das Trimethyluramil und die Trimethylpseudoharnsäure zum Hydroxycaffeïn.

$$\text{1.3.7-Trimethyluramil,} \quad \begin{array}{c} CH_3.N\!-\!CO \\ |\quad\ | \\ CO\ CH.NH(CH_3)\,. \\ |\quad\ | \\ CH_3.N\!-\!CO \end{array}$$

Bei der Einwirkung von neutralem schwefligsauren Methylamin auf Dimethylalloxan bildet sich zunächst ein Additionsprodukt, welches den Verbindungen der Ketone mit den Bisulfiten entspricht[1]). Dasselbe ist in der Kälte beständig und läßt sich auf folgende Art kristallisiert erhalten. Man sättigt 5 g der käuflichen Lösung von Methylamin, welche 33% Base enthält, mit Schwefeldioxyd, fügt dann ungefähr die gleiche Menge Methylamin wieder zu, bis der Geruch der Base wahrnehmbar ist, neutralisiert mit gasförmiger Kohlensäure und fügt zu der Flüssigkeit eine Lösung von 5 g Dimethylalloxan in 5 g Wasser. Dabei tritt eine schwache Rotfärbung ein. Bleibt die Flüssigkeit bei gewöhnlicher Temperatur stehen, so scheiden sich bald farblose Nadeln in reichlicher Menge ab, welche aus wenig warmem Wasser umkristallisiert werden. Die so erhaltenen ziemlich derben prismatischen Kristalle sind die oben erwähnte Verbindung mit Methylaminbisulfit. Sie wurden für die Analyse im Vakuum über Schwefelsäure getrocknet.

Analyse: Ber. für $C_6N_2O_4H_6 + NH_2CH_3.H_2SO_3$.

Prozente: S 11,30, N 14,84.

Gef.   „   „ 11,12, „ 14,75.

Beim Erwärmen mit verdünnten Säuren entwickelt die Substanz sehr bald schweflige Säure, aber keine Schwefelsäure.

Läßt man die oben erwähnte Mischung von Dimethylalloxan und Methylaminsulfit mit den abgeschiedenen Kristallen zusammen bei gewöhnlicher Temperatur stehen, so gehen die Kristalle ungefähr im Laufe von 24 Stunden wieder in Lösung und die Flüssigkeit enthält jetzt offenbar thionursaures Salz, denn sie bildet beim Erwärmen mit verdünnter Salzsäure reichliche Mengen von Schwefelsäure. Rasch erfolgt die gleiche Umwandlung in thionursaures Salz beim einstündigen Erwärmen der Lösung auf 60—70°. Dabei findet aber schon in ge-

---

[1]) Ähnliche Verbindungen des Alloxans sind von Pellizzari in größerer Zahl dargestellt. Berichte d. d. chem. Gesellsch. **19**, 619 [1886].

ringem Maße eine sekundäre Reaktion statt, welche zur Bildung von Trimethyluramil hinführt. Das letztere scheidet sich beim Abkühlen der Flüssigkeit kristallinisch ab.

Als 50 g Dimethylalloxan in dem oben angegebenen Verhältnis mit schwefligsaurem Methylamin eine Stunde auf 65—70° erwärmt waren, betrug die Menge des in der Kälte auskristallisierten Trimethyluramils 4 g. Auf die Isolierung des thionursauren Salzes, welches in der Mutterlauge blieb, habe ich verzichtet und dasselbe auf folgendem Wege in Trimethyluramil verwandelt. Die Flüssigkeit wurde zunächst im Vakuum aus einem Wasserbade bei 40° möglichst stark eingedampft, dann der Kristallbrei mit 50 ccm rauchender Salzsäure übergossen und das Gemisch noch bei 0° mit gasförmiger Salzsäure gesättigt. Die klare Lösung blieb 5 Stunden bei Zimmertemperatur stehen und wurde jetzt wiederum im Vakuum bei 40° bis zur Abscheidung eines Kristallbreies verdampft. Letzterer wurde in wenig kaltem Wasser gelöst und die Flüssigkeit vorsichtig mit Ammoniak und Ammoniumcarbonat neutralisiert. Ein Überschuß der Base muß sofort durch Essigsäure wieder abgestumpft werden. Bei dieser Operation schied sich das Trimethyluramil als schwach rötlich gefärbte, dicke kristallinische Masse ab. Seine Menge betrug 40% des angewandten Dimethylalloxans, so daß die Gesamtausbeute auf ungefähr 50% des Ausgangsmaterials stieg. Das sorgfältig gewaschene Produkt kann aus heißem Wasser umkristallisiert werden und bildet dann feine farblose Nadeln. Man verliert aber immerhin bei dieser Operation ungefähr die Hälfte des Materials. Sehr viel größer sind die Verluste, wenn das Rohprodukt noch Ammoniumsalze enthält. Für die Analyse wurde die Substanz im Vakuum über Schwefelsäure getrocknet.

Analyse: Ber. für $C_7H_{11}N_3O_3$.

Prozente: C 45,41, H 5,94, N 22,71.
Gef.   „   „ 45,39, „ 6,07, „ 22,58.

Das reine Trimethyluramil hält sich bei gewöhnlicher Temperatur auch bei Berührung mit der Luft wochenlang unverändert. Im feuchten Zustand oder in wässeriger Lösung färbt es sich dagegen bei Luftzutritt sehr bald purpurrot. Im Kapillarrohr erhitzt, färbt es sich über 100° ebenfalls rot und erleidet ohne scharfe Schmelzung beim raschen Erhitzen gegen 200° eine totale Zersetzung. In heißem Wasser ist es verhältnismäßig leicht löslich und kristallisiert daraus wie erwähnt in farblosen Nadeln. Beim längeren Kochen der wässerigen Lösung an der Luft wird es größtenteils zerstört. Beständiger ist es gegen kochenden Alkohol, wovon es übrigens erheblich schwerer gelöst wird. Es kristallisiert daraus ebenfalls in sehr feinen farblosen Nadeln. Es besitzt noch basische Eigenschaften, denn es wird von verdünnter Salzsäure sehr viel leichter als von Wasser gelöst. Von verdünnten Alkalien wird es ebenfalls sehr leicht aufgenommen, kann aber daraus durch sofortige Neutralisation mit Essigsäure wieder abgeschieden werden. Beim Kochen mit Alkalien wird es dagegen zerstört. Die ammoniakalische Silberlösung reduziert es bereits in der Kälte.

$$1.3.7\text{-Trimethylpseudoharnsäure,}$$

$$\begin{array}{c} CH_3.N\text{——}CO \\ |\qquad | \\ CO\ HC\text{—}N(CH_3).CO.NH_2\,. \\ |\qquad | \\ CH_3.N\text{——}CO \end{array}$$

Dieselbe entsteht sehr leicht beim Erwärmen des Trimethyluramils mit einer wässerigen Lösung von Kaliumcyanat. Man kann dafür das Rohprodukt, welches durch sorgfältiges Waschen mit kaltem Wasser von Ammoniumsalzen befreit ist, direkt verwenden. 3 g Trimethyluramil werden mit 2 g reinem Kaliumcyanat, welches in 5 ccm Wasser gelöst ist, auf dem Wasserbade erwärmt; dabei tritt bald klare Lösung ein und nach halbstündigem Erwärmen ist die Umwandlung beendet. Versetzt man nach dem Erkalten die farblose Flüssigkeit vorsichtig mit Salzsäure, so fällt die Trimethylpseudoharnsäure als kristallinisches Pulver aus. Dieselbe läßt sich aus wenig heißem Wasser leicht umkristallisieren und wird so in schönen farblosen Prismen erhalten. Die Ausbeute an reinem Produkt betrug nur 40% des angewandten Uramils; in Wirklichkeit beträgt aber die Ausbeute über 85%, wie durch die Verwandlung in das schwer lösliche Hydroxycaffeïn bewiesen werden konnte. Der Verlust ist durch die leichte Löslichkeit der Verbindung in Wasser verursacht.

Die Trimethylpseudoharnsäure kristallisiert mit 1 Mol. Wasser, welches bei mehrstündigem Erwärmen auf 110⁰ völlig entweicht:

Analyse: Ber. für $C_8H_{12}N_4O_4 + H_2O$.

Prozente: H_2O 7,31.

Gef.   „   „   7,45.

Die getrocknete Substanz gab folgende Zahlen:

Analyse: Ber. für $C_8H_{12}N_4O_4$.

Prozente: C 42,10, H 5,26, N 24,56.

Gef.   „   „ 42,02, „ 5,37, „ 24,46.

Die Säure hat keinen konstanten Schmelzpunkt. Bei sehr schnellem Erhitzen schmilzt sie unter Zersetzung gegen 195⁰. Bei langsamem Erwärmen findet zwischen 180⁰ und 190⁰ partielle Schmelzung statt,

und es entsteht dann ein Zersetzungsprodukt, welches bei 300⁰ nicht
schmilzt.

Die Säure löst sich in etwas weniger als 4 Teilen heißen Wassers
und scheidet sich beim Erkalten bald in farblosen, manchmal recht
großen, schief abgeschnittenen Prismen aus. In Alkohol ist sie dagegen selbst in der Hitze sehr schwer löslich. In rauchender Salzsäure (vom spez. Gew. 1.19) löst sie sich schon bei gewöhnlicher Temperatur sehr leicht auf. Die wässerige Lösung reagiert und schmeckt
sauer. Sie reduziert die ammoniakalische Silberlösung beim Kochen
stark, wenn kein Überschuß von Ammoniak angewandt oder wenn
derselbe durch Kochen entfernt ist. Sie reduziert die Fehlingsche
Lösung beim kurzen Kochen gar nicht.

Verwandlung der Trimethylpseudoharnsäure in Hydroxycaffeïn.

Dieselbe findet außerordentlich leicht beim Erhitzen mit verdünnter Salzsäure statt, wie folgender Versuch beweist. Ein Teil
kristallwasserhaltige Trimethylpseudoharnsäure wurde mit 10 Teilen
1-prozentiger Salzsäure auf dem Wasserbade erwärmt, wobei sehr bald
klare Lösung eintrat. Nach 25 Minuten erfolgte schon die Kristallisation des Hydroxycaffeïns, nach $1^{1}/_{2}$ Stunden wurde die Flüssigkeit
abgekühlt und das ausgeschiedene Hydroxycaffeïn filtriert. Dasselbe
zeigte den Schmelzpunkt und die übrigen Eigenschaften, welche für
diese schöne Verbindung bekannt sind. Die Ausbeute betrug 88%
der Theorie. Da noch ein kleiner Teil Hydroxycaffeïn in der Mutterlauge gelöst war, so kann man sagen, daß der Vorgang quantitativ
verläuft. Verwendet man an Stelle der 1-prozentigen eine 5-prozentige
Salzsäure, so geht die Umwandlung ebenso glatt und viel rascher vonstatten.

Für die Gewinnung des Hydroxycaffeïns nach diesem Verfahren
ist die Isolierung der Trimethylpseudoharnsäure nicht einmal nötig.
Man kann dafür vielmehr die Lösung direkt verwenden, welche beim
Erwärmen von Trimethyluramil mit Kaliumcyanat in dem oben angegebenen Mengenverhältnis resultiert. Dieselbe wird mit so viel Salzsäure versetzt, daß sie etwa 5% freie Säure enthält und eine halbe
Stunde auf dem Wasserbade erhitzt. Schon in der Wärme erfolgt
die Kristallisation des Hydroxycaffeïns, welches nach dem Erkalten
filtriert wird. Den in der Mutterlauge verbleibenden Rest gewinnt man
durch Verdampfen und Auslaugen des Rückstandes mit kaltem Wasser.

Die Bildung des Hydroxycaffeïns aus der Trimethylpseudoharnsäure erfolgt übrigens auch bei Abwesenheit von Mineralsäure gerade

so wie bei der vorher beschriebenen Synthese der 7-Methylharnsäure. Nur erfordert sie viel längeres Erhitzen. Beim Erwärmen einer 10-prozentigen wässerigen Lösung der Trimethylpseudoharnsäure auf dem Wasserbade trat nämlich die Kristallisation des Hydroxycaffeïns erst nach mehreren Stunden ein, und selbst nach 5 Stunden betrug die Ausbeute nur 45% der Theorie.

Das übereinstimmende Verhalten der Trimethylpseudoharnsäure und der an der Aminogruppe methylierten Monomethylverbindung, bei welchen die Anhydridbildung so viel leichter und rascher stattfindet, als bei den übrigen Pseudoharnsäuren, zeigt deutlich, daß die Wasserabspaltung durch die Anwesenheit des in Stellung 7 befindlichen Methyls sehr befördert wird. Diese Beobachtung erinnert an den bekannten Einfluß, welchen der Eintritt von Methyl in die Bernsteinsäure auf die Anhydridbildung ausübt, und man könnte versuchen, die Erscheinung bei den Pseudoharnsäuren ebenfalls auf räumliche Ursachen zurückzuführen. Ich halte es aber auch für möglich, daß bei der Pseudoharnsäure verschiedene sogenannte tautomere Formen folgender Art existieren:

$$
\begin{array}{ll}
\mathrm{HN\!-\!\!-\!CO} & \mathrm{HN\!-\!\!-\!CO} \\
\ \ |\quad\ \ | & \ \ |\quad\ \ | \\
\mathrm{CO\ \ HC.NH\!-\!CO.NH_2} & \mathrm{CO\ \ HC.N\!=\!C(OH).NH_2\,,} \\
\ \ |\quad\ \ | & \ \ |\quad\ \ | \\
\mathrm{HN\!-\!\!-\!CO} & \mathrm{HN\!-\!\!-\!CO}
\end{array}
$$

welche verschieden große Neigung zur Wasserabspaltung besitzen, und daß mit dem Eintritt des Methyls nur die eine, zur Anhydridbildung geneigte Form

$$
\begin{array}{l}
\mathrm{HN\!-\!CO} \\
\ \ |\quad\ \ | \\
\mathrm{OC\ \ HC.N}\!\!<\!\!{}^{\mathrm{CH_3}}_{\mathrm{CO.NH_2}} \\
\ \ |\quad\ \ | \\
\mathrm{HN\!-\!CO}
\end{array}
$$

übrig bleibt.

Verwandlung des Hydroxycaffeïns in Tetramethylharnsäure.

Diese für die Beurteilung der Struktur des Hydroxycaffeïns entscheidende Reaktion gelingt am besten durch Methylierung in wässerigalkalischer Lösung[1].

---

[1] Wie ich später ausführlich mitteilen werde, läßt sich die Harnsäure auf dieselbe Art leicht in Mono-, Di-, Tri- und Tetra-Methylverbindungen überführen. (*S. 228.*)

Hydroxycaffeïn wurde in der für 1 Mol. berechneten Menge Normal-Kalilauge gelöst und mit der gleichen Gewichtsmenge Jodmethyl unter Schütteln 1 Stunde auf 100° erwärmt, dann die Lösung zur Trockne verdampft und der Rückstand mit Chloroform ausgekocht. Letzteres hinterließ beim Verdampfen die rohe Tetramethylharnsäure, deren Menge etwa 90% des angewandten Hydroxycaffeïns betrug. Zur Reinigung wurde das Produkt mit verdünnter Salzsäure abgedampft, der Rückstand mit etwas Alkali behandelt und die ungelöste Tetramethylharnsäure abermals mit Chloroform ausgelaugt und schließlich aus Alkohol umkristallisiert. Das Präparat zeigte dann den Schmp. 223° (korr. 228°) und die sonstigen Eigenschaften der Tetramethylharnsäure. Der für diese früher[1]) angegebene Schmp. 218° ist hiernach zu berichtigen.

Da nun die Behandlung des Hydroxycaffeïns mit Jodäthyl früher nur Äthoxycaffeïn gegeben hatte[2]), so schien es mit Rücksicht auf das ganz abweichende Resultat der nassen Methylierung interessant, auch die Wechselwirkung zwischen dem Silbersalz und dem Jodmethyl zu prüfen. Der Versuch hat ergeben, daß hier Tetramethylharnsäure und Methoxycaffeïn[3]) gleichzeitig entstehen.

7 g feingepulvertes und bei 110° getrocknetes Hydroxycaffeïn-silber wurden mit der äquimolekularen Menge Jodmethyl im geschlossenen Rohr 20 Stunden auf 100° erhitzt und dann die trockene Masse mit 100 ccm Alkohol ausgekocht. Beim Verdampfen des Alkohols blieben 3.3 g eines kristallinischen Produktes zurück. Dasselbe war ein Gemenge von regeneriertem Hydroxycaffeïn, Tetramethylharnsäure und Methoxycaffeïn. Beim Auskochen mit 100 ccm Benzol lösten sich die beiden letzteren. Aus der Benzollösung schieden sich in der Kälte 0,75 g Tetramethylharnsäure aus, welche sofort den richtigen Schmelzpunkt zeigte, und welche aus Wasser in den großen charakteristischen Kristallen ausfiel.

Die Benzolmutterlauge hinterließ beim Verdampfen das Methoxycaffeïn gemischt mit wenig Tetramethylharnsäure. Durch Umkristallisieren aus heißem Wasser konnte das erstere jetzt leicht gereinigt werden; seine Menge betrug ungefähr 1 g. Es schmolz bei 175°, verlangte zur Lösung etwas mehr als 30 Teile heißes Wasser und wurde durch Kochen mit verdünnter Salzsäure in Hydroxycaffeïn verwandelt.

Analyse: Ber. für $C_9H_{12}N_4O_3$.

Prozente: N 25,0.
Gef.   „   „ 25,0.

[1]) Berichte d. d. chem. Gesellsch. **17**, 1784 [1884]. (*S. 161.*)
[2]) Liebigs Annal. d. Chem. **215**, 271 [1882]. (*S. 98.*)
[3]) Berichte d. d. chem. Gesellsch. **17**, 1785 [1884]. (*S. 162.*)

Die wässerigen Mutterlaugen gaben beim Verdampfen den Rest der Tetramethylharnsäure, die durch Umkristallisieren aus heißem Benzol gereinigt wurde. Die Gesamtmenge der Säure betrug ebenfalls 1 g.

Bemerkenswert ist die Beobachtung, daß Methoxycaffeïn bei Gegenwart von Tetramethylharnsäure sich in heißem Wasser viel leichter löst und aus dieser Lösung auch verhältnismäßig schwer kristallisiert. Dadurch wird die Trennung beider Verbindungen sehr erschwert.

Synthese des 2-Amino-6.8-dioxypurins.

$$\begin{array}{ccc}
HN-CO & & N-CO \\
| \quad | & & \| \quad | \\
NH_2.C \quad C-NH & \text{oder} & NH_2.C \quad C-NH \\
\| \quad \| \;\;>CO & & | \quad \| \;\;>CO \\
N-C-NH & & HN-C-NH
\end{array}$$

Die Verbindung entsteht ganz analog den Harnsäuren aus der durch die schöne Synthese von W. Traube[1]) bekannt gewordenen Imidopseudoharnsäure. Die Reaktion erfolgt schon beim mehrstündigen Erhitzen mit 20-prozentiger Salzsäure auf dem Wasserbade, aber die Ausbeute wird besser, wenn man noch konzentriertere Säure anwendet und die Temperatur auf 120° steigert.

1 Teil feingepulverte Imidopseudoharnsäure wird mit 3.5 Teilen Salzsäure vom spez. Gew. 1.19 im geschlossenen Rohr gut gemischt und dann rasch in einem Bade auf 120° erhitzt. Beim wiederholten Umschütteln tritt klare Lösung ein, aber schon nach 10—15 Minuten beginnt die Kristallisation des salzsauren Aminodioxypurins. War deshalb die Pseudoharnsäure nicht zuvor gelöst, so kann sie von den ausfallenden Kristallen umhüllt werden und dann unverändert bleiben. Nach zweistündigem Erwärmen auf 120° läßt man erkalten. Beim Öffnen des Rohres entweicht viel Gas. Man erwärmt dann wieder auf 100°, filtriert das ungelöst bleibende salzsaure Aminodioxypurin ab und wäscht mit verdünnter Salzsäure. Die Ausbeute beträgt etwa 50% der angewandten Imidopseudoharnsäure. Der Rest der letzteren wird bei dem Prozeß total zerstört, worauf auch die Gasentwickelung und die reichliche Bildung von Chlorammonium hinweisen. Das gelbliche Rohprodukt wird in etwa 30 Teilen Wasser unter Zusatz von wenig Natronlauge heiß gelöst, mit Tierkohle entfärbt und durch Zusatz von Salzsäure in der Hitze wieder gefällt. Dabei scheidet sich das freie Aminodioxypurin als farbloses Pulver ab. Für die Analyse wurde es bei 100° getrocknet, wobei es aber kaum an Gewicht verlor.

---

[1]) Berichte d. d. chem. Gesellsch. **26**, 2558 [1893].

Analyse: Ber. für $C_5H_5N_5O_2$.

Prozente: C 35,9, H 3,0, N 41,9.

Gef.   „   „ 35,6, „ 3,3, „ 41,5.

Die Verbindung zersetzt sich beim Erhitzen über 380⁰ allmählich, ohne zu schmelzen. In Wasser ist sie außerordentlich schwer löslich. Desgleichen wird sie von heißer Salzsäure nur in geringer Menge aufgenommen. In starker Schwefelsäure, welche aus gleichen Volumen Wasser und konzentrierter Säure hergestellt ist, löst sie sich beim Erwärmen ziemlich leicht, und beim Erkalten scheidet sich dann eine kristallinische Masse aus, welche aus mikroskopisch kleinen, öfters zu komplizierten Aggregaten vereinigten 4-seitigen Täfelchen besteht. Die Kristalle sind wahrscheinlich ein Sulfat, welches aber schon beim Waschen mit kaltem Wasser die Schwefelsäure verliert. Auch in heißem Ammoniak ist die Verbindung sehr schwer löslich; sie erfordert davon wenigstens fünfmal so viel als das isomere 6-Amino-2,8-dioxypurin, welches ich aus der Harnsäure gewonnen habe und später beschreiben werde. Beim Wegkochen des Ammoniaks fällt sie aus dieser Lösung als undeutlich kristallinisches Pulver. Die Alkalisalze sind in Wasser sehr leicht löslich. Das Natriumsalz scheidet sich beim raschen Einkochen der Lösung in überschüssiger Natronlauge schon in der Hitze in farblosen mikroskopisch feinen, meist zu kugeligen Aggregaten vereinigten Nadeln ab. Das Barytsalz ist auch in heißem Wasser recht schwer löslich. Durch längeres Erhitzen mit starkem Alkali auf 100⁰ wird viel Ammoniak gebildet. Beim Erwärmen mit Salpetersäure wird die Verbindung rasch zerstört, und die hierbei entstehende Lösung gibt beim Verdampfen nur schwach die Murexidreaktion. Versetzt man die ammoniakalische Lösung mit wenig Silbernitrat, so entsteht ein amorpher, nur schwach gefärbter Niederschlag, welcher beim Kochen schwarz wird. Überschüssiges Silbernitrat erzeugt auch schon in der kalten ammoniakalischen Lösung eine schwarze Fällung. Ebenso empfindlich ist die Verbindung gegen Chlor, wie folgender Versuch zeigt:

2 g wurden mit 20 g Salzsäure (spez. Gew. 1.10) übergossen und im Laufe von 2 Stunden in die Flüssigkeit bei Zimmertemperatur 0,5 g Kaliumchlorat in kleinen Portionen eingetragen. Zur Beförderung der Einwirkung diente häufiges Umschütteln. Zum Schluß entstand eine klare Lösung, welche im Vakuum bei 50⁰ stark konzentriert wurde. Der mit wenig warmem Wasser aufgenommene Rückstand schied beim Abkühlen in geringer Menge ein kristallinisches Produkt aus, das nicht näher untersucht wurde. Die Lösung, welche nur schwache Murexidreaktion zeigte, enthielt eine beträchtliche Menge von salzsaurem Guanidin. Zum Nachweis desselben wurde die Flüssigkeit

verdampft, der Rückstand mit warmem Alkohol aufgenommen, wobei der größte Teil des Chlorkaliums zurückblieb, das Filtrat abermals verdampft, und dann die wässerige Lösung des Rückstandes wenn nötig durch Natronlauge neutralisiert und mit einer kalten Lösung von Natriumpikrat gefällt. Der Niederschlag gab beim Umkristallisieren aus heißem Wasser die von Emich[1]) beschriebenen charakteristischen Kristalle des Guanidinpikrats und zeigte auch den Stickstoffgehalt desselben.

Analyse: Ber. für $CN_3H_5 . C_6H_3N_3O_7$.

Prozente: N 29,2.
Gef.   „   „ 29,1.

Diese Beobachtung beweist in Übereinstimmung mit der Synthese, daß das vorliegende Aminodioxypurin eine Guanidingruppe enthält.

Bildung des 2 - Amino - 6.8 - dioxypurins aus Bromguanin.

Der Austausch des Halogens gegen Hydroxyl bot bei dem Bromguanin größere Schwierigkeiten als in analogen Fällen dar. Beim Erhitzen der Verbindung mit rauchender Salzsäure auf 120° wird zwar etwas Aminodioxypurin gebildet, aber der größte Teil der Substanz geht durch tiefergreifende Spaltungen verloren. Bessere Resultate erhält man bei 100°, aber die Reaktion verläuft dann außerordentlich langsam, wie folgender Versuch zeigt. Feingepulvertes Bromguanin wurde mit der 20-fachen Menge Salzsäure (spez. Gew. 1.19) im geschlossenen Rohr zunächst auf 130° erhitzt. Beim Umschütteln erfolgte rasch klare Lösung. Jetzt wurde das Rohr, ohne zuvor abzukühlen, 96 Stunden auf 100° gehalten. Während der Operation schied sich das Aminodioxypurin als schwach gelbe, kristallinische Masse ab. Die Ausbeute an Rohprodukt betrug ungefähr die Hälfte des verwandten Bromguanins. Dasselbe wurde filtriert, gepulvert und dann zur Entfernung kleiner Mengen einer halogenhaltigen Beimengung mit verdünntem Ammoniak, worin das Aminodioxypurin außerordentlich schwer löslich ist, ausgekocht. Zur weiteren Reinigung diente Lösen in verdünnter Natronlauge, Kochen mit Tierkohle und Fällen der heißen Flüssigkeit mit Salzsäure.

Analyse. Ber. Prozente: C 35,9, H 3,0, N 41,9.
Gef.   „   „ 35,5, „ 3,3, „ 41,5.

Beim genauen Vergleich dieses Präparates mit dem synthetischen Aminodioxypurin konnte ich keinen Unterschied bemerken.

---

1) Monatshefte f. Chem. **12**, 23 [1891].

Allerdings ist der Beweis der Gleichheit hier nicht so scharf zu führen, wie bei Verbindungen mit festem Schmelzpunkt und deutlicher Kristallform.   Trotzdem halte ich die Übereinstimmung beider Produkte in einer ganzen Reihe von Merkmalen für so vollkommen, daß man ihre Identität behaupten kann.

Bei diesen Versuchen bin ich von den Herren Dr. L. Beensch und Dr. G. Pinkus und ganz besonders von Herrn Dr. P. Hunsalz aufs eifrigste unterstützt worden.   Ich sage denselben für die wertvolle Hilfe auch hier besten Dank.

17. Emil Fischer: Synthese des Theobromins.

Berichte der deutschen chemischen Gesellschaft **30**, 1839 [1897].
(Eingegangen am 12. Juli.)

Nachdem die dem Theobromin entsprechende 3.7-Dimethylharnsäure synthetisch erhalten war[1]), gewann der Versuch, sie in das Theobromin zurückzuverwandeln und so dessen Synthese zu verwirklichen, ein erhöhtes Interesse. In der Tat ist es mir auf·dem schon früher eingeschlagenen Wege gelungen, dieses Ziel zu erreichen. Bei der Behandlung der 3.7-Dimethylharnsäure mit einem Gemisch von Phosphoroxychlorid und Phosphorpentachlorid entsteht das bereits von mir beschriebene Dimethyldioxychlorpurin[2]), welchem ich jetzt entsprechend der veränderten Formulierung des Theobromins folgende Strukturformel gebe:

$$
\begin{array}{ccc}
N\!\!=\!\!\!&C.Cl & \\
| & | & \\
CO & C\!-\!N.CH_3 & \\
| & \| & >\!CO \\
CH_3.N\!\!-\!\!&C\!-\!NH &
\end{array}
$$

Durch Erhitzen mit Ammoniak wird dieser Körper in die entsprechende Aminoverbindung

$$
\begin{array}{ccc}
N\!\!=\!\!\!&C.NH_2 & \\
| & | & \\
CO & C\!-\!N.CH_3 & \\
| & \| & >\!CO \\
CH_3.N\!\!-\!\!&C\!-\!NH &
\end{array}
$$

verwandelt. Bei abermaliger Behandlung mit Phosphoroxychlorid wird dann das in Stellung 8 befindliche Sauerstoffatom gegen Chlor ausgetauscht, und es entsteht das 3.7-Dimethyl-6-amino-2-oxy-8-chlorpurin, welches durch Reduktion in das 3.7-Dimethyl-6-amino-2-oxypurin

---

[1]) Berichte d. d. chem. Gesellsch. **30**, 564 [1897]. (*S. 254.*)
[2]) Berichte d. d. chem. Gesellsch. **28**, 2486 [1895]. (*S. 193.*)

$$\begin{array}{c} N\!=\!\!C.NH_2 \\ |\quad\quad | \\ CO\quad C\!-\!N.CH_3 \\ |\quad\quad \|\quad >\!CH \\ CH_3.N\!-\!\!-C\!-\!N \end{array}$$

übergeht. Diese Base verliert endlich bei der Behandlung mit salpetriger Säure die Aminogruppe und es entsteht das Theobromin.

Durch diese Versuche ist aber nicht allein die erste Synthese des Theobromins möglich geworden, sondern auch das entscheidende tatsächliche Material für die Feststellung seiner Struktur gewonnen. Denn die eben erwähnten beiden Aminokörper geben bei der Oxydation mit Chlor kein Methylguanidin und unterscheiden sich dadurch scharf von isomeren Verbindungen, welche dem Paraxanthin entsprechen und welche, wie ich später zeigen werde, mit größter Leichtigkeit unter denselben Bedingungen Guanidin, bzw. Methylguanidin liefern. Diese Beobachtung hat mich zuerst veranlaßt, die frühere Annahme bezüglich der Stellung der beiden Methyle im Theobromin aufzugeben und ich kann hier gleich hinzufügen, daß die neue Theobrominformel mit zahlreichen anderen Erfahrungen, welche ich seitdem bei der Synthese des Xanthins, Adenins und Guanins gesammelt habe, in bestem Einklang steht.

3.7-Dimethyl-6-amino-2.8-dioxypurin,
$$\begin{array}{c} N\!=\!\!C.NH_2 \\ |\quad\quad | \\ CO\quad C\!-\!N.CH_3 \\ |\quad\quad \|\quad >\!CO \\ CH_3.N\!-\!\!-C\!-\!NH \end{array}$$

Man kann für den Versuch das rohe Dimethyldioxychlorpurin, welches aus der Lösung der 3.7-Dimethylharnsäure in Phosphorchlorid beim Erkalten ausgeschieden ist, direkt nach dem Waschen mit Äther und Trocknen bei 100^0 verwenden.

7 Teile des Präparates werden mit 50 Teilen wässerigem Ammoniak, welches bei 0^0 gesättigt ist, im geschlossenen Gefäß 3 Stunden auf 130^0 im Luftbad erhitzt. Die in der Wärme klare Lösung scheidet beim Erkalten eine große Menge von Kristallen ab, welche wahrscheinlich das Ammoniaksalz des Aminokörpers sind. Ohne dasselbe zu isolieren, wird die ganze Masse zur Verjagung des freien Ammoniaks eingedampft. Beim Auslaugen des Rückstandes mit kaltem Wasser bleibt die neue Base als grau-grünlich gefärbte Masse zurück. Die Ausbeute beträgt ungefähr 70% des angewandten Chlorkörpers. Zur Reinigung wird dieselbe in heißer verdünnter Salzsäure gelöst, mit wenig Tierkohle gekocht und in der Wärme durch Natriumacetat

gefällt. Sie scheidet sich dabei als kristallinisches, fast farbloses Pulver ab und in der Mutterlauge bleiben nur so geringe Mengen zurück, daß ihre Verarbeitung sich nicht lohnt.

Das so gewonnene Präparat enthält noch eine sehr kleine Menge von Chlor und für die Analyse mußte es deshalb in der vierfachen Menge rauchender Jodwasserstoffsäure unter Zusatz von etwas Jod-phosphonium heiß gelöst werden. Dadurch werden die beigemengten Chlorkörper reduziert und in leichter lösliche Produkte verwandelt[1]. Nach dem Verdampfen des überschüssigen Jodwasserstoffs wurde end-lich das Jodhydrat in heißem Wasser gelöst und durch Natriumacetat zerlegt. Nachdem endlich die Base von neuem in verdünnter Salz-säure gelöst, mit essigsaurem Natrium abgeschieden, mit heißem Wasser gewaschen und bei 115° getrocknet war, gab sie folgende Zahlen.

Analyse: Ber. für $C_7H_9N_5O_2$.

Prozente: C 43,07, H 4,61, N 35,89.
Gef.　　　,,　　　,, 42,62, ,, 4,80, ,, 35,81.

Die Base zersetzt sich bei hoher Temperatur, ohne vorher zu schmelzen unter Abscheidung von Kohle. Sie ist selbst in heißem Wasser nahezu unlöslich, auch in siedendem Alkohol löst sie sich sehr wenig und fällt aus der stark konzentrierten Flüssigkeit als farbloses, aber nicht deutlich kristallisiertes Pulver aus. Etwas leichter wird sie von heißem Eisessig aufgenommen. Ganz unlöslich ist sie in Chloro-form. Mit Mineralsäuren bildet sie beständige Salze. Das Hydrochlorat scheidet sich aus der Lösung der Base in heißer verdünnter Salzsäure beim Erkalten als farbloses kristallinisches Pulver aus. Schöner und schwerer löslich ist das Aurochlorat. Dasselbe kristallisiert aus heißer verdünnter Salzsäure entweder in feinen gelben Nadeln, oder bei lang-samer Abscheidung in ziemlich dicken roten Tafeln.

Am schönsten ist das Sulfat. Es scheidet sich aus der konzen-trierten Lösung der Base in heißer verdünnter Schwefelsäure allmählich in prächtig ausgebildeten farblosen und durchsichtigen Kristallen ab. Es ist sehr viel leichter löslich als das Hydrochlorat. Von warmer verdünnter Salpetersäure wird die Base unter starker Gasentwickelung rasch zerstört. In verdünnter Natronlauge löst sie sich sehr leicht. Ist die Flüssigkeit nicht zu verdünnt, so scheidet sich auf Zusatz von starker Natronlauge allmählich das Natriumsalz in der Kälte entweder

---

[1] Dieses Verfahren habe ich öfters mit bestem Erfolge zur Reinigung von Purinkörpern, welchen kleine Mengen von Halogen- oder Nitro-Verbindungen anhafteten, benutzt. Durch dasselbe gelingt es z. B. am schnellsten, das Xanthin, welches aus Guanin durch salpetrige Säure dargestellt und ziemlich stark gelb ist, farblos zu gewinnen.

in feinen, häufig sternförmig verwachsenen Nädelchen, oder in sehr
biegsamen, äußerst feinen, fadenförmigen Gebilden ab. Auch in wässerigem Ammoniak löst sich das Dimethylaminodioxypurin besonders
in der Wärme leicht auf, wird aber beim Wegkochen des Ammoniaks
wieder gefällt.

3.7-Dimethyl-6-amino-2-oxy-8-chlorpurin,

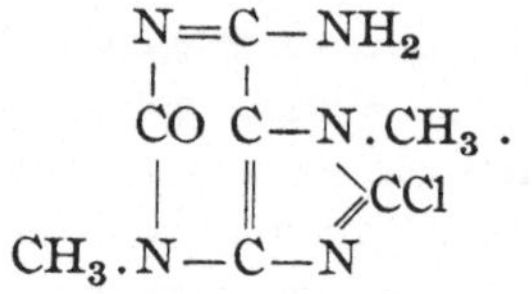

$$\begin{array}{l} N\!=\!C\!-\!NH_2 \\ \ \ |\ \ \ \ | \\ CO\ \ C\!-\!N.CH_3\ . \\ \ \ |\ \ \ \ \|\ \ \ \rangle CCl \\ CH_3.N\!-\!C\!-\!N \end{array}$$

Für die Bereitung dieses Körpers ist das Dimethylaminodioxypurin
verwendbar, nachdem das Rohprodukt einmal in verdünnter Salzsäure
gelöst und durch Natriumacetat gefällt ist, da die geringe Menge der
dem Präparate anhaftenden Chlorverbindung die Operation nicht stört.
Die bei 120⁰ getrocknete und fein gepulverte Substanz wird mit der
10-fachen Menge Phosphoroxychlorid im Rohr 4 Stunden im Ölbad
unter häufigem Umschütteln auf 170⁰ erhitzt, wobei schließlich eine
klare braune Lösung entsteht. Beim Erkalten scheidet sich ein Teil
der neuen Chlorbase als Hydrochlorat kristallinisch ab. Seine Menge
beträgt ungefähr 20% der angewandten chlorfreien Base. Um den
Rest derselben aus der Mutterlauge zu gewinnen, wird diese im Vakuum
aus dem Wasserbade verdampft, bis das Phosphoroxychlorid verjagt
ist, wobei eine zähe dunkle Masse zurückbleibt. Übergießt man sie
mit kaltem Wasser, so erwärmt sie sich bald, weshalb es nützlich ist,
mäßig zu kühlen. Schließlich entsteht eine dunkelbraune, stark saure
Flüssigkeit. Wird dieselbe mit so viel starker Natronlauge versetzt,
daß der größte Teil der Säure abgestumpft ist, so scheidet sich das
Hydrochlorat der neuen Base als gelbe kristallinische Masse ab. Man
läßt erkalten, filtriert und wäscht mit wenig kaltem Wasser. Die Mutterlauge wird so weit verdampft, daß das Kochsalz noch eben in Lösung
bleibt und gibt dann beim Erkalten eine dritte, aber kleinere Kristallisation des Hydrochlorats. Das rohe, gelb gefärbte Salz löst man in
ungefähr 20 Teilen heißem Wasser unter Zusatz von wenig Salzsäure,
kocht mit etwas Tierkohle und versetzt das Filtrat mit einem Überschuß von Ammoniak. Alsbald beginnt die Kristallisation des Dimethyl-
aminooxychlorpurins, welches nach dem völligen Erkalten filtriert und
mit kaltem Wasser gewaschen wird. Die gesamte Ausbeute betrug
70% des angewandten Dimethylaminodioxypurins. Um die schwach
gelb gefärbte Base vollends zu reinigen, wird sie in ungefähr 90 Teilen

kochendem Wasser gelöst und mit Tierkohle entfärbt. Aus dem Filtrat scheidet sie sich dann zum größern Teil in schönen langen Nadeln ab.

Die kristallisierte Base enthält, wenn sie 12 Stunden bei Sommertemperatur an der Luft gelegen hat, 3 Mol. Kristallwasser, welches vollständig bei 105° entweicht.

Analyse: Ber. für $C_7H_8N_5OCl + 3 H_2O$.
Prozente: H_2O 20,19.
Gef. „ „ 20,03, 19,66.

Die trockne Substanz gab folgende Zahlen:

Analyse: Ber. für $C_7H_8N_5OCl$.
Prozente: C 39,34, H 3,75, N 32,79, Cl 16,62.
Gef. „ „ 39,28, „ 3,69, „ 32,66, „ 16,92.

Die trockne Base zersetzt sich beim Erhitzen, ohne zu schmelzen. Sie ist in kaltem Wasser außerordentlich schwer löslich, ebensowenig wird sie von kalten Alkalien und Ammoniak aufgenommen. Aus heißem Wasser läßt sie sich, wie zuvor erwähnt, leicht umkristallisieren. In siedendem Alkohol ist sie ebenfalls in merklicher Quantität löslich und kristallisiert daraus beim Erkalten in feinen verfilzten Nadeln. Von Chloroform wird sie sehr schwer gelöst.

Das Hydrochlorat ist in heißem Wasser recht leicht, in kaltem dagegen schwer löslich. Noch schwerer löst es sich in kalter überschüssiger Salzsäure. Es kristallisiert in feinen farblosen Nadeln. Das Nitrat ist in heißem Wasser ziemlich leicht löslich. Die Lösung reagiert sauer und scheidet in der Kälte das Salz zum allergrößten Teil in sehr feinen Nadeln oder in derberen Kristallaggregaten von wenig charakteristischer Form ab. Das Sulfat ist in warmem Wasser sehr leicht löslich und kristallisiert aus der stark konzentrierten Lösung in der Kälte in sehr feinen Formen. Das Aurochlorat ist in kaltem Wasser recht schwer löslich und kristallisiert aus warmer, sehr verdünnter Salzsäure in rotgelben baumartigen Aggregaten.

$$3.7\text{-Dimethyl-6-amino-2-oxypurin,} \quad \begin{array}{c} N=C.NH_2 \\ | \quad | \\ CO \quad C.N.CH_3 \\ | \quad \| \quad {>}CH \\ CH_3.N-C.N \end{array}.$$

Die Reduktion der Chlorverbindung kann wie in ähnlichen Fällen mit Jodwasserstoff ausgeführt werden. Zu dem Zweck übergießt man 5 Teile der fein gepulverten trocknen Substanz mit 20 Teilen Jodwasserstoffsäure vom spez. Gew. 1,96, wobei sich unter Erwärmen das Jodhydrat bildet, dann fügt man zerkleinertes Jodphosphonium in ausreichender Menge zu und erwärmt unter Bewegung der Masse auf dem Wasserbade. Die Reduktion beginnt sofort, es entsteht aber dabei keine klare Lösung, sondern es verwandelt sich die Masse durch die Abscheidung des jodwasserstoffsauren Dimethylaminooxypurins in einen dicken Kristallbrei, welcher durch das freiwerdende Jod stark dunkel gefärbt ist.

Nach einiger Zeit wird die Masse wieder etwas dünnflüssiger und wenn man die reduzierende Wirkung des Jodphosphoniums durch Schütteln unterstützt, so verlieren nach $^1/_2$—1 Stunde die Kristalle und die Flüssigkeit ihre braune Farbe und behalten nur eine Gelbfärbung mit einem Stich ins Grünliche. Da jetzt die Reaktion beendet ist, so fügt man so viel Wasser zu, bis in der Wärme klare Lösung eintritt und verdampft dann auf dem Wasserbade. Bei genügender Konzentration scheidet sich schon in der Wärme das jodwasserstoffsaure Dimethylaminooxypurin in schönen großen Prismen oder Tafeln ab. Nachdem der überschüssige Jodwasserstoff ganz verdampft ist, löst man den Rückstand in nicht zuviel heißem Wasser und übersättigt mit starker Natronlauge. In der Kälte scheidet sich dann die freie Base langsam in kleinen, vielfach sternförmig verwachsenen, prismatischen Nadeln aus, welche nach mehrstündigem Stehen bei 0^0 filtriert und mit kaltem Wasser gewaschen werden.

Die Ausbeute betrug 85% der Theorie, so daß die Reaktion, wenn man die unvermeidlichen Verluste berücksichtigt, quantitativ genannt werden kann. Zur völligen Reinigung wird die Base in heißer wässeriger Lösung mit Tierkohle entfärbt und durch Abkühlen wieder kristallisiert. Die lufttrockne Substanz enthält 3 Mol. Kristallwasser, welche bei 105^0 entweichen.

Analyse: Ber. für $C_7H_9N_5O + 3\,H_2O$.

Prozente: H_2O 23,17.
Gef.   „   „   23,16.

Die getrocknete Substanz gab folgende Zahlen:

Analyse: Ber. für $C_7H_9N_5O$.

Prozente: C 46,92, H 5,03, N 39,10.
Gef.   „   „   46,61, „ 5,07, „ 38,91.

Das Dimethylaminooxypurin zeigt keinen deutlichen Schmelzpunkt. Im Kapillarrohre erhitzt, bleibt es bis 340^0 fast unverändert, bei wenig höherer Temperatur färbt es sich langsam braun und backt zusammen, schmilzt aber selbst bei 380^0, wenn man rasch erhitzt, noch nicht vollkommen.

Es löst sich in ungefähr 2 Teilen siedendem Wasser. In kaltem Wasser löst es sich sehr viel schwerer, denn aus einer 5-prozentigen

Lösung fällt es bei 0⁰ noch zum größten Teil aus. Die wässerige Lösung reagiert neutral.

In heißem Alkohol ist die Base verhältnismäßig recht schwer löslich und scheidet sich daraus beim Erkalten als kristallinisches Pulver aus. In Chloroform ist sie ebenfalls schwer löslich.

Sie bildet beständige, meist schön kristallisierende Salze. Das Hydrochlorat scheidet sich aus der konzentrierten warmen Lösung in schwacher Salzsäure als farblose Nadeln ab, welche unter dem Mikroskop meist wie lange dünne Prismen erscheinen. Das Nitrat, welches ähnliche Löslichkeit wie das salzsaure Salz besitzt, fällt aus der Lösung in farblosen Kristallaggregaten, welche unter dem Mikroskop Eisblumen ähnlich aussehen. Das Sulfat ist in Wasser besonders leicht löslich und kristallisiert in feinen biegsamen Nadeln. Das Chloroplatinat ist in heißem Wasser leicht löslich und scheidet sich in der Kälte langsam in ziemlich großen, rotgelben, meist prismenförmig, aber auch manchmal tafelförmig ausgebildeten Kristallen ab. Schwer löslich ist das Aurochlorat. Aus heißer verdünnter Salzsäure kristallisiert es beim Erkalten schnell in feinen gelben Nadeln. Mit Jodwismuth-Jodkalium gibt die Base sofort einen roten, körnigen, in kaltem Wasser fast unlöslichen Niederschlag, welcher auch in heißem Wasser recht schwer löslich ist und daraus in kleinen roten Kriställchen wieder ausfällt.

Verwandlung des 3.7-Dimethyl-6-amino-2-oxypurins in Theobromin.

1,5 g Dimethylaminooxypurin wurden in 10 ccm Wasser und 2,5 ccm verdünnter Schwefelsäure (von 25%) gelöst, dann auf 80⁰ erwärmt und unter stetem kräftigem Umschütteln 0,75 g festes Natriumnitrit in kleinen Portionen eingetragen. Dabei entweicht fortwährend Stickstoff neben roten Dämpfen, und schon während der Operation scheidet sich das Theobromin als schwach rötlichgelbes Pulver aus. Seine Menge betrug 0,7 g. Als das Filtrat in der gleichen Weise nochmals mit 0,5 g Natriumnitrit behandelt war, wurden weitere 0,5 g Theobromin erhalten, so daß die Gesamtausbeute 1,1 g betrug. Das so erhaltene Theobromin wurde aus heißem Wasser unter Zusatz von Tierkohle umkristallisiert.

Das Präparat gab dann nach dem Trocknen bei 105⁰ folgende Zahlen:

Analyse: Ber. für $C_7H_8N_4O_2$.

Prozente: C 46,67, H 4,44.
Gef.   „   „ 46,62, „ 4,57.

Dasselbe löste sich wie Theobromin in ungefähr 150 Teilen siedendem Wasser und schied sich daraus als körniges, undeutlich kristallinisches Pulver wieder ab. Es gab ferner mit Salpetersäure und Silbernitrat die charakteristische, in schönen farblosen Nadeln kristallisierende Doppelverbindung. Schließlich wurde es noch in Caffeïn verwandelt. Am leichtesten gelingt diese Reaktion, wenn man das Theobromin in 1 Mol. Normal-Kalilauge löst, 1 Mol. Jodmethyl zufügt und dann im geschlossenen Rohr unter andauerndem Umschütteln $^3/_4$ Stunden auf 100⁰ erhitzt. Beim Erkalten scheidet sich der größte Teil des Caffeïns in Kristallen ab. Den Rest gewinnt man durch Verdampfen der Mutterlauge und Auslaugen des Rückstandes mit Chloroform oder Benzol. Die Ausbeute beträgt mehr als 80% des angewandten Theobromins. Dieses Verfahren ist noch bequemer als dasjenige von Schmidt und Preßler, welche die Umsetzung von Theobrominkalium und Jodmethyl in wässerig-alkoholischer Lösung ausführten[1]). Das aus dem synthetischen Theobromin gewonnene Caffeïn zeigte den Schmelzpunkt und die übrigen Eigenschaften dieser Base.

Schließlich sage ich Herrn Dr. P. Hunsalz für die wertvolle Hilfe, welche er mir bei dieser Arbeit geleistet hat, besten Dank.

---

[1]) Liebigs Annal. d. Chem. **217**, 294 [1883].

18. Emil Fischer: Über die beiden Methyltrichlorpurine.

Berichte der deutschen chemischen Gesellschaft **30**, 1846 [1897].
(Eingegangen am 14. Juli.)

Als Vorstudium für die Synthese der natürlichen Xanthinkörper mußte ich die Verwandlungen der früher beschriebenen[1]) Methyltrichlorpurine

```
   N=C.Cl                      N=C.Cl
   |   |                       |   |
Cl.C   C.N                  Cl.C   C.N.CH3
   ‖   ‖  >C.Cl                ‖   ‖  >C.Cl
   N—C.N.CH3                   N—C.N
```

α-Methyltrichlorpurin   β-Methyltrichlorpurin
oder 9-Methyltrichlorpurin   oder 7-Methyltrichlorpurin

durch Alkali und Ammoniak untersuchen. Da diese Beobachtungen nicht in den Rahmen der später zu publizierenden Synthesen passen, so will ich sie hier getrennt als Ergänzung meiner älteren Arbeiten beschreiben.

Wie schon bekannt, verlieren die beiden Methyltrichlorpurine beim Erwärmen mit starker Salzsäure zunächst das in Stellung 8 befindliche Halogen und verwandeln sich in das entsprechende Methyloxydichlorpurin. Ähnlich verläuft die Wirkung der Alkalien. Wendet man alkoholisches Alkali an, so wird bei niederer Temperatur in beiden Methyltrichlorpurinen zunächst das in Stellung 8 befindliche Chlor ganz glatt durch Äthoxyl ersetzt. Bei höherer Temperatur entstehen Diäthoxyverbindungen. Dieses zweite Äthoxyl tritt bei dem 7-Methyltrichlorpurin nachgewiesenermaßen in die Stellung 6 ein. Bei der isomeren Verbindung findet wahrscheinlich das gleiche statt.

Größere Verschiedenheit zeigten die beiden Methyltrichlorpurine im Verhalten gegen wässeriges Alkali. Die 7-Methylverbindung verliert schon bei gewöhnlicher Temperatur das in Stellung 8 befindliche Chlor; bei dem 9-Methyltrichlorpurin tritt die Reaktion erst bei höherer

---

[1]) Berichte d. d. chem. Gesellsch. **17**, 331 [1884] (*S. 146*); **28**, 2488 [1895]. (*S. 194.*)

Temperatur ein und verläuft nicht ganz einheitlich. Als Hauptprodukt entsteht aber auch hier das 9-Methyl-8-oxy-dichlorpurin.

Ähnlich ist die Wirkung des Ammoniaks. Beim 7-Methyltrichlorpurin wird besonders leicht ein Chlor durch die Aminogruppe ersetzt und obschon der definitive Beweis mir nicht gelungen ist, glaube ich nach der Analogie mit der Wirkung des Alkalis annehmen zu dürfen, daß die Aminogruppe in Stellung 8 eintritt. Ich habe die Verbindung und ihre Verwandlungen ziemlich ausführlich in Gemeinschaft mit Hrn. Friedrich Jacobi studiert und die später für diese Produkte gebrauchten Strukturformeln beruhen auf der eben erwähnten Voraussetzung.

Die Wechselwirkung zwischen dem 9-Methyltrichlorpurin und dem Ammoniak erfolgt etwas schwieriger und ist noch nicht genügend untersucht.

Verhalten des 7-Methyltrichlorpurins gegen Alkalien.

Von wässerigem Alkali wird das Methyltrichlorpurin wegen seiner geringen Löslichkeit in kaltem Wasser langsam angegriffen. Man muß deshalb die Reaktion durch mechanische Bewegung unterstützen.

1 g feingepulverte Chlorverbindung ging beim starken andauernden Schütteln mit 10 ccm Normal-Kalilauge nach 3 Stunden völlig in Lösung und beim Ansäuern fiel das gebildete 7-Methyl-8-oxy-2.6-dichlorpurin kristallinisch aus (0,8 g). Das Produkt besaß nach dem Umkristallisieren aus Alkohol den Schmp. 268°. Zur weiteren Identifizierung wurde es in 1 Mol. Normal-Kalilauge gelöst und unter Schütteln mit der berechneten Menge Jodmethyl bei 100° in das 7.9-Dimethyl-8-oxy-2.6-dichlorpurin verwandelt, welches bei 184° schmolz. Die daraus endlich dargestellte Diäthoxyverbindung zeigte ebenfalls den bekannten Schmp. 127°.

Viel rascher wirkt Kalilauge bei 100°; denn 1 g des 7-Methyltrichlorpurins ging beim Kochen mit 25 ccm Wasser und 10 ccm Normal-Kalilauge schon nach einigen Minuten in Lösung. Das durch Säuren fällbare Reaktionsprodukt war hier nicht so rein, wie im vorhergehenden Falle und besaß infolgedessen einen erheblich niedrigeren Schmelzpunkt. Daß es aber ebenfalls zum größeren Teile aus dem 7-Methyl-8-oxy-2.6-dichlorpurin bestand, konnte durch die Methylierung nachgewiesen werden.

Noch leichter als wässeriges Alkali wirkt die alkoholische Lösung auf das 7-Methyltrichlorpurin. Schon bei 0° wird das in Stellung 8 befindliche Chloratom durch Äthoxyl ersetzt und bei 35° findet der gleiche Austausch zum zweiten Male in der Stellung 6 statt.

7-Methyl-8-äthoxy-2.6-dichlorpurin,

$$\begin{array}{ccc}
\text{N} &=& \text{CCl} \\
| & & | \\
\text{ClC} & & \text{C.N.CH}_3 \\
\| & & \| \quad {\diagup}\text{C.OC}_2\text{H}_5 \\
\text{N} &-& \text{C.N}
\end{array} \quad .$$

2 g 7-Methyltrichlorpurin wurden in 300 ccm Alkohol warm gelöst, dann auf 3⁰ abgekühlt und mit 10 ccm einer alkoholischen Kali-
lösung, welche 7% Kaliumhydroxyd enthielt, versetzt. Sofort entstand ein aus feinen Nädelchen bestehender Niederschlag. Nachdem
die Mischung noch eine Viertelstunde in Eis gestanden, wurde sie mit
dem gleichen Volumen Wasser verdünnt, zur Vervollständigung der
Ausscheidung nochmals auf·0⁰ abgekühlt und dann filtriert. Die Ausbeute betrug 1,2 g. Das Produkt ist nach einmaligem Umkristallisieren
aus heißem Alkohol rein. Für die Analyse war es bei 100⁰ getrocknet.

Analyse: Ber. für $C_8H_8N_4OCl_2$.

Prozente: C 38,9, H 3,2, N 22,7, Cl 28,75.
Gef.   „   „ 38,6, „ 3,4, „ 22,4, „ 28,75.

Die Substanz schmilzt bei 181—182⁰ (korr. 185—186⁰) ohne Zersetzung, bei höherer Temperatur zersetzt sie sich; in kleinerer Menge
läßt sie sich aber auch teilweise destillieren.

In heißem Wasser ist sie recht schwer löslich. 1 g verlangt von
heißem Alkohol ungefähr 33 ccm, von heißem Benzol 10 ccm, von
siedendem Chloroform 5 ccm und noch weniger von heißem Eisessig.
Beim Erkalten kristallisiert sie aus allen diesen Lösungen rasch, in
der Regel in feinen Nadeln. In kalten Alkalien ist die Verbindung
unlöslich. Beim Kochen geht sie dagegen rasch in Lösung, und beim
Ansäuern fällt dann eine neue kristallinische Substanz aus.

Daß die Verbindung die Äthoxygruppe in der Stellung 8 enthält,
beweist ihre Verwandlung in 7-Methyl-8-oxy-2.6-dichlorpurin durch
Salzsäure.

Zu dem Zwecke wurde 1 g feingepulverte Äthoxyverbindung
mit 16 ccm Salzsäure vom spez. Gew. 1,19 erwärmt. Dabei trat erst
klare Lösung ein, und dann schied sich sehr rasch das Umwandlungs-
produkt kristallinisch ab. Nach 3 Minuten langem Kochen wurde
mit Wasser verdünnt und nach dem Erkalten filtriert. Die Ausbeute
war fast quantitativ. Das Produkt schmolz nach dem Umkristallisieren
bei 265⁰, zur weiteren Identifizierung diente die zuvor beschriebene
Verwandlung in das 7.9-Dimethyl-8-oxy-dichlorpurin und das Dimethyloxydiäthoxypurin.

18*

7-Methyl-6.8-diäthoxy-2-chlorpurin.

Diese Verbindung entsteht entweder aus der vorhergehenden oder direkt aus dem 7-Methyltrichlorpurin durch alkoholisches Kali bei höherer Temperatur.

Für die Darstellung werden am besten 5 g feingepulvertes 7-Methyltrichlorpurin mit 50 ccm einer 7-prozentigen alkoholischen Kalilauge 10—15 Minuten auf 35—40⁰ erwärmt und, da keine Lösung dabei erfolgt, die Masse gleichzeitig tüchtig mechanisch bewegt. Man verdünnt dann mit Wasser und filtriert. Die Menge des Rohproduktes ist gleich der des angewandten Trichlormethylpurins. Zur Reinigung wurde dasselbe einmal aus heißem Alkohol und dann aus heißem Essigäther umkristallisiert. Die Ausbeute an reinem Präparat ohne Berücksichtigung der Mutterlauge betrug 70% des angewandten Trichlormethylpurins.

Für die Analyse war es bei 100⁰ getrocknet.

Analyse: Ber. für $C_{10}H_{13}N_4O_2Cl$.

$\qquad$ Prozente: C 46,8, H 5,1, N 21,8, Cl 13,84.

$\qquad$ Gef. $\qquad$ „ $\qquad$ „ 46,6, „ 5,1, „ 21,5, „ 14,25.

Die Substanz schmilzt bei 194—195⁰ (korr.). 1 g löst sich in ungefähr 40 ccm siedendem Alkohol und 8 ccm heißem Chloroform. Noch leichter löst heißer Eisessig, während Benzol ungefähr in der Mitte zwischen Chloroform und Alkohol steht. Aus Alkohol kristallisiert sie beim Erkalten in farblosen, ziemlich dicken Prismen. In heißem Wasser ist sie sehr schwer löslich und fällt beim Erkalten in äußerst feinen Nädelchen. Gegen wässeriges Alkali ist sie viel beständiger als die zuvor beschriebene Monoäthoxyverbindung.

Beim Erwärmen mit starker Salzsäure verliert sie zunächst nur ein Äthyl, und es entsteht ein

7-Methyloxyäthoxychlorpurin,

in welchem die relative Stellung von Oxy und Äthoxyl noch unbekannt ist.

Zur Bereitung desselben wird die Diäthoxyverbindung mit 24 Gewichtsteilen Salzsäure vom spez. Gew. 1,19 auf dem Wasserbade erwärmt, wobei erst klare Lösung erfolgt und dann sehr bald die Abscheidung des neuen Produktes eintritt. Man erhitzt noch einige Minuten weiter, verdünnt dann mit Wasser und filtriert. Das Produkt wird entweder aus heißem Alkohol umkristallisiert oder in heißem Wasser unter Zusatz von etwas Ammoniak gelöst und durch Wegkochen des Ammoniaks wieder abgeschieden.

Für die Analyse war die Substanz bei 100^0 getrocknet.

Analyse: Ber. für $C_8H_9N_4O_2Cl$.

Prozente: C 42,0, H 3,9, N 24,5, Cl 15,5.
Gef. „ „ 41,7, „ 4,3, „ 24,3, „ 15,4.

Die Verbindung schmilzt bei $260—261^0$ (korr. $270—271^0$) ohne Zersetzung. Sie ist in heißem Wasser sehr schwer, in heißem Alkohol erheblich leichter löslich, noch besser wird sie von heißem Aceton aufgenommen und kristallisiert in feinen farblosen Nadeln. Die Alkalisalze sind in Wasser sehr leicht löslich, sie werden durch konzentriertes Alkali kristallinisch gefällt. Wässeriges Ammoniak löst die Verbindung ebenfalls leicht.

Bei der Behandlung mit starkem Jodwasserstoff verliert das 7-Methyl-6.8-diäthoxy-2-chlorpurin sowohl das Halogen wie die beiden Äthyl und verwandelt sich in das

$$7\text{-Methyl-}6.8\text{-dioxypurin,} \qquad \begin{array}{c} HN-CO \\ |\qquad| \\ HC\quad C.N.CH_3 \\ \|\quad\|\diagup CO \\ N-C.NH \end{array}.$$

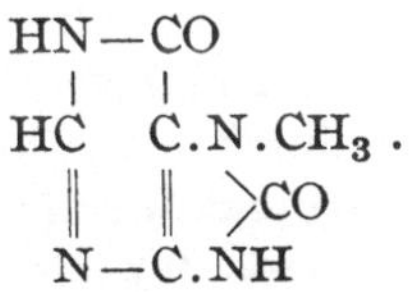

Das gepulverte 7-Methyldiäthoxychlorpurin löst sich in der zehnfachen Menge Jodwasserstoff (spez. Gew. 1,96) bei gewöhnlicher Temperatur und die eintretende Reduktion gibt sich bald durch Braunfärbung der Flüssigkeit kund. Fügt man gepulvertes Jodphosphonium zu und schüttelt immer wieder bis zur Entfärbung, so ist die Reduktion bei einer Temperatur von $20—25^0$ ungefähr nach 3 Stunden beendet. Beim Verdampfen der Lösung bleibt das Jodhydrat des Methyldioxypurins als schön kristallisierte, fast farblose Masse zurück. Dasselbe wird in verdünntem heißem Ammoniak gelöst, die Flüssigkeit verdampft, um das Ammoniaksalz zu zerlegen, und der Rückstand mit kaltem Wasser ausgelaugt, wobei das Methyldioxypurin als farblose körnige Masse zurückbleibt. Die Ausbeute an Rohprodukt ist fast quantitativ. Zur Reinigung wird dasselbe aus heißem Wasser unter Zusatz von ein paar Tropfen Salzsäure mehrmals umkristallisiert. Zur Lösung sind ungefähr 80 Teile nötig; will man aber hübsche Kristalle erhalten, so nimmt man besser die doppelte Menge. Bei gewöhnlicher Temperatur scheidet sich dann die Verbindung in kleinen, aber hübsch ausgebildeten, schräg abgeschnittenen Säulen oder Platten ab.

Die exsikkatortrockne Substanz verliert beim Trocknen bis 130^0 nicht an Gewicht.

Analyse: Ber. für $C_6H_6N_4O_2$.

Prozente: C 43,4, H 3,6, N 33,7.
Gef. „ „ 43,55, „ 3,85, „ 33,6.

Beim Erhitzen im Kapillarrohr beginnt sie gegen 400° sich zu bräunen. Beim rascheren Erhitzen schmilzt sie ebenfalls unter Braunfärbung und sublimiert gleichzeitig in kleinerer Menge. Von siedendem Wasser verlangt sie ungefähr 80 Teile, von kochendem Eisessig etwa 50 Teile zur Lösung. In heißem Alkohol ist sie sehr schwer löslich (ca. 1500 Teile). In starker Salzsäure löst sie sich zumal in der Wärme in erheblicher Menge, und beim Erkalten scheidet sich aus der konzentrierten Lösung das Hydrochlorat in kleinen Nadeln ab. Salpetersäure (spez. Gew. 1,4) löst und oxydiert schon bei gewöhnlicher Temperatur.

In Alkalien und Ammoniak ist die Substanz sehr leicht löslich. Aus der ammoniakalischen Lösung fällt Silbernitrat einen amorphen Niederschlag, der auch beim Kochen ziemlich beständig ist. Sehr schön ist das Barytsalz. Es kristallisiert aus heißem Wasser, worin es ziemlich leicht löslich ist, beim Erkalten in glänzenden Nadeln. Von dem Xanthin und seinen Homologen unterscheidet sich dieses Methyldioxypurin ganz scharf durch das Verhalten gegen Chlor. Denn es wird dadurch nicht in Alloxan verwandelt und zeigt mithin auch nicht die Murexidreaktion.

Der Beweis für die oben angenommene Struktur des 7-Methyl-6.8-dioxypurins wurde durch die Methylierung ermöglicht. Die Verbindung verwandelt sich dabei in ein Trimethyldioxypurin, welches zusammen mit einer isomeren Verbindung in dem nachfolgenden Kapitel beschrieben wird.

Zwei mit dem Caffeïn isomere Trimethyldioxypurine.

Dieselben entstehen durch Methylierung der beiden schon bekannten bisher als α- und β-Verbindung bezeichneten Dimethyldioxypurine[1]). Die Struktur der letzteren konnte früher nicht mit Sicherheit festgestellt werden. Die jetzt bekannten Tatsachen gestatten aber die definitive Lösung dieser Frage. Das β-Dimethyldioxypurin entsteht nämlich durch Reduktion des aus 3.7-Dimethylharnsäure bereiteten Dimethyldioxychlorpurins. Für letzteres folgt aber aus der zuvor beschriebenen Synthese des Theobromins folgende Struktur:

$$
\begin{array}{ccc}
& N{=}C \,.\, Cl & \\
& | \qquad | & \\
OC & \quad C{-}N.CH_3 \,. & \\
| & \| \quad {>}CO & \\
CH_3.N{-}C{-}NH &
\end{array}
$$

---

[1]) Berichte d. d. chem. Gesellsch. **17**, 335 [1884] (*S. 150*) und **28**, 2487 [1895]. (*S. 193*.)

Für das β-Dimethyldioxypurin und das daraus hervorgehende Trimethyldioxypurin, ergeben sich also die Formeln:

$$
\begin{array}{ccc}
\text{N=CH} & & \text{N=CH} \\
| \quad | & & | \quad | \\
\text{OC} \quad \text{C—N.CH}_3 \quad \text{und} & & \text{OC} \quad \text{C—N.CH}_3 \\
| \quad \| \quad \text{>CO} & & | \quad \| \quad \text{>CO} \\
\text{CH}_3.\text{N—C—NH} & & \text{CH}_3.\text{N—C—N.CH}_3 \\
\text{3.7-Dimethyl-2.8-dioxypurin} & & \text{3.7.9-Trimethyl-2.8-dioxypurin.}
\end{array}
$$

Da nun die beiden isomeren α-Verbindungen nachgewiesenermaßen ein Sauerstoffatom in Stellung 8 enthalten, so bleiben für sie nur folgende Formeln übrig:

$$
\begin{array}{ccc}
\text{HN—CO} & & \text{CH}_3.\text{N—CO} \\
| \quad | & & | \quad | \\
\text{HC} \quad \text{C—N.CH}_3 \quad \text{und} & & \text{CH} \quad \text{C—N.CH}_3 \\
\| \quad \| \quad \text{>CO} & & \| \quad \| \quad \text{>CO} \\
\text{N—C—N.CH}_3 & & \text{N—C—N.CH}_3 \\
\text{7.9-Dimethyl-6.8-dioxypurin} & & \text{1.7.9-Trimethyl-6.8-dioxypurin.}
\end{array}
$$

Das 1.7.9-Trimethyl-6.8-dioxypurin entsteht nun auch durch Methylierung des zuvor beschriebenen 7-Methyl-6.8-dioxypurin, woraus also dessen Struktur gefolgert werden konnte.

1.7.9-Trimethyl-6.8-dioxypurin.

Die Methylierung des 7.9-Dimethyl-6.8-dioxypurins (α-Dimethyldioxypurins) geht in alkalischer Lösung recht glatt vonstatten. 1 g der Verbindung wurde in 5,6 ccm Normal-Kalilauge gelöst und nach Zusatz von 1 g Jodmethyl im geschlossenen Rohr unter Schütteln 1 Stunde auf 100° erwärmt.

Es entstand eine klare Lösung, welche auch beim Abkühlen keine Kristalle abschied. Dieselbe wurde zur Trockne verdampft, der Rückstand wiederholt mit Chloroform ausgekocht und das beim Verdampfen des Chloroforms zurückbleibende Produkt aus heißem Alkohol umkristallisiert. Die Ausbeute betrug 0,8 g. Für die Analyse war das Präparat bei 105° getrocknet.

Analyse: Ber. für $C_8H_{10}N_4O_2$.

Prozente: C 49,48, H 5,15.
Gef. „ „ 49,49, „ 5,19.

Die Verbindung hat ziemlich große Ähnlichkeit mit dem Caffeïn. Im Kapillarrohr erhitzt, schmilzt sie bei 229—230° (korr. 235—236°). Sie löst sich recht leicht in heißem Chloroform und heißem Wasser, erheblich schwerer in heißem Alkohol. Aus der Lösung in kaltem

Wasser wird sie durch Alkalien gefällt. Sie kristallisiert sowohl aus Alkohol wie aus Wasser in feinen Nadeln. Versetzt man die Lösung der Verbindung in der 7-fachen Menge 12-prozentiger Salzsäure mit einer konzentrierten Goldchloridlösung, so färbt sich die Flüssigkeit dunkelbraun und scheidet nach kurzer Zeit das Aurochlorat in gelben Nadeln ab. In heißem Wasser ist es sehr leicht löslich, scheidet sich aber auf Zusatz von Salzsäure schnell wieder ab. Es wird deshalb am besten aus verdünnter Salzsäure umkristallisiert. Scheidet es sich langsam daraus ab, so bildet es lange, schmale, schief abgeschnittene Blättchen. Bei schneller Kristallisation sieht es wie feine Nadeln aus, welche oft sternförmig verwachsen sind. Nach einer Goldbestimmung scheint das lufttrockne Salz ungefähr 2 Mol. Kristallwasser zu enthalten. Aber eine genaue Bestimmung desselben war nicht möglich, denn beim Erhitzen auf 105^0 trat zwar erheblicher Gewichtsverlust ein, aber die gleichzeitig auftretende Färbung ließ auf eine weitergehende Zersetzung schließen.

Vom Caffeïn kann die Base leicht durch Chlorwasser unterschieden werden; denn sie gibt damit nicht die für die Xanthinkörper so charakteristische Murexidprobe.

Um das 1.7.9-Trimethyl-6.8-dioxypurin aus dem 7-Methyl-6.8-dioxypurin zu gewinnen, löst man dasselbe in der berechneten Menge Normal-Kalilauge (2 Mol.), fügt Jodmethyl (2 Mol.) hinzu und erhitzt das Gemisch im geschlossenen Rohr unter fortwährendem Schütteln auf 100^0. Die farblose, ganz schwach saure Lösung wird dann zur Trockne verdampft, der Rückstand mit Chloroform ausgezogen und der beim Verdampfen desselben bleibende Rückstand aus Alkohol umkristallisiert.

Analyse: Ber. für $C_8H_{10}N_4O_2$.

Prozente: C 49,48, H 5,15, N 28,9.
Gef.   ,,   ,, 49,4, ,, 5,3, ,, 28,6.

Das Präparat zeigte alle zuvor beschriebenen Eigenschaften des 1.7.9-Trimethyl-6.8-dioxypurins.

3.7.9 - Trimethyl - 2.8 - dioxypurin.

Die Verbindung wird genau auf dieselbe Art, wie die zuvor beschriebene, aus dem 3.7-Dimethyl-2.8-dioxypurin (β-Dioxydimethylpurin) erhalten. Die Ausbeute betrug ungefähr 70% des Ausgangsmaterials. Für die Analyse wurde das Produkt zweimal aus absolutem Alkohol umkristallisiert und bei 105^0 getrocknet.

Analyse: Ber. für $C_8H_{10}N_4O_2$.

Prozente: C 49,48, H 5,15.
Gef.   ,,   ,, 49,39, ,, 5,19.

Im Kapillarrohr erhitzt, beginnt die Substanz gegen 240^0 zu sintern und schmilzt bei 247^0 (korr. 254^0). Sie löst sich selbst in kaltem Wasser recht leicht, desgleichen in heißem Alkohol und Chloroform, dagegen ziemlich schwer in kaltem Alkohol.

Aus heißem Alkohol kristallisiert sie deshalb leicht in schönen Nadeln, welche häufig zu kugelförmigen Aggregaten vereinigt sind. Aus der wässerigen Lösung wird sie auch durch starke Alkalien gefällt. Von der vorhergehenden Verbindung unterscheidet sie sich durch den höheren Schmelzpunkt, die größere Löslichkeit in kaltem Wasser und die Eigenschaften des Aurochlorats. Das letztere bildet auch gelbe Nadeln, welche zwar in heißem Wasser ebenfalls leicht löslich sind, aber beim Erkalten sehr bald wieder ausfallen. Beim raschen Erhitzen schmilzt das Salz bei ungefähr $233\!-\!235^0$ (unkorr.) unter Zersetzung. Das lufttrockne Salz verlor bei 110^0 nicht an Gewicht und gab bei der Analyse folgende Zahlen:

Analyse: Ber. für $C_8H_{10}N_4O_2 . HAuCl_4$.

$\qquad\qquad$ Prozente: Au 36,82.
$\qquad$ Gef. $\qquad$ „ $\qquad$ „ 36,96.

Mit Chlorwasser gibt das 3.7.9-Trimethyl-2.8-dioxypurin ebenso wenig wie der isomere Körper die Murexidprobe.

Verhalten des 9-Methyltrichlorpurins gegen Alkalien.

Da mit wässerigem Alkali bei gewöhnlicher Temperatur trotz heftigem Schütteln nach mehreren Stunden keine wahrnehmbare Einwirkung stattfand, so wurde das feingepulverte Methyltrichlorpurin mit der 10-fachen Menge Normal-Kalilauge zum Sieden erhitzt. Nach einigen Minuten erfolgte klare Lösung, und beim Ansäuern schied sich daraus eine kristallinische Masse ab. Dieselbe war ein Gemisch verschiedener Körper, denn beim Umkristallisieren aus heißem Alkohol fiel zunächst in geringerer Menge ein feines Kristallpulver aus, welches bei $286\!-\!288^0$ (korr. $297\!-\!300,5^0$), mithin höher als das 9-Methyl-8-oxydichlorpurin, schmolz. Die Mutterlauge aber gab als Hauptprodukt unreines 9-Methyl-8-oxydichlorpurin, welches zunächst den niedrigen Schmp. $252\!-\!255^0$ (korr. $261\!-\!265^0$) zeigte. Da die Reinigung durch weitere Kristallisation Schwierigkeiten bot, so wurde das Rohprodukt direkt auf nassem Wege weiter methyliert. So konnte dann leicht reines 7.9-Dimethyl-8-oxy-2.6-dichlorpurin vom Schmp. 184^0 gewonnen werden.

Leichter und glatter verläuft die Einwirkung der alkoholischen Kalilauge. In der Kälte entsteht das

9 - M e t h y l - 8 - ä t h o x y - 2 . 6 - d i c h l o r p u r i n ,

$$\begin{array}{c}
\mathrm{N\!=\!CCl} \\
|\qquad| \\
\mathrm{ClC\quad C\!-\!N} \\
\|\quad\|\quad \diagdown\mathrm{C.OC_2H_5} \\
\mathrm{N\!-\!C\!-\!N.CH_3}
\end{array}$$

Löst man 1 g des 9-Methyltrichlorpurins in 300 ccm Alkohol, kühlt auf 5⁰ ab und fügt 5 ccm einer alkoholischen Kalilauge von 7% Kaliumhydroxyd hinzu, so beginnt nach einiger Zeit die Abscheidung von Chlorkalium. Läßt man die Flüssigkeit dann bei Zimmertemperatur stehen, so ist nach einer halben Stunde die Reaktion beendigt. Für die Isolierung der leicht löslichen Äthoxyverbindung fügt man 100 ccm Wasser hinzu, übersättigt schwach mit Essigsäure und verdampft den Alkohol am besten im luftverdünnten Raum. Dann scheidet sich die Äthoxyverbindung als kristallinische Masse ab, welche mit kaltem Wasser gewaschen wird. Die Ausbeute beträgt etwa 70% des Ausgangsmaterials. Das Produkt wird in wenig warmem Benzol gelöst; versetzt man diese Lösung bis zur Trübung mit Petroläther, so scheiden sich alsbald hübsche, zu kugeligen Aggregaten vereinigte Nädelchen ab, welche für die Analyse bei 100⁰ getrocknet wurden.

Analyse: Ber. für $C_8H_8N_4OCl_2$.

Prozente: C 38,87, H 3,24, N 22,67, Cl 28,75.
Gef.   „   „ 38,79, „ 3,53, „ 22,38, „ 28,82.

Die Verbindung beginnt bei 148⁰ weich zu werden und schmilzt bei 152⁰ (korr. 154⁰). Sie löst sich in ungefähr 2,5 Teilen warmem Benzol, 20 Teilen heißem Alkohol und 1850 Teilen siedendem Wasser; aus letzterem kristallisiert sie beim Erkalten in langen glänzenden Nadeln.

Durch starke Salzsäure läßt sie sich leicht in das 9-Methyl-8-oxydichlorpurin verwandeln. Zu dem Zweck wurde sie in der dreifachen Menge Salzsäure (spez. Gew. 1,19) durch Schütteln gelöst; beim Erwärmen entwickelte sich sofort Chloräthyl, und es schied sich das Methyloxydichlorpurin als kristallinische Masse ab. Die Zersetzung war nach 5 Minuten auf dem Wasserbade beendet und die Ausbeute fast quantitativ. Das umkristallisierte 9-Methyl-8-oxy-2.6-dichlorpurin zeigte den früher beobachteten Schmp. 274⁰ (korr. 284⁰). Zur weiteren Identifizierung diente die Überführung in das 7.9-Dimethyl-8-oxy-2.6-dichlorpurin. Dieselbe wurde früher[1]) mit Hilfe des Bleisalzes ausgeführt. Viel leichter gelingt sie auf nassem

---

[1]) Berichte d. d. chem. Gesellsch. **17**, 333 [1884]. (*S. 148.*)

Wege. Man löst das Methyloxydichlorpurin in der für 1 Mol. berechneten Menge Normal-Kalilauge, fügt die ebenfalls für 1 Mol. berechnete Menge Jodmethyl hinzu und erhitzt im geschlossenen Rohr unter häufigem Schütteln im Wasserbade. Nach kurzer Zeit beginnt die Abscheidung der Dimethylverbindung, welche nach dem Umkristallisieren aus Alkohol die früher beschriebenen Eigenschaften zeigte. Die Ausbeute an reiner Dimethylverbindung beträgt nach diesem Verfahren mehr als 70% der Monomethylverbindung.

9 - Methyldiäthoxychlorpurin.

Wird die vorhergehende Verbindung mit alkoholischem Kali gekocht, so tauscht sie noch ein Chlor gegen Äthoxyl aus. Nach der Analogie mit dem 7-Methyltrichlorpurin halte ich es für wahrscheinlich, daß auch in diesem Falle das zweite Äthoxyl an Stelle 6 eintritt. Der Beweis dafür ist aber bisher nicht geführt.

Will man die Diäthoxyverbindung, welche schon früher von mir kurz erwähnt wurde[1]), direkt aus dem 9-Methyltrichlorpurin darstellen, so löst man 1 g desselben in 25 ccm heißem Alkohol, fügt 0,5 g Kali in alkoholischer Lösung zu, kocht $^1/_4$ Stunde am Rückflußkühler und gießt in 40 ccm heißes Wasser. Beim Abkühlen fällt die Diäthoxyverbindung als dicker Brei von äußerst feinen Nadeln aus. Dieselben wurden aus heißem Alkohol umkristallisiert und für die Analyse bei 100° getrocknet.

Analyse: Ber. für $C_{10}H_{13}N_4O_2Cl$.

Prozente: C 46,8, H 5,1, Cl 13,8.
Gef. „ „ 46,5, „ 5,3, „ 13,9.

Die Verbindung schmilzt bei 147—148° (korr. 149—150°). Sie löst sich in ungefähr 4000 Teilen kochendem Wasser, 5—6 Teilen heißem Alkohol oder Essigester und etwa 2 Teilen kochendem Benzol.

In Salzsäure (spez. Gew. 1,19) löst sie sich in der Kälte leicht und verwandelt sich beim Erwärmen der Lösung in ein neues Produkt, welches sich alsbald kristallinisch abscheidet und aus heißem Alkohol in feinen, meist fächerförmig gruppierten Nadeln vom Schmp. 264° kristallisiert.

Aminoderivate des 7 - Methylpurins,
(in Gemeinschaft mit Friedrich Jacobi bearbeitet).

Durch Ammoniak wird das 7-Methyltrichlorpurin in warmer alkoholischer Lösung sehr rasch in das Methyl-amino-dichlorpurin verwandelt, welches sehr wahrscheinlich die Struktur

---

[1]) Berichte d. d. chem. Gesellsch. **17**, 332 [1884]. (*S. 146.*)

$$
\begin{array}{c}
\mathrm{N}\!=\!\mathrm{C.Cl} \\
| \quad | \\
\mathrm{Cl.C} \quad \mathrm{C}\!-\!\mathrm{N.CH_3} \\
\| \quad \| \quad\rangle\mathrm{C.NH_2} \\
\mathrm{N}\!-\!\mathrm{C}\!-\!\mathrm{N}
\end{array}
$$

hat.

Durch Reduktion mit Jodwasserstoff entsteht aus der Chlorverbindung das entsprechende, stark basische 7-Methyl-amino-purin

$$
\begin{array}{c}
\mathrm{N}\!=\!\mathrm{CH} \\
| \quad | \\
\mathrm{HC} \quad \mathrm{C}\!-\!\mathrm{N.CH_3} \\
\| \quad \| \quad\rangle\mathrm{C.NH_2} \\
\mathrm{N}\!-\!\mathrm{C}\!-\!\mathrm{N}
\end{array}
\quad .
$$

Dagegen tauscht das Methyl-amino-dichlorpurin beim Erhitzen mit starker Salzsäure auf 130⁰ beide Halogenatome gegen Sauerstoff aus und es resultiert das 7-Methyl-amino-dioxypurin,

$$
\begin{array}{c}
\mathrm{HN}\!-\!\mathrm{CO} \\
| \quad | \\
\mathrm{CO} \quad \mathrm{C}\!-\!\mathrm{N.CH_3} \\
| \quad \| \quad\rangle\mathrm{C.NH_2} \\
\mathrm{HN}\!-\!\mathrm{C}\!-\!\mathrm{N}
\end{array}
\quad ,
$$

welches gleichzeitig Säure und Base ist.

7 - Methyl - 8 - amino - 2.6 - dichlorpurin.

Sättigt man die heiße Lösung des 7-Methyltrichlorpurins in 25 Teilen absolutem Alkohol mit gasförmigem Ammoniak, so fällt nach kurzer Zeit aus der hellgelben Flüssigkeit die Aminoverbindung als gelbes Kristallpulver aus, welches aus mikroskopischen kugeligen Aggregaten besteht. Man läßt erkalten, filtriert und wäscht mit Wasser. Die Ausbeute beträgt etwa 85% der Theorie. Zur Reinigung wird das Produkt in 15 Teilen heißer 20-prozentiger Schwefelsäure gelöst, dann die schwach gelbe Flüssigkeit kurze Zeit mit Tierkohle gekocht und das farblose Filtrat, welches beim Erkalten das Sulfat kristallinisch abscheidet, mit verdünntem Ammoniak neutralisiert. Dabei fällt das Methyl-amino-dichlorpurin als farbloses kristallinisches Pulver aus.

Für die Analyse wurde es bei 110⁰ getrocknet.

Analyse: Ber. für $C_6H_5N_5Cl_2$.

Prozente: C 33,03, H 2,29, N 32,11, Cl 32,57.
Gef.   „   „ 33,19, „ 2,50, „ 32,12, „ 32,44.

Das Methyl-amino-dichlorpurin zersetzt sich erst bei hoher Temperatur, ohne vorher zu schmelzen und liefert unter Aufblähen und

Entwickelung von Salzsäure eine glänzende Kohle. In heißem Alkohol ist es sehr wenig und in Wasser noch schwerer löslich. Ebensowenig wird es von Ammoniak und Alkalien aufgenommen, dagegen löst es sich in starken Mineralsäuren unter Salzbildung. Die Salze werden aber schon durch Wasser gespalten. Das Hydrochlorat, welches selbst in der Siedehitze ziemlich schwer löslich ist, scheidet sich beim Erkalten der Lösung der Base in verdünnter Salzsäure als feine, farblose Nadeln ab.

Das Sulfat ist in heißer verdünnter Schwefelsäure recht leicht löslich und kristallisiert aus der konzentrierten Lösung beim Erkalten in feinen, farblosen Nadeln, welche vielfach kugelig verwachsen sind.

Das Nitrat ist in heißer verdünnter Salpetersäure leicht löslich und kristallisiert daraus beim Erkalten schnell in schönen Nadeln. Mit starker Salpetersäure verdampft, gibt es keine Murexidreaktion.

7 - Methyl - 8 - aminopurin.

Feingepulvertes Methyl-amino-dichlorpurin wird mit der 10-fachen Menge Jodwasserstoffsäure vom spez. Gew. 1,96 unter Zusatz von Jodphosphonium und öfterem Schütteln auf dem Wasserbade erwärmt, bis eine klare und schwach gelbe Lösung entstanden ist. Die Operation dauert bei kleinen Mengen kaum mehr als 15 Minuten. Beim Verdampfen des Jodwasserstoffs bleibt das Jodhydrat des Methyl-amino-purins als kristallinische Masse zurück. Man löst dasselbe in Wasser und fällt die Base mit Ammoniak. Zur Reinigung wird dieselbe in verdünnter Salzsäure gelöst, mit Tierkohle bis zur Entfärbung gekocht, aus dem Filtrat wieder mit Ammoniak abgeschieden und aus viel heißem Wasser umkristallisiert. So bereitet, bildet sie derbe, stark glänzende, prismatische Kristalle.

Für die Analyse wurde sie bei 130⁰ getrocknet, wobei sie nur unwesentlich an Gewicht verlor.

Analyse: Ber. für $C_6H_7N_5$.
Prozente: C 48,32, H 4,7, N 46,98.
Gef. „ „ 48,34, „ 4,92, „ 46,87.

Das Methyl-amino-purin zersetzt sich erst bei hoher Temperatur unter Schwärzung und partieller Schmelzung. Von siedendem Wasser verlangt es 104 Teile zur Lösung und kristallisiert beim Erkalten sehr rasch. In Alkalien ist es nicht löslich. Die wässerige Lösung reagiert neutral. Mit Salpetersäure gibt es ebensowenig wie sein Chlorderivat die Murexidreaktion.

Die Salze sind gegen Wasser beständig. Das Hydrochlorat ist in kaltem Wasser ziemlich leicht löslich und scheidet sich daraus beim

Verdunsten in feinen, farblosen, ziemlich langen Nadeln ab. Das Sulfat ist in Wasser ebenfalls recht leicht löslich. Viel schwerer löst sich das Nitrat in kaltem Wasser. Aus der heißen Lösung scheidet es sich schnell in farblosen, eigentümlich verwachsenen, knollenartigen Kristallen ab.

Das Aurochlorat ist in heißer verdünnter Salzsäure ziemlich leicht löslich, kristallisiert aber beim Erkalten sehr leicht und bildet entweder große gelbe Spieße oder kleine, meist zu zweien verwachsene, wetzsteinförmige Kristalle. Beim Kochen mit Wasser wird es unter Abscheidung eines Öls zerlegt, aber durch Zusatz von Salzsäure wieder regeneriert. Das Chloroplatinat ist leichter löslich als das Goldsalz und kristallisiert aus warmer verdünnter Salzsäure in feinen gelbroten Nadeln.

7 - Methyl - 8 - amino - 2.6 - dioxypurin.

Wird das feingepulverte 7-Methyl-amino-dichlorpurin mit der 40-fachen Menge Salzsäure vom spez. Gewicht 1,19 im geschlossenen Rohr im Ölbade erwärmt, so geht es beim Umschütteln schon bei 120⁰ in Lösung. Man steigert die Temperatur bis 130⁰. Schon nach einer halben Stunde beginnt die Kristallisation des salzsauren Methyl-amino-dioxypurins. Nach weiterem $^1/_2$-stündigem Erhitzen läßt man erkalten, filtriert auf Glaswolle und wäscht mit starker Salzsäure. Die Mutterlauge gibt beim Eindampfen eine zweite, aber viel geringere Kristallisation.

Das salzsaure Salz wird zwar schon durch Wasser zerlegt, aber zur Darstellung der Base löst man dasselbe am besten in warmer, stark verdünnter Natronlauge und übersättigt mit Essigsäure; dabei entsteht zunächst eine Gallerte, welche durch kurzes Kochen in ein farbloses kristallinisches Pulver verwandelt wird. Dasselbe wurde nach dem Filtrieren und sorgfältigen Auswaschen mit Wasser für die Analyse bei 110⁰ getrocknet, wobei es nur sehr wenig an Gewicht verlor.

Analyse: Ber. für $C_6H_7N_5O_2$.
Prozente: C 39,77, H 3,86, N 38,67.
Gef.   „   „ 39,59, „ 4,00, „ 38,63.

Das 7-Methyl-amino-dioxypurin verkohlt bei hoher Temperatur, ohne zu schmelzen. In heißem Wasser ist es außerordentlich schwer löslich, leicht wird es dagegen von warmer verdünnter Schwefelsäure aufgenommen, und wenn die Lösung nicht zu sehr verdünnt ist, so scheidet sich beim Erkalten das Sulfat in feinen, biegsamen Nadeln ab. Viel schwerer löst sich die Verbindung in warmer verdünnter Salzsäure und beim Erkalten fällt das Hydrochlorat in feinen, sternförmig vereinigten Nadeln aus. Beide Salze werden durch Wasser zerlegt. Von Salpetersäure wird die Verbindung in der Wärme rasch zerstört und in Alloxan verwandelt. Sie gibt infolgedessen die Murexidreaktion ebenso schön wie die Harnsäure und unterscheidet sich dadurch von den beiden sauerstofffreien Verbindungen.

In verdünnten Alkalien ist das Methyl-amino-dioxypurin besonders in der Wärme leicht löslich; es bildet Salze mit einem Äquivalent Metall. Die Natriumverbindung ist in der Kälte ziemlich schwer löslich, infolgedessen scheidet sie sich bei längerem Stehen einer warm bereiteten Lösung als große, wasserhelle, gut ausgebildete kompakte Kristalle ab. Über Schwefelsäure getrocknet, haben dieselben die Zusammensetzung:

$$C_6H_6N_5O_2Na + 2\,H_2O\,.$$

Das Kristallwasser entweicht vollständig bei 4-stündigem Erhitzen auf 115^0.

Analyse: Ber. Prozente: H_2O 15,02.

Gef.   „   „ 14,43.

Analyse: Ber. für $C_6H_6N_5O_2Na$.

Prozente: Na 11,33.

Gef.   „   „ 11,40.

Die wässerige Lösung des Salzes reagiert stark alkalisch.

In warmem Ammoniak ist das Methyl-amino-dioxypurin zwar schwerer löslich als in Natronlauge, aber sehr viel leichter als in Wasser. Beim Wegkochen des Ammoniaks scheidet es sich sehr rasch wieder ab. Versetzt man die ammoniakalische Lösung mit Silbernitrat, so fällt das Silbersalz als weißer amorpher Niederschlag.

An den vorstehenden Versuchen, welche größtenteils nicht im Zusammenhang, sondern gelegentlich für Zwecke des Vergleichs mit anderen Resultaten ausgeführt wurden, haben außer Hrn. Jacobi die Herren Doktoren P. Hunsalz, G. Pinkus und F. Hübner teilgenommen, wofür ich denselben besten Dank sage.

19. Emil Fischer und Lorenz Ach: Über das Oxydichlorpurin.

Berichte der deutschen chemischen Gesellschaft **30**, 2208 [1897].

(Eingegangen am 2. Oktober; vorgetragen in der Sitzung von Hrn. E. Fischer.)

Vor 13 Jahren hat der eine von uns[1]) gezeigt, daß man den Methylharnsäuren den Sauerstoff durch Chlorphosphor teilweise oder gänzlich entziehen und Produkte gewinnen kann, welche gechlorte Purine genannt werden. Am ausführlichsten wurde der Vorgang studiert bei der 9-Methylharnsäure (β-Methylharnsäure), welche bei gemäßigter Einwirkung des Chlorphosphors ein Methyloxydichlorpurin und bei erschöpfender Behandlung das Methyltrichlorpurin lieferte.

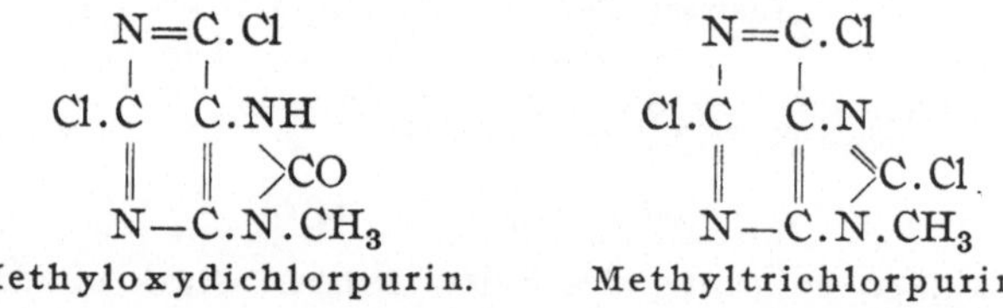

Methyloxydichlorpurin.   Methyltrichlorpurin.

Die Übertragung dieser Reaktion auf die Harnsäure selbst mißlang damals wegen ihrer geringen Löslichkeit in Phosphoroxychlorid und wegen ihrer Unbeständigkeit gegen das oxydierende Pentachlorid.

Um diese Schwierigkeiten zu umgehen, haben wir an Stelle der freien Säure das Kaliumsalz angewandt und die Chlorierung allein durch Phosphoroxychlorid bewerkstelligt. So ist es uns denn gelungen, aus der Harnsäure eine Verbindung $C_5H_2N_4OCl_2$ in reichlicher Menge zu gewinnen, welche in jeder Beziehung dem oben erwähnten Methyloxydichlorpurin entspricht. Daß dieselbe wirklich das 8-Oxy-2.6-dichlorpurin von der Formel

$$\begin{array}{c} N\!=\!C.Cl \\ | \quad | \\ Cl.C \quad C.NH \\ \| \quad \| \; {>}CO \\ N\!-\!C.NH \end{array}$$

ist, beweist das Resultat der Methylierung, denn hierdurch entsteht das längst bekannte 7.9-Dimethyloxydichlorpurin vom Schmp. 184°, dessen Struktur durch Spaltungen festgestellt ist[2]).

---

[1]) E. Fischer, Berichte d. d. chem. Gesellsch. **17**, 328 (*S. 143*) und 1776 [1884]. (*S. 153.*)

[2]) E. Fischer, Berichte d. d. chem. Gesellsch. **17**, 1780 [1884]. (*S. 157.*)

Durch Reduktion mit Jodwasserstoff wird das neue Oxydichlorpurin gerade so wie die methylierten Chlorpurine in das zugehörige
8-Oxypurin übergeführt. Ferner kann es durch längeres Erhitzen
mit Salzsäure in Harnsäure zurückverwandelt werden. Endlich lassen
sich die Chloratome sukzessive durch die Aminogruppe ersetzen. Das
durch diese Reaktion zuerst entstehende Produkt ist, wie aus den
später zu beschreibenden Beziehungen zum Adenin hervorgeht, das
6-Amino-8-oxy-2-chlorpurin:

$$\begin{array}{c} N\!\!=\!\!C.NH_2 \\ | \quad\; | \\ Cl.C \quad C.NH \\ \| \quad\; \| \;\;\rangle CO \\ N\!-\!C.NH \end{array}$$

und liefert bei der Reduktion das mit dem Guanin isomere 6-Amino-
8-oxypurin. Bei stärkerer Einwirkung des Ammoniaks wird auch
das zweite Chloratom ersetzt, und es resultiert das 2.6-Diamino-8-oxy-
purin:

$$\begin{array}{c} N\!\!=\!\!C.NH_2 \\ | \quad\; | \\ NH_2.C \quad C.NH \\ \| \quad\; \| \;\;\rangle CO \\ N\!-\!C.NH\; . \end{array}$$

8-Oxy-2.6-dichlorpurin.

1 Teil scharf getrocknetes harnsaures Kalium wird mit 1,2 Teilen
Phosphoroxychlorid gut gemischt und im geschlossenen Gefäß 6 Stunden
auf 160—170⁰ erhitzt. Im kleinen gibt man zweckmäßig harnsaures
Kalium und Oxychlorid schichtenweise ins Einschmelzrohr und schüttelt
nach dem Zuschmelzen kräftig durcheinander. Nach dem Erkalten
ist noch ziemlich starker Druck im Gefäß. Man zersetzt die dunkel
gefärbte, zusammengebackene Masse mit Wasser und saugt das abgeschiedene Produkt ab. Zur Zerstörung der Nebenprodukte trägt
man die auf dem Wasserbade getrocknete Masse in 4—6 Teile heiße
Salpetersäure vom spez. Gewicht 1,4 portionenweise ein und kocht
20—30 Minuten über freier Flamme. Dabei bleibt das Oxydichlorpurin
zum größten Teil ungelöst. Der Rest scheidet sich beim Verdünnen
mit Wasser ab. Man erhält so ein gelb gefärbtes , fein kristallinisches
Pulver. Die Ausbeute beträgt 40—50% des angewandten harnsauren
Kaliums.

Für die weitere Reinigung dient das schön kristallisierende Ammoniumsalz, welches am besten in alkoholischer Lösung bereitet wird.

Man suspendiert zu dem Zwecke das gepulverte Oxydichlorpurin etwa in der 24-fachen Gewichtsmenge siedenden Alkohols und fügt dann alkoholisches Ammoniak hinzu, bis das Purin unter Zurücklassung von einigen braunen Flocken in Lösung gegangen ist. Man kocht dann noch mit etwas Tierkohle und filtriert. Beim Erkalten scheidet sich das Ammoniumsalz in großen, ganz schwach gelb gefärbten Blättern ab. Wird die Kristallisation durch starke Abkühlung befördert, so beträgt die Ausbeute etwa zwei Drittel des angewandten Oxydichlorpurins. Der Rest desselben wird aus der Mutterlauge durch Eindampfen und abermalige Kristallisation gewonnen. Aus dem Ammoniumsalz gewinnt man durch Lösen in Wasser und Ansäuern das Oxydichlorpurin. Die Ausbeute beträgt etwa 80% des Rohproduktes oder 32—40% des angewandten harnsauren Kaliums. Man kann auch das Ammoniumsalz in wässeriger Lösung darstellen und durch Umkristallisieren reinigen, muß aber dann mit der ziemlich großen Löslichkeit desselben in Wasser rechnen.

Für die Analyse wurde das Oxydichlorpurin noch zweimal aus heißem Alkohol unter Zusatz von etwas Tierkohle umkristallisiert.

Analyse des bei 110⁰ getrockneten Produktes: Ber. für $C_5H_2N_4OCl_2$.

Prozente: C 29,30, H 0,98, N 27,32, Cl 34,60.
Gef. __ __ 29,20, __ 1,45, __ 27,22, __ 34,42.

Beim Erhitzen im Kapillarrohr fängt das Oxydichlorpurin erst über 350⁰ an, schwach braun zu werden, und zersetzt sich bei noch höherer Temperatur allmählich, ohne zu schmelzen.

Es löst sich in ungefähr 120 Teilen siedendem Alkohol[1]) und kristallisiert daraus beim Erkalten in mikroskopisch kleinen, häufig verwachsenen, farblosen Prismen. Von kochendem Wasser sind ungefähr 1000 Teile zur Lösung erforderlich, bei längerem Stehen in der Kälte kristallisiert es daraus in mikroskopisch kleinen, schiefen Täfelchen oder in spießartigen Formen.

Es löst sich leicht in Alkalien, wässerigem Ammoniak und beim Kochen auch in Alkalicarbonaten. Das schön kristallisierende Ammoniumsalz ist oben beschrieben. Die Alkalisalze sind in Wasser viel leichter löslich, werden aber durch sehr konzentriertes Alkali in der Kälte in äußerst feinen, biegsamen Nädelchen abgeschieden. Diese Fällung erfolgt bei der Natriumverbindung rascher als bei dem Kaliumsalz. Besonders schön ist das Baryumsalz; es löst sich in heißem Wasser

---

[1]) Diese Löslichkeitszahlen bedeuten immer Gewichtsteile. Wenn sie nur als approximative Werte angegeben sind, wird man sich nicht wundern, bei genauen Bestimmungen Abweichungen vielleicht von 10% oder noch etwas mehr zu finden. Ich habe aber doch geglaubt, dieselben mitteilen zu sollen, da sie sehr viel mehr sagen als die sonst üblichen Ausdrücke „schwer löslich, leicht löslich usw."

ziemlich leicht und kristallisiert daraus beim Erkalten in farblosen Nadeln, welche häufig büschel- oder sternförmig verwachsen sind.

Leicht löst sich das Oxydichlorpurin in konzentrierter Schwefelsäure, wird aber durch Wasser daraus sofort gefällt. Auch heiße konzentrierte Salpetersäure löst es in ziemlich großer Menge und oxydiert es nur langsam. In konzentrierter kochender Salzsäure ist es dagegen sehr schwer löslich, noch weniger wird es von verdünnten Mineralsäuren aufgenommen.

Verwandlung des Oxydichlorpurins in Harnsäure.

Wird das feingepulverte Oxydichlorpurin mit der 50-fachen Gewichtsmenge Salzsäure (spez. Gewicht 1,19) im geschlossenen Rohr unter fortwährender schüttelnder Bewegung auf 120^0 erhitzt, so erfolgt nach 3—4 Stunden klare Lösung, und nach 7 Stunden ist die Zersetzung zum größten Teil beendet. Nach dem Erkalten ist nur schwacher Druck im Rohr, und die gelbe Flüssigkeit hinterläßt beim Verdampfen einen gelbbraunen Rückstand, dessen Menge nach dem Waschen mit Wasser 50—60% der angewandten Chlorverbindung beträgt. Das Produkt ist größtenteils Harnsäure. Zur Reinigung wird dasselbe zunächst in verdünnter Natronlauge gelöst, mit Tierkohle gekocht, durch Salzsäure gefällt, dann mit Alkohol ausgekocht, um kleine Mengen einer Chlorverbindung zu entfernen, und schließlich nochmals in alkalischer Lösung mit Tierkohle behandelt. Durch Salzsäure wird jetzt ein schwach gelbliches Kristallpulver gefällt. Will man die Säure ganz farblos erhalten, so ist es nötig, sie aus der 1800-fachen Menge heißem Wasser unter Zusatz von etwas Tierkohle umzukristallisieren. Das so gewonnene Präparat besteht aus mikroskopisch kleinen, rechteckigen Blättchen, welche alle Reaktionen und auch die Zusammensetzung der Harnsäure zeigen.

Analyse des bei 110^0 getrockneten Körpers: Ber. für $C_5H_4N_4O_3$.
Prozente: C 35,71, H 2,38.
Gef.   „   „ 35,49, „ 2,63.

Methylierung des Oxydichlorpurins.

Am leichtesten gelingt die Verwandlung in das Dimethylderivat. Sie kann sowohl auf trocknem Wege mit dem Bleisalz, wie auf nassem mit dem Kaliumsalz ausgeführt werden. In beiden Fällen ist das Produkt identisch mit dem bekannten 7.9-Dimethyl-8-oxy-2.6-dichlorpurin.

Um das Bleisalz zu bereiten, werden 2 g Oxydichlorpurin in 20 ccm Normal-Kalilauge und 30 ccm Wasser gelöst und in der Siedehitze mit einer konzentrierten Lösung von 3,7 g Bleiacetat gefällt. Der farblose Niederschlag wird nach dem Erkalten filtriert, mit Wasser, Alkohol und Äther gewaschen und bei 125⁰ getrocknet. Erhitzt man 3,6 g dieses Salzes mit 3 g Jodmethyl und 3 ccm Äther im geschlossenen Rohr 12 Stunden auf 100—110⁰, so geht beim Auskochen des Röhreninhaltes mit Alkohol das gebildete Dimethylderivat in Lösung und scheidet sich aus der konzentrierten Flüssigkeit beim Erkalten in hübschen Nadeln ab. Die Ausbeute betrug aber nur 40% der Theorie.

Nach dem Umkristallisieren aus Alkohol zeigte das Produkt den Schmelzpunkt des 7.9-Dimethyl-8-oxy-2.6-dichlorpurins. Zur weiteren Identifizierung wurde es in das entsprechende Dimethyloxydiäthoxypurin[1]) verwandelt, welches nach dem Umkristallisieren aus heißem Wasser den Schmelzpunkt 126⁰ (korr. 128⁰) hatte.

Glatter verläuft die Methylierung auf nassem Wege und ist außerdem viel bequemer auszuführen. Man löst das Oxydichlorpurin entweder in der für 2 Moleküle berechneten Menge wässeriger Kalilauge und erhitzt nach Zugabe von Jodmethyl unter dauerndem Schütteln im geschlossenen Rohr bei Wasserbadtemperatur, wobei das in Alkali unlösliche Dimethylderivat sich kristallinisch ausscheidet, oder man verwendet eine methylalkoholische Lösung und erhitzt mehrere Stunden auf 100—110⁰.

Schwieriger ist es, die Methylierung so zu leiten, daß das Monomethylderivat resultiert. Das gelingt aber bei niederer Temperatur in stark alkalischer, wässerig-alkoholischer Lösung, wenn die Menge des Jodmethyls nur einem Molekül entspricht. Wird dagegen letzteres im Überschuß angewandt, so entsteht auch hier, allerdings recht langsam, das Dimethylderivat. Dementsprechend werden für die Bereitung des Monomethylproduktes 10 g reines Oxydichlorpurin in 40 g Wasser und 7 g Ätzkali gelöst, dann mit 40 ccm Alkohol vermischt und in einer Kältemischung gekühlt. Dazu gibt man 7 g Jodmethyl und läßt die Mischung bei 0⁰ stehen. Bei zeitweisem Umschütteln geht das Jodmethyl im Laufe von 5—10 Stunden in Lösung. Man läßt die klare Lösung noch 48 Stunden im Eisschrank stehen, filtriert von einem kleinen Bodensatz und verdampft den Alkohol auf dem Wasserbade. Aus der wässerig-alkalischen Lösung fällt das Methylprodukt durch Essigsäure kristallinisch aus. Die Ausbeute beträgt etwa 90% der Theorie, und einmaliges Umkristallisieren aus heißem Alkohol genügt, um ein reines Präparat zu gewinnen.

Analyse des bei 110⁰ getrockneten Körpers: Ber. für $C_6H_4N_4OCl_2$.
Prozente: C 32,88 H 1,83.
Gef.   „   „ 32,75 „ 2,25.

____

[1]) Berichte d. d. chem. Gesellsch. **17**, 336 [1884]. (*S. 151.*)

Das Produkt ist identisch mit dem 7-Methyl-8-oxy-2.6-dichlorpurin. Dies wurde einerseits durch den Schmelzpunkt und die sonstigen äußeren Merkmale, andererseits durch die Verwandlung in 7-Methylharnsäure bewiesen. Den letzten Versuch hielten wir für notwendig, weil 7- und 9-Methyloxydichlorpurin nach den äußeren Eigenschaften leicht verwechselt werden können. Die Umwandlung in die Methylharnsäure geschah durch 4-stündiges Erhitzen des Methyloxydichlorpurins mit der 8-fachen Menge Salzsäure (spez. Gewicht 1,19) auf 130⁰. Nach dem Verdampfen der Salzsäure wurde der Rückstand mit Wasser gewaschen, dann zur Zerstörung einer geringen Menge chlorhaltiger Substanz mit der 5-fachen Menge rauchender Jodwasserstoffsäure auf dem Wasserbade erwärmt, und die Harnsäure durch Wasser wieder abgeschieden. Das so gewonnene Produkt enthielt keine nennenswerten Mengen von 9-Methylharnsäure, wohl aber besaß es die charakteristischen Eigenschaften (große Löslichkeit in Wasser, schön kristallisierendes Ammoniumsalz) der 7-Methylharnsäure. Das aus Wasser umkristallisierte lufttrockne Präparat enthielt auch wie jene ein Molekül Kristallwasser.

Kristallwasserbestimmung: 0,3208 g Substanz verloren beim einstündigen Erhitzen auf 140⁰ 0,0295 g H_2O.

Analyse: Ber. für $C_6H_6N_4O_3 + H_2O$.

$$\text{Prozente: } H_2O \; 9,00.$$
$$\text{Gef.} \quad \text{,,} \qquad \text{,,} \quad 9,20.$$

$$8\text{-Oxypurin,} \quad \begin{array}{c} N{=}CH \\ | \quad\;\; | \\ HC \quad C.NH \\ \| \quad\; \| \;\;{>}CO \\ N{-}C.NH \end{array} .$$

Um diese mit dem Hypoxanthin isomere Base darzustellen, wird das feingepulverte 8-Oxy-2.6-dichlorpurin mit der 10-fachen Menge Jodwasserstoffsäure (spez. Gewicht 1,96) auf dem Wasserbade erhitzt und so viel Jodphosphonium eingetragen, daß das freiwerdende Jod wieder verschwindet. Nach 15—20 Minuten erwärmt man dann über freier Flamme unter weiterem Zusatz von Jodphosphonium, bis eine klare, fast farblose Lösung entstanden ist. Wird dieselbe auf dem Wasserbade verdampft, so bleibt das jodwasserstoffsaure Oxypurin als schwach gelb gefärbte Kristallmasse zurück. Dieselbe wird in warmem Wasser gelöst, mit Ammoniak übersättigt, wobei in der Regel schon Kristallisation erfolgt, dann zur völligen Abscheidung der Base zur Trockne verdampft und der Rückstand mit kaltem Wasser ausgelaugt. Durch Umkristallisieren desselben aus heißem Wasser unter Zusatz von

Tierkohle erhält man die reine Base in farblosen, äußerst feinen, biegsamen Nädelchen. Die Ausbeute ist fast quantitativ.

Für die Analyse wurde das Produkt bei 110⁰ getrocknet, wobei aber kaum Gewichtsverlust eintrat.

Analyse: Ber. für $C_5H_4N_4O$.

Prozente: C 44,1, H 2,94, N 41,2.
Gef.   „   „ 43,97, „ 3,00, „ 40,89.

Das 8-Oxypurin schmilzt nicht ganz scharf gegen 317⁰ (korr.) ohne Zersetzung und läßt sich bei höherer Temperatur sogar partiell in kleinerer Menge destillieren. Es löst sich in ungefähr 12 Teilen heißem Wasser und scheidet sich beim Erkalten sofort als dicker Brei feiner Nädelchen ab. Auch in kaltem Wasser ist es verhältnismäßig leicht löslich, erheblich schwerer wird es von Alkohol aufgenommen. Die heiße wässerige Lösung reagiert auf Lackmuspapier sauer und zerlegt langsam das Calciumcarbonat. Dementsprechend löst es sich leicht in Alkalien und in erheblicher Quantität auch in überschüssigem Ammoniak; beim Kochen wird aber die Ammoniumverbindung zersetzt.

Mit Mineralsäuren bildet das Oxypurin beständige, meist leicht lösliche Salze. Das oben erwähnte Jodhydrat kristallisiert aus heißem Wasser, worin es sehr leicht löslich ist, in hübschen farblosen Prismen. Noch leichter löslich sind Hydrochlorat und Sulfat, verhältnismäßig schwer löslich ist in kaltem Wasser das Nitrat; es fällt aus der warm bereiteten Lösung beim Abkühlen ziemlich rasch in spießförmigen und vielfach büschelförmig verwachsenen Kristallen mit schlecht ausgebildeten Flächen. Das Chloroplatinat scheidet sich aus der konzentrierten warmen Lösung langsam in ziemlich derben, gelbroten Kristallen aus. Das Aurochlorat kristallisiert aus warmer, sehr verdünnter Salzsäure, worin es sehr leicht löslich ist, in feinen gelben Blättchen.

Silbernitrat erzeugt in der wässerigen Lösung der Base einen amorphen Niederschlag, welcher sich in warmer verdünnter Salpetersäure löst, woraus dann beim Abkühlen feine, meist sternförmig verwachsene Nädelchen kristallisieren.

6 - Amino - 8 - oxy - 2 - chlorpurin.

1 Teil sorgfältig gereinigtes 8-Oxydichlorpurin wird mit 25 Teilen alkoholischem Ammoniak, welches aus gleichen Volumen bei 0⁰ gesättigtem alkoholischem Ammoniak und absolutem Alkohol hergestellt ist, im geschlossenen Rohr während 6 Stunden im Luftbad auf 150⁰ erhitzt. Da das hierbei zunächst entstehende Ammoniumsalz des Oxydichlorpurins und ebenso der später gebildete Aminokörper in dem Alkohol schwer löslich sind, so findet während der ganzen Operation

keine vollkommene Lösung statt. Trotzdem ist die Umsetzung so gut wie vollständig. Nach dem Erkalten ist das Aminooxychlorpurin zum allergrößten Teil als hellrote, aus kugligen Aggregaten bestehende Kristallmasse abgeschieden, und da die Mutterlauge andere Produkte enthält, welche die spätere Reinigung des Aminokörpers erschweren, so ist es ratsam, zu filtrieren und den Rückstand allein zu verarbeiten. Bei gut gelungener Operation löst sich derselbe in verdünnter heißer Salzsäure völlig auf. Man kann ihn dann direkt zur Darstellung des schön kristallisierenden Baryumsalzes verwenden. Wenn dagegen eine Probe des Produktes von Salzsäure unvollständig aufgenommen wird, so ist zunächst die Reinigung über das Hydrochlorat vorteilhaft. Man kocht zu dem Zweck das Rohprodukt mit der 60-fachen Menge 12-prozentiger Salzsäure, filtriert und läßt erkalten. Dabei scheidet sich das Hydrochlorat in schwach gelb gefärbten Nadeln aus der Lösung ab. Dieselben werden filtriert, dann in Wasser suspendiert, mit Ammoniak übersättigt, auf dem Wasserbade einige Zeit erwärmt, bis die abgeschiedene Base einen dichten Niederschlag bildet, und letzterer filtriert. Zur völligen Reinigung dient dann das Baryumsalz, welches man auch direkt aus dem Rohprodukt darstellen kann, wenn dasselbe in Salzsäure klar löslich ist.

Zu dem Zweck wird 1 Teil der Base mit 2 Teilen kristallisiertem Barythydrat und 70 Teilen Wasser zum Sieden erhitzt, wobei fast klare Lösung erfolgt. Man fügt noch etwas Tierkohle zu, bis die Flüssigkeit farblos geworden ist und filtriert siedend heiß. In der Kälte scheidet sich das Baryumsalz in farblosen, feinen, langen Nadeln ab, welche nach dem Abkühlen auf 0⁰ filtriert werden. Ihre Menge ist ungefähr gleich der des angewandten Produktes. Für die völlige Reinigung ist es notwendig, das Salz nochmals aus heißem Wasser unter Zusatz von etwas Barythydrat umzukristallisieren, wobei auch der Verlust nur gering ist, da das Salz in kaltem überschüssigem Barytwasser sehr schwer löslich ist. Zur Gewinnung der freien Base wird das Baryumsalz abermals in heißem Wasser gelöst und Essigsäure bis zur stark sauren Reaktion zugefügt. Dabei scheidet sich die Base sofort in äußerst feinen, verfilzten Nädelchen ab, welche nach dem Erkalten filtriert werden. Für die Analyse wurde das Produkt bei 120⁰ getrocknet.

Analyse: Ber. für $C_5H_4N_5ClO$.

Prozente: C 32,34, H 2,15, N 37,73, Cl 19,14.

Gef.   „   „ 32,44, „ 2,46. „ 37,61, „ 19,12.

War das Produkt nicht über das Baryumsalz gereinigt, so gab die Analyse stets etwa 1% zu wenig Chlor und bei dem nur einmal kristallisierten Baryumsalz betrug die Differenz auch noch 0,5% Chlor. Das Aminochloroxypurin verändert sich bis 360⁰ kaum, bei höherer Temperatur verkohlt es, ohne zu schmelzen; es löst sich in heißem Wasser sehr schwer und fällt beim Erkalten in leichten Flocken aus. In Alkohol ist es ebenfalls sehr schwer löslich. Von stark verdünnter Natronlauge wird es leicht aufgenommen. Überschüssige Natronlauge fällt aus dieser Lösung, wenn sie nicht zu verdünnt ist, das Natriumsalz in feinen verfilzten Nadeln. Warmes Ammoniak löst auch in erheblicher Menge. Diese Lösung gibt mit Silbernitrat einen amorphen Niederschlag, der sich sehr rasch schwärzt. In 25-prozentiger heißer Schwefelsäure löst sich die Base verhältnismäßig schwer, und beim Erkalten fällt das Sulfat in feinen, vielfach büschelförmig verwachsenen Nadeln. Das Hydrochlorat ist oben beschrieben. Salpetersäure vom spez. Gewicht 1,4 zerstört die Verbindung in der Wärme sehr rasch.

$$6\text{-Amino-8-oxypurin,} \qquad \begin{array}{c} N=C.NH_2 \\ | \quad | \\ HC \quad C.NH \\ \| \quad \| {>}CO \\ N-C.NH \end{array}.$$

Das Aminooxychlorpurin wird mit der 10-fachen Menge Jodwasserstoffsäure (spez. Gewicht 1,96) unter Zusatz von Jodphosphonium auf dem Wasserbade erwärmt und häufig geschüttelt, um die Wirkung des Jodphosphoniums zu unterstützen. Die Base geht allmählich in Lösung und die Reduktion ist nach 15—20 Minuten beendet, was man an der völligen Entfärbung der Flüssigkeit erkennt. Schon während der Operation scheidet sich das Jodhydrat der chlorfreien Base in schönen Kristallen ab. Ohne dasselbe zu filtrieren, verdampft man die ganze Masse zur Trockne, löst das in schönen Prismen kristallisierte Jodhydrat in heißem Wasser und übersättigt mit Ammoniak. Dabei fällt das Aminooxypurin als farbloser, kristallinischer Niederschlag. Die Ausbeute beträgt ungefähr 70% des angewandten Chlorkörpers. Zur weiteren Reinigung wurde die Base in der 20-fachen Menge heißem Wasser unter Zusatz von Salzsäure gelöst, mit Tierkohle entfärbt und wieder durch einen schwachen Überschuß von Ammoniak ausgefällt.

Der aus mikroskopischen Nädelchen bestehende Niederschlag verlor, nachdem er lufttrocken geworden war, bei 115° nur 2% an Gewicht und zeigte dann die Zusammensetzung $C_5H_5N_5O$.

Analyse: Ber. für $C_5H_5N_5O$.

Prozente: C 39,73, H 3,31, N 46,36.

Gef.   „   „ 39,44, „ 3,56, „ 46,25.

Die Base zersetzt sich beim Erhitzen ohne zu schmelzen. Nach einer approximativen Bestimmung verlangt sie etwa 500 Teile kochenden Wassers zur Lösung.

Sie löst sich in etwa 70 Teilen heißer 10-prozentiger Schwefelsäure, und beim Erkalten fällt das Sulfat zum größten Teil in schönen, klaren Kristallen aus, welche meist aus schiefen vierseitigen Platten bestehen und kein Kristallwasser enthalten (Unterschied von Guaninsulfat). Bei langsamer Kristallisation sind die Formen viel größer, aber weniger charakteristisch.

Die lufttrockene Substanz verlor bei 130^0 kaum an Gewicht und gab dann folgende Zahlen.

Analyse: Ber. für $(C_5H_5N_5O)_2H_2SO_4$.

Prozente: H_2SO_4 24,50, C 30,00, H 3,00.
Gef. „ „ 24,78, „ 29,93, „ 3,16.

Das Salz wird von reinem Wasser zerlegt.

Leichter löslich ist das Nitrat; es kristallisiert aus warmer verdünnter Salpetersäure in feinen, meist sternförmig verwachsenen Nadeln.

Hydrochlorat, Aurochlorat und Chloroplatinat sind in verdünnter Salzsäure leicht löslich. Die Base reduziert ammoniakalische Silberlösung, besonders wenn dieselbe im Überschuß angewandt ist, schon in gelinder Wärme sehr stark. Diese Erscheinung tritt zwar beim Guanin und dem isomeren 6-Amino-2-oxypurin auch ein, wenn überschüssiges Silbernitrat angewandt und gekocht wird, aber viel langsamer und schwächer.

$$2.6\text{-Diamino-8-oxypurin,} \quad \begin{array}{c} N\!=\!C.NH_2 \\ | \quad\ | \\ NH_2.C \quad C.NH \\ \| \quad \| \ \rangle CO \\ N\!-\!C.NH \end{array} .$$

Erhitzt man das Oxydichlorpurin mit wässerigem Ammoniak an Stelle des alkoholischen Ammoniaks auf 150^0, so tauscht es beide Chloratome gegen die Aminogruppe aus. Der Prozeß verläuft aber nicht glatt, da die Ausbeute nur etwa 30% der Theorie beträgt.

9 g sorgfältig gereinigtes Oxydichlorpurin wurden mit 90 ccm wässerigem Ammoniak von 14% Gehalt im Luftbad 4 Stunden im geschlossenen Rohr auf 150^0 erhitzt. In der Kälte schieden sich schwach gelb gefärbte, blättrige Kristalle ab, deren Menge 2,8 g betrug.

Die Mutterlauge, deren Verarbeitung auf Diaminooxypurin sich nicht mehr lohnt, enthält außer Salmiak und einem organischen chlorhaltigen Körper noch leichtlösliche Produkte, welche nicht näher untersucht wurden. Zur Reinigung wurde die rohe Base mit ungefähr 150 ccm Wasser und 8 ccm Salzsäure von 14% ausgekocht, wobei ein geringer amorpher Rückstand blieb, das Filtrat mit etwas Tierkohle gekocht und die abermals filtrierte, noch schwach gelb gefärbte Flüssigkeit abgekühlt. Dabei schied sich das Hydrochlorat kristallinisch ab. Dasselbe wurde filtriert und nochmals aus ungefähr 25 ccm heißem Wasser unter Zusatz von Tierkohle umkristallisiert. Um die Abscheidung aus dieser Lösung zu erleichtern, fügte man noch einige Kubikzentimeter starker Salzsäure zu. Dabei fiel das Hydrochlorat in langen farblosen Nadeln aus. Seine Menge betrug nach dem Trocknen 1,5 g. Das Salz ist in reinem Wasser viel leichter löslich als in verdünnter Salzsäure.

Für die Darstellung der freien Base wurde das Salz in 50 ccm Wasser heiß gelöst, und Ammoniak in geringem Überschuß zugefügt, wobei alsbald die Abscheidung von farblosen, langen Nadeln erfolgte. Dieselben wurden nach dem Erkalten filtriert und mit kaltem Wasser gewaschen. Der Verlust, welcher durch diese Operation entsteht, ist nur gering. Das so erhaltene Produkt ist für alle weiteren Operationen rein genug. Da es aber noch eine Spur Chlor enthielt, so wurde es für die Analyse in einem Gemisch von ungefähr 120 Teilen Wasser und 30 Teilen Ammoniak von 14% heiß gelöst. Beim Wegkochen des Ammoniaks schied sich dann die Base in farblosen Nadeln ab, welche für die Analyse verwandt wurden. Im lufttrocknen Zustande enthalten die Kristalle 1 Mol. Wasser, welches bei 9-stündigem Erhitzen auf 130° völlig entweicht.

Analyse: Ber. für $C_5N_6H_6O + H_2O$.

Prozente: H_2O 9,78.
Gef. ,, ,, 9,69.

Analyse der trocknen Substanz:

Analyse: Ber. für $C_5H_6N_6O$.

Prozente: C 36,14, H 3,61, N 50,60.
Gef. ,, ,, 36,12, ,, 3,81, ,, 50,47.

Das Diaminooxypurin hat keinen Schmelzpunkt. Im Kapillarrohr bleibt es bis 380° unverändert, bei höherer Temperatur verkohlt es. Es löst sich in ungefähr 350 Teilen heißem Wasser. Das schön kristallisierende Hydrochlorat ist schon erwähnt. Schwerer löslich ist das Sulfat, es scheidet sich aus heißem Wasser, worin es auch noch recht schwer löslich ist, beim Erkalten rasch in feinen Nädelchen ab. Das Nitrat ist auch ziemlich schwer löslich in Wasser. Beim Kochen mit überschüssiger Salpetersäure wird es, auch wenn die Säure verdünnt ist, bald zerstört.

Das Chloroplatinat hat eine ähnliche Löslichkeit wie das Hydrochlorat. Es kristallisiert aus der warmen Lösung in gelbroten Blättchen, welche häufig eigentümlich gezackt und schwertförmig aussehen.

$$\text{6.8-Dioxypurin,} \quad \begin{array}{l} \text{HN—CO} \\ \quad | \quad\ | \\ \text{HC} \quad \text{C.NH} \\ \quad \| \quad\ \| \quad\rangle\text{CO} \\ \text{N—C.NH} \end{array} \quad .$$

Diese mit dem Xanthin isomere Verbindung entsteht aus dem 6-Amino-8-oxypurin durch salpetrige Säure. 1 Teil der Aminobase, welche über das Sulfat gereinigt ist, wird in 16 Teilen 15-prozentiger Salzsäure·heiß gelöst und dann zu der auf 40⁰ abgekühlten Flüssigkeit allmählich 0,7 Teile Natriumnitrit, d. h. die für 1,5 Mol. berechnete Menge unter gutem Umschütteln hinzugefügt. Alsbald tritt lebhafte Gasentwickelung ein, und nach kurzer Zeit scheidet sich schon das Dioxypurin als farbloses Pulver ab. Die Reaktion geht bei einer Temperatur von 40—45⁰ in verhältnismäßig kurzer Zeit zu Ende. Die Ausbeute an Rohprodukt beträgt etwa 90% der angewandten Aminobase. Das Produkt wurde zuerst aus etwa 270 Teilen heißem Wasser unter Zusatz von wenig Salzsäure und dann nochmals aus heißem Wasser umkristallisiert.

Die Verbindung wird so in glänzenden, langen, schmalen Blättern, welche an den kurzen Enden eigentümlich gezackt sind, gewonnen. Lufttrocken enthalten dieselben 1 Mol. Kristallwasser, welches vollständig erst bei längerem Erhitzen auf 150⁰ entweicht.

Analyse: Ber. für $C_5H_4N_4O_2 + H_2O$.

$$\text{Prozente: } H_2O \ 10,59.$$
$$\text{Gef.} \qquad ,, \qquad ,, \quad 10,77.$$

Die trockne Substanz gab folgende Zahlen:

Analyse: Ber. für $C_5H_4N_4O_2$.

$$\text{Prozente: C 39,47, H 2,63, N 36,83.}$$
$$\text{Gef.} \qquad ,, \qquad ,, \ 39,21, \ ,, \ 2,72, \ ,, \ 36,57.$$

Die Verbindung zersetzt sich über 400⁰ ohne zu schmelzen; sie löst sich in ungefähr 270 Teilen heißem Wasser. Von Alkalien und Ammoniak wird sie leicht aufgenommen. Die ammoniakalische Lösung gibt in der Kälte mit Silbernitrat einen farblosen amorphen Niederschlag, der sich beim Erwärmen schwärzt. Gegen Oxydationsmittel ist sie empfindlicher als das Xanthin; so wird sie von starker Salpetersäure schon in gelinder Wärme zerstört. Von dem Xanthin unterscheidet sie sich ferner durch das Verhalten gegen Chlor, denn bei der Oxydation mit chlorsaurem Kali und Salzsäure gibt sie kein Alloxan. Die heiße wässerige Lösung gibt mit salpetersaurem Silber alsbald einen farblosen, ziemlich dichten Niederschlag, welcher sich in heißer, nicht zu verdünnter Salpetersäure löst. In viel kaltem Barytwasser löst sich die Substanz im ersten Moment, dann aber beginnt alsbald die Kristallisation des Barytsalzes, welches aus sehr feinen, meist büschel- oder sternförmig verwachsenen Nädelchen besteht.

Methylierung des 6.8 - Dioxypurins. Wird das Dioxypurin in Normal-Kalilauge (3 Mol.) gelöst und mit 3 Mol. Jodmethyl im geschlossenen Rohr bei 100⁰ dauernd geschüttelt, so entsteht eine klare, farblose Lösung, in welcher große Mengen des 1.7.9-Trimethyl-6.8-dioxypurins enthalten sind. Zur Isolierung desselben wird die Lösung verdampft und der Rückstand mit Chloroform ausgekocht. Die beim Verjagen des Chloroforms bleibende Masse wird in wenig Wasser gelöst, mit starker Natronlauge gefällt, wieder mit Chloroform aufgenommen und zum Schluß noch aus Alkohol umkristallisiert.

Analyse: Ber. für $C_8H_{10}N_4O_2$.

Prozente: C 49,48, H 5,15.
Gef. „ „ 49,25, „ 5,24.

Schmelzpunkt 229—230⁰ und andere Eigenschaften stimmten genau mit dem auf anderem Wege dargestellten 1.7.9-Trimethyl-6.8-dioxypurin[1]) überein.

Zum Schluß sagen wir Hrn. Dr. P. Hunsalz für die wertvolle Hilfe, welche er uns bei diesen Versuchen leistete, besten Dank.

Berlin und Waldhof bei Mannheim.

---

[1]) E. Fischer, Berichte d. d. chem. Gesellsch. **30**, 1852 [1897]. (*S. 279*.)

20. Emil Fischer: Über das Trichlorpurin.

Berichte der deutschen chemischen Gesellschaft **30**, 2220 [1897].
(Eingegangen am 2. Oktober; vorgetragen in der Sitzung von Hrn. E. Fischer.)

Während die beiden isomeren, längst bekannten Methyloxydichlorpurine durch Erhitzen mit Phosphoroxychlorid und Phosphorpentachlorid leicht in die entsprechenden Trichlorverbindungen verwandelt werden können, erfordert die gleiche Reaktion beim 8-Oxy-2.6-dichlorpurin besonders günstige Bedingungen. Die Anwendung von Phosphorpentachlorid ist hier direkt schädlich, und das Phosphoroxychlorid wirkt auch nur dann in dem gewünschten Sinne, wenn bei sorgfältiger Regulierung der erforderlichen Temperatur seine Menge sehr groß ist und die Einwirkung auf das schwer lösliche Oxydichlorpurin durch häufiges Schütteln unterstützt wird. Dadurch erklärt es sich, daß zahlreiche Versuche, welche ich früher zur Gewinnung dieser Verbindung angestellt habe, fehlschlugen.

Für das Trichlorpurin lassen sich aus der Bildungsweise mit gleichem Rechte die beiden folgenden Formeln

$$
\begin{array}{ccc}
\text{N=C.Cl} & & \text{N=C.Cl} \\
|\quad\ | & & |\quad\ | \\
\text{Cl.C}\quad\text{C.NH} & \text{und} & \text{Cl.C}\quad\text{C.N} \\
\|\quad\ \|\ \rangle\text{C.Cl} & & \|\quad\ \|\ \rangle\text{C.Cl} \\
\text{N—C.N} & & \text{N—C.NH}
\end{array}
$$

ableiten. Die Hoffnung, zwischen denselben durch die Methylierung entscheiden zu können, hat sich nicht erfüllt; denn es entstehen dabei gleichzeitig die beiden schon bekannten Methyltrichlorpurine:

$$
\begin{array}{ccc}
\text{N=C.Cl} & & \text{N=C.Cl} \\
|\quad\ | & & |\quad\ | \\
\text{Cl.C}\quad\text{C.N.CH}_3 & \text{und} & \text{Cl.C}\quad\text{C.N} \\
\|\quad\ \|\ \rangle\text{C.Cl} & & \|\quad\ \|\ \rangle\text{C.Cl} \\
\text{N—C.N} & & \text{N—C.N.CH}_3
\end{array}
$$

Man könnte nun vermuten, daß das Trichlorpurin ein Gemisch der beiden isomeren Formen sei. Da es mir aber bisher nicht gelungen ist, beim Trichlorpurin oder bei den später beschriebenen Amino- und

Oxy-Derivaten desselben isomere Formen zu isolieren, so bin ich genötigt, jene Annahme zu verwerfen und das Trichlorpurin vorläufig als eine einheitliche Substanz zu betrachten. Es liegt also hier wiederum ein Fall von sogenannter Tautomerie vor, welcher am meisten an die von H. v. Pechmann[1]) studierten Erscheinungen bei den Amidinen erinnert. In der Tat kann die Atomgruppe, um welche es sich hier bei dem Trichlorpurin oder ähnlichen Verbindungen der Purinreihe handelt, als eine Amidingruppe aufgefaßt werden. Das Studium der Tautomerie bietet hier noch ein besonderes Interesse, weil die Isomerie der Alkylderivate in den Metamorphosen viel schärfer zutage tritt als bei den einfachen Amidinen, und weil infolge der ringförmigen Verkettung der Amidingruppe größere Aussicht vorhanden ist, auch die beiden isomeren Wasserstoffverbindungen zu gewinnen. Aus Bequemlichkeit werde ich in Zukunft für Trichlorpurin nur die eine Formel

$$\begin{array}{c}
N\!=\!C.Cl \\
| \quad\; | \\
Cl.C \quad C.NH \\
\parallel \quad \parallel \;\;\rangle C.Cl \\
N\!-\!C.N
\end{array}$$

gebrauchen, ebenso wie ich für Xanthin, Adenin usw., bei welchen die Verhältnisse genau ebenso liegen, die Formeln

$$\begin{array}{ccc}
\begin{array}{c}
NH\!-\!CO \\
| \quad\; | \\
CO \quad C.NH \\
| \quad \parallel \;\;\rangle CH \\
NH\!-\!C.N
\end{array}
& \text{und} &
\begin{array}{c}
N\!=\!C.NH_2 \\
| \quad\; | \\
HC \quad C.NH \\
\parallel \quad \parallel \;\;\rangle CH \\
N\!-\!C.N
\end{array}
\end{array}$$

der Einfachheit halber bevorzugt habe.

Das Trichlorpurin unterscheidet sich von seinen Methylderivaten scharf durch die saure Natur. Es bildet mit den Metallen und mit Ammoniak ziemlich beständige Salze und die Folge davon ist, daß es von Basen nicht allein schwerer zersetzt wird, sondern auch die Chloratome in anderer Reihenfolge als die Methylverbindungen abgibt. Diesem glücklichen Umstande verdanke ich vorzugsweise das Gelingen der Synthesen von Xanthin, Hypoxanthin, Guanin und Adenin, welche in der folgenden Mitteilung beschrieben sind.

Darstellung und Eigenschaften des Trichlorpurins.

Feingepulvertes 8-Oxy-2.6-dichlorpurin wird mit der 70-fachen Menge Phosphoroxychlorid im geschlossenen Gefäß 4 Stunden im

---

[1]) Berichte d. d. chem. Gesellsch. **28**, 869 und 2362 [1895]; **30**, 1779 [1897].

Ölbade auf 150—155⁰ unter möglichst häufiger Bewegung der Masse erhitzt. Zum Schluß der Operation muß eine klare, nur schwach gelb gefärbte Lösung entstanden sein. Verdampft man dieselbe jetzt im Vakuum, bis das Phosphoroxychlorid möglichst vollständig entfernt ist, so bleibt ein amorpher Rückstand, welcher beim Schütteln mit kaltem Wasser kristallinisch wird. Das farblose Produkt wird filtriert und mit kaltem Wasser gewaschen. Seine Menge beträgt fast ebensoviel wie diejenige des angewandten Oxydichlorpurins. Dasselbe wird zunächst mit der 5-fachen Gewichtsmenge Äther ausgelaugt, wobei der allergrößte Teil in Lösung geht. Nach dem Verdampfen des Äthers wird der kristallisierende Rückstand mit der 60-fachen Menge Wasser ausgekocht, wobei das Trichlorpurin anfangs schmilzt und sich völlig löst, während ein ihm beigemengter Fremdkörper als feste Masse zurückbleibt. Aus der heiß filtrierten Flüssigkeit fällt beim Erkalten das Trichlorpurin in feinen farblosen Blättchen aus, welche schon fast rein sind. Ihre Menge betrug nach dem Trocknen bei 110⁰ ungefähr 65% des angewandten Oxydichlorpurins.

Zur völligen Reinigung löst man das Produkt in der 4-fachen Menge warmem Wasser, unter Zusatz von Ammoniak. Beim Erkalten scheidet sich das Ammoniaksalz in langen Nadeln aus, welche größtenteils zu kugelförmigen Aggregaten vereinigt sind. Dieselben werden nach dem Abkühlen auf 0⁰ filtriert und mit wenig eiskaltem Wasser gewaschen. Man löst es wieder in warmem Wasser, kühlt ab und übersättigt, bevor die Kristallisation beginnt, mit Salzsäure. Dann kristallisiert das reine Trichlorpurin in schönen großen Blättern. Der Verlust, welchen man bei dieser Reinigung erleidet, beträgt kaum mehr als 5%. Für die Analyse war das Produkt nochmals aus heißem Wasser umkristallisiert.

Die lufttrockenen Kristalle enthalten 5 Moleküle Wasser, welches bei mehrstündigem Erhitzen auf 110⁰ völlig entweicht.

Analyse: Ber. für $C_5HN_4Cl_3 + 5\,H_2O$.

Prozente: H_2O 28,71.

Gef. „ „ 28,69, 28,63.

Die trockne Substanz gab folgende Zahlen:

Analyse: Ber. für $C_5HN_4Cl_3$.

Prozente: C 26,84, H 0,45, N 25,05, Cl 47,65.

Gef. „ „ 26,87, „ 0,60, „ 24,84, „ 47,37.

Das trockne Trichlorpurin beginnt beim raschen Erhitzen gegen 180⁰ zu sintern und zersetzt sich zwischen 184 und 186⁰ (korr. 187⁰ bis 189⁰) unter plötzlicher Schmelzung und starker Gasentwickelung. Die trockne Substanz löst sich in ungefähr 70 Teilen heißem Wasser klar auf. In warmem Alkohol und Aceton ist sie sehr leicht löslich. Von siedendem Alkohol genügt schon die gleiche Gewichtsmenge. Beim Erkalten erfolgt dann allerdings Kristallisation. Geringer ist die Löslichkeit für Äther und nimmt dann sukzessive ab für Chloroform, Benzol und Petroläther, von welchen der letztere nur Spuren aufnimmt.

Die Beobachtung, daß die Löslichkeit des Trichlorpurins in heißem Wasser und Alkohol viel größer ist als diejenige der beiden Methyltrichlorpurine, verdient hervorgehoben zu werden, weil gewöhnlich bei den Purinkörpern das Methyl die Löslichkeit erheblich vergrößert.

Die wässerige Lösung des Trichlorpurins rötet Lackmus stark und zersetzt die Carbonate in der Hitze leicht. Die stark saure Natur der Verbindung zeigt sich auch in der Beständigkeit des zuvor erwähnten Ammoniaksalzes beim Kochen der wässerigen Lösung und in der Beobachtung, daß sie aus der alkalischen Lösung durch verdünnte Essigsäure nicht gefällt wird.

Die Alkalisalze sind in Wasser leicht, in konzentriertem Alkali schwer löslich. Die Kaliumverbindung kristallisiert aus warmer starker Kalilauge beim Erkalten in feinen farblosen Nadeln. Calcium- und Baryum-Salz entstehen rasch beim Kochen der wässerigen Lösung mit den Carbonaten und sind ebenfalls leicht löslich. Versetzt man die ammoniakalische Lösung des Trichlorpurins mit einer ammoniakalischen Lösung eines Zinksalzes, so entsteht ein farbloser, körniger Niederschlag einer Zinkverbindung. Dieselbe löst sich in sehr viel verdünntem Ammoniak in der Wärme wieder auf.

Das Silbersalz fällt aus der ammoniakalischen Lösung durch Silbernitrat als farbloser, amorpher Niederschlag, welcher beim Kochen ziemlich dicht und leicht filtrierbar wird. Dasselbe löst sich in viel Ammoniak und fällt beim Wegkochen desselben sofort wieder aus.

Verwandlung des Trichlorpurins in 8-Oxy-2.6-dichlorpurin.

Dieselbe läßt sich gerade so wie bei den beiden Methyltrichlorpurinen leicht durch Behandlung mit starken Säuren bewerkstelligen. Erwärmt man z. B. feingepulvertes Trichlorpurin mit der 30-fachen Menge 20-prozentiger Salzsäure zum Sieden, so geht es in Lösung, und nach kurzer Zeit beginnt die Kristallisation des sehr viel schwerer löslichen Oxydichlorpurins. Bei halbstündigem Kochen ist die Umwandlung beendet. Fügt man dann zur Säure das gleiche Volumen Wasser und läßt erkalten, so scheidet sich die Oxyverbindung so vollständig ab, daß die Ausbeute nahezu der Theorie entspricht. Die Analyse ergab:

Ber. für $C_5H_2N_4Cl_2O$.

Prozente: Cl 34,63.
Gef. „ „ 34,55.

Zur weiteren Identifizierung wurde die Substanz in das Dimethyl-oxydichlorpurin (gefunden Schmelzpunkt 184°, korr. 187°) und dieses noch in das entsprechende Dimethyldiäthoxyoxypurin (gefunden Schmelzpunkt 129°) übergeführt.

Salpetersäure vom spez. Gew. 1,4 löst schon in der Kälte viel Trichlorpurin. Beim Kochen dieser Lösung entwickelt sich Chlor und wenn die Menge des Trichlorpurins nicht zu gering war, fällt auch hier das Oxydichlorpurin kristallinisch aus.

Methylierung des Trichlorpurins.

Die Reaktion läßt sich leicht mit Jodmethyl in wässerig alkalischer Lösung ausführen, wenn die Temperatur nicht über 70° gesteigert wird, im andern Falle tritt starke Bräunung ein. Dementsprechend wurden 5 g reines Trichlorpurin in 22,5 ccm Normal-Kalilauge (1 Mol.) gelöst und nach Zugabe von 3,5 g Jodmethyl (etwas mehr als 1 Mol.) im geschlossenen Rohr im Wasserbade bei 60—70° während $2^1/_2$ Stunden fortdauernd mechanisch geschüttelt. Während der Operation schied sich das Methylprodukt, welches in Alkali unlöslich ist, kristallinisch ab, und die Lösung war zum Schluß nur schwach bräunlich gefärbt.

Nach Entfernung der Mutterlauge wurde die feste Masse mit stark verdünnter Natronlauge nochmals verrieben, um etwa unveränandertes Trichlorpurin oder andere saure Körper zu entfernen, dann abermals filtriert und mit Wasser gewaschen. Die Ausbeute betrug 4 g. Um das schwach braungelbe Produkt zu reinigen, wurde dasselbe zuerst ungefähr mit der gleichen Gewichtsmenge kaltem Aceton ausgelaugt, wobei etwa $^1/_4$ der Menge mit dem größten Teil der gefärbten Stoffe in Lösung ging. Der Rückstand wurde aus ungefähr der 10-fachen Menge absolutem Alkohol umkristallisiert und für die Analyse bei 100° getrocknet.

Analyse: Ber. für $C_6H_3N_4Cl$.

Prozente: C 30,31, H 1,26.
Gef. „ „ 30,32, „ 1,42.

Die Substanz, welche aus kleinen Nädelchen bestand und den ganz unregelmäßigen Schmelzpunkt 145—165° zeigte, ist ein Gemisch von 7-Methyltrichlorpurin und 9-Methyltrichlorpurin. Eine kleine Menge des letzteren läßt sich isolieren, wenn man das nicht aus Alkohol umkristallisierte Rohprodukt mit ungefähr 10 Teilen kaltem Aceton auslaugt, wobei es als schwer löslicher Rückstand bleibt. Nach dem

Umkristallisieren zeigte eine Probe der Kristalle den Schmp. 174⁰ (korr. 177⁰) und nach der Umwandlung in das 9-Methyl-8-oxy-2.6-dichlorpurin[1]) den Schmp. 274⁰ (korr. 284⁰).

Der größte Teil der beiden isomeren Verbindungen bildet aber ein Gemisch, dessen Trennung durch Kristallisation mir nicht gelang. Ihr Nachweis wurde deshalb durch Verwandlung in die entsprechenden Harnsäuren geführt.

Vierstündiges Erhitzen mit der 10-fachen Menge Salzsäure vom spez. Gew. 1,19 auf 125⁰ genügte, um die Chlorverbindungen völlig in die Harnsäuren überzuführen. Letztere blieben beim Verdampfen der Säure als wenig gefärbte, kristallinische Masse zurück. Zur Trennung derselben wurde das mit kaltem Wasser gewaschene Gemenge mit der 100-fachen Menge Wasser ausgekocht, wobei die ziemlich leicht lösliche 7-Methylharnsäure völlig ausgelaugt wird. Der Rückstand wurde in Alkali gelöst, mit Tierkohle entfärbt, mit Salzsäure wieder ausgefällt und analysiert.

Analyse: Ber. für $C_6H_6N_4O_3$.

Prozente: C 39,55, H 3,29.

Gef. „ „ 39,08, „ 3,60.

Die Substanz, deren Menge 40% des angewandten Trichlormethylpurins betrug, zeigte die Eigenschaften der 9-Methylharnsäure. Um sie vollends damit zu identifizieren, wurde sie noch durch Phosphoroxychlorid und Phosphorpentachlorid in das 9-Methyl-8-oxy-2.6-dichlorpurin übergeführt, dessen Schmelzpunkt nach mehrmaligem Umkristallisieren aus Alkohol bei 274⁰ lag.

Die beim Auskochen mit Wasser in Lösung gegangene 7-Methylharnsäure schied sich beim Erkalten kristallisiert ab. Ihre Menge betrug ungefähr 20% des angewandten Methyltrichlorpurins. Das Präparat gab das hübsch kristallisierende Ammoniumsalz, aber es war trotzdem nicht möglich, die Verbindung durch Umkristallisieren so rein zu erhalten, daß sie völlig die äußeren Kennzeichen der 7-Methylharnsäure zeigte. Um deshalb den endgültigen Beweis für ihre Identität mit der letzteren zu erlangen, habe ich das Präparat noch durch Erhitzen mit rauchender Salzsäure auf 170⁰ in Sarkosin umgewandelt. Das letztere schmolz nach dem Umkristallisieren aus warmem Alkohol von 208—210⁰ und zeigte auch die sonstigen äußeren Merkmale des Sarkosins.

Bei diesen Versuchen bin ich von Hrn. Dr. P. Hunsalz aufs eifrigste unterstützt worden, wofür ich demselben besten Dank sage.

---

[1]) Diese Verwandlung, welche von mir noch nicht beschrieben wurde, findet beim Abdampfen der Substanz mit 20-prozentiger Salzsäure auf dem Wasserbade ziemlich rasch statt.

21. Emil Fischer: Synthese des Hypoxanthins, Xanthins, Adenins und Guanins.

Berichte der deutschen chemischen Gesellschaft **30**, 2226 [1897].

(Eingegangen am 4. Oktober; vorgetragen in der Sitzung vom Verfasser.)

Nachdem die nahen Beziehungen der Xanthinbasen zu der Harnsäure bei ihren Methylderivaten experimentell festgestellt waren[1]), durfte man von neuem hoffen, daß es gelingen werde, die so lange und so oft vergeblich versuchte Verwandlung der Harnsäure in die obengenannten Basen auszuführen. Rascher als ich erwartet hatte, ist die Lösung des Problems, welche ich schon vor einem halben Jahre ankündigen konnte[2]), ermöglicht worden durch die Auffindung des Trichlorpurins. In demselben ist glücklicherweise die Haftenergie der drei Chloratome eine ganz andere als bei den früher von mir studierten Methyltrichlorpurinen. Während die letzteren bei der Einwirkung von Basen mit großer Leichtigkeit das in der Stellung 8 befindliche Halogen verlieren[3]) und deshalb für die Darstellung von Xanthinstoffen nicht geeignet sind, ist im Trichlorpurin gerade dieses Halogen, soweit es sich um die Wirkung von Basen handelt, besonders fest gebunden. Infolgedessen lassen sich die beiden anderen Chloratome in beliebiger Weise durch Sauerstoff oder Amid ersetzen und durch nachträgliche Reduktion dann auch das in Stellung 8 befindliche Halogen mit Wasserstoff vertauschen. So können dann zahlreiche der Xanthinreihe angehörige Stoffe gewonnen werden, von welchen ich selbstverständlich die obengenannten vier natürlichen Basen am genauesten bearbeitet habe.

Für Hypoxanthin und Adenin sind die Synthesen so einfach und ergiebig, daß ich sie selbst für Laboratoriumsversuche allen bekannten Darstellungsmethoden vorziehe.

Verwandlung des Trichlorpurins in Hypoxanthin.

Wie in der vorhergehenden Abhandlung erwähnt ist, bildet das Trichlorpurin zum Unterschied von den beiden isomeren Methylderi-

---

[1]) Berichte d. d. chem. Gesellsch. **28**, 3135 (*S. 219*) und 2480 [1895] (*S. 186*); **30**, 549 [1897]. (*S. 238.*)

[2]) Berichte d. d. chem. Gesellsch. **30**, 554 [1897]. (*S. 243.*)

[3]) Berichte d. d. chem. Gesellsch. **30**, 1846 [1897]. (*S. 273.*)

vaten Alkalisalze, welche gegen überschüssiges Alkali bei gewöhnlicher
Temperatur beständig sind. Erst beim längeren Erhitzen der alkalischen
Flüssigkeit findet die Abspaltung von Halogen statt, und zwar erfolgt
dieselbe entweder ausschließlich oder doch ganz überwiegend an der
Stelle 6. Das resultierende Produkt ist also das 6-Oxy-2.8-dichlorpurin:

$$\begin{array}{c} HN-CO \\ | \quad | \\ Cl.C \quad C.NH \\ || \quad || \quad \rangle C.Cl \\ N-C.N \end{array}$$

Dasselbe kann auch Dichlorhypoxanthin genannt werden, denn durch
Reduktion mit Jodwasserstoff wird es glatt in Hypoxanthin verwandelt.

Da bei dem Vergleich des künstlichen Produktes mit der natürlichen Base sich nicht unerhebliche Widersprüche zwischen meinen
Beobachtungen und den älteren Angaben zeigten, so habe ich als neues
diagnostisches Mittel die Verwandlung des Hypoxanthins in das von
Krüger[1]) schon dargestellte Dimethylhypoxanthin, dessen physikalische Eigenschaften viel prägnanter sind, benutzt und dadurch die
Identität der Produkte aus Trichlorpurin, Adenin und Fleischextrakt
sicher nachweisen können.

6-Oxy-2.8-dichlorpurin oder Dichlorhypoxanthin[2]),

$$\begin{array}{c} HN-CO \\ | \quad | \\ Cl.C \quad C.NH \\ || \quad || \quad \rangle C.Cl \\ N-C.N \end{array}$$

10 g trocknes Trichlorpurin werden in 140 ccm Normal-Kalilauge
(3 Mol.) gelöst und 3 Stunden auf 100° erwärmt. Es ist dabei vorteilhaft, den Zutritt der Luft zu beschränken. Die Flüssigkeit färbt sich
schwach rosa. Wird dieselbe nach beendeter Operation mit Salzsäure
übersättigt, so kristallisiert alsbald das neue Produkt in feinen, rötlich-
gelb gefärbten Nadeln, welche meist zu sternförmigen Aggregaten vereinigt sind. Dieselben werden nach 12-stündigem Stehen in der Kälte
filtriert. Die Ausbeute betrug 80% des Trichlorpurins. Für die völlige

---

[1]) Krüger, Zeitschr. f. physiol. Chem. 18, 436 [1894].
[2]) Bezüglich der Nomenklatur für die hier und in den vorhergehenden Abhandlungen (vgl. auch Berichte d. d. chem. Gesellsch. 30, 1839 [1897] (S. 265))
beschriebenen Purinderivate verweise ich auf meinen früheren Vorschlag (Berichte
d. d. chem. Gesellsch. 30, 557 [1897] (S. 247.)). Entsprechend den Beschlüssen
des Genfer Kongresses sind die Substituenten nach dem Atomgewicht der unmittelbar am Purinkern haftenden Elemente geordnet.

Reinigung diente das Kaliumsalz. Um dasselbe zu bereiten, löst man in der für 1 Mol. berechneten Menge $^1/_2$-Normal-Kalilauge unter Erwärmen, filtriert von einem geringen Rückstand und kühlt auf 0^0 ab, wobei das Salz in feinen Nadeln ausfällt, so daß die Flüssigkeit zu einem dicken Brei gesteht. Dasselbe wird scharf abgesaugt, mit wenig eiskaltem Wasser gewaschen, dann in warmem Wasser gelöst, die rötliche Flüssigkeit durch Kochen mit wenig Tierkohle entfärbt und das Filtrat mit Salzsäure übersättigt. Dann kristallisiert das Dichlorhypoxanthin in völlig farblosen, schönen Nadeln. Bei dieser Reinigung bleibt ungefähr die Hälfte des Dichlorhypoxanthins in der Mutterlauge des Kaliumsalzes. Dasselbe läßt sich aber durch Ansäuern größtenteils daraus zurückgewinnen. Für die Analyse wurde das aus dem Kaliumsalz gewonnene farblose Präparat nochmals in heißem Alkohol gelöst, nach Zusatz von Wasser durch Verdampfen des Alkohols wieder abgeschieden und bei 120^0 getrocknet.

Analyse: Ber. für $C_5H_2Cl_2ON_4$.

Prozente: C 29,27, H 0,97, N 27,31, Cl 34,63.
Gef. „ „ 29,05, „ 1,14, „ 27,09, „ 34,21.

Im Kapillarrohr erhitzt, färbt sich die Verbindung über 350^0 braun. In kochendem Wasser ist sie etwas schwerer löslich als Hypoxanthin selbst. Sie verlangt davon ungefähr 100 Teile zur Lösung und kristallisiert dann daraus in der Kälte langsam in farblosen, hübschen Nadeln. Die Lösung reagiert sauer und zersetzt die Carbonate. Sehr viel leichter ist die Verbindung in heißem Alkohol löslich. Das in Wasser leicht lösliche Ammoniaksalz wird beim Einkochen sehr schwer zerlegt.

Das Baryumsalz kristallisiert aus der heißen Lösung in überschüssigem Barytwasser beim Erkalten in schönen, feinen, meist büschelförmig vereinigten Nadeln. Das Silbersalz fällt aus der ammoniakalischen Lösung durch Silbernitrat als farbloser, amorpher Niederschlag und ist in überschüssigem Ammoniak recht schwer löslich.

Warme Salzsäure löst die Verbindung ziemlich schwer, Salpetersäure vom spez. Gewicht 1,4 dagegen ziemlich leicht. Beim Kochen mit letzterer wird sie allmählich oxydiert und die Lösung gibt dann beim Verdampfen auf dem Wasserbade die Murexidfärbung.

Hypoxanthin.

Für die Darstellung der Base kann die rohe Dichlorverbindung benutzt werden. Man übergießt dieselbe mit der 10-fachen Menge Jodwasserstoffsäure (spez. Gewicht 1,96), wobei sie sich zusammenballt, fügt gepulvertes Jodphosphonium hinzu und schüttelt bei gewöhnlicher Temperatur, wobei die Reduktion ungefähr $3/4$—1 Stunde in Anspruch nimmt. Eventuell ist es nötig, die zusammengeballte Masse durch Verreiben zu zerkleinern. Der größere Teil der Substanz geht dabei in Lösung, während eine dunkle Jodverbindung übrigbleibt. Man erwärmt schließlich bei Gegenwart von Jodphosphonium, bis auch diese verschwunden und eine farblose Flüssigkeit entstanden ist. Beim Erkalten kristallisiert das Jodhydrat des Hypoxanthins, welches in kaltem, konzentriertem Jodwasserstoff schwer löslich ist. Da aber doch ein Teil desselben in Lösung bleibt, so ist es bequemer, die ganze Flüssigkeit zur Trockne zu verdampfen, den Rückstand in warmem Wasser zu lösen und mit Ammoniak zu übersättigen. Hierbei fällt das Hypoxanthin schon zum größten Teil aus. Man verdampft den Überschuß des Ammoniaks, läßt erkalten, filtriert und kristallisiert den Rückstand aus heißem Wasser unter Zusatz von wenig Tierkohle.

Das so gewonnene, ganz farblose, kristallinische Pulver wurde für die Analyse bei 110° getrocknet.

Analyse: Ber. für $C_5H_4N_4O$.

Prozente: C 44,11, H 2,94, N 41,17.

Gef. „ „ 44,03, „ 3,04, „ 41,09.

Das synthetische Hypoxanthin scheidet sich aus der heißen wässerigen Lösung als farbloses kristallinisches Pulver ab. Es verlangte zur Lösung 69,5 Teile siedendes Wasser. Für die Ermittelung dieses Wertes war die feingepulverte Substanz mit einer ungenügenden Menge ausgekochten Wassers in einem Kolben aus Resistenzglas $1/2$ Stunde am Rückflußkühler gekocht. Strecker[1]) gibt für die Löslichkeit des natürlichen Hypoxanthins in heißem Wasser 1 : 78 an. Auf die kleine Differenz lege ich keinen Wert, da kleine Verunreinigungen und auch die Ausführung der Operation bei den Löslichkeitsbestimmungen der Purinkörper sehr leicht solche Unterschiede zur Folge haben. Die Löslichkeit in kaltem Wasser wird von Strecker zu 1 : 300 angegeben. In diesem Punkte weichen meine Beobachtungen stark ab. Die Löslichkeit in Wasser von 19° fand ich 1 : 1415 und bei 23° 1 : 1370. In beiden Fällen war die Lösung hergestellt durch 5-stündiges kräftiges Schütteln von feingepulvertem Hypoxanthin mit einer ungenügenden Menge reinen Wassers. Bei einem aus Adenin dargestellten Präparate, welches aber nicht ganz so rein war wie das synthetische, war bei 19° die Löslichkeit 1 : 1330. Es verdient bemerkt zu werden, daß Scherer[2]), der Entdecker des Hypoxanthins, die Löslichkeit in kaltem Wasser 1 : 1090 gefunden hat. Das würde mit dem von mir beobachteten

---

[1]) Liebigs Annal. d. Chem. **108**, 131 [1858].
[2]) Liebigs Annal. d. Chem. **73**, 331 [1850].

Werte leidlich übereinstimmen, aber Scherer hat andererseits die Löslichkeit in warmem Wasser 1 : 180, also viel zu gering gefunden. Ich bin nicht in der Lage, diese Differenzen erklären zu können. Sie verlieren aber auch ihre Bedeutung, da die nachfolgenden Versuche die Identität des künstlichen Hypoxanthins mit dem natürlichen Produkt außer Zweifel stellen. Das synthetische Hypoxanthin gibt in ammoniakalischer Lösung mit Silbernitrat gerade so wie die natürliche Verbindung einen farblosen, amorphen Niederschlag. Seine schwefelsaure Lösung blieb nach Zusatz eines Tropfens Permanganat bei Zimmertemperatur länger als eine halbe Stunde rot gefärbt und wurde erst ganz allmählich farblos. Das stimmt mit der Angabe von Kossel[1]) überein, daß das natürliche Hypoxanthin durch vorsichtige Behandlung mit Permanganat gereinigt werden könne.

Kossel teilt ferner mit, daß das Hypoxanthin ähnlich dem Adenin nach der Reduktion mit Zink und Salzsäure auf Zusatz von Natronlauge eine Rotfärbung zeige. Ich werde diese Erscheinung bei der Beschreibung des künstlichen Adenins unten näher schildern. Die Purpurfärbung zeigt sich hier bereits im Anfang der Reduktion sehr schön. Bei dem künstlichen Hypoxanthin trat die gleiche Färbung ebenfalls schon in saurer Lösung, aber sehr viel schwächer als beim Adenin auf, und auch nach dem Übersättigen mit Alkali war die Färbung lange nicht so intensiv wie beim Adenin.

Da mir die vorstehenden Beobachtungen für die sichere Identifizierung von künstlichem und natürlichem Hypoxanthin nicht ausreichend erschienen, so wurde noch die Überführung in das leichter erkennbare Dimethylhypoxanthin zu Hilfe gezogen. Ich habe aber den Versuch aus Bequemlichkeitsgründen mit dem Dichlorhypoxanthin ausgeführt, weil das Resultat ja die gleiche Beweiskraft hat.

Dimethyldichlorhypoxanthin.

2 g Dichlorhypoxanthin, welches durch das Kaliumsalz gereinigt war, wurden mit 19,8 ccm Normal-Kalilauge und 3 g Jodmethyl im geschlossenen Rohr während zwei Stunden bei 80⁰ fortwährend mechanisch bewegt. Höhere Temperatur ist schädlich. Schon während der Operation schieden sich schöne Nadeln ab, und gegen Ende färbte sich die Lösung durch Jod schwach braun. Sie wurde nach dem Erkalten mit Natronlauge schwach übersättigt und filtriert. Die Ausbeute an unlöslichem Produkt betrug 1,4 g. Dasselbe wurde aus siedendem Alkohol umkristallisiert und für die Analyse bei 120⁰ getrocknet.

---

1) Kossel, Zeitschr. f. physiol. Chem. **6**, 426 [1882].

Analyse: Ber. für $C_7Cl_2H_6N_4O$.

Prozente: C 36,05, H 2,58, Cl 30,47.
Gef. „ „ 36,04, „ 2,63, „ 30,72.

Die ganz farblose, aus hübschen Nadeln bestehende Substanz zeigte keinen konstanten Schmelzpunkt. Derselbe lag zwischen 240° und 250° und stieg nach nochmaligem Umkristallisieren aus heißem Wasser auf 245—255° (korr. 252—263°). Da das Schmelzen ohne Zersetzung stattfindet, so liegt auch hier der Verdacht nahe, daß das Präparat nicht einheitlich, sondern ebenso wie das Methylierungsprodukt des Trichlorpurins ein Gemisch von zwei Isomeren ist. Für den beabsichtigten Zweck ist das aber gleichgültig. Von siedendem Wasser verlangt das Präparat ungefähr 250 Teile zur Lösung. In heißem Alkohol ist es leichter löslich und noch leichter wird es von warmem Chloroform aufgenommen. In verdünnten Alkalien ist es nicht löslicher als in Wasser.

Reduktion des Dimethyldichlorhypoxanthins.

Schüttelt man die feingepulverte Chlorverbindung mit der zehnfachen Menge rauchender Jodwasserstoffsäure und überschüssigem gepulverten Jodphosphonium unter gleichzeitiger Kühlung mit kaltem Wasser, so vollzieht sich die Reduktion bei Zimmertemperatur in etwa $\frac{1}{2}$ Stunde. Man verdampft dann die Lösung auf dem Wasserbade und später nach Zusatz von Wasser nochmals im Vakuum bei 50°, um den Jodwasserstoff möglichst zu entfernen. Dabei bleibt das Jodhydrat als hübsch kristallisierte Masse zurück. Ob das Produkt einheitlich ist, weiß ich ebensowenig wie bei dem Ausgangsmaterial. Jedenfalls sind darin große Mengen des einen von Krüger isolierten Dimethylhypoxanthins enthalten. Zur Isolierung diente die charakteristische Verbindung mit Jodnatrium. Um dieselbe zu gewinnen, wurde die Lösung des Jodhydrats mit reiner Natronlauge neutralisiert und bis zur Kristallisation eingedampft. Nach dem Erkalten wurden die Kristalle abgesaugt und aus heißem 80-prozentigen Alkohol umkristallisiert. Das Salz zeigte genau die von Krüger angegebenen Eigenschaften. Die Bestimmung des Kristallwassers und des Natriums ergab:

Analyse: Ber. für $C_7H_8N_4O \cdot NaJ + 3 H_2O$.

Prozente: H_2O 14,67.
Gef. „ „ 15,30.

Die trockne Substanz gab folgende Zahlen:

Analyse: Ber. für $C_7H_8N_4O \cdot NaJ$.

Prozente: Na 7,32.
Gef. „ „ 7,47.

Für das aus der Jodnatriumverbindung in Freiheit gesetzte synthetische Dimethylhypoxanthin fand ich den bis jetzt unbekannten Schmelzpunkt 244—246⁰ (korr. 251—253⁰). Es stimmte darin ebenso wie in den übrigen Eigenschaften mit der Base überein, welche ich aus der mir von Hrn. Krüger zur Verfügung gestellten Jodnatriumverbindung bereitet habe. Da das von Krüger bei seinen Arbeiten verwendete Hypoxanthin ausschließlich aus Adenin gewonnen war, so habe ich endlich auch noch ein natürliches Hypoxanthin, welches von der Firma E. Merk in Darmstadt bezogen und aus Fleischextrakt dargestellt war, zum Vergleich herangezogen.

Dasselbe gab bei der Methylierung die gleichen Resultate, d. h. die Krügersche Jodnatriumverbindung und ferner daraus die bei 244—246⁰ (korr. 251—253⁰) schmelzende Base.

Ich halte es deshalb für zweifellos, daß das natürliche Hypoxanthin, ferner das aus Adenin entstehende Produkt und endlich die von mir synthetisch bereitete Verbindung identisch sind.

Synthese des Xanthins.

Während die Wirkung des wässerigen Alkalis auf das Trichlorpurin bei 100⁰ nur bis zum Dichlorhypoxanthin führt und selbst bei 130⁰ nur langsam weiter geht, lassen sich durch Natriumäthylat in alkoholischer Lösung leicht zwei Halogene aus dem Trichlorpurin ablösen. Bei gewöhnlicher Temperatur entsteht hierdurch ein Mono-äthoxydichlorpurin, welches durch Reduktion mit Jodwasserstoff auch in Hypoxanthin verwandelt wird und deshalb die Äthoxygruppe gleichfalls in der Stellung 6 enthält. Durch Erhitzen mit überschüssigem Natriumäthylat auf 100⁰ geht diese Verbindung dann in das 2.6-Diäthoxy-8-chlorpurin,

$$\begin{array}{c} \mathrm{N}\!=\!\mathrm{C.OC_2H_5} \\ |\qquad\quad| \\ \mathrm{C_2H_5O.C}\quad\mathrm{C.NH} \\ ||\qquad||\;\rangle\mathrm{C.Cl} \\ \mathrm{N}\!-\!\mathrm{C.N} \end{array}\quad,$$

über. Letzteres kann auf zwei verschiedenen Wegen in Xanthin verwandelt werden: entweder direkt durch Reduktion mit Jodwasserstoff, wobei die beiden Äthyl und das Chlor gleichzeitig entfernt werden, oder durch Erwärmen mit starker Salzsäure. Dabei entsteht zuerst Chlorxanthin, welches nachträglich wiederum durch Jodwasserstoff in Xanthin verwandelt wird.

Für die Identifizierung des künstlichen Xanthins mit der natürlichen Base schien mir gleichfalls der bloße Vergleich der physikalischen Eigenschaften und der üblichen Reaktionen nicht genügend. Ich habe

deshalb noch die Verwandlung in das viel leichter erkennbare Caffeïn
hinzugefügt und für diesen Zweck das Chlorxanthin benutzt, bei welchem
die Methylierung sich glatter vollzieht als bei dem Xanthin selbst.

Schon vor 13 Jahren ist von Hrn. A. Gautier[1]) eine Synthese
des Xanthins aus Blausäure angegeben worden, welche aber in der
Geschichte dieser Base keine große Rolle gespielt hat, weil die Angaben des Autors nicht alle Zweifel an der Identität seines Produktes
mit der natürlichen Verbindung beseitigen konnten.

In jüngster Zeit hat Hr. Sundwick[2]) andere Versuche zur Umwandlung der Harnsäure in Xanthinstoffe beschrieben; aber der endgültige Beweis, daß er Xanthin wirklich erhalten habe, ist auch ihm
noch nicht gelungen. Daß meine Versuche nicht im geringsten von
der Arbeit des Hrn. Sundwick beeinflußt waren, geht schon aus
dem Umstande hervor, daß ich bereits vor einem halben Jahre, also
lange vor der Einsendung der Sundwickschen Abhandlung an die
Redaktion der Zeitschrift für physiologische Chemie, das Gelingen
der Xanthin- und Adenin-Synthese im Anschluß an die ausführlichen
Betrachtungen über die Konstitution dieser Basen angekündigt habe.
Nur die Rücksicht auf die praktische Verwertung der hierbei benutzten
Methoden, welche die Firma C. F. Boehringer & Söhne in Mannheim übernahm, hat die ausführliche Mitteilung der Resultate bis
jetzt verzögert.

$$6\text{-Äthoxy-}2.8\text{-dichlorpurin,} \quad
\begin{array}{c}
\mathrm{N}\!=\!\mathrm{C.OC_2H_5} \\
\mathrm{|} \quad\ \mathrm{|} \\
\mathrm{Cl.C}\quad \mathrm{C.NH} \\
\mathrm{\|}\quad\ \mathrm{\|}\ \ \mathrm{\rangle C.Cl} \\
\mathrm{N}\!-\!\mathrm{C.N}
\end{array}\ .$$

Fügt man zu einer auf Zimmertemperatur abgekühlten Lösung
von 1,2 g Natrium in 30 ccm Alkohol eine rasch abgekühlte Lösung
von 4 g trocknem Trichlorpurin in 20 ccm Alkohol, welche in der Regel
schon wieder Kristalle abgeschieden hat, so entsteht eine klare, schwach
gelbe Flüssigkeit, welche sich spontan auf etwa 30º erwärmt und bald
durch Abscheidung von Chlornatrium trübe wird. Man läßt die Mischung
3 Stunden bei gewöhnlicher Temperatur stehen, fügt dann das gleiche
Volumen Wasser zu und übersättigt mit Essigsäure. Wird aus der
klaren gelben Flüssigkeit der Alkohol im Vakuum abgedampft, so
scheidet sich das Äthoxydichlorpurin in langen, sehr biegsamen Nadeln
ab, welche die Flüssigkeit breiartig erfüllen. Etwa unverändertes
Trichlorpurin bleibt dabei in Lösung, weil seine Natriumverbindung

---

[1]) Bull. soc. chim. Paris **42**, 142 [1884].
[2]) Zeitschr. f. physiol. Chem. **23**, 476 [1897].

durch verdünnte Essigsäure nicht zersetzt wird. Die ausgeschiedenen
Kristalle werden abgesaugt und mit kaltem Wasser gewaschen. Die Ausbeute betrug 85% des angewandten Trichlorpurins. Für die Analyse wurde
das Produkt aus heißem Benzol umkristallisiert und bei 110⁰ getrocknet.

Analyse: Ber. für $C_7H_6Cl_2N_4O$.

Prozente: C 36,05, H 2,57, Cl 30,47.
Gef.   „   „ 35,99, „ 2,58, „ 30,29.

Das Äthoxydichlorpurin sintert gegen 190⁰ und schmilzt vollständig bei 199—200⁰ (korr. 203—204⁰) unter Zersetzung. Es löst sich
in heißem Alkohol und Aceton sehr leicht, in heißem Wasser dagegen
sehr schwer. Aus heißem Benzol kristallisiert es beim Abkühlen in
farblosen verfilzten Nadeln.

Durch Jodwasserstoff vom spez. Gew. 1,96 wird die Verbindung
in Hypoxanthin verwandelt. Die Reduktion wurde unter Zusatz von
Jodphosphonium erst bei Zimmertemperatur, zuletzt auf dem Wasserbade ausgeführt und das Hypoxanthin in der früher beschriebenen
Weise isoliert. Die Ausbeute war sehr gut. Das Produkt wurde noch
durch die Bestimmung der Löslichkeit in heißem Wasser identifiziert.

$$2.6\text{-Diäthoxy-8-chlorpurin,}\quad \begin{array}{c} N{=}C.OC_2H_5 \\ |\quad\ | \\ C_2H_5O.C\ \ C.NH \\ \|\quad \| \ \ \diagdown C.Cl \\ N{-}C.N \end{array}.$$

10 g Trichlorpurin werden mit einer konzentrierten Lösung von
10 g Natrium in absolutem Alkohol im geschlossenen Gefäß 3 Stunden
auf 100⁰ erhitzt, wobei eine reichliche Abscheidung von Chlornatrium
eintritt. Man verdampft dann den Alkohol größtenteils auf dem Wasserbade, verdünnt den Rückstand mit Wasser und übersättigt die gelbe
Lösung mit Essigsäure. Dabei scheidet sich eine voluminöse, aus feinen
Nadeln bestehende Masse ab, welche nach dem Erkalten filtriert und
mit kaltem Wasser gewaschen wird. Die Ausbeute betrug ungefähr
80% vom Trichlorpurin. In der Mutterlauge ist infolge des Alkohol-
gehaltes noch eine kleine Menge desselben Körpers enthalten. Das
Rohprodukt besteht zum allergrößten Teil aus dem 2.6-Diäthoxy-
8-chlorpurin, enthält aber noch eine kleine Beimengung, deren Natur
nicht festgestellt wurde, welche aber dadurch charakterisiert ist, daß
sie bei der Behandlung mit Jodwasserstoff nicht Xanthin, sondern
einen die ammoniakalische Silberlösung reduzierenden Körper liefert.
Die Reinigung des Diäthoxychlorpurins gelingt leicht durch einmaliges
Umkristallisieren aus etwa 16 Teilen siedendem Aceton. Beim Abkühlen auf 0⁰ fällt die Verbindung zum größten Teil in farblosen,

feinen, verfilzten Nadeln aus, während der erwähnte Fremdkörper in der Mutterlauge bleibt. Die Ausbeute an reinem Präparat betrug 60% des Trichlorpurins. Für die Analyse wurde es bei 110° getrocknet.

Analyse: Ber. für $C_9H_{11}N_4ClO_2$.

Prozente: C 44,53, H 4,55, N 23,09, Cl 14,64.
Gef.   „   „ 44,71, „ 4,67, „ 23,33, „ 14,40.

Die Substanz hat ebensowenig wie die Monoäthoxyverbindung einen scharfen Schmelzpunkt. Sie sintert bereits gegen 190° und schmilzt gegen 205° (korr. 209°), aber unscharf und unter Gasentwickelung. In warmem Alkohol ist sie sehr leicht, in Benzol dagegen schwer löslich. Von kochendem Wasser sind nach einer rohen Bestimmung etwa 1000 Teile erforderlich. In Alkalien, Ammoniak und Barytwasser ist sie leicht löslich.

Überführung des 2.6 - Diäthoxy - 8 - chlorpurins in Xanthin.

Die Diäthoxyverbindung löst sich in der 10-fachen Gewichtsmenge farblosem Jodwasserstoff (spez. Gew. 1,96) bei Zimmertemperatur leicht auf und alsbald beginnt die Reduktion. Man fügt einen Überschuß von feingepulvertem Jodphosphonium zu und befördert die Wirkung desselben durch dauerndes Schütteln. Nach etwa $^3/_4$ Stunden ist bei kleineren Mengen die Reaktion beendet und eine fast farblose Lösung entstanden. Dieselbe enthält wahrscheinlich das zunächst gebildete Diäthoxypurin. Da dasselbe aber durch die starke Säure auch schon in der Kälte langsam gespalten wird, so fällt bei Verarbeitung von größeren Mengen schon während der Reduktion das jodwasserstoffsaure Xanthin teilweise aus. Beim Erwärmen auf dem Wasserbade vollzieht sich diese Verwandlung vollständig, und es entsteht ein dicker Kristallbrei desselben Salzes. Man verdampft, ohne zu filtrieren, auf dem Wasserbade zur Trockne und zerlegt das zurückbleibende Jodhydrat durch Zusatz von Ammoniak. Wenn der Überschuß des letzteren verdampft ist, verdünnt man wieder mit Wasser und filtriert das ausgeschiedene Xanthin. Die Ausbeute ist nahezu quantitativ. Zur Reinigung wurde dasselbe in warmem verdünnten Ammoniak gelöst, durch Wegkochen des Ammoniaks wieder abgeschieden und für die Analyse bei 120° getrocknet.

Analyse: Ber. für $C_5H_4N_4O_2$.

Prozente: C 39,47, H 2,63, N 36,83.
Gef.   „   „ 39,43, „ 2,79, „ 36,54.

Das synthetische Xanthin ist ein ganz farbloses kristallinisches Pulver, welches alle Reaktionen der natürlichen Verbindung zeigte.

In ammoniakalischer Lösung gab es mit Silbernitrat einen farblosen amorphen Niederschlag, welcher sich beim kurzen Kochen nicht färbte. Mit Salpetersäure vom spez. Gew. 1,4 auf dem Wasserbade verdampft, hinterließ es einen Rückstand, der durch Wasser gelb wurde, sich in Natronlauge mit stark gelbroter Farbe löste, welche beim Erhitzen in violettrot überging. Aus verdünnter heißer Salpetersäure schied sich beim Erkalten ein schön kristallisiertes Nitrat ab, welches dasselbe Aussehen wie Xanthinnitrat besaß.

Mit Chlorwasser behandelt, gab das künstliche Produkt sehr schön die Murexidreaktion[1]).

$$\text{Chlorxanthin,} \quad
\begin{array}{l}
\mathrm{HN-CO} \\
\quad | \qquad | \\
\mathrm{CO} \;\; \mathrm{C.NH} \\
\quad | \qquad \| \;\;\diagup\mathrm{C.Cl} \\
\mathrm{HN-C.N}
\end{array} \;\;.$$

Wird das gepulverte 2.6-Diäthoxy-8-chlorpurin mit der 5-fachen Menge Salzsäure vom spez. Gewicht 1,19 auf dem Wasserbade er-

---

[1]) Der Nachweis des Xanthins durch Umwandlung in Murexid mit Chlorwasser und Salpetersäure wird in den Lehrbüchern noch immer als Weidels Reaktion bezeichnet, obschon Weidel dieselbe nur für Hypoxanthin angegeben hat (Liebigs Annal. d. Chem. **158**, 365 [1871]). Diese Base gibt aber im reinen Zustand nach der Beobachtung von Kossel (Zeitschr. f. physiol. Chem. **6**, 426 [1882]) die Reaktion nicht, dagegen ist sie, wie Kossel bei dieser Gelegenheit hinzufügt, für das Xanthin zutreffend. Kossel hat nicht den Anspruch erhoben, daß die Probe neu sei. In der Tat ist dieselbe schon im Jahre 1849 beim Caffeïn von Rochleder beobachtet, mit dem kleinen Unterschiede, daß er die gänzlich überflüssige Salpetersäure wegließ und die Verwandlung der Base durch Chlor oder Salzsäure und chlorsaures Kalium oder Königswasser bewerkstelligte. Aber auch Rochleder fußte schon auf einer älteren Beobachtung von Stenhouse, welcher durch Einwirkung von Salpetersäure auf Caffeïn unter gewissen Bedingungen eine zur Murexidfärbung befähigte Substanz erhalten hatte. Nachdem ich dann die Homologie von Xanthin und Caffeïn nachgewiesen hatte (Berichte d. d. chem. Gesellsch. **15**, 453 [1882]), lag es nahe, die Rochledersche Caffeïn-Probe auch auf das Xanthin zu übertragen. Ich habe das getan, indem ich zeigte, daß das Xanthin durch Chlor in Alloxan verwandelt wird und gleichzeitig mit Kossel die Verwandlung in Murexid als charakteristische Reaktion des Xanthins angab (Liebigs Annal. d. Chem. **215**, 310 [1882] (*S. 127*)). Die Probe wird am bequemsten in der von mir angegebenen Weise, Kochen einer kleinen Menge des feingepulverten Xanthins mit Chlorwasser oder mit Salzsäure und wenig Kaliumchlorat, dann vorsichtiges Verdampfen der Flüssigkeit auf Platinblech und Befeuchten des Rückstandes mit Ammoniaklösung bewerkstelligt. Selbstverständlich läßt sich das Xanthin so nicht von den zahlreichen anderen Purinkörpern unterscheiden, welche die gleiche Reaktion zeigen. Ich habe bei meinen Versuchen in der Purinreihe keine Erscheinung so regelmäßig verfolgt als gerade diese Fähigkeit der Murexidbildung, weil sie häufig eine scharfe Unterscheidung zwischen isomeren oder sonst sehr ähnlichen Substanzen gestattet.

wärmt, so geht es erst völlig in Lösung, und nach kurzer Zeit beginnt die Abscheidung des sehr schwer löslichen 2.6-Dioxy-8-chlorpurins (Chlorxanthins). Die Zersetzung ist nach einer halben Stunde beendet. Nach dem Abkühlen und Verdünnen mit Wasser wird das Produkt filtriert und zur völligen Reinigung in das Ammoniaksalz verwandelt. Man löst zu dem Zweck in warmem, sehr verdünntem wässerigen Ammoniak. Beim Abkühlen kristallisiert das Salz entweder in kleinen, zu kugeligen Aggregaten vereinigten Formen oder bei langsamem Abkühlen in kleinen, hübsch ausgebildeten, scheinbar rechtwinkligen Tafeln. Es läßt sich aus warmem, sehr verdünntem Ammoniak leicht umkristallisieren und löst sich auch in reinem heißen Wasser. Säuren fällen daraus das Chlorxanthin als farbloses, körniges, undeutlich kristallinisches Pulver, welches für die Analyse bei 100° getrocknet wurde.

Analyse: Ber. für $C_5H_3ClN_4O_2$.

Prozente: C 32,17, H 1,61, Cl 19,03.
Gef.   „   „ 32,21, „ 1,82, „ 18,43.

Das Chlorxanthin verkohlt beim Erhitzen ohne zu schmelzen. In heißem Wasser, Alkohol und Eisessig ist es sehr schwer löslich. Aus der wässerigen Lösung scheidet es sich langsam als undeutlich kristallinisches Pulver ab, welches unter dem Mikroskop als kugelige oder knollige Aggregate erscheint. In konzentrierter Schwefelsäure ist es ziemlich leicht löslich und wird daraus durch Wasser wieder gefällt. Kochende starke Salzsäure löst es recht schwer, und nach dem Erkalten scheiden sich daraus langsam recht hübsche, spießförmig oder keulenartig aussehende Kristalle ab, welche meist zu Drusen vereinigt sind (wahrscheinlich Hydrochlorat). Die Alkalisalze sind in Wasser sehr leicht löslich. Die Kaliumverbindung kristallisiert aus überschüssiger Kalilauge in äußerst feinen, biegsamen Nadeln, welche meist kugelförmig verwachsen sind. Viel schwerer löslich ist das zuvor erwähnte Ammoniumsalz. In der ammoniakalischen Lösung erzeugt Silbernitrat einen farblosen, amorphen Niederschlag. Hat man einen Überschuß von Silberlösung für die Fällung angewandt, so schwärzt sich derselbe beim Kochen. Von Salzsäure und chlorsaurem Kalium wird das Chlorxanthin rasch gelöst, und die Flüssigkeit gibt beim Verdampfen sehr stark die Murexidreaktion, enthält mithin zweifellos Alloxan. Durch konzentrierte Jodwasserstoffsäure und Jodphosphonium wird das Chlorxanthin in der Wärme zu Xanthin reduziert.

Verwandlung des Chlorxanthins in Chlorcaffeïn.

Dieselbe gelingt verhältnismäßig leicht in alkalischer Lösung mit Jodmethyl. 2 g Chlorxanthin wurden in 32,5 ccm Normal-Kalilauge (3 Mol.) gelöst und nach Zusatz von 5 g Jodmethyl im geschlossenen

Rohr 2 Stunden bei 80⁰ geschüttelt. Während der Operation schied sich das Chlorcaffeïn in Nadeln aus. Die Flüssigkeit reagierte zum Schluß schwach sauer. Nach dem Erkalten wurde das Produkt filtriert und mit kalter, ganz verdünnter Natronlauge ausgelaugt, wobei eine kleine Menge eines Produktes entfernt wird, welches beim Ansäuern wieder ausfällt, aus heißem Wasser in feinen Nadeln kristallisiert und gegen 300⁰ ohne Gasentwickelung schmilzt. Seine Menge reichte nicht für die Analyse aus. Die Ausbeute an so gereinigtem Chlorcaffeïn betrug 1,2 g. Dasselbe besaß nach dem Umkristallisieren aus heißem Wasser den richtigen Schmelzpunkt. Zur völligen Identifizierung wurde es einerseits in Äthoxy- und Hydroxy-Caffeïn, andererseits durch Reduktion in Caffeïn übergeführt, welche alle drei den richtigen Schmelzpunkt hatten.

Synthese des Adenins.

Starkes wässeriges Ammoniak wirkt unter denselben Bedingungen wie Alkali auf das Trichlorpurin. Auch hier wird das in Stellung 6 befindliche Halogen abgelöst, aber nicht durch Sauerstoff, sondern durch Amid ersetzt. Das Produkt ist also ein 6-Amino-2.8-dichlorpurin,

$$
\begin{array}{ccc}
N\!=\!C.NH_2 & & \\
| \quad | & & \\
Cl.C \quad C.NH & & , \\
| \quad \| \;\rangle C.Cl & & \\
N\!-\!C.N & &
\end{array}
$$

welches wegen seiner Beziehungen zum Adenin auch Dichloradenin genannt werden kann. Aus dieser Chlorverbindung läßt sich das Halogen in mannigfacher Art ablösen. Durch Reduktion mit Jodwasserstoff entsteht daraus ganz glatt das mit dem natürlichen Adenin identische 6-Aminopurin. Beim Erwärmen mit rauchender Salzsäure auf 120⁰ verliert das 6-Amino-2.8-dichlorpurin ebenfalls sein gesamtes Halogen, tauscht dafür aber Hydroxyl ein und es entsteht das 6-Amino-2.8-dioxypurin,

$$
\begin{array}{ccc}
N\!=\!C.NH_2 & & \\
| \quad | & & \\
CO \quad C.NH & & . \\
| \quad \| \;\rangle CO & & \\
HN\!-\!C.NH & &
\end{array}
$$

Diese Verbindung ist isomer mit dem früher beschriebenen 2-Amino-6.8-dioxypurin[1]) und ihre Kenntnis ist, wie ich später auseinander setzen werde, für die Beurteilung der Konstitution des Adenins sehr wertvoll gewesen.

---

[1]) Berichte d. d. chem. Gesellsch. **30**, 570 [1897]. (*S. 261.*)

Bei bloßem Kochen mit Salzsäure verliert das 6-Aminodichlorpurin nur ein Chloratom, und noch leichter erreicht man den gleichen Zweck durch Erhitzen mit Natriumäthylat. In letzterem Falle entsteht das 6-Amino-2-äthoxy-8-chlorpurin, welches durch Jodwasserstoff in 6-Amino-2-oxypurin,

$$\begin{array}{l} N{=}C.NH_2 \\ \ |\quad | \\ CO\ \ C.NH \\ \ |\quad \| {>}CH \\ HN{-}C.N \end{array},$$

verwandelt wird. Diese Base ist isomer mit dem Guanin.

Endlich habe ich noch die Methylierung des Dichloradenins untersucht und festgestellt, daß dieselbe im wesentlichen ebenso verläuft wie beim Adenin und als Hauptprodukt das 9-Methylderivat liefert.

6-Amino-2.8-dichlorpurin (Dichloradenin),

$$\begin{array}{l} N{=}C.NH_2 \\ \ |\quad | \\ Cl.C\ \ C.NH \\ \ \|\quad \| {>}C.Cl \\ N{-}C.N \end{array}.$$

Das reine getrocknete Trichlorpurin wird mit der 10-fachen Menge wässerigen Ammoniaks, welches bei Zimmertemperatur gesättigt ist, im geschlossenen Gefäß 6 Stunden auf 100^0 erhitzt. Zunächst geht die Verbindung als Ammoniaksalz in Lösung und wird dann fast quantitativ in die Aminoverbindung verwandelt. Läßt man die Lösung erkalten und längere Zeit stehen, so scheidet sich das Ammoniumsalz der letzteren teilweise in schönen, farblosen Prismen ab. Zur Isolierung des Aminodichlorpurins ist es aber zweckmäßiger, die ammoniakalische Lösung direkt auf dem Wasserbade zur Trockne zu verdampfen. Dabei wird das Ammoniaksalz zerlegt und das Aminodichlorpurin fällt schon während der Operation kristallinisch aus. Der trockne Rückstand wird mit warmem Wasser behandelt, um das Chlorammonium zu entfernen und die schwer lösliche Aminoverbindung abfiltriert. Die Ausbeute beträgt etwa 95% der Theorie.

Zur völligen Reinigung wird das Produkt in ungefähr 200 Teilen siedendem Alkohol gelöst und die etwas eingedampfte Flüssigkeit abgekühlt. Dabei scheiden sich mikroskopisch kleine, meist sternförmig vereinigte Nadeln ab, welche für die Analyse bei 130^0 getrocknet wurden.

Analyse: Ber. für $C_5H_3N_5Cl_2$.
Prozente: C 29,41, H 1,47, N 34,31, Cl 34,81.
Gef.   „   „ 29,51, „ 1,57, „ 34,16, „ 34,86.

Die Verbindung hat keinen Schmelzpunkt. Im Kapillarrohr färbt sie sich über 300⁰ allmählich braun. Von heißem Wasser verlangt sie mehr als 2000 Teile zur Lösung und kristallisiert daraus beim Erkalten sehr bald in mikroskopisch kleinen, meist sternförmig vereinigten Nadeln. Von heißem Alkohol sind ungefähr 200 Teile erforderlich und in heißem Aceton ist sie noch schwerer löslich. Die Basizität ist nur gering. Infolgedessen wird sie von sehr verdünnten Mineralsäuren nur schwierig aufgenommen. In reichlicher Menge aber löst sie sich in heißer 15-prozentiger Salzsäure oder 25-prozentiger Salpetersäure resp. Schwefelsäure. Hat man nur kurze Zeit gekocht, so scheiden sich beim Erkalten die betreffenden Salze meist in Nadeln ab. Am schönsten ist von ihnen das Nitrat, welches in der Regel aus feinen Nadeln gebildete Sterne oder Büschel zeigt. Beim längeren Kochen mit den verdünnten Säuren tritt dagegen Zersetzung ein, welche später genauer beschrieben wird.

Salpetersäure vom spez. Gewicht 1,4 zerstört die Verbindung beim Kochen ziemlich rasch.

Die Alkalisalze sind in Wasser leicht, in starker Lauge aber schwer löslich. Die Kaliumverbindung kristallisiert aus warmer Lauge in äußerst feinen, biegsamen, die Natriumverbindung in etwas stärkeren farblosen Nadeln. Das schon erwähnte Ammoniaksalz wird beim Einkochen der wässerigen Lösung zerlegt.

In warmem Barytwasser löst sich die Base ebenfalls leicht. Versetzt man die warme ammoniakalische Lösung mit einer ebenfalls ammoniakalischen Lösung eines Zinksalzes, so fällt bald eine kristallinische Zinkverbindung aus. Silbernitrat erzeugt in der ammoniakalischen Lösung einen farblosen, amorphen und in der Hitze beständigen Niederschlag, welcher in überschüssigem Ammoniak schwer löslich ist. Aus der warmen salpetersauren Lösung wird durch Silbernitrat eine körnige, undeutlich kristallinische Masse gefällt. Dieselbe löst sich in heißer stärkerer Salpetersäure wieder auf, aber infolge einer partiellen Zerstörung der Base erfolgt in dieser Flüssigkeit bald die Abscheidung von Chlorsilber.

Verwandlung des 6-Amino-2.8-dichlorpurins in Adenin.

Trägt man das gepulverte Aminodichlorpurin in die 10-fache Menge Jodwasserstoffsäure (spez. Gewicht 1,96) ein, so erwärmt sich die Masse gelinde, es geht ein erheblicher Teil der Aminoverbindung in Lösung, und die alsbald eintretende Reaktion gibt sich durch starke Bräunung der Flüssigkeit kund. Man fügt deshalb gepulvertes Jodphosphonium im Überschuß zu und schüttelt das Gemisch 2 Stunden lang bei Zimmertemperatur. Dann ist die Reduktion zum allergrößten

Teil beendet und das jodwasserstoffsaure Adenin zumeist als schwach gefärbte Kristallmasse ausgeschieden. Man erhitzt jetzt zum Kochen, bis eine klare und fast farblose Lösung entsteht; sollte dabei noch Jodabscheidung stattfinden, so fehlt es an Jodphosphonium. Beim Erkalten der Lösung scheiden sich große farblose Prismen ab, welche auf Glaswolle filtriert und mit wenig starker Jodwasserstoffsäure gewaschen werden. Dieselben lassen sich im Vakuum über Natronkalk trocknen und sind wahrscheinlich eine Verbindung von 1 Mol. Adenin mit 2 Mol. Jodwasserstoff. Durch Wasser werden sie sofort trübe und geben eine stark saure Lösung. Auch die Ausbeute spricht für diese Formel, denn sie betrug 170% des angewandten Aminodichlorpurins oder für die Formel $C_5H_5N_5 \cdot 2\,HJ$ 88% der Theorie. Beim Verdampfen der jodwasserstoffsauren Mutterlauge erhält man noch eine zweite Kristallisation des Adeninjodhydrats, so daß die Gesamtausbeute fast theoretisch ist.

Aus der warmen, konzentrierten, wässerigen Lösung des Salzes wird durch Ammoniak die Base sofort als farblose kristallinische Masse gefällt. Den Rest gewinnt man durch Verdampfen der Mutterlauge und Auslaugen des Rückstandes mit kaltem Wasser. Zur Analyse wurde dieselbe einmal aus Wasser umkristallisiert und bei 120° getrocknet.

Analyse: Ber. für $C_5H_5N_5$.

Prozente: C 44,44, H 3,71.
Gef.   „   „ 44,45, „ 3,92.

Das Sulfat besaß die von **Kossel** angegebene Zusammensetzung $(C_5H_5N_5)_2H_2SO_4 + 2\,H_2O$.

0,4184 g lufttrocknes Salz verloren bei 120° 0,0372 g H_2O.
Analyse: Ber. für $(C_5H_5N_5)_2H_2SO_4 + 2\,H_2O$.

Prozente: H_2O 8,94.
Gef.   „   „ 8,89.

0,2182 g getrocknetes Salz gaben 0,1376 g $BaSO_4$,
Analyse: Ber. für $(C_5H_5N_5)_2H_2SO_4$.

Prozente: H_2SO_4 26,62.
Gef.   „   „ 26,52.

Die bei 18° durch mehrstündiges heftiges Schütteln des feingepulverten Salzes mit einer ungenügenden Menge Wasser hergestellte Lösung enthielt 1 Teil trocknes Salz in 156 Teilen Wasser, während **Kossel** die Löslichkeit bei Zimmertemperatur 1 : 153 angibt. Obschon diese Daten schon für die Identifizierung genügen würden, habe ich doch noch das synthetische Adenin mit einer Probe der natürlichen Base, welche ich der Güte des Hrn. **Kossel** verdanke, verglichen und keinen Unterschied gefunden. Aus der konzentrierten wässerigen Lösung schieden sich beide Präparate beim Abkühlen in den schon von Krüger[1]) beobachteten, mikroskopischen, vierseitigen Pyramiden ab, welche wasserfrei waren. (Das synthetische Produkt verlor bei 130⁰ nur 1,8, das natürliche 1,2% an Gewicht.) Als ferner die Sulfate in der 100-fachen Menge Salzsäure vom spez. Gewicht 1,07 gelöst und mit überschüssigem, feingekörntem Zink auf dem Wasserbade erhitzt wurden, trat nach einiger Zeit eine schöne Purpurfärbung auf, welche später wieder verschwand. Die farblose Lösung gab dann nach dem Verdünnen mit Wasser und Übersättigen mit Natronlauge langsam die von Kossel[2]) als charakteristisch angeführte Rotfärbung, welche nachher in braunrot überging. Endlich verhielten sich beide Präparate völlig gleich beim Erhitzen. Kossel gibt an, daß das Adenin bei 278⁰ nicht schmelze und sich bei höherer Temperatur sublimieren lasse. Erhitzt man aber rasch im Kapillarrohr im Paraffinbade, so tritt zwischen 360⁰ und 365⁰ eine plötzliche Schmelzung und starke Gasentwickelung ein, nachdem vorher eine ganz leichte Bräunung stattgefunden hat.

Verhalten des Aminodichlorpurins gegen Säuren und Alkalien.

Beim Erhitzen mit rauchender Salzsäure auf 125⁰ verliert das Aminodichlorpurin alles Halogen und verwandelt sich nach der Gleichung

$$
\begin{array}{ll}
\mathrm{N{=}C.NH_2} & \mathrm{N{=}C.NH_2} \\
\quad | \quad\ | & \quad | \quad\ | \\
\mathrm{ClC\quad C.NH} \;+2\,\mathrm{H_2O} = \mathrm{OC\quad C.NH} \;+2\,\mathrm{HCl} \\
\quad \| \quad \|\; {\gt}\mathrm{CCl} & \quad | \quad \|\; {\gt}\mathrm{CO} \\
\mathrm{N{-}C.N} & \mathrm{HN{-}C.NH}
\end{array}
$$

in 6-Amino-2.8-dioxypurin.

Bei gemäßigter Einwirkung der Salzsäure wird dagegen nur ein Chloratom gegen Sauerstoff ausgetauscht. Das findet statt beim einstündigen Erhitzen des Aminodichlorpurins mit der 20-fachen Menge 36-prozentiger Salzsäure auf 100⁰ oder noch besser beim $^3/_4$-stündigen Kochen mit der 20-fachen Menge 20-prozentiger Salzsäure am Rückflußkühler. Im letzteren Falle entsteht schon nach etwa einer halben Stunde eine klare Lösung, und beim späteren Verdampfen derselben auf dem Wasserbade bleibt ein kristallinischer Rückstand, aus welchem man die neue Verbindung durch heiße, etwa 2-prozentige Salzsäure auslaugen kann. Die Substanz wurde nicht in reinem Zustand isoliert; da sie aber bei der Reduktion mit Jodwasserstoff das unten beschriebene 6-Amino-2-oxypurin gibt, so ist sie zweifellos der Hauptmenge nach

---

1) Krüger, Zeitschr. f. physiol. Chem. **16**, 164 [1892].
2) Kossel, Zeitschr. f. physiol. Chem. **12**, 252 [1888].

6-Amino-2-oxy-8-chlorpurin. Viel schwerer wird das Aminodichlorpurin von wässerigen Alkalien angegriffen. Es löst sich darin, verändert sich aber beim Erwärmen auf dem Wasserbade nur außerordentlich langsam. Erst beim $1^1/_2$-stündigen Erhitzen mit 33-prozentiger Kalilauge auf 130°, wobei das zunächst auskristallisierte Kaliumsalz völlig wieder in Lösung geht, war eine vollständige Zersetzung eingetreten, und beim Ausfällen der alkalischen Lösung mit Essigsäure resultierte ein Produkt, welches mit dem zuvor erwähnten die größte Ähnlichkeit besaß und bei der Reduktion mit Jodwasserstoff allem Anschein nach dasselbe Aminooxypurin lieferte. Ich habe diese beiden Vorgänge nicht genauer studiert, weil sich in der Wechselwirkung zwischen Aminodichlorpurin und Natriumäthylat ein viel besserer Weg für die Loslösung des einen Chloratoms darbot. Die Reaktion führt zu dem 6-Amino-2-äthoxy-8-chlorpurin nach der Gleichung

$$
\begin{array}{ccc}
\mathrm{N{=}C.NH_2} & & \mathrm{N{=}C.NH_2} \\
| \quad | & & | \quad | \\
\mathrm{Cl.C \quad C{-}NH} \;+\; \mathrm{NaOC_2H_5} = \mathrm{C_2H_5O.C \quad C{-}NH} \;+\; \mathrm{NaCl}, \\
\| \quad \| \;{>}\mathrm{C.Cl} & & \| \quad \| \;{>}\mathrm{C.Cl} \\
\mathrm{N{-}C{-}N} & & \mathrm{N{-}C{-}N}
\end{array}
$$

und diese Verbindung verliert bei der Behandlung mit Jodwasserstoff sowohl das Halogen wie das Äthyl, indem ebenfalls 6-Amino-2-oxypurin entsteht.

6 - A m i n o - 2 . 8 - d i o x y p u r i n,

$$
\begin{array}{cccc}
\mathrm{N{=}C.NH_2} & & \mathrm{HN{-}C\!:\!NH} \\
| \quad | & & | \quad | \\
\mathrm{CO \quad C.NH} & \text{oder} & \mathrm{CO \quad C.NH} & . \\
| \quad \| \;{>}\mathrm{CO} & & | \quad \| \;{>}\mathrm{CO} \\
\mathrm{HN{-}C.NH} & & \mathrm{HN{-}C.NH}
\end{array}
$$

Die Verbindung entsteht sowohl aus dem 6-Amino-2.8-dichlorpurin, wie auch aus dem in der vorhergehenden Mitteilung beschriebenen 6-Amino-8-oxy-2-chlorpurin durch Erhitzen mit starker Salzsäure auf 120—125°. In beiden Fällen ist der Verlauf der Reaktion und ebenso die Ausbeute fast gleich. Da das Aminooxychlorpurin viel leichter zugänglich ist als das Aminodichlorpurin, so wird man dasselbe als Ausgangsmaterial für die praktische Darstellung des Aminodioxypurins vorziehen. Ich will deshalb auch nur für dieses die Operation genauer schildern.

4 g 6-Amino-8-oxy-2-chlorpurin werden mit 45 g Salzsäure vom spez. Gewicht 1,19 im geschlossenen Rohr im Ölbad 3 Stunden auf 120° erhitzt. (Dieselbe Wirkung erzielt man durch 8-stündiges Erhitzen auf 100°, muß aber dann wegen der geringen Löslichkeit des Amino-

körpers die doppelte Menge Salzsäure anwenden.) Die Lösung ist zum Schluß schwach bräunlich gefärbt und scheidet beim Erkalten Kristalle ab. Sie wird direkt auf dem Wasserbade etwa auf $^1/_5$ Volumen verdampft. Dabei fällt das Hydrochlorat des Aminodioxypurins in ziemlich derben, etwas grau gefärbten Prismen aus. Man läßt erkalten, filtriert und wäscht mit Salzsäure. Die Verarbeitung der Mutterlauge ist wenig lohnend. Die Ausbeute an Rohprodukt betrug 3,6 g. Zur Reinigung wird dasselbe fein gepulvert, mit 1 l Wasser zum Sieden erhitzt und dann durch Zusatz von 400 ccm Ammoniak vom spez. Gewicht 0,93 unter weiterem Erwärmen völlig gelöst. Nachdem die schwach gelbe Flüssigkeit mit Tierkohle entfärbt ist, wird sie zur Entfernung des Ammoniaks eingekocht. Dabei scheidet sich das Aminodioxypurin als farbloses, kristallinisches Pulver ab. Die Ausbeute betrug 2,1 g oder 60% der Theorie. Für die Analyse wurde das Produkt bei 120⁰ getrocknet.

Analyse: Ber. für $C_5H_5N_5O_2$.

Prozente: C 35,9, H 3,0, N 41,9.
Gef.   „   I. „ 35,6, „ 3,1,   „ 41,6.
          II. „ 35,7, „ 3,14.

Für Analyse II diente ein Produkt, welches aus 6-Amino-2.8-dichlorpurin erhalten war.

Das Aminodioxypurin bleibt beim Erhitzen bis 360⁰ fast unverändert und verkohlt bei höherer Temperatur ohne zu schmelzen. In heißem Wasser ist es sehr schwer löslich. Aus der ammoniakalischen Lösung fällt es beim Einkochen manchmal in mikroskopisch kleinen, vierseitigen Blättchen aus.

Es löst sich in verdünnten Alkalien ziemlich leicht und wird daraus durch Mineralsäuren gefällt, aber dieses Produkt enthält, selbst wenn es in der Hitze und mit überschüssiger Säure bereitet ist, in der Regel eine nicht unbeträchtliche Menge von Alkali. Aus diesem Grunde ist es ratsam, bei der Reinigung der Substanz die Anwendung von Alkalien als Lösungsmittel zu vermeiden.

In Wasser fast unlöslich ist das Baryumsalz. Dasselbe entsteht, wenn man die feingepulverte Substanz mit überschüssigem Barytwasser erwärmt, ohne daß dabei eine völlige Lösung eintritt. Es bildet sehr feine, farblose Nadeln. Versetzt man die ammoniakalische Lösung des Aminodioxypurins mit Silbernitrat, so entsteht ein amorpher Niederschlag, der beim Erwärmen schwarz wird.

Beim längeren Kochen mit starkem Alkali wird das Aminodioxypurin unter Entwickelung von Ammoniak zersetzt.

In starker Salzsäure löst sich die Verbindung zumal in der Wärme ziemlich leicht, und aus der konzentrierten Lösung scheidet sich das oben schon erwähnte Hydrochlorat beim Erkalten ab. Von reinem Wasser wird das Salz zerlegt, infolgedessen bewirkt Wasser auch in der salzsauren Lösung eine partielle Fällung. Nichtsdestoweniger wird das Aminodioxypurin von heißer, stark verdünnter Salzsäure in erheblicher Menge aufgenommen, läßt sich daraus aber durch Neutralisation mit Ammoniak ziemlich vollständig fällen.

Recht schwer löslich ist das Sulfat. Infolgedessen wird die Verbindung auch von heißer verdünnter Schwefelsäure ziemlich schwer aufgenommen, und beim Erkalten fällt das Salz in farblosen, undeutlichen Kristallen aus.

Von starker Salpetersäure wird die Verbindung in der Wärme rasch zerstört.

Das vorliegende Aminodioxypurin unterscheidet sich von dem früher beschriebenen, isomeren 2-Amino-6.8-dioxypurin[1]) einerseits durch die viel größere Löslichkeit in warmem Ammoniak, wovon es unter gleichen Bedingungen kaum ein Fünftel der für jenes nötigen Menge verlangt, andererseits durch das Verhalten gegen Chlor und Wasser. Sie wird nämlich unter den bei der isomeren Verbindung genauer beschriebenen Bedingungen von Salzsäure und Natriumchlorat sehr rasch gelöst und zersetzt, liefert dabei aber keine nachweisbare Menge von Guanidin.

$$6\text{-Amino-}2\text{-äthoxy-}8\text{-chlorpurin,}\quad C_2H_5O.C \begin{matrix} N\!=\!C.NH_2 \\ | \qquad | \\ \\ \| \qquad \| \;\; {\Large>}C.Cl \\ N\!-\!C.N \end{matrix} \!\!\begin{matrix} \\ C.NH \\ \\ \\ \end{matrix} \quad .$$

1 Teil 6-Amino-2.8-dichlorpurin wird mit 20 Teilen absolutem Alkohol, in welchem 1 Teil Natrium aufgelöst ist, erwärmt und die rasch entstehende, klare Lösung im geschlossenen Rohr 3 Stunden auf 130⁰ erhitzt, wobei eine reichliche Abscheidung von Chlornatrium erfolgt. Man verdampft den Alkohol, verdünnt mit Wasser und übersättigt mit Essigsäure. Dabei fällt die Äthoxyverbindung als flockige, schwach gelb gefärbte Masse aus, welche filtriert und mit kaltem Wasser gewaschen wird. Die Ausbeute beträgt etwa 85% des angewandten Materials. Zur Reinigung wurde das Produkt in der 75-fachen Gewichtsmenge heißen Alkohols gelöst. Beim Erkalten schieden sich kleine farblose Nadeln ab, welche meist zu kugel- oder fächerförmigen Aggregaten vereinigt waren und welche für die Analyse bei 120⁰ getrocknet wurden.

---

[1]) Berichte d. d. chem. Gesellsch. **30**, 570 [1897]. (*S. 261.*)

Analyse: Ber. für $C_7H_8N_5ClO$.

Prozente: C 39,34, H 3,75, N 32,78, Cl 16,62.
Gef.   „   „ 39,60, „ 3,88, „ 32,86, „ 16,35.

Das Aminoäthoxychlorpurin hat keinen scharfen Schmelzpunkt. Im Kapillarrohr färbt es sich über 250⁰ und sintert zwischen 265⁰ und 270⁰ (korr. 275—280⁰).

$$6\text{-Amino-2-oxypurin,}\quad \begin{array}{c} N{=\!=\!=}C.NH_2 \\ | \qquad\quad | \\ OC \qquad C.NH \\ | \qquad\quad \| \;\rangle CH \\ NH{-}C.N \end{array}$$

Die Base entsteht sehr leicht aus der vorhergehenden Verbindung durch Behandlung mit Jodwasserstoff, wobei zu gleicher Zeit das Äthyl abgespalten und das Chlor durch Wasserstoff ersetzt wird. Zur Ausführung der Reaktion wird die Äthoxyverbindung mit der 10-fachen Menge farbloser Jodwasserstoffsäure (vom spez. Gewicht 1,96) übergossen, ein Überschuß von gepulvertem Jodphosphonium zugefügt und in gelinder Wärme (30—40⁰) fleißig geschüttelt. Die Reaktion geht rasch vonstatten, und die Äthoxyverbindung wird dabei völlig gelöst. Zum Schluß erwärmt man zum Sieden, um die Äthylverbindung völlig zu zerlegen und verdampft dann die Flüssigkeit, welche beim Erkalten kristallisiert, ohne Filtration der Kristalle auf dem Wasserbade zur Trockne. Löst man den schwach gefärbten Rückstand in wenig heißem Wasser, so scheidet sich beim Abkühlen das Jodhydrat des Aminooxypurins in schönen, farblosen Prismen ab. Aus der heißen, wässerigen Lösung dieser Kristalle fällt Ammoniak die Base sofort als amorphe, farblose Masse. Zur völligen Reinigung diente das schön kristallisierende und schwer lösliche Sulfat. Um dasselbe zu erhalten, löst man die mit Wasser sorgfältig gewaschene Base ungefähr in der 70-fachen Menge kochender 10-prozentiger Schwefelsäure. Beim Erkalten kristallisiert das Salz in hübschen, glänzenden, schief abgeschnittenen Prismen. Die Ausbeute an der reinen Verbindung beträgt, trotz der komplizierten Reinigung, ungefähr 50% der Theorie.

Die aus dem reinen Sulfat durch Auflösen in warmer verdünnter Salzsäure und Fällen mit Ammoniak als farbloser, nicht deutlich kristallisierender Niederschlag erhaltene Base wurde für die Analyse bei 120⁰ getrocknet.

Analyse: Ber. für $C_5H_5N_5O$.

Prozente: C 39,73, H 3,31, N 46,35.
Gef.   „   „ 39,53, „ 3,47, „ 46,10.

Beim Erhitzen verkohlt die Base ohne zu schmelzen. In heißem Wasser ist sie außerordentlich schwer und in Alkohol fast unlöslich.

Von heißem, verdünntem, wässerigem Ammoniak wird sie in viel größerer Menge gelöst. Silbernitrat erzeugt in dieser Lösung einen farblosen, amorphen Niederschlag, welcher auch beim Kochen unverändert bleibt, falls kein Überschuß von Silbernitrat zugegen ist. Im anderen Falle färbt sich der Niederschlag beim Kochen erst gelb und dann allmählich dunkel, aber viel langsamer und auch lange nicht so stark als bei dem isomeren 6-Amino-8-oxypurin. Von den Salzen der Base ist am schönsten das zuvor schon erwähnte Sulfat. Nach der Analyse enthält dasselbe 1 Mol. Kristallwasser, einerlei ob es im Exsikkator oder bei 120⁰ getrocknet ist.

Analyse: Ber. für $(C_5H_5N_5O)_2H_2SO_4 + H_2O$.

Prozente: H_2SO_4 23,45,   C 28,71,   H 3,35.

Gef.   „   „   23,60, 23,75, „ 28,72, 28,65, „ 3,61, 3,47.

Das Kristallwasser ist aber so fest gebunden, daß mir seine direkte Bestimmung nicht gelang. Von reinem, heißem Wasser wird das Sulfat größtenteils unter Abscheidung der Base zerlegt. In heißer, rauchender Salzsäure löst sich das 6-Amino-2-oxypurin ziemlich leicht. Schwerer wird es von verdünnter Salzsäure aufgenommen, und beim Erkalten kristallisieren dann kleine Nadeln oder Prismen, welche häufig sternförmig vereinigt sind. Warme Salpetersäure löst um so schwieriger, je verdünnter sie ist. In der Säure vom spez. Gewicht 1,2 ist z. B. die Base schon recht schwer löslich, und beim Erkalten fällt daraus alsbald ein feines mikrokristallinisches Pulver. Die geringe Löslichkeit der Salze erschwert das Studium der Verwandlungen. Darum ist es mir bisher nicht gelungen, die zu erwartende Bildung von Xanthin aus dem 6-Amino-2-oxypurin durch salpetrige Säure festzustellen.

Von dem isomeren 6-Amino-8-oxypurin unterscheidet sich die vorliegende Base durch die viel geringere Löslichkeit in Wasser, die ebenfalls geringere Löslichkeit ihrer Salze, sowie die größere Beständigkeit der Silberverbindung.

Mit dem Guanin zeigt das 6-Amino-2-oxypurin so große Ähnlichkeit, daß es bei oberflächlicher Betrachtung leicht damit verwechselt wird. Zur Unterscheidung kann einerseits das Sulfat dienen, welches nur 1 Mol. Kristallwasser enthält und auch dieses bei 120⁰ nicht verliert. Noch entscheidender ist die Zersetzung durch Chlorwasser, welche zugleich in unzweideutiger Weise die Strukturverschiedenheit beider Basen beweist. Das 6-Amino-2-oxypurin liefert nämlich hierbei keine nachweisbare Menge von Guanidin, wie folgender Versuch zeigt. 0,5 g der feingepulverten Base wurden mit 10 ccm Salzsäure vom spez. Gewicht 1,10 übergossen und in die Mischung im Laufe von $1\frac{1}{2}$ Stunden 0,25 g Natriumchlorat bei Zimmertemperatur eingetragen. Durch starkes Schütteln gelang es so, die Base ganz in Lösung zu bringen.

Die noch freies Chlor enthaltende Flüssigkeit blieb noch einige Stunden stehen und wurde dann im Vakuum verdampft. Der Rückstand, in wenig Wasser gelöst und mit Natronlauge genau neutralisiert, gab mit $^1/_{10}$-Normallösung von Natriumpikrat zunächst keinen Niederschlag und erst nach kurzer Zeit gelbe Kristalle, welche aber nur Ammoniumpikrat waren. Guanidin war also nicht aufzufinden.

Da das 6-Amino-2-oxypurin nach seiner Konstitution auch als ein Oxydationsprodukt des Adenins aufzufassen ist, so halte ich es nicht für unwahrscheinlich, daß man dasselbe als Produkt des tierischen Organismus finden wird. Ja es scheint mir sogar möglich, daß es schon hier und da isoliert, aber für Guanin angesehen worden ist. Ich muß es deshalb für notwendig erklären, in Zukunft das Guanin bei physiologisch-chemischen Arbeiten durch die Analyse des Sulfats, insbesondere durch die Bestimmung seines Kristallwassergehaltes nachzuweisen.

Struktur des Adenins.

Nachdem ich für das Adenin schon längere Zeit wegen der bequemeren Darstellung der experimentellen Resultate die Formel des 6-Aminopurins gebraucht habe, scheint es mir jetzt an der Zeit zu sein, die tatsächlichen Gründe zusammenzustellen, welche die Annahme derselben rechtfertigen. In erster Linie steht hier das Verhältnis des Adenins zu dem 6-Aminodioxypurin. Beide enthalten die Aminogruppen in derselben Stellung, denn sie sind durch das Dichloradenin miteinander verknüpft. Für das erwähnte Aminodioxypurin läßt sich nun die Stellung der Aminogruppe in folgender Art feststellen. Die Verbindung entsteht auch aus dem 8-Oxy-2.6-dichlorpurin, mithin ist die Stellung 8 für die Aminogruppe ausgeschlossen. Das vorliegende Aminodioxypurin ist aber ferner total verschieden von der isomeren Verbindung, welche einerseits aus dem Bromguanin, andererseits aus der Aminopseudoharnsäure gewonnen wurde und welche unzweifelhaft die Aminogruppe in der Stellung 2 enthält[1]). Endlich liefert das 6-Aminodioxypurin bei der Oxydation mit Chlor kein Guanidin.

Ein weiterer Grund für die Formel des Adenins ergibt sich aus der gleich zu beschreibenden Synthese des Guanins. Letzteres entsteht, wenn man Dichlorhypoxanthin erst durch Ammoniak in Aminooxychlorpurin verwandelt und dann reduziert. Da im Hypoxanthin bzw. Dichlorhypoxanthin der Sauerstoff dieselbe Stellung hat wie das Amid im Adenin, so folgt aus dem Obigen ohne weiteres, daß Adenin und Guanin das Amid in verschiedener Stellung enthalten müssen.

---

[1]) Berichte d. d. chem. Gesellsch. **30**, 570. (*S. 261.*)

Wenn ich noch hinzufüge, daß auch alle sonstigen Beobachtungen in der Purinreihe mit diesem Schluß übereinstimmen, so wird man die von mir angenommene Formel des Adenins, soweit die Stellung des Amids in Betracht kommt, als genügend begründet ansehen dürfen.

Schwieriger ist die Frage zu entscheiden, ob die bisher benutzte Formel des Adenins die Struktur des Purinkerns richtig darstellt. Die Gründe, warum ich die Aminoformel der tautomeren Iminoform,

$$\begin{array}{c} HN-C\!:\!NH \\ |\quad\ | \\ HC\quad C.NH \\ \|\quad\|\ \rangle CH \\ N-C.N \end{array}\ ,$$

vorziehe, habe ich früher angegeben[1]).

Größere Berechtigung hat aber die zweite tautomere Form:

$$\begin{array}{c} N\!=\!C.NH_2 \\ |\quad\ | \\ HC\quad C.N \\ \|\quad\|\ \rangle CH \\ N-C.NH \end{array}\ .$$

Der Verlauf der Methylierung sowohl bei der Base selbst wie bei ihrem Chlorderivat würde sogar mehr für diese sprechen, denn als Hauptprodukt entsteht dabei das 9-Methyladenin,

$$\begin{array}{c} N\!=\!C.NH_2 \\ |\quad\ | \\ HC\quad C.N \\ \|\quad\|\ \rangle CH \\ N-C.N.CH_3 \end{array}\ ,$$

während die gleichzeitige Bildung des isomeren 7-Methylderivats bisher nicht sicher festgestellt ist. Hieraus aber den Schluß ziehen zu wollen, daß die letztere Formel des Adenins allein berechtigt sei, scheint mir nicht zulässig zu sein, da bekanntlich der Verlauf der Methylierung für die Entscheidung solcher Fragen zu unsicher ist. Auch will ich hier erwähnen, daß es mir auf anderem Wege gelungen ist, das 7-Methyladenin,

$$\begin{array}{c} N\!=\!C.NH_2 \\ |\quad\ | \\ HC\quad C.N.CH_3 \\ \|\quad\|\ \rangle CH \\ N-C.N \end{array}\ ,$$

____

[2]) Berichte d. d. chem. Gesellsch. **30**, 556. (*S. 246.*)

darzustellen.   Die Wahl zwischen den beiden Adeninformeln bleibt also gerade so wie beim Trichlorpurin und analogen Körpern offen. Aus Bequemlichkeit werde ich aber auch hier nur die zuerst gebrauchte Formel weiter benutzen.

Methylierung des Dichloradenins.

Löst man das Dichloradenin in der für 1 Mol. berechneten Menge Normal-Kalilauge, fügt 1 Mol. Jodmethyl hinzu und erhitzt unter fortwährender Bewegung der Flüssigkeit 2 Stunden auf 70⁰, so scheidet sich das Methylderivat schon in der Wärme in feinen Nadeln ab, welche schließlich die bräunlich gefärbte Flüssigkeit breiartig erfüllen.   Nach dem Erkalten fügt man Natronlauge bis zur alkalischen Reaktion hinzu und filtriert nach einigem Stehen die farblose Masse.   Die Ausbeute betrug 90% des angewandten Dichloradenins.   Für die Analyse wurde das Produkt aus heißem Alkohol umkristallisiert und bei 120⁰ getrocknet.   Es hat die Zusammensetzung eines Monomethyldichloradenins.

Analyse: Ber. für $C_6H_5Cl_2N_5$.

Prozente: C 33,03, H 2,29, Cl 32,56, N 32,11.

Gef.   „   „ 33,21, „ 2,50, „ 32,61, „ 32,06.

Die Substanz könnte nach den äußeren Eigenschaften als ein einheitliches Produkt angesehen werden, und es ist mir auch nicht gelungen, sie durch Kristallisation in zwei Isomere zu trennen.   Trotzdem halte ich es für zweifellos, daß sie ein Gemisch ist; denn bei der Reduktion mit Jodwasserstoff entstehen daraus verschiedene Körper, und zudem besitzen die auf anderem Wege in reinem Zustande gewonnenen Methyldichloradenine etwas andere Eigenschaften.   Das analysierte Produkt schmolz nicht ganz konstant unter Zersetzung gegen 246⁰ (korr. 253⁰).   Es löste sich in ungefähr 50 Teilen heißem Alkohol.   In heißem Wasser ist es schwerer löslich und fällt daraus beim Erkalten in langen, schmalen, schief abgeschnittenen Blättchen, welche makroskopisch wie Nadeln aussehen.   Auch in Salzsäure ist es viel leichter löslich als das Dichloradenin.   Aus der konzentrierten Lösung scheidet sich das Hydrochlorat in breiten Blättchen ab.   Das Aurochlorat fällt aus der heißen, salzsauren Lösung beim Erkalten in feinen, gelben, meist zu kugeligen Aggregaten vereinigten Nadeln. In Alkalien ist die Substanz zum Unterschied vom Dichloradenin unlöslich, woraus mir zu folgen scheint, daß sie keine Imidgruppe mehr enthält.

9-Methyladenin.

Trägt man die vorhergehende Substanz fein gepulvert in die fünffache Menge Jodwasserstoffsäure vom spez. Gewicht 1,96 ein, fügt überschüssiges, gepulvertes Jodphosphonium hinzu und schüttelt andauernd, so vollendet sich die Reduktion ohne Zufuhr von Wärme in ungefähr $^3/_4$ Stunden, und die farblose Flüssigkeit hinterläßt dann beim Verdampfen auf dem Wasserbade ein schön kristallisiertes Jodhydrat. Dasselbe wird in wenig heißem Wasser gelöst, die Flüssigkeit mit Ammoniak übersättigt und das überschüssige Ammoniak verjagt. Nach dem Erkalten wird das auskristallisierte Methyladenin abfiltriert und aus heißem Wasser unter Zusatz von Tierkohle umkristallisiert.

Es wird so in großen, schön ausgebildeten, schief abgeschnittenen Prismen gewonnen, welche kein Kristallwasser enthalten.

Analyse: Ber. für $C_6H_7N_5$.

Prozente: C 48,32, H 4,69, N 46,98.
Gef.   „   „ 48,14, „ 4,82, „ 46,86.

Die Base ist identisch mit einer Verbindung, welche Krüger durch direkte Methylierung des Adenins dargestellt hat[1]), wie ich durch den direkten Vergleich mit einem Präparate, welches er mir gütigst zur Verfügung stellte, feststellen konnte. Den Angaben von Krüger habe ich folgendes hinzuzufügen:

Die Base löst sich in nahezu 14 Teilen heißem Wasser, in kaltem ist sie ziemlich schwer löslich. Viel schwerer löst sie sich in Alkohol. Aus warmem Wasser kristallisiert sie in ziemlich großen, schief abgeschnittenen, prismatischen Formen, oder beim raschen Abkühlen in feinen Nadeln. In Alkalien und Ammoniak ist sie nicht löslicher als in Wasser. Sie schmilzt bei 308—310° (korr.) ohne Zersetzung. Krüger hat die Verbindung mit Säuren gespalten und festgestellt, daß das Methyl in Form von Methylamin abgelöst wird. Ich habe diesen Versuch noch vervollständigt, indem ich das bei der Reaktion entstehende Glykocoll isolierte. Die Analyse des Glykocollkupfers gab folgende Zahlen:

Analyse: Ber. für $(C_2H_4NO_2)_2Cu + H_2O$.

Prozente: H_2O 7,86, Cu 27,51.
Gef.   „   „ 7,72, „ 27,55.

Man darf daraus den Schluß ziehen, daß die Verbindung das 9-Methyladenin mit der Struktur

$$\begin{array}{c}
N\!=\!C.NH_2 \\
| \quad | \\
HC \quad C.N \\
\| \quad \| \!>\!CH \\
N\!-\!C.N.CH_3
\end{array}$$

---

[1]) Zeitschr. f. physiol. Chem. **18**, 434 [1894].

ist. In Übereinstimmung damit steht die Synthese derselben Base aus dem 9-Methyl-8-oxy-2.6-dichlorpurin, welche ich später beschreiben werde. Die Ausbeute an diesem Methyladenin, welche bei der Reduktion des rohen Methyldichloradenins erhalten wird, betrug nur 50% der Theorie. Bei der Fällung des 9-Methyladenins aus der jodwasserstoffsauren Lösung durch Ammoniak bleibt in der Flüssigkeit eine andere Base, welche vielleicht das isomere 7-Methyladenin ist, welche ich aber bisher nicht rein erhalten habe.

Nach diesen Resultaten halte ich es für wahrscheinlich, daß auch bei der Methylierung des Xanthins, Theophyllins usw. neben den bisher beobachteten 7-Methylprodukten, Theobromin und Caffeïn, die isomeren 9-Methylderivate entstehen. Ich werde auf diesen Punkt später zurückkommen.

Synthese des Guanins.

Von den verschiedenen Wegen, welche zur Ausführung dieser Synthese eingeschlagen wurden, hat bisher nur folgender zum Ziele geführt. Das 6-Oxy-2.8-dichlorpurin (Dichlorhypoxanthin) wird zuerst durch Erhitzen mit alkoholischem Ammoniak in das Chlorguanin verwandelt, und letzteres mit Jodwasserstoff reduziert. So einfach die Methode im Prinzip ist, so gestaltet sie sich in der praktischen Ausführung doch etwas komplizierter, weil die Wirkung des Ammoniaks auf das Oxydichlorpurin kein einheitlicher Vorgang ist, sondern neben Chlorguanin noch andere, vielleicht isomere Produkte von ähnlichen Eigenschaften liefert.

Für die Ausführung der Synthese wird 1 Teil feingepulvertes 6-Oxy-2.8-dichlorpurin mit 10 Teilen einer bei 0⁰ gesättigten alkoholischen Ammoniaklösung im verschlossenen Gefäß sorgfältig umgeschüttelt, wobei aber keine vollständige Lösung eintritt, und dann 5 Stunden auf 150⁰ erhitzt. Nach dem Erkalten ist wieder eine weiße, voluminöse Masse abgeschieden. Der Röhreninhalt wird jetzt auf dem Wasserbade verdampft und der Rückstand mit kaltem Wasser ausgelaugt. Das unlösliche Produkt löst sich leicht in Alkali und Ammoniak und auch in heißen, verdünnten Mineralsäuren. Da aus diesen Lösungen immer nur amorphe Massen ausfielen, welche offenbare Gemenge waren, so habe ich schließlich auf die Reinigung des darin enthaltenen Chlorguanins verzichtet und das Rohprodukt direkt in Guanin übergeführt.

Zu dem Zwecke wurde dasselbe, fein gepulvert, mit der 10-fachen Menge Jodwasserstoffsäure vom spez. Gewicht 1,96 übergossen und unter allmählichem Zusatz von Jodphosphonium ungefähr $1/2$ Stunde auf dem Wasserbade erhitzt, bis keine Abscheidung von Jod mehr bemerkbar war.   Da hierbei noch ein erheblicher Teil ungelöst blieb, so wurde zum Schluß über freiem Feuer gekocht, bis mit steigendem Siedepunkte der Flüssigkeit das feste Produkt mit Ausnahme von einigen schmutzigen Flocken in Lösung gegangen war.   Beim Erkalten schied sich ein kristallinisches Jodhydrat ab, welches nach sorgfältiger Abkühlung auf Glaswolle abgesaugt und mit wenig starkem Jodwasserstoff gewaschen wurde.   In der Mutterlauge blieb nur wenig gelöst.   Aus der wässerigen Lösung des Jodhydrats fiel durch Ammoniak die Base als farbloser, dichter Niederschlag.

Die Ausbeute an rohem Guanin betrug 50% des angewandten Oxydichlorpurins oder ungefähr 70% der Theorie.   Aber die Base ist trotz des schönen Aussehens des Jodhydrats keineswegs rein.   Sie enthält einen stickstoffreicheren Körper, welcher gegen Oxydationsmittel empfindlicher ist, und dessen völlige Entfernung gleichfalls Schwierigkeiten macht.

Zur Reinigung wurde sie zunächst in der 7-fachen Menge 14-prozentiger Salzsäure heiß gelöst und das beim Erkalten abgeschiedene Salz noch 3-mal aus der gleichen Menge Salzsäure umkristallisiert, wobei ungefähr zwei Fünftel des Rohprodukts in den Mutterlaugen blieb.   Das so gewonnene Hydrochlorat zeigte ganz den äußeren Habitus und auch die Löslichkeit des salzsauren Guanins.   Die daraus gewonnene Base wurde dann in das noch charakteristischere Sulfat verwandelt, welches ebenfalls die Merkmale und auch die Zusammensetzung des Guaninsulfats hatte.

0,4934 g verloren bei 120° 0,0387 g H_2O.
0,5275 g verloren 0,0425 g H_2O.

Analyse: Ber. für $(C_5H_5N_5O)_2H_2SO_4 + 2\,H_2O$.

Prozente: H_2O 8,25.
Gef.   „   „   7,84, 8,06.

Der Kristallwassergehalt ist besonders zu beachten, weil darin ein charakteristischer Unterschied des Guanins von den bisher bekannten beiden Isomeren liegt.

0,2403 g trockne Substanz gaben 0,1384 g $BaSO_4$.

Analyse: Ber. für $(C_5H_5N_5O)_2H_2SO_4$.

Prozente: H_2SO_4 24,50.
Gef.   „   „   24,22.

Die Analyse der aus dem Sulfat dargestellten und bei 120° getrockneten Base ergab:

Analyse: Ber. für $C_5H_5N_5O$.

Prozente: C 39,73, H 3,31, N 46,35.
Gef.   „   „ 39,35, „ 3,59, „ 46,97.

Der etwas zu hoch gefundene Stickstoff deutet noch immer auf eine kleine Verunreinigung des Präparates hin. Zur weiteren Identifizierung des künstlichen Guanins diente seine Verwandlung in Xanthin und in Guanidin. Erstere wurde mit salpetriger Säure auf die von mir früher beschriebene Weise[1]) ausgeführt.

Die Analyse des so erhaltenen Produktes ergab:

Analyse: Ber. für $C_5H_4N_4O_2$.

Prozente: C 39,47, H 2,63.
Gef. „ „ 39,31, „ 2,72.

und das Präparat zeigte auch alle Merkmale des natürlichen Xanthins.

Für die Umwandlung in Guanidin wurde im wesentlichen das Verfahren von Strecker benutzt, aber die Oxydation mit Salzsäure und Natriumchlorat in viel kürzerer Zeit durchgeführt. Zur Isolierung des Guanidins diente, wie in früheren Fällen, das von Emich empfohlene Pikrat. Dasselbe zeigte die charakteristische Kristallform und auch den Stickstoffgehalt dieses Salzes.

Analyse: Ber. für $CH_5N_3 . C_6H_3N_3O_7$.

Prozente: N 29,20,
Gef. „ „ 29,07,

Seine Menge betrug 37% der Theorie.

Nach diesen Resultaten kann die Identität des künstlichen Guanins mit der natürlichen Base nicht mehr bezweifelt werden.

Die vorstehenden Versuche, welche ich bald durch Mitteilungen über andere Verwandlungen des Trichlorpurins ergänzen werde, haben einen größeren Aufwand von Mühe erfordert, als man nach der Beschreibung denken mag, und ich wäre nicht imstande gewesen, sie in der verhältnismäßig kurzen Zeit von 7 Monaten zu Ende zu führen, wenn mir nicht 'die außergewöhnliche Geschicklichkeit und Tatkraft meines Assistenten, Hrn. Dr. Paul Hunsalz, zu Hilfe gekommen wäre. Es ist mir deshalb eine angenehme Pflicht, ihm dafür öffentlich meinen herzlichen Dank zu sagen.

---

[1]) Liebigs Annal. d. Chem. **215**, 309 [1882]. (*S. 126.*)

22. Emil Fischer: Synthese des Heteroxanthins und Paraxanthins.

Berichte der deutschen chemischen Gesellschaft **30**, 2400 [1897].

(Eingegangen am 16. Oktober; vorgetragen in der Sitzung vom Verfasser.)

Durch Methylierung des Xanthins konnten diese beiden Homologen bisher nicht gewonnen werden, dagegen lassen sie sich aus dem Theobromin, dessen Synthese[1]) bekannt ist, auf folgende Art gewinnen. Das Theobromin verliert beim Erhitzen mit Phosphoroxychlorid und Pentachlorid, wie ich früher[2]) gezeigt habe, ein Methyl und sämtlichen Sauerstoff. Unter gleichzeitiger Chlorierung entsteht daraus das 7-Methyltrichlorpurin. Führt man nun diese Reaktion mit Phosphoroxychlorid allein aus, so unterbleibt die Chlorierung der Methingruppe, während das Methyl und die beiden Sauerstoffatome eliminiert werden, und es entsteht ein Methyldichlorpurin von folgender Struktur:

$$
\begin{array}{ccc}
N={}&C.Cl & \\
| & | & \\
Cl.C & C.N.CH_3 & . \\
\| & \| & {>}CH \\
N{-}&C.N &
\end{array}
$$

In dieser reaktionsfähigen Substanz können dann die beiden Chloratome auf die mannigfaltigste Weise durch Hydroxyl, Äthoxyl, die Amino- oder Hydrazino-Gruppe ersetzt werden. So erhält man durch Erhitzen mit starker Salzsäure daraus das 7-Methylxanthin,

$$
\begin{array}{ccc}
HN{-}&CO & \\
| & | & \\
OC & C.N.CH_3 & , \\
| & \| & {>}CH \\
HN{-}&C.N &
\end{array}
$$

welches identisch mit dem Heteroxanthin ist.

Um ferner das Paraxanthin zu erhalten, wird das obige Chlorid mit verdünntem Alkali gekocht. Es verliert dabei vorzugsweise das in der Stellung 6 befindliche Halogen und liefert das 7-Methyl-6-oxy-2-chlorpurin:

---

[1]) Berichte d. d. chem. Gesellsch. **30**, 1839 [1897]. (*S. 265.*)
[2]) Berichte d. d. chem. Gesellsch. **28**, 2488 [1895]. (*S. 194.*)

$$\begin{array}{c} \text{HN}-\text{CO} \\ |\qquad | \\ \text{Cl.C}\quad \text{C.N.CH}_3 \\ \|\quad\ \|\ \ \rangle\text{CH} \\ \text{N}-\text{C.N} \end{array}\ .$$

Durch Methylierung geht dieses über in das 1.7-Dimethyl-6-oxy-2-chlorpurin:

$$\begin{array}{c} \text{CH}_3.\text{N}-\text{CO} \\ |\qquad | \\ \text{Cl.C}\quad \text{C.N.CH}_3 \\ \|\quad\ \|\ \ \rangle\text{CH} \\ \text{N}-\text{C.N} \end{array}\ ,$$

und letzteres verwandelt sich beim Erhitzen mit Salzsäure, unter Verlust des letzten Halogens, in das 1.7-Dimethylxanthin, welches alle Eigenschaften des natürlichen Paraxanthins hat.

Die oben erwähnten Chlorverbindungen gestatten auch noch die Darstellung von Methylderivaten des Hypoxanthins und Guanins. So wird das 7-Methyl-6-oxy-2-chlorpurin durch Reduktion mit Jodwasserstoff in das 7-Methyl-6-oxypurin,

$$\begin{array}{c} \text{HN}-\text{CO} \\ |\qquad | \\ \text{HC}\quad \text{C.N.CH}_3 \\ \|\quad\ \|\ \ \rangle\text{CH} \\ \text{N}-\text{C.N} \end{array}\ ,$$

verwandelt, und dieses ist ein Monomethylhypoxanthin, denn es wird durch weitere Methylierung in das schon von Krüger dargestellte Dimethylhypoxanthin verwandelt. Das ist ein Beweis für die Richtigkeit der obigen Strukturformeln des 7-Methyl-6-oxy-2-chlorpurins und der daraus abgeleiteten Formel des Paraxanthins.

Zu demselben theoretischen Schluß führt die Untersuchung folgender Aminoprodukte. Das 7-Methyl-6-oxy-2-chlorpurin wird durch Ammoniak in das entsprechende Methylaminooxypurin übergeführt, und da diese Base bei der Oxydation mit Chlor reichliche Mengen von Guanidin liefert, so enthält sie zweifellos die Guanidingruppe, besitzt also die Struktur:

$$\begin{array}{c} \text{HN}-\text{CO} \\ |\qquad | \\ \text{H}_2\text{N.C}\quad \text{C.N.CH}_3 \\ \|\quad\ \|\ \ \rangle\text{CH} \\ \text{N}-\text{C.N} \end{array}\ ,$$

und ist mithin als 7-Methylguanin zu betrachten.

Auf die gleiche Art entsteht aus dem oben erwähnten 1.7-Dimethyl-6-oxy-2-chlorpurin das 1.7-Dimethyl-2-amino-6-oxypurin oder 1.7-Dimethylguanin von der Formel:

$$CH_3.N—CO$$
$$H_2N.C \quad C.N.CH_3 .$$
$$N—C.N \quad >CH$$

Daß auch diese Base wirklich ein Derivat des Guanidins ist, beweist die Bildung von Methylguanidin bei der Oxydation durch Chlorwasser.

$$7\text{-Methyl-2.6-dichlorpurin,} \quad \begin{array}{c} N=C.Cl \\ Cl.C \quad C.N.CH_3 . \\ N—C.N \quad >CH \end{array}$$

10 g Theobromin werden mit 100 g frisch destilliertem Phosphoroxychlorid im geschlossenen Rohr im Ölbade während 3 Stunden auf 140° erhitzt. Beim öfteren Umschütteln findet nach $1^1/_2$—2 Stunden klare Lösung statt. Nach dem Erkalten ist kein Druck vorhanden. Aus der schwach braunen Flüssigkeit wird nun das Phosphoroxychlorid bei einem Druck von 15—20 mm aus dem Wasserbade möglichst vollständig abdestilliert und der amorphe, in der Wärme dickflüssige Rückstand mit 150 ccm kaltem Wasser übergossen. In dem Maße wie das Wasser mit dem Produkte in Berührung kommt, beginnt die Abscheidung von fast farblosen Kristallen; tritt dabei stärkere Erwärmung ein, so kühlt man durch kaltes Wasser. Wenn die Umwandlung des amorphen Produktes vollendet ist, kühlt man zur Vervollständigung der Kristallisation auf 0° ab, filtriert und wäscht mit kaltem Wasser aus.

Das Rohprodukt ist ein Gemisch von Methyldichlorpurin und einem anderen, in Alkali löslichen Produkt. Man laugt daher die Masse mit kalter, stark verdünnter Natronlauge aus und kristallisiert den filtrierten und ausgewaschenen Rückstand aus heißem Wasser.

Die Ausbeute an reinem Methyldichlorpurin beträgt etwa 30% des angewandten Theobromins. Aus den Mutterlaugen können noch etwa 4% derselben Substanz gewonnen werden. Für die Analyse wurde das Präparat bei 100° getrocknet.

Ber. für $C_6H_4N_4Cl_2$.

Prozente: C 35,47, H 1,97, N 27,59, Cl 34,97.
Gef.   „   „ 35,80, „ 2,23, „ 27,41, „ 35,01.

Das Methyldichlorpurin schmilzt bei 196—197° (korr. 199—200°). Es bildet feine farblose Nadeln. In kaltem Wasser ist es schwer löslich, von heißem Wasser verlangt es ungefähr 70 Teile zur Lösung und von siedendem Alkohol ungefähr 30 Gewichtsteile.

In kaltem Alkali ist es nicht löslicher als in Wasser. Daß dem Methyldichlorpurin die oben gebrauchte Formel zukommt, beweist seine Verwandlung in 7-Methyltrichlorpurin (β-Methyltrichlorpurin), welche unter den folgenden Bedingungen stattfindet.

Erhitzt man die Verbindung mit der doppelten Menge Phosphorpentachlorid und der 4-fachen Menge Phosphoroxychlorid im geschlossenen Rohr im Ölbade mehrere Stunden auf 170°, so scheidet sich beim Erkalten eine reichliche Menge Methyltrichlorpurin[1]) ab. Dasselbe wird filtriert, mit Äther gewaschen, mit kaltem verdünnten Ammoniak, in welchem es unlöslich ist, ausgelaugt und schließlich aus Alkohol umkristallisiert. Das Präparat, dessen Menge 30—40% der Theorie betrug, schmolz bei 155—157°. Zur weiteren Identifizierung wurde es durch Kochen mit Salzsäure in 7-Methyl-8-oxy-2.6-dichlorpurin[1]) übergeführt, dessen Schmelzpunkt, wie früher, bei ungefähr 268° beobachtet wurde.

$$\text{7-Methylxanthin oder Heteroxanthin,} \quad \begin{array}{c} \text{NH}-\text{CO} \\ | \qquad | \\ \text{CO} \quad \text{C.N.CH}_3 \\ | \qquad \| \;\rangle\text{CH} \\ \text{NH}-\text{C.N} \end{array}.$$

Wird das 7-Methyl-2.6-dichlorpurin mit der 10-fachen Menge Salzsäure vom spez. Gewicht 1,19 im geschlossenen Rohr 3 Stunden auf 120—125° erhitzt, so entsteht eine schwach gelblich gefärbte, klare Lösung, welche beim Verdampfen auf dem Wasserbade das Hydrochlorat des Methylxanthins in schönen, wenig gefärbten Prismen zurückläßt. Zur Isolierung der Base werden die Kristalle mit verdünntem Ammoniak übergossen und nach dem Verdampfen des überschüssigen Ammoniaks die schwer lösliche Base abfiltriert und mit kaltem Wasser gewaschen. Durch Umkristallisieren aus heißem Wasser unter Zusatz von etwas Tierkohle erhält man dieselbe als farbloses, undeutlich kristallinisches Pulver, welches aber nach den Analysen noch nicht ganz rein ist.

Analyse: Ber. für $C_6H_6N_4O_2$.
Prozente: C 43,37,   H 3,61,   N 33,73.
Gef.   „   „ 42,91, 42,96, „ 3,84, 3,85, „ 33,37.

Für die Darstellung eines ganz reinen Präparates ist es deshalb besser, die rohe Base in das schön kristallisierte Natriumsalz zu verwandeln. Man suspendiert sie zu diesem Zwecke in der 20-fachen

---

[1]) Berichte d. d. chem. Gesellsch. **28**, 2488 [1895]. (*S. 194.*)

Menge heißen Wassers und fügt Natronlauge bis zur völligen Lösung hinzu, kocht dann bis zur Entfärbung mit wenig Tierkohle und läßt das Filtrat erkalten. Nach einigen Stunden ist das Salz in schönen farblosen Kristallen ausgefallen. Wird dasselbe in heißer wässeriger Lösung mit Essigsäure zerlegt, die abgeschiedene Base nach dem Erkalten filtriert und schließlich noch einmal aus heißem Wasser umkristallisiert, so gibt die Analyse stimmende Zahlen.

Analyse: Ber. für $C_6H_6N_4O_2$.

Prozente: C 43,37, H 3,61, N 33,73.
Gef.   „   „ 43,34, „ 3,93, „ 33,45.

Die Substanz zeigt völlige Übereinstimmung mit dem von G. Salomon entdeckten und später von Krüger und Salomon[1]) sowie von Bondzyński und Gottlieb[2]) genauer untersuchten Heteroxanthin, wie folgender Vergleich beweist:

Das schön kristallisierte Natriumsalz enthielt nach dem Trocknen bei 125⁰ 1 Atom Natrium.

Analyse: Ber. für $C_6H_5NaN_4O_2$.

Prozente: Na 12,23.
Gef.   „   „ 11,63.

Bezüglich des Schmelzpunktes schien anfangs eine Differenz vorhanden zu sein. Bondzyński und Gottlieb fanden denselben bei 341—342⁰. Wenn man langsam erhitzt, findet in der Tat ungefähr bei dieser Temperatur eine partielle Schmelzung und Zersetzung statt. In Wirklichkeit aber hat die Substanz keinen konstanten Schmelzpunkt. Beim raschen Erhitzen im Kapillarrohr im Salpeterbade beginnt sie erst über 360⁰ zu sintern und sich zu färben und schmilzt erst gegen 380⁰ unter Gasentwickelung, wobei das Kapillarrohr sich mit einer dunklen Masse beschlägt, welche die Beobachtung sehr erschwert. Genau dasselbe Verhalten zeigten aber auch eine Probe des Heteroxanthins, welche mir Hr. Gottlieb freundlichst zur Verfügung gestellt hatte und eine zweite Probe von Heteroxanthin aus Harn, welche ich Hrn. Salomon verdanke, nachdem dieselben mit Hilfe des Natriumsalzes gereinigt waren.

Auch die Löslichkeit der Substanz in kochendem Wasser, welche von Bondzyński und Gottlieb zu 1 Teil Heteroxanthin in 109 Teilen Wasser angegeben ist, wurde etwas anders gefunden, nämlich 1 Teil Heteroxanthin in 142 Teilen siedendem Wasser. Der Versuch ist in der Weise ausgeführt, daß die feingepulverte Substanz mit 100 Teilen Wasser in einem Kolben aus Resistenzglas eine Stunde am Rückfluß-

---

¹) Zeitschr. f. physiol. Chem. **21**, 169 [1895].
²) Berichte d. d. chem. Gesellsch. **28**, 1113 [1895] und Arch. f. experiment. Pathologie u. Pharmakologie **37**, 385.

kühler gekocht und in einem abgewogenen Teile der sofort filtrierten Lösung durch Verdampfen und Trocknen bei 100⁰ der Rückstand bestimmt wurde. Die von Bondzyński und Gottlieb gefundene größere Löslichkeit ist wohl durch die Unreinheit ihres Präparates zu erklären. Ich schließe dies einerseits aus dem viel zu niedrigen Schmelzpunkt 310⁰ des Präparates, welches für ihre Bestimmung diente und andrerseits aus der Beobachtung, daß ein schon recht schönes synthetisches Produkt vor der Reinigung mit Hilfe des Natriumsalzes auch eine größere Löslichkeit 1 : 131 zeigte.

Da endlich schon Krüger und Salomon[1]) nachgewiesen haben, daß das Heteroxanthin bei der Spaltung mit Salzsäure Sarkosin liefert und mithin das Methyl an dem Stickstoff des 5-gliedrigen Ringes enthält, da ferner der gleiche Schluß für das synthetische Produkt aus seinen Beziehungen zur 7-Methylharnsäure folgt, so kann die Identität beider Präparate nicht zweifelhaft sein.

Die von Bondzyński und Gottlieb beobachtete Bildung des Heteroxanthins aus dem Theobromin bei seinem Durchgang durch den tierischen Organismus entspricht also vollkommen dem Verlaufe der vorliegenden Synthese. In beiden Fällen wird das gleiche Methyl des Theobromins abgespalten. Da ferner in dem Paraxanthin dieses Methyl fehlt, so halte ich es für wahrscheinlich, daß jenes im Organismus aus dem Caffeïn der Genußmittel in der gleichen Art entsteht, wie das Heteroxanthin aus dem Theobromin.

7-Methyläthoxychlorpurin.

Die Verbindung entsteht außerordentlich leicht schon bei gewöhnlicher Temperatur durch die Wirkung von Natriumäthylat auf 7-Methyl-2.6-dichlorpurin. Man löst 1 g des letzteren in 45 ccm heißem absolutem Alkohol, kühlt rasch ab, um kleine Kristalle zu erhalten, fügt dann eine Lösung von 0,5 g Natrium in 20 ccm Alkohol hinzu und schüttelt das Gemenge bei Zimmertemperatur $1^{1}/_{2}$ Stunden. Dabei findet eine vollständige Umsetzung auch der nicht gelösten Kristalle statt. An ihre Stelle tritt ein Gemenge von Kochsalz und der Äthoxyverbindung. Die Kristallmasse wird abfiltriert, mit Wasser gewaschen und die Äthoxyverbindung aus etwa 100 Teilen heißem Alkohol umkristallisiert. Die Ausbeute ist sehr gut. Für die Analyse wurde die Substanz bei 110⁰ getrocknet.

Analyse: Ber. für $C_8H_9N_4ClO$.

Prozente: C 45,18, H 4,23.
Gef.   „   „ 45,03, „ 4,36.

---

1) Zeitschr. f. physiol. Chem. **21**, 169 [1895].

Die Verbindung schmilzt unter Zersetzung gegen 240⁰. Aus heißem Alkohol kristallisiert sie in feinen Nadeln, ebenso aus kochendem Wasser, wovon sie ungefähr 800 Teile zur Lösung erfordert. In kalten wässerigen Alkalien ist sie unlöslich, wird aber beim längeren Kochen damit zersetzt. Beim mehrstündigen Erhitzen mit Salzsäure vom spez. Gewicht 1,19 im geschlossenen Rohr auf 100⁰ verliert sie nicht allein das Äthyl, sondern auch das Chlor und verwandelt sich in Heteroxanthin. Die Stellung der Äthoxygruppe ist zwar noch nicht sicher ermittelt, ich halte es aber für wahrscheinlich, daß die Verbindung, daß 7-Methyl-6-äthoxy-2-chlorpurin,

$$\begin{array}{c} \mathrm{N}=\mathrm{C}.\mathrm{OC_2H_5} \\ | \quad\quad | \\ \mathrm{Cl}.\mathrm{C} \quad \mathrm{C}.\mathrm{N}.\mathrm{CH_3}\,, \\ \| \quad\quad \| \!\!>\!\!\mathrm{CH} \\ \mathrm{N}-\mathrm{C}.\mathrm{N} \end{array}$$

ist.

$$7\text{-}\mathrm{Methyl}\text{-}6\text{-}\mathrm{oxy}\text{-}2\text{-}\mathrm{chlorpurin}, \quad \begin{array}{c} \mathrm{HN}-\mathrm{CO} \\ | \quad\quad | \\ \mathrm{Cl}.\mathrm{C} \quad \mathrm{C}.\mathrm{N}.\mathrm{CH_3}\,. \\ \| \quad\quad \| \!\!>\!\!\mathrm{CH} \\ \mathrm{N}-\mathrm{C}.\mathrm{N} \end{array}$$

Dasselbe entsteht beim Erwärmen des Methyldichlorpurins mit wässerigem Alkali.

10 g zerriebenes Methyldichlorpurin werden in 100 ccm kochendem Wasser suspendiert und die für 2 Mol. berechnete Menge Natriumhydroxyd, d. h. 4 g in Form starker Natronlauge, hinzugegeben. Beim Umschütteln tritt alsbald klare Lösung ein, wodurch das Ende der Reaktion angezeigt wird. Aus der abgekühlten Flüssigkeit fällt beim Übersättigen mit Essigsäure das Methyloxychlorpurin sofort kristallinisch aus. Die Ausbeute beträgt etwa 95% der Theorie. Das Produkt wurde mit 150 Teilen Wasser gekocht, wobei nahezu völlige Lösung eintrat. Aus dem Filtrat kristallisierten beim Abkühlen kleine, kurze, schwach glänzende, makroskopische Säulen, welche nur ganz schwach gelblich gefärbt waren. Trotz des schönen Aussehens sind dieselben nicht rein, wie die Analyse des bei 100⁰ getrockneten Präparates beweist.

Analyse: Ber. für $C_6H_5N_4OCl$.

Prozente: C 39,02, H 2,71, N 30,35, Cl 19,24.
Gef.   „   „ 38,48, „ 3,09, „ 30,16, „ 20,51, 20,39.

Leider haftet die chlorreichere Beimengung der Substanz sehr hartnäckig an; denn nach mehrmaligem Umkristallisieren aus Alkohol war der Chlorgehalt der gleiche. (Gefunden Cl 20,5.)

Viel leichter gelingt die Reinigung mit Hilfe des Baryumsalzes, welche deshalb dringend zu empfehlen ist, wenn das Methyloxychlorpurin zur Darstellung anderer Verbindungen benutzt werden soll. Für die Bereitung des Salzes suspendiert man 1 Teil rohen Methyloxychlorpurins in 40 Teilen heißen Wassers und fügt eine Lösung von 1 Teil kristallisiertem Barythydrat in 10 Teilen Wasser hinzu, kocht bis zur völligen Lösung und filtriert siedend heiß. Beim Abkühlen fällt das Baryumsalz in feinen schmalen Prismen aus. Nach mehrstündigem Stehen bei niederer Temperatur ist die Kristallisation ziemlich vollständig, so daß die Verarbeitung der Mutterlaugen sich nicht lohnt. Zur völligen Reinigung wird das Salz nochmals aus etwa 45 Teilen Wasser umkristallisiert. Dasselbe enthält Kristallwasser, welches bei 130^0 entweicht, aber trotz des schönen Aussehens hat die Analyse kein scharfes Resultat ergeben, so daß die nachfolgende Formel, welche am besten mit den Werten übereinstimmt, nicht ganz sicher ist.

Analyse: Ber. für $(C_6H_4N_4OCl)_2Ba + 3 H_2O$.

Prozente: H_2O 9,68.

Gef. „ „ 9,18.

Analyse: Ber. für $(C_6H_4N_4OCl)_2Ba$.

Prozente: Ba 27,19.

Gef. „ „ 24,95.

Für die Bereitung des reinen Methyloxychlorpurins löst man das Baryumsalz in 50—60 Teilen heißen Wassers und übersättigt mit Essigsäure. Beim Erkalten fällt dann die Verbindung in langen, ganz weißen Nadeln aus. Als dieselben nochmals aus heißem Wasser umkristallisiert und bei 100^0 getrocknet waren, gab ihre Analyse stimmende Zahlen.

Analyse: Ber. für $C_6H_5N_4OCl$.

Prozente: C 39,02, H 2,72, N 30,35, Cl 19,24.

Gef. „ „ 38,74, „ 3,06, „ 30,18, „ 19,12.

Das reine Methyloxychlorpurin beginnt gegen 310^0 sich gelb zu färben und wird bei höherer Temperatur unter fortschreitender Zersetzung immer dunkler. Zur Lösung verlangt es ungefähr 150 Teile siedenden Wassers und 250 Teile kochenden Alkohols.

$$\begin{array}{c} \mathrm{CH_3.N-CO} \\ |\qquad | \\ \textbf{1.7-Dimethyl-6-oxy-2-chlorpurin,}\qquad \mathrm{Cl.C\quad C.N.CH_3} \; . \\ ||\quad ||{>}\mathrm{CH} \\ \mathrm{N-C.N} \end{array}$$

Die Methylierung des Methyloxychlorpurins gelingt am leichtesten auf nassem Wege mit Kalilauge und Jodmethyl, liefert aber zwei Produkte, von welchen vorläufig nur das Dimethyloxychlorpurin genauer untersucht wurde.

Für die Ausführung der Operation werden 5 g Methyloxychlorpurin (welches durch das Baryumsalz gereinigt ist) in 30 ccm Normal-Kalilauge gelöst und nach Zugabe von 5 g Jodmethyl im geschlossenen Rohr auf 80—90⁰ erwärmt. Sorgt man durch häufiges Umschütteln für Mischung der Flüssigkeit, so beginnt schon nach ca. 25 Minuten die Abscheidung des Dimethyloxychlorpurins in feinen weißen Nadeln. Nach $^3/_4$-stündigem Erhitzen läßt man erkalten, filtriert und wäscht mit kaltem Wasser und wenig Alkohol. Die Ausbeute beträgt etwa 30% des angewandten Materials. Das zweite, oben erwähnte Produkt findet sich in der neutral gewordenen wässerigen Mutterlauge und bleibt beim Verdampfen derselben und Auslaugen des Rückstandes mit kaltem Wasser als kristallinische Masse zurück, gemischt mit wenig noch in der Lösung gebliebenen Dimethyloxychlorpurin. In heißem Wasser ist es leichter löslich als dieses, und scheidet sich daraus viel langsamer wieder ab. Es wurde nicht weiter untersucht.

Zur Reinigung wurde das Dimethyloxychlorpurin aus 50 Teilen heißen Wassers umkristallisiert und für die Analyse bei 100⁰ getrocknet.

Analyse: Ber. für $C_7H_7N_4OCl$.

Prozente: C 42,32, H 3,53, N 28,21, Cl 17,88.
Gef.   „   „ 42,02, „ 3,76, „ 28,32, „ 18,24.

Die Substanz schmilzt beim raschen Erhitzen gegen 270⁰ unter Zersetzung und Gasentwickelung. Zur Lösung verlangt sie ungefähr 50 Teile siedenden Wassers, also erheblich weniger als die Monomethylverbindung. In verdünnten kalten Alkalien ist sie nicht löslich, dagegen wird sie von konzentrierter Salzsäure ziemlich leicht aufgenommen.

1.7-Dimethylxanthin (Paraxanthin),

$$\begin{array}{l} CH_3.N—CO \\ \quad|\quad\quad| \\ CO\ \ C.N.CH_3. \\ \quad|\quad\ \|\ \ \rangle CH \\ HN—C.N \end{array}$$

Das zuvor beschriebene, reine Dimethyloxychlorpurin wird mit der 10-fachen Menge rauchender Salzsäure vom spez. Gewicht 1,19 im geschlossenen Rohr $2^1/_2$ Stunden im Ölbad auf 125—130⁰ erhitzt, und dann die klare, wenig gefärbte Lösung auf dem Wasserbade zur Trockne verdampft. Das hierbei zurückbleibende Paraxanthin läßt sich am raschesten als Natriumsalz reinigen. Man löst zu dem Zwecke in ungefähr 15 Teilen heißen Wassers unter Zusatz von Natronlauge, fügt einen Überschuß des Alkalis hinzu und läßt erkalten. Das kristallisierte Salz wird filtriert, wieder in heißem Wasser gelöst, mit Essigsäure übersättigt und das nach dem Erkalten abgeschiedene Paraxanthin nochmals aus etwa 25 Teilen heißen Wassers umkristallisiert.

Analyse: Ber. für $C_7H_8N_4O_2$.

Prozente: C 46,67, H 4,44, N 31,11.
Gef.   „   „ 46,26, „ 4,67, „ 31,36.

Das synthetische Produkt zeigte mit dem Paraxanthin aus Harn, von welchem mir Hr. Dr. Salomon[1]) eine Probe zum Vergleich gütigst überlassen hat, völlige Übereinstimmung. Beide Präparate schmolzen an demselben Thermometer im Paraffinbade bei 295—296⁰ (korr. 298 bis 299⁰). Kossel[2]) fand den Schmelzpunkt des Paraxanthins etwas niedriger, bei ungefähr 284⁰, aber das mag wohl an der geringeren Reinheit des Präparats oder an der Art der Bestimmung gelegen haben, wie denn überhaupt die Schmelzpunkte bei diesen hohen Temperaturen bekanntlich etwas schwanken.

Beide Verbindungen fielen ferner aus der heißen wässerigen Lösung bei schnellem Erkalten in sehr feinen biegsamen Nadeln und beim langsamen Abkühlen ebenfalls in Nadeln aus, welche sich aber unter dem Mikroskope als hübsche, schief abgeschnittene Prismen darstellten. Sie lösten sich ferner in ungefähr 24 Teilen heißen Wassers klar auf und gaben auch beide das in überschüssiger kalter Natronlauge schwer lösliche Natriumsalz.

Für die Analyse wurde das Salz der synthetischen Verbindung aus wenig heißem Wasser umkristallisiert. Das zwischen 10⁰ und 15⁰ an der Luft getrocknete Salz hat die Zusammensetzung $C_7H_7O_2N_4Na$ $+ 4 H_2O$.

0,2414 verloren bei 130⁰ nach 7 Stunden 0,0624 g H_2O.
0,5498 verloren 0,1418 H_2O.

Analyse: Ber. Prozente: H_2O 26,28.
Gef.   „   „ 25,85, 25,8.

0,1757 des trockenen Salzes gaben 0,0620 g Na_2SO_4.
0,2854 gaben 0,0976 Na_2SO_4.

Analyse: Ber. für $C_7H_7N_4O_2Na$.

Prozente: Na 11,39.
Gef.   „   „ 11,44, 11,1.

---

[1]) Vgl. Salomon, Berichte d. d. chem. Gesellsch. **16**, 195 [1883]; **18**, 3406 [1885], ferner Zeitschr. f. klin. Medizin Jub. Heft I. Virchows Archiv **125**, 554. Zeitschr. f. physiol. Chem. **13**, 187 [1889] und **11**, 415 [1887].

[2]) Zeitschr. f. physiol. Chem. **13**, 302 [1889].

Verwandlung des Paraxanthins in Caffeïn.

Wie zu erwarten war, gelingt dieselbe sehr leicht auf nassem Wege. 0,5 g Paraxanthin wurden mit 2,9 ccm Normal-Kalilauge übergossen und nach Zugabe von 0,4 g Jodmethyl eine Stunde im geschlossenen Rohr unter recht häufigem Umschütteln im Wasserbade erwärmt. Zum Schluß wurde das Rohr geöffnet und der kleine Rest unverbrauchten Jodmethyls durch weiteres Erwärmen verjagt. Die klare Lösung schied dann in der Kälte nach kurzer Zeit das Caffeïn als weiße Kristallmasse ab. Nach dem Umkristallisieren aus heißem Benzol zeigte die Base den Schmelzpunkt 233—234⁰ und die übrigen Eigenschaften des Caffeïns.

$$\text{7-Methyl-6-oxypurin (7-Methylhypoxanthin),}\quad \begin{array}{l} HN-CO \\ \;\vert\qquad\vert \\ HC\quad C.N.CH_3 \\ \;\Vert\quad\;\; \Vert\;\;>\!CH \\ N-C.N \end{array}.$$

Übergießt man 7-Methyl-6-oxy-2-chlorpurin mit der 8-fachen Menge farbloser Jodwasserstoffsäure vom spez. Gewicht 1,96, so färbt sich die Flüssigkeit beim gelinden Erwärmen sofort braun und die ungelöste Masse wird beim Umschütteln schwarz. Man fügt Jodphosphonium im Überschuß hinzu und erwärmt unter häufigem Umschütteln auf 60—70⁰. Im Laufe von $^1/_2$—$^3/_4$ Stunde tritt klare Lösung und völlige Entfärbung der Flüssigkeit ein. Verdampft man dieselbe auf dem Wasserbade, so bleibt das jodwasserstoffsaure Methyloxypurin als farblose kristallinische Masse zurück, welche sich in Wasser sehr leicht löst. Um aus dem Salz die freie Base zu isolieren, ist die sonst übliche Zerlegung durch Silberoxyd nicht zu empfehlen, weil sie ein gallertiges Silbersalz bildet. Viel bessere Resultate erhält man mit Bleicarbonat. Man löst deshalb 1 Teil Jodhydrat in 20 Teilen Wasser, kocht mit wenig Tierkohle, fügt zum Filtrat 2 Teile möglichst reines Bleicarbonat und kocht, bis eine Probe der Flüssigkeit nach dem Ansäuern durch Silbernitrat nicht mehr gefällt wird. Die filtrierte Lösung wird zur Entfernung kleiner Mengen Blei mit Schwefelwasserstoff gefällt, das Filtrat mit etwas Tierkohle gekocht und die klare farblose Lösung auf dem Wasserbade zur Trockne verdampft. Dabei bleibt das Methylhypoxanthin als farblose kristallinische Masse zurück; wurde die Behandlung mit Tierkohle versäumt, so war das Produkt schwach rötlich gefärbt.

Die Ausbeute an der farblosen, schon fast reinen Base betrug zwei Drittel der angewandten Chlorverbindung.

Zur Reinigung wird das Methyloxypurin in ungefähr 120 Teilen siedenden Alkohols gelöst. Aus der etwas eingedampften Flüssigkeit kristallisiert es beim Erkalten in feinen farblosen Nadeln. Dieselben wurden für die Analyse nochmals aus Alkohol umkristallisiert und bei 110° getrocknet.

Analyse: Ber. für $C_6H_6N_4O$.

Prozente: C 48,00, H 4,00, N 37,33.

Gef. „ „ 47,83, „ 4,15, „ 37,27.

Das 7-Methyl-6-oxypurin schmilzt im Kapillarrohr rasch erhitzt nicht ganz konstant gegen 355° und färbt sich unter schwacher Gasentwickelung braun. In Wasser ist es besonders in der Wärme recht leicht löslich und reagiert neutral. Aus der konzentrierten warmen Lösung kristallisiert es in sehr feinen, meist zu kugligen Aggregaten verwachsenen Nadeln. In verdünnter Salz- und Schwefel-Säure ist die Base sehr leicht löslich. Besonders schön ist ihr Nitrat. Aus warmer salpetersaurer Lösung scheidet es sich in großen, kompakten und manchmal flächenreichen Kristallen ab.

Die wässerige Lösung gibt mit Silbernitrat einen weißen Niederschlag, derselbe löst sich in warmer verdünnter Salpetersäure, und beim Erkalten scheidet diese Lösung, wenn sie nicht zu verdünnt ist, ein sehr feines, weißes, kristallinisches Pulver aus.

Das Chloroplatinat ist in warmem Wasser, welches etwas freie Salzsäure enthält, leicht löslich und scheidet sich aus der nicht zu verdünnten Lösung beim Abkühlen in roten, ziemlich kompakten Kristallen von wenig charakteristischer Form ab.

Schwerer löslich ist in Wasser das Aurochlorat. Aus der warmen, schwach salzsauren Lösung scheidet es sich beim langsamen Erkalten in gelben meist korallenförmigen Kristallaggregaten ab. Beim raschen Abkühlen bildet es zunächst kleine, vielfach büschelförmig verwachsene Nadeln, aber diese verwandeln sich leicht, besonders beim gelinden Erwärmen, in ein körniges gelbes Pulver, in welchem man jetzt unter dem Mikroskope wieder kleine häufig korallenförmig verwachsene Kristallaggregate erkennt.

Die Methylierung des 7-Methyl-6-oxypurins (Monomethylhypoxanthin) läßt sich in analoger Weise wie diejenige des Hypoxanthins selbst, welche von Krüger[1]) beschrieben ist, leicht bewerkstelligen und führt zu dem gleichen Dimethylhypoxanthin. 2 g reine Monomethylverbindung werden mit 20 ccm Wasser, 20 ccm Methylalkohol, 2 g Jodmethyl und der für 1 Atom berechneten Menge Natriummethylat in Methylalkohol im geschlossenen Rohr $3^1/_2$ Stunden auf 75—80°

---

1) a. a. O.

erwärmt. Die stark eingedampfte Lösung scheidet beim Erkalten die von Krüger beschriebene Jodnatriumverbindung des Dimethylhypoxanthins als Nadeln ab. Dieselben wurden filtriert und mit Alkohol gewaschen. Die Ausbeute betrug 3 g. Das Rohprodukt wurde unter Zusatz von etwas Jodnatrium aus wenig 75-prozentigem Alkohol umkristallisiert.

Lufttrocken hatte die Verbindung die von Krüger angegebene Zusammensetzung.

Analyse: Ber. für $C_7H_8N_4O + NaJ + 3\,H_2O$.

Prozente: H_2O 14,67, Na 6,25, J 34,51, C 22,83, H 3,80.
Gef.   „   „ 14,64, „ 6,19, „ 35,54, „ 22,64, „ 4,03.

Die aus der Jodnatriumverbindung in Freiheit gesetzte Base zeigte gleichfalls die von Krüger und später von mir[1]) beschriebenen Eigenschaften des Dimethylhypoxanthins.

7-Methyl-2-amino-6-oxypurin (7-Methylguanin),

$$\begin{array}{ccc} HN\!\!&-\!\!&CO \\ | & & | \\ NH_2.C & & C.N.CH_3 \\ \| & & \| \quad \rangle CH \\ N\!\!&-\!\!&C.N \end{array}\ .$$

Die Einwirkung des Ammoniaks auf das 7-Methyl-6-oxy-2-chlorpurin erfolgt verhältnismäßig schwer. Zur vollständigen Umsetzung ist es deshalb nötig, die Chlorverbindung mit der 12-fachen Menge wässerigem Ammoniak, welches bei 5^0 gesättigt ist, 6 Stunden auf 150^0 zu erhitzen. Die Flüssigkeit, welche beim Erkalten Kristalle abscheidet, wird ohne Filtration zur Trockne verdampft, der Rückstand erst mit kaltem Wasser gewaschen, dann in verdünnter Natronlauge gelöst und mit Essigsäure wieder gefällt. Der hierbei entstehende amorphe Niederschlag verwandelt sich beim längeren Erwärmen auf dem Wasserbade in eine voluminöse kristallinische Masse, welche nach dem Erkalten filtriert wird. Die Ausbeute betrug ungefähr 70% der Chlorverbindung. Für die Analyse war das Produkt aus heißem Wasser umkristallisiert und bei 120^0 getrocknet.

Analyse: Ber. für $C_6H_7N_5O$.

Prozente: C 43,64, H 4,24, N 42,42.
Gef.   „   „ 43,72, „ 4,54, „ 42,25.

Noch etwas reiner gewinnt man die Base durch Kristallisation des Hydrochlorats. Man löst sie zu dem Zwecke in der 6-fachen Menge

---

[1]) Berichte d. d. chem. Gesellsch. **30**, 2231 [1897]. (*S. 312.*)

heißer Salzsäure vom spez. Gewicht 1,07 und kristallisiert die beim Erkalten ausfallenden, schönen, farblosen Nadeln oder Prismen nochmals aus Salzsäure. Die aus dem Salz regenerierte und aus heißem Wasser kristallisierte Base bildet sehr feine, farblose Nadeln, welche nach dem Trocknen im Exsikkator wasserfrei sind. Im Kapillarrohr rasch erhitzt, beginnt sie gegen 390° sich zu färben und verkohlt bei höherer Temperatur, ohne zu schmelzen. Sie löst sich in ungefähr 900 Teilen kochendem Wasser, in Alkohol ist sie viel schwerer löslich.

In heißer, stark verdünnter Salpetersäure löst sich die Base schwerer als in Salzsäure, und beim Erkalten kristallisiert das Nitrat in Eisblumen ähnlichen Aggregaten. In warmer, sehr verdünnter Schwefelsäure löst sie sich leicht, und bei genügender Konzentration kristallisiert in der Kälte das Sulfat in äußerst feinen, biegsamen Nadeln. Dieselben verwandeln sich aber in Berührung mit der Mutterlauge spontan und manchmal recht schnell in eine derbe Kristallmasse, welche unter dem Mikroskop als hübsche, langgestreckte, häufig sechsseitige Plättchen erscheint.

Das Chloroplatinat fällt aus der kalten Lösung des Hydrochlorats durch Platinchlorid in feinen, gelben Nadeln, welche unter dem Mikroskop wie unregelmäßige Spieße aussehen. Dieselben lösen sich in der erwärmten Mutterlauge ziemlich leicht, aber in der Regel fällt dann bald ein anderes Salz als gelbes Kristallpulver von wesentlich verschiedener Form aus, welches sowohl in Wasser wie in verdünnter Salzsäure, selbst in der Hitze, recht schwer löslich ist. Die Erscheinung ist ähnlich wie bei dem Sulfat und scheint durch Dimorphie verursacht zu sein.

Das Aurochlorat fällt aus der salzsauren Lösung in sehr feinen, gelben Nadeln, es löst sich in der Wärme wieder leicht und kristallisiert in der Kälte als lange, biegsame, gelbrote Nadeln.

Die Base wird durch verdünnte Alkalien schon in der Kälte, allerdings nicht momentan, gelöst, aber schon durch Kohlensäure wieder gefällt. Aus sehr konzentrierter Natronlauge kristallisiert das Natriumsalz in der Kälte als äußerst feine Nadeln. In warmem wässerigen Ammoniak löst sich die Base schon schwer, aber doch erheblich leichter als in reinem Wasser. Die ammoniakalische Lösung gibt mit Silbernitrat einen amorphen farblosen Niederschlag.

Aus der salpetersauren Lösung der Base fällt Silbernitrat ebenfalls ein farbloses amorphes Produkt. Dasselbe löst sich in heißer verdünnter Salpetersäure und kristallisiert daraus in feinen Nädelchen.

Daß die Base eine Guanidingruppe enthält, beweist ihre Spaltung durch Chlor. 1,5 g wurden in 10 ccm Salzsäure von 20% heiß gelöst und nach dem Abkühlen in die durch Kristallisation breiartig gewordene Masse langsam 1 g Kaliumchlorat in kleinen Portionen, unter gleichzeitiger mäßiger Kühlung, eingetragen. Unter Entwicklung von Kohlensäure entstand eine klare Lösung, welche nur schwach die Murexidreaktion zeigte. Sie wurde im Vakuum bei 45—50° verdampft, der Rückstand mit Alkohol aufgenommen, um das Chlorkalium zu entfernen, die Lösung wieder verdampft, dann in Wasser gelöst, mit Natronlauge neutralisiert und mit Natriumpikrat gefällt. Das Guanidinpikrat zeigte die charakteristische Kristallform, die Löslichkeit und die Zusammensetzung dieses Salzes.

Analyse: Ber. für $C_7H_8N_6O_7$.

Prozente: N 29,2.

Gef.   „   „ 29,3.

Die Ausbeute betrug allerdings nur 25% der Theorie, aber die Spaltung der Guanine ist niemals ein glatt verlaufender Vorgang.

1.7-Dimethyl-2-amino-6-oxypurin (1.7-Dimethyl-guanin),

$$CH_3.N—CO$$
$$NH_2.C \quad C.N.CH_3 .$$
$$N—C.N \quad {>}CH$$

Die Base entsteht aus 1.7-Dimethyl-6-oxy-2-chlorpurin, welches für die zuvor beschriebene Synthese des Paraxanthins diente, durch Erhitzen mit Ammoniak. 1 g der Chlorverbindung wird mit 50 ccm einer wässerigen, 18-prozentigen Ammoniaklösung 6 Stunden im geschlossenen Rohr auf 130—135° erhitzt. Die nach völligem Erkalten abgeschiedenen Kristalle, deren Menge ungefähr 60% des Chlorkörpers beträgt, werden abfiltriert und aus wenig heißem Wasser umkristallisiert. Die Verbindung enthält Kristallwasser, welches sehr rasch bei 100° und auch schon bei gewöhnlicher Temperatur im Vakuum über Schwefelsäure entweicht. Die Bestimmung desselben hat keine scharfen Zahlen gegeben. Zwei Proben, welche an der Luft, aber bei ziemlich niedriger Temperatur trocken geworden waren, verloren bei 100° 15,4% bzw. 15,5% an Gewicht, während die Formel $C_7H_9N_5O + 2 H_2O$ 16,7% verlangt. Die trockne Substanz gab folgende Zahlen:

Analyse: Ber. für $C_7H_9N_5O$.

Prozente: C 46,92, H 5,02, N 39,11.

Gef.   „   „ 46,53, „ 5,16, „ 39,10.

Die Verbindung schmilzt ohne Gasentwickelung zwischen 338° und 340° (korr. 343—345°) zu einer schwach gefärbten Flüssigkeit, in welcher bei wenig höherer Temperatur lebhafte Gasentwickelung stattfindet.

Das Nitrat ist in heißem Wasser sehr leicht löslich und scheidet sich aus der konzentrierten Lösung beim Erkalten in kleinen, farblosen, meist plattenartigen Kristallen ab. Ähnlich verhält sich das Sulfat, welches in farblosen Nadeln oder Prismen kristallisiert. Das später noch erwähnte Hydrochlorat bildet gleichfalls Nadeln. Das Chloroplatinat ist selbst in heißem Wasser ziemlich schwer löslich, jedenfalls viel schwerer als das entsprechende Salz des isomeren 3,7-Dimethyl-6-amino-2-oxypurins[1]) und kristallisiert beim Erkalten in hellgelben, sehr feinen Nadeln. Schwer löslich in kaltem Wasser ist auch das Aurochlorat. Es kristallisiert aus heißer verdünnter Salzsäure in gelben Nadeln oder schmalen langen Blättern.

Oxydation des 1.7-Dimethylguanins zu Methylguanidin.

Die Reaktion verläuft in ähnlicher Weise wie bei dem 7-Methylguanin, und das resultierende Methylguanidin wurde auch hier als schwerlösliches Pikrat isoliert.

0,5 g Dimethylguanin wurden in 3 ccm 20-prozentiger Salzsäure warm gelöst. Beim Erkalten schied sich das Hydrochlorat in sehr feinen Nadeln ab, welche die Flüssigkeit breiartig erfüllten. In die Masse wurde dann allmählich 0,25 g Natriumchlorat eingetragen und die dabei eintretende Erwärmung durch Kühlen mit kaltem Wasser gemäßigt. Nachdem klare Lösung eingetreten war, blieb die Flüssigkeit, welche die Murexidreaktion nur sehr schwach zeigte, eine halbe Stunde stehen und wurde dann im Vakuum bei 50⁰ verdampft. Der Rückstand löste sich klar in Wasser und gab nach dem Neutralisieren mit Natronlauge auf Zusatz von 10 ccm einer Natriumpikratlösung, welche $^1/_{10}$-normal war, 0,2 g Methylguanidinpikrat als gelben kristallinischen Niederschlag. Aus heißem Wasser kristallisierte er in gelben langen Blättern, welche bei 200⁰ schmolzen und sich über 250⁰ langsam unter Gasentwickelung und Dunkelfärbung zersetzten.

Analyse: Ber. für $C_8H_{10}N_6O_7$.

Prozente: N 27,8.
Gef.   „   „ 27,6.

Nach der Analyse und der Ähnlichkeit mit dem Guanidinpikrat kann es nicht zweifelhaft sein, daß das Produkt das Salz des Methylguanidins ist, obschon der Schmelzpunkt des Pikrats von Brieger etwas niedriger (bei 192⁰) angegeben ist.

Bei diesen Versuchen bin ich von Hrn. Dr. Georg Giebe aufs eifrigste unterstützt worden, wofür ich demselben besten Dank sage.

---

[1]) Berichte d. d. chem. Gesellsch. **30**, 1843 [1897]. (*S. 269*.)

23. Emil Fischer und Fritz Frank: Neuer Abbau des Theobromins.

Berichte der deutschen chemischen Gesellschaft **30**, 2604 [1897].

(Eingegangen am 5. November; vorgetragen in der Sitzung vom 26. Juli von
Hrn. E. Fischer.)

Ähnlich dem Caffeïn und dem Xanthin wird das Theobromin durch Salzsäure und Kaliumchlorat, wie der eine von uns vor längerer Zeit gezeigt hat, zum größeren Teil in Monomethylalloxan und Monomethylharnstoff gespalten[1]). Andererseits erhält man aus dem Caffeïn bei Ausschluß von Wasser, z. B. in Chloroformlösung, durch Einwirkung von Chlor fast ausschließlich Chlorcaffeïn[2]). Man hätte demnach erwarten sollen, daß bei dem homologen Theobromin unter den gleichen Bedingungen das entsprechende Chlorderivat entstehe. Der Versuch hat aber ganz andere Resultate ergeben. Bei andauernder Einwirkung von trocknem Chlor auf die in siedendem Chloroform suspendierte Base entsteht ein chlorreiches Produkt, welches aus der Chloroformlösung in prächtigen Kristallen ausfällt und so leicht zersetzlich ist, daß die Feststellung seiner Formel bisher nicht möglich war. Durch Wasser wird dasselbe außerordentlich leicht angegriffen und in eine neue Säure, $C_7H_8N_4O_5$, verwandelt, welche drei Sauerstoffatome mehr als das Theobromin enthält, und welche wir „Theobromursäure" nennen. Ihre Ester entstehen bei der gleichen Behandlung der Chlorverbindung mit Methyl- oder Äthyl-Alkohol und lassen sich auch aus der Säure selbst leicht bereiten.

Die Theobromursäure ist bisher ohne Analogie, und wir haben auch vergebens versucht, das entsprechende Produkt aus dem Caffeïn zu bereiten. Das beweist wieder, wie sehr die Verwandlungen der Xanthinkörper und analoger Derivate des Purins von scheinbar kleinen Unterschieden in der Zusammensetzung beeinflußt sind. Die Theobromursäure scheint kein Derivat der Mesoxalsäure zu sein, denn es ist uns nicht gelungen, die letztere daraus abzuspalten; dagegen verliert sie sehr leicht beim Kochen mit Wasser Kohlensäure und liefert einen neuen Körper $C_6H_{10}N_4O_4$:

$$C_7H_8N_4O_5 + H_2O = C_6H_{10}N_4O_4 + CO_2.$$

---

[1]) Liebigs Annal. d. Chem. **215**, 304 [1882]. (*S. 122.*)
[2]) Liebigs Annal. d. Chem. **221**, 336 [1883]. (*S. 136.*)

Letzterer ist eine Verbindung des Methylharnstoffs mit der Methyl-parabansäure, welche dem längst bekannten parabansauren Harn-stoff entspricht. Der Beweis für die Richtigkeit dieser Auffassung wird nicht allein durch ihr Verhalten gegen Alkalien, Säuren und speziell salpetrige Säure, sondern auch durch ihre künstliche Bereitung aus den Komponenten geliefert. Die Zersetzung der Theobromursäure durch warmes Wasser ist demnach in folgender Weise zu formulieren:

$$C_7H_8N_4O_5 + H_2O = C_2H_6N_2O \quad\quad + C_4H_4N_2O_3 \quad\quad + CO_2$$
$$\text{Methylharnstoff} \quad \text{Methylparabansäure.}$$

Versucht man auf Grund dieser Beobachtungen aus der Formel des Theobromins:

$$\begin{array}{l} NH\!-\!CO \\ \;|\quad\quad | \\ CO\quad C\!-\!N.CH_3\,, \\ \;|\quad\quad \|\;\;>\!CH \\ CH_3.N\!-\!\!-\!\!-C\!-\!N \end{array}$$

die Struktur der Theobromursäure abzuleiten, so gelangt man auf un-gezwungene Art zu folgendem Schema:

$$\begin{array}{l} NH\!-\!COOH \\ \;|\\ CO\quad CO\!-\!N.CH_3\,. \\ \;|\quad\quad |\;\;>\!CO \\ CH_3.N\!-\!\!-\!\!-C\!=\!\!=\!N \end{array}$$

Wir halten uns aber zu der Erklärung verpflichtet, daß diese Formulierung nur als ein vorläufiger Versuch zu betrachten ist. Denn die Geschichte der komplizierteren Uréide zeigt an zahlreichen Bei-spielen, wie unsicher die struktur-chemischen Spekulationen in dieser Gruppe sind.

Bei der Behandlung mit starkem Jodwasserstoff verliert die Theo-bromursäure ein Sauerstoffatom und verwandelt sich in eine prächtig kristallisierende Verbindung $C_7H_8N_4O_4$. Dieselbe ist das Anhydrid einer Säure $C_7H_{10}N_4O_5$, welche wir „Hydrotheobromursäure" nennen. Letztere ist zum Unterschied von der Theobromursäure in kochendem Wasser beständig, dagegen wird sie von warmen Basen zersetzt. Aber die Spaltung verläuft anders als bei der Theobromur-säure. Es wird Kohlensäure und Methylamin abgespalten, und nach der Gleichung:

$$C_7H_{10}N_4O_5 + H_2O = C_5H_7N_3O_4 + CH_3.NH_2 + CO_2$$

entsteht eine neue, schön kristallisierende Verbindung, welche „Théur-säure" genannt werden mag.

Über die Struktur dieser Verbindungen gestatten unsere bisherigen Beobachtungen kein sicheres Urteil.

Von konzentrierter Salzsäure oder Bromwasserstoffsäure werden die Theobromursäufe und ihre Ester schon bei gewöhnlicher Temperatur allmählich zerlegt. Dabei entsteht, neben einer anderen, nicht näher untersuchten Säure, in kleinerer Menge ein neutraler Körper, $C_5H_{10}N_4O_3$. Derselbe wurde als das Dimethylderivat des von E. Schmidt[1]) dargestellten Carbonyldiharnstoffs, $NH_2.CO.NH.CO.NH.CO.NH_2$, erkannt. Er konnte synthetisch aus Phosgen und Monomethylharnstoff nach der Gleichung:

$$COCl_2 + 2\,CH_3.NH.CO.NH_2 = C_5H_{10}N_4O_3 + 2\,HCl$$

gewonnen werden. Wir nennen ihn „Carbonyldimethylharnstoff". Durch salpetrige Säure wird er in die Mononitrosoverbindung, $C_5H_9N_4O_3.(NO)$, verwandelt, woraus man auf die Anwesenheit einer Imidgruppe schließen kann. Diese Verbindung zerfällt beim Kochen mit Wasser und liefert, neben Kohlensäure und Methylamin, zwei kristallisierte Produkte. Das eine ist die noch unbekannte Monomethylcyanursäure, das andere hat die Formel $C_3H_7N_3O_2$ und ist wahrscheinlich das ebenfalls noch unbekannte Monomethylbiuret. Da dasselbe auch noch ein Nitrosamin liefert, so glauben wir ihm die Strukturformel: $CH_3.NH.CO.NH.CO.NH_2$ geben und aus seiner Bildung durch Zersetzung des Nitrosocarbonyldimethylharnstoffs folgern zu dürfen, daß der Carbonyldimethylharnstoff die Formel:

$$CH_3.NH.CO.NH.CO.NH.CO.NH.CH_3$$

hat. Seine Entstehung aus Theobromin würde sich allerdings nicht in einfacher Weise deuten lassen. Aber wir sehen darin keine besondere Schwierigkeit, weil bei der Spaltung der Theobromursäure mit konzentrierter Salzsäure eine sekundäre Verkuppelung der beiden Monomethylharnstoffreste zum Carbonyldimethylharnstoff stattfinden kann.

Einwirkung von trocknem Chlor auf Theobromin.

Wird die gepulverte Base in der 25-fachen Menge trocknen und alkoholfreien Chloroforms suspendiert und in die am Rückflußkühler siedende Flüssigkeit ein starker Strom von Chlor, welches durch Phosphorpentoxyd getrocknet ist, eingeleitet, so erfolgt, je nach der Menge des Theobromins, nach 1—2 Stunden klare Lösung. Man setzt aber das Einleiten des Chlors noch mehrere Stunden fort, bis es nicht mehr absorbiert wird, und läßt dann die klare gelbe Flüssigkeit, geschützt

---

[1]) Journ. pract. Chem. [2] **5**, 39 [1872].

vor Feuchtigkeit, in der Kälte 24 Stunden stehen. Dabei scheidet sich das Reaktionsprodukt in schönen Kristallen ab, welche meist zu harten Krusten verwachsen sind. Dieselben sind leicht zersetzlich und zerfallen schon an trockner Luft in kürzerer Zeit zu einem weißen Pulver. Will man sie aufbewahren, so müssen sie nach Entfernen der Mutterlauge und raschem Waschen mit trockenem Chloroform sofort in hermetisch schließende Gefäße gebracht werden. Die Analysen der chlorreichen Substanz haben so schwankende Werte ergeben, daß sie für die Berechnung einer Formel unbrauchbar waren. Den einzigen Anhaltspunkt für die Beurteilung der Zusammensetzung gibt deshalb die Verwandlung der Chlorverbindung in Theobromursäure.

Theobromursäure, $C_7H_8N_4O_5$.

Übergießt man die zuvor beschriebene, gepulverte Chlorverbindung, entweder frisch oder nachdem sie auf Tontellern getrocknet ist, mit der doppelten Menge kalten Wassers, so findet eine ziemlich lebhafte Reaktion statt, welche durch gute Abkühlung gemildert wird. Ohne daß Lösung erfolgt, verwandelt sich dabei die Chlorverbindung in Theobromursäure. Dieselbe wird filtriert und mit kaltem Wasser, später mit Alkohol gewaschen. Die Ausbeute schwankt je nach der Qualität der Chlorverbindung und der Sorgfalt der Kühlung zwischen 80 und 90% der Theorie.. Das Rohprodukt ist so rein, daß es für alle später beschriebenen Verwandlungen direkt benutzt werden kann. Für die Analyse wurde es in etwa 80 Teilen Wasser von 30^0 durch tüchtiges Schütteln gelöst, durch starke Abkühlung wieder abgeschieden und im Vakuum über Schwefelsäure getrocknet.

Berechnet für $C_7H_8N_4O_5$	Gefunden		
	I.	II.	III.
C 36,84	36,83	36,96	36,78
H 3,51	3,87	4,04	3,76
N 24,56	24,43	24,40	24,58

Die Säure schmilzt gegen 178^0 (korr. 181^0) unter lebhafter Gasentwickelung. Ihre wässerige Lösung reagiert stark sauer und wird beim Kochen unter Kohlensäureentwickelung bald zerstört. Man muß daher die Säure aus lauwarmem Wasser oder aus viel warmem Aceton umkristallisieren; sie wird dabei in der Regel in kleinen, farblosen Nadeln oder Prismen erhalten. In Chloroform ist sie recht schwer und in Äther noch schwerer löslich, in kochendem Alkohol löst sie sich erheblich leichter und kann daraus bei schnellem Arbeiten ohne großen Verlust umkristallisiert werden. Sie gibt keine Murexidreaktion und reduziert auch nicht die ammoniakalische Silberlösung.

Ester der Theobromursäure.

Dieselben entstehen sowohl aus der freien Säure durch Kochen mit einer schwachen alkoholischen Salzsäure, als auch durch Einwirkung von Alkohol auf die Chlorverbindung des Theobromins. Nach dem letzten Verfahren lassen sie sich am bequemsten bereiten.

Äthylester. Trägt man die frisch bereitete Chlorverbindung des Theobromins in die 5-fache Menge stark gekühlten Äthylalkohols ein, so erfolgt beim Umschütteln nach einiger Zeit klare Lösung. Beim Erhitzen auf dem Wasserbade beginnt dann, unter gleichzeitiger Rotfärbung der Flüssigkeit, die Kristallisation des Theobromursäureäthylesters. Nach 1—2-stündigem Erwärmen wird gekühlt, um die Kristallisation zu vervollständigen. Die Ausbeute an rohem Ester beträgt 75—80% der Theorie, gerechnet vom angewandten Theobromin. Zur Reinigung ist wiederholtes Umkristallisieren aus Alkohol nötig. Für die Analyse wurde die Substanz bei 120° getrocknet.

Analyse: Ber. für $C_9H_{12}N_4O_5$.

Prozente: C 42,19,   H 4,69,   N 21,87.
Gef.   „   „ 42,54, 42,12, „ 5,21, 5,15, „ 21,76, 21,88.

Der Ester schmilzt bei 208° (korr. 212°) ohne Gasentwickelung. Er löst sich in ungefähr 20—22 Teilen kochendem Alkohol und fällt daraus beim Erkalten in ziemlich kompakten, farblosen Kristallen, welche als eine Kombination von Prismen und Pyramiden erscheinen. Bei 16° sind 310 Gewichtsteile absol. Alkohols zur Lösung nötig. In der 10-fachen Menge Salzsäure vom spez. Gewicht 1,19 löst sich der Ester ziemlich leicht und wird davon partiell in Theobromursäure zurückverwandelt. Mit rauchendem Jodwasserstoff gibt er dasselbe Produkt wie die Theobromursäure.

Methylester. Derselbe entsteht aus dem Chlorid auf die gleiche Art durch Behandlung mit Methylalkohol. Er kristallisiert noch schöner als die Äthylverbindung und ist infolgedessen leichter zu reinigen. Der bei 120° getrocknete Ester gab folgende Analysenwerte:

Analyse: Ber. für $C_8H_{10}N_4O_5$.

Prozente: C 39,67,   H 4,13,   N 23,14.
Gef.   „   „ 40,03, 39,76, „ 4,33, 4,37, „ 23,05, 23,06.

Er schmilzt bei 195—196° (korr. 199—200°) und löst sich in ungefähr 20 Teilen siedendem Methylalkohol und 95 Teilen Methylalkohol von 14°. Die Kristalle sind denen der Äthylverbindung ähnlich, aber schöner ausgebildet.

Will man die gleiche Verbindung aus der Theobromursäure darstellen, so kocht man dieselbe mit der 12-fachen Menge Methylalkohol, welcher 5% Salzsäure enthält, 4 Stunden am Rückflußkühler. Aus der klaren Lösung scheidet sich dann beim längeren Stehen in der Kälte der Ester ab. Die Ausbeute beträgt mehr als 60% der angewandten Säure.

Methylparabansaurer Methylharnstoff.

Wird die gepulverte Theobromursäure in die 5-fache Menge Wasser, welches auf 70—80⁰ erwärmt ist, eingetragen, so löst sie sich rasch unter lebhafter Kohlensäureentwickelung; erhitzt man dann noch etwa 15 Minuten auf dem Wasserbade, bis die Gasentwickelung aufhört, so ist die Zersetzung vollständig, und die Flüssigkeit enthält jetzt fast ausschließlich methylparabansauren Methylharnstoff.

Sie wird am besten unter vermindertem Druck verdampft und der Rückstand aus der 6-fachen Menge Alkohol umkristallisiert. Die Ausbeute beträgt fast 80% der angewandten Theobromursäure. Durch nochmaliges Umkristallisieren aus Alkohol wird die Verbindung rein erhalten. Für die Analyse wurde sie bei 100⁰ getrocknet.

Analyse: Ber. für $C_6H_{10}N_4O_4$.

Prozente: C 35,64, H 4,95, N 27,72.

Gef. „ „ 35,73, 35,78, „ 5,16, 4,88, „ 27,63, 27,31.

Die Verbindung schmilzt bei 126—127⁰ (korr. 127—128⁰) und zersetzt sich gegen 195⁰. Sie reagiert stark sauer, löst sich schon in der gleichen Menge warmen Wassers und ungefähr in der 6-fachen Menge kochenden Alkohols, schwerer wird sie von Aceton und Äther aufgenommen. Entsprechend ihrer Zusammensetzung zeigt sie zugleich die Reaktionen des Methylharnstoffs und der Methylparabansäure. Erwärmt man z. B. ihre wässerige Lösung mit überschüssigem Baryumhydroxyd auf dem Wasserbade, so bildet sich alsbald ein Niederschlag von Baryumoxalat, dessen Menge nahezu der Theorie entspricht, und aus dem Filtrat läßt sich leicht in bekannter Weise reiner Methylharnstoff (Schmelzpunkt gefunden 102⁰) isolieren.

Ähnlich den Alkalien wirkt das Phenylhydrazin. Kocht man die Verbindung in wässeriger Lösung mit überschüssigem essigsauren Phenylhydrazin am Rückflußkühler, so beginnt nach etwa 1 Stunde die Abscheidung von blättrigen Kristallen, welche Oxalylphenylhydrazin sind.

Versetzt man ferner die wässerige Lösung mit einer zur Bindung des Methylharnstoffs nötigen Menge Salzsäure, so kristallisiert bei genügender Konzentration und guter Abkühlung Methylparabansäure. Noch leichter gelingt die Isolierung der letzteren, wenn man die auf 0⁰ gehaltene wässerige Lösung der Verbindung mit gasförmiger salpetriger Säure behandelt. Es scheidet sich dann Nitrosomethylharnstoff ab (gefunden Schmelzpunkt 124⁰).

Analyse: Ber. für $C_2H_5N_2O.NO$.

Prozente: N 40,7.
Gef.   „   „ 40,1.

Beim Verdampfen der Mutterlauge resultiert die Methylparabansäure, welche durch einmaliges Umkristallisieren aus heißem Wasser rein gewonnen wird.

Analyse: Ber. für $C_4H_4N_2O_3$.

Prozente: N 21,8.
Gef.   „   „ 21,8.

Synthese des methylparabansauren Methylharnstoffs. Daß die Verbindung aus den beiden Komponenten leicht bereitet werden kann, ist schon erwähnt. Es genügt, molekulare Mengen derselben in heißer, konzentrierter, wässeriger Lösung zusammenzubringen. In der Kälte kristallisiert dann die Verbindung. Sie läßt sich aber auch durch 24-stündiges Erhitzen von 1 Mol. Äthyloxalat und 2 Mol. trockenem Methylharnstoff im geschlossenen Gefäß auf 100⁰ synthetisch darstellen. Die in der Wärme flüssige Mischung scheidet nämlich beim Erkalten Kristalle ab, welche nach mehrmaligem Umkristallisieren aus heißem Alkohol alle Eigenschaften des methylparabansauren Methylharnstoffs zeigen.

Analyse: Ber. für $C_6H_{10}N_4O_4$.

Prozente: C 35,64, H 4,95, N 27,72.
Gef.   „   „ 35,49, „ 5,05, „ 27,90.

Die Ausbeute beträgt allerdings nur 15—20% der Theorie.

Dieses Verfahren bedeutet natürlich auch eine neue Synthese der Methylparabansäure.

Hydrotheobromursäure.

Wird feingepulverte Theobromursäure in die 10-fache Menge Jodwasserstoffsäure (spez. Gewicht 1,96) eingetragen, so beginnt alsbald die Färbung der Lösung durch Jod. Fügt man noch gepulvertes Phosphoniumjodid hinzu, so schreitet die Reduktion schon bei gewöhnlicher Temperatur allmählich vorwärts. Durch Erwärmen auf dem Wasserbade kann die Operation sehr beschleunigt werden. Die Reduktion ist beendet, wenn die Lösung völlig farblos geworden ist. Man gießt sie dann in das dreifache Volumen Wasser. Nach einiger Zeit beginnt die Abscheidung des Hydrotheobromursäureanhydrids. Nach 12-stündigem Stehen bei niederer Temperatur wird die Masse filtriert und aus heißem Wasser unter Zusatz von Tierkohle umkristallisiert. Das Anhydrid wird so in schönen, langen, farblosen Nadeln erhalten, deren Menge 75—80% der Theorie beträgt. An Stelle der Theobromursäure kann man ebensogut ihre Ester verwenden. Die Reduktion mit Jodwasserstoff verläuft dann mit demselben Resultat, weil die Ester eine gleichzeitige Verseifung erleiden. Die über Schwefelsäure getrocknete Substanz verliert beim Erhitzen auf 125° nicht an Gewicht. Sie hat die Zusammensetzung $C_7H_8N_4O_4$.

Analyse: Ber. für $C_7H_8N_4O_4$.

Prozente: C 39,62, H 3,77, N 26,41.
Gef.   „   „ 39,78, 39,80, 39,78, 39,71.
„   „   H 4,11, 3,98, 4,02, 4,00.
„   „   N 26,36, 26,33, 26,21.

Die Verbindung schmilzt gegen 255° (korr. 264°) unter lebhafter Gasentwickelung und Bräunung. Von siedendem Wasser verlangt sie zur Lösung ungefähr 60 Teile, in kaltem Wasser und in Alkohol ist sie recht schwer löslich. Von kalten verdünnten Alkalien wird sie sofort und von warmem Ammoniak auch sehr rasch gelöst und in Salze der Hydrotheobromursäure verwandelt.

Um letztere darzustellen, löst man das Anhydrid in etwa 20 Teilen warmer verdünnter Natronlauge und übersättigt nach dem Abkühlen mit Salzsäure. Die bald als dicker Kristallbrei ausfallende Hydrotheobromursäure wird durch Umkristallisieren aus heißem Wasser gereinigt. Sie bildet lange, farblose, verfilzte Nadeln, welche im lufttrocknen Zustand 1 Mol. Kristallwasser enthalten.

Analyse: Ber. für $C_7H_{10}N_4O_5 + H_2O$.

Prozente: C 33,87,   H 4,84.
Gef.   „   „ 33,80, 33,97, „ 4,97, 4,85.

Das Kristallwasser entweicht langsam schon im Vakuumexsikkator und rasch bei 110°.

Analyse: Ber. Prozente: H_2O 7,26.
Gef.   „   „ 7,11.

Die trockne Substanz gab folgende Zahlen:

Analyse: Ber. für $C_7H_{10}N_4O_5$.

Prozente: C 36,52, H 4,35, N 24,35.
Gef.   „   „ 36,84, „ 4,48, „ 24,24.

Die trockne Säure zersetzt sich gegen 225° (korr. 231°) unter lebhaftem Aufschäumen, nachdem sie vorher gesintert ist; bei der wasserhaltigen tritt dieselbe Zersetzung bei ungefähr 218° ein. Von kochendem Wasser verlangt sie zur Lösung ungefähr 20 Teile, in kaltem Wasser ist sie sehr schwer und in Alkohol oder Aceton ziemlich schwer löslich. Von verdünntem Ammoniak wird sie schon in der Kälte sofort gelöst, und diese Lösung reduziert Silbersalze nicht. Ebenso leicht, wie die Säure aus dem Anhydrid entsteht, kann sie durch Mineralsäuren in dieses zurückverwandelt werden. Kocht man sie z. B. mit der 15-fachen Menge 20-prozentiger Salzsäure 2 Stunden am Rückflußkühler, so scheidet sich beim Erkalten das Anhydrid in Nadeln ab, welche nach einmaligem Umkristallisieren aus heißem Wasser den richtigen Schmelzpunkt zeigten.

Analyse: Ber. Prozente: C 39,62, H 3,77.
Gef.   „   „ 39,92, „ 3,76.

Hydrotheobromursäureäthylester, $C_7H_9N_4O_5 . C_2H_5$. Wird die fein gepulverte Säure mit der 40-fachen Menge Alkohol, welcher 5% Salzsäure enthält, am Rückflußkühler gekocht, so geht sie rasch in Lösung und nach 10—15 Minuten beginnt die Kristallisation des schwer löslichen Esters. Nach $^1/_2$-stündigem Erhitzen ist die Reaktion beendet. Man läßt erkalten und filtriert die feinen, farblosen, verfilzten Nadeln. Die Ausbeute ist fast quantitativ. Für die Analyse wurde das Produkt aus Alkohol umkristallisiert und bei 100° getrocknet. Rasch erhitzt, schmilzt der Ester bei 202—203° (korr. 206—207°). Er löst sich in ungefähr 70 Gewichtsteilen siedendem Alkohol, in Wasser ist er schwerer löslich. Seine leichte Bildung spricht für die Anwesenheit einer Carboxylgruppe in der Hydrotheobromursäure.

Analyse: Ber. für $C_9H_{14}N_4O_5$.
Prozente: C 41,86,   H 5,43,   N 21,71.
Gef.   „   „ 41,78, 41,73, „ 5,44, 5,49, „ 21,75.

Spaltung der Hydrotheobromursäure durch Baryt.

Beim Kochen mit verdünntem Barytwasser zerfällt die Hydrotheobromursäure nach der Gleichung:

$$C_7H_{10}N_4O_5 + H_2O = C_5H_7N_3O_4 + CH_3 . NH_2 + CO_2 .$$
Thëursäure   Methylamin   Kohlensäure

Da die Thëursäure bei weiterer Einwirkung von Baryt zerstört wird, so ist es nötig, die Menge des letzteren so zu wählen, daß er gerade zur Bindung der Kohlensäure und der Thëursäure ausreicht.

Dementsprechend werden 2 g Hydrotheobromursäure in 40 g heißem Wasser gelöst, dann etwas mehr als 1,5 Mol. reines Barythydrat in konzentrierter wässeriger Lösung hinzugegeben und die Mischung $^1/_2$ Stunde gekocht. Dabei scheidet sich Baryumcarbonat ab und es entweicht Methylamin. Das heiße Filtrat wird mit einem ganz geringen Überschuß von Schwefelsäure gefällt, und die abermals filtrierte Flüssigkeit im Vakuum bei 50° verdampft. Der Rückstand wird einmal aus heißer, sehr verdünnter Schwefelsäure und dann noch einmal aus heißem Wasser umkristallisiert. Die Ausbeute an reinem Material beträgt 40—45% der angewandten Hydrotheobromursäure oder 54—60% der Theorie. Die lufttrockne Substanz verlor beim Erhitzen auf 120⁰ nicht an Gewicht und gab folgende Zahlen:

Analyse: Ber. für $C_5H_7N_3O_4$.

Prozente: C 34,68,   H 4,05,   N 24,27.

Gef.   „   „ 34,77, 34,71, „ 4,17, 4,32, „ 23,93.

Die Thëursäure kristallisiert aus warmem Wasser in farblosen, schön ausgebildeten, glänzenden Formen, welche eine Kombination von rhombischem Prisma und Doma zu sein scheinen. Rasch erhitzt schmilzt sie unter lebhafter Zersetzung gegen 246⁰ (korr. 254⁰). Sie löst sich recht leicht in heißem Wasser, weniger in kaltem, und dann sukzessive schwerer in Alkohol, Aceton und Äther, in Ligroïn ist sie unlöslich. Die wässerige Lösung reagiert stark sauer. Von verdünnten kalten Alkalien wird sie leicht gelöst und durch Säuren unverändert wieder gefällt, durch Kochen mit überschüssigem Alkali oder Barytwasser wird sie zersetzt. Die Säure reduziert ammoniakalische Silberlösung, besonders wenn man einen Überschuß von Silbersalz anwendet, in der Wärme sehr stark.

Für die genauere Untersuchung reichte unser Material nicht aus, wir können infolgedessen über die Struktur nichts sagen.

Spaltung des Theobromursäureesters durch starke Salzsäure.

Übergießt man 10 g gepulverten Ester mit 150 g wässeriger Salzsäure, welche bei —10⁰ gesättigt ist, so tritt beim Umschütteln nach einiger Zeit klare Lösung ein. Läßt man dann 24 Stunden bei Zimmertemperatur stehen, verdünnt mit dem gleichen Volumen Wasser und kühlt in einer Kältemischung, so scheiden sich glänzende Blättchen in reichlicher Menge ab, welche vorwiegend aus Theobromursäure bestehen. Dieselben werden nach 2 Stunden filtriert und die Mutterlauge im Vakuum bei etwa 50⁰ verdampft. Der Rückstand löst sich in wenig heißem Wasser unter Gasentwickelung und Verbreitung eines eigentümlichen Geruches, und beim längeren Stehen scheidet sich ein körniges Kristallpulver ab, dessen Menge ungefähr 0,5 g, also nur 5% des angewandten Theobromursäureesters beträgt. Dasselbe ist der früher erwähnte Carbonyldimethylharnstoff von der Formel $C_5H_{10}N_4O_3$. Er wurde durch viermalige Kristallisation aus heißem Wasser gereinigt und gab dann, im Exsikkator oder bei 100⁰ getrocknet, folgende Zahlen:

Analyse: Ber. für $C_5H_{10}N_4O_3$.

Prozente: C 34,48,   H 5,75,   N 32,18.
Gef.   „   „ 34,44, 34,17, 34,33, 34,60, „ 6,48, 6,27, 5,72, 5,63, „ 31,68.
N 32,09, 31,85.

Der Carbonyldimethylharnstoff schmilzt bei 196—197⁰ (korr. 199 bis 200⁰) ohne Zersetzung. Er löst sich bei 100⁰ in etwa 20 und bei Zimmertemperatur in ca. 80 Teilen Wasser. Von Alkohol und Chloroform wird er viel schwerer, und noch weniger von Äther und Benzol gelöst. In verdünntem kalten Alkali löst er sich und wird beim Ansäuern unverändert wieder gefällt, beim Kochen mit starkem Alkali entsteht die später beschriebene Methylcyanursäure. Starke Salpetersäure zerstört die Substanz in der Wärme vollständig. Von dem nicht methylierten Carbonyldiharnstoff unterscheidet er sich durch das Verhalten gegen Mercurinitrat. Während jener, wie E. Schmidt beobachtet hat, in warmer wässeriger Lösung mit dem Quecksilbersalz einen kristallinischen Niederschlag liefert, wird die methylierte Verbindung unter diesen Bedingungen nicht gefällt. Ein weiterer Unterschied zeigt sich in dem Verhalten der alkalischen Lösung gegen Kupfersulfat. Der Carbonyldiharnstoff gibt in alkalischer Lösung mit Kupfervitriol eine stark blaue Lösung; hat man wenig Kupfersalz angewandt, so spielt dieselbe schwach ins Rötlich-violette und erinnert dann an die bekannte Reaktion des Biurets, ist aber sehr viel blauer als letztere[1]). Die alkalische Lösung des Carbonyldimethylharnstoffs gibt dagegen mit Kupfervitriol keine Färbung, sondern es wird nur Kupferhydroxyd gefällt.

Synthese des Carbonyldimethylharnstoffs.

Ähnlich dem Carbonyldiharnstoff kann die Dimethylverbindung aus Phosgen und Methylharnstoff bereitet werden, nur müssen die von E. Schmidt für den ersten Körper angegebenen Versuchsbedingungen hier etwas abgeändert werden. Erhitzt man nämlich Methylharnstoff mit überschüssigem Phosgen auf 100⁰, so entsteht in reichlicher Menge Dimethylcyanursäure vom Schmelzpunkt 222⁰, aber kein Doppelharnstoff. Besser ist das Resultat, wenn man die Komponenten in dem durch die Theorie verlangten Verhältnis anwendet.

Dementsprechend werden etwa 3 g Phosgen und die für 2 Mol. berechnete Menge trockner Methylharnstoff im geschlossenen Rohr gemischt und 12 Stunden bei gewöhnlicher Temperatur aufbewahrt,

---

[1]) H. Schiff (Berichte d. d. chem. Gesellsch. **29**, 302 [1896]) gibt an, daß der Carbonyldiharnstoff die Biuretreaktion nicht zeigt. Das ist insofern richtig, als die Färbung hier eine andere ist und der violette Ton nur bei wenig Kupfervitriol bemerkbar wird.

wobei die Mischung porzellanartig erstarrt. Dann erhitzt man 5 Stunden auf 100°. Da starker Druck im Rohr herrscht, so muß dasselbe vor dem Öffnen gut gekühlt werden. Die farblose, dickbreiige Masse wird in heißem Wasser gelöst und nach dem Einengen 12 Stunden bei gewöhnlicher Temperatur der Kristallisation überlassen. Das abgeschiedene Pulver wird filtriert, dann in Natronlauge gelöst, wobei ein geringer Rückstand bleibt, und die alkalische Flüssigkeit wieder mit Säuren gefällt. Das Rohprodukt muß 4—5-mal aus heißem Wasser, wovon ungefähr die 20-fache Menge zum Lösen nötig ist, umkristallisiert werden, bis der Schmelzpunkt bei 196—197° liegt. Die Analyse des synthetischen Produktes ergab:

Analyse: Ber. für $C_5H_{10}N_4O_3$.

Prozente: C 34,48,   H 5,75,   N 32,18.

Gef.   „   „ 34,78, 34,74, „ 5,95, 5,88, „ 31,94.

Dasselbe besaß auch die sonstigen Eigenschaften des zuvor beschriebenen Carbonyldimethylharnstoffs. Die Ausbeute an reinem Produkt beträgt bei dem synthetischen Verfahren ungefähr 20% der Theorie. Dasselbe ist deshalb für die Gewinnung der Substanz geeigneter als die Darstellung aus dem Theobromursäureester.

Nitrosocarbonyldimethylharnstoff, $C_5H_9N_4O_3 \cdot NO$.

1 g Carbonyldimethylharnstoff wird in 100 g Wasser heiß gelöst, die Flüssigkeit auf 10—15° abgekühlt, dann 2 g konzentrierte Schwefelsäure hinzugefügt und eine wässerige Lösung von 1 g Natriumnitrit eingegossen. Nach etwa $1/2$ Stunde beginnt bei der eben genannten Temperatur die Abscheidung des Nitrosokörpers. Nach etwa 2 Stunden wird der schwach gelbe, dickflockige Niederschlag filtriert, mit kaltem Wasser und Alkohol gewaschen und im Vakuum über Schwefelsäure getrocknet. Die Ausbeute betrug 50—60% der Theorie. Da das Produkt sich nicht umkristallisieren läßt, so wurde es sofort zur Analyse verwendet.

Analyse: Ber. für $C_5H_9N_5O_4$.

Prozente: C 29,55,   H 4,43,   N 34,48.

Gef.   „   „ 29,50, 29,70, „ 4,73, 4,63, „ 34,28, 34,13.

Die Analyse I wurde ausgeführt mit dem aus Theobromursäureester gewonnenen, die Analyse II mit dem synthetischen Produkt. Die Verbindung schmilzt gegen 120° unter lebhafter Zersetzung; sie verändert sich auch schon beim längeren Erwärmen auf 100°. In Wasser und Alkohol ist sie recht wenig, in Äther etwas leichter löslich, beim Erhitzen mit Wasser wird sie rasch zerstört. Mit Phenol und konzentrierter Schwefelsäure zeigt sie recht schön die Liebermannsche Reaktion.

Methylcyanursäure.

Wird der Nitrosocarbonyldimethylharnstoff mit der 10-fachen Menge Wasser auf dem Wasserbade erwärmt, so geht er beim Umschütteln ziemlich rasch unter lebhafter Gasentwickelung in Lösung. Verdampft man dann die Flüssigkeit im Vakuum bei 50^0, so bleibt ein farbloser, kristallinischer Rückstand, welcher die Methylcyanursäure neben dem gleich zu beschreibenden Methylbiuret enthält. Derselbe wird in wenig heißem Wasser gelöst und das beim Erkalten ausfallende Kristallpulver durch mehrmalige Kristallisation aus heißem Wasser gereinigt. Die Methylcyanursäure wird so in farblosen, dünnen, meist dicht verwachsenen Blättchen gewonnen, welche lufttrocken 1 Mol. Kristallwasser enthalten. Das Wasser entweicht teilweise schon beim Trocknen über Schwefelsäure, rasch und vollständig bei 100^0.

0,2433 g Substanz verloren bei 3-stündigem Erhitzen auf 100^0 0,0278 g H_2O.

Analyse: Ber. für $C_4H_5N_3O_3 + H_2O$.

Prozente: H_2O 11,18.
Gef.   ,,   ,,   11,43.

Die trockne Substanz gab folgende Zahlen:

Analyse: Ber. für $C_4H_5N_3O_3$.

Prozente: C 33,57,   H 3,49,   N 29,37.
Gef.   ,,   ,, 33,78, 33,64, ,, 3,87, 3,77, ,, 28,95.

Die trockne Methylcyanursäure schmilzt bei $285—286^0$ (korr. $296—297^0$). Sie sublimiert ziemlich leicht, läßt sich auch in kleinerer Menge destillieren, und der Dampf riecht sehr stechend. Sie löst sich in 7—8 Teilen siedenden Wassers und reagiert stark sauer. Aus Alkohol und Aceton läßt sie sich ebenfalls umkristallisieren.

Die Methylcyanursäure, welche unseres Wissens bisher nicht beschrieben worden ist, gleicht der Cyanursäure sowie der dimethylierten Säure. Insbesondere gibt auch ihre möglichst neutrale, ammoniakalische Lösung mit einer Lösung von Kupfersulfat-Ammoniak bei gewöhnlicher Temperatur ein rotviolettes kristallinisches Kupfersalz, welches beim Kochen mit Wasser grünblau wird.

Daß die Verbindung, welche nach ihrer Bildungsweise zweifellos das Methyl am Stickstoff gebunden enthält, in der Tat ein Derivat der Cyanursäure ist, beweist ihre Verwandlung in das bekannte Trimethylisocyanurat. Um diese zu bewerkstelligen, wurde die Säure in der für 2 Mol. berechneten Menge Doppelnormal-Kalilauge gelöst und nach Zusatz von 2 Mol. Jodmethyl im geschlossenen Rohr unter dauernder Bewegung der Flüssigkeit 1 Stunde auf 100^0 erwärmt. Aus der gelb gefärbten Lösung fiel beim Erkalten der Trimethylester kristallinisch aus. Nach dem Umkristallisieren aus heißem Wasser unter Zusatz von Tierkohle wurde er in langen Stäbchen vom Schmelzpunkt 175—176[[0]] erhalten[1]).

Für die Darstellung der Methylcyanursäure aus dem Carbonyldimethylharnstoff ist der Weg über die Nitrosoverbindung nicht erforderlich. Viel leichter und mit besserer Ausbeute entsteht die Säure aus dem Doppelharnstoff beim Kochen mit Alkalien. Der Vorgang gleicht völlig der von Schmidt beobachteten Bildung der Cyanursäure aus dem Carbonyldiharnstoff. Zur Ausführung der Reaktion wird der Carbonyldimethylharnstoff mit der 10-fachen Menge 20-prozentiger Natronlauge etwa 10 Minuten lang gekocht, wobei Methylamin entweicht, und dann die abgekühlte Lösung mit Salzsäure schwach angesäuert. Dadurch wird sofort der größere Teil der Methylcyanursäure gefällt, der Rest kristallisiert beim Erkalten. Die Ausbeute beträgt etwa 70% des angewandten Doppelharnstoffs oder 85% der Theorie. Einmaliges Umkristallisieren aus heißem Wasser genügt, um die Säure völlig rein zu erhalten.

Methylbiuret.

Dasselbe entsteht in kleinerer Menge bei der Zersetzung des Nitrosocarbonyldimethylharnstoffs mit Wasser und ist in der Mutterlauge, welche nach dem Auskristallisieren der Methylcyanursäure bleibt, enthalten. Um es daraus zu gewinnen, wird die Flüssigkeit zunächst mit frisch gefälltem Baryumcarbonat auf dem Wasserbade erwärmt, um den Rest der Methylcyanursäure in das Baryumsalz zu verwandeln, dann das Filtrat zur Trockne verdampft und der Rückstand mit warmem Alkohol ausgelaugt. Aus der genügend konzentrierten, alkoholischen Lösung scheidet sich bei guter Abkühlung das Methylbiuret als Kristallpulver ab. Dasselbe wird durch Umkristallisieren aus heißem Alkohol gereinigt. Die Ausbeute beträgt kaum mehr als 10% des angewandten Nitrosocarbonyldimethylharnstoffs. Für die Analyse wurde das Präparat bei 100[[0]] getrocknet.

Analyse: Ber. für $C_3H_7N_3O_2$.

$$\text{Prozente:} \quad C\ 30{,}77, \qquad H\ 5{,}98, \qquad N\ 35{,}89.$$
$$\text{Gef.} \quad ,, \qquad ,,\ 30{,}90,\ 31{,}47,\ ,,\ 5{,}77,\ 6{,}08,\ ,,\ 35{,}56.$$

Die Substanz schmilzt bei 163—164[[0]] (korr. 165—166[[0]]). Sie ist in warmem Wasser sehr leicht, in kaltem schwerer löslich; denn eine

---

[1]) Die Methylierung der Cyanursäure selbst wurde bisher immer mit dem Silbersalz ausgeführt. Der nasse Weg ist aber auch hier bequemer. Behandelt man die Säure in der oben angegebenen Weise mit 3 Mol. Alkali und Jodmethyl, so beträgt die Ausbeute an Trimethylisocyanurat 40—45% der Theorie. E. Fischer.

Lösung in 8 Teilen Wasser scheidet bei Zimmertemperatur noch ziemlich viel Kristalle ab.   Bei langsamer Kristallisation entstehen farblose, glänzende, gut ausgebildete Formen, welche bis mehrere Millimeter stark sind und öfters wie eine Kombination von Prisma und Doma aussehen.   Aus heißem Alkohol, wovon sie auch leicht aufgenommen wird, kristallisiert sie in kleinen, meist zu kugligen Aggregaten vereinigten Spießen oder Plättchen.   In heißem Essigester ist sie ziemlich schwer löslich und kristallisiert daraus auch ganz hübsch.

Die wässerig-alkalische Lösung gibt mit Kupferoxydsalzen eine stark blaue Färbung, welche bei Anwendung von wenig Kupfer schwach ins Rötlich-violette hinüberspielt.

Versetzt man die kalte, etwa 5-prozentige, wässerige Lösung des Methylbiurets mit verdünnter Schwefelsäure und Natriumnitrit, so beginnt nach kurzer Zeit die Kristallisation eines Nitrosoderivats.   Dasselbe bildet ein fast farbloses Pulver, welches aus mikroskopischen, meist zu Büscheln vereinigten Blättchen oder Spießen besteht.   Es schmilzt beim raschen Erwärmen gegen 135^0 unter stürmischer Gasentwickelung, gibt die Liebermannsche Reaktion und unterscheidet sich von dem Nitrosomethylharnstoff sowohl durch den höheren Schmelzpunkt wie durch die geringere Löslichkeit in Alkohol.   Obschon die Verbindung nicht analysiert wurde, glauben wir doch aus ihrer leichten und glatten Bildung den Schluß ziehen zu dürfen, daß das Methylbiuret eine Imidogruppe enthält und mithin die Formel $CH_3.NH$ $.CO.NH.CO.NH_2$ hat.

Leider ist es uns bisher nicht gelungen, das Methylbiuret mit dem Biuret selbst in Beziehung zu bringen und dadurch alle Zweifel an der Richtigkeit unserer Auffassung zu beseitigen.

Schließlich sagen wir Hrn. Dr. Hübner für die Hilfe, welche er bei vorstehenden Versuchen geleistet hat, besten Dank.

24. Emil Fischer: Über die Tetramethylharnsäure.

Berichte der deutschen chemischen Gesellschaft **30**, 3009 [1897].
(Eingegangen am 13. Dezember.)

Die leichte Gewinnung der Tetramethylharnsäure durch Methylierung der Harnsäure auf nassem Wege hat mich veranlaßt, die Eigenschaften und Metamorphosen dieser schönen Verbindung genauer zu untersuchen als es früher mit der geringen, mir zu Gebote stehenden Menge möglich war[1]). Der älteren Beschreibung der Säure habe ich folgendes zuzufügen.

Der Schmelzpunkt liegt bei 223⁰ (korr. 228⁰), der Geschmack ist stark bitter. Sie löst sich in etwas weniger als 3 Teilen siedendem Wasser und in ungefähr 27 Teilen kochendem absoluten Alkohol. In Wasser von 20⁰ löst sie sich 1 : 39. Für die Bestimmung diente eine Lösung, welche durch 5-stündiges Schütteln der gepulverten Substanz mit Wasser gewonnen war.

Aus warmem Wasser kristallisiert sie entweder sofort in ziemlich großen, derben Formen oder auch in langen feinen Nadeln. Läßt man aber die letzteren mit der Mutterlauge längere Zeit stehen, so verschwinden sie allmählich und an ihre Stelle treten die derben Kristalle. Letztere sind von Hrn. A. Reuter im mineralogischen Institut der hiesigen Universität gemessen worden. Ich verdanke ihm folgende Angaben:

System: Monoklin.

$$\text{Achsenverhältnis: } \breve{a} : \bar{b} : \acute{c}$$
$$1.76861 : 1 : 2.00792,$$
$$\beta = 61^0\ 20'\ 15''.$$

Ebene der optischen Achsen: Senkrecht zur Symmetrieebene.
Ausführlichere Mitteilung hierüber wird Hr. Reuter anderswo machen.

Verwandlung der Tetramethylharnsäure in Chlorcaffeïn.

Dieselbe erfolgt beim Erhitzen mit Phosphoroxychlorid, indem das in Stellung 9 befindliche Methyl samt dem benachbarten Sauerstoff abgelöst wird. Die Reaktion verläuft zwar nicht so glatt wie die Überführung des Hydroxycaffeïns in Chlorcaffeïn oder der 1.3-Di-

---

[1]) Berichte d. d. chem. Gesellsch. **17**, 1784 [1884]. (*S. 161.*)

methylharnsäure in Chlortheophyllin, aber sie ist insofern beachtenswert, als durch sie zum erstenmal der direkte Übergang von der Harnsäure zum Caffeïn möglich wurde; denn ich habe diese Beobachtung schon im Januar 1896 gemacht, unmittelbar nach der Auffindung der direkten Bildung von Tetramethylharnsäure durch nasse Methylierung der Harnsäure, bevor das Hydroxycaffeïn als Trimethylharnsäure erkannt war.

Wird Tetramethylharnsäure mit der 5-fachen Menge frisch destilliertem Phosphoroxychlorid im geschlossenen Gefäß im Ölbad auf 160⁰ erhitzt, so löst sie sich bald klar auf und geht allerdings recht langsam und nur zum Teil in Chlorcaffeïn über. Man setzt deshalb das Erhitzen mindestens 10 Stunden fort, wobei sich die Flüssigkeit sehr schwach braun färbt. Beim Erkalten scheidet sich eine reichliche Menge von Kristallen ab. Beim Öffnen des Rohres entweicht sehr wenig Gas, es scheint deshalb das Methyl nicht als Chlormethyl abgespalten zu werden. Um das Chlorcaffeïn zu isolieren, verdampft man die ganze Masse, ohne sie vorher zu filtrieren, am besten unter vermindertem Druck, bis das Phosphoroxychlorid verschwunden ist, und behandelt den amorphen Rückstand mit kaltem Wasser. Dabei bleibt das rohe Chlorcaffeïn als schwach grau gefärbte, kristallinische Masse zurück, während unveränderte Tetramethylharnsäure und Phosphorverbindungen in Lösung gehen.

Die Ausbeute an unlöslichen Chlorprodukten betrug nach zehnstündigem Erhitzen 70% der angewandten Tetramethylharnsäure. Will man aus der wässerigen Mutterlauge die unveränderte Tetramethylharnsäure zurückgewinnen, so wird dieselbe mit Natronlauge nahezu neutralisiert, zur Trockne verdampft und der Rückstand mit Chloroform ausgelaugt. Die Menge der zurückgewonnenen Säure betrug bei obigem Versuch 15% der angewandten Menge. Das Chlorcaffeïn ist durch ein anderes chlorreicheres Produkt verunreinigt, von welchem es durch wiederholte Kristallisation aus heißem Alkohol befreit werden kann. Vollständiger aber gelingt die Trennung auf folgende Art: Der rohe Chlorkörper wird mit der 5-fachen Menge Salzsäure (spez. Gew. 1,19) 3 Stunden auf 130⁰ erhitzt, dann die Lösung samt dem gebildeten Niederschlage zur Trockne verdampft, der Rückstand mit kalter, stark verdünnter Natronlauge ausgezogen und das unlösliche Chlorcaffeïn aus heißem Alkohol umkristallisiert.

Das so gereinigte Präparat schmolz bei 186—188⁰.

$C_8H_9N_4O_2Cl$. Ber. Cl 15,55. Gef. Cl 15,65.

Die Ausbeute an reinem Chlorcaffeïn, welches noch durch Überführung in Caffeïn identifiziert wurde, betrug 30% der angewandten Tetramethylharnsäure.

Die alkalische Mutterlauge gibt beim Ansäuern einen Niederschlag von methylierten Harnsäuren, welche aus den entsprechenden Chlorverbindungen durch die Wirkung der Salzsäure gebildet werden.

Bildung von Allocaffeïn aus Tetramethylharnsäure.

Wie schon früher erwähnt, gibt die Tetramethylharnsäure zwar die Murexidreaktion, aber schwächer als die Trimethylverbindung und sehr viel schwächer, wie ich jetzt hinzufügen kann, als die Harnsäure selbst. In der Tat ist die Bildung eines Alloxanderivates bei der Einwirkung von starker Salpetersäure oder von Chlorwasser nur eine Nebenreaktion. Als Hauptprodukt entsteht dabei ein schwer löslicher, kristallinischer Körper, welcher sich als identisch mit dem Allocaffeïn[1] erwiesen hat. Die beste Ausbeute, etwa 70% der Theorie, wurde erhalten beim Einleiten eines ziemlich starken Chlorstroms in die einprozentige wässerige Lösung der Tetramethylharnsäure bei 25⁰. Nach wenigen Minuten schon beginnt die Kristallisation des Allocaffeïns und nach längstens einer halben Stunde kann die Reaktion beendet sein. Einmaliges Umkristallisieren aus heißem Alkohol genügt zur völligen Reinigung.

0,2057 g Substanz: 0,3175 g CO_2, 0,0748 g H_2O.
0,1844 g   „   : 28,4 ccm N (14⁰, 773 mm).

$$C_8H_9N_3O_5.\quad \text{Ber. C } 42{,}29,\ \text{H } 3{,}92,\ \text{N } 18{,}5.$$
$$\text{Gef. „ } 42{,}15,\ \text{„ } 4{,}05,\ \text{„ } 18{,}42.$$

Der Vergleich der Substanz mit dem früher aus Hydroxycaffeïn gewonnenen Präparate ergab völlige Übereinstimmung. Der Schmelzpunkt wurde etwas höher als früher — bei 203⁰ (korr. 206⁰) — gefunden. Die Substanz löst sich in etwa 60 Teilen heißem absoluten Alkohol, sehr viel schwerer wird sie von heißem Wasser aufgenommen. Leicht löst sie sich dagegen in kalter konzentrierter Schwefelsäure. Von Alkalien wird sie schon in der Kälte, von Ammoniak dagegen erst in der Wärme in erheblicher Menge gelöst und gleichzeitig zersetzt. Vermischt man die heiße alkoholische Lösung mit warmem, sehr verdünntem Barytwasser und erhitzt noch einige Zeit auf dem Wasserbade, so bildet sich ein unlösliches Barytsalz, welches Silbernitrat stark reduziert und mesoxalsaurer Baryt zu sein scheint. Von starker Salpetersäure wird die Substanz beim Abdampfen nicht verändert.

Die Bildung des Allocaffeïns aus der Tetramethylharnsäure erfolgt nach der Gleichung:

$$C_9H_{12}N_4O_3 + O + H_2O = C_8H_9N_3O_5 + CH_3 . NH_2.$$

---

[1] Liebigs Annal. d. Chem. **215**, 275 [1882]. (*S. 101.*)

Da dasselbe auch aus dem Hydroxycaffeïn durch Ablösung von Ammoniak entsteht, so kann es das in Stellung 9 befindliche Stickstoffatom des Purinkerns nicht mehr enthalten. Man hat es hier also wieder mit einer ganz neuen Aufspaltung des Purinkernes zu tun, und da das bisher so schwer zugängliche Allocaffeïn nach der neuen Methode leicht darzustellen ist, so beabsichtige ich, den Vorgang genauer zu untersuchen.

Oxytetramethylharnsäure, $C_9H_{12}N_4O_4$.

Mit diesem Namen bezeichne ich eine Verbindung, welche sich von der Tetramethylharnsäure nur durch den Mehrgehalt von 1 Atom Sauerstoff unterscheidet und daraus auf folgende Weise gewonnen werden kann. 3 g Tetramethylharnsäure werden in 60 g trocknem und alkoholfreiem Chloroform gelöst und in die Flüssigkeit bei gewöhnlicher Temperatur ein starker Strom von trocknem Chlor eingeleitet. Beim Verdampfen des Chloroforms auf dem Wasserbade bleibt ein sirupöser Rückstand, welcher nach dem Aufnehmen mit Alkohol Kristalle abscheidet. Ihre Menge betrug durchschnittlich nicht mehr als 0,4 g. Einmaliges Umkristallisieren aus heißem Alkohol genügt, um die Substanz zu reinigen.

0,2053 g Sbst. (bei 100⁰ getrocknet): 0,3390 g CO_2, 0,0938 g H_2O.
0,1781 g „ („ 100⁰   „   ): 35,0 ccm N (15⁰, 769 mm).
$C_9H_{12}N_4O_4$.   Ber. C 45,0,   H 5,0,   N 23,33.
Gef. „ 45,03, „ 5,07, „ 23,26.

Die Oxytetramethylharnsäure kristallisiert aus heißem Alkohol in farblosen langen Nadeln, welche bei 224⁰ (korr. 229⁰) schmelzen und leicht sublimieren.

Beim Erwärmen mit verdünntem Barytwasser wird sie in dem Maße wie Lösung erfolgt, sofort zersetzt, und es entsteht ein unlösliches Barytsalz, welches Silberlösung stark reduziert und wahrscheinlich mesoxalsaurer Baryt ist. Für die genaue Untersuchung reichte das Material nicht aus. Die Oxytetramethylharnsäure hat bis jetzt kein Analogon, denn die nach Bildung und Eigenschaften recht ähnliche Oxy-7.9-dimethylharnsäure (Oxy-β-dimethylharnsäure) [1]) mit der Formel $C_7H_{10}N_4O_5$ unterscheidet sich von ihr durch den Mehrgehalt von 1 Mol. Wasser.

Verhalten der Tetramethylharnsäure gegen Alkalien.

Im Gegensatz zur Harnsäure selbst und ihren unvollständig methylierten Derivaten, welche Salze bilden, wird die neutrale Tetramethylverbindung ähnlich dem Caffeïn von Alkali überraschend leicht

---

[1]) Berichte d. d. chem. Gesellsch. **17**, 1781 [1884]. (*S. 158.*)

zerstört. Kurzes Kochen mit verdünnter Lauge genügt dazu, und derselbe Vorgang findet auch langsam schon bei gewöhnlicher Temperatur statt. Als 3 g feingepulverte Tetramethylharnsäure mit 27 ccm Normal-Kalilauge (2 Mol.) dauernd bei 15⁰ geschüttelt wurden, war nach 6 Stunden klare Lösung und völlige Zersetzung eingetreten. Die Flüssigkeit roch schwach nach Methylamin. Zur Neutralisation wurden bei Anwendung von Methylorange als Indikator 38 ccm Normalschwefelsäure verbraucht, wobei ziemlich starke Entwickelung von Kohlensäure stattfand. Beim Verdampfen der Lösung unter stark vermindertem Druck bleibt, neben Kaliumsulfat, ein sirupartiger Rückstand, aus welchem sich mit warmem Chloroform ein kleiner Teil auslaugen läßt. Die Hauptmenge ist aber das Sulfat einer organischen Base und in Chloroform unlöslich. Um dieselbe zu gewinnen, löst man den Rückstand wieder in Wasser, übersättigt schwach mit Ammoniak, verdampft unter vermindertem Druck bei 40⁰ und extrahiert abermals mit Chloroform. Beim Verdampfen des letzteren bleibt dann ein Sirup, welcher nach mehrstündigem Stehen zum größten Teil kristallinisch erstarrt. Die Kristalle werden mit kaltem Essigester verrieben und filtriert. Ihre Menge beträgt ungefähr 40% der angewandten Tetramethylharnsäure. Zur Reinigung wurde das Produkt aus heißem Aceton umkristallisiert, bis der Schmelzpunkt bei 165 bis 167⁰ konstant blieb. Für die Analyse wurde es bei 100⁰ getrocknet.

$$0,2048 \text{ g Sbst.}: 0,3600 \text{ g } CO_2, \ 0,1285 \text{ g } H_2O.$$
$$0,2037 \text{ g } \quad \text{„} \quad : 0,3570 \text{ g } \quad \text{„} \quad 0,1238 \text{ g } \quad \text{„}$$
$$0,1705 \text{ g } \quad \text{„} \quad : 40,4 \text{ ccm N } (16^0, \ 769 \text{ mm}).$$

$$C_8H_{14}N_4O_2. \quad \text{Ber. C } 48,48, \quad\quad \text{H } 7,07, \quad\quad \text{N } 28,28.$$
$$\text{Gef. „ } 47,94, \ 47,80, \ \text{„ } 6,97, \ 6,75, \ \text{„ } 27,96.$$

Trotz der Differenz im Kohlenstoff, welche wohl durch eine kleine, schwer entfernbare Verunreinigung veranlaßt war, halte ich die obige Formel für genügend begründet. Die Verbindung entsteht demnach aus der Tetramethylharnsäure nach der Gleichung

$$C_9H_{12}N_4O_3 + H_2O = C_8H_{14}N_4O_2 + CO_2.$$

Dieselbe entspricht der Bildung des Caffeïdins aus dem Caffeïn

$$C_8H_{10}N_4O_2 + H_2O = C_7H_{12}N_4O + CO_2.$$

Ich halte deshalb das neue Produkt für das Analogon des Caffeïdins und nenne es Tetramethylureïdin.

Es schmilzt bei 165—167⁰ (korr. 166—168⁰) und verflüchtigt sich bei höherer Temperatur ohne Rücklassung von Kohle. Dabei tritt ein stechender Geruch nach Cyansäure oder Isocyanaten auf, und es destilliert eine farblose dicke Flüssigkeit, welche in Wasser leicht löslich ist.

In Wasser und Alkohol ist das Tetramethylureïdin sehr leicht löslich, auch von heißem Aceton wird es ziemlich leicht aufgenommen und kristallisiert daraus beim Erkalten in farblosen kleinen Prismen. Schwieriger wird es von Essigester und noch schwerer von gewöhnlichem Äther gelöst. Die wässerige Lösung reagiert nicht auf Curcuma.

Die Salze sind in Wasser und Alkohol leicht löslich und bisher aus Mangel an Material nicht genauer untersucht worden. Ammoniakalische Silberlösung wird durch die Substanz bei längerem Kochen reduziert.

25. Emil Fischer und Hans Clemm: Über 1-Methyl- und 1.7-Dimethyl-Harnsäure.

Berichte der deutschen chemischen Gesellschaft **30**, 3089 [1897].
(Eingegangen am 17. Dezember.)

Diese beiden Säuren, welche bei der direkten Methylierung der Harnsäure bisher nicht beobachtet wurden, lassen sich leicht aus den entsprechenden Pseudoharnsäuren auf die bekannte Weise durch Kochen mit Salzsäure gewinnen. Als Ausgangsmaterial dient das Monomethylalloxan, welches durch Oxydation des Theobromins mit Chlor ohne Mühe bereitet werden kann. Nach den bekannten Reaktionen entsteht daraus durch schwefligsaures Ammoniak, beziehungsweise schwefligsaures Methylamin, das 1-Methyl-, beziehungsweise 1.7-Dimethyl-Uramil, welche beide durch Kaliumcyanat in die zugehörigen Pseudoharnsäuren übergehen.

$$
\begin{array}{ll}
\begin{array}{l}
CH_3.N\!\!-\!\!-\!\!CO \\
\;\;|\qquad\;\; | \\
CO\;\;HC.NH_2 \\
\;\;|\qquad\;\; | \\
HN\!\!-\!\!-\!\!CO \\
\text{1-Methyluramil}
\end{array}
&
\begin{array}{l}
CH_3.N\!\!-\!\!-\!\!CO \\
\;\;|\qquad\;\; | \\
CO\;\;CH.NH.CH_3 \\
\;\;|\qquad\;\; | \\
HN\!\!-\!\!-\!\!CO \\
\text{1.7-Dimethyluramil.}
\end{array}
\\[2em]
\begin{array}{l}
CH_3.N\!\!-\!\!-\!\!CO \\
\;\;|\qquad\;\; | \\
CO\;\;HC.NH.CO.NH_2 \\
\;\;|\qquad\;\; | \\
HN\!\!-\!\!-\!\!CO \\
\text{1-Methylpseudoharnsäure}
\end{array}
&
\begin{array}{l}
CH_3.N\!\!-\!\!-\!\!CO \\
\;\;|\qquad\;\; | \\
CO\;\;CH.N.CO.NH_2 \\
\;\;|\qquad\;\; | \\
HN\!\!-\!\!-\!\!CO\;\;CH_3 \\
\text{1.7-Dimethylpseudoharnsäure.}
\end{array}
\end{array}
$$

Bei letzteren kann die Wasserabspaltung in zweierlei Weise erfolgen, je nachdem die Amidgruppe der Seitenkette mit dem in 4 oder 6 befindlichen Carbonyl in Reaktion tritt.

In einem Falle würde die 1-Methyl-, im anderen die 3-Methyl-Harnsäure resultieren. Der Versuch hat ergeben, daß der erste Vorgang vorzugsweise stattfindet. Ob nebenher kleine Mengen von 3-Methylharnsäure (α-Methylharnsäure[1])) entstehen, ließ sich nicht sicher

---

1) Daß die von Hill dargestellte α-Methylharnsäure das Alkyl in der Stellung 3 enthält, ergibt sich aus den Beziehungen der Säure zum Theobromin, über welche ich später gemeinschaftlich mit Hrn. Friedrich Ach berichten werde.

E. Fischer.

entscheiden. Desgleichen wird aus der obenerwähnten Dimethyl-pseudoharnsäure als Hauptprodukt die 1.7-Dimethylharnsäure gebildet. Die 1-Methylharnsäure ist das vierte und mithin das letzte von der Theorie vorausgesehene Monomethylderivat der Harnsäure. Von den dimethylierten Produkten sollen nach der Theorie 6 Isomere existieren, von welchen jetzt mit Einschluß der neuen 1.7-Dimethylverbindung fünf bekannt sind. Die 1.7-Dimethylharnsäure steht zum Paraxanthin in demselben Verhältnis, wie die 3.7-Dimethylverbindung zum Theobromin. Bemerkenswert ist noch die leichte Verwandlung der 1-Methylharnsäure in die 1.3-Dimethylverbindung durch Alkylierung auf nassem Wege.

Monomethylalloxan.

Die Bildung desselben ist bei der Oxydation der α-Methylharnsäure[1]) (3-Methylharnsäure) und des Theobromins[2]) beobachtet worden. Da es aber nicht kristallisiert erhalten wurde, so fehlen genauere Angaben über seine Eigenschaften. Solange die 3-Methylharnsäure nicht käuflich ist, wird man die Verbindung für Laboratoriumszwecke am bequemsten aus dem Theobromin durch Behandlung mit Salzsäure und Kaliumchlorat darstellen und zur Isolierung zuerst mit Schwefelwasserstoff als Dimethylalloxantin abscheiden.

Letzteres wird durch Umkristallisieren aus wenig heißem Wasser gereinigt und dann durch vorsichtige Oxydation mit Salpetersäure, ganz in der gleichen Weise wie das Alloxantin selbst, in Methylalloxan verwandelt. Dasselbe scheidet sich aus der Lösung beim Verdunsten im Vakuum in schönen, farblosen, derben Kristallen ab. Zur Analyse wurde es aus wenig heißem Wasser umkristallisiert und im Vakuum bei 60⁰ getrocknet, wobei die lufttrockene Substanz kaum an Gewicht verlor.

$C_5H_6N_2O_5$. Ber. C 34,48, H 3,45, N 16,09.
Gef. „ 34,69, „ 3,63, „ 15,90.

Die Zusammensetzung ist mithin die gleiche wie beim Alloxan, so daß man auch die gleiche Struktur annehmen darf.

$$\begin{array}{l} CH_3.N-CO \\ \quad | \qquad | \quad\diagup OH \\ CO \quad C\diagdown OH \quad. \\ \quad | \qquad | \\ HN-CO \end{array}$$

Beim Erhitzen im Kapillarrohr rötet sich die Verbindung nahe bei 100⁰ schwach und schmilzt unter Zersetzung gegen 156⁰.

---

[1]) Hill, Berichte d. d. chem. Gesellsch. **9**, 1092 [1876].
[2]) E. Fischer, Liebigs Annal. d. Chem. **215**, 304 [1882]. (*S. 122.*)

1 - Methyluramil.

4 Teile Methylalloxan werden mit 12 Teilen einer konzentrierten Lösung von Ammoniumsulfit, welche aus 18-prozentigem Ammoniak durch Einleiten von überschüssiger schwefliger Säure und nachträgliche Neutralisation mit demselben Ammoniak hergestellt ist, 6 Stunden auf 80⁰ erwärmt. Während der Operation löst sich das Methylalloxan zuerst. Bei etwa 70⁰ gesteht die Flüssigkeit zu einem Brei von Kristallen, welche größtenteils eine Verbindung des Methylalloxans mit Ammoniumsulfit sind. Diese lösen sich bei weiterem Erhitzen wieder. Da aber gleichzeitig an ihrer Stelle thionursaures Salz ausfällt, so entsteht keine klare Lösung mehr. Nach 6-stündigem Erhitzen läßt man erkalten und filtriert das zum größten Teil auskristallisierte methyl-thionursaure Salz. Dasselbe wird mit etwa der 5-fachen Menge rauchender Salzsäure übergossen, dann die Lösung noch durch Einleiten von gasförmiger Salzsäure unter Kühlung gesättigt, hierauf 5 Minuten im kochenden Wasserbade erhitzt und schließlich die Salzsäure unter vermindertem Druck aus einem nicht über 60⁰ erwärmten Bade verdampft. Beim Auslaugen des Rückstandes mit kaltem Wasser bleibt das Methyluramil als farblose lockere Masse zurück. Die Ausbeute beträgt etwa 65% des angewandten Alloxans. Für die Umwandlung in Pseudoharnsäure ist das Präparat rein genug. Zur Analyse wurde es einmal aus heißem Wasser umkristallisiert, wobei es nötig ist, rasch zu erwärmen und auch die Lösung rasch wieder abzukühlen, um Zersetzung zu vermeiden. Die im Exsikkator getrocknete Substanz verlor bei 100⁰ nicht an Gewicht.

$$C_5H_7N_3O_3.\quad \text{Ber. C } 38{,}21,\ \text{H } 4{,}46,\ \text{N } 26{,}75.$$
$$\text{Gef. }\ ,,\ 37{,}93,\ ,,\ 4{,}93,\ ,,\ 26{,}74.$$

Das Methyluramil kristallisiert aus Wasser in farblosen schiefen Blättchen, welche sich in feuchtem Zustande leicht rötlich färben.

Es ist dem Dimethyluramil[1]) sehr ähnlich.

1 - Methylpseudoharnsäure.

Erhitzt man 1 Teil Methyluramil, 1 Teil reines Kaliumcyanat und 3 Teile Wasser im Wasserbade, so entsteht bald eine tiefdunkelrote Lösung, welche nach 5—10 Minuten sich wieder entfärbt. Die Reaktion ist dann beendet. Beim Abkühlen kristallisiert das Kaliumsalz der Methylpseudoharnsäure. Für die Isolierung der letzteren ist es aber bequemer, die Flüssigkeit mit etwas mehr als der für die Menge des Kaliumcyanats berechneten Salzsäure zu versetzen, wobei

---

1) **Techow**, Berichte d. d. chem. Gesellsch. **27**, 3087 [1894]. (*S. 172.*)

alsbald die Kristallisation erfolgt. Nach einstündigem Stehen in der
Kälte wird filtriert. Die Ausbeute ist nahezu quantitativ. Für die
Analyse wurde das Präparat aus heißem Wasser umkristallisiert. Im
Exsikkator getrocknet, verlor es bei 100° nicht an Gewicht.

$$C_6H_8N_4O_4. \quad \text{Ber. C } 36{,}00, \text{ H } 4{,}00, \text{ N } 28{,}00.$$
$$\text{Gef. } ,, \ 35{,}46, \ ,, \ 4{,}19, \ ,, \ 27{,}55.$$

Beim Erhitzen im Kapillarrohr färbt sich die Säure bei 200° rot
und schmilzt nicht ganz konstant gegen 220° unter Zersetzung. Sie
löst sich in ungefähr 35 Teilen siedendem Wasser und kristallisiert
beim Erkalten sofort in farblosen, äußerst feinen, meist zu kugeligen
Aggregaten vereinigten Nädelchen.

1 - Methylharnsäure.

Wird die 1 - Methylpseudoharnsäure mit der 9-fachen Menge
20-prozentiger Salzsäure zum Sieden erhitzt, so geht sie rasch in Lösung,
aber nach wenigen Minuten erfolgt die Abscheidung der 1-Methyl-
harnsäure. Dies tritt so schnell ein, daß bei Verarbeitung größerer
Mengen überhaupt keine klare Flüssigkeit entsteht. Zur Vervollständigung der Reaktion erwärmt man noch etwa eine Stunde auf
dem Wasserbade, läßt erkalten und filtriert. Das Rohprodukt wird
in verdünnter, heißer Natronlauge gelöst, filtriert und mit Säuren
wieder gefällt. Die Ausbeute beträgt etwa 80% der angewandten
Pseudoharnsäure. Nach der Analyse hat dieses Präparat die Zusammensetzung der Monomethylharnsäure.

$$C_6H_6N_4O_3. \quad \text{Ber. C } 39{,}56, \qquad \text{H } 3{,}29, \qquad \text{N } 30{,}77.$$
$$\text{Gef. } ,, \ 39{,}27, \ 39{,}34, \ ,, \ 3{,}51, \ 3{,}49, \ ,, \ 30{,}51.$$

Trotzdem ist es nicht ganz rein und bildet infolgedessen ein undeutlich kristallinisches Pulver. Zur Gewinnung eines ganz reinen
Produktes ist es nötig, das Magnesiumsalz darzustellen. Zu dem Zweck
löst man 12 g der rohen Säure, welche in 1 l heißem Wasser suspendiert wird, durch Zusatz von Ammoniak und fügt dazu eine Lösung,
welche aus 20 g kristallisiertem Magnesiumchlorid, 28 g Chlorammonium,
260 ccm Wasser und 140 g 18-prozentigem Ammoniak hergestellt ist.
Beim Erkalten scheidet sich das Magnesiumsalz in farblosen, feinen,
meist zu kugeligen Aggregaten vereinigten Nädelchen aus, die nach
12-stündigem Stehen filtriert werden. Seine Menge beträgt ungefähr
90% der angewandten Methylharnsäure. Dasselbe wird aus 90 Teilen
siedendem Wasser umkristallisiert, wobei ungefähr ein Drittel in der
Mutterlauge bleibt. Wird dieses reine Salz in siedender wässeriger
Lösung mit überschüssiger Salzsäure versetzt, so scheidet sich sofort
die Methylharnsäure als farbloses kristallinisches Pulver ab, welches

unter dem Mikroskop als feine, zu garbenförmigen Aggregaten ver-
einigte Nädelchen erscheint.   Die lufttrockne Substanz verlor beim
Erhitzen auf 150⁰ noch nicht 2% an Gewicht und gab dann folgende
Zahlen.

$$C_6H_6N_4O_3.$$ Ber. C 39,56, H 3,29, N 30,77.
Gef. „ 39,49, „ 3,59, „ 30,51.

Die Säure beginnt beim Erhitzen im Kapillarrohr bei 400⁰ sich
schwach zu bräunen und verkohlt bei höherer Temperatur ohne zu
schmelzen.   Von der 3-Methylharnsäure (α-Methylharnsäure) unterscheidet sie sich durch die sehr geringe Löslichkeit in Wasser.   Sie
verlangt davon 2050 Teile in der Siedehitze.   Für die Bestimmung
war eine gesättigte Lösung durch halbstündiges Kochen hergestellt.
Beim Erkalten dieser Lösung fällt sie langsam als sehr feines kristallinisches Pulver wieder aus.   In überschüssigen Alkalien löst sich die
Säure leicht, beim Einleiten von Kohlensäure scheidet sich aber das
saure Alkalisalz in sehr feinen, zu kugeligen Aggregaten vereinigten
Nädelchen aus.   Auch in warmem Ammoniak löst sich die Säure in
reichlicher Menge, wird aber beim Wegkochen des Ammoniaks wieder
gefällt.   Heißes, verdünntes Barytwasser löst die Säure auch ziemlich
leicht.   Bei genügender Konzentration fällt das Baryumsalz als kristallinische Masse, welche dann in Wasser schwer löslich ist.   Chlorcalcium
erzeugt in der ammoniakalischen Lösung bald einen kristallinischen
Niederschlag, welcher aus kugeligen Aggregaten besteht.   Silbernitrat
gibt mit der kalten Ammoniaklösung einen amorphen Niederschlag,
der bald schwarz wird.   Am schönsten ist das Magnesiumsalz, welches
im lufttrocknen Zustande 7 Moleküle Wasser enthält.

$$C_{12}H_{10}N_8O_6Mg + 7 H_2O.$$
Ber. Mg 4.68,   C 28,12, H 4,68, N 21,87.
Gef. „ 4,85, 4,86, 4,72, „ 27,97, „ 4,95, „ 21,66, 21,76.

Das Kristallwasser entweicht völlig bei 200⁰.

$$H_2O.$$ Ber. 24,61.   Gef. 24,68.

Von Salpetersäure oder Chlorwasser wird die Methylsäure ebenso
rasch wie die Harnsäure oxydiert und die Flüssigkeit gibt beim Verdampfen sehr stark die Murexidreaktion, enthält also offenbar Methylalloxan.   Infolge der Ähnlichkeit der äußeren Eigenschaften kann
sie, zumal im unreinen Zustande, leicht mit der Harnsäure verwechselt
werden.

Als diese Versuche bereits abgeschlossen waren, erschien eine
Mitteilung von W. v. Loeben über die vierte, als δ-Verbindung bezeichnete Methylharnsäure[1]).   Das darin beschriebene Produkt ist

---

[1]) Liebigs Annal. d. Chem. **298**, 181 [1897].

nach der Methode von Behrend aus der Methylisodialursäure gewonnen und unterscheidet sich wesentlich von unserem Präparate. v. Loeben fand nämlich in seiner Säure nach dem Trocknen bei 100⁰ ein Molekül Wasser und außerdem die Löslichkeit in heißem Wasser viermal so groß als diejenige unserer Säure. Da die Wahrscheinlichkeit, daß eine fünfte Methylharnsäure existiert, nicht sehr groß ist, so vermuten wir, daß Hr. v. Loeben ein Gemisch von 3-Methyl- (α-Methyl-) und 1-Methyl-Harnsäure unter Händen gehabt hat.

Verwandlung der 1 - Methylharnsäure in
1.3 - Dimethylharnsäure.

Die weitere Methylierung der 1-Methylharnsäure läßt sich sehr leicht auf nassem Wege ausführen, nur ist es nötig, wegen der Schwerlöslichkeit des sauren Alkalisalzes zur Lösung der Säure einen Überschuß von Lauge anzuwenden. Löst man 1 g derselben in 1 ccm Normal-Kalilauge (2 Mol.), fügt 0,8 g Jodmethyl (1 Mol.) hinzu und schüttelt andauernd bei 50⁰, so verschwindet das letztere im Laufe von $^3/_4$—1 Stunde, und beim schwachen Übersättigen der Lösung mit Salzsäure fällt ein kristallinisches Pulver aus, dessen Menge nach völligem Erkalten etwa 90% der angewandten Methylharnsäure beträgt. Dies Produkt besteht zum größten Teil aus 1.3-Dimethylharnsäure, enthält aber noch eine kleine Menge unveränderter 1-Methylverbindung. Letztere bleibt größtenteils zurück, wenn das Gemisch mit der 80-fachen Menge Wasser ausgekocht wird. Aus dem heißen Filtrat kristallisiert beim Erkalten die 1.3-Dimethylharnsäure. Dieselbe wurde nach zweimaligem Umkristallisieren aus Wasser ganz rein erhalten. Das Präparat verlor bei 110⁰ ein Molekül Kristallwasser

$C_7H_8N_4O_3 + H_2O$.   Ber. H_2O 8,41.   Gef. 8,12,

und gab in trocknem Zustand folgende Zahlen:

Ber. C 42,85, H 4,08.
Gef. „ 42,43, „ 4,57.

Auch in den übrigen Eigenschaften war es völlig identisch mit der aus Dimethylalloxan bereiteten γ-Dimethylharnsäure. Von letzterer wurde früher angegeben[1]), daß sie bei 370⁰ unter Zersetzung schmelze. Die neueren Beobachtungen ergaben, daß bei dieser Temperatur allerdings schon die Zersetzung beginnt und sich durch schwache Bräunung kundgibt, daß aber die eigentliche Schmelzung und totale Zerstörung beim raschen Erwärmen erst gegen 410⁰ erfolgt. In der obenerwähnten

---

[1]) E. Fischer und L. Ach, Berichte d. d. chem. Gesellsch. **28**, 2476 [1895]. (*S. 181.*)

salzsauren Mutterlauge ist noch ein drittes Produkt enthalten, welches nach Entfernung des Jods durch Abdampfen und Auslaugen des Rückstandes mit heißem Chloroform gewonnen werden kann. Wir halten die Verbindung für eine Trimethylharnsäure, vielleicht Hydroxycaffeïn, waren aber wegen der geringen Ausbeute nicht in der Lage, die sichere Identifizierung auszuführen.

Die eben erwähnte Bildung der 1.3-Dimethylharnsäure entspricht dem Verlauf der Methylierung bei der Harnsäure selbst. Denn soweit die bisherigen Beobachtungen reichen, findet auch hier der Eintritt des ersten Methyls vorzugsweise in der Stellung 3 statt. Auch die große Ähnlichkeit der 1-Methylharnsäure und der Harnsäure in Löslichkeit und Eigenschaften der Salze, zumal der sauren Alkalisalze, scheint dadurch veranlaßt zu sein, daß beide in der Stellung 3 Wasserstoff enthalten, also auch hier die Salzbildung erfolgen kann.

1.7 - Dimethylharnsäure.

Zur Darstellung des betreffenden Uramils werden 5 Teile käufliche 33-prozentige Methylamin-Lösung unter Eiskühlung mit schwefliger Säure gesättigt und dann die Flüssigkeit mit derselben Methylamin-Lösung neutralisiert. Hierzu fügt man 3 Teile gepulvertes reines Methylalloxan und erwärmt das Gemisch 4 Stunden auf 80°. Die schwach gelbe Flüssigkeit, welche nur ganz kleine Mengen eines festen Körpers abgeschieden hat, und welche jetzt thionursaures Salz enthält, wird nach dem Abkühlen mit 25 Teilen konzentrierter Salzsäure vermischt und dann unter Eiskühlung mit gasförmiger Salzsäure gesättigt. Zum Schluß erwärmt man 5—10 Minuten auf dem Wasserbade, bis eine Probe der Flüssigkeit starke Schwefelsäure-Reaktion gibt und verdampft dann im Vakuum aus einem Bade, dessen Temperatur nicht über 60° geht. Wird der Rückstand mit kaltem Wasser übergossen, so bleibt das Uramil als farblose Masse zurück. Ist noch Salzsäure in größerer Menge vorhanden, so muß dieselbe mit Ammoniumcarbonat neutralisiert werden, weil sonst ein Teil des Dimethyluramils in Lösung bleibt. Die Ausbeute an Uramil beträgt etwa 70% des angewandten Methylalloxans. Leider ist das Produkt nicht rein, sondern nach den Analysen ein Gemisch von Dimethyluramil und Methyluramil. Ob diese Schwierigkeit durch einen geringen Gehalt des käuflichen Methylamins an Ammoniak oder durch eine komplizierte Zersetzung des Methylalloxans verursacht wird, können wir nicht sagen. Die gleiche Beobachtung wurde übrigens früher bei der Synthese der 7-Methylharnsäure[1]) gemacht. Da das rohe Dimethyluramil zwar aus Wasser

---

[1]) Berichte d. d. chem. Gesellsch. **30**, 561 [1897]. (*S. 251.*)

sehr hübsch kristallisiert, auf diese Weise aber nicht von der Monomethylverbindung getrennt werden kann, so wird das Rohprodukt am besten direkt auf Pseudoharnsäure verarbeitet. Das geschieht genau in derselben Weise, wie bei der zuvor beschriebenen Darstellung der Monomethylpseudoharnsäure. Die Ausbeute an roher Dimethylpseudoharnsäure ist ungefähr gleich der des angewandten Uramils. Das Präparat ist wieder ein Gemenge von Dimethylpseudoharnsäure und Methylpseudoharnsäure, auf deren Trennung wir ebenfalls verzichten mußten. Es bildet ein farbloses kristallinisches Pulver, welches sich ungefähr in der 35-fachen Menge Wasser löst. Zur Umwandlung in die Harnsäure wird das Produkt in der 8-fachen Menge 20-prozentiger Salzsäure heiß gelöst und zwei Stunden auf dem Wasserbade erhitzt. Schon in der Wärme findet Abscheidung eines weißen Pulvers statt. Der größte Teil der Dimethylharnsäure kristallisiert aber erst beim Erkalten. Die Ausbeute ist auch hier nahezu quantitativ, aber das Produkt ist wieder ein Gemenge von viel 1.7-Dimethylharnsäure und wenig 1-Methylharnsäure. Es wird zunächst mit der 120-fachen Menge Wasser ausgekocht, wobei die Dimethylsäure völlig in Lösung geht, während die schwer lösliche Monomethylsäure zum größten Teil zurückbleibt.

Die Menge der letzteren beträgt 15—20% des Rohproduktes. Aus dem Filtrat scheiden sich beim Erkalten kleine glänzende Blättchen ab, welche unter dem Mikroskop wie sehr dünne, beiderseits zugespitzte und häufig sternförmig verwachsene Prismen aussehen. Dieselben sind schon ziemlich reine 1.7-Dimethylharnsäure; die eingedampfte Mutterlauge liefert eine zweite, ziemlich reichliche Kristallisation. Zur völligen Reinigung wird die Säure in das hübsch kristallisierende Kaliumsalz verwandelt. Zu dem Zweck werden 10 g Säure in 52 ccm NormalKalilauge (1 Mol.) und 50 ccm Wasser heiß gelöst. Beim Erkalten fällt das Salz sofort in farblosen, feinen, zu kugeligen Aggregaten vereinigten Nädelchen. Nach mehrstündigem Stehen in der Kälte wird es filtriert und nochmals aus der 12-fachen Menge heißem Wasser umkristallisiert. Da die Mutterlaugen nicht unbeträchtliche Mengen des Kaliumsalzes zurückhalten, so müssen sie durch Ausfällen mit Säure und Eindampfen der sauren Lösung verarbeitet werden. Das Kaliumsalz färbt sich bei 400° schwach gelblich, ohne zu schmelzen. Bei 100° verliert es nahezu 1 Mol. Wasser.

Ber. H_2O 7,00, gef. 6,00.

Das trockne Salz gab folgende Zahlen.

$C_7H_7N_4O_3K$.   Ber. K 16,66.   Gef. 16,43.

Die aus dem Kaliumsalz regenerierte Säure wurde für die Analyse noch einmal aus heißem Wasser umkristallisiert. An der Luft getrocknet, verlor sie bei 130⁰ nicht an Gewicht und gab folgende Zahlen:

$$C_7H_8N_4O_3.\quad \text{Ber. C } 42,85,\qquad \text{H } 4,08,\qquad \text{N } 28,57.$$
$$\text{Gef. } ,,\ 42,73,\ 42,81,\ ,,\ 4,27,\ 4,22,\ ,,\ 28,54.$$

Im Kapillarrohr erhitzt, schmilzt die Säure gegen 390⁰ unter Zersetzung. Zur völligen Lösung der kristallisierten Substanz sind ungefähr 130 Teile siedendes Wasser nötig. Bei längerem Kochen der gepulverten Substanz mit einer ungenügenden Menge Wasser wurde die Löslichkeit 1 : 105 und bei einem anderen, besonders reinen Präparat 1 : 114 gefunden.

Aus heißem Wasser scheidet sich die Säure beim Erkalten sofort in glänzenden Kristallen ab, welche unter dem Mikroskop meist als lange, flache, beiderseits zugespitzte und häufig sternförmig verwachsene Prismen erscheinen, zuweilen auch wie Tafeln aussehen. Von warmem wässerigen Ammoniak wird die Säure leicht aufgenommen und bei genügender Konzentration fällt beim Erkalten das Ammoniaksalz in äußerst feinen, biegsamen Nädelchen. Bei längerem Kochen der wässerigen Lösung wird das Salz zerlegt. Das Baryumsalz kristallisiert aus heißem Wasser in zweigartigen Formen. Die ammoniakalische Lösung gibt mit Silbernitrat eine farblose gallertige Fällung. Dieselbe schwärzt sich beim Kochen recht stark, wenn man einen Überschuß von Silbersalz angewandt hat.

26. Emil Fischer: Über die angebliche Synthese des Xanthins aus Cyanwasserstoff.

Berichte der deutschen chemischen Gesellschaft **30**, 3131 [1897].

(Eingegangen am 22. Dezember.)

Vor 13 Jahren hat Hr. A. Gautier durch Erhitzen von verdünnter Blausäure und Essigsäure in kleiner Menge ein Produkt erhalten, welches er nach seinen Eigenschaften und dem Resultat der Analyse als ein Gemenge von Xanthin und Methylxanthin ansah[1]). Für den Vergleich mit dem Xanthin mußte er sich auf die damals bekannten Reaktionen beschränken. Er prüfte insbesondere das Verhalten gegen Silbernitrat, ammoniakalische Silberlösung, Salpetersäure, Phosphormolybdänsäure, Quecksilberchlorid und Goldchlorid und fand dabei Übereinstimmung des natürlichen und künstlichen Produktes. Bei dem heutigen Stande unserer Kenntnis von den Gliedern der Harnsäuregruppe kann man diese Proben nicht mehr als entscheidend ansehen. Da nun auch die Bildung des Xanthins aus der Blausäure, welche Gautier durch die Gleichung:

$$11\,HCN + 4\,H_2O = C_5H_4N_4O_2 + C_6H_6N_4O_2 + 3\,NH_3$$
$$\text{Xanthin} \qquad \text{Methylxanthin}$$

interpretiert, theoretisch schwer zu verstehen ist, so schien es mir notwendig, die Gautiersche Synthese einer Prüfung zu unterziehen. Leider sind seine Angaben über die Ausführung der Operation unvollständig; denn das Mengenverhältnis von Blausäure, Wasser und Essigsäure ist nicht angeführt. Nur die Temperatur von 145⁰, welche in der Originalpublikation ebenfalls fehlt, habe ich zufällig in Gautiers Buch: „Les Toxines Microbiennes et Animales", Paris 1896, S. 265, gefunden.

Um die Kontrolle meiner eigenen Versuche zu erleichtern, will ich dieselben ausführlich beschreiben. 10 ccm reine wasserfreie Blausäure wurden mit 28 ccm Wasser und 3 ccm Eisessig vermischt und im geschlossenen Rohr 3—4 Stunden auf 140—145⁰ erhitzt. Die Masse war dann tiefdunkel und zum Teil fest. Sie wurde filtriert und der

---

[1]) Bull. soc. chim. Paris **42**, 142 [1884].

Rückstand dreimal mit je 1 l Wasser 15 Minuten ausgekocht. Bei späteren Versuchen wurden auch noch die ersten Mutterlaugen, welche vielleicht etwas Xanthin enthalten konnten, zur Trockne verdampft und der Rückstand ebenfalls mit Wasser ausgekocht. Die gesamten Filtrate wurden auf 200 ccm eingedampft und in der Kälte der Kristallisation überlassen. Das ausgefallene dunkle Produkt, von welchem in der Mutterlauge nur sehr wenig gelöst blieb, wurde in wenig verdünnter Salzsäure gelöst, mit Wasser auf 1 l verdünnt, dann in der Hitze mit Ammoniak neutralisiert, wobei ein dunkler Niederschlag entstand, und die sofort filtrierte Flüssigkeit heiß mit Kupferacetat versetzt. Es entstand sogleich ein Niederschlag, welcher nach halbstündigem Kochen filtriert, dann in sehr verdünnter Salzsäure gelöst und in der Wärme mit Schwefelwasserstoff zersetzt wurde. Das Filtrat wurde mit Ammoniak übersättigt und sehr stark eingedampft. So wurde ein in kaltem Wasser sehr schwer lösliches Produkt erhalten, in welchem das Xanthin und Methylxanthin vorhanden sein mußte. Der Gang der Isolierung war im wesentlichen der von Gautier angewandte. Die Ausbeute betrug auf 40 ccm wasserfreier Blausäure nur 0,16 g. Das Produkt wurde nochmals in verdünnter Natronlauge gelöst und mit Essigsäure ausgefällt und bildete dann ein schwach bräunlich gefärbtes Pulver. Dasselbe gab, entsprechend den Angaben von Gautier, in ammoniakalischer Lösung mit Silbernitrat einen amorphen, dem Xanthinsilber ähnlichen Niederschlag, ebenso wurde es durch Sublimatlösung amorph gefällt und hinterließ auch beim Verdampfen mit Salpetersäure einen schwach gefärbten Rückstand, welcher sich in Alkali mit gelbroter, ins Violette spielender Farbe löste. Dagegen lieferte das Präparat, mit Chlorwasser oder mit Salzsäure und wenig chlorsaurem Kalium oxydiert, beim vorsichtigen Verdampfen der Lösung auf Platinblech und Behandeln des Rückstandes mit Ammoniak nicht die für Xanthin und seine Methylderivate so außerordentlich charakteristische Färbung des Murexids. Dieselbe trat aber ganz deutlich hervor, als dem Produkt nur 10% Xanthin absichtlich beigemengt war. Ich schließe daraus, daß das von mir aus Blausäure erhaltene Präparat weder Xanthin noch Methylxanthin in einigermaßen erheblicher Menge enthielt.

Da es aber immer noch möglich, wenn auch nicht wahrscheinlich ist, daß Hr. Gautier ein anderes Produkt unter Händen gehabt hat, so glaube ich ihn ersuchen zu dürfen, dasselbe nochmals durch die jetzt bekannten besseren Proben, d. h. die Murexidbildung und die Verwandlung in Theobromin resp. Caffeïn mit dem Xanthin zu vergleichen.

27. Emil Fischer: Neue Synthese des Adenins und seiner Methylderivate.

Berichte der deutschen chemischen Gesellschaft **31**, 104 [1898].

(Eingegangen am 21. Januar; vorgetragen in der Sitzung vom Verfasser.)

Während die früher[1]) beschriebene Synthese des Adenins auf der Verwandlung des Trichlorpurins in 6-Amino-2.8-dichlorpurin (Dichloradenin) und dessen Reduktion beruht, führt der neue Weg über das aus dem 8-Oxy-2.6-dichlorpurin durch Ammoniak entstehende 6-Amino-8-oxy-2-chlorpurin[2]):

$$
\begin{array}{c}
\mathrm{N}{=}\mathrm{C.NH_2} \\
\mid \quad \mid \\
\mathrm{Cl.C} \quad \mathrm{C.NH} \\
\parallel \quad \parallel \!\!>\!\mathrm{CO} \\
\mathrm{N}{-}\mathrm{C.NH}
\end{array} \ .
$$

Dieses tauscht bei der Behandlung mit Phosphoroxychlorid den Sauerstoff gegen Chlor aus und geht ebenfalls in 6-Amino-2.8-dichlorpurin über, durch dessen Reduktion Adenin entsteht. Leider verläuft die Wirkung des Phosphoroxychlorids in diesem Falle nicht besonders glatt, so daß die völlige Reinigung des hier entstehenden Dichloradenins, welches wohl mit dem aus Trichlorpurin erhaltenen Produkt identisch ist, nicht möglich war und ich mich mit der Isolierung und Identifizierung des Adenins selbst begnügen mußte.

Bessere Resultate liefert das gleiche Verfahren bei den beiden Methylderivaten des 8-Oxy-2.6-dichlorpurins:

$$
\begin{array}{c}
\mathrm{N}{=}\mathrm{C.Cl} \\
\mid \quad \mid \\
\mathrm{Cl.C} \quad \mathrm{C.N.CH_3} \\
\parallel \quad \parallel \!\!>\!\mathrm{CO} \\
\mathrm{N}{-}\mathrm{C.NH}
\end{array}
\qquad
\begin{array}{c}
\mathrm{N}{=}\mathrm{C.Cl} \\
\mid \quad \mid \\
\mathrm{Cl.C} \quad \mathrm{C.NH} \\
\parallel \quad \parallel \!\!>\!\mathrm{CO} \\
\mathrm{N}{-}\mathrm{C.N.CH_3}
\end{array}
$$

7-Methyl-8-oxy-2.6-dichlorpurin   9-Methyl-8-oxy-2.6-dichlorpurin,

und es gelingt dadurch, die beiden isomeren Methyldichloradenine

---

[1]) Berichte d. d. chem. Gesellsch. **30**, 2238 [1897]. (*S. 319.*)

[2]) Berichte d. d. chem. Gesellsch. **30**, 2214 [1897]. (*S. 294.*)

$$\begin{array}{ll}
\mathrm{N}{=}\mathrm{C.NH_2} & \mathrm{N}{=}\mathrm{C.NH_2} \\
\mathrm{Cl.C}\quad\mathrm{C.N.CH_3} & \mathrm{Cl.C}\quad\mathrm{C.N} \\
\qquad\qquad{>}\mathrm{C.Cl} & \qquad\qquad{>}\mathrm{C.Cl} \\
\mathrm{N}{-}\mathrm{C.N} & \mathrm{N}{-}\mathrm{C.N.CH_3}
\end{array}$$

in reinem Zustand zu gewinnen, während bei der Methylierung des Dichloradenins früher[1]) ein Gemisch erhalten wurde. Sie liefern dann bei
der Reduktion mit Jodwasserstoff die beiden isomeren Methyladenine,
von welchen die 7-Methylverbindung bisher unbekannt war. Beide
Methyladenine können durch salpetrige Säure in die entsprechenden
Methylhypoxanthine verwandelt werden, von welchen die 9-Methyl-
verbindung mit der Formel

$$\begin{array}{l}
\mathrm{HN}{-}\mathrm{CO} \\
\mathrm{HC}\quad\mathrm{C.N} \\
\qquad\qquad{>}\mathrm{CH} \\
\mathrm{N}{-}\mathrm{C.N.CH_3}
\end{array}$$

ebenfalls neu ist. Man ersieht aus diesen Resultaten, daß die Isomerie,
welche ich zuerst bei den Methyltrichlorpurinen

$$\begin{array}{lll}
\mathrm{N}{=}\mathrm{C.Cl} & & \mathrm{N}{=}\mathrm{C.Cl} \\
\mathrm{Cl.C}\quad\mathrm{C.N.CH_3} & \text{und} & \mathrm{Cl.C}\quad\mathrm{C.N} \\
\qquad\qquad{>}\mathrm{C.Cl} & & \qquad\qquad{>}\mathrm{C.Cl} \\
\mathrm{N}{-}\mathrm{C.N} & & \mathrm{N}{-}\mathrm{C.N.CH_3}
\end{array}$$

beobachtet habe, für zahlreiche andere Purinderivate gültig ist.

Erwähnen will ich ferner, daß die vorliegende Synthese des Adenins
von mir schon im Sommer 1896 vor der Entdeckung des Trichlorpurins aufgefunden wurde, und daß ich dadurch den ersten Einblick
in die Struktur des Adenins erhielt, welcher von größtem Einfluß
auf den Fortschritt meiner Untersuchung der natürlichen Purinkörper war.

Das oben erwähnte neue 7-Methyladenin läßt sich auch aus dem
7-Methyl-2.6-dichlorpurin darstellen. Beim Erhitzen desselben mit
Ammoniak wird nämlich, ähnlich wie bei der Behandlung mit Alkali,
das in Stellung 6 befindliche Chlor gegen die Aminogruppe ausgetauscht,
und das hierbei entstehende 7-Methyl-6-amino-2-chlorpurin geht durch
Reduktion glatt in Methyladenin über. Im Anschluß an diese Versuche habe ich noch das 7-Methyl-2.6-dichlorpurin mit Methylamin
und mit Hydrazin kombiniert, welche beide leichter als Ammoniak

---

[1]) Berichte d. d. chem. Gesellsch. **30**, 2249 [1897]. (*S. 331.*)

reagieren. Ersteres erzeugt das 7-Methyl-6-methylamino-2-chlorpurin, letzteres lieferte neben Methylhydrazinochlorpurin eine komplizierter zusammengesetzte Verbindung, welche wahrscheinlich in die Klasse der Hydrazokörper gehört.

Verwandlung des 6-Amino-8-oxy-2-chlorpurins in Adenin.

Werden 3 g sehr fein gepulvertes Aminooxychlorpurin mit 90 g Phosphoroxychlorid im Ölbad im geschlossenen Rohr auf 140° erhitzt und recht häufig umgeschüttelt, so gehen sie im Laufe von einigen Stunden in Lösung, wodurch das Ende der Reaktion angezeigt wird. Nach dem Erkalten ist kein Druck im Rohr und die klare Flüssigkeit ist schwach braun gefärbt. Dieselbe wird zunächst zur möglichst vollständigen Entfernung des Phosphoroxychlorids aus dem Wasserbade im Vakuum abdestilliert, und der amorphe glasige Rückstand mit ungefähr 70 ccm Wasser geschüttelt. Dabei scheidet sich das neue Produkt als amorphe, schwach gelbe Masse ab, welche filtriert und mit kaltem Wasser gewaschen wird. Aus der Mutterlauge scheidet sich auf Zusatz von Natriumacetat eine weitere Menge derselben Substanz langsam als wenig gefärbter Niederschlag ab. Die Gesamtausbeute beträgt ungefähr ebensoviel wie die Menge des angewandten Aminooxychlorpurins.

Dieses Produkt enthält zweifellos eine größere Menge von Dichloradenin, aber seine Isolierung ist so schwierig, daß ich darauf verzichtet habe.

Für die Umwandlung in Adenin wird das fein gepulverte Rohprodukt in die 10-fache Menge farblose Jodwasserstoffsäure (spez. Gewicht 1,96) in kleinen Portionen bei gewöhnlicher Temperatur eingetragen und dabei durch Schütteln das Zusammenbacken der Masse möglichst vermieden. Bei größeren Mengen erwärmt sich die Flüssigkeit während dieser Operation gelinde und färbt sich durch die beginnende Reduktion braun. Man fügt deshalb zerkleinertes Jodphosphonium hinzu, erwärmt auf dem Wasserbade auf 40—45° und schüttelt, um die Wirkung des Jodphosphoniums zu unterstützen. Hat die Operation bei 5 g angewandter Substanz 20 Minuten gedauert, so ist noch ein erheblicher Teil als dunkle pechartige Masse ungelöst. Man steigert dann die Temperatur allmählich auf 60°, wodurch der ungelöste Teil dünnflüssig wird. Fährt man jetzt mit dem Schütteln und wenn nötig mit dem Zusatz von Jodphosphonium fort, so erfolgt allmählich klare Lösung und der Umschlag der Farbe von Braun in Rot. Beim Erkalten scheidet sich das jodwasserstoffsaure Adenin in hübschen, noch gelbrot gefärbten Blättchen ab.   Das auf Glaswolle abgesaugte Salz wird nochmals in der 5-fachen Gewichtsmenge rauchender Jodwasserstoffsäure heiß gelöst und die Flüssigkeit durch Zusatz von wenig Jodphosphonium möglichst entfärbt.

Das beim Erkalten kristallisierende Jodhydrat ist trotzdem noch immer gelbrot und keineswegs rein.   Seine Menge beträgt ungefähr 65% des zur Reduktion angewandten unreinen Chlorkörpers.   Es löst sich sehr leicht in kaltem Wasser bis auf einen kleinen schmutzigen Rückstand, und die schwarzbraun gefärbte Flüssigkeit wird durch ein paar Tropfen schweflige Säure entfärbt.   Versetzt man dieselbe nun mit einem geringen Überschuß von Ammoniak, so wird das Adenin auch bei ziemlich starker Konzentration entweder gar nicht, oder doch nur zum kleinsten Teil gefällt, weil die unreine Base einen kolloidalen Zustand anzunehmen scheint.   Man verdampft deshalb auf dem Wasserbade bis nahe zur Trockne, wobei die Base schon in der Wärme als farblose kristallinische Masse ausfällt.   Dieselbe wird nach dem völligen Erkalten mit Wasser angerührt, abfiltriert und bis zur völligen Entfernung des Jodammoniums gewaschen.   Die Ausbeute an diesem Produkt beträgt ungefähr 20% des Ausgangsmaterials. Zur völligen Reinigung muß die Base ins Sulfat verwandelt werden. Man löst sie zu dem Zweck in der 5-fachen Menge Wasser unter Zusatz der nötigen Schwefelsäure warm auf, entfernt den geringen, schmutzig grünlich gefärbten Rückstand durch Filtration und kocht zum Schluß die schwach gelb gefärbte Mutterlauge mit Tierkohle.   Aus der heiß filtrierten Flüssigkeit scheidet sich dann das Sulfat beim Erkalten in farblosen Kristallen ab.

Die aus dem Salz dargestellte Base wurde für die Analyse aus heißem Wasser umkristallisiert und bei 130⁰ getrocknet.

0,2023 g Sbst.: 0,330 g CO_2 und 0,0710 g H_2O.
0,1585 g Sbst.: 69,1 ccm N (14⁰, 762 mm).

$C_5H_5N_5$.   Ber. C 44,44, H 3,71, N 51,85.
Gef. „ 44,48, „ 3,89, „ 51,43.

Das Sulfat besaß ebenfalls die von K o s s e l für das Salz ermittelte Zusammensetzung.

0,2097 g lufttrocknes Salz verloren durch 8-stündiges Erhitzen auf 120⁰ 0,0184 g H_2O.

$(C_5H_5N_5)_2H_2SO_4 + 2H_2O$.   Ber. H_2O 8,94.   Gef. 8,77.

0,1907 g getrocknetes Salz gaben 0,1228 g $BaSO_4$.

$(C_5H_5N_5)_2H_2SO_4$.   Ber. H_2SO_4 26,62.   Gef. 27,08.

Sowohl das Salz wie die freie Base zeigten in Löslichkeit, Aussehen und Reaktionen völlige Übereinstimmung mit den natürlichen Verbindungen.

$$9\text{-Methyl-6-amino-8-oxy-2-chlorpurin,}\quad \begin{array}{l} N{=}C.NH_2 \\ \;|\quad\;\; | \\ Cl.C\quad C.NH \\ \;\|\quad\;\;\| \quad{>}CO \\ N{-}C.N.CH_3 \end{array}.$$

Zur Bereitung dieser Base wurden 5 g des 9-Methyl-8-oxy-2.6-dichlorpurins[1]) mit 50 ccm einer alkoholischen Ammoniaklösung, welche bei gewöhnlicher Temperatur gesättigt ist, im geschlossenen Rohr 5 Stunden auf 140—150⁰ erhitzt. Nach dem Erkalten sind aus der Lösung große glänzende Kristalle abgeschieden, welche filtriert und mit kaltem Wasser gewaschen werden. Ihre Menge beträgt ungefähr 4 g. Das Produkt wird in verdünnter Natronlauge gelöst, in der Hitze durch Essigsäure wieder gefällt und ist dann für alle weiteren Operationen rein genug. Speziell für die Analyse wurde es nochmals in warmem wässerigen Ammoniak gelöst, durch Wegkochen des Ammoniaks wieder abgeschieden und die so erhaltenen kurzen, glänzenden Nadeln bei 120⁰ getrocknet.

> 0,2028 g Sbst.: 0,2700 g CO_2 und 0,0592 g H_2O.
> 0,1809 g Sbst.: 55,8 ccm N (21⁰, 756 mm).
> 0,2014 g Sbst.: 0,1428 g AgCl.

$C_6H_6N_5OCl$. Ber. C 36,09, H 3,07, N 35,08, Cl 17,79.
              Gef. „ 36,31, „ 3,25, „ 34,92, „ 17,55.

Die Base hat keinen Schmelzpunkt. Im Kapillarrohr erhitzt, färbt sie sich über 360⁰ braun. Bei sehr schnellem Erhitzen sublimiert sie teilweise und verkohlt bei höherer Temperatur. In heißem Wasser und Alkohol ist sie sehr schwer löslich, viel leichter wird sie von warmem starken Ammoniakwasser und sehr leicht von verdünnten Alkalien aufgenommen. Aus der Lösung in heißer verdünnter Salzsäure kristallisiert beim Erkalten das Hydrochlorat in feinen langen Nadeln oder Prismen. Unter den gleichen Bedingungen wird das Nitrat in feinen farblosen Blättchen und das Sulfat in sehr feinen biegsamen Nadeln erhalten. Die ammoniakalische Lösung gibt mit Silbernitrat einen amorphen Niederschlag, der sich beim Kochen dunkel färbt.

$$9\text{-Methyl-6-amino-2.8-dichlorpurin,}\quad \begin{array}{l} N{=}C.NH_2 \\ \;|\quad\;\; | \\ Cl.C\quad C.N \\ \;\|\quad\;\;\| \quad{>}C.Cl \\ N{-}C.N.CH_3 \end{array}.$$

Wird das fein gepulverte 9-Methyl-6-amino-8-oxy-2-chlorpurin mit der 30-fachen Menge Phosphoroxychlorid im geschlossenen Rohr unter

---

[1]) Früher Dichloroxymethylpurin genannt. E. Fischer, Berichte d. d. chem. Gesellsch. **17**, 330 (*S. 145*) und 1787 (*S. 164*) [1884].

dauernder Bewegung der Flüssigkeit im Ölbad auf 140⁰ erhitzt, so geht es nach etwa einer halben Stunde in Lösung und nach 2 Stunden ist die Reaktion beendet. Wird die fast farblose Flüssigkeit dann im luftverdünnten Raum aus dem Wasserbade abdestilliert, so bleibt ein amorpher glasartiger Rückstand, welcher sich in der 20-fachen Menge Wasser unter gelinder Erwärmung zum größern Teil löst. Fügt man ohne zu filtrieren, zu der Flüssigkeit überschüssiges Natriumacetat, so wird das Methylaminodichlorpurin als körnige Masse gefällt. Man filtriert, verreibt die Masse mit kalter, stark verdünnter Natronlauge, um kleine Mengen von sauren Produkten zu entfernen, und löst den abermals filtrierten Rückstand in heißem Alkohol. Beim Erkalten fällt die Base als farblose Kristallmasse. Die Ausbeute beträgt mehr als 80% des angewandten Methylaminooxychlorpurins. Für die Analyse war das Produkt nochmals aus Alkohol umkristallisiert und bei 120⁰ getrocknet.

0,2059 g Sbst.: 0,2505 g CO_2 und 0,0452 g H_2O.
0,1821 g Sbst.: 51,4 ccm N (21⁰, 756 mm).
0,2013 g Sbst.: 0,2630 g AgCl.

$C_6H_5Cl_2N_5$. Ber. C 33,03, H 2,29, N 32,11, Cl 32,56.
          Gef. „ 33,18, „ 2,43, „ 31,96, „ 32,32.

Die Base schmilzt bei 260—261⁰ (korr. 270⁰) unter ganz schwacher Braunfärbung. Aus heißem Alkohol, wovon sie 70—80 Teile zur Lösung verlangt, kristallisiert sie beim langsamen Erkalten in glänzenden rhomboëderähnlichen Formen; bei schnellem Abkühlen bildet sie feder- oder sternförmige Aggregate von feinen Blättchen. Aus heißem Wasser, worin sie sich viel schwerer als in Alkohol löst, fällt sie in federförmig vereinigten Nadeln aus. In heißer Salzsäure von 14% ist die Substanz ziemlich schwer löslich und beim Erkalten kristallisiert das Hydrochlorat in kleinen, kurzen, schief abgeschnittenen Prismen. Aus der salzsauren Lösung fällt Goldchlorid feine gelbe Nadeln, welche sich aus heißer, verdünnter Salzsäure leicht umkristallisieren lassen. In heißer 25-prozentiger Schwefelsäure löst sich die Base etwas leichter. Beim Erkalten kristallisiert das Sulfat in sehr kleinen, oft kugelig verwachsenen Plättchen.

Verwandlung des 9 - Methyl - 6 - amino - 2.8 - dichlorpurins
in 9 - Methyladenin.

Die chlorhaltige Base wird mit der 10-fachen Menge rauchender Jodwasserstoffsäure unter Zusatz von Jodphosphonium zunächst etwa eine Stunde bei gewöhnlicher Temperatur geschüttelt und dann allmählich erwärmt, bis Lösung erfolgt ist. Beim Verdampfen der farblosen Flüssigkeit auf dem Wasserbade bleibt das Jodhydrat des

9-Methyladenins schön kristallisiert zurück.   Man löst dasselbe in warmem Wasser und fällt die ziemlich schwer lösliche Base mit Ammoniak.   Die Ausbeute ist nahezu quantitativ.   Für die Analyse wurde die Substanz aus heißem Wasser umkristallisiert.

0,2026 g Sbst.: 0,3588 g CO_2 und 0,0881 g H_2O.

$C_6H_7N_5$.   Ber. C 48,32, H 4,69.

Gef. „ 48,29, „ 4,83.

Die Base zeigte den Schmp. (308—310⁰ korr.), die Löslichkeit in heißem Wasser, die charakteristische Kristallform und die Eigenschaften der Salze, wie sie von Krüger[1]) oder von mir[2]) für das 9-Methyladenin angegeben sind.

$$7\text{-Methyl-6-amino-8-oxy-2-chlorpurin,} \quad \begin{array}{c} N{=}C.NH_2 \\ | \qquad | \\ Cl.C \quad C.N.CH_3 \\ \| \quad \| {>}CO \\ N{-}C.NH \end{array}.$$

Die Base wird auf die gleiche Art wie die isomere Verbindung gewonnen, aber ihre Reinigung ist wegen der größeren Menge der Nebenprodukte etwas komplizierter und gleichzeitig auch die Ausbeute geringer.

10 g 7-Methyl-8-oxy-2.6-dichlorpurin (β-Dichloroxymethylpurin[3])) werden mit 150 ccm alkoholischer Ammoniaklösung, welche bei gewöhnlicher Temperatur gesättigt ist, im geschlossenen Rohr im Luftbad 5 Stunden auf 145—150⁰ erhitzt, die nach dem Erkalten abgeschiedenen glänzenden Kristalle, welche Ammoniak enthalten, abfiltriert und mit Alkohol und Wasser gewaschen.   Dieses Produkt besteht der Hauptmenge nach aus 7-Methyl-6-amino-8-oxy-2-chlorpurin, enthält aber noch eine chlorärmere Verbindung, vielleicht das Methyldiaminooxypurin.   Um letztere zu entfernen, wird die bei 100⁰ getrocknete und fein gepulverte Masse mit der 50-fachen Menge 2-prozentiger Salzsäure 15 Minuten lang ausgekocht, heiß filtriert und mit etwas heißer Salzsäure von derselben Konzentration ausgewaschen.   Der ungelöste Teil wird dann in heißem, verdünntem wässerigen Ammoniak gelöst und durch vollständiges Wegkochen des Ammoniaks die Base wieder abgeschieden.   Die Ausbeute an diesem gereinigten Präparat betrug 60—65% des angewandten 7-Methyloxydichlorpurins.   Zur Analyse wurde die Base nochmals in verdünntem Ammoniak gelöst und durch Wegkochen des Ammoniaks wieder abgeschieden.   Sie bestand dann aus glänzenden, langen, meist schief abgeschnittenen Blättchen, welche

---

[1]) Zeitschr. f. physiol. Chem. **18**, 434 [1894].
[2]) Berichte d. d. chem. Gesellsch. **30**, 2250 [1897]. (*S. 331.*)
[3]) Berichte d. d. chem. Gesellsch. **28**, 2490 [1895]. (*S. 196.*)

im lufttrocknen Zustand die Zusammensetzung $C_6H_6N_5ClO + H_2O$
zeigten. Das Kristallwasser entweicht vollständig bei 125^0.

0,2294 g Sbst. verloren 0,0193 g H_2O.

$C_6H_6N_5ClO + H_2O$.   Ber. H_2O 8,27.   Gef. 8,41.

Die getrocknete Substanz gab folgende Zahlen:

0,2110 g Sbst.: 0,2806 g CO_2, 0,0631 g H_2O.
0,1670 g Sbst.: 50,8 ccm N $(19^0$, 758 mm).
0,2129 g Sbst.: 0,1500 g AgCl.

$C_6H_6N_5ClO$.   Ber. C 36,09, H 3,07, N 35,08, Cl 17,79.
                  Gef. „ 36,26, „ 3,32, „ 34,88, „ 17,43.

Die Base hat keinen Schmelzpunkt. Bei schnellem Erhitzen sublimiert sie teilweise und verkohlt bei höherer Temperatur. Sie verlangt zur Lösung ungefähr 1400 Teile siedendes Wasser und ungefähr
1000 Gewichtsteile kochenden Alkohol. Beim Erkalten der wässerigen
Lösung kristallisiert sie sofort in glänzenden, sehr dünnen und langgestreckten Blättchen. Sie löst sich ferner in ca. 100 Teilen kochender,
14-prozentiger Salzsäure, und beim Erkalten kristallisiert das Hydrochlorat in glänzenden, feinen Blättchen, welche unter dem Mikroskop
wie zarte Flaumfedern aussehen. Aus der Lösung in warmer Salpetersäure vom spez. Gewicht 1,16 kristallisiert beim Erkalten das Nitrat
recht hübsch. Durch heiße Salpetersäure vom spez. Gewicht 1,4 wird
die Verbindung dagegen zerstört.

In warmer schwacher Natronlauge löst sie sich recht leicht; durch
überschüssige Lauge wird aber das Natriumsalz, besonders beim Abkühlen, in feinen, biegsamen Nädelchen gefällt. In starkem Ammoniak
ist die Base auch ziemlich leicht löslich, und diese Lösung gibt mit
Silbernitrat einen farblosen amorphen Niederschlag. Derselbe ist
auch beim Erwärmen beständig, wenn kein Überschuß von Silbersalz angewandt war. Im entgegengesetzten Falle tritt beim Kochen
allmählich Schwärzung ein.

$$
7\text{-Methyl-6-amino-2.8-dichlorpurin,}\quad
\begin{array}{c}
\mathrm{N}\!=\!\mathrm{C.NH_2} \\
\mid\qquad\mid \\
\mathrm{Cl.C}\quad\mathrm{C.N.CH_3} \\
\|\qquad\|\;\;{>}\mathrm{C.Cl} \\
\mathrm{N}\!-\!\mathrm{C.N}
\end{array}.
$$

Die Verbindung wird ganz in der gleichen Weise wie das zuvor
beschriebene 9-Methylaminodichlorpurin gewonnen.

Die Ausbeute an Rohprodukt beträgt ungefähr 90% des angewandten Methylaminooxychlorpurins. Zur völligen Reinigung wird
die Base in heißem 80-prozentigen Alkohol gelöst, mit Tierkohle gekocht und aus dem Filtrat durch Wegkochen des Alkohols wieder

abgeschieden. Durch zweimalige Kristallisation gelingt es so in der Regel, ein ganz farbloses Präparat zu gewinnen, dessen Menge ungefähr zwei Drittel des Ausgangsmaterials beträgt. Die bei 120° getrocknete Base hat die Zusammensetzung $C_6H_5N_5Cl_2$.

0,2014 g Sbst.: 0,2420 g CO_2, 0,0424 g H_2O.
0,1990 g Sbst.: 0,2599 g AgCl.

$C_6H_5N_5Cl_2$. Ber. C 33,03, H 2,29, Cl 32,56.
Gef. „ 32,77, „ 2,33, „ 32,31.

Die Verbindung färbt sich beim schnellen Erhitzen im Kapillarrohr gegen 270° und zersetzt sich bei höherer Temperatur immer mehr, ohne zu schmelzen. Sie verlangt zur Lösung von siedendem Wasser ungefähr 1000 Teile, von kochendem Alkohol etwa 900 Teile und von siedendem Amylalkohol ca. 350 Teile. Durch die geringe Löslichkeit in Alkohol und den Mangel eines Schmelzpunktes unterscheidet sie sich scharf von dem isomeren 9-Methyl-6-aminodichlorpurin. Aus der wässerigen und der alkoholischen Lösung kristallisiert sie beim langsamen Abkühlen in farblosen, langen, aber sehr feinen, biegsamen Nadeln. Sie löst sich ferner in etwa 15 Teilen kochender Salzsäure von 14%, und beim Erkalten kristallisiert sofort das Hydrochlorat in feinen, häufig büschelförmig verwachsenen Blättchen. Die salzsaure Lösung gibt mit Goldchlorid einen kristallinischen gelben Niederschlag, welcher aus heißer verdünnter Salzsäure leicht umkristallisiert werden kann. Die Kristalle sind eigentümlich gezackte Aggregate von unregelmäßiger Form. Das Chloroplatinat ist gleichfalls in Wasser und verdünnter Salzsäure schwer löslich und bildet ein wenig charakteristisches gelbes Kristallpulver. In kalten Alkalien ist die Base unlöslich. Beim Kochen geht sie aber allmählich unter Veränderung in Lösung.

7 - Methyl - 6 - aminopurin (7 - Methyladenin),

$$
\begin{array}{c}
N{=}C.NH_2 \\
| \quad | \\
HC \quad C.N.CH_3 \\
\| \quad \| \ {>}CH \\
N{-}C.N
\end{array}
$$

Das fein gepulverte 7-Methyl-6-amino-2.8-dichlorpurin wird mit der 10-fachen Menge Jodwasserstoffsäure vom spez. Gewicht 1,96 übergossen, nach Zusatz von gepulvertem Jodphosphonium etwa 1 Stunde unter häufigem Schütteln stehen gelassen und dann das Digerieren auf dem Wasserbade fortgesetzt, bis kein freies Jod mehr zu bemerken ist. Dabei erfolgt keine klare Lösung, weil das Methylaminopurin mit dem starken Jodwasserstoff eine recht schwer lösliche Verbindung bildet, welche wahrscheinlich 2 Mol. Jodwasserstoff enthält, aber schon durch Wasser einen Teil der Säure verliert. Man verdampft nach beendeter Reduktion den Jodwasserstoff am besten unter stark vermindertem Druck, fügt zum Rückstand Wasser und verdampft nochmals, um die Säure möglichst zu entfernen. Das zurückbleibende einfache Jodhydrat wird durch Umkristallisieren aus heißem Wasser unter Zusatz von Tierkohle in schönen, farblosen, derben Kristallen gewonnen. Die Ausbeute an diesem gereinigten Salz betrug ungefähr ebensoviel wie das angewandte Methylaminodichlorpurin. Wird das Jodhydrat in konzentrierter, warmer, wässeriger Lösung mit Ammoniak zerlegt, so fällt, besonders beim Erkalten, die Base als kristallinische Masse aus. Zur völligen Reinigung wird sie aus heißem Wasser umkristallisiert. Für die Analyse wurde die lufttrockne Substanz bei 125⁰ getrocknet, wobei sie aber nur sehr wenig an Gewicht verlor.

0,2045 g Sbst.: 0,3598 g CO_2 und 0,0856 g H_2O.
0,1636 g Sbst.: 66,9 ccm N (21⁰, 764 mm).

$C_6H_7N_5$. Ber. C 48,33, H 4,69, N 46,98.
Gef. „ 47,98, „ 4,65, „ 46,74.

Die Substanz schmilzt bei 351⁰ (korr.) unter schwacher Braunfärbung. Bei höherer Temperatur sublimiert sie teilweise. Sie löst sich in ungefähr 29 Teilen kochendem Wasser und fällt beim Erkalten meistens als körniges Pulver, welches unter dem Mikroskop wenig charakteristisch aussieht. Zuweilen entstehen. auch feine biegsame Nadeln. Die wässerige Lösung verändert weder Curcuma noch Lackmus.

In Alkohol ist sie viel schwerer löslich. Sie bildet ebensowenig wie die isomere Verbindung Metallsalze und wird auch wie jene aus der wässerigen Lösung durch starkes Alkali gefällt.

Das Hydrochlorat ist in warmem Wasser sehr leicht löslich und kristallisiert beim Erkalten bei genügender Konzentration langsam in mikroskopischen, häufig rechteckigen Täfelchen. Das Nitrat ist etwas schwerer löslich und kristallisiert in sehr kleinen, meist kugel- oder büschelförmig verwachsenen Nadeln oder Prismen. Am schönsten ist das Sulfat. Zu seiner Bereitung löst man die Base in der 3-fachen Menge heißer 25-prozentiger Schwefelsäure. Beim Erkalten kristallisiert das Salz in kleinen, aber meist hübsch ausgebildeten, flächenreichen, manchmal prismatisch ausgebildeten Formen. Das Chloroplatinat fällt aus der nicht zu verdünnten salzsauren Lösung als gelber kristallinischer Niederschlag. Derselbe löst sich in heißer, sehr verdünnter Salzsäure, aber in der Regel unter Rücklassung einer geringen Menge eines anderen Produktes und kristallisiert daraus meist in unregelmäßigen Spießen oder Nadeln, welche öfters durch seitliche Ansätze fransenartig gestaltet sind. Goldchlorid gibt ebenfalls einen

gelben kristallinischen Niederschlag, welcher in heißer, sehr verdünnter
Salzsäure klar löslich ist und daraus in gelben, vielfach federförmig
verwachsenen, mikroskopischen Spießen kristallisiert.   Silbernitrat
erzeugt in der heißen wässerigen Lösung der Base einen farblosen,
meist amorphen Niederschlag.   Derselbe löst sich in heißer verdünnter
Salpetersäure, und beim langsamen Erkalten bildet sich dann ein
weißer, aus äußerst feinen Nädelchen bestehender Niederschlag.

**Verwandlung der beiden Methyladenine in die
entsprechenden Methylhypoxanthine.**

Für die Ausführung dieser Operation wurde im wesentlichen
die Vorschrift benutzt, welche Krüger[1]) als Ergänzung der Beobachtungen von Kossel für die Darstellung von Hypoxanthin aus
Adenin gegeben hat.   Um eine gute Ausbeute zu erzielen, ist es aber
ratsam, die Menge der erforderlichen Schwefelsäure auch allmählich
zuzugeben.   Man löst deshalb 1 Teil Methyladenin in 20 Teilen heißem
Wasser und 0,4 Teilen konzentrierter Schwefelsäure und läßt in die
auf 70⁰ gehaltene Flüssigkeit unter starkem Rühren eine verdünnte
wässerige Lösung von 1 Teil Natriumnitrit im Laufe von einer Stunde
eintropfen.   Wenn die Hälfte des Nitrits eingeflossen, läßt man gleichzeitig mit dem Nitrit noch 0,6 Teile konzentrierte Schwefelsäure, welche
mit der 10-fachen Menge Wasser verdünnt ist, gleichfalls eintropfen.
Zum Schluß darf eine Probe der Flüssigkeit auf Zusatz von überschüssigem starken Alkali kein Methyladenin mehr abscheiden.   Sie
wird jetzt mit Ammoniak schwach übersättigt und auf dem Wasserbade eingedampft.

Das 7-Methylhypoxanthin, welches von mir schon auf anderem
Wege erhalten wurde[2]), ist in Wasser recht leicht löslich.   Um es zu
isolieren, verdampft man deshalb die Flüssigkeit zur Trockne und
extrahiert mit kochendem Alkohol.   Beim Verdampfen des Alkohols
bleibt die Verbindung als kristallinische Masse zurück.   Die Ausbeute
an Rohprodukt ist fast quantitativ.   Zur völligen Reinigung wird sie
am besten in der 5-fachen Menge heißer Salpetersäure vom spez. Gewicht
1,16 gelöst und mit etwas Tierkohle entfärbt.   In der Kälte scheidet
sich das Nitrat in schönen farblosen Kristallen aus.   Um daraus das
Methylhypoxanthin zu gewinnen, wird das Salz in wässeriger Lösung
mit Barythydrat zerlegt, der überschüssige Baryt durch Kohlensäure
gefällt, das Filtrat unter Zusatz von wenig Essigsäure zur Trockne
verdampft und der Rückstand abermals mit kochendem Alkohol aus-

---

[1]) Krüger, Zeitschr. f. physiol. Chem. **18**, 444 [1894].
[2]) Berichte d. d. chem. Gesellsch. **30**, 2409 [1897]. (*S. 346.*)

gelaugt. Aus der durch Abdampfen konzentrierten Lösung scheidet sich das Methylhypoxanthin beim Erkalten in hübschen Kristallen ab. Das Präparat zeigt völlige Übereinstimmung mit dem früher beschriebenen 7-Methylhypoxanthin, insbesondere gab es auch bei weiterer Methylierung das durch seine Jodnatriumverbindung und den konstanten Schmelzpunkt 244—246⁰ scharf charakterisierte Dimethylhypoxanthin von Krüger.

9 - Methylhypoxanthin (9 - Methyl - 6 - oxypurin),

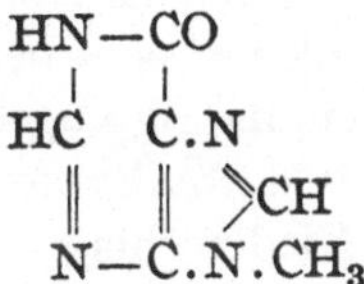

Diese bisher unbekannte Substanz ist in Wasser viel schwerer löslich als die isomere Verbindung, und läßt sich infolgedessen leichter isolieren. Sie scheidet sich bereits in der Wärme kristallinisch ab, wenn man die nach der obigen Vorschrift mit salpetriger Säure behandelte Lösung des 9-Methyladenins nach dem Übersättigen mit Ammoniak auf dem Wasserbade etwa auf ein Fünftel ihres Volumens konzentriert. Die Abscheidung ist nach einigem Stehen in der Kälte fast vollständig. Die Ausbeute an diesem schon recht reinen Produkt betrug 80% des angewandten Methyladenins. Zur völligen Reinigung genügte einmaliges Umkristallisieren aus kochendem Wasser unter Zusatz von etwas Tierkohle.

Die lufttrockne Substanz verlor bei 120⁰ nicht an Gewicht und gab folgende Zahlen.

0,2056 g Sbst.: 0,3602 g CO_2 und 0,0742 g H_2O.
0,1750 g Sbst.: 55,5 ccm N (16⁰, 766 mm).

$C_6H_6N_4O$.   Ber. C 48,00, H 4,00, N 37,33.
Gef. „ 47,78, „ 4,01, „ 37,27.

Das 9-Methylhypoxanthin schmilzt beim raschen Erhitzen gegen 390⁰ (korr.) unter Gasentwickelung und Braunfärbung. Es löst sich in 414 Teilen Wasser von 20⁰. (Für die Bestimmung wurde eine Lösung benutzt, welche durch 5-stündiges kräftiges Schütteln der feingepulverten Substanz mit Wasser hergestellt war.) Aus heißem Wasser, worin es etwa 10-mal leichter löslich ist, kristallisiert es in schmalen Blättchen, welche häufig büschelförmig vereinigt sind.

Das Hydrochlorat ist in Wasser sehr leicht löslich; schwerer löslich ist das Nitrat. Es kristallisiert aus warmer verdünnter Salpetersäure in glänzenden, ziemlich kompakten und flächenreichen Formen. Das

Chloroplatinat kristallisiert aus warmer, sehr verdünnter Salzsäure, worin es leicht löslich ist, beim Erkalten in feinen gelben Nadeln. Schwerer löslich ist das Aurochlorat. Aus heißer verdünnter Salzsäure scheidet es sich in gelben Kristallen ab, welche meist zu federartigen Aggregaten vereinigt sind.

In verdünnten Alkalien ist das 9-Methylhypoxanthin besonders in der Wärme sehr leicht löslich. Konzentrierte Natronlauge fällt das Natriumsalz in feinen biegsamen Nadeln. In Ammoniak ist es auch viel leichter löslich als in Wasser; beim Kochen wird aber das Ammoniaksalz zerlegt. Schwerer löslich und deshalb charakteristisch ist das Baryumsalz. Es kristallisiert aus heißem Wasser besonders beim Abkühlen sehr rasch in feinen, häufig kugelförmig verwachsenen Nadeln. Die wässerige Lösung des 9-Methylhypoxanthins gibt mit Silbernitrat einen farblosen amorphen Niederschlag. Derselbe löst sich in warmer verdünnter Salpetersäure, und beim Erkalten fallen farblose Nadeln aus.

Bei weiterer Methylierung, welche in der gewöhnlichen Weise mit der berechneten Menge Jodmethyl und Normal-Kalilauge durch Schütteln bei 80⁰ ausgeführt wurde, gab die Substanz ein neues kristallinisches, gegen Alkali indifferentes und in Wasser leicht lösliches Produkt, welches aller Wahrscheinlichkeit nach die Dimethylverbindung ist, aber wegen Mangel an Material nicht genauer untersucht wurde.

$$7\text{-Methyl-6-amino-2.8-dioxypurin,}\quad
\begin{array}{ccc}
\text{N}=\text{C.NH}_2 & & \\
| & | & \\
\text{OC} & \text{C.N.CH}_3 & \\
| & \| & \diagdown\text{CO} \\
\text{HN}-\text{C.NH} & &
\end{array}$$

Zur Darstellung dieser Verbindung wurde das 7-Methyl-6-amino-8-oxy-2-chlorpurin mit der 10-fachen Menge Salzsäure (spez. Gewicht 1,19) im geschlossenen Rohr 3 Stunden auf 130⁰ im Ölbad erhitzt. Die Substanz ging bald in Lösung, und die farblose Flüssigkeit schied auch beim Erkalten keine Kristalle ab. Beim Verdampfen auf das halbe Volumen fiel dagegen das Hydrochlorat des Methylaminodioxypurins in langen Nadeln aus. Dieselben wurden nach dem Erkalten filtriert, mit verdünnter Salzsäure gewaschen und dann in heißem verdünntem Ammoniak, wovon ziemlich viel nötig ist, gelöst. Beim Wegkochen des Ammoniaks fiel das Methylaminodioxypurin in mikroskopisch feinen, rhombenähnlichen Blättchen aus. Die Ausbeute an diesem Präparat betrug 75% des angewandten Methylaminooxychlorpurins. Dasselbe wurde zur völligen Reinigung nochmals in der gleichen Art aus heißem wässerigen Ammoniak umkristallisiert. Die lufttrockne Substanz hat die Formel $C_6H_7N_5O_2 + H_2O$.

0,2094 g Sbst.: 0,2763 g CO_2 und 0,0854 g H_2O.
0,1792 g Sbst.: 55,00 ccm N (22^0, 764 mm).

$C_6H_7N_5O_2 + H_2O$.   Ber. C 36,18, H 4,52, N 35,17.
Gef. „ 35,99, „ 4,53, „ 34,95.

Das Kristallwasser entweicht bei 10-stündigem Erhitzen auf 150^0.

$C_6H_7N_5O_2 + H_2O$.   Ber. H_2O 9,05.   Gef. 8,53.

Im Kapillarrohr über 320^0 erhitzt, bräunt sich die Substanz und verkohlt bei höherer Temperatur. Sie ist in Wasser und Alkohol sehr schwer löslich. Leicht wird sie von Alkalien aufgenommen. Das Natriumsalz wird aus der kalten wässerigen Lösung durch konzentrierte Lauge in äußerst feinen, biegsamen Nadeln gefällt. Die ammoniakalische Lösung gibt mit Silbernitrat einen amorphen farblosen Niederschlag. Derselbe färbt sich in der Wärme allmählich dunkel, wenn ein Überschuß von Silbernitrat angewandt ist. Die Schwärzung ist aber lange nicht so stark wie bei dem analog konstituierten 6-Aminodioxypurin. In warmer starker Salzsäure löst sich das Methylaminodioxypurin recht leicht, und beim Erkalten kristallisiert das schon erwähnte Hydrochlorat in Prismen oder feinen Nadeln. Warme 25-prozentige Schwefelsäure löst ebenfalls sehr leicht, und bei genügender Konzentration scheidet sich in der Kälte langsam das Sulfat in kugeligen Kristallaggregaten ab. Salpetersäure vom spez. Gewicht 1,2 zerstört die Substanz in der Wärme, und die Flüssigkeit gibt beim Verdampfen auf dem Wasserbade die Murexidfärbung.

Zum Beweis, daß die Verbindung kein Abkömmling des Guanidins sei, wurden 0,5 g in der 10-fachen Menge 20-prozentiger Salzsäure suspendiert und durch allmählichen Zusatz von 0,1 g Natriumchlorat oxydiert, wobei völlige Lösung erfolgte. Eine Probe der Flüssigkeit gab beim Verdampfen auf Platinblech sehr stark die Murexidreaktion. Nach $1^1/_2$-stündigem Stehen wurde die Flüssigkeit im Vakuum bei 40^0 verdampft, der Rückstand in Wasser gelöst, mit Natronlauge genau neutralisiert und durch Zusatz von Natriumpikratlösung auf Guanidin geprüft. Das Resultat war negativ, es fiel nur eine kleine Menge von Ammoniumpikrat aus.

$$7\text{-Methyl-6-amino-2-chlorpurin,}\quad
\begin{array}{c}
N\!=\!C.NH_2 \\
\mid \quad\ \mid \\
Cl.C \quad C.N.CH_3 \\
\parallel \quad\ \parallel\ \rangle CH \\
N\!-\!C.N
\end{array}.$$

Ammoniak verändert das 7-Methyl-2.6-dichlorpurin[1]) verhältnismäßig leicht. Unter 100^0 wird nur das in Stellung 6 haftende Halogen

---

[1]) Berichte d. d. chem. Gesellsch. **30**, 2402 [1897]. (*S. 338.*)

substituiert, bei höherer Temperatur wird aber auch das zweite Chlor in gleicher Weise durch Amid ersetzt.

Um das Methylaminochlorpurin darzustellen, werden 5 g 7-Methyl-2.6-dichlorpurin mit 200 ccm alkoholischem Ammoniak, welches bei gewöhnlicher Temperatur halb gesättigt ist, im geschlossenen Gefäß 3 Stunden auf 85—90⁰ erhitzt. Anfangs ist es vorteilhaft, die Masse einige Male umzuschütteln, damit das Methyldichlorpurin sich völlig löst; später scheidet sich schon in der Wärme das schwer lösliche, neue Produkt kristallinisch ab. Nach beendeter Operation verdampft man ohne vorherige Filtration die Masse zur Trockne und entfernt das Chlorammonium durch Auslaugen mit kaltem Wasser. Die Ausbeute an Rohprodukt ist nahezu quantitativ. Eine Probe derselben muß sich in sehr verdünnter Salzsäure schon in der Kälte leicht lösen.

Zur Reinigung wird es in ungefähr 70 Teilen siedendem Wasser gelöst. Beim Erkalten scheiden sich äußerst feine, weiße Nädelchen ab, welche die Flüssigkeit breiartig erfüllen. Der Verlust beim Umkristallisieren ist nur gering.

Nach 2-tägigem Trocknen über Schwefelsäure bis zur Gewichtskonstanz verlor die Substanz bei 130⁰ nicht mehr an Gewicht.

0,1901 g Sbst.: 0,2742 g CO_2, 0,0630 g H_2O.
0,2254 g Sbst.: 0,1745 g AgCl.

$C_6H_6N_5Cl$.   Ber. C 39,23, H 3,27, Cl 19,35.
           Gef. „ 39,34, „ 3,68, „ 19,14.

Die Verbindung schmilzt gegen 275⁰ (korr. 284⁰) unter Gasentwickelung, löst sich in etwa 70 Teilen kochendem Wasser, ist auch in heißem Alkohol ziemlich schwer löslich und kristallisiert meist in feinen Nadeln.

Hydrochlorat und Nitrat sind in warmem Wasser sehr leicht löslich und kristallisieren ziemlich gut. Schwer löslich sind Chloroplatinat und Aurochlorat; beide scheiden sich aus warmer, sehr verdünnter Salzsäure in gelben Kristallen ab.

Durch 3-stündiges Erhitzen mit der 10-fachen Menge rauchender Salzsäure auf 120⁰ wird das Methylaminochlorpurin in Heteroxanthin verwandelt, indem nicht allein das Halogen, sondern auch die Aminogruppe abgespalten und durch Hydroxyl ersetzt wird. Das so entstandene Heteroxanthin wurde durch das Natriumsalz gereinigt und analysiert.

0,1710 g Sbst.: 48 ccm N (15⁰, 776 mm).

$C_6H_6N_4O_2$.   Ber. N 33,73, Gef. 33,58.

Reduktion des 7 - Methylaminochlorpurins.

Wird die gepulverte Chlorverbindung mit der 8-fachen Menge Jodwasserstoffsäure (spez. Gewicht 1,96) und gepulvertem Jodphosphonium bei 60—70⁰ dauernd geschüttelt, so geht die Reduktion recht glatt vonstatten und es scheidet sich während der Operation die schwer lösliche Verbindung des 7-Methyl-6-aminopurins (7-Methyladenin) mit Jodwasserstoff in Kristallen ab.   Das Ende der Reaktion erkennt man leicht an der Farbe der Lösung.   Der Jodwasserstoff wird jetzt am besten unter vermindertem Druck verdampft, der Rückstand mit Wasser übergossen, abermals verdampft, um die Säure möglichst zu entfernen, und schließlich aus heißem Wasser umkristallisiert.   Aus dem so resultierenden Jodhydrat gewinnt man durch Fällen mit Ammoniak und Umkristallisieren aus heißem Wasser das reine 7-Methyladenin.

0,1951 g Sbst.: 0,3427 g CO_2, 0,0848 g H_2O.
0,1449 g Sbst.: 58 ccm N (16⁰, 762,5 mm).

$C_6H_7N_5$.   Ber. C 48,33, H 4,70, N 46,98.
Gef. „ 47,91, „ 4,83, „ 46,82.

Das Präparat zeigte völlige Übereinstimmung mit der zuvor beschriebenen, aus dem 7-Methyl-6-aminodichlorpurin erhaltenen Base. Zur völligen Identifizierung wurde es auch noch durch salpetrige Säure in das 7-Methylhypoxanthin übergeführt.

Die Ausbeute an reinem 7-Methyl-6-aminopurin beträgt etwa 80% der Theorie.   Aus den Mutterlaugen läßt sich noch ein weniger reines Präparat gewinnen.   Jedenfalls ist dieses Verfahren für die Darstellung des 7-Methyladenins am meisten zu empfehlen.

$$7\text{-Methyl-}2.6\text{-diaminopurin,}\quad \begin{array}{c} N=C.NH_2 \\ | \quad\quad | \\ H_2N.C \quad C.N.CH_3 \\ \| \quad\quad \| \;\rangle CH \\ N-C.N \end{array}.$$

2 g 7-Methyldichlorpurin werden mit 40 ccm wässerigem Ammoniak von 14% im geschlossenen Rohr 4 Stunden auf 160⁰ erhitzt.   Nach dem Erkalten ist das Diaminoprodukt in feinen Nadeln ausgefallen. Man läßt mehrere Stunden kristallisieren und filtriert.   Die Mutterlauge enthält ein anderes Produkt, das nicht näher untersucht wurde. Bei richtig geleiteter Operation ist der rohe Diaminokörper chlorfrei. Die Ausbeute beträgt etwa 60% der Theorie.   Zur Reinigung wird das Rohprodukt in der 90-fachen Menge kochendem Wasser gelöst. Beim langsamen Erkalten scheidet sich die Base in kleinen, kompakten, aber gut ausgebildeten Kristallen ab.   Kühlt man dagegen die wässerige Lösung rasch auf 0⁰ ab, so fallen feine, lange, meist sternförmig verwachsene Nadeln aus.   Für die Analyse wurde die Verbindung nochmals aus Wasser umkristallisiert.

Die kompakten Kristalle verloren, nachdem sie über Schwefelsäure getrocknet waren, bei 130⁰ kaum an Gewicht.

0,1974 g Sbst.: 0,3157 g CO_2, 0,0897 g H_2O.
0,1465 g Sbst.: 65,6 ccm N (17⁰, 746 mm).

$C_6H_8N_6$.   Ber. C 43,90, H 4,88, N 51,22.
Gef. „ 43,62, „ 5,05, „ 50,99.

Das Methyldiaminopurin schmilzt beim raschen Erhitzen im Kapillarrohr gegen 390⁰ (korr.) unter starker Zersetzung. Es löst sich in ungefähr 90 Teilen heißem Wasser, und die Lösung reagiert neutral. In Alkohol ist es sehr schwer löslich. Es bildet schön kristallisierende Salze, aus deren Lösungen Alkali und Ammoniak die Base fällen. Das Hydrochlorat ist in warmem Wasser leicht löslich und kristallisiert beim Erkalten in kleinen, farblosen Spießen oder wetzsteinartigen Formen. Das Sulfat fällt aus der warmen Lösung in farblosen Blättern. Etwas schwerer löslich als die beiden vorhergehenden Salze ist das Nitrat; es kristallisiert aus der warmen Lösung in hübschen, glänzenden, häufig wetzsteinartigen Formen. Das Chloroplatinat fällt aus der warmen Lösung in feinen, gelben Prismen. Goldchlorid fällt aus der kalten salzsauren Lösung der Base zunächst sehr feine, gelbe Nadeln; dieselben verwandeln sich aber beim gelinden Erwärmen in eine körnige, gelbrote Kristallmasse. Löst man diese durch Kochen der Flüssigkeit, so scheiden sich beim Erkalten zunächst wieder gelbe, meist kugelförmig verwachsene Nädelchen ab.

Silbernitrat erzeugt in der salpetersauren Lösung der Base sofort einen farblosen Niederschlag, welcher sich in warmer Salpetersäure auflöst und beim Erkalten fallen dann feine, häufig sternförmig verwachsene Nädelchen.

$$7\text{-Methyl-6-methylamino-2-chlorpurin,} \qquad \begin{array}{l} \text{N}=\text{C.NH.CH}_3 \\ \quad | \qquad | \\ \text{Cl.C} \quad \text{C.N.CH}_3 \\ \quad \| \qquad \| \;\rangle\text{CH} \\ \text{N}-\text{C.N} \end{array}.$$

Erwärmt man 3 g des 7-Methyl-2.6-dichlorpurins mit einem Gemisch von 10 g der käuflichen, 33-prozentigen, wässerigen Methylaminlösung und 40 ccm Alkohol am Rückflußkühler, so findet bald klare Lösung statt und nach $1/_2$ Stunde ist die Reaktion beendet. Beim Verdampfen des Alkohols bleibt ein kristallinischer Rückstand, welcher erst mit kaltem Wasser gewaschen und aus heißem Wasser umkristallisiert wird. Die lufttrockne Substanz enthält 2 Mol. Kristallwasser.

0,7133 g verloren bei 120⁰ 0,1099 g Wasser.

$C_7H_8N_5Cl + 2 H_2O$.   Ber. H_2O 15,42.   Gef. 15,41.

Die getrocknete Substanz gab folgende Zahlen:

0,1866 g Sbst.: 0,2901 g CO_2 und 0,0696 g H_2O.
0,2089 g Sbst.: 0,1510 g AgCl.

$C_7H_8N_5Cl$.   Ber. C 42,53, H 4,05, Cl 17,97.
Gef. „ 42,34, „ 4,14, „ 17,88.

Rasch erhitzt, schmilzt die trockne Base bei 261^0 (korr. 269^0) zunächst zu einer farblosen Flüssigkeit, welche aber bald unter lebhafter Gasentwickelung zerfällt. Zur Lösung verlangt sie ungefähr 70 Teile kochendes Wasser und kristallisiert beim Erkalten rasch in glänzenden rhombenähnlichen Blättern.

In warmer, sehr verdünnter Salzsäure löst sie sich sehr leicht, und bei genügender Konzentration kristallisiert in der Kälte das Hydrochlorat in glänzenden, langen, schiefabgeschnittenen Platten oder Prismen. Das sonst sehr ähnliche Nitrat ist etwas schwerer löslich und kristallisiert deshalb beim Erkalten sehr rasch, meist in unregelmäßig ausgebildeten Formen. Leichter löslich ist das Sulfat. Es kristallisiert infolgedessen langsamer in kleinen, aber hübschen, derben Kristallen, welche unterm Mikroskop wie dicke Prismen oder auch wie 6-seitige Tafeln aussehen. Das Aurochlorat kristallisiert aus warmer verdünnter Salzsäure beim Erkalten sofort in feinen gelben Nadeln. Besonders schwer löslich, selbst in der Hitze, ist das Chloroplatinat. Aus verdünnter Salzsäure, wovon es aber auch sehr viel zur Lösung verlangt, fällt es nach dem Erkalten langsam in mikroskopisch kleinen, aber manchmal hübsch ausgebildeten Tafeln. Von Jodwasserstoff wird die Chlorverbindung leicht reduziert, aber das betreffende Produkt, welches aller Wahrscheinlichkeit nach die chlorfreie Verbindung ist, wurde nicht näher untersucht. Daß der Base die oben angenommene Strukturformel zukommt, glaube ich aus der vollkommenen Analogie mit dem Ammoniakderivat schließen zu dürfen.

Einwirkung von Hydrazin auf 7 - Methyl - 2.6 - dichlorpurin.

Eine verdünnte wässerige Lösung von Hydrazin verändert das Methyldichlorpurin viel rascher als Ammoniak. Dabei entstehen Produkte, deren Menge je nach den Bedingungen des Versuches stark schwankt. Eins derselben ist das einfache Methylhydrazinochlorpurin und entsteht nach der Gleichung:

$$C_6H_4N_4Cl_2 + 2\,N_2H_4 = N_2H_4,\ HCl + C_6H_4N_4Cl . N_2H_3.$$

Es bildet sich in überwiegender Menge, wenn man eine warme wässerige Lösung des Chlorkörpers mit einem Überschuß von Hydrazin kocht. Die Stellung der Hydrazinogruppe habe ich noch nicht ermittelt, vermute aber, daß sie ebenfalls an Kohlenstoff 6 gebunden ist. Die zweite Verbindung entsteht aus 1 Mol. Hydrazin und 2 Mol. Methyldichlorpurin. Da sie wohl in die Klasse der Hydrazokörper gehört, so nenne ich sie Hydrazomethylchlorpurin.

7 - Methylhydrazinochlorpurin, $C_6H_4N_4Cl.NH.NH_2$.

Eine heiße Lösung von 1 g Methyldichlorpurin in 80 ccm siedendem Wasser wird in eine ebenfalls warme Lösung von 1 g Hydrazinhydrat eingegossen und das gelbe Gemisch noch einige Minuten gekocht, wobei ein sehr geringer, aus äußerst feinen Nadeln bestehender Niederschlag entsteht. Übersättigt man jetzt die heiße Lösung mit Essigsäure, so fällt das in Wasser fast unlösliche Hydrazomethylchlorpurin als farblose, sehr voluminöse Kristallmasse aus, deren Menge ungefähr 0,2 g beträgt. Aus der heiß filtrierten Flüssigkeit kristallisiert beim Erkalten in schwach gelb gefärbten Nadeln das Methylhydrazinochlorpurin.

Die Ausbeute beträgt ungefähr 0,6 g. Da dem Rohprodukt eine kleine Menge des Hydrazokörpers beigemengt ist, so wird dasselbe nach dem Filtrieren mit kaltem, sehr verdünntem Ammoniak verrieben. Dabei geht der Hydrazokörper mit gelber Farbe in Lösung. Der Rückstand wird aus heißem Wasser unter Zusatz von etwas Tierkohle umkristallisiert. Für die Analyse wurde das Produkt bei 100° getrocknet, wobei es aber kaum an Gewicht verlor.

$$C_6H_7N_6Cl. \quad \text{Ber. C 36,3, H 3,5, N 42,3, Cl 17,9.}$$
$$\text{Gef. ,, 36,1, ,, 3,6, ,, 42,2, ,, 17,9.}$$

Die Base hat keinen Schmelzpunkt. Über 200° beginnt sie sich zu bräunen und wird bei stärkerem Erhitzen völlig schwarz. Sie löst sich in ungefähr 70 Teilen heißem Wasser. In heißem Alkohol ist sie erheblich schwerer löslich und kristallisiert daraus in feinen, vielfach büschelförmig verwachsenen Nadeln. In Äther ist sie so gut wie unlöslich. Von verdünntem Ammoniak wird sie nicht leichter als von Wasser aufgenommen. Dagegen löst sie sich leicht in verdünnter Natronlauge und wird daraus durch Essigsäure wieder gefällt. In verdünnten Mineralsäuren ist sie besonders bei gelindem Erwärmen sehr leicht löslich. Aus der konzentrierten Lösung in starker Salzsäure kristallisiert in der Kälte das Hydrochlorat in farblosen, häufig schief abgeschnittenen Säulen. Am schönsten ist das Sulfat, welches aus der warmen Lösung in sehr verdünnter Schwefelsäure beim Erkalten ziemlich rasch in hübschen farblosen Nadeln oder Prismen ausfällt. Selbst in heißem Wasser recht schwer löslich ist das Pikrat. Dasselbe scheidet sich beim Vermischen der heißen wässerigen Lösungen von Base und Pikrinsäure in feinen gelben Nadeln aus, welche bei 160—162⁰ unter Zersetzung schmelzen.

Als primäre Hydrazinverbindung ist die Base gegen Oxydationsmittel sehr empfindlich. In salzsaurer Lösung wird sie durch Platinchlorid schon in der Kälte zerstört, wobei ein schmutziggrüner Niederschlag entsteht. Ihre alkalische Lösung gibt mit Fehlingscher Flüssigkeit in der Kälte sofort einen braunroten Niederschlag — wie es scheint eine Kupferverbindung, und beim Erwärmen erfolgt unter Gasentwickelung die Bildung von Kupferoxydul. Auch von Kupfersulfat wird die Base in heißer wässeriger Lösung alsbald unter Abscheidung von Kupferoxydul zersetzt.

Hydrazomethylchlorpurin $(C_6H_4N_4Cl.NH — NH.C_6H_4N_4Cl)$.

Wie oben erwähnt, entsteht die Verbindung als Nebenprodukt bei der Bereitung des Methylhydrazinochlorpurins. Ihre Menge wird erheblich größer, wenn man bei dieser Operation äquimolekulare Mengen von Methyldichlorpurin und Hydrazin verwendet.

Ferner entsteht dieselbe durch Einwirkung des fertigen Methylhydrazinochlorpurins auf unverändertes Methyldichlorpurin,

$$C_6H_4N_4Cl.N_2H_3 + C_6H_4N_4Cl_2 = HCl + C_6H_4N_4Cl.N_2H_2.C_6H_4N_4Cl,$$

wie folgender Versuch beweist:

Vermischt man die konzentrierten heißen wässerigen Lösungen von gleichen Mengen dieser Verbindungen und hält die Flüssigkeit im Sieden, so beginnt nach 10—15 Minuten die Abscheidung des Hydrazokörpers. Da aber die frei werdende Salzsäure der Reaktion hinderlich ist, so empfiehlt es sich, zur Bindung derselben Natriumacetat hinzuzufügen und noch etwa 1 Stunde zu kochen. Die Menge des Hydrazokörpers beträgt dann 60—70% der Theorie. Wird derselbe heiß filtriert und mit heißem Wasser ausgewaschen, so ist das Produkt gleich rein. Für die Analyse wurde es im Vakuum getrocknet. Die Zahlen passen recht gut auf die Formel

$$C_{12}H_{10}N_{10}Cl_2 + H_2O.$$

Ber. C 37,6,   H 3,1,   N 36,55, Cl 18,5.
Gef. ,, 37,2, 37,35, ,, 3,4, 3,3, ,, 36,3,   ,, 18,4.

Eine Bestimmung des Wassers war leider nicht möglich. Bei 100⁰ entweicht dasselbe nur zum kleineren Teil, selbst im Vakuum; auch bei 120⁰ entsprach der Gewichtsverlust nur ungefähr einem halben Molekül Wasser und dabei trat schon eine leichte Gelbfärbung der Substanz ein, welche bei höherer Temperatur stärker wurde.

Das Hydrazomethylchlorpurin ist in heißem Wasser und in Alkohol recht schwer löslich. Beim Erhitzen zersetzt es sich, ohne zu schmelzen. In Mineralsäuren löst es sich besonders in der Wärme ziemlich leicht. Die Verbindungen mit Salzsäure und Schwefelsäure kristallisieren recht hübsch, besonders die letztere ist in der Kälte ziemlich schwer löslich. Auch von Ammoniak wird das Hydrazomethylchlorpurin schon in der Kälte leicht mit gelber Farbe gelöst und beim Neutralisieren wieder gefällt. Von verdünnten Alkalien wird es ebenfalls leicht aufgenommen und die anfangs gelbe Lösung färbt sich besonders in der Wärme allmählich dunkler.

Bei diesen Versuchen bin ich von den HHrn. DDr. G. Giebe, G. Pinkus und ganz besonders von Dr. Paul Hunsalz unterstützt worden, wofür ich denselben besten Dank sage.

28. Emil Fischer: Über Thiopurine.

Berichte der deutschen chemischen Gesellschaft **31**, 431 [1898].

(Vorgetragen vom Verfasser in der Sitzung vom 14. Februar.)

In den gechlorten Purinen können, wie ich an vielen Beispielen gezeigt habe, einzelne Chloratome durch die Wirkung von Alkalien gegen Hydroxyl ausgetauscht werden. Noch leichter reagieren dieselben mit Kaliumhydrosulfid. Dabei entstehen schwefelhaltige Produkte, welche den Oxypurinen entsprechen und deshalb Thiopurine genannt werden können. Am ausführlichsten habe ich den Vorgang bei dem 7-Methyl-2.6-dichlorpurin untersucht, weil hier die Thiokörper besonders schöne Eigenschaften besitzen.

Wird die Chlorverbindung bei gewöhnlicher Temperatur mit einer normalen Lösung von Kaliumhydrosulfid geschüttelt, so verliert sie nur das in Stellung 6 befindliche Chloratom, gerade so, wie dieses auch bei der Wirkung des Alkalis zuerst austritt, und es entsteht das 7-Methyl-6-thio-2-chlorpurin.

Durch Reduktion mit Jodwasserstoff wird dasselbe in 7-Methyl-6-thiopurin verwandelt. Der Beweis für die hier angenommene Stellung der Thiogruppe wurde durch Oxydation mit verdünnter Salpetersäure geführt, wobei der Schwefel als Schwefelsäure abgespalten wird und das früher beschriebene 7-Methyl-6-oxypurin[1]) entsteht. Für das Methylthiopurin hat man zunächst die Wahl zwischen folgenden beiden Formeln:

$$
\begin{array}{ll}
\text{I.}\quad
\begin{array}{l}
\text{N}\!\!=\!\!=\!\!\text{C.SH} \\
\;|\qquad\;\;| \\
\text{CH}\quad\text{C.N}\!\!<\!\!{}^{\text{CH}_3}_{\;\text{CH}} \\
\;\|\qquad\;\;\| \\
\text{N}\!-\!\!-\!\text{C.N}
\end{array}
&
\text{II.}\quad
\begin{array}{l}
\text{NH}\!-\!\text{CS} \\
\;|\qquad\;\;| \\
\text{CH}\quad\text{C.N}\!\!<\!\!{}^{\text{CH}_3}_{\;\text{CH}} \\
\;\|\qquad\;\;\| \\
\text{N}\!-\!\!-\!\text{C.N}
\end{array}\;.
\end{array}
$$

Ich gebe der ersten den Vorzug, weil manche Schwefelderivate ähnlicher Ringsysteme nachgewiesenermaßen die Mercaptogruppe enthalten und weil bei der Methylierung auf nassem Wege das Alkyl nicht an den Stickstoff, wie das in der Regel bei den Oxypurinen der Fall ist, sondern an den Schwefel tritt. In der gleichen Art werde ich auch die übrigen Thiopurine formulieren, obschon ihre Methylierung noch nicht studiert ist.

Wird das 7-Methyl-6-thio-2-chlorpurin mit überschüssigem Kaliumhydrosulfid auf 100⁰ erhitzt, so tauscht es auch das zweite Chlor gegen

---

[1]) Berichte d. d. chem. Gesellsch. **30**, 2409 [1897]. (*S. 346*).

SH aus, und es entsteht das 7-Methyl-2.6-dithiopurin, welchem ich ebenfalls die Formel einer Dimercaptoverbindung

$$\begin{array}{c} \mathrm{N{=}C.SH} \\ \mathrm{HS.C \quad C.N{<}^{CH_3}_{CH}} \\ \mathrm{N{-}C.N} \end{array}$$

gebe. Selbstverständlich läßt sich die gleiche Verbindung direkt aus dem Methyldichlorpurin durch Erwärmen mit Kaliumhydrosulfidlösung gewinnen.

In dem Methylthiochlorpurin kann das Halogen aber auch leicht durch Äthoxyl ersetzt werden. Das findet statt beim Erhitzen mit einer alkoholischen Lösung von Natriumäthylat. Die hierbei resultierende Äthoxyverbindung verliert dann beim Erhitzen mit Salzsäure das Äthyl und geht über in 7-Methyl-2-oxy-6-thiopurin, dem ich folgende Formel erteile:

$$\begin{array}{c} \mathrm{N{=\!=\!=}C.SH} \\ \mathrm{OC \quad C.N{<}^{CH_3}_{CH}} \\ \mathrm{NH{-}C.N} \end{array}$$

Ganz analog sind die Erscheinungen bei dem 7-Methyltrichlorpurin. Durch Schütteln mit Kaliumhydrosulfidlösung wird dasselbe schon bei 0° vollständig verwandelt. Das hierbei resultierende Produkt besteht zum größten Teil aus Methylthiodichlorpurin, enthält aber in kleinerer Menge auch einen schwefelreicheren Körper. Die Isolierung dieser verschiedenen Verbindungen wurde bisher nicht ausgeführt, sondern das Gemenge direkt mit Jodwasserstoff reduziert. In dem so erhaltenen, halogenfreien Produkt waren drei verschiedene Substanzen nachweisbar: ein schwer löslicher schwefelreicher Körper, welcher nicht analysiert wurde, aber wahrscheinlich ein Methyldithiopurin ist, und ferner zwei isomere Methylthiopurine, welche beide isoliert wurden. Das eine davon war identisch mit dem oben erwähnten 7-Methyl-6-thiopurin und bildete den Hauptbestandteil des Gemenges. Die Struktur des isomeren Körpers wurde bisher nicht sicher festgestellt; ich halte es aber für wahrscheinlich, daß er 7-Methyl-8-thiopurin ist. Auffallenderweise greift also das Kaliumhydrosulfid das Methyltrichlorpurin vorzugsweise an der Stelle 6 an, während bei der Wirkung von Alkalien nach meinen früheren Beobachtungen[1]) fast ausschließlich das in Stellung 8 befindliche Halogen abgelöst wird.

---

[1]) Berichte d. d. chem. Gesellsch. **30**, 1847 [1897]. (*S. 274.*)

Wird das Methyltrichlorpurin mit überschüssigem Kaliumhydrosulfid bei 100⁰ behandelt, so verliert es sämtliches Halogen, und es entsteht das 7-Methyltrithiopurin, dem ich ebenfalls die Mercaptoformel:

$$\begin{array}{ccc} N{=}C.SH & & \\ | \quad\; | & & \\ HS.C \quad C.N & \!\!\!\diagup^{CH_3} & \\ \| \quad\; \| & \!\!\!\diagdown C.SH & \\ N{-}C.N & & \end{array}$$

gebe.

Etwas anders liegen die Verhältnisse bei dem Trichlorpurin selbst. Es löst sich als kräftige Säure sofort in wässerigem Kaliumhydrosulfid, verliert aber bei gewöhnlicher Temperatur auch im Laufe von 24 Stunden kein Halogen. Dies findet erst bei höherer Temperatur, d. h. beim Erhitzen im Wasserbade, statt. Hier zeigt sich aber ebenfalls ein Unterschied gegenüber der Wirkung der Alkalien. Während diese bei der Bildung des 6-Oxydichlorpurins stehen bleibt, geht der Angriff des Kaliumhydrosulfids weiter. Durch einen Überschuß desselben werden nämlich alle drei Chloratome durch HS ersetzt, und es resultiert das der Harnsäure entsprechende Trithiopurin:

$$\begin{array}{ccc} N{=}C.SH & & \\ | \quad\; | & & \\ HS.C \quad C.NH & & . \\ \| \quad\; \| & \!\!\!\diagup C.SH & \\ N{-}C.N & & \end{array}$$

Erhitzt man dagegen Trichlorpurin nur mit zwei Molekülen Kaliumhydrosulfid, so entsteht ein Gemisch von chlorhaltigen Thiokörpern, deren Untersuchung noch nicht beendet ist.

Man ersieht aus diesen Resultaten, daß die Einführung der Thiogruppe in die gechlorten Purine noch erheblich leichter stattfindet als die Bildung der Oxykörper. Dem entspricht auch das Verhalten des Bromxanthins. Dasselbe ist nach meinen früheren Beobachtungen[1] so beständig gegen Alkali, daß seine Verwandlung in Harnsäure bisher nicht gelang. Im Gegensatz dazu kann es durch Erhitzen mit Kaliumhydrosulfidlösung auf 120⁰ verhältnismäßig glatt in das 2.6-Dioxy-8-thiopurin:

$$\begin{array}{ccc} NH{-}CO & & \\ | \quad\;\; | & & \\ CO \quad C.NH & & . \\ | \quad\; \| & \!\!\!\diagup C.SH & \\ NH{-}C.N & & \end{array}$$

verwandelt werden.

____

[1] Berichte d. d. chem. Gesellsch. **28**, 2486 [1895]. (*S. 192.*)

7 - Methyl - 6 - thio - 2 - chlorpurin.

Schüttelt man 5 g feingepulvertes 7-Methyl-2.6-dichlorpurin bei gewöhnlicher Temperatur mit 60 ccm einer normalen Lösung von Kaliumhydrosulfid (aus Normal-Kalilauge durch Sättigen mit Schwefelwasserstoff bereitet), so findet sofort lebhafte Schwefelwasserstoff-Entwickelung statt, und nach 10—15 Minuten erfolgt klare Lösung, wodurch das Ende der Reaktion angezeigt wird. Beim Übersättigen der gelben Flüssigkeit mit Salzsäure fällt das Methylthiochlorpurin als farblose Masse aus, welche sich beim Erwärmen zusammenballt. Dieselbe wird nach dem Abkühlen filtriert und mit Wasser gewaschen. Die Ausbeute ist fast quantitativ. Zur Reinigung wird das Produkt in siedendem Alkohol gelöst, wozu ungefähr 800 Gewichtsteile nötig sind, dann diese Lösung im Vakuum bei etwa 30^0 bis auf ein Viertel des Volumens eingedampft und stark abgekühlt. Hierbei kristallisieren feine, schwach gelbe Nadeln, welche meist zu Kugeln vereinigt sind und für die Analyse bei 100^0 getrocknet wurden.

0,2025 g Sbst.: 0,2691 g CO_2, 0,0442 g H_2O.
0,2170 g Sbst.: 50,3 ccm N (16^0, 771,5 mm).
0,2012 g Sbst.: 0,2345 g $BaSO_4$.
0,1950 g Sbst.: 0,1371 g AgCl.

$C_6H_5N_4SCl$.   Ber. C 35,91, H 2,49, N 27,93, S 15,96, Cl 17,70.
Gef. „ 36,24, „ 2,43, „ 27,44, „ 16,01, „ 17,40.

Die Substanz hat keinen Schmelzpunkt; im Kapillarrohr erhitzt, beginnt sie gegen 250^0 sich braun zu färben und erfährt bei gesteigerter Temperatur eine stetig fortschreitende Zersetzung. In Wasser ist sie noch erheblich schwerer löslich als in Alkohol, auch von Äther, Aceton, Benzol, Chloroform wird sie sehr schwer aufgenommen. Leicht löst sie sich in verdünnten Alkalien; durch sehr konzentriertes Alkali werden aus dieser Lösung die Salze gefällt, die Natriumverbindung zuerst als Öl, welches aber bald zu einem körnigen Pulver erstarrt, das Kaliumsalz in feinen Nadeln. Das Ammoniaksalz ist in Wasser auch leicht löslich und kristallisiert bei genügender Konzentration in dicken, scheinbar quadratischen Tafeln. Schwerer löslich in kaltem Wasser ist das Baryumsalz, es kristallisiert in sehr feinen, biegsamen Nadeln. Die ammoniakalische Lösung gibt mit Silbernitrat einen gallertigen Niederschlag, welcher sich beim Kochen schwärzt, und mit Kupferoxydsalzen in der Wärme einen schmutzig-gelben Niederschlag.

In salzsaurer Lösung mit Kaliumchlorat behandelt, wird die Verbindung rasch zerstört, die dabei resultierende Lösung gibt aber beim Verdampfen keine Murexidreaktion. Noch energischer wirken unterbromigsaure Alkalien, welche Schwefelsäure und leicht lösliche orga-

nische Produkte erzeugen. Charakteristisch ist das Verhalten gegen
Salpetersäure. In der Säure vom spez. Gewicht 1,4 löst sich die Substanz
schon bei gewöhnlicher Temperatur sofort, wobei eine vorübergehende
dunkelbraune Farbe auftritt; beim Verdünnen mit nicht zuviel Wasser
scheiden sich dann kleine, glänzende, hübsch ausgebildete Kristalle ab.
Dieselbe Verbindung entsteht bei Einwirkung von verdünnterer Säure.
Erwärmt man z. B. 1 g des fein gepulverten Methylthiochlorpurins
mit 10 ccm Salpetersäure vom spez. Gewicht 1,16, so tritt sehr bald
die gleiche Färbung ein, welche aber rasch wieder verschwindet, und
an Stelle des ursprünglichen Produktes treten die eben erwähnten Kristalle. Dieselben verlieren schon bei der Berührung mit Wasser ihren
Glanz und verwandeln sich in ein trübes, farbloses Pulver, welches
beim Trocknen über Schwefelsäure sich gelb färbt.

In warmer starker Salzsäure löst sich das Methylthiochlorpurin
in reichlicher Menge, und bei genügender Konzentration kristallisieren
nach dem Abkühlen feine, farblose Nadeln. Bei höherer Temperatur
wirkt die Salzsäure ähnlich wie bei den schwefelfreien Chlorpurinen
so, daß das Chlor gegen Sauerstoff ersetzt wird. Aber die Methode
ist hier zur Gewinnung der Oxythiopurine doch nicht brauchbar, weil
gleichzeitig mit dem Halogen der Schwefel teilweise abgespalten wird,
wie folgender Versuch zeigt.

Fein gepulvertes Methylthiochlorpurin wurde mit der 10-fachen
Menge rauchender Salzsäure (spez. Gewicht 1,19) unter dauernder
Bewegung drei Stunden auf 125—130⁰ erhitzt. Die schwach gelb ge-
färbte, klare Lösung roch stark nach Schwefelwasserstoff und schied
nach dem Verdünnen mit der doppelten Menge Wasser in reichlicher
Quantität ein kristallinisches Pulver ab. Dasselbe war chlorfrei, gab
aber bei der Analyse Zahlen, welche in der Mitte zwischen den für
Methyloxythiopurin und Methyldioxypurin (Heteroxanthin) lagen.

7 - Methyl - 6 - thiopurin.

Wird das gepulverte Methylthiochlorpurin mit der 10-fachen Menge
Jodwasserstoffsäure (spez. Gewicht 1,96) übergossen, so wird die Flüssigkeit alsbald durch Freiwerden von Jod braun. Man fügt gepulvertes
Jodphosphonium hinzu und schüttelt bis das freie Jod wieder verschwunden ist. Dabei entsteht zunächst in ziemlich großer Menge
ein rotgefärbtes Produkt, welches beim nachträglichen Erwärmen auf
dem Wasserbade zum allergrößten Teil in Lösung geht. Erhitzt man
schließlich noch über freier Flamme zum Sieden, so fallen, wenn ein
Teil des Jodwasserstoffs verdampft ist, lange, schwach gelb gefärbte,
prismatische Kristalle aus, welche eine Verbindung des Methylthio-

purins mit Jodwasserstoff sind. Ihre Menge vermehrt sich recht erheblich, wenn man das doppelte Volumen Wasser zufügt und abkühlt. Der in der Mutterlauge bleibende kleine Rest vom Methylthiopurin wird am besten durch Verdampfen derselben unter vermindertem Druck gewonnen. Die Hauptmenge der Kristalle, welche sich schon in Berührung mit Wasser trüben, wird in Ammoniak gelöst, die Flüssigkeit zur Zerstörung des Ammoniaksalzes auf dem Wasserbade verdampft und der Rückstand mit kaltem Wasser ausgelaugt. Dabei bleibt das Methylthiopurin als kristallinische Masse zurück. Es wird durch Umkristallisieren aus heißem Wasser gereinigt. Der in der Mutterlauge gebliebene Rest wird auf die gleiche Weise mit Ammoniak behandelt, ist aber etwas weniger rein. Die Gesamtausbeute an gereinigtem Produkt beträgt 80—90% der Theorie.

Das aus Wasser kristallisierte Methylthiopurin hat im lufttrocknen Zustand die Zusammensetzung $C_6H_6N_4S + H_2O$. Das Kristallwasser entweicht rasch und vollständig bei 110⁰.

0,4000 g Sbst. verloren bei 1¹/₂-stündigem Erhitzen auf 110⁰ 0,0408 g H_2O.

$C_6H_6N_4S + H_2O$.   Ber. H_2O 9,78.   Gef. H_2O 10,20.

Die trockne Substanz gab folgende Analysenzahlen:

0,1922 g Sbst.: 0,3064 g CO_2 und 0,0691 g H_2O.
0,1552 g Sbst.: 43,4 ccm N (15⁰, 774 mm).
0,1781 g Sbst.: 0,2523 g $BaSO_4$.

$C_6H_6N_4S$.   Ber. C 43,38, H 3,62, N 33,73, S 19,28.
Gef. „ 43,47, „ 3,99, „ 33,37, „ 19,46.

Die Verbindung schmilzt bei 306—307⁰ (korr. 310—311⁰) ohne Gasentwickelung zu einer rotbraunen Flüssigkeit. Sie löst sich in ungefähr 60 Teilen kochendem Wasser und kristallisiert beim Erkalten rasch in farblosen, schmalen Prismen. Die Lösung reagiert sauer. Die Alkalisalze sind sehr leicht löslich und kristallisieren aus konzentrierter Lauge in der Kälte in feinen, langen Nadeln. Das Ammoniaksalz ist ebenfalls leicht löslich und wird beim Wegkochen des Ammoniaks zersetzt. Das Baryumsalz ist in heißem Wasser ziemlich leicht löslich und kristallisiert in äußerst feinen, verfilzten Nadeln. Silbernitrat erzeugt in der ammoniakalischen Lösung einen amorphen, schwach gelb gefärbten Niederschlag; derselbe schwärzt sich beim Kochen, wenn ein Überschuß von Silbersalz angewandt war.

In warmer Salzsäure vom spez. Gewicht 1,07 löst sich das Methylthiopurin recht leicht, und bei genügender Konzentration scheiden sich beim Abkühlen feine Nadeln ab. Durch Kaliumchlorat wird die Verbindung in salzsaurer Lösung unter Bildung von Schwefelsäure rasch zerstört; die Flüssigkeit gibt aber keine Murexidreaktion.

Salpetersäure oxydiert die Verbindung ebenso leicht und unter den gleichen Erscheinungen wie ihr Chlorderivat. Das hierbei zunächst entstehende schwefelhaltige Produkt ist aber leichter löslich und kristallisiert aus verdünnter Salpetersäure in ziemlich großen, farblosen Platten oder Prismen; bei weiterer Wirkung entsteht Methyloxypurin, wie gleich gezeigt wird.

$$7\text{-}\mathrm{Methyl\text{-}6\text{-}methylthiopurin,}\quad
\begin{array}{l}
\mathrm{N}\!=\!\mathrm{C.SCH_3}\\
\mid\qquad\mid\\
\mathrm{CH}\ \ \mathrm{C.N.CH_3}\\
\parallel\quad\ \parallel\ \rangle\mathrm{CH}\\
\mathrm{N}\!-\!\mathrm{C.N}
\end{array}.$$

Während bei der Alkylierung der Oxypurine auf nassem Wege das Alkyl entweder ausschließlich, oder doch in der Regel der Hauptmenge nach an den Stickstoff tritt, liegen bei diesem Schwefelkörper die Verhältnisse ganz anders. Derselbe liefert außerordentlich leicht ein einheitliches Methylderivat, welches beim Kochen mit Säuren Mercaptan entwickelt und also das Methyl an Schwefel gebunden enthält.

Zur Ausführung der Reaktion wird das Methylthiopurin in der berechneten Menge Normal-Kalilauge gelöst und mit der theoretischen Quantität Jodmethyl bei gewöhnlicher Temperatur kräftig geschüttelt. Schon nach einigen Minuten beginnt die Abscheidung des Methylderivates, und nach etwa einer Stunde ist die Reaktion beendet. Die aus feinen, biegsamen Nadeln bestehende Kristallmasse wird filtriert und aus heißem Wasser umkristallisiert. Die Ausbeute ist nahezu quantitativ. Für die Analyse wurde das Produkt bei 100^0 getrocknet, wobei die lufttrockne Substanz aber kaum an Gewicht verlor.

0,1857 g Sbst.: 0,3185 g CO_2 und 0,0782 g H_2O.
0,1921 g Sbst.: 0,2472 g $BaSO_4$.

$C_7H_8N_4S.$ Ber. C 46,66, H 4,44, S 17,77.
Gef. „ 46,77, „ 4,68, „ 17,67.

Die Verbindung schmilzt bei $207\text{--}208^0$ (korr. $212\text{--}213^0$) ohne Zersetzung. Sie löst sich in ungefähr 12—14 Teilen kochendem Wasser und kristallisiert beim Erkalten in farblosen, biegsamen Nadeln. In Alkalien ist sie nicht löslicher als in Wasser. In verdünnter Salzsäure ist sie schon in der Kälte leicht löslich. In dieser Lösung erzeugen sowohl Platinchlorid wie Goldchlorid kristallinische Niederschläge, welche selbst in der Hitze schwer löslich sind. Gegen Salpetersäure ist die Substanz sehr viel beständiger als die nicht methylierte Verbindung. Sie kann mit der Säure vom spez. Gewicht 1,16 ohne wesentliche Veränderung gekocht werden, löst sich dabei in reichlicher Menge, und beim Erkalten scheidet sich das Nitrat in farblosen, derben Kristallen von wenig charakteristischer Form ab. Beim Kochen mit verdünnter Salzsäure oder Schwefelsäure entwickelt sich sofort der Geruch nach Mercaptan, während bei der nicht methylierten Verbindung unter denselben Bedingungen Schwefelwasserstoff gebildet wird. Die Zersetzung geht aber in beiden Fällen recht langsam vor sich, nur ist sie bei der Methylverbindung wegen des intensiven Geruches des Mercaptans viel rascher wahrnehmbar. Die Mercaptanbildung beweist, daß das Methyl an Schwefel gebunden ist.

Verwandlung des 7 - Methyl - 6 - thiopurins in 7 - Methyl - 6 - oxypurin.

Erwärmt man das Methylthiopurin mit der 8-fachen Menge Salpetersäure vom spez. Gewicht 1,16, so findet sofort unter vorübergehender Braunfärbung die Oxydation statt, und beim Kochen erfolgt klare Lösung. Wird dasselbe etwa 10 Minuten fortgesetzt, wobei eine reichliche Gasentwickelung erfolgt, so ist die Reaktion beendet, und beim Abkühlen auf 0^0 kristallisiert in reichlicher Menge das Nitrat des Methyloxypurins, während in der Flüssigkeit Schwefelsäure vorhanden ist. Die aus dem Nitrat durch Baryt in Freiheit gesetzte Base zeigte den früher angegebenen Schmelzpunkt und die sonstigen Eigenschaften des 7-Methyl-6-oxypurins.

Die Analyse des Präparates ergab:

0,1841 g Sbst.: 0,3234 g CO_2 und 0,0713 g H_2O.

$C_6H_6N_4O$. Ber. C 48,00, H 4,00.
Gef. „ 47,91, „ 4,30.

7 - Methyl - 2 - äthoxy - 6 - thiopurin.

Wie oben erwähnt, wird aus dem Methylthiochlorpurin durch längeres Erhitzen mit starker Salzsäure nicht allein das Halogen, sondern auch der Schwefel teilweise abgespalten. Da auch die Wirkung der wässerigen Alkalien auf die Chlorverbindung nicht in einfacher Weise verläuft, sondern zur Bildung von stark riechenden Schwefelprodukten führt, so wurde zur Gewinnung des Methyloxythiopurins der Umweg über die Äthoxyverbindung gewählt. Um diese zu bereiten, wird 1 Teil feingepulvertes Methylthiochlorpurin mit einer Lösung von 1,4 Teilen Natrium in 20 Teilen Alkohol unter dauernder Bewegung drei Stunden auf 100^0 erhitzt. Obschon dabei keine klare Lösung erfolgt, findet doch die Umsetzung vollständig statt. Nach dem Erkalten ist die Flüssigkeit mit einem Brei von äußerst feinen, wenig

gefärbten Nadeln erfüllt, welche das Natriumsalz des Methyläthoxy-
thiopurins sind. Dieselben werden filtriert, in Wasser gelöst und in
der Kälte mit Säuren zersetzt. Das hierbei ausfallende Methyläthoxy-
thiopurin wird sofort filtriert und mit kaltem Wasser gewaschen. Die
Ausbeute betrug 90% des angewandten Chlorkörpers. Die Verbindung
wurde aus heißem Wasser umkristallisiert und für die Analyse bei
110⁰ getrocknet, wobei sie aber kaum an Gewicht verlor.

0,2115 g Sbst.: 0,3561 g CO_2 und 0,0940 g H_2O.

$C_8H_{10}N_4OS$. Ber. C 45,71, H 4,76.
Gef. „ 45,91, „ 4,93.

Sie löst sich in ungefähr 170 Teilen kochendem Wasser und kristallisiert daraus beim Erkalten in langen, farblosen Nadeln. Sie ist ziemlich
leicht löslich in heißem Alkohol und Eisessig, schwerer in Benzol und
Aceton. Das Natriumsalz ist in Wasser sehr leicht, in konzentrierter
Natronlauge, zumal in der Kälte, viel schwerer löslich und kristallisiert
in Nadeln. Das Ammoniumsalz löst sich ebenfalls in Wasser, besonders
in der Wärme, sehr leicht und kristallisiert in der Kälte langsam in
farblosen Prismen. Das Baryumsalz ist auch in kaltem Wasser leicht
löslich. Die ammoniakalische Lösung gibt mit Silbernitrat einen
amorphen Niederschlag, welcher sich bei Anwendung von überschüssigem Silbersalz in der Hitze schwärzt.

Die Verbindung schmilzt im Kapillarrohr gegen 228⁰ (korr. 234⁰),
erstarrt aber dann sofort wieder, während gleichzeitig eine schwache
Gasentwickelung stattfindet, und es entsteht ein neues Produkt, welches
sich zwischen 270⁰ und 280⁰ unter Braunfärbung zersetzt.

7 - Methyl - 2 - oxy - 6 - thiopurin.

Der Äthoxykörper löst sich in der 10-fachen Menge Salzsäure
vom spez. Gewicht 1,19 beim Erwärmen auf dem Wasserbade rasch
auf. Unter Gasentwickelung und Verbreitung eines mercaptanähn-
lichen Geruches erfolgt dann bald die Abspaltung des Äthyls und
die Kristallisation der Oxyverbindung. Nach 15—20 Minuten ist die
Reaktion beendet. Nach dem Abkühlen werden die Kristalle filtriert.
Die im Vakuum eingedampfte Mutterlauge gibt eine zweite Kristallisation. Nach dem Umlösen aus heißem Wasser betrug die Ausbeute an
reinem Produkt ungefähr 70% der angewandten Äthoxyverbindung. Das
Präparat enthält ein Molekül Kristallwasser, welches partiell schon bei
gewöhnlicher Temperatur und sehr rasch vollständig bei 110⁰ entweicht.

0,3394 g Sbst. verloren bei 2-stündigem Erhitzen auf 110⁰ 0,0328 g H_2O.

$C_6H_6N_4OS + H_2O$. Ber. H_2O 9,00. Gef. H_2O 9,66.

Die trockne Substanz lieferte folgende Zahlen:

0,1509 g Sbst.: 0,2177 g CO_2, 0,0506 g H_2O.
0,1500 g Sbst.: 0,1886 g $BaSO_4$.

$C_6H_6N_4OS$.   Ber. C 39,56, H 3,30, S 17,58.
           Gef. „ 39,34, „ 3,72, „ 17,27.

Die Verbindung schmilzt gegen 337^0 (korr. 343^0) unter starker Gasentwickelung. Von kochendem Wasser verlangt sie zur Lösung ungefähr 450 Teile und kristallisiert daraus beim Erkalten in feinen Nadeln. Die Alkalisalze sind in Wasser sehr leicht löslich. Das Ammoniumsalz kristallisiert aus warmem Wasser, worin es ebenfalls recht leicht löslich ist, beim Erkalten in farblosen Prismen. Das Baryumsalz ist selbst in heißem Wasser ziemlich schwer löslich und kristallisiert beim Erkalten sofort in sehr feinen Nadeln. Von Kaliumchlorat und Salzsäure wird die Verbindung rasch oxydiert unter Bildung von Schwefelsäure, und die Flüssigkeit gibt dann beim Verdampfen die Murexidreaktion. Die ammoniakalische Lösung gibt mit Silbernitrat einen amorphen Niederschlag, welcher sich auch bei überschüssigem Silbersalz nur langsam erst gelbrot, dann dunkler färbt.

In warmer, verdünnter Salzsäure löst sich das Methyloxythiopurin erheblich leichter als in Wasser, und beim Erkalten der Flüssigkeit kristallisieren feine, biegsame Nadeln. Von warmer, verdünnter Salpetersäure wird es rasch oxydiert, es entsteht dabei ein in Wasser recht schwer lösliches Produkt, dessen Nitrat hübsch kristallisiert und das wahrscheinlich Heteroxanthin ist.

7 - Methyl - 2.6 - dithiopurin.

Dasselbe entsteht beim Erhitzen des Methyldichlorpurins mit einer Lösung von überschüssigem Kaliumhydrosulfid auf 100^0. Verwendet man z. B. auf 1 g der Chlorverbindung 24 ccm einer normalen Lösung von Kaliumhydrosulfid, so ist die Reaktion nach drei Stunden beendet. Die klare, gelbe Lösung scheidet dann beim Ansäuern das Methyldithiopurin als dicken, schwach gelb gefärbten, kristallinischen Niederschlag ab.

Zur Reinigung wurde derselbe in das Baryumsalz verwandelt. Dieses scheidet sich aus der heiß bereiteten Lösung der Substanz in kalt gesättigtem Barytwasser beim Erkalten sofort kristallinisch ab und wird durch einmaliges Umkristallisieren aus heißem Wasser in farblosen, feinen, langen Nadeln erhalten. Versetzt man die heiße, wässerige Lösung des reinen Salzes mit überschüssiger Salzsäure, so fällt das Methyldithiopurin sofort als fast farbloses Pulver aus, welches aus mikroskopisch kleinen, wetzsteinähnlichen Formen besteht. Für die Analyse wurde das Präparat bei 110^0 getrocknet.

0,1994 g Sbst.: 0,2662 g CO_2, 0,0616 g H_2O.
0,1710 g Sbst.: 42,6 ccm N (16^0, 733 mm).
0,2314 g Sbst.: 0,5443 g $BaSO_4$.

$C_6H_6N_4S_2$.   Ber. C 36,36, H 3,03, N 28,28, S 32,32.
             Gef. „ 36,41, „ 3,43, „ 28,00, „ 32,30.

Die Verbindung hat keinen Schmelzpunkt; sie färbt sich im Kapillarrohr gegen 360^0 braun und verkohlt bei höherer Temperatur. Ihre Alkalisalze sind in Wasser sehr leicht, in konzentrierter Lauge viel schwerer löslich. Das Natriumsalz kristallisiert in äußerst feinen, verfilzten Nadeln, das Kaliumsalz in Nadeln oder Prismen. Etwas schwerer löslich ist das Ammoniumsalz, es kristallisiert aus warmem Wasser in kleinen, aber recht schön ausgebildeten, länglichen Tafeln, welche häufig wie eine Kombination von Prisma und Doma aussehen. Beim Kochen mit Wasser wird es zersetzt. Die ammoniakalische Lösung gibt mit Silbernitrat einen gelblichen Niederschlag, der sich beim Kochen schwärzt, wenn ein Überschuß von Silbersalz angewandt war. In heißer, starker Salzsäure löst sich das Methyldithiopurin recht schwer, dagegen wird es von verdünnter, warmer Salpetersäure rasch oxydiert und gelöst. Ebenso leicht wird es von Salzsäure und Kaliumchlorat zersetzt, indem viel Schwefelsäure entsteht; die Flüssigkeit gibt aber beim Verdampfen die Murexidreaktion entweder gar nicht oder nur sehr schwach.

Verwandlung des 7 - Methyltrichlorpurins in zwei isomere Methylthiopurine.

Werden 5 g feingepulvertes 7-Methyltrichlorpurin mit 33 ccm einer Normallösung von Kaliumhydrosulfid (1,5 Mol.) bei 0^0 geschüttelt, so ist nach $2^1/_2$ Stunden der allergrößte Teil davon verändert. Es findet hierbei aber keine klare Lösung statt, weil dafür die Menge des Kaliumhydrosulfids nicht ausreicht. Aus der filtrierten Lösung fällt durch Salzsäure der größere Teil des Reaktionsproduktes als schwach gelber, voluminöser Niederschlag aus; der Rest desselben befindet sich, neben wenig unverändertem Methyltrichlorpurin, in dem Rückstand. Um ihn daraus zu gewinnen, wird derselbe mit eiskaltem verdünnten Alkali rasch ausgelaugt und die sofort filtrierte Flüssigkeit ebenfalls mit Salzsäure gefällt. Längere Wirkung des Alkalis ist hierbei zu vermeiden, weil sonst aus dem Methyltrichlorpurin das ebenfalls lösliche Methyl-8-oxydichlorpurin entstehen kann. Nach den Analysen besteht das so gewonnene Produkt zum größten Teil aus Methylthiodichlorpurin, enthält aber etwa 15—20% eines Methyldithiochlorpurins.

Wie schon erwähnt, habe ich auf die Trennung dieser Körper verzichtet und das Rohprodukt direkt reduziert.

Zu dem Zwecke wurde dasselbe mit der 10-fachen Menge Jodwasserstoffsäure vom spez. Gewicht 1,96 übergossen und nach Zusatz von überschüssigem Jodphosphonium erst $^1/_2$ Stunde bei etwa 50° geschüttelt, dann auf dem Wasserbade erhitzt, bis eine klare rote Flüssigkeit entstanden war, und schließlich noch 5 Minuten lang über freier Flamme gekocht. Beim Erkalten schieden sich dann schwach gelbe, meist zu Kugeln vereinigte Nadeln oder Prismen aus. Dieselben waren größtenteils jodwasserstoffsaures 7-Methyl-6-thiopurin, enthielten aber auch das Jodhydrat einer schwefelreicheren Verbindung. Sie wurden in Ammoniak gelöst, die Flüssigkeit zur Trockne verdampft, wobei die Ammoniaksalze der Thiopurine zerfallen, und der Rückstand mit ungefähr der 60-fachen Menge Wasser ausgekocht. Dabei bleibt der schwer lösliche, schwefelreiche Körper zurück, während das 7-Methyl-6-thiopurin in Lösung geht und beim Erkalten rein auskristallisiert. Seine Menge betrug etwa 40% des angewandten rohen Chlorthioproduktes.

0,2480 g Sbst.: verloren beim Erhitzen auf 110° 0,0250 g H_2O.
0,1484 g Sbst.: 0,2365 g CO_2, 0,0512 g H_2O.
0,1734 g Sbst.: 0,2487 g $BaSO_4$.
0,1575 g Sbst.: 46,2 ccm N (17°, 745 mm).

$C_6H_6N_4S + H_2O$.   Ber. H_2O 9,78.   Gef. H_2O 10,08.
$C_6H_6N_4S$.   Ber. C 43,37, H 3,61, N 33,73, S 19,28.
      Gef. „ 43,46, „ 3,83, „ 33,36, „ 19,69.

Die Substanz zeigte alle Eigenschaften, welche zuvor von dem 7-Methyl-6-thiopurin angegeben sind, und wurde zur völligen Identifizierung sowohl methyliert als auch durch Salpetersäure in das 7-Methyl-6-oxypurin übergeführt.

Die jodwasserstoffsaure Mutterlauge enthält noch etwas 7-Methyl-6-thiopurin und außerdem die Gesamtmenge der isomeren Verbindung. Zur Gewinnung der letzteren wird sie unter vermindertem Druck abgedampft, und der Rückstand nach Zusatz von überschüssigem Ammoniak zur Trockne verdampft. Beim Auslaugen mit kaltem Wasser bleibt das Gemenge der beiden Methylthiopurine zurück. Durch 3—4-maliges Umkristallisieren aus heißem Wasser wird daraus das neue Methylthiopurin in farblosen, feinen, vierseitigen Blättchen vom Schmp. 241—242° (korr. 248—249°) gewonnen. Dasselbe hat zum Unterschied von dem 7-Methyl-6-thiopurin kein Kristallwasser. Zur Analyse wurde es bei 110° getrocknet.

0,1631 g Sbst.: 0,2590 g CO_2, 0,0548 g H_2O.
$C_6H_6N_4S$.   Ber. C 43,37, H 3,61.
      Gef. „ 43,31, „ 3,73.

In heißem Wasser ist die Verbindung etwas schwerer löslich als die isomere; sie löst sich leicht in Alkalien und Ammoniak. Das Ammoniumsalz kristallisiert bei genügender Konzentration in sehr kleinen Prismen. In heißer, verdünnter Salzsäure ist die Substanz auch leicht löslich, und in der Kälte kristallisiert das Hydrochlorat in hübschen, ziemlich dicken Prismen oder Platten. Die ammoniakalische Lösung gibt mit Silbernitrat einen farblosen, amorphen Niederschlag, welcher sich beim Kochen, wenn ein Überschuß von Silbernitrat angewandt war, rasch schwärzt. Warme verdünnte Salpetersäure oxydiert und löst den Körper schnell, dabei scheint aber kein Methyloxypurin zu entstehen.

7 - Methyltrithiopurin.

Wird 1 g Methyltrichlorpurin mit 25 ccm einer Normallösung von Kaliumhydrosulfid erst bei gewöhnlicher Temperatur bis zur klaren Lösung geschüttelt und dann im verschlossenen Gefäß 6 Stunden auf 100^0 erhitzt, so ist sämtliches Halogen abgelöst, und aus der gelben Flüssigkeit scheidet sich beim längeren Stehen in der Kälte das saure Kaliumsalz des Methyltrithiopurins zum allergrößten Teil in feinen, schwach gelben Nadeln ab. Dasselbe läßt sich durch einmaliges Umkristallisieren aus wenig heißem Wasser unter Zusatz von etwas Tierkohle leicht ganz rein gewinnen und liefert dann, in wässeriger Lösung mit Salzsäure zersetzt, das reine Methyltrithiopurin als schwefelgelbes, undeutlich kristallinisches Pulver. Dasselbe enthält 1 Mol. Kristallwasser.

> 0,3304 g Sbst.: bei 100^0 getrocknet, verloren bei 4-stünd. Erhitzen auf 130^0 0,0234 g H_2O.
> 0,2194 g Sbst.: 41,2 ccm N (14^0, 760 mm).
> 0,2027 g Sbst.: 38,2 ccm N (15^0, 759 mm).
> 0,2421 g Sbst., 0,6888 g $BaSO_4$.

$$C_6H_6N_4S_3 + H_2O.$$ Ber. H_2O 7,26, N 22,58, S 38,71.
Gef. „ 7,08, „ 22,09, 22,04, „ 39,08

Die wasserfreie Substanz lieferte folgende Zahlen:

> 0,1789 g Sbst.: 0,2042 g CO_2, 0,0472 g H_2O.
> 0,1974 g Sbst.: 0,2268 g CO_2, 0,0477 g H_2O.

$$C_6H_6N_4S_3.$$ Ber. C 31,30, H 2,61.
Gef. „ 31,13, 31,33, „ 2,93, 2,68.

Die Ausbeute ist fast quantitativ, wenn man das Kaliumsalz bei der Darstellung etwa 6 Stunden bei 0^0 auskristallisieren läßt.

Das 7-Methyltrithiopurin beginnt, im Kapillarrohr erhitzt, gegen 320^0 braun zu werden und verkohlt bei höherer Temperatur, ohne zu schmelzen. Es ist in heißem Wasser, Alkohol, Eisessig, Aceton sehr schwer, in Benzol so gut wie unlöslich. Aus Wasser kristallisiert es in mikroskopisch kleinen, wetzsteinähnlichen Formen, welche oft zu kugeligen Aggregaten vereinigt sind. Auch in heißer, starker Salzsäure ist es recht schwer löslich, wird dagegen von konzentrierter Schwefelsäure leicht aufgenommen und daraus durch Wasser wieder gefällt. Überschüssige Alkalien lösen die Verbindung leicht und fast ohne Farbe. Aus dieser Lösung scheiden sich beim Einleiten von Kohlensäure und genügender Konzentration die schwerer löslichen sauren Alkalisalze ab, die Kaliumverbindung in den schon erwähnten Nädelchen, die Natriumverbindung in kleinen, wetzsteinähnlichen Formen. Aus heißem Wasser können beide Salze leicht umkristallisiert werden. Ebensogut kristallisiert das saure Ammoniumsalz aus der warmen, wässerigen Lösung in feinen, schwach gelben Nadeln, während das neutrale Ammoniumsalz viel löslicher ist. Das neutrale Baryumsalz ist in heißem Wasser verhältnismäßig leicht löslich und kristallisiert beim Abkühlen rasch in feinen Nadeln. Silbernitrat erzeugt in der ammoniakalischen Lösung einen schönen, gelben Niederschlag, welcher sich beim Kochen, auch wenn überschüssiges Silbernitrat zugegen ist, nur langsam dunkler färbt. Von Salpetersäure wird die Verbindung leicht oxydiert und gelöst.

Trithiopurin.

Für die Gewinnung eines reinen Präparates ist es vorteilhaft, einen ziemlich großen Überschuß von Kaliumhydrosulfid anzuwenden. Bei Benutzung von Normallösung empfiehlt es sich, auf 1 g entwässertes Trichlorpurin 36 ccm, d. i. 8 Moleküle Kaliumhydrosulfidlösung zu nehmen und im geschlossenen Gefäß 6 Stunden auf 100^0 zu erhitzen. Die klare, gelbe Flüssigkeit scheidet beim längeren Stehen das saure Kaliumsalz des Trithiopurins in kleinen, gelben Nadeln ab. Für die Isolierung ist es aber bequemer, die Flüssigkeit direkt mit Salzsäure zu versetzen, wobei das in Wasser und verdünnten Säuren fast unlösliche Trithiopurin als dicker, gelber Niederschlag ausfällt. Es wird filtriert, mit Wasser gewaschen und zur Reinigung in das schön kristallisierende Baryumsalz verwandelt. Zu dem Zweck löst man es kochend in Barytwasser, welches bei gewöhnlicher Temperatur gesättigt ist, und läßt die heiß filtrierte Flüssigkeit erkalten. Dabei kristallisiert das Salz in hübschen, schwach gelben Nadeln. Die durch Eindampfen konzentrierte Mutterlauge gab eine zweite, nicht unbeträchtliche Kristallisation. Zur völligen Reinigung wird das Salz nochmals aus heißem Wasser umkristallisiert. Versetzt man dann seine heiße Lösung mit Salzsäure, so fällt das reine Trithiopurin als undeutlich kristallinische, kanariengelbe Masse aus. Die Ausbeute an diesem reinen Präparat betrug 70% des angewandten Trichlorpurins. Für die Analyse wurde das Produkt bei 110⁰ getrocknet, wobei es aber kaum an Gewicht verlor.

0,1913 g Sbst.: 0,1938 g CO_2 und 0,0371 g H_2O.
0,1805 g Sbst.: 38,7 ccm N (12⁰, 764 mm).
0,2037 g Sbst.: 0,6606 g $BaSO_4$.

$C_5H_4N_4S_3$. Ber. C 27,77, H 1,85, N 25,92, S 44,44.
Gef. „ 27,63, „ 2,15, „ 25,59, „ 44,54.

Die Verbindung hat keinen Schmelzpunkt, bei höherer Temperatur verkohlt sie. In Wasser und Alkohol ist sie außerordentlich schwer löslich, ziemlich leicht wird sie von kalter, konzentrierter Schwefelsäure gelöst und durch Wasser daraus wieder gefällt. In überschüssigen Alkalien ist sie ebenfalls sehr leicht löslich, desgleichen in Soda sowie in überschüssigem, verdünntem Ammoniak. Aus der stark eingedampften, ammoniakalischen Lösung kristallisiert beim Erkalten ein Ammoniumsalz in sehr feinen, meist zu Büscheln oder Kugeln verwachsenen, biegsamen Nadeln. Sättigt man die konzentrierte Lösung des Trithiopurins in Kalilauge mit Kohlensäure, so scheidet sich ein saures Kaliumsalz in feinen, gelben Nadeln ab; dasselbe ist in warmem Wasser leicht löslich. Am schönsten ist das schon erwähnte Baryumsalz. Die ammoniakalische Lösung gibt mit Silbernitrat einen gelben, amorphen Niederschlag, welcher beim Kochen dichter wird und sich etwas stärker rötlich-gelb färbt. Hat man einen Überschuß von Silbernitrat angewandt, so färbt sich das unlösliche Produkt beim längeren Kochen dunkel. Jedenfalls aber ist das Trithiopurin gegen Silberlösung viel beständiger als die Harnsäure.

Salpetersäure vom spez. Gewicht 1,4 oxydiert die Substanz schon bei gewöhnlicher Temperatur, verdünnte Salpetersäure tut dasselbe beim Erwärmen. Beim Kochen mit der starken Säure wird sie gelöst und ganz zerstört. Desgleichen wird die Verbindung beim gelinden Erwärmen mit Salzsäure und Kaliumchlorat zersetzt und gelöst, die Flüssigkeit gibt aber beim Verdampfen nur ganz schwach die Murexidreaktion.

NH—CO
| |
2.6-Dioxy-8-thiopurin,   CO C.NH
| ‖ ⟩C.SH
NH—C.N

Da in dem Bromxanthin das Halogen sehr fest gebunden ist, so muß man für die Darstellung des Thiokörpers einen großen Überschuß von Kaliumhydrosulfid anwenden und die Temperatur auf 120⁰ steigern.

Dementsprechend wurden 3 g reines Bromxanthin mit 75 ccm einer Normallösung von Kaliumhydrosulfid im geschlossenen Rohr unter dauernder Bewegung drei Stunden auf 120⁰ erhitzt. Es geht dabei völlig in Lösung, und beim Erkalten scheidet sich das Kaliumsalz des Dioxythiopurins als schwach gelb gefärbte, voluminöse Masse ab. Dieselbe wird nach dem Verdünnen mit dem gleichen Volumen Wasser durch Erwärmen wieder gelöst, und die Flüssigkeit mit Salzsäure übersättigt. Dabei fällt der Thiokörper als schwach gelbes, undeutlich kristallinisches Pulver aus. Die Ausbeute beträgt etwa 60% des angewandten Bromxanthins. Da das Rohprodukt noch wenig Brom enthielt, so wurde es mit Jodwasserstoffsäure vom spez. Gewicht 1,96 und etwas Jodphosphonium 15 Minuten lang auf dem Wasserbade erwärmt, wobei es nur zum kleineren Teil in Lösung geht, dann die Mischung mit Wasser verdünnt, filtriert, der Rückstand zunächst mit 13-prozentiger Salzsäure ausgekocht und endlich in heißem, verdünntem Ammoniak gelöst. Beim Ansäuern fällt dann das reine Dioxythiopurin als fast farbloses, schweres Pulver aus. Das über Schwefelsäure getrocknete Präparat enthält ein Molekül Kristallwasser, welches beim mehrstündigen Erhitzen auf 150⁰ völlig entweicht.

0,2743 g Sbst. verloren bei 150⁰: 0,0245 g H_2O.

$C_5H_4N_4SO_2 + H_2O$. Ber. H_2O 8,91. Gef. H_2O 8,93.

Die wasserfreie Substanz gab folgende Zahlen:

0,2073 g Sbst.: 0,2480 g CO_2 und 0,0438 g H_2O.
0,1778 g Sbst.: 47,4 ccm N (16⁰, 745 mm).
0,1968 g Sbst.: 0,2457 g $BaSO_4$.

$C_5H_4N_4SO_2$. Ber. C 32,61, H 2,17, N 30,43, S 17,39.
Gef. „ 32,62, „ 2,34, „ 30,46, „ 17,15.

Das 2.6-Dioxy-8-thiopurin verkohlt beim Erhitzen, ohne zu schmelzen. Es ist in Wasser und selbst in starker Salzsäure sehr schwer löslich, wird dagegen ziemlich leicht von konzentrierter Schwefelsäure aufgenommen. Die neutralen Alkalisalze lösen sich auch in kaltem Wasser sehr leicht; beim Einleiten von Kohlensäure entstehen die sauren Salze, von welchen die Kaliumverbindung aus warmem Wasser in äußerst feinen, biegsamen Nadeln kristallisiert. Das neutrale Baryumsalz ist in heißem Wasser ziemlich schwer löslich und fällt beim Erkalten als undeutlich kristallinisches Pulver aus. Das Ammoniaksalz kristallisiert aus warmem Wasser, worin es leicht löslich ist, in feinen Nädelchen; die ammoniakalische Lösung gibt mit Silbernitrat einen gelben, amorphen Niederschlag. Von Salzsäure und Kaliumchlorat wird das Dioxythiopurin rasch oxydiert und gelöst, und die Flüssigkeit gibt beim Verdampfen stark die Murexidreaktion.

Das Dioxythiopurin hat die gleiche Zusammensetzung wie die von Nencki[1]) vor 27 Jahren beschriebene Urosulfinsäure. Ob es damit identisch oder isomer ist, kann ich noch nicht sagen, weil dazu ein direkter Vergleich beider Körper nötig ist. Ich hoffe, diese Lücke später ausfüllen zu können.

Bei diesen Versuchen bin ich von den Herren Dr. Paul Hunsalz und Dr. Friedrich Hübner unterstützt worden, wofür ich denselben besten Dank sage.

---

[1]) Berichte d. d. chem. Gesellsch. **5**, 45 [1872].

29. Emil Fischer: Über eine scheinbare intramolekulare Umlagerung in der Puringruppe.

Berichte der deutschen chemischen Gesellschaft **31**, 542 [1898].
(Vorgetragen in der Sitzung vom 24. Januar vom Verfasser.)

Das kürzlich beschriebene 7-Methyl-6-amino-2-chlorpurin[1]),

$$\begin{array}{cc} \mathrm{N}\!=\!\mathrm{C.NH_2} \\ |\quad\ | \\ \mathrm{Cl.C}\quad\mathrm{C.N.CH_3}\,, \\ \|\quad\ \|\ \rangle\mathrm{CH} \\ \mathrm{N}\!-\!\mathrm{C.N} \end{array}$$

dessen Struktur durch Überführung in 7-Methyladenin und 7-Methylhypoxanthin festgestellt wurde, tauscht beim Erwärmen mit verdünntem, wässerigem Alkali das Halogen gegen Hydroxyl aus und liefert ein Methylaminooxypurin, welches bei normalem Verlauf der Reaktion folgende Struktur haben müßte:

$$\begin{array}{cc} \mathrm{N}\!=\!\mathrm{C.NH_2} \\ |\quad\ | \\ \mathrm{OC}\quad\mathrm{C.N.CH_3}\,. \\ |\quad\ \|\ \rangle\mathrm{CH} \\ \mathrm{HN}\!-\!\mathrm{C.N} \end{array}$$

In Wirklichkeit aber ist das Produkt identisch mit dem 7-Methylguanin:

$$\begin{array}{cc} \mathrm{HN}\!-\!\mathrm{CO} \\ |\quad\ | \\ \mathrm{NH_2.C}\quad\mathrm{C.N.CH_3}\,. \\ \|\quad\ \|\ \rangle\mathrm{CH} \\ \mathrm{N}\!-\!\mathrm{C.N} \end{array}$$

Da diese Beobachtung mit allen übrigen, untereinander gut harmonierenden Schlüssen bezüglich der Struktur der Purinkörper in schroffem Widerspruch stand, so kam ich nach langem Zweifeln zu der Überzeugung, daß der anscheinend so einfach verlaufende Vorgang eine anormale Reaktion sein müsse.

Anfänglich neigte ich zu der Annahme, daß hier eine Wanderung der Amidogruppe stattfinde. Aber die nähere Untersuchung hat eine einfachere Erklärung des Prozesses gestattet.

---

[1]) Berichte d. d. chem. Gesellsch. **31**, 116 [1898]. (*S. 397.*)

Diejenigen Purinkörper, welche keinen durch Metalle ersetzbaren Wasserstoff enthalten, werden von wässerigem Alkali leicht angegriffen. Dabei findet, wie für das Caffeïn und die Tetramethylharnsäure[1]) nachgewiesen ist, unter Wasseraddition eine Aufspaltung des Purinkerns statt. Nimmt man nun an, daß das gleiche bei dem 7-Methyl-6-amino-2-chlorpurin zwischen dem Stickstoff 1 und dem Kohlenstoff 6 erfolgt, und dann gleich hinterher durch Salzsäureabspaltung wieder Ringbildung stattfindet, so würde sich die Bildung des Methylguanins durch folgendes Schema darstellen lassen:

$$
\begin{array}{ccc}
\begin{array}{c}
N\!=\!C.NH_2 \\
|\quad\ | \\
Cl.C\quad C.N.CH_3 \\
\|\quad \|\ \rangle CH \\
N\!-\!C.N
\end{array}
&
\begin{array}{c}
CO.NH_2 \\
|\quad\ | \\
NH_2.C.Cl\ \ C.N.CH_3 \\
\|\quad\ \|\ \rangle CH \\
N\!-\!\!-C.N
\end{array}
&
\begin{array}{c}
HN\!-\!CO \\
|\quad\ | \\
NH_2.C\quad C.N.CH_3 \\
\|\quad\ \|\ \rangle CH \\
N\!-\!C.N
\end{array}
\end{array}\ .
$$

Oder die Abspaltung der Salzsäure geht der Anlagerung von Wasser voraus, so daß als Zwischenprodukt die Verbindung

$$
\begin{array}{c}
N\!=\!\!=\!C \\
|\ \ \diagup\ \ | \\
|\ NH\ | \\
|\ \diagup\quad\ | \\
C\qquad C\!-\!N.CH_3 \\
\|\qquad \|\ \ \rangle CH \\
N\!-\!\!-\!\!-C\!-\!N
\end{array}
$$

entstehen würde, was im wesentlichen auf dasselbe herauskommt.

Um diese Auffassung des Vorganges zu prüfen, habe ich das 7-Methyl-6-methylamino-2-chlorpurin,

$$
\begin{array}{c}
N\!=\!C.NH.CH_3 \\
|\quad\ | \\
Cl.C\quad C.N.CH_3 \\
\|\quad\ \|\ \rangle CH \\
N\!-\!C.N
\end{array}\ ,
$$

ebenfalls durch wässeriges Alkali zersetzt und dabei in der Tat das Dimethylguanin[2]) von der Formel

$$
\begin{array}{c}
CH_3.N\!-\!CO \\
|\quad\ | \\
NH_2.C\quad C.N.CH_3 \\
\|\quad\ \|\ \rangle CH \\
N\!-\!C.N
\end{array}
$$

---

[1]) Berichte d. d. chem. Gesellsch. **30**, 3013 [1897]. (*S. 370.*)
[2]) Berichte d. d. chem. Gesellsch. **30**, 2413 [1897]. (*S. 350.*)

erhalten. Da eine Wanderung des an Stickstoff gebundenen Methyls unter den Bedingungen des Versuches im höchsten Grade unwahrscheinlich ist, so beweist dieses Resultat unzweideutig, daß die ursprünglich als Substituent am Purinkern stehende Methylaminogruppe als Ringglied in den Alloxankern eintritt.

Dadurch ist die größte Schwierigkeit, welcher ich bei den strukturchemischen Schlüssen in der Puringruppe während der letzten zwei Jahre begegnet bin, glücklich wieder beseitigt. Immerhin zeigen solche Beobachtungen, wie vorsichtig man die Metamorphosen dieser Klasse von Körpern beurteilen muß.

Verwandlung des 7 - Methyl - 6 - amino - 2 - chlorpurins in 7 - Methylguanin.

5 g des Chlorkörpers werden in 400 ccm kochendem Wasser gelöst, mit 20 ccm 33-prozentiger Natronlauge vermischt und 2 Stunden auf 100^0 erhitzt. Eine Probe der Flüssigkeit darf dann beim Abkühlen auf 0^0 und starkem Reiben keine unveränderte Chlorverbindung mehr abscheiden. Man läßt erkalten, filtriert von einem geringen, amorphen Niederschlag, welcher sich schon in der Wärme gebildet hat, und übersättigt mit Essigsäure. Dabei fällt das Methylguanin zunächst amorph, verwandelt sich aber beim nachträglichen Erwärmen auf dem Wasserbade in eine kristallinische Masse und wird nach dem Erkalten filtriert. Die Ausbeute an diesem Produkt betrug 60—65% der Theorie. Es wurde in der bekannten[1]) Weise durch Kristallisation des Hydrochlorats gereinigt und gab dann folgende Zahlen:

Ber. C 43,64, H 4,24, N 42,42.
Gef. „ 43,70, „ 4,39, „ 42,29.

Die Eigenschaften der Base stimmten genau überein mit der Beschreibung, welche ich früher von dem 7-Methylguanin gegeben habe; insbesondere lieferte sie bei der Oxydation mit Chlor erhebliche Mengen von Guanidin, welches als Pikrat analysiert wurde:

$CH_5N_3 . C_6H_2(NO_2)_3OH$.   Ber. N 29,2.   Gef. N 29,2.

Verwandlung des 7 - Methyl - 6 - methylamino - 2 - chlorpurins in 1.7 - Dimethylguanin.

Die Wechselwirkung zwischen dem Chlorkörper und Alkali erfolgt hier langsamer als im vorigen Fall. Andererseits wird das Dimethylguanin, welches kein Metallsalz mehr bilden kann, im Gegensatz zu

---

[1]) Berichte d. d. chem. Gesellsch. **30**, 2412 [1897]. (*S. 348.*)

dem sauren Monomethylguanin bei längerem Erwärmen mit Alkali zerstört. Infolgedessen ist es nötig, die Operation vor der vollständigen Umwandlung des Chlorkörpers zu unterbrechen. Aber auch dann bleibt die Ausbeute hinter der im vorigen Beispiele erhaltenen weit zurück.

10 g kristallwasserhaltiges 7-Methyl-6-methylamino-2-chlorpurin, $C_7H_8N_5Cl + 2 H_2O$, wurden in 800 ccm heißem Wasser gelöst und nach Zusatz von 30 ccm 33-prozentiger Natronlauge $1^1/_2$ Stunden auf 100^0 erhitzt. Beim Abkühlen schied sich bald der unveränderte Chlorkörper ab; nach mehrstündigem Stehen bei $0^{0\cdot}$ betrug seine Menge 6,15 g. Das Filtrat wurde mit Essigsäure schwach übersättigt und unter vermindertem Druck auf etwa 50 ccm eingedampft. Beim Abkühlen schied sich eine rötlich gefärbte Masse ab, welche nach längerem Stehen bei 0^0 abgesaugt und mit wenig kaltem Wasser gewaschen wurde. Dieselbe enthielt das Dimethylguanin, vermischt mit Kieselsäure, welche aus dem Glase stammte. Sie wurde mit 15 ccm Wasser unter Zusatz von etwas Tierkohle ausgekocht. Das Filtrat schied beim Abkühlen das Dimethylguanin als kristallinische Masse ab. Seine Menge betrug 0,77 g, was auf die Menge des zersetzten Chlorkörpers berechnet, ungefähr 25% der Theorie entspricht. Da das Produkt noch geringe Mengen eines chlorhaltigen Körpers enthielt, so wurde es in 6 ccm Salzsäure vom spezifischen Gewicht 1,07 heiß gelöst und das nach dem Erkalten auskristallisierte Hydrochlorat nach dem Filtrieren in warmer, wässeriger Lösung durch Ammoniak zersetzt. Die Menge der reinen, getrockneten Base betrug 0,35 g.

$$C_7H_9N_5O.\quad \text{Ber. C } 46,92,\ \text{H } 5,02.$$
$$\text{Gef. } ,, \ 46,89,\ ,, \ 5,09.$$

Die lufttrockne Substanz enthielt wie früher 15,3% Wasser, welches bei 100^0 wegging. Die Verbindung zeigte den Schmelzpunkt, das Aussehen, die Löslichkeit und das charakteristische, schwerlösliche Chloroplatinat des 1.7-Dimethylguanins. Auch lieferte sie mit Salzsäure und chlorsaurem Kali in der früher[1]) beschriebenen Weise oxydiert Methylguanidin, für dessen Pikrat der Schmp. 200^0 gefunden wurde.

Bei diesen Versuchen bin ich von den HHrn. Dr. P. Hunsalz und Dr. F. Lehmann unterstützt worden, wofür ich denselben besten Dank sage.

---

[1]) Berichte d. d. chem. Gesellsch. **30**, 2414 [1897]. (*S. 351.*)

30. Hans Clemm: Über ein neues Oxydationsprodukt des Theobromins.

Berichte der deutschen chemischen Gesellschaft **31**, 1450 [1898].

(Eingegangen am 8. Juni.)

Aus der β-(7.9)-Dimethylharnsäure entsteht durch Oxydation mittels Salzsäure und chlorsaurem Kali ein Körper von der Zusammensetzung $C_7H_{10}N_4O_5$, der nach seiner Entstehungsweise Oxy-β-dimethylharnsäure genannt worden ist[1]). Er erwies sich als ein Abkömmling der Mesoxalsäure und stand unter den Derivaten der Harnsäure bisher ohne Analogie da. Ein Isomeres dieses Körpers habe ich als Nebenprodukt bei der Darstellung des Methylalloxans durch Oxydation des Theobromins mit chlorsaurem Kalium und Salzsäure erhalten[2]). Da dasselbe ganz ähnliche Eigenschaften und daher sehr wahrscheinlich auch eine ähnliche Struktur, wie die Oxy-7.9-dimethylharnsäure hat, so nenne ich es Oxy-3.7-dimethylharnsäure. Beim Kochen mit Wasser verwandelt es sich in ein neues Isomeres, welches mit Basen die gleichen Spaltungsprodukte gibt, und welches ich Iso-oxy-3.7-dimethylharnsäure nenne. Die Struktur dieser beiden Verbindungen ist aus den bisherigen Beobachtungen nicht mit Sicherheit abzuleiten.

Oxy - 3.7 - dimethylharnsäure.

Trägt man in 8 Teile Salzsäure (spez. Gewicht 1,19) und 15 Teile Wasser, worin 5 Teile Theobromin suspendiert sind, allmählich unter Erwärmung auf 40—50⁰ 2,5 Teile chlorsaures Kalium ein, so löst sich die Base fast vollkommen auf, wobei eine Lösung von Methylalloxan entsteht. Gegen Ende der Reaktion scheidet sich jedoch die Oxy-3.7-dimethylharnsäure grob kristallinisch aus. Ihre Menge vermehrt sich beim Abkühlen; im ganzen beträgt sie etwa 10% des angewandten Theobromins. Der neue Körper wird durch Umkristallisieren aus etwa 12 Teilen heißen Wassers gereinigt. Dabei ist aber längeres Erhitzen zu vermeiden, weil sonst die Umwandlung in die Isoverbindung stattfindet. Beim Trocknen bei 130⁰ bleibt das Gewicht des Körpers konstant.

---

[1]) E. Fischer, Berichte d. d. chem. Gesellsch. **17**, 1781 [1884]. (*S. 158.*)
[2]) E. Fischer, Liebigs Annal. d. Chem. **215**, 304 [1882] (*S. 122*) und Berichte d. d. chem. Gesellsch. **30**, 3090 [1897] (*S. 374*).

0,1938 g Sbst.: 0,2600 g CO_2, 0,0750 g H_2O.
0,1399 g Sbst.: 29,6 ccm N (20,5°, 754 mm).
0,2548 g Sbst.: 55,9 ccm N (13°, 746 mm).
0,1873 g Sbst.: 0,2512 g CO_2, 0,0778 g H_2O.
0,1997 g Sbst.: 42,7 ccm N (22°, 764 mm).

$C_7H_{10}N_4O_5$.   Ber. C 36,52, H 4,35, N 24,35.
     Gef. „ 36,58, „ 4,3, „ 23,96.
       „ 36,58, „ 4,59, „ 24,48, 24,35.

Der Körper schmilzt unter Zersetzung bei 201—203°. In Alkohol und Chloroform ist er auch in der Hitze schwer löslich, Eisessig jedoch nimmt beim Kochen beträchtliche Mengen auf. Von heißem Wasser sind wenig mehr als 10 Teile zur Lösung nötig. Alkalien und Barytwasser lösen ihn beim Erwärmen leicht, ebenso Ammoniak. Ammoniakalische Silberlösung erzeugt in letzterer Lösung keinen Niederschlag, jedoch entsteht beim Wegkochen des Ammoniaks eine weiße Fällung. In konzentrierter Salzsäure ist die Oxy-3.7-dimethylharnsäure schwer löslich. Durch konzentrierte Salpetersäure wird sie beim Erwärmen unter reichlicher Entwickelung brauner Dämpfe zersetzt, gibt beim Verdampfen aber keine Murexidreaktion.

Einigen Aufschluß über ihre Konstitution gab die Spaltung mit Baryt, wobei Mesoxalsäure und Methylharnstoff entstehen.

2 g Oxy-3.7-dimethylharnsäure werden mit 20 ccm Wasser übergossen und eine filtrierte Lösung von 4 g (ber. nahezu 3 g) Barythydrat in 60 ccm Wasser hinzugefügt. Die Substanz blieb hierbei zum größten Teil ungelöst. Nun wurde erwärmt, bei 40° trat schon schwacher Ammoniakgeruch auf, bei 50° erfolgte vollkommene Auflösung. Bei 70° wurde der Ammoniakgeruch stärker, und es fiel ein weißer Niederschlag aus, der Silberlösung reduzierte. Man erhielt nun 3 Minuten im Sieden und filtrierte nach dem Erkalten den Niederschlag ab. Seine Menge betrug 1,3 g. In dem Filtrat ließ sich nach dem Entfernen des Baryts der Methylharnstoff leicht mit Hilfe des Nitrats isolieren und durch den Schmelzpunkt identifizieren. Der weiße Niederschlag wurde zum Nachweis der Mesoxalsäure in 2,5 ccm verdünnter Salzsäure (spez. Gewicht 1,07) und 3 ccm Wasser gelöst, wobei ziemlich viel Kohlensäure entwich. Zu dieser Lösung fügte man eine filtrierte Lösung von 0,5 g Phenylhydrazin in 10 ccm Wasser und 0,5 ccm Salzsäure (spez. Gewicht 1,19). Sofort fiel ein gelber Niederschlag aus, welcher die Eigenschaften und Zusammensetzung des Mesoxalsäurephenylhydrazons zeigte[1]).

0,1290 g Sbst.: 14,6 ccm N (17°, 763 mm).

$C_9H_8N_2O_4$.   Ber. N 13,46.   Gef. N 13,19.

---

[1]) Die ältere Angabe über den Schmelzpunkt dieses Hydrazons (Elbers, Liebigs Annal. d. Chem. **227**, 355 [1885]) fand ich bei langsamem Erhitzen bestätigt. Bei raschem Erhitzen erfolgt aber das Schmelzen, das mit Zersetzung der Substanz verbunden ist, erst gegen 174°.

<h2 style="text-align:center">Iso-oxy-3.7-dimethylharnsäure.</h2>

Zur Umwandlung der Oxy-3.7-dimethylharnsäure in die Isoverbindung genügt längeres Kochen mit Wasser, wie sich beim Umkristallisieren größerer Mengen gezeigt hat und was auch folgender Versuch beweist.

0,5 g Oxy-3.7-dimethylharnsäure wurden in 5 ccm Wasser gelöst und im geschlossenen Rohr 1 Stunde im Wasserbade erhitzt. Beim Öffnen entwich eine Spur Kohlensäure. Aus der Lösung fiel auch beim Abkühlen mit Eiswasser nichts mehr aus. Nach dem Eindampfen kristallisierte die leicht lösliche Isoverbindung in schönen derben Kristallen aus, die gleichfalls bei 201—203⁰ unter Zersetzung schmelzen.

0,1972 g Sbst.: 0,2637 g CO_2 und 0,0800 g H_2O.
0,1444 g Sbst.: 29,8 ccm N (14⁰, 749 mm).

$C_7H_{10}N_4O_5$.   Ber. C 36,52, H 4,35, N 24,35.
Gef. „ 36,47, „ 4,51, „ 23,92.

Die Isoverbindung löst sich schon in $^3/_4$ Teilen kochendem Wasser und unterscheidet sich dadurch scharf von dem Isomeren, welches etwas über 10 Teile verlangt. Sie löst sich dagegen in Alkohol erst beim Erwärmen in nennenswerter Menge; in Chloroform ist sie auch in der Hitze schwer löslich. Eisessig, Alkalien und warme Mineralsäuren lösen sie sehr leicht. Von Jodwasserstoffsäure werden die Oxy- und die Iso-oxy-3.7-dimethylharnsäure, ebenso wie die Oxy-7.9-dimethylharnsäure unter Abscheidung von Jod in leicht lösliche, schön kristallisierende Produkte verwandelt.

Die Spaltung mit Baryt verläuft bei der Iso-oxy-3.7-dimethylharnsäure ebenso, wie bei der isomeren Verbindung. Methylharnstoff und Phenylhydrazon der Mesoxalsäure wurden in gleicher Weise isoliert. Letzteres zeigte die erwartete Zusammensetzung.

0,1058 g Sbst.: 12,6 ccm N (17⁰, 757 mm).

$C_9H_8N_2O_4$.   Ber. N 13,46.   Gef. N 13,76.

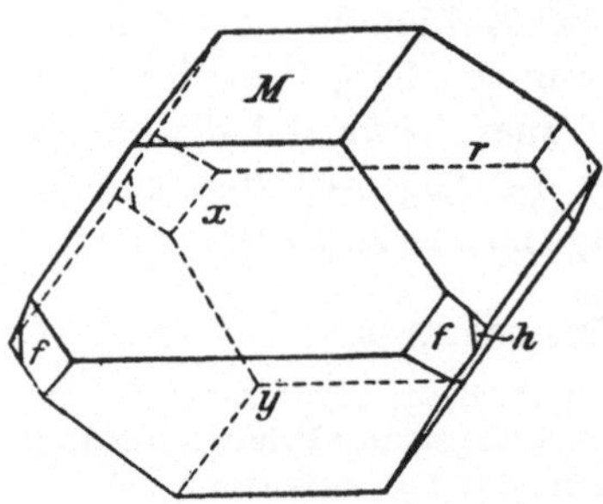

Hr. O. Tietze-Berlin war so gütig, die Kristalle der Iso-oxy-3.7-dimethylharnsäure zu untersuchen. Er teilt folgendes mit:

$$M = oG, \ (001)$$
$$r = P \dot{\infty}, \ (011)$$
$$x = - P \overline{\infty}, \ (101)$$
$$y = + P \overline{\infty}, \ (\overline{1}01)$$
$$f = \infty P, \ (110)$$
$$h = \infty P \grave{2}, \ (120)$$

System: Monoklin.

Achsenverhältnis: $\bar{a}$, $\bar{b}$, $\bar{c} = 0.790784 : 1 : 1.20915$

$$\text{Winkel } \beta = 83^0\, 9'\, 22''.$$

Die Flächen geben sehr gute Reflexe; was die optischen Reflexe betrifft, so sind dieselben folgende:

Die optische Achsenebene steht senkrecht auf der kristallographischen Symmetrieebene, die zweite Mittellinie fällt mit der kristallographischen Symmetrieachse zusammen, die erste bildet einen Winkel von ungefähr 3^0 mit der Vertikalachse des Kristalls.

Der Winkel der optischen Achsen in Luft um die erste Mittellinie beträgt:

$$\text{für Li } 62^0\, 10',$$
$$\text{,, Na } 62^0\, 33',$$
$$\text{,, Tl } 62^0\, 51'.$$

Der wahre Winkel der optischen Achsen ist:

$$\text{für Li } 33^0\, 27',$$
$$\text{,, Na } 33^0\, 46'\, 20'',$$
$$\text{,, Tl } 33^0\, 59'.$$

Die Dispersion ist $\varrho < v$ um die erste Mittellinie. Die Doppelbrechung ist stark, ihr Charakter positiv.

Hrn. Professor E. Fischer sage ich für die Unterstützung, die er mir bei dieser Arbeit zuteil werden ließ, meinen herzlichsten Dank.

---

31. Emil Fischer und Friedrich Ach: Weitere Synthesen von Xanthinderivaten aus methylierten Harnsäuren.

Berichte der deutschen chemischen Gesellschaft **31**, 1980 [1898].
(Eingegangen am 30. Juli.)

Der erste Übergang von Methylderivaten der Harnsäure zu denjenigen des Xanthins wurde bei der 1.3-Dimethylharnsäure beobachtet. Dieselbe verwandelt sich beim Erhitzen mit einem Gemisch von Phosphoroxychlorid und Phosphorpentachlorid in Chlortheophyllin, aus welchem das Theophyllin und Caffeïn zuerst synthetisch bereitet wurden[1]). Der gleiche Vorgang konnte später bei der Tetramethylharnsäure durch Erhitzen mit Phosphoroxychlorid allein bewirkt werden, wobei ein Methyl abgespalten und Chlorcaffeïn gebildet wird[2]). Als dann das Hydroxycaffeïn als Trimethylharnsäure erkannt wurde, erschien auch die schon vor vielen Jahren beobachtete Rückverwandlung desselben in Chlorcaffeïn als ein Beispiel der gleichen Reaktion[3]). Alle diese methylierten Harnsäuren enthalten nun 2 Methyle im Alloxankern, und das schien anfänglich eine wesentliche Bedingung für das Gelingen der Xanthinbildung zu sein. Denn die Harnsäure selbst verliert bei der Behandlung mit den Chloriden des Phosphors zunächst nicht das in der Stellung 8 befindliche, sondern die beiden im Alloxankern stehenden Sauerstoffatome und geht über in das 8-Oxy-2.6-dichlorpurin[4]), von welchem der Übergang zu dem Xanthin erst auf einem Umwege über das Trichlorpurin gelang[5]). Ähnliche Erfahrungen wurden bei der 3.7-Dimethylharnsäure gemacht, denn sie verliert beim Erhitzen mit Phosphor-oxychlorid und -pentachlorid zunächst

---

[1]) E. Fischer und L. Ach, Berichte d. d. chem. Gesellsch. **28**, 3135 [1895]. (*S. 219.*)

[2]) E. Fischer, Berichte d. d. chem. Gesellsch. **30**, 3010 [1897]. (*S. 368.*)

[3]) E. Fischer, Liebigs Annal. d. Chem. **215**, 271 [1882]. (*S. 98.*)

[4]) E. Fischer und L. Ach, Berichte d. d. chem. Gesellsch. **30**, 2208 [1897]. (*S. 288.*)

[5]) E. Fischer, Berichte d. d. chem. Gesellsch. **30**, 2228 [1897]. (*S. 313.*)

das in der Stellung 6 befindliche Sauerstoffatom und bildet das 3.7-Dimethyl-2.8-dioxy-6-chlorpurin,

$$\begin{array}{ccc}
\text{N} = \text{C.Cl} & & \\
| \qquad | & & \text{CH}_3 \\
\text{CO} \quad \text{C.N} & \diagdown \text{CO} & , \\
| \qquad \| & & \\
\text{CH}_3.\text{N} - \text{C.NH} & &
\end{array}$$

aus welchem dann allerdings auf indirektem Wege auch das 3.7-Dimethylxanthin (Theobromin) gewonnen werden konnte[1]). Ähnlich liegen die Verhältnisse bei der 7-Methylharnsäure. Durch Erhitzen mit einem Gemisch von Oxychlorid und Pentachlorid wird sie ebenfalls nicht in das entsprechende Chlorxanthin, sondern in 7-Methyl-8-oxy-2.6-dichlorpurin verwandelt.

Da aber gerade die allgemeine Überführung von Monomethyl- und Dimethyl-Harnsäuren, wie sie bei der direkten Methylierung der Harnsäure gebildet werden, in Xanthine eine leichtere Gewinnung der letzteren gestatten würde, so haben wir uns bemüht, durch Abänderung der experimentellen Bedingungen diesen Verlauf der Reaktion zu erzwingen. Das ist nun gelungen durch Vermeidung des Phosphorpentachlorids. Wird z. B. die 3.7-Dimethylharnsäure mit Phosphoroxychlorid allein zum Sieden erhitzt und das hierbei entstehende Produkt nach dem Entfernen des überschüssigen Oxychlorids mit Alkohol gekocht, so entsteht nicht das oben erwähnte, in der Stellung 6 substituierte Chlorderivat, sondern statt dessen in sehr befriedigender Ausbeute das 3.7-Dimethyl-2.6-dioxy-8-chlorpurin oder Chlortheobromin,

$$\begin{array}{ccc}
\text{NH} - \text{CO} & & \\
| \qquad | & & \text{CH}_3 \\
\text{CO} \quad \text{C.N} & \diagdown \text{C.Cl} & . \\
| \qquad \| & & \\
\text{CH}_3.\text{N} - \text{C.N} & &
\end{array}$$

In derselben Weise läßt sich die 3-Methylharnsäure (α-Methylharnsäure) in das zugehörige Chlorxanthin überführen. Diese Chlorprodukte können nach den bekannten Methoden durch Reduktion leicht in die entsprechenden Xanthine oder durch Methylierung in die höheren Homologen verwandelt werden.

Das neue Verfahren hat zunächst das bisher nicht beschriebene 3-Methylxanthin geliefert und ferner neue Synthesen des Theobromins und Caffeïns ergeben. Besondere Beachtung verdient endlich der dadurch ermöglichte Übergang von der α-Methylharnsäure zum Theobromin; denn das aus der ersteren entstehende Methylchlorxanthin

---

[1]) E. Fischer, Berichte d. d. chem. Gesellsch. **30**, 1839 [1897]. (S. 265.)

geht bei weiterer Methylierung zunächst in Chlortheobromin über. Dadurch wird die Stellung des Alkyls in der α-Methylharnsäure bestimmt. Daß dasselbe sich im Alloxankern befindet, war schon längst durch die von Hill ausgeführte Spaltung in Monomethylalloxan und Harnstoff bewiesen; dagegen blieb es bis jetzt zweifelhaft, ob es sich in der Stellung 1 oder 3 befinde. Da nun in dem Theobromin nach den früheren Darlegungen[1]) die beiden Methyle die Stellung 3 und 7 haben, so folgt für die α-Methylharnsäure die Strukturformel

$$\begin{array}{c}
\text{NH} - \text{CO} \\
| \qquad | \\
\text{CO} \qquad \text{C.NH} \\
| \qquad || \qquad\!\!\!\!\!\!\searrow\!\!\text{CO} \\
\text{CH}_3.\text{N} - \!\!- \text{C.NH}\nearrow
\end{array}$$

und der Name 3-Methylharnsäure. Aus diesem Resultat wurde dann ferner für die von E. Fischer und H. Clemm aus Monomethylalloxan synthetisch dargestellte, isomere Säure die Formel der 1-Methylharnsäure gefolgert[2]).

Außer den zuvor genannten beiden Monomethylharnsäuren ist noch eine dritte von v. Loeben unter dem Namen δ-Methylharnsäure beschrieben worden, welche auch das Methyl im Alloxankern enthält[3]). Wir sind dieser Verbindung bei der direkten Methylierung der Harnsäure ebenfalls begegnet, und die Prüfung ihres Verhaltens gegen Phosphoroxychlorid hat uns zu der Überzeugung geführt, daß sie nicht, wie E. Fischer und H. Clemm vermuteten, ein Gemenge von 1- und 3-Methylharnsäure ist, sondern als ein selbständiges chemisches Individuum betrachtet werden muß. Da das gleiche für die 7-Methyl- und 9-Methyl-Harnsäure gilt, so ist die Zahl der Monomethylharnsäuren, welche sämtlich das Alkyl an Stickstoff gebunden enthalten, nun auf fünf angewachsen, während in der Harnsäure nur vier substituierbare Wasserstoffatome vorhanden sind.

Die Existenz von diesen fünf Isomeren ist strukturchemisch nicht mehr zu erklären, und es scheint deshalb nötig zu werden, die gebräuchliche Strukturformel der Harnsäure, welche alle ihre sonstigen Verwandlungen am besten veranschaulicht, durch räumliche Betrachtungen zu erweitern. Man könnte dabei mit Rücksicht auf die doppelte Bindung in der Kohlenstoffkette an eine Isomerie im Sinne von Fumar- und Maleïn-Säure denken. Es ist aber auch die Möglichkeit nicht ausgeschlossen, daß der Grund der Verschiedenheit beim Stickstoff

---

[1]) Berichte d. d. chem. Gesellsch. **30**, 554 (*S. 243*), 1839 (*S. 265*) [1897].
[2]) Berichte d. d. chem. Gesellsch. **30**, 3090 [1897]. (*S. 373.*)
[3]) Liebigs Annal. d. Chem. **298**, 181 [1897].

zu suchen ist. Jedenfalls werden wir versuchen, diese für die Theorie der Harnsäure recht interessante Isomerie, welche man voraussichtlich auch bei den anderen Purinkörpern finden wird, weiter aufzuklären.

Verwandlung der 3 - Methylharnsäure in 3 - Methyl-

$$\text{chlorxanthin,} \qquad \begin{array}{c} \text{HN} - \text{CO} \\ |\qquad | \\ \text{CO} \quad \text{C.NH} \\ |\qquad || \quad \searrow \text{C.Cl} \\ \text{CH}_3.\text{N} - \text{C} - \text{N} \nearrow \end{array} \; .$$

1 Teil getrocknete und fein gepulverte, reine 3-Methylharnsäure (α-Methylharnsäure) wird mit 8,5 Teilen Phosphoroxychlorid im geschlossenen Gefäß unter steter Bewegung auf 130—140° erhitzt, bis eine klare, braunrote Lösung entstanden ist. Je nach dem Grade der Verteilung und der mechanischen Bewegung sind hierzu 5—9 Stunden erforderlich. Die Lösung wird dann im Vakuum zur Entfernung des Phosphoroxychlorids möglichst vollständig eingedampft und der braune, firnisartige Rückstand mit der 20-fachen Menge Alkohol 2—3 Stunden am Rückflußkühler erwärmt. Dabei entsteht anfangs eine klare Lösung, aus welcher sich aber bald das Methylchlorxanthin als körnige, gelbe Kristallmasse abscheidet. Die Gewinnung desselben aus dem firnisartigen Rohprodukt kann übrigens auch durch Behandlung mit Wasser geschehen, wobei zuerst unter lebhafter Erwärmung Lösung erfolgt und dann nach einiger Zeit die Kristallisation des Methylchlorxanthins eintritt. Das Produkt wird zunächst in verdünnter Natronlauge heiß gelöst, mit Tierkohle behandelt, durch Schwefelsäure wieder ausgefällt und dann aus heißem Wasser, wieder unter Zusatz von Tierkohle, umkristallisiert, bis es farblos geworden ist.

Das aus Wasser umkristallisierte Produkt enthält 1 Molekül Wasser, welches beim mehrstündigen Erhitzen auf 115° völlig entweicht. Beim mehrtägigen Stehen an der Luft nimmt die getrocknete Substanz das Wasser wieder auf.

0,6317 g Substanz verloren 0,0544 g H_2O.

$$C_6H_5N_4O_2Cl + H_2O. \quad \text{Ber. } H_2O \; 8,24.$$
$$\text{Gef. } \quad \text{,,} \quad \; 8,61.$$

Das getrocknete Präparat gab folgende Zahlen:

0,1616 g Sbst.: 0,2124 g CO_2, 0,0426 g H_2O.
0,1570 g Sbst.: 0,2063 g CO_2, 0,0404 g H_2O.
0,1486 g Sbst.: 34,7 ccm N (7°, 753 mm).
0,1879 g Sbst.: 46,1 ccm N (17°, 752 mm).
0,1963 g Sbst.: 0,1369 g AgCl.

$C_6H_5N_4O_2Cl$. Ber. C 35,91,   H 2,49,   N 27,93,   Cl 17,70.
        Gef. ,, 35,85, 35,83, ,, 2,93, 2,86, ,, 28,06, 28,17, ,, 17,25.

Das 3-Methylchlorxanthin zersetzt sich bei 340—345⁰ unter Auf-schäumen.   Die wasserhaltige Verbindung verlangt zur Lösung un-gefähr 250 Teile kochendes Wasser.   Sie ist auch in Alkohol nur wenig und noch schwerer in Aceton, Essigester oder Benzol löslich.   Die wasserfreie Verbindung löst sich ebenfalls in absolutem Alkohol schwer und kristallisiert nach starkem Einengen in farblosen, häufig kon-zentrisch verwachsenen Blättchen.   Aus Wasser erhält man beim langsamen Erkalten glänzende, flache, prismatische Kristalle.

In verdünnten Alkalien ist das Methylchlorxanthin sehr leicht löslich, durch starke Natronlauge wird aber daraus das Natriumsalz in sehr feinen Nädelchen gefällt.   Warmes Ammoniak löst ebenfalls leicht, und bei genügender Konzentration kristallisiert das Ammonium-salz in sehr feinen Nadeln; durch längeres Kochen mit Wasser wird es völlig in Methylchlorxanthin und Ammoniak zerlegt.   Das Baryum-salz ist selbst in heißem Wasser schwer löslich und kristallisiert daraus in feinen Nädelchen.   Die ammoniakalische Lösung gibt mit Silber-nitrat einen farblosen, gallertigen Niederschlag, der auch beim Kochen beständig ist.

Konzentrierte Mineralsäuren, besonders konzentrierte Schwefel-säure, lösen die Verbindung leicht, lassen sie aber beim Verdünnen mit Wasser wieder ausfallen.   Durch warme Salpetersäure oder durch Chlorwasser wird sie leicht oxydiert und gibt recht stark die Murexid-reaktion.   Durch 3-stündiges Erhitzen mit der 8-fachen Menge Salz-säure vom spez. Gewicht 1,19 auf 125⁰ wird das Methylchlorxanthin in 3-Methylharnsäure zurückverwandelt.

Verwandlung von 3 - Methylchlorxanthin in Chlor-theobromin.

Dieselbe läßt sich in alkalischer Lösung sowohl mit Jodmethyl wie mit methylschwefelsaurem Kalium ausführen.   Bei Anwendung des ersteren löst man 11 g Methylchlorxanthin in 66 ccm Normal-Kalilauge, fügt 10 g Jodmethyl (1$\frac{1}{3}$ Mol.) hinzu und erhitzt im geschlossenen Rohr unter dauerndem Schütteln 3 Stunden auf 90⁰.   Schon während der Operation scheidet sich das Chlortheobromin kristallinisch ab. Im zweiten Falle wird 1 g Methylchlorxanthin wiederum in 6 ccm Normal-Kalilauge gelöst und nach Zusatz von 1,2 g methylschwefel-saurem Kalium im geschlossenen Rohr 4—5 Stunden auf 140—150⁰ erhitzt.   Auch hier fällt das Chlortheobromin schon in der Wärme aus. Die Ausbeute ist in beiden Fällen recht befriedigend.   Zur Reinigung wird das Produkt in Alkali oder Ammoniak gelöst und durch ver-dünnte Säuren oder durch Wegkochen des Ammoniaks wieder gefällt.

War das Methylchlorxanthin rein, so ist auch das Chlortheobromin kaum gefärbt. Zur völligen Reinigung wird dasselbe aus ungefähr 250 Teilen siedendem Wasser umkristallisiert. Es scheidet sich aus dieser Lösung beim raschen Abkühlen in feinen, farblosen, häufig büschelförmig verwachsenen Nädelchen oder beim langsamen Erkalten in glänzenden, kurzen Prismen ab. Das im Vakuum getrocknete Präparat verlor beim Erhitzen auf 110° nicht an Gewicht.

0,2064 g Sbst.: 0,2963 g CO_2, 0,0633 g H_2O.
0,1896 g Sbst.: 42,7 ccm N (18°, 764 mm).

$C_7H_7N_4O_2Cl$. Ber. C 39,16, H 3,27, N 26,11.
Gef. „ 39,14, „ 3,41, „ 26,16.

Die Verbindung schmilzt bei 291° (korr. 304°) zu einer fast farblosen Flüssigkeit. Sie löst sich in ungefähr 250 Teilen kochendem Wasser; schwerer ist sie in heißem Alkohol löslich. Von verdünnten Alkalien wird sie sehr leicht aufgenommen, aus diesen Lösungen aber durch konzentriertes Alkali als Salz gefällt; sowohl Kalium- wie Natrium-Verbindung kristallisieren dabei in feinen Nädelchen. Das Baryumsalz ist auch in heißem Wasser schwer löslich und kristallisiert daraus beim Erkalten sofort in sehr feinen, biegsamen Nädelchen. Von warmem, wässerigem Ammoniak wird die Verbindung ziemlich schwer, aber doch bedeutend leichter als von Wasser aufgenommen. Silbernitrat erzeugt in der ammoniakalischen Lösung einen farblosen, amorphen Niederschlag, welcher in überschüssigem Ammoniak löslich ist und beim Wegkochen desselben in der gleichen Form wieder ausfällt. Von verdünnten Mineralsäuren wird Chlortheobromin sehr wenig, von konzentrierten etwas leichter gelöst; es besitzt also nur geringe basische Eigenschaften und gleicht im ganzen sehr dem längst bekannten Bromtheobromin[1]).

Die Reduktion der Chlorverbindung zum Theobromin gelingt am leichtesten mit Jodwasserstoff. Man erwärmt die Verbindung mit der 8-fachen Menge Jodwasserstoffsäure vom spez. Gewicht 1,96 unter Zusatz von Jodphosphonium auf dem Wasserbade, wobei nach 15 bis 20 Minuten eine klare, farblose Lösung entsteht. Beim Verdampfen derselben bleibt das Theobromin-Jodhydrat in farblosen Kristallen zurück. Dieselben werden entweder durch Wasser oder noch besser durch Ammoniak zerlegt, das überschüssige Ammoniak weggedampft und der Rückstand mit kaltem Wasser gewaschen. Durch Umkristallisieren des Rohproduktes aus heißem Wasser erhält man das Theobromin in farblosen, kleinen Kristallen, welche gegen 345° schmelzen und alle Eigenschaften der natürlichen Base, insbesondere auch die

---

1) E. Fischer, Liebigs Annal. d. Chem. **215**, 305 [1882]. (*S. 123.*)

charakteristische Verbindung mit Salpetersäure und Silbernitrat liefern. Die Ausbeute ist so gut wie quantitativ.

Ebensoleicht kann das Chlortheobromin in Chlorcaffeïn übergeführt werden. 2 g Chlortheobromin wurden in 11,2 ccm Normal-Kalilauge (etwas mehr als 1 Molekül) gelöst und nach Zusatz von 1,6 g Jodmethyl im geschlossenen Rohr unter dauernder Bewegung der Flüssigkeit 3 Stunden auf 90⁰ erwärmt, wobei sehr bald die Kristallisation des Chlorcaffeïns begann. Dasselbe wurde nach dem Erkalten filtriert, mit wenig verdünnter Natronlauge ausgewaschen, wieder filtriert und mit Wasser gewaschen. Die Ausbeute betrug 95% des angewandten Chlortheobromins, und aus der ersten wässerigen Mutterlauge konnten weitere 5% durch Ausschütteln mit Chloroform isoliert werden, so daß auch diese Reaktion nahezu quantitativ verläuft. Das Chlorcaffeïn wurde nach dem Umkristallisieren aus heißem Wasser durch den Schmelzpunkt und ferner noch durch die Überführung in Äthoxy- und Hydroxy-Caffeïn identifiziert.

Das Chlortheobromin ist bisher aus dem Theobromin nicht dargestellt worden. Im Gegensatz zum Chlorcaffeïn entsteht es nämlich nicht, wenn die Base mit Salzsäure und chlorsaurem Kalium[1]) oxydiert oder in siedendem Chloroform mit Chlorgas[2]) behandelt wird. Ebenso verläuft die Einwirkung des gasförmigen Chlors auf das trockne Theobromin bei 130⁰ wenig glatt; denn es bildet sich dabei nur eine verhältnismäßig geringe Quantität von Chlortheobromin. Leichter gelingt seine Bereitung bei Anwendung von Chlorjod. Man trägt zu dem Zweck 1 g fein gepulvertes Theobromin in 4 ccm Chlorjod ein, erhitzt einige Zeit auf dem Wasserbade, verdampft dann das überschüssige Chlorjod unter stark vermindertem Druck und behandelt den Rückstand mit schwefliger Säure. Dabei bleibt ein grauweißes Produkt zurück, welches filtriert, in Alkali gelöst und durch Schwefelsäure wieder gefällt wird. Das so erhaltene Produkt ist rein weiß und liefert beim einmaligen Umkristallisieren aus heißem Wasser reines Chlortheobromin. Die Ausbeute beträgt 30—40% des Theobromins.

$$\text{3-Methylxanthin,} \qquad \begin{array}{c} \mathrm{HN-CO} \\ \mid \quad\ \mid \\ \mathrm{CO\ \ C.NH} \\ \mid \quad\ \parallel \quad\ \diagdown\!\!\diagup \mathrm{CH} \\ \mathrm{CH_3.N-C--N} \end{array} .$$

Die Reduktion der Chlorverbindung geht sehr leicht und glatt vonstatten, wenn sie in der üblichen Weise mit der 10-fachen Menge

---

[1]) E. Fischer, Liebigs Annal. d. Chem. 215, 304 [1882] (S. 122); ferner Clemm, Berichte d. d. chem. Gesellsch. 31, 1450 [1898]. (S. 426.)

[2]) E. Fischer und F. Frank, Berichte d. d. chem. Gesellsch. 30, 2606 [1897]. (S. 354.)

Jodwasserstoff vom spez. Gewicht 1,96 unter Zusatz von Jodphosphonium auf dem Wasserbade erwärmt wird, bis die Lösung farblos geworden ist. Beim Eindampfen kristallisiert das Jodhydrat in ziemlich derben Prismen. Übergießt man dasselbe mit nicht zu viel Wasser, so löst es sich zunächst, aber nach kurzer Zeit scheidet sich das freie Methylxanthin, dessen Salze schon durch Wasser zerlegt werden, als Kristallpulver ab. Noch vollständiger gewinnt man es durch Übersättigen des Jodhydrats mit verdünntem Ammoniak und völliges Abdampfen, wobei die Ammoniakverbindung zersetzt wird. . Beim Aufnehmen des Rückstandes mit kaltem Wasser bleibt dann das Methylxanthin zurück. Zur Reinigung wird das Produkt in verdünnter, warmer Natronlauge gelöst, wenn nötig, mit Tierkohle behandelt und mit Essigsäure wieder gefällt. Für die Analyse wurde es nochmals aus kochendem Wasser kristallisiert und bei 110^0 getrocknet, wobei aber keine Gewichtsabnahme stattfand.

[0,1263 g Sbst.: 0,1996 g CO_2, 0,0463 g H_2O.
0,1611 g Sbst.: 44,1 ccm N (9^0, 769 mm).

$$C_6H_6N_4O_2. \quad \text{Ber. C 43,37, H 3,61, N 33,73.}$$
$$\text{Gef. ,, 43,10, ,, 4,07, ,, 33,32.}$$

Das 3-Methylxanthin färbt sich beim Erhitzen gegen 360^0 gelb und zersetzt sich bei höherer Temperatur allmählich, ohne zu schmelzen. Es kristallisiert aus kochendem Wasser, wovon es ungefähr 350 Teile zur Lösung verlangt, in feinen, glänzenden Nädelchen, oder bei größerer Menge in kleinen, schief abgeschnittenen Prismen. In absolutem Alkohol löst es sich schwerer als in Wasser, und noch schwieriger wird es von Chloroform und Essigester aufgenommen.

In verdünnten Alkalien ist das Methylxanthin sehr leicht löslich, konzentrierte Natronlauge fällt daraus das Natriumsalz in der Kälte als sehr feine, biegsame Nädelchen. Von warmem Ammoniak wird es ebenfalls ziemlich leicht gelöst, scheidet sich aber beim Wegkochen des Ammoniaks wieder ab. Das Baryumsalz ist selbst in heißem Wasser recht schwer löslich und kristallisiert daraus beim Erkalten in sehr feinen Täfelchen.

Mit den Mineralsäuren bildet das Methylxanthin ebenfalls kristallisierte, aber wenig beständige Salze. Das Hydrochlorat scheidet sich aus der Lösung der Base in warmer starker Salzsäure, wovon verhältnismäßig viel nötig ist, beim Erkalten in feinen Nädelchen aus. Das schön kristallisierende Jodhydrat ist schon zuvor erwähnt. Salpetersäure vom spez. Gewicht 1,16 löst in der Wärme ziemlich leicht, und beim Erkalten fällt das Nitrat in derben, aber nicht sehr regelmäßig ausgebildeten Kristallen. Das Salz kann für die Reinigung der Base benutzt werden. Versetzt man die salpetersaure Lösung mit überschüssigen Silbernitrat, so fällt in der Kälte ein kristallinischer Niederschlag, welcher meist aus Nadeln besteht, sich in der Wärme leicht wieder auflöst und beim langsamen Erkalten in langen, dünnen Prismen kristallisiert. Dagegen erzeugt Silbernitrat in der ammoniakalischen Lösung des Methylxanthins einen weißen, amorphen Niederschlag, welcher auch in der Hitze beständig ist. Mit Chlorwasser oder mit Salzsäure und chlorsaurem Kalium gibt Methylxanthin wie alle Xanthine sehr schön die Murexidreaktion.

Die Verbindung ist ganz verschieden von dem Methylxanthin, welches von Krüger und Salomon im Harn gefunden wurde, wie diese Herren durch den direkten Vergleich beider Präparate feststellen konnten[1]).

Methylierung des 3 - Methylxanthins.

Wird das 3-Methylxanthin in alkalischer Lösung mit Jodmethyl behandelt, so entsteht je nach den Bedingungen Theobromin oder Caffeïn. Zur Gewinnung des ersteren löst man die Verbindung in der für $1^1/_4$ Mol. berechneten Menge Normal-Kalilauge, fügt $1^1/_4$ Mol. Jodmethyl hinzu und erwärmt im geschlossenen Gefäß unter dauerndem Schütteln 3 Stunden auf 80^0. Nach dem Erkalten hat sich das Theobromin abgeschieden und kann durch Umkristallisieren aus heißem Wasser leicht gereinigt werden. Es wurde durch Analyse, Schmelzpunkt und das charakteristische Doppelsalz mit Silbernitrat identifiziert.

Verwendet man bei der Methylierung $2^1/_4$ Mol. Kalilauge und die entsprechende Menge Jodmethyl und erhitzt wieder 3 Stunden unter Schütteln auf 80^0, so enthält die Flüssigkeit eine große Menge von Caffeïn, welches nach dem starken Einengen und Übersättigen mit kaltem Alkali durch Auslaugen mit Chloroform und Umkristallisieren aus Benzol leicht gereinigt werden kann. Die Ausbeute beträgt über 100% des angewandten Methylxanthins.

Verwandlung der 3.7 - Dimethylharnsäure in Chlortheobromin.

Sehr fein gepulverte, trockne 3.7-Dimethylharnsäure wird mit der $8^1/_2$-fachen Gewichtsmenge Phosphoroxychlorid am Rückflußkühler gekocht, bis klare Lösung erfolgt. Die Dauer der Operation schwankt zwischen 5 und 20 Stunden, je nach dem Grade der Verteilung und der Reinheit der angewandten Säure. Nachdem jetzt das Phosphoroxychlorid im Vakuum möglichst vollständig abdestilliert ist, wird der

---

[1]) Zeitschr. f. physiol. Chem. **24**, 384 [1898].

firnisartige Rückstand in 6—8 Teilen absolutem Alkohol gelöst und am Rückflußkühler gekocht. Nach kurzer Zeit beginnt die Kristallisation des Chlortheobromins, welches offenbar aus einer bisher nicht isolierten Zwischenverbindung erst durch die Wirkung des Alkohols entsteht. Zur Vervollständigung dieser Reaktion ist aber mehrstündiges Kochen erforderlich; dabei empfiehlt es sich, den dicken Kristallbrei etwa nach einer halben Stunde abzufiltrieren und die Mutterlauge von neuem zu erhitzen. Die Ausbeute beträgt über 90% der angewandten Dimethylharnsäure, so daß der Verlauf der Reaktion als ein recht glatter bezeichnet werden kann. Zur Reinigung wird das Chlortheobromin in verdünntem, kaltem Alkali gelöst, mit etwas Tierkohle geschüttelt, aus dem Filtrat mit Schwefelsäure wieder gefällt und zum Schluß aus etwa 250 Teilen kochendem Wasser umkristallisiert.

Das Produkt zeigte alle Eigenschaften, welche zuvor für das Chlortheobromin angegeben sind. Zur völligen Identifizierung wurde es noch in Theobromin, sowie in Chlorcaffeïn übergeführt.

Berlin und **Waldhof** bei Mannheim.

32. Henry A. Torrey: Zur Kenntnis des Allocaffeïns.

Berichte der deutschen chemischen Gesellschaft **31**, 2159 [1898].
(Eingegangen am 10. August.)

Das Allocaffeïn wurde von E. Fischer zuerst aus dem Hydroxy-caffeïn[1]) und später aus der Tetramethylharnsäure[2]) durch Behandlung mit Chlor in wässeriger Lösung dargestellt. Er fand, daß es weder durch Halogen, noch durch Salpetersäure in Alloxan verwandelt wird, dagegen beim Erwärmen mit Baryt ein unlösliches Baryumsalz liefert, welches Silberlösung stark reduziert und welches ihm deshalb mesoxalsaures Baryum zu sein schien. Diese Beobachtungen zeigten, daß bei der Bildung des Allocaffeïns eine bisher ohne Analogie dastehende Aufspaltung des Purinkernes stattfindet. Um den Verlauf derselben festzustellen, habe ich auf Veranlassung von Herrn Professor Fischer den Abbau des Allocaffeïns näher untersucht.

Schon beim Kochen mit Wasser verliert dasselbe Kohlensäure und verwandelt sich in eine Verbindung $C_7H_{11}N_3O_4$, welche Allocaffursäure genannt werden mag. Ihre Bildung erfolgt nach der Gleichung:

$$C_8H_9N_3O_5 + H_2O = C_7H_{11}N_3O_4 + CO_2 \,.$$
Allocaffeïn   Allocaffursäure

Sie ist eine Verbindung der Mesoxalsäure mit Methylamin und Dimethylharnstoff, denn sie wird durch Kochen mit überschüssigem Baryt in diese drei Körper zerlegt. Etwas anders verläuft die Spaltung durch Baryt bei 40°; es entsteht dabei das unlösliche Baryumsalz einer Säure, welche zwar im freien Zustand nicht analysiert werden konnte, welche aber nach der Zusammensetzung ihrer Phenylhydrazinverbindung als das bisher unbekannte Monomethylamid der Mesoxalsäure zu betrachten ist und vielleicht eine der folgenden Formeln hat:

$$
\begin{array}{lcl}
\mathrm{COOH} & & \mathrm{COOH} \\
| & & | \\
\mathrm{CO} & \text{oder} & \mathrm{C : N.CH_3} \,. \\
| & & | \\
\mathrm{CO.NH.CH_3} & & \mathrm{COOH}
\end{array}
$$

---

[1]) Liebigs Annal. d. Chem. **215**, 275 [1882]. (*S. 101.*)
[2]) Berichte d. d. chem. Gesellsch. **30**, 3011 [1897]. (*S. 369.*)

Die Phenylhydrazinverbindung würde dann folgendermaßen zu formulieren sein.

$$\begin{array}{ll}
\text{COOH} & \text{COOH}\\
\overset{\cdot}{\text{C}}:\text{N}.\text{NH}.\text{C}_6\text{H}_5 \quad\text{oder}\quad & \overset{\cdot}{\text{C}}:\text{N}.\text{CH}_3\\
\overset{\cdot}{\text{CO}}.\text{NH}.\text{CH}_3 & \text{CO}.\text{N}_2\text{H}_2.\text{C}_6\text{H}_5
\end{array}$$

Beim Erwärmen mit überschüssigem Alkali wird sie in Kohlensäure und eine Verbindung $C_9H_{11}N_3O$ gespalten, deren Konstitution noch nicht festgestellt ist.

Allocaffursäure.

Das für die nachfolgenden Versuche verwendete Allocaffeïn war nach der Angabe von E. Fischer aus Tetramethylharnsäure[1]) dargestellt.

Kocht man dasselbe mit der 100-fachen Menge Wasser, so geht es bald in Lösung, indem Kohlensäure entweicht, und beim Verdampfen der Lösung auf dem Wasserbade bleibt die Allocaffursäure zunächst als Sirup zurück, welcher aber beim Erkalten bald zu einer weißen, kristallinischen Masse erstarrt. Dieselbe wird durch Umkristallisieren aus kochendem Essigester gereinigt. Sie bildet zweierlei Kristalle; beim Abkühlen der Essigesterlösung fällt sie zunächst in feinen, farblosen Nadeln aus, welche bei 158° schmelzen; läßt man diese aber mit der Mutterlauge stehen, so verwandeln sie sich im Laufe von einigen Tagen in kompakte, flächenreiche, hübsch ausgebildete Formen vom Schmp. 164—165°, welche beim erneuten Umkristallisieren aus Essigester wieder in die Nädelchen übergehen. Beide Formen haben dieselbe Zusammensetzung. Für die Analyse wurde das Produkt bei 105° getrocknet.

0,1772 g Sbst.: 0,2719 g CO_2, 0,0913 g H_2O.
0,1891 g Sbst.: 0,2916 g CO_2, 0,0930 g H_2O.
0,1356 g Sbst.: 24,9 ccm N (18°, 763 mm).

$$\text{C}_7\text{H}_{11}\text{N}_3\text{O}_4. \quad \text{Ber. C } 41{,}79, \text{ H } 5{,}47, \text{ N } 20{,}89.$$
$$\text{Gef. ,, } 41{,}84, \text{ ,, } 5{,}74, \text{ ,, } 21{,}28.$$
$$\text{,, ,, } 42{,}05, \text{ ,, } 5{,}46.$$

Die Allocaffursäure ist in Wasser, Alkohol und Aceton leicht löslich, hat einen schwach süßen Geschmack und reagiert auf Lackmuspapier schwach sauer. Sie gibt weder die Murexidreaktion, noch reduziert sie die ammoniakalische Silberlösung. Die Darstellung von Salzen ist bisher an der Unbeständigkeit der Säure gegen Basen gescheitert.

---

[1]) Berichte d. d. chem. Gesellsch. **30**, 3011 [1897]. (*S. 369.*)

Spaltung der Allocaffursäure durch Baryt.

Wie oben erwähnt, liefert dieselbe je nach der Temperatur entweder Mesoxalsäure oder deren Monomethylamid oder endlich ein Gemisch dieser beiden. Will man reine Mesoxalsäure erhalten, so ist es nötig zu kochen.

1 Teil Allocaffursäure wird in 10 Teilen Wasser gelöst und dazu eine Lösung von 4 Teilen reinem, kristallisiertem Barythydrat in 25 Teilen Wasser gefügt. In der Kälte bleibt das Gemisch klar, beim Erwärmen trübt es sich gegen 40^0, bei höherer Temperatur tritt der Geruch nach Methylamin auf, und wenn man schließlich 3—4 Minuten im Sieden erhält, ist die Spaltung beendet. Das mesoxalsaure Baryum wurde filtriert, dann in sehr verdünnter kalter Salzsäure gelöst und nach der Entfernung des Baryts durch Schwefelsäure in dem Filtrat die Mesoxalsäure durch eine Lösung von salzsaurem Phenylhydrazin gefällt. Das Hydrazon zeigte nach dem Auswaschen und Trocknen im Vakuum den Schmelzpunkt[1]) und die Zusammensetzung des Mesoxalsäurephenylhydrazons.

0,1182 g Sbst.: 0,2239 g CO_2, 0,0443 g H_2O.
0,0918 g Sbst.: 10,75 ccm N ($19,5^0$, 758 mm).

$C_9H_8N_2O_4$. Ber. C 51,92, H 3,85, N 13,46.
Gef. „ 51,66, „ 4,16, „ 13,39.

Der gleichzeitig gebildete Dimethylharnstoff befindet sich in der ersten Mutterlauge. Für seine Isolierung wurde der Baryt mit Kohlensäure gefällt, das Filtrat unter vermindertem Druck zur Trockne verdampft, der Rückstand mit absolutem Alkohol ausgelaugt und aus der konzentrierten alkoholischen Lösung der Harnstoff durch Äther abgeschieden. Die feinen Nadeln schmolzen bei 99—102^0 und zeigten die Zusammensetzung des Dimethylharnstoffs.

0,1037 g Sbst.: 28,8 ccm N (23^0, 762,5 mm).

$CO(NH.CH_3)_2$. Ber. N 31,81. Gef. N 31,41.

Um das Methylamid der Mesoxalsäure aus der Allocaffursäure darzustellen, wird die oben erwähnte, mit Baryt versetzte Lösung nur 10 Minuten auf 40^0 erwärmt. Dabei entsteht ebenfalls in reichlicher Menge ein unlösliches Baryumsalz, während der Geruch nach Methylamin sehr schwach auftritt. Das Baryumsalz wird filtriert und mit kaltem Wasser gewaschen. Zerlegt man dasselbe mit einem geringen Überschuß von Schwefelsäure in gelinder Wärme durch längeres Schütteln, fällt nachher den Überschuß von Schwefelsäure quantitativ mit Baryt aus, so hinterläßt das Filtrat beim Verdampfen im Vakuum

---

1) Liebigs Annal. d. Chem. **227**, 355 [1885]. (Vgl. *S. 427*.)

einen Sirup, welcher bisher nicht kristallisiert erhalten wurde. Die Verbindung wurde deshalb in ihr Phenylhydrazon verwandelt. Man erhält dasselbe am bequemsten durch Auflösen des Baryumsalzes in kalter, sehr verdünnter Salzsäure, Fällen des Baryts mit Schwefelsäure und Zusatz einer Lösung von salzsaurem Phenylhydrazin. Es fällt sehr bald in feinen, schwach gelben Nädelchen aus, welche dem Mesoxalsäurephenylhydrazon sehr ähnlich sind. Für die Analyse wurde es im Vakuum über Schwefelsäure getrocknet.

0,1084 g Sbst.: 0,2152 g CO_2, 0,0494 g H_2O.
0,1262 g Sbst.: 20,5 ccm N (21^0, 755,5 mm).

$C_{10}H_{11}N_3O_3$. Ber. C 54,29, H 4,97, N 19,00.
Gef. „ 54,14, „ 5,06, „ 18,37.

Die Verbindung schmilzt unter Zersetzung gegen 158^0, also ungefähr bei derselben Temperatur wie das Mesoxalsäurederivat. Sie ist in Wasser fast unlöslich. Ihre Lösung in konzentrierter Schwefelsäure nimmt auf Zusatz von etwas Ferrichlorid eine starke rotviolette Färbung an. Von dem Mesoxalsäurephenylhydrazon unterscheidet sie sich ferner durch das Verhalten gegen Alkalien. Übergießt man nämlich die Substanz mit der 30-fachen Menge 30-prozentiger Natronlauge, so bildet sich zuerst ein kristallinisches Natriumsalz, welches beim Erwärmen in Lösung geht. Erhitzt man dann ungefähr 10 Minuten auf 100^0, so fällt ein neues, kristallinisches Produkt aus, welches keine sauren Eigenschaften mehr hat, während nur ein schwacher Geruch nach Methylamin auftritt. Der neue Körper wurde nach dem Erkalten filtriert, mit Wasser gewaschen, aus verdünntem Alkohol umkristallisiert und für die Analyse bei 105^0 getrocknet.

0,1207 g Sbst.: 0,2741 g CO_2, 0,0690 g H_2O.
0,1155 g Sbst.: 24,4 ccm N (25^0, 758 mm).

$C_9H_{11}N_3O$. Ber. C 61,02, H 6,21, N 23,73.
Gef. „ 61,93, „ 6,35, „ 23,49.

Die Verbindung schmilzt bei 205—209^0. Sie ist leicht löslich in Alkohol und Aceton, schwer in Benzol und Wasser. Für die genauere Untersuchung reichte das Material nicht aus. Trotz der Differenz im Kohlenstoffgehalt halte ich die obige Formel für sehr wahrscheinlich. Die Verbindung würde also aus dem Hydrazon entstehen nach der Gleichung:

$$C_{10}H_{11}N_3O_3 = C_9H_{11}N_3O + CO_2.$$

33. Emil Fischer: Über Hydurinphosphorsäure.[1]

Berichte der deutschen chemischen Gesellschaft **31**, 2546 [1898].

(Eingegangen am 10. Oktober.)

Die Hoffnung, aus dem Trichlorpurin, $C_5HN_4Cl_3$, durch Reduktion mit Jodwasserstoff und Jodphosphonium direkt das freie Purin, $C_5H_4N_4$, zu gewinnen, hat sich nicht erfüllt, denn die Reaktion, welche bei den Oxy- und Amino-Halogenpurinen so leicht stattfindet, nimmt hier einen sehr merkwürdigen Verlauf. Das Halogen des Trichlorpurins wird allerdings mit größter Leichtigkeit durch den Jodwasserstoff schon bei gewöhnlicher Temperatur entfernt, aber gleichzeitig löst sich ein Kohlenstoffatom ab und es entsteht eine phosphor- und jod-haltige Verbindung von der empirischen Zusammensetzung $C_4H_{12}N_4PO_4J$. Dieselbe ist ein jodwasserstoffsaures Salz, und die Formel kann in $C_4H_9N_4PO_3$, $HJ + H_2O$ aufgelöst werden. Das Kristallwasser ließ sich freilich nicht direkt bestimmen, weil die Verbindung das Trocknen bei höherer Temperatur nicht verträgt, aber die entsprechende Chlorverbindung hat die wasserärmere Formel

$$C_4H_9N_4PO_3, \ HCl.$$

Beide Verbindungen sind unzweifelhaft Salze einer Base $C_4H_9N_4PO_3$. Da die letztere selbst nicht die Reaktionen der Phosphorsäure zeigt, aber durch Erwärmen mit verdünnter Salzsäure Phosphorsäure abspaltet, so betrachte ich sie als ein den Amidophosphorsäuren vergleichbares Derivat einer Base $C_4H_8N_4$. Ich gebe ihr deshalb die Formel $C_4H_7N_4$, PO_3H_2 und den Namen Hydurinphosphorsäure. Leider ist es mir bisher nicht gelungen, das freie Hydurin zu isolieren, weil es bei der Hydrolyse der phosphorhaltigen Substanz zerstört wird. Aus diesem Grunde unterlasse ich auch alle Spekulationen über seine Konstitution und bemerke nur, daß die Formel $C_4H_8N_4$ sich von derjenigen des Purins, $C_5H_4N_4$, durch den Mehrgehalt von 4 Wasserstoff und den Mindergehalt von 1 Kohlenstoff unterscheidet.

---

[1] Der Berliner Akademie vorgelegt am 4. November 1897. Vgl. Sitzungsberichte **44**, 932.

Jodhydrat. 5 g fein gepulvertes Trichlorpurin werden in 50 g farbloser Jodwasserstoffsäure vom spez. Gewicht 1,96 unter Kühlung mit Eiswasser eingetragen, ein Überschuß von gepulvertem Jodphosphonium zugefügt und die Mischung erst eine Stunde unter Eiskühlung und zeitweisem Schütteln aufbewahrt. Die eintretende Reaktion gibt sich sofort durch Braunfärbung kund. . Wenn die erste Einwirkung vorüber ist, läßt man die Mischung sich auf Zimmertemperatur erwärmen und schüttelt sie mit einer Maschine etwa 24 Stunden, bis kein Freiwerden von Jod mehr bemerkbar ist. Da während der Reaktion etwas Gas entwickelt wird, so ist es vorteilhaft, das Gefäß mehrmals zu öffnen. Man erwärmt schließlich auf etwa 40⁰, um alle organische Substanz zu lösen, gießt von dem überschüssigen Jodphosphonium ab und verdampft die schwach gelbliche Flüssigkeit unter vermindertem Druck bei einer Temperatur von 40—50⁰. Der amorphe Rückstand wird mit 25 ccm Wasser übergossen, wobei er größtenteils in Lösung geht. Verdampft man, ohne zu filtrieren, wiederum bei derselben Temperatur, so beginnt sehr bald die Kristallisation des Jodhydrats, und schließlich ist der Rückstand fast vollständig erstarrt. Derselbe wird mit kaltem Wasser ausgelaugt, das zurückbleibende Salz abfiltriert und dann in einer Mischung von 20 ccm Wasser und 2 ccm Jodwasserstoffsäure vom spez. Gewicht 1,96 in gelinder Wärme gelöst. Beim Abkühlen fällt das Salz in klaren, ziemlich dicken, vierseitigen Platten aus, welche zunächst noch rosa gefärbt sind. Die Ausbeute beträgt 50—60% des angewandten Trichlorpurins. Durch nochmaliges Umkristallisieren aus demselben verdünnten Jodwasserstoff unter Zusatz von etwas Tierkohle wird das Salz ganz farblos erhalten. Zur Analyse wurde es im Vakuum über Schwefelsäure getrocknet.

0,2477 g Sbst.: 0,1295 g CO_2, 0,0802 g H_2O.
0,1856 g Sbst.: 26,1 ccm N (18⁰, 766 mm).
0,2758 g Sbst.: 0,1936 g AgJ.
0,2004 g Sbst.: 0,0675 g $Mg_2P_2O_7$.

$C_4H_{12}N_4PO_4J$. Ber. C 14,20, H 3,55, N 16,57, P 9,17, J 37,58.
Gef. „ 14,26, „ 3,59, „ 16,36, „ 9,40, „ 37,93.

Wie erwähnt, war die Bestimmung des Kristallwassers nicht möglich, weil die Verbindung sich schon bei 100⁰ unter starker Färbung zersetzt.

Das Salz löst sich in warmem Wasser ziemlich leicht, aber die Flüssigkeit färbt sich dabei sehr schnell rot. Diese Veränderung wird durch Zusatz von etwas Jodwasserstoff verhindert, vorausgesetzt, daß man die Temperatur nicht über 60⁰ steigen läßt. Die wässerige Lösung des Salzes gibt sofort mit Silbernitrat einen Niederschlag von Jodsilber, ein Beweis, daß das Jod nicht fester gebunden ist.

Zur Bereitung des **Hydrochlorats** wird das Jodhydrat in der 25-fachen Menge Wasser unter Zusatz von einigen Tropfen Salzsäure bei mäßiger Wärme gelöst, rasch abgekühlt und mit einem Überschuß von frisch gefälltem Chlorsilber geschüttelt, bis die Lösung kein Jod mehr enthält, dann das schwach rosa gefärbte Filtrat unter vermindertem Druck bei etwa 40° auf ein Fünftel seines Volumens eingeengt. Dabei scheidet sich das Hydrochlorat als farbloses, kristallinisches Pulver aus. Dasselbe wird nach dem Erkalten filtriert und über Schwefelsäure getrocknet.

0,2068 g Sbst.: 0,1575 g CO_2 und 0,0812 g H_2O.

0,2033 g Sbst.: 0,1285 g AgCl.

0,2102 g Sbst.: 0,1040 g $Mg_2P_2O_7$.

$C_4H_{10}N_4PO_3Cl$.　　Ber. C 21,01, H 4,37, Cl 15,53, P 13,56.

Gef. „ 20,77, „ 4,52, „ 15,63, „ 13,81.

Das Salz ist nicht so schön kristallisiert wie das Jodhydrat. Es löst sich in Wasser von etwa 50° ziemlich leicht auf. Will man die Färbung der Lösung vermeiden, so ist auch hier der Zusatz von einigen Tropfen Salzsäure nötig. Beim Abkühlen fällt es aber sehr unvollständig aus der wässerigen Lösung heraus, man muß dieselbe vielmehr wieder im Vakuum einengen.

Das Salz ist, ebenso wie das Jodhydrat, ausgezeichnet durch die Neigung, in stark gefärbte Produkte überzugehen. Schon die wässerige Lösung färbt sich bei mäßiger Temperatur schön rot, die Farbe geht allmählich in tiefrot über und beim Kochen entsteht ziemlich bald ein fast schwarzer, amorpher Niederschlag, während die Purpurfarbe allmählich in ein schmutziges Braunrot umschlägt. In verdünntem Alkali lösen sich die Salze schon in der Kälte sofort. Beim Erwärmen wird die Flüssigkeit ebenfalls tiefrot, es entweicht Ammoniak und schließlich verändert sich die schöne rote Farbe in braun.

Viel schöner noch ist die Färbung durch Ammoniak. Dasselbe löst in der Kälte erst farblos, aber bald wird die Flüssigkeit violettrot und schließlich tief purpur, wie eine Lösung von Kaliumpermanganat. Auch in kaltem, stark verdünntem Barytwasser lösen sich die Salze zunächst farblos, bald aber tritt Rosafärbung ein, welche beim gelinden Erwärmen immer stärker wird, während gleichzeitig ein Niederschlag, wahrscheinlich von Baryumphosphat, entsteht. Gegen Oxydationsmittel sind die Salze sehr empfindlich. Die ammoniakalische Silberlösung reduzieren sie schon in der Kälte. Die alkalische Lösung färbt sich auf Zusatz von Fehlingscher Flüssigkeit sofort dunkelviolett, nimmt beim Kochen verschiedene Farbentöne an und scheidet einen schmutzigen Niederschlag ab.

Versetzt man die kalte, wässerige Lösung des Hydrochlorats mit Natriumnitrit, so färbt sie sich sofort dunkel und scheidet sehr bald einen dunkelgefärbten Niederschlag aus.

Beim einstündigen Erwärmen mit der 10-fachen Menge Salzsäure von 14% auf dem Wasserbade wird das Hydrochlorat total zerstört. Die farblose Lösung enthält große Mengen von Chlorammonium und viel Phosphorsäure, dagegen konnte in derselben keine phosphorige Säure nachgewiesen werden.

Die leichte Verwandlung der Hydurinphosphorsäure in stark gefärbte Produkte erinnert einerseits an die Murexidbildung aus Alloxan, Uramil und ähnlichen Derivaten des Malonylharnstoffs, noch mehr aber dürfte sie der Farbstoffbildung bei der Reduktion des Adenins und Hypoxanthins[1]) zu vergleichen sein. Leider sind alle diese gefärbten Produkte recht unbeständig und deshalb schwer zu isolieren.

Ungleich merkwürdiger ist aber die Entstehung der Hydurinphosphorsäure. Zwar hat schon C. Graebe eine phosphorhaltige Säure, $C_{15}H_{17}PO_3$, bei der Reduktion des Dibenzylketons mit Jodwasserstoff und Phosphor erhalten[2]); aber dieselbe entsteht erst bei 180°, enthält keinen Stickstoff und unterscheidet sich von der Hydurinphosphorsäure durch die viel größere Beständigkeit.

---

[1]) Kossel, Zeitschr. f. physiol. Chem. **12**, 252 [1888] und E. Fischer, Berichte d. d. chem. Gesellsch. **30**, 2241 [1897]. (*S. 323.*)

[2]) Berichte d. d. chem. Gesellsch. **7**, 1627 [1874].

34. Emil Fischer: Über das Purin und seine Methylderivate.

Berichte der deutschen chemischen Gesellschaft **31**, 2550 [1898].
(Vorgetragen in der Sitzung.)

Als es mir vor 15 Jahren gelang, aus der β-Methylharnsäure (jetzt 9-Methylharnsäure) sämtlichen Sauerstoff zu eliminieren und eine Chlorverbindung, $CH_3 . C_5N_4Cl_3$, zu gewinnen, in welcher das Halogen in mannigfaltigster Weise durch andere Radicale substituiert werden konnte, hielt ich es für zweckmäßig, alle diese Produkte ebenso wie die Harnsäure als Derivate der sàuerstofffreien Verbindung $C_5H_4N_4$ zu betrachten, und wählte für diese den Namen Purin[1]), welcher aus den Wörtern purum und uricum kombiniert war. Diese Auffassung hat sich im Laufe der späteren Untersuchungen bewährt und insbesondere die Benennung der zahlreichen synthetischen Produkte, welche mit der Harnsäure und den Xanthinbasen zusammenhängen, wesentlich erleichtert. Aber in demselben Maße, wie das Purin als der hypothetische Stammvater einer immer größeren Zahl von Verbindungen figurierte, mußte der Wunsch, diese Verbindung selbst kennen zu lernen, wachsen. Ich habe mich deshalb seit der Auffindung des Trichlorpurins unablässig bemüht, dasselbe in die Wasserstoffverbindung überzuführen; aber gerade diejenige Methode, welche bei den halogenhaltigen Oxy- und Amino-Purinen die Entfernung des Halogens so leicht gestattet, ließ hier im Stich. Wird nämlich das Trichlorpurin bei gewöhnlicher Temperatur mit starkem Jodwasserstoff und Jodphosphonium behandelt, so verliert es nicht allein das Halogen, sondern auch ein Kohlenstoffatom und verwandelt sich in ein Produkt, welches ich Hydurinphosphorsäure[2]) genannt habe, und welches in der vorhergehenden Abhandlung genauer beschrieben ist. Da nach allen Erfahrungen in dieser Gruppe die Methylderivate experimentell leichter zu behandeln sind, so habe ich den Reduktionsvorgang zunächst bei dem 7-Methyl-2.6-dichlorpurin von neuem studiert, und hier gelang es in der Tat, direkt durch Behandlung mit starkem Jod-

---

[1]) Berichte d. d. chem. Gesellsch. **17**, 329 [1884]. (*S. 144.*)
[2]) Sitzungsberichte der Berliner Akademie 1897, 932. — Berichte d. d. chem. Gesellsch. **31**, 2546 [1898]. (*S. 444.*)

wasserstoff und Jodphosphonium die sauerstofffreie Base $CH_3 . C_5 H_3 N_4$, das Methylpurin, zu gewinnen. Nur war die Ausbeute an diesem Produkt verschwindend klein; aber ermutigt durch dieses Resultat, habe ich den Versuch in der mannigfaltigsten Weise modifiziert, und schließlich gelang es, aus dem 7-Methyldichlorpurin durch Behandlung mit Jodwasserstoff bei niederer Temperatur in großer Menge ein 7-Methylmonojodpurin von der Formel $CH_3 . C_5 H_2 N_4 J$ zu gewinnen. Dasselbe entsteht nach der Gleichung:

$$CH_3 . C_5 HN_4 Cl_2 + 3\, HJ = CH_3 . C_5 H_2 N_4 J + 2\, HCl + 2\, J$$

und seine Verwandlungen führen zu dem Schluß, daß es das Halogen in Stellung 2 enthält und mithin die Strukturformel:

$$\begin{array}{ccc}
N\!=\!CH & & \\
| \quad | & & \\
J.C \quad C.N.CH_3 & & \\
\| \quad \| \!\!>\!\! CH & & \\
N\!-\!C.N & &
\end{array}$$

besitzt. Die geringe Affinität des Jods zum Kohlenstoff gestattet nun, bei dieser Verbindung die totale Reduktion durch bloßes Kochen mit Zinkstaub und Wasser auszuführen. Bei diesem milden Eingriff bleibt der Purinkern erhalten, und es resultiert in recht glatter Weise das 7-Methylpurin von der Formel:

$$\begin{array}{ccc}
N\!=\!CH & & \\
| \quad | & & \\
HC \quad C.N.CH_3 & . & \\
\| \quad \| \!\!>\!\! CH & & \\
N\!-\!C.N & &
\end{array}$$

Dieses Verfahren läßt sich auch zur Gewinnung des freien Purins benutzen; denn das Trichlorpurin wird durch Jodwasserstoff und Jodphosphonium bei 0^0 nur partiell reduziert und liefert in ansehnlicher Menge ein Dijodpurin, welches nach der Gleichung:

$$C_5 HN_4 Cl_3 + 4\, HJ = C_5 H_2 N_4 J_2 + 3\, HCl + 2\, J$$

entsteht. Da dasselbe beim Erhitzen mit Salzsäure in Xanthin übergeht, so enthält es offenbar das Halogen in Stellung 2 und 6 und besitzt mithin die Struktur:

$$\begin{array}{ccc}
N\!=\!C.J & & \\
| \quad | & & \\
J.C \quad C.NH & . & \\
\| \quad \| \!\!>\!\! CH & & \\
N\!-\!C.N & &
\end{array}$$

Es läßt sich ebenfalls in kochender, wässeriger Lösung mit Zinkstaub reduzieren und geht über in das freie Purin:

$$\begin{array}{c} N{=}CH \\ | \quad | \\ HC \quad C.NH \\ \| \quad \| \!\!>\!\! CH \\ N{-}C.N \end{array} \quad .$$

Letzteres ist eine leicht lösliche, hübsch kristallisierende Substanz, welche sowohl mit Säuren wie mit Basen Salze bildet und nach ihrem gesamten Charakter sich ungezwungen in die Reihe Harnsäure-Xanthin-Hypoxanthin-Purin einordnet.

Neben dem oben erwähnten Methylderivat, welches das Alkyl in der Stellung 7 enthält, war nach den früheren Erfahrungen noch ein zweites Methylpurin von der Formel:

$$\begin{array}{c} N{=}CH \\ | \quad | \\ HC \quad C.N \\ \| \quad \| \!\!>\!\! CH \\ N{-}C.N.CH_3 \end{array}$$

zu erwarten, welches aus dem 9-Methyltrichlorpurin entstehen mußte. Die Gewinnung dieser Base nach dem gleichen Verfahren stieß allerdings auf Schwierigkeiten, weil bei der Behandlung des Trichlorids mit kaltem Jodwasserstoff und Jodphosphonium nur ein Teil des Chlors entfernt wird. Aber das Ziel wurde schließlich auf folgendem Umwege erreicht. Das Trichlorid verliert beim Kochen mit Wasser und Zinkstaub schon zwei Chloratome und liefert das Methylchlorpurin, welches aller Wahrscheinlichkeit nach das Halogen auch in der Stellung 2 enthält und mithin die Struktur:

$$\begin{array}{c} N{=}CH \\ | \quad | \\ Cl.C \quad C.N \\ \| \quad \| \!\!>\!\! CH \\ N{-}C.N.CH_3 \end{array}$$

hat. Diese Verbindung wird dann bei der Behandlung mit Jodwasserstoff bei gewöhnlicher Temperatur in das entsprechende Methyljodpurin verwandelt, und letzteres läßt sich wieder durch Kochen mit Zinkstaub und Wasser in das 9-Methylpurin überführen.

In der gleichen Weise kann das 7-Methyltrichlorpurin, sowie das 7-Methyl-2.6-dichlorpurin durch Zinkstaub und Wasser recht glatt zu 7-Methyl-2-chlorpurin reduziert werden, und da diese Monochlorverbindungen das Halogen bei der Behandlung mit Alkali oder Ammoniak leicht abgeben, so ist man nun auch in der Lage, die bisher nicht zugänglichen 2-Oxy- und 2-Amino-Methylpurine leicht darzustellen.

Die zuvor geschilderte partielle Reduktion der Trichlor- und Dichlor-Purine läßt sich auch noch auf manche Oxy- und Amino-Chlorpurine ausdehnen, worüber ich bei späterer Gelegenheit berichten werde.

$$7\text{-Methyl-2-jodpurin,}\quad \begin{array}{c} N\!=\!CH \\ | \quad | \\ J.C \quad C.N.CH_3 \\ \| \quad \| \,{>}CH \\ N\!-\!C.N \end{array}.$$

10 g fein gepulvertes 7-Methyl-2.6-dichlorpurin[1]) werden mit 100 g entfärbter Jodwasserstoffsäure (spez. Gewicht 1,96) übergossen, welche in einer Kältemischung zuvor gekühlt ist, dann 2 g gepulvertes Jodphosphonium hinzugefügt und das Ganze in einer Flasche, welche in Eis verpackt ist, mit einer Maschine heftig geschüttelt. Nach etwa 5 Stunden werden wieder 0,7 g Jodphosphonium und nach abermals 2 Stunden weitere kleine Mengen (im ganzen etwa 0,6 g) allmählich hinzugefügt, bis eine Probe der Masse, in Wasser gegossen, fast farblos ist. Jedenfalls ist ein größerer Überschuß des Phosphoniumjodids zu vermeiden. Während der Operation findet keine Lösung statt, sondern an Stelle des Chlorkörpers tritt ein schwer lösliches, jodhaltiges Produkt. Die Flüssigkeit ist anfangs rot gefärbt, zum Schluß aber nur noch schwach gelbrot. Sie wird samt dem Niederschlag in 150 ccm Wasser, welches auf 0^0 abgekühlt ist, eingegossen, wobei Phosphorwasserstoff entweicht und ein farbloser, flockiger Körper ungelöst bleibt. Derselbe wird nach einigem Stehen filtriert und mit eiskaltem Wasser gewaschen. Er enthält das jodwasserstoffsaure Methylpurin. Man suspendiert ihn in etwa 30 ccm Wasser, fügt unter guter Abkühlung allmählich überschüssige, verdünnte Natronlauge hinzu und verreibt die dicke Masse sorgfältig. Schließlich wird abfiltriert, mit kaltem Wasser gewaschen und aus heißem Wasser unter Zusatz von einigen Tropfen Essigsäure zur Neutralisation des noch anhaftenden Alkalis umkristallisiert.

Die Ausbeute an reiner Base beträgt 60—70% des angewandten Methyldichlorpurins. Für die Analyse wurde das Produkt noch einmal aus Wasser umkristallisiert und bei 110^0 getrocknet.

0,2001 g Sbst.: 0,2040 g CO_2, 0,0368 g H_2O.
0,1746 g Sbst.: 32,4 ccm N $(17^0,\ 753$ mm).
0,2018 g Sbst.: 0,1840 g AgJ.

$C_6H_5N_4J$. Ber. C 27,69, H 1,92, N 21,54, J 48,85.
Gef. „ 27,80, „ 2,04, „ 21,33, „ 49,27.

---

[1]) Berichte d. d. chem. Gesellsch. **30**, 2402 [1897]. (*S. 338.*)

Die Verbindung schmilzt bei 223⁰ (korr. 229⁰) zu einer farblosen Flüssigkeit, welche bei höherer Temperatur unter Entwickelung von Joddämpfen verkohlt. Sie löst sich in ungefähr 35 Teilen siedendem Wasser und fällt beim Erkalten rasch in farblosen, ziemlich großen, meist spindelförmigen Kristallen aus, welche kein Kristallwasser enthalten. Von siedendem Alkohol verlangt sie ungefähr 40 Teile zur Lösung. Viel leichter als von Wasser wird sie von verdünnter Mineralsäure gelöst. Bei genügender Konzentration kristallisiert beim Erkalten das Hydrochlorat in farblosen, feinen Nädelchen und das Nitrat in schwach gefärbten, etwas derberen, häufig plattenartigen Gebilden, während das Sulfat als farbloses Pulver ausfällt, welches aus äußerst feinen, unter dem Mikroskop gerade noch erkennbaren Nädelchen besteht. Salpetersäure vom spez. Gewicht 1,4 zerstört die Base in der Hitze sehr rasch unter Entwickelung von Jod. Schwer löslich in kaltem Wasser ist das Jodhydrat; es kristallisiert aus heißem Wasser in äußerst kleinen Nädelchen. Aus Jodwasserstoffsäure scheidet sich ein anderes Salz, wahrscheinlich mit mehr Säure, in farblosen, langgestreckten Blättchen aus, welches aber durch Wasser in das erstere verwandelt wird.

Die wässerige Lösung gibt mit Silbernitrat einen kristallinischen Niederschlag, welcher in viel heißem Wasser löslich ist und beim Erkalten in feinen, eigentümlich gezackten Blättchen ausfällt. Die salpetersaure Lösung wird ebenfalls durch Silbernitrat kristallinisch gefällt. Das Produkt ist in sehr verdünnter, heißer Salpetersäure recht schwer löslich und kristallisiert beim Erkalten in feinen Nädelchen.

$$7\text{-Methyl-2-oxypurin,} \qquad
\begin{array}{l}
\mathrm{N}=\mathrm{CH} \\
\mid \quad \mid \\
\mathrm{OC} \quad \mathrm{C.N.CH_3} \\
\mid \quad \parallel \;\rangle\mathrm{CH} \\
\mathrm{HN}-\mathrm{C.N}
\end{array}.$$

Das zuvor beschriebene 7-Methyl-2-jodpurin wird von starken wässerigen Alkalien rasch angegriffen. Erhitzt man 2 g fein gepulverte Substanz mit 15,3 ccm Normal-Kalilauge (2 Mol.) zum Sieden, so geht sie rasch in Lösung, und nach weiterem ½-stündigem Erwärmen im Wasserbade ist die Reaktion beendet. Man übersättigt jetzt schwach mit Essigsäure, wobei die fast farblose Flüssigkeit schwach rotbraun wird, verdampft auf dem Wasserbade zur Trockne und behandelt den Rückstand mit wenig kaltem Wasser. Dabei bleibt das Methyloxypurin als kristallinisches Pulver zurück. Die Ausbeute an Rohprodukt betrug ungefähr die Hälfte des angewandten Jodkörpers. Man löst zur Reinigung zunächst in wenig sehr verdünnter Natronlauge, entfärbt kochend mit Tierkohle und übersättigt das Filtrat schwach mit Essigsäure. Das hierbei ausfallende Methyloxypurin wird nach dem Erkalten filtriert und aus heißem Wasser umkristallisiert. Für die Analyse wurde der Körper bei 120^0 getrocknet. Die lufttrockne Substanz enthält 1 Mol. Kristallwasser, welches bei 120^0 völlig entweicht.

0,1668 g Sbst. verloren 0,0179 g H_2O.

$C_6H_6N_4O + H_2O$. Ber. H_2O 10,71. Gef. H_2O 10,73.

Die bei 120^0 getrocknete Substanz gab folgende Zahlen:

0,1606 g Sbst.: 0,2813 g CO_2, 0,0615 g H_2O.
0,1416 g Sbst.: 43,6 ccm N (13^0, 773 mm).

$C_6H_6N_4O$. Ber. C 48,00, H 4,00, N 37,33.
Gef. „ 47,77, „ 4,25, „ 37,03.

Die Verbindung sintert, im Kapillarrohr erhitzt, über 300^0 und schmilzt unter totaler Zersetzung gegen 323^0 (unkorr.). Sie löst sich in 10—15 Teilen kochendem Wasser und fällt daraus beim Erkalten in kleinen, derben Kriställchen von wenig charakteristischer Form aus. Sie unterscheidet sich von dem isomeren 7-Methyl-8-oxypurin durch den viel höheren Schmelzpunkt und von dem 7-Methyl-6-oxy-purin durch die viel geringere Löslichkeit in kaltem Wasser.

Ihr Nitrat kristallisiert aus verdünnter Salpetersäure, worin es in der Wärme sehr leicht löslich ist, in farblosen, häufig büschelförmig verwachsenen Nadeln oder Prismen. Das Hydrochlorat ist ebenfalls recht leicht löslich und fällt bei starker Konzentration in der Kälte als körnig-kristallinische Masse aus. Versetzt man die konzentrierte Lösung des Hydrochlorats mit Platinchlorid, so scheidet sich langsam das Chloroplatinat in schön ausgebildeten, fast würfelähnlichen Platten oder dicken Säulen ab. Das Aurochlorat kristallisiert aus warmer, sehr verdünnter Salzsäure langsam in feinen, gelben Nadeln oder Prismen. In kalt gesättigtem Barytwasser löst sich das 7-Methyl-2-oxypurin beim Erwärmen recht leicht, und beim Abkühlen kristallisiert bald das Baryumsalz in sehr feinen, biegsamen Nädelchen, welche in kaltem Wasser ziemlich schwer löslich sind.

Die wässerige Lösung der Base gibt mit Silbernitrat einen farblosen, amorphen Niederschlag; derselbe löst sich in viel Ammoniak, zumal in der Wärme, auf; ebenso löst er sich in warmer Salpetersäure, und beim Erkalten kristallisieren dann kleine, glänzende Blättchen.

Ähnlich den Alkalien wirkt eine wässerige Lösung von Kalium-hydrosulfid auf das 7-Methyl-2-jodpurin. Verwendet man einen größeren Überschuß von Normallösung und erwärmt einige Stunden auf dem Wasserbade, so geht die Jodverbindung ganz in Lösung, und beim Übersättigen mit Essigsäure scheidet sich der Thiokörper kristallinisch ab. Derselbe kristallisiert aus Wasser in dünnen, gelben, glänzenden Blättchen, die sich gegen 280^0 braun färben und gegen 295^0 stürmisch zersetzen.

$$
7\text{-Methyl-}2\text{-aminopurin,}\quad
\begin{array}{c}
\text{N}=\text{CH} \\
|\quad\ | \\
\text{NH}_2.\text{C}\quad\text{C}.\text{N}.\text{CH}_3 \\
\|\quad\ \|\ \ \rangle\text{CH} \\
\text{N}-\text{C}.\text{N}
\end{array}
$$

2 g 7-Methyl-2-jodpurin werden mit 40 ccm alkoholischem Ammoniak, welches bei gewöhnlicher Temperatur halb gesättigt ist, im Luftbad 3 Stunden auf 145—150⁰ erhitzt. Beim Erkalten scheidet sich das Reaktionsprodukt in hübschen, kompakten Kristallen ab. Zur Isolierung der Base wurde die gesamte Masse ohne Filtration verdampft, der Rückstand in etwa 20 ccm warmem Wasser gelöst und nach dem Erkalten mit einem Überschuß von starker Natronlauge versetzt. Nach einigem Stehen schied sich die Base in feinen, farblosen Blättchen ab, welche filtriert und mit wenig kaltem Wasser gewaschen wurden. Für die Analyse wurde sie zweimal aus heißem 80-prozentigen Alkohol umkristallisiert und bei 120⁰ getrocknet.

0,2034 g Sbst.: 0,3595 g CO_2, 0,0887 g H_2O.
0,1740 g Sbst.: 72,0 ccm N (15⁰, 734 mm).

$C_6H_7N_5$. Ber. C 48,32, H 4,69, N 46,98.
Gef. ,, 48,20, ,, 4,84, ,, 46,78.

Die Verbindung erweicht, im Kapillarrohr erhitzt, gegen 270⁰ und schmilzt bei 274⁰ (korr. 283⁰) ohne Zersetzung. Sie löst sich schon in weniger als der gleichen Menge siedendem Wasser, fällt aber beim Erkalten sofort wieder aus. Aus der doppelten Menge Wasser läßt sie sich deshalb ohne großen Verlust umkristallisieren und bildet dann meist feine, lange, glänzende Nadeln, welche öfters sternförmig verwachsen sind. Durch die große Löslichkeit in heißem Wasser unterscheidet sich die Base scharf von den beiden isomeren 7-Methyl-aminopurinen, welche die Aminogruppe in Stellung 6 oder 8 enthalten. Aus dieser Verschiedenheit ziehe ich den Schluß, daß hier die Aminogruppe die Stellung 2 hat. Der direkte Beweis dafür, welcher durch Abspaltung von Guanidin geliefert werden könnte, fehlt aber bis jetzt. In absolutem Alkohol und Benzol ist die Verbindung auch in der Siedehitze schwer löslich. Aus 80-prozentigem Alkohol kristallisiert sie in feinen, seideglänzenden Nadeln, welche beim Stehen an der Luft trübe und dabei im Laufe von einigen Tagen völlig trocken werden.

Das Hydrochlorat ist in verdünnter Salzsäure sehr leicht löslich und kristallisiert daraus in farblosen Blättchen. Das in der Wärme ebenfalls recht leicht lösliche Nitrat kristallisiert beim Abkühlen ziemlich rasch in kleinen, schmalen, oft büschelförmig verwachsenen Prismen, welche sich bei längerer Berührung mit der Mutterlauge in derbe, durchsichtige und ziemlich gut ausgebildete Kristalle verwandeln. Das Sulfat ist sehr leicht löslich. Das Chloroplatinat fällt aus der salzsauren Lösung auf Zusatz von Platinchlorid in kleinen, häufig federartig verwachsenen Nädelchen aus; es löst sich in heißer, verdünnter Salzsäure verhältnismäßig leicht und scheidet sich dann langsam daraus in gelbroten, derben, unregelmäßig ausgebildeten Kristallen ab. Das Aurochlorat ist in warmer, verdünnter Salzsäure ziemlich leicht löslich und kristallisiert beim Erkalten in feinen, gelben Blättchen. Sehr schwer löslich in kaltem Wasser ist die Quecksilberchloridverbindung; aus heißem Wasser, wovon sie auch ziemlich viel zur Lösung verlangt, kristallisiert sie in kleinen, farblosen Nadeln, welche unter dem Mikroskop wie unregelmäßig ausgebildete, feine Prismen aussehen.

Für die Darstellung des 7-Methyl-2-aminopurins kann man auch statt der Jodverbindung das 7-Methyl-2-chlorpurin anwenden, welches leichter darzustellen ist; nur erfolgt die Reaktion wegen der festeren Bindung des Chlors etwas langsamer.

4 g 7-Methyl-2-chlorpurin wurden mit 120 ccm halb gesättigtem, alkoholischem Ammoniak 4 Stunden im Rohr auf 145—150⁰ erhitzt, dann der Rohrinhalt in Eis abgekühlt und die abgeschiedene Kristallmasse filtriert und aus 80-prozentigem Alkohol umkristallisiert. Die Ausbeute ist hier, besonders auch wegen des geringeren Molekulargewichtes der Chlorverbindung größer, sie betrug 65% des angewandten Chlorkörpers.

$$7\text{-Methyl-2-chlorpurin,}\quad
\begin{array}{ccc}
 & N{=}CH & \\
 & | \quad | & \\
Cl.C & C.N.CH_3 & . \\
 \| & \| \;{>}CH & \\
 N{-} & C.N &
\end{array}$$

Dasselbe ist viel leichter darzustellen als das 7-Methyl-2-jodpurin; denn es entsteht in reichlicher Menge durch Reduktion des 7-Methyl-2.6-dichlorpurins mit Zinkstaub in wässeriger Lösung. 10 g Methyldichlorpurin wurden in 800 ccm Wasser heiß gelöst und nach Zusatz von 35 g Zinkstaub $^1/_2$ Stunde am Rückflußkühler gekocht, dann das Filtrat unter vermindertem Druck stark eingedampft und der Rückstand mit einem geringen Überschuß von Ammoniak versetzt. Dabei entsteht zuerst eine klare, rot gefärbte Lösung, aber nach kurzer Zeit beginnt bei genügender Konzentration die Abscheidung feiner Nadeln. Trotzdem wird am besten die ganze Masse im Vakuum zur Trockne verdampft und der Rückstand mehrmals mit Chloroform ausgekocht. Beim Verdampfen des Chloroforms kristallisiert das Methylchlorpurin schon in der Wärme, und schließlich bleibt es als fast farblose Masse übrig. Die Ausbeute an diesem Produkt betrug nach dem Trocknen 6,5 g. Dasselbe wurde aus ca. 30 ccm Wasser unter Zusatz von Tierkohle umkristallisiert, woraus es sich beim Erkalten in langen, farblosen Nadeln oder Prismen abschied. Die Ausbeute an reinem Produkt betrug 5 g. Für die Analyse wurde es nochmals aus heißem Wasser umkristallisiert. Die lufttrockne Substanz verlor bei 110⁰ nicht mehr an Gewicht.

0,2017 g Sbst.: 0,3159 g CO_2, 0,0587 g H_2O.
0,2104 g Sbst.: 0,1786 g AgCl.
0,1803 g Sbst.: 49,6 ccm N (11⁰, 768 mm).

$C_6H_5N_4Cl$. Ber. C 42,73, H 2,97, Cl 21,07, N 33,23.
Gef. „ 42,71, „ 3,23, „ 21,00, „ 33,15.

Die Verbindung schmilzt bei 197—198⁰ (korr. 200—201⁰) ohne Zersetzung. Sie löst sich in weniger als 5 Teilen kochendem Wasser, auch von siedendem Alkohol wird sie ziemlich leicht aufgenommen und kristallisiert beim Erkalten in ziemlich langen Nadeln. Von verdünnten Alkalien wird sie in der Kälte nicht leichter gelöst als von Wasser. Dagegen verbindet sie sich mit Mineralsäuren. Das Hydrochlorat und das Sulfat sind sehr leicht löslich; das Nitrat, welches sich ebenfalls in der Wärme leicht löst, kristallisiert aus verdünnter Salpetersäure beim Erkalten in farblosen, kleinen Prismen, welche häufig rosettenförmig verwachsen sind. Das Chloroplatinat fällt sofort als gelber, kristallinischer Niederschlag aus, es löst sich in heißer, verdünnter Salzsäure und scheidet sich daraus in der Kälte langsam in ziemlich großen, roten, derben, manchmal spießartigen Kristallen ab. Das Aurochlorat fällt aus der salzsauren Lösung durch Goldchlorid zuerst ölig, erstarrt aber bald zu feinen, gelben Nadeln, welche sich in der Wärme wieder ziemlich leicht lösen. Silbernitrat erzeugt in der verdünnten, wässerigen Lösung keinen Niederschlag, bei größerer Konzentration scheiden sich dagegen hübsche, farblose Blättchen ab, welche beim Erwärmen wieder in Lösung gehen. Besonders schön ist die Quecksilberchloridverbindung; sie ist in kaltem Wasser sehr schwer löslich und kristallisiert aus heißem Wasser in langen Nadeln, welche bei 206—207⁰ zu einer farblosen Flüssigkeit schmelzen, nachdem vorher schwache Sinterung stattgefunden hat.

Bildung des 7-Methyl-2-chlorpurins aus 7-Methyltrichlorpurin.

Dieselbe erfolgt unter ähnlichen Bedingungen wie die zuvor beschriebene Reaktion und kann ebenfalls recht gut zur Darstellung des 7-Methyl-2-chlorpurins dienen.

1 Teil 7-Methyltrichlorpurin wird in kochendem Wasser gelöst, wozu ungefähr 320 Teile nötig sind, dann wird Zinkstaub (5 Teile) zugegeben und 1 Stunde am Rückflußkühler gekocht. Die Verarbeitung des Filtrates geschieht in der zuvor beschriebenen Weise. Die Ausbeute an Rohprodukt betrug 0,5 Teile oder 70% der Theorie. Das Produkt wurde durch den Schmelzpunkt, die Löslichkeit und den Schmelzpunkt der Quecksilberchloridverbindung identifiziert.

Verhalten des 7-Methyl-2-chlorpurins gegen Alkalien.

Das Methylchlorpurin wird ebenso wie die entsprechende Jodverbindung von Alkali zum größeren Teil in das 7-Methyl-2-oxypurin verwandelt; das letztere läßt sich auf diesem Wege wegen der leichten Beschaffung der Chlorverbindung am bequemsten darstellen, aber nebenher entsteht, infolge einer komplizierteren Reaktion, ein schwer lösliches Produkt, welches die empirische Formel $C_5H_7N_4Cl$ hat. Die Trennung beider Körper bietet keine Schwierigkeiten, wie folgender Versuch zeigt.

2 g 7-Methyl-2-chlorpurin wurden mit 24 ccm Normal-Kalilauge (2 Mol.) $1^1/_2$ Stunden auf dem Wasserbade erwärmt. Dabei entstand zunächst eine klare, gelbe Lösung, aus welcher sich später farblose, schöne Nadeln der Verbindung $C_5H_7N_4Cl$ abschieden. Dieselben wurden nach dem Erkalten filtriert, ihre Menge betrug 0,4 g. Zur Reinigung wurde dieses Produkt in ca. 35 Teilen heißem Alkohol gelöst, mit Tierkohle gekocht und das konzentrierte Filtrat der Kristallisation überlassen. Es schieden sich glänzende, meist schief abgeschnittene Prismen ab, welche gegen 251° unter Braunfärbung und nachfolgender Gasentwickelung schmolzen. Für die Analyse wurde das Präparat bei 100° getrocknet.

.0,2163 g Sbst.: 0,3014 g CO_2, 0,0903 g H_2O.
0,1398 g Sbst.: 41,6 ccm N (17°, 767 mm).
0,1597 g Sbst.: 0,1457 g AgCl.

$C_5H_7N_4Cl$.   Ber. C 37,85, H 4,42, N 35,33, Cl 22,40.
          Gef. „ 38,00, „ 4,64, „ 34,86, „ 22,57.

Da die Formel $C_5H_7N_4Cl$ bisher nicht durch Molekulargewichtsbestimmungen oder weitere Verwandlungen kontrolliert ist, so wäre es möglich, daß sie verdoppelt werden muß. Offenbar entsteht diese Verbindung aus dem Methylchlorpurin durch Ablösung von einem Kohlenstoffatom, welches vielleicht zur Bildung von Ameisensäure verwendet wird. Wenn diese Voraussetzung, welche ich übrigens nicht durch den Versuch kontrolliert habe, zutrifft, so würde die Entstehung der neuen Verbindung sich nach der Gleichung:

$$C_6H_5N_4Cl + 2\,H_2O = C_5H_7N_4Cl + H.COOH$$

vollziehen. Mangel an Material hat mich verhindert, den Vorgang genauer zu studieren.

Um das 7-Methyl-2-oxypurin, welches in der alkalischen Mutterlauge sich befindet, zu gewinnen, übersättigt man schwach mit Essigsäure, wobei eine rotbraune Färbung eintritt, verdampft dann auf dem Wasserbade zur Trockne und wäscht den gelbbraunen Rückstand mit wenig kaltem Wasser. Seine Menge beträgt etwa 50% des angewandten Methylchlorpurins. Zur Reinigung wird er in wenig verdünnter Natronlauge gelöst, mit Tierkohle gekocht und aus dem Filtrat durch Essigsäure wieder abgeschieden. Durch nochmaliges Umkristallisieren aus wenig heißem Wasser unter Zusatz von Tierkohle erhält man das Methyloxypurin rein.

$$7\text{-Methylpurin,}\quad \begin{array}{c} \mathrm{N-CH} \\ |\quad\ | \\ \mathrm{HC}\quad \mathrm{C.N.CH_3} \\ \|\quad\ \| \!\!>\!\!\mathrm{CH} \\ \mathrm{N-C.N} \end{array}.$$

Die Base entsteht in kleiner Quantität als Nebenprodukt bei der früher beschriebenen Darstellung des 7-Methyl-2-jodpurins und findet sich in den jodwasserstoffsauren Mutterlaugen. Um sie daraus zu gewinnen, wird die Flüssigkeit im Vakuum verdampft, der Rückstand mit Ammoniak schwach übersättigt, wieder im Vakuum zur Trockne verdampft und der Rückstand mit warmem Chloroform ausgelaugt. Beim Verdunsten des Chloroforms bleibt das Methylpurin zurück. Die Ausbeute ist aber sehr gering. Sehr viel leichter wird die Base durch Reduktion des 7-Methyl-2-jodpurins mit Zinkstaub und Wasser erhalten. Löst man 4 g des letzteren in 140 ccm heißem Wasser, fügt 15 g Zinkstaub hinzu und kocht 1 Stunde am Rückflußkühler, so ist die Abspaltung des Halogens beendet. Das Filtrat, welches sich spontan schwach trübt, wird mit Ammoniak in geringem Überschuß versetzt und im Vakuum bei 35—40° verdampft. Der Rückstand wird mit 100 ccm Chloroform und etwa 2 ccm höchst konzentrierter Natronlauge übergossen, dann kräftig geschüttelt, die Lösung abgegossen und das Auslaugen mit derselben Menge Chloroform noch 4—5-mal wiederholt, bis eine Probe desselben beim Verdunsten keinen Rückstand mehr hinterläßt. Beim Verdampfen des Chloroforms im Vakuum bleibt das Methylpurin als kristallinische, schmutzig gelbe Masse zurück. Die Ausbeute beträgt 1,5 g oder 73% der Theorie. Es wird zuerst in etwa 10 ccm Wasser gelöst, in der Wärme mit Tierkohle größtenteils entfärbt, das Filtrat im Vakuum zur Trockne verdampft und der Rückstand aus etwa 9 Teilen siedendem Alkohol unter Zusatz von Tierkohle umkristallisiert. Für die Analyse diente ein zweimal aus Benzol kristallisiertes Präparat, welches bei 100° getrocknet war.

0,2015 g Sbst.: 0,3960 g CO_2, 0,0829 g H_2O.
0,1737 g Sbst.: 60,6 ccm N (15°, 772 mm).

$C_6H_6N_4$.   Ber. C 53,73, H 4,48, N 41,79.
                Gef. „ 53,60, „ 4,57, „ 41,52.

Die Verbindung schmilzt bei 181° (korr. 184°) ohne Zersetzung zu einer farblosen Flüssigkeit. Sie ist selbst in kaltem Wasser sehr leicht löslich, durch sehr konzentriertes Alkali wird sie daraus gefällt; auch in heißem Alkohol löst sie sich ziemlich leicht und kristallisiert beim Erkalten in feinen, biegsamen, zum Teil verfilzten Nadeln. Erheblich schwerer löslich ist sie in Benzol.

Nitrat, Hydrochlorat und Sulfat sind in Wasser sehr leicht löslich, das erstere scheidet sich aus konzentrierter, kalter Lösung langsam in Prismen oder Tafeln ab. Das Hydrojodat kristallisiert leicht aus heißer, methylalkoholischer Lösung in farblosen, glänzenden Nadeln. Das Chloroplatinat fällt aus der nicht zu verdünnten, salzsauren Lösung auf Zusatz von Platinchlorid in schönen, gelben Nadeln; es löst sich in der Wärme wieder ziemlich leicht, scheidet sich dann aber beim Abkühlen in der Regel nicht mehr in Nadeln, sondern in kleinen Kristallkörnern ab. Das Aurochlorat fällt unter den gleichen Bedingungen erst als Öl, welches sich aber bald in ein Haufwerk von feinen, gelben Nadeln verwandelt. Die wässerige Lösung der Base gibt mit Silbernitrat, wenn sie verdünnt ist, keinen Niederschlag; wenn sie dagegen konzentriert ist, bildet sich ziemlich bald ein farbloser Niederschlag, welcher aus mikroskopisch kleinen, zuweilen wetzsteinförmig, meist aber wie flache Doppelpyramiden aussehenden Kriställchen besteht. Derselbe löst sich beim Erwärmen leicht wieder auf und wird auch beim Kochen nicht zerstört. Charakteristisch ist die Verbindung mit Mercurichlorid; sie fällt beim Zusammentreffen der Base mit Sublimat in wässeriger Lösung sofort aus und kristallisiert aus heißem Wasser in hübschen, meist schief abgeschnittenen Prismen, welche bei 245° (korr. 252°) nach vorhergehendem Sintern schmelzen und für die Erkennung der Base recht geeignet sind.

Mit Jodmethyl bildet das Methylpurin eine Verbindung $C_6H_6N_4$ .CH_3J, welche den Charakter der quaternären Ammoniumjodide hat. Dieselbe scheidet sich beim Erkalten der Lösung als Kristallbrei aus, wenn man 1 g Methylpurin mit 6 ccm Methylalkohol und 1,3 g Jodmethyl 2 Stunden auf 100° erhitzt hat. Durch Umkristallisieren aus Holzgeist unter Zusatz von Tierkohle wird sie in kleinen, lanzettartigen Nadeln von schwach gelber Farbe erhalten, welche für die Analyse im Vakuum getrocknet wurden.

0,1934 g Sbst.: 0,1637 g AgJ.
0,2131 g Sbst.: 0,2410 g CO_2, 0,0708 g H_2O.

$C_7H_9N_4J$. Ber. J 46,01, C 30,43, H 3,26.
Gef. „ 45,74, „ 30,84, „ 3,68.

Sie schmilzt bei 225—226⁰ (korr. 231—232⁰) zu einer rotbraunen Flüssigkeit, löst sich sehr leicht in Wasser, gibt in wässeriger Lösung mit Silberoxyd behandelt alles Jod ab und liefert dabei eine alkalisch reagierende und ammoniakalisch riechende Flüssigkeit.

Das Methylpurin kann mit einem Überschuß von verdünnter Salpetersäure ohne wesentliche Veränderung abgedampft werden. Versetzt man die Lösung der Base in starker Salzsäure mit Brom, so entsteht bei genügender Konzentration ein gelbroter, kristallinischer Niederschlag, welcher sich in der Mutterlauge beim Erwärmen leicht löst und daraus beim Erkalten in feinen, gelbroten Prismen kristallisiert.

$$\text{2.6 - Dijodpurin,} \quad \begin{array}{c} N=C.J \\ | \quad | \\ J.C \quad C.NH \\ \| \quad \| \, {>}CH \\ N{-}C.N \end{array}\,.$$

3 g getrocknetes und fein gepulvertes Trichlorpurin wurden mit 30 g stark gekühlter, farbloser Jodwasserstoffsäure (spez. Gewicht 1,96) und überschüssigem, gepulvertem Jodphosphonium 12 Stunden bei 0⁰ geschüttelt und nochmals 12 Stunden bei derselben Temperatur aufbewahrt. Es findet dabei keine Lösung statt, trotzdem erfolgt eine völlige Umwandlung der Chlorverbindung. Die Flüssigkeit, die eine bräunliche Farbe beibehielt, wurde samt dem Niederschlag in 90 ccm eiskaltes Wasser eingegossen und der schwach gelblich gefärbte, ungelöste Körper nach einigem Stehen in Eis filtriert. Derselbe enthält das Dijodpurin. Er wird zunächst in ungefähr 60 ccm sehr verdünntem Ammoniak heiß gelöst; beim Wegkochen des Ammoniaks fällt dann das Dijodpurin als schwach gelbes, kristallinisches Pulver aus. Die Ausbeute an diesem Produkt beträgt 65—70% des angewandten Trichlorpurins. Zur völligen Reinigung dient das Ammoniumsalz. Zu seiner Bereitung suspendiert man den Jodkörper in der 10-fachen Menge heißem Wasser, fügt starkes Ammoniak bis zur völligen Lösung hinzu und behandelt die heiße Lösung mit Tierkohle. Aus dem erkalteten Filtrat kristallisiert das Ammoniumsalz langsam in glänzenden, ziemlich kompakten, flächenreichen Formen. Ist dasselbe noch gelb, so wird es nach Entfernung der Mutterlauge von neuem in heißem, verdünntem Ammoniak gelöst und durch abermalige Behandlung mit Tierkohle völlig entfärbt. Löst man das reine Salz wieder in verdünntem

Ammoniak und versetzt heiß mit Schwefelsäure, so fällt das reine Dijodpurin als farbloses, kristallinisches Pulver aus. Die Ausbeute betrug 40% des Trichlorpurins; aus den Mutterlaugen wurden noch 15% gewonnen. Für die Analyse wurde das Präparat bei 110⁰ getrocknet.

0,2255 g Sbst.: 0,1392 g CO_2, 0,0195 g H_2O.
0,2482 g Sbst.: 31,7 ccm N (17⁰, 766 mm).
0,1964 g Sbst.: 0,2492 g AgJ.

$C_5H_2N_4J_2$.   Ber. C 16,13, H 0,54, N 15,06, J 68,28.
      Gef. „ 16,83, „ 0,96, „ 14,95, „ 68,57.

Die Substanz schmilzt gegen 224⁰ (unkorr.) unter Zersetzung. Sie löst sich in ungefähr 800—900 Teilen siedendem Wasser und etwa 65 Teilen siedendem Alkohol. Auch in warmer, starker Salzsäure ist sie noch ziemlich schwer löslich. Warme Salpetersäure vom spez. Gewicht 1,4 zerstört sie alsbald unter Abscheidung von Jod. In verdünnten Alkalien ist sie leicht löslich, konzentrierte Laugen fällen daraus die Alkalisalze. Die Natriumverbindung bildet ein kristallinisches Pulver, welches unter dem Mikroskop wie Kombinationen von Prisma mit Doma aussieht. Das Kaliumsalz kristallisiert aus der warmen Lösung in äußerst feinen Nädelchen, welche meist kuglig verwachsen sind. Das Baryumsalz ist ebenfalls sehr leicht löslich.

Verwandlung des Dijodpurins in Xanthin: Wird die feingepulverte Jodverbindung mit der 10-fachen Menge Salzsäure vom spez. Gewicht 1,19 im geschlossenen Rohr 1 Stunde unter zeitweisem Umschütteln auf 100⁰ erhitzt, so findet zwar keine klare Lösung statt, aber trotzdem erfolgt völlige Umwandlung. Der größere Teil geht dabei über in Xanthin, indem gleichzeitig Jodwasserstoff entsteht. Infolge einer Nebenreaktion, welche ich nicht aufgeklärt habe, bildet sich aber auch freies Jod, dessen Quantität bei einem Versuch zu 40% der gesamten Jodmenge gefunden wurde.

Verdünnt man die salzsaure Lösung mit dem doppelten Volumen Wasser, so enthält der Niederschlag den größeren Teil des Xanthins und das freie Jod, während ein Rest der Base in der Salzsäure gelöst bleibt. Bequemer für die Isolierung derselben ist es deshalb, die salzsaure Flüssigkeit direkt zur Trockne zu verdampfen, den Rückstand in verdünnter Natronlauge zu lösen, mit Tierkohle zu kochen und das Filtrat mit Essigsäure in der Hitze zu fällen. Die Menge des so erhaltenen, farblosen, körnigen Pulvers betrug 30% des angewandten Dijodpurins. Für die Analyse wurde es bei 110⁰ getrocknet.

0,1214 g Sbst.: 38,4 ccm N (18⁰, 759 mm).

$C_5H_4N_4O_2$.   Ber. N 36,84.   Gef. N 36,49.

Es zeigte gegen Silberlösung und Salpetersäure das bekannte Verhalten des Xanthins, gab sehr schön die Murexidreaktion und das kristallisierende Nitrat. Da aber alle diese Proben auch bei einigen anderen Purinkörpern eintreffen, so halte ich sie für den sicheren Nachweis des Xanthins nicht für ausreichend und empfehle für den Zweck vielmehr folgende Verwandlung in Caffeïnderivate.

Erkennung des Xanthins.

Die Methylierung des Xanthins zu Caffeïn läßt sich zwar auf trocknem wie auf nassem Wege ausführen, geht aber nicht glatt genug, um mit kleinen Mengen, d. h. als analytische Probe, benutzt zu werden. Ungleich leichter erfolgt diese Methylierung beim Bromxanthin. Das hierbei entstehende Bromcaffeïn ist leicht zu isolieren, besitzt einen scharfen Schmelzpunkt und läßt sich außerdem auch bequem in Äthoxy- und Hydroxy-Caffeïn verwandeln, welche ebenfalls beide charakteristische Eigenschaften besitzen. Um den Wert der Probe zu zeigen, will ich den Versuch, welcher zur Identifizierung des aus dem Dijodpurin erhaltenen Xanthins diente, ausführlich beschreiben.

0,5 g Xanthin wurden mit 2,5 g trocknem Brom im geschlossenen Rohr 12 Stunden auf 100^0 erhitzt, dann das geöffnete Rohr zur Entfernung des Broms zuerst auf dem Wasserbade und schließlich im Ölbade $^1/_2$ Stunde auf 140—145^0 erwärmt. Das Rohprodukt würde zunächst mit schwefliger Säure in gelinder Wärme behandelt, um den Rest des addierten Broms wegzunehmen, dann der Rückstand nach dem Abfiltrieren in warmem Ammoniak gelöst und mit heißer, verdünnter Schwefelsäure wieder gefällt. Eine weitere Reinigung des gelbbraunen Präparates ist nicht nötig. Seine Menge betrug 0,4 g. Die Methylierung gelingt ebenso leicht wie bei dem Chlorxanthin[1]). Obige 0,4 g wurden zu dem Zweck in 5,2 ccm Normal-Kalilauge gelöst und nach Zusatz von 0,9 g Jodmethyl (kleine Mengen von solchen Flüssigkeiten wie Jodmethyl werden am besten aus einem Tropfglase abgemessen, nachdem man das Gewicht des einzelnen Tropfens durch einen besonderen Versuch festgestellt hat) im geschlossenen Rohr unter dauernder Bewegung der Flüssigkeit 2 Stunden auf 80^0 erwärmt. Schon nach etwa $^1/_2$ Stunde begann die Abscheidung des Bromcaffeïns. Dasselbe wurde nach beendeter Operation und Abkühlen der Lösung filtriert, von der gelbbraunen Farbe durch Waschen mit wenig sehr verdünnter Natronlauge befreit und schließlich aus reinem, siedendem Wasser umkristallisiert. Das reine Produkt, dessen Menge 0,18 g betrug,

---

[1]) Berichte d. d. chem. Gesellsch. **30**, 2237 [1897]. (*S. 318.*)

zeigte den Schmp. 206⁰ und bildete die feinen, farblosen, häufig besen-
förmig verwachsenen Nädelchen des Bromcaffeïns.

Zur weiteren Umwandlung in Äthoxycaffeïn wurden 0,15 g der
Bromverbindung mit 1 g alkoholischer 10-prozentiger Kalilauge etwa
5 Minuten gekocht, wobei die Substanz in Lösung ging, während Bromkalium sich abschied. Beim Verdünnen mit dem 3-fachen Volumen
Wasser ging das Salz in Lösung, und nach kurzer Zeit fiel das Äthoxycaffeïn in feinen, farblosen Nadeln aus. Nach dem Abkühlen in Eis
betrug ihre Menge 0,1 g, und das Präparat zeigte, nach weiterem Umkristallisieren aus heißem Wasser, den Schmelzpunkt 140⁰ des Äthoxycaffeïns.

Diese Menge wurde jetzt noch durch Kochen mit 1 ccm 10-pro-
zentiger Salzsäure in Hydroxycaffeïn verwandelt, dessen Schmelzpunkt
bei 345⁰ gefunden wurde.

Dieses Verfahren erscheint in der Beschreibung komplizierter als
in der Ausführung. Die Probe läßt sich in 24 Stunden zu Ende führen
und liefert dann einen unanfechtbaren Beweis für das Vorhandensein
von Xanthin. Ich empfehle sie deshalb ganz besonders für die Untersuchung von synthetischen Produkten, wo die bisherigen Xanthin-
proben eine Verwechslung mit anderen Purinderivaten oder ähnlichen
Gliedern verwandter Gruppen zulassen.

$$\text{Purin,} \quad \begin{array}{c} N{=}CH \\ | \quad | \\ HC \quad C.NH \\ || \quad || \; {>}CH \\ N{-}C.N \end{array} \; .$$

1 Teil sorgfältig gereinigtes Dijodpurin wird in 900 Teilen heißen
Wassers gelöst und mit 6 Teilen Zinkstaub 1 Stunde am Rückflußkühler
gekocht. Es empfiehlt sich, während dieser Zeit einen ziemlich leb-
haften Strom von Kohlensäure durch die Flüssigkeit zu leiten, um
einerseits die Luft abzuhalten und andererseits das Absetzen des Zinkstaubes zu verhindern. Nach beendeter Operation ist das Purin vollständig als unlösliche Zinkverbindung gefällt, während die Flüssigkeit
das Halogen als Jodzink enthält. Dieser Umstand erleichtert die
Isolierung der Verbindung, denn es genügt, den Zinkstaub abzufiltrieren,
mit ungefähr der 5-fachen Menge Wasser auf dem Wasserbade zu
erhitzen und $^1/_2$—$^3/_4$ Stunden mit Schwefelwasserstoffgas zu behandeln.
Dadurch wird die Zinkverbindung zerlegt, und die filtrierte Flüssigkeit enthält das Purin fast frei von anorganischen Substanzen. Beim
Verdampfen im Vakuum bleibt es als nahezu farblose Masse zurück.
Es wird zunächst in wenig warmem Wasser gelöst und die Flüssigkeit

12 Stunden der Kristallisation überlassen. Dabei scheidet sich in geringer Menge ein chlorhaltiges Produkt ab, wenn das für den Versuch verwendete Dijodpurin nicht ganz sorgfältig gereinigt war. Die Mutterlauge wird abermals im Vakuum verdampft. Die Ausbeute an dem hierbei resultierenden Rohpurin beträgt etwa 20% des angewandten Jodkörpers oder 65% der Theorie. Das Präparat enthält aber noch kleine Mengen einer Jodverbindung, von welcher es am besten durch Verwandlung in das Nitrat befreit wird.

Man erwärmt zu dem Zweck die Rohbase mit der 5-fachen Menge Salpetersäure vom spez. Gewicht 1,16 rasch bis zum Sieden und fügt dann, um die weitere Einwirkung der Salpetersäure zu verhindern, das doppelte Volumen Alkohol hinzu. Beim Abkühlen kristallisiert das Purinnitrat, welches nach einstündigem Verweilen der Flüssigkeit in einer Kältemischung filtriert wird. Das Salz ist gelbbraun gefärbt, und seine Menge beträgt etwa 22—25% des angewandten Dijodpurins. Dasselbe wird zunächst in wenig heißem Wasser gelöst, mit etwas Tierkohle gekocht und das Filtrat mit der doppelten Menge Alkohol versetzt. Beim Erkalten scheidet sich das Nitrat alsbald in kleinen, noch gelb gefärbten, kugligen Kristallaggregaten ab. Da die völlige Entfärbung des Salzes durch weitere Kristallisation nicht gelingt, so wird es zur Umwandlung in die Base in warmem Wasser gelöst und mit einer warmen Lösung der doppelten Menge reinen Barythydrats versetzt. Hierbei entsteht ein geringer, flockiger Niederschlag, welcher abfiltriert wird. Die gelbe Mutterlauge wird zunächst zur Entfernung des Baryts mit Kohlensäure behandelt, dann zur Beseitigung des Farbstoffes mit Tierkohle gekocht und das schließlich resultierende, ganz schwach gelbe Filtrat im Vakuum zur Trockne verdampft. Beim Auskochen des Rückstandes mit Alkohol geht das Purin leicht in Lösung, während Baryumnitrat zurückbleibt. Die alkoholische Flüssigkeit hinterläßt die Base beim Verdampfen als schwach gefärbte, kristallinische Masse, welche nahezu rein ist. Ein ganz farbloses Präparat gewinnt man daraus am raschesten durch Umkristallisieren aus Toluol. Zu dem Zweck kocht man mit der 500-fachen Menge des Lösungsmittels etwa $^1/_2$ Stunde am Rückflußkühler, läßt das Filtrat durch Abkühlen kristallisieren und benutzt die Mutterlauge, um den Rest der Rohbase auszulaugen. Bei dieser Operation bleibt die gelbe Beimengung des Purins ungelöst. So gewinnt man das reine Purin in farblosen, mikroskopisch kleinen Nädelchen, welche häufig zu kugligen Aggregaten vereinigt sind. Durch die umständliche Reinigung und die große Zahl der Operationen wird die Ausbeute sehr vermindert, so daß 90 g Trichlorpurin oder 35 g Dijodpurin nicht mehr als 2 g reines Purin gaben.

Für die Analyse war das Präparat im Vakuum über Schwefelsäure getrocknet.

0,1863 g Sbst.: 0,3402 g CO_2, 0,0600 g H_2O.
0,1157 g Sbst.: 47,6 ccm N (21^0, 753 mm).

$C_5H_4N_4$.　Ber. C 50,00, H 3,33, N 46,66.
　　　　　Gef. „ 49,80, „ 3,58, „ 46,40.

Die Base schmilzt bei $211-212^0$ (korr. $216-217^0$), nachdem
vorher schwache Sinterung stattgefunden hat.　Erhitzt man rasch
weiter, so verflüchtigt sie sich zum Teil unzersetzt, während der andere
Teil unter Abscheidung von Kohle zerstört wird.　Sie löst sich schon
in kaltem Wasser außerordentlich leicht und reagiert weder auf Lackmus noch auf Curcuma.　In warmem Alkohol löst sie sich ebenfalls
sehr leicht und kristallisiert daraus recht langsam in mikroskopisch
kleinen, dicht verwachsenen Nädelchen.　Schwieriger wird sie von
heißem Essigester und Aceton, sehr schwer von Äther und Chloroform
aufgenommen.　Von den Verbindungen mit Säuren sind das Nitrat
und Pikrat charakteristisch.　Das erstere ist in heißem Wasser sehr
leicht, in heißem Alkohol dagegen ziemlich schwer löslich; aus Wasser
kristallisiert es in knolligen Aggregaten.　Beim Erwärmen mit verdünnter Salpetersäure färbt es sich rasch gelb, bleibt aber dabei zum
größten Teil unverändert.　Es hat die Zusammensetzung $C_5H_4N_4$
.HNO_3 und schmilzt gegen 205^0 unter Zersetzung.

0,2324 g Sbst.: 0,2860 g CO_2, 0,0632 g H_2O.

$C_5H_4N_4.HNO_3$.　Ber. C 32,79, H 2,73.
　　　　　　　Gef. „ 33,56, „ 3,02.

Das Pikrat ist in Wasser schwer löslich; es verlangt davon in
der Siedehitze ungefähr 20 Teile und kristallisiert in gelben, glänzenden
Blättchen, welche gegen 208^0 schmelzen.

0,1426 g Sbst.: 33,6 ccm N (16^0, 763 mm).

$C_5H_4N_4.C_6H_2(OH)(NO_2)_3$.　Ber. N 28,08.　Gef. N 27,58.

Hydrochlorat: Übergießt man die Base mit wenig Salzsäure
vom spez. Gewicht 1,19, so löst sie sich, und nach kurzer Zeit scheidet
sich ein Salz in farblosen, unregelmäßig ausgebildeten Nadeln oder
Prismen ab, welches in Wasser und auch in 20-prozentiger Salzsäure
außerordentlich leicht löslich ist.　Die Zusammensetzung des Salzes
wurde nicht ermittelt; vielleicht ist dasselbe ein saures Salz.

Ähnlich ist das Verhalten gegen Jodwasserstoff.　Die Base löst
sich in der rauchenden Säure beim gelinden Erwärmen mit gelbroter Farbe und beim Erkalten scheiden sich lange, schwach gefärbte Nadeln ab, welche wieder in Wasser außerordentlich leicht löslich sind.

Das Sulfat ist so leicht löslich, daß es erst nach mehrtägigem Stehen in feinen, dicht verwachsenen Nädelchen kristallisierte. Das Chloroplatinat scheidet sich auf Zusatz von Platinchlorid zu einer ziemlich konzentrierten Lösung des Hydrochlorats bald in feinen, gelben Nadeln ab. Es löst sich in der Wärme leicht, beim Erkalten scheidet sich aber an Stelle der hübschen Kristalle eine gelbe, nicht deutlich kristallisierte Masse ab.

Goldchlorid erzeugt in der Lösung des Hydrochlorats zunächst einen öligen oder harzigen Niederschlag, welcher sich nach einiger Zeit in eine feste, gelbe, körnige Masse verwandelt und beim Erwärmen leicht wieder in Lösung geht.

Ebenso wie seine Halogenderivate bildet das Purin Metallsalze. Die Natriumverbindung ist in Wasser sehr leicht, in konzentrierter Natronlauge schwerer löslich und kristallisiert aus warmer Lauge in feinen, farblosen, meist büschelförmig verwachsenen Nadeln. Das Kaliumsalz ist noch leichter löslich und kristallisiert in äußerst feinen Nädelchen. Das Baryumsalz löst sich ebenfalls in Wasser sehr leicht.

Mit ammoniakalischer Silberlösung gibt das Purin sofort einen farblosen, amorphen Niederschlag, welcher auch beim Kochen oder beim längeren Stehen am Lichte nicht geschwärzt wird, sondern nur eine schwach gelbliche Farbe annimmt. Eine neutrale Lösung von Silbernitrat erzeugt mit dem Purin einen rein weißen Niederschlag, der beim Kochen seine Farbe beibehält und nur etwas dichter wird. Derselbe löst sich in viel heißer, verdünnter Salpetersäure, und das Filtrat scheidet beim Erkalten dann ein weißes, körnig kristallinisches Pulver aus.

Eine ammoniakalische Zinklösung fällt aus der Purinlösung, besonders beim Erwärmen, ein feinpulveriges Zinksalz, wahrscheinlich dieselbe Verbindung, welche bei der Darstellung des Purins aus der Jodverbindung erhalten wird.

Auf Zusatz von Quecksilberchlorid zur wässerigen Purinlösung entsteht sofort ein weißer, amorpher Niederschlag. Derselbe verwandelt sich beim Kochen in ein kristallinisches Pulver und löst sich teilweise dabei auf. Hat man einen Überschuß von Quecksilberchlorid angewandt, so scheidet das Filtrat beim Erkalten ein undeutlich kristallinisches Pulver aus.

Phosphorwolframsäure bewirkt in der Purinlösung sofort einen weißen, äußerst feinen Niederschlag, so daß die Flüssigkeit milchig aussieht. Tanninlösung gibt eine farblose, amorphe, flockige Fällung. Eine angesäuerte Lösung von Jodwismuth-Jodkalium erzeugt einen schönen, roten, körnigen Niederschlag, welcher sich in der Wärme ziemlich leicht löst und beim Erkalten wieder kristallisiert. Dagegen gibt die Purinlösung mit Jodkalium, Neßlers Reagens und Ferrocyankalium oder Ferrocyanwasserstoffsäure keine Fällung.

Charakteristisch ist das Verhalten gegen Brom. Versetzt man z. B. die Lösung der Base in rauchender Salzsäure mit überschüssigem Brom, so fällt sehr bald eine schön kristallisierte, gelbrote Masse aus, welche sich beim Erwärmen löst und beim Erkalten sofort wieder kristallisiert.

Gegen Oxydationsmittel ist das Purin verhältnismäßig beständig. Durch eine angesäuerte Lösung von Kaliumbichromat wird es beim kurzen Kochen nicht verändert. Selbst Permanganat wirkt in kalter, wässeriger Lösung nicht sofort, sondern erst nach etwa einer Minute in sichtbarer Weise ein. Mit konzentrierter Schwefelsäure muß die Base weit über 100° erhitzt werden, bevor Entwickelung von schwefliger Säure eintritt, und auch in roter, rauchender Salpetersäure löst sie sich ohne heftige Reaktion und wird selbst beim Erwärmen nur langsam zerstört. Infolgedessen gibt auch ihre Lösung nach dem Verdampfen mit Salpetersäure oder nach der Behandlung mit Chlor keine Murexidreaktion.

Die Rückverwandlung des Purins in Trichlorpurin bzw. Harnsäure habe ich aus Mangel an Material nicht ausführen können.

Reduktion des 9 - Methyltrichlorpurins.

Bei der Behandlung mit Zinkstaub in kochender, wässeriger Lösung verliert das 9-Methyltrichlorpurin gerade so, wie die isomere Verbindung, zwei Chloratome. Die Struktur des hierbei entstehenden 9-Methylchlorpurins ist bisher nicht experimentell festgestellt worden. Ich vermute aber, daß sie ebenfalls das Halogen in der Stellung 2 enthält.

Anders verläuft die Wirkung von starker Jodwasserstoffsäure mit Jodphosphonium. Dabei entsteht als Hauptprodukt ein schwer löslicher Körper, welcher nach der Analyse ein Methylchlorjodpurin zu sein scheint, und dessen nähere Untersuchung vorläufig durch Mangel an Material verhindert wurde.

Da für die folgenden Versuche eine größere Menge Methyltrichlorpurin erforderlich war, und das früher beschriebene Verfahren[1]) keine befriedigende Ausbeute gab, so mußte zunächst die Darstellung verbessert werden.

Darstellung des 9 - Methyltrichlorpurins.

Die Verwandlung des 9-Methyl-8-oxy-2.6-dichlorpurins in die Trichlorverbindung läßt sich durch Phosphoroxychlorid allein bewerkstelligen, ja die Anwesenheit des Pentachlorids, welches früher zugesetzt

---

1) Berichte d. d. chem. Gesellsch. **17**, 331 [1884]. (*S. 146.*)

wurde, ist nicht allein überflüssig, sondern sogar schädlich. So betrug bei den Operationen, welche nach der alten Vorschrift ausgeführt wurden, die Ausbeute an 9-Methyltrichlorpurin 25—30% der Theorie, und nebenher entstand eine große Menge einer amorphen, in Alkohol leicht löslichen Masse, aus welcher durch Behandlung mit Salpetersäure ziemlich viel Oxydichlorpurin isoliert werden konnte.

Ungleich bessere Resultate gibt folgendes Verfahren:

9-Methyloxydichlorpurin wird mit der 25-fachen Menge Phosphoroxychlorid im geschlossenen Rohr, am besten unter Schütteln, 10 Stunden auf 160—165° erhitzt, dann die fast farblose Lösung im Vakuum verdampft, der Rückstand zuerst mit kaltem Wasser, später mit kalter, verdünnter Natronlauge zur Entfernung von unverändertem Methyloxydichlorpurin ausgelaugt und schließlich aus heißem Alkohol umkristallisiert. Die Ausbeute an reinem Methyltrichlorpurin betrug 60—70% des angewandten 9-Methyloxydichlorpurins. Das Präparat schmolz, wie früher, bei 174° (korr. 176,5°).

9 - Methylchlorpurin.

1 Teil Methyltrichlorpurin wird in 900 Teilen siedendem Wasser gelöst und nach Zusatz von 10 Teilen Zinkstaub 1 Stunde gekocht. Verdampft man das Filtrat unter stark vermindertem Druck, fügt schließlich überschüssiges Ammoniak zu und verdampft dann wieder im Vakuum bis zur Trockne, so läßt sich aus dem Rückstand das Methylchlorpurin durch wiederholtes Auskochen mit Chloroform auslaugen und bleibt beim Verdampfen des Chloroforms als braungelbes Öl zurück, welches in der Kälte bald kristallinisch erstarrt.

Die Ausbeute an Rohprodukt beträgt etwa 60% des Ausgangsmaterials. Zur Reinigung wird dasselbe aus wenig Alkohol unter Zusatz von Tierkohle umkristallisiert, wobei die Ausbeute auf etwa 35% zurückgeht.

Für die Analyse wurde das Präparat bei 100° getrocknet.

0,154 g Sbst.: 0,2419 g CO_2, 0,0451 g H_2O.
0,1326 g Sbst.: 38,4 ccm N (17°, 745 mm).

$C_6H_5N_4Cl$.   Ber. C 42,73, H 2,96, N 33,23.
Gef. „ 42,84, „ 3,25, „ 32,93.

Das 9-Methylchlorpurin schmilzt bei 134—135° (korr. 135—136°). Es löst sich in weniger als der doppelten Menge siedenden Wassers und kristallisiert beim Erkalten in sehr feinen, häufig zu kugligen oder strahligen Aggregaten vereinigten Nadeln. In Alkohol und Chloroform löst es sich ebenfalls recht leicht; aus Äther, wovon

es schon schwerer aufgenommen wird, läßt es sich bequem umkristallisieren.

Sulfat und Hydrochlorat sind in Wasser sehr leicht, das Nitrat
in kaltem Wasser etwas schwerer löslich; letzteres kristallisiert aus
warmer, verdünnter Salpetersäure in kleinen, aber kompakten, ziemlich
flächenreichen Formen. Das Chloroplatinat fällt aus der salzsauren
Lösung sofort als gelber, kristallinischer Niederschlag. Das ebenfalls
schwer lösliche Aurochlorat ist anfangs in der Regel harzig, wird aber
nach kurzer Zeit körnig. Es löst sich in warmer, sehr verdünnter Salzsäure und kristallisiert daraus in ziemlich kompakten, flächenreichen,
gelben Formen.

Mit Quecksilberchlorid gibt die wässerige Lösung des Methylchlorpurins sofort einen weißen, aus sehr feinen Kriställchen bestehenden Niederschlag, welcher sich in der heißen Flüssigkeit löst und daraus
beim Erkalten in feinen, unregelmäßig geformten Blättchen wieder
ausfällt. Auch mit Silbernitrat vereinigt sich das Methylchlorpurin
und bildet eine in warmem Wasser ziemlich leicht lösliche Verbindung,
welche in langen, feinen Nadeln kristallisiert.

9 - Methyl - aminopurin.

Da der Ersatz des Halogens in der Stellung 2 durch Amid ziemlich
schwierig vor sich geht, so empfiehlt es sich, 3 g des 9-Methylchlorpurins
(man kann dazu das Rohprodukt verwenden) mit 100 ccm alkoholischem,
bei gewöhnlicher Temperatur halbgesättigtem Ammoniak im geschlossenen Rohr 5 Stunden auf 150^0 zu erhitzen. Beim Erkalten der
Lösung kristallisiert der Aminokörper. Um ihn möglichst vollständig
abzuscheiden, kühlt man in einer Kältemischung, filtriert nach 1 bis
2 Stunden und wäscht mit Alkohol und wenig Eiswasser. Die Mutterlauge enthält dann nur noch sehr wenig Aminokörper. Die Ausbeute
beträgt etwa 60% der Theorie. Das Produkt wird jetzt aus wenig
heißem Wasser unter Zusatz von Tierkohle umkristallisiert. Für die
Analyse wurde die Kristallisation wiederholt und die Substanz bei
110^0 getrocknet, wobei schon kleine Verluste durch Sublimation eintreten.

0,1126 g Sbst.: 0,1997 g CO_2, 0,0508 g H_2O.
0,1193 g Sbst.: 48,4 ccm N (19^0, 762 mm).

$C_6H_7N_5$. Ber. C 48,32, H 4,69, N 46,98.
Gef. „ 48,37, „ 5,01, „ 46,76.

Die Base beginnt von 235^0 an zu sintern und schmilzt bei 241^0
(korr. 247^0) zu einer schwach gelbbraunen Flüssigkeit. Sie destilliert
bei höherer Temperatur großenteils unzersetzt; auch sublimiert sie

leicht. Sie löst sich in etwas weniger als der doppelten Menge siedenden Wassers und kristallisiert beim Erkalten in farblosen, feinen, meist zu Büscheln vereinigten Nadeln. In kaltem Wasser ist sie ziemlich schwer löslich. Von absolutem Alkohol verlangt sie bei längerem Kochen 6—8 Teile zur Lösung und fällt beim Erkalten in ziemlich großen, aber unregelmäßig ausgebildeten Prismen aus. In heißem Chloroform und Benzol ist sie recht schwer löslich. Löst man die Base in der 3-fachen Menge 20-prozentiger warmer Salzsäure, so scheidet sich beim Erkalten das Hydrochlorat in flimmernden Blättchen zum größten Teil ab. Es ist in reinem Wasser recht leicht löslich. Das Nitrat kristallisiert aus der konzentrierten, warmen Lösung der Base in verdünnter Salpetersäure beim Erkalten in derben Formen. Das schön kristallisierte Oxalat ist in warmem Wasser leicht löslich. Platinchlorid erzeugt in der kalten, salzsauren Lösung einen gelben Niederschlag, welcher aus kleinen, federartigen Kristallaggregaten besteht. Beim Kochen mit der Mutterlauge verwandelt sich derselbe in ein anderes, schwer lösliches Salz, welches kleine Prismen oder Nadeln bildet. Wenn die Konzentration richtig getroffen war, so geht dieser Veränderung die Bildung einer klaren Lösung vorauf. Das schwerlösliche Salz bildet sich sofort, wenn man die heiße, salzsaure Lösung mit Platinchlorid versetzt. Goldchlorid fällt aus der salzsauren Lösung zuerst eine ölige oder harzige Masse, welche sich aber bald in gelbe, feine Nädelchen verwandelt. Diese schmelzen beim Erwärmen wieder und lösen sich dann ziemlich leicht.

Silbernitrat erzeugt in der wässerigen Lösung der Base einen farblosen, amorphen Niederschlag; derselbe löst sich in warmer, verdünnter Salpetersäure, und beim Erkalten kristallisieren dann feine, meist kugelförmig verwachsene Nädelchen.

Quecksilberchlorid erzeugt in der wässerigen Lösung der Base einen dichten, weißen Niederschlag, welcher in heißem Wasser recht schwer löslich ist und dann beim Erkalten in äußerst kleinen Nädelchen kristallisiert.

9 - Methyljodpurin.

Die Verwandlung des 9-Methylchlorpurins in die entsprechende Jodverbindung findet bei der Einwirkung von starker Jodwasserstoffsäure bei gewöhnlicher Temperatur statt. Man übergießt den fein gepulverten Chlorkörper mit der 12-fachen Gewichtsmenge farbloser Jodwasserstoffsäure vom spez. Gewicht 1,96 und schüttelt kräftig, wobei unter schwacher Erwärmung zunächst Lösung erfolgt. Bald aber scheidet sich ein Jodhydrat des Methylchlorpurins in goldglänzenden Blättchen und so reichlicher Menge ab, daß ein dicker Brei

entsteht. Man schüttelt dann die Masse 6 Stunden lang bei 20—22⁰,
wobei es nützlich ist, von Zeit zu Zeit mit einem Glasstab durchzu-
rühren. Wird die Masse zu dickflüssig, so ist es nötig, noch etwas
Jodwasserstoffsäure zuzufügen. Verdünnt man nun mit dem gleichen
Volumen Wasser, so erfolgt beim Umschütteln zunächst klare Lösung,
aber nach kurzer Zeit fällt das Jodhydrat des Methyljodpurins in
hellgelben Kristallen aus, welche nach einstündigem Stehen bei 0⁰
filtriert werden. Die Mutterlauge enthält noch Methyljodpurin neben
unverändertem Methylchlorpurin. Sie wird mit viel überschüssiger
starker Natronlauge in der Kälte versetzt, die ausgeschiedene Masse
mit Chloroform ausgeschüttelt und das beim Verdampfen des Chloroforms bleibende Gemisch nochmals in der gleichen Weise, wie das reine
Methylchlorpurin, der Behandlung mit Jodwasserstoff unterworfen.

Zur Gewinnung des freien Methyljodpurins wird das rohe, jodwasserstoffsaure Salz mit wenig eiskaltem Wasser und etwas schwefliger
Säure verrieben, dann Natronlauge bis zur schwach alkalischen Reaktion zugefügt und eventuell unter Zusatz von mehr schwefliger Säure
umgerührt, bis die abgeschiedene Base eine farblose Masse bildet.
Sie wird filtriert, abgepreßt und aus etwa 11 Teilen heißem Wasser
unter Zusatz von einigen Tropfen Essigsäure zur Neutralisation des
anhaftenden Alkalis umkristallisiert. Den in der wässerigen Mutterlauge bleibenden kleinen Rest kann man bei guter Abkühlung durch
starke Natronlauge ausfällen und mit Chloroform aufnehmen.

Die Gesamtausbeute an Methyljodpurin betrug 95% des angewandten Methylchlorpurins (61% der Theorie), wovon 80% auf die
erste Operation mit Jodwasserstoff fielen.

Für die Analyse wurde die Verbindung nochmals aus Wasser umkristallisiert und bei 100⁰ getrocknet.

0,187 g Sbst.: 35,2 ccm N (22⁰, 759 mm).
0,2066 g Sbst.: 0,1879 g AgJ.

$$C_6H_5N_4J.$$ Ber. N 21,54, J 48,84.
Gef. „ 21,29, „ 49,14.

Das 9-Methyljodpurin beginnt gegen 165⁰ zu sintern und schmilzt
völlig bei 171—172⁰ (korr.). Bei stärkerem Erhitzen zersetzt es sich
und scheidet Kohle ab. Es löst sich in ungefähr 12 Teilen kochendem
Wasser und kristallisiert daraus in schön ausgebildeten, glänzenden,
farblosen Prismen. In heißem Alkohol, Chloroform, Benzol ist es
ebenfalls ziemlich leicht löslich.

Die wässerige Lösung gibt mit Silbernitrat sofort einen kristallinischen Niederschlag, welcher in der Wärme ziemlich schwer löslich
ist und beim Erkalten in farblosen Nädelchen kristallisiert. Quecksilberchlorid erzeugt auch in recht verdünnter Lösung einen bald

kristallinisch werdenden Niederschlag, welcher selbst in der Wärme schwer löslich ist und beim Erkalten in sehr feinen, glänzenden, meist sechsseitigen Blättchen kristallisiert.

In verdünnter Salzsäure ist das 9-Methyljodpurin leicht löslich und wird daraus durch Platinchlorid als gelbe, körnig kristallinische Masse gefällt.

Löst man die Base in wenig warmer, verdünnter Salpetersäure, so scheidet sich beim Erkalten das Nitrat in ziemlich derben, manchmal hübsch ausgebildeten Kristallen ab. Beim Umkristallisieren aus heißem Wasser wird dasselbe dissoziiert.

$$9\text{-Methylpurin,}\quad \begin{array}{c} N\!=\!CH \\ | \quad\;\; | \\ HC \quad C.N \\ \| \quad\; \|\;\;\rangle CH \\ N\!-\!C.N.CH_3 \end{array}\quad.$$

1 Teil 9-Methyljodpurin wird in 13 Teilen kochendem Wasser gelöst, nach Zusatz von 4 Teilen Zinkstaub 1 Stunde am Rückflußkühler gekocht, und die heiß filtrierte Flüssigkeit unter stark vermindertem Druck verdampft. Den Rückstand löst man in wenig starkem Ammoniak, verdampft wieder im Vakuum zur Trockne und kocht wiederholt mit viel Chloroform aus. Zur völligen Auslaugung der Base ist es nötig, den Rückstand schließlich mit wenig sehr konzentrierter Natronlauge zu versetzen und abermals mit Chloroform auszukochen. Man kann auch von vornherein statt des Ammoniaks Natronlauge nehmen, erhält aber dann ein weniger reines Präparat.

Beim Verdampfen der Chloroformauszüge bleibt das 9-Methylpurin als schwach rötliche, kristallinische Masse zurück, deren Menge 25—30% des Jodkörpers beträgt. Dieselbe wird in kochendem Toluol gelöst, wobei die Verunreinigungen als brauner Sirup zurückbleiben. Aus der eingeengten Lösung fällt die Base beim Erkalten in nahezu farblosen, kleinen Nadeln aus, die meist federartig verwachsen sind. Die Ausbeute an reinem Präparat betrug 40—45% der Theorie. Für die Analyse wurde das Produkt nochmals aus Toluol umkristallisiert, mit wenig Benzol gewaschen und bei 100° getrocknet.

0,1423 g Sbst.: 0,2808 g CO_2, 0,0617 g H_2O.
0,1123 g Sbst.: 40,8 ccm N (21°, 762 mm).

$C_6H_6N_4$.   Ber. C 53,71, H 4,48, N 41,79.
        Gef. „ 53,81, „ 4,82, „ 41,47.

Das 9-Methylpurin schmilzt bei 160—161° (korr. 162—163°) und verflüchtigt sich bei höherer Temperatur. Es sublimiert in geringem Maße auch schon bei 100°. In Wasser und Alkohol ist es sehr leicht löslich. Von siedendem Toluol verlangt es zur Lösung 5—6 Gewichtsteile. Hydrochlorat, Nitrat und Sulfat sind in Wasser sehr leicht löslich. Das Chloroplatinat fällt aus der kalten, salzsauren Lösung in feinen, meist federartig verwachsenen Nädelchen aus. Das Aurochlorat erscheint unter denselben Bedingungen zunächst als Öl, erstarrt aber bald. Es löst sich in der Wärme wieder leicht und kristallisiert dann beim Erkalten in feinen, häufig spießartigen, gelben Nadeln. Das Pikrat kristallisiert aus heißem Alkohol, worin es schwer löslich ist, ebenfalls in feinen, gelben Nadeln.

Silbernitrat und Quecksilberchlorid erzeugen in der wässerigen Lösung farblose, kristallinische Niederschläge, von welchen die Silberverbindung in der Wärme ziemlich leicht, die Quecksilberverbindung erheblich schwerer löslich ist.

Bei den obigen Versuchen habe ich mich der Hilfe der HHrn. DDr. P. Hunsalz, F. Hübner und F. Lehmann erfreut, wofür ich denselben gerne meinen Dank ausspreche.

35. Emil Fischer: Verhalten des 2-Amino-6.8-dioxypurins gegen Chlorphosphor.

Berichte der deutschen chemischen Gesellschaft **31**, 2619 [1898].
(Eingegangen am 24. Oktober.)

Bevor die Synthese des Chlorguanins aus dem Trichlorpurin gelungen war, habe ich versucht, das 2-Amino-6.8-dioxypurin, dessen Bildung aus dem Bromguanin früher von mir beschrieben wurde[1]), wieder in Chlorguanin und Guanin zurückzuverwandeln. Obschon das Ziel nicht erreicht wurde, will ich doch den Versuch mitteilen, weil das Resultat, im Vergleich mit den sonstigen Beobachtungen in der Puringruppe, auffällig ist.

Durch Phosphorpentachlorid wird nämlich das 2-Aminodioxypurin verhältnismäßig leicht in eine mit dem Chlorguanin isomere Verbindung verwandelt, welche wahrscheinlich die Struktur:

$$
\begin{array}{c}
\mathrm{N}\!=\!\mathrm{C.Cl} \\
\mid \quad \mid \\
\mathrm{NH_2.C} \quad \mathrm{C.NH} \\
\parallel \quad \parallel \ \rangle\mathrm{CO} \\
\mathrm{N}\!-\!\mathrm{C.NH}
\end{array}
$$

hat und demnach als 2-Amino-8-oxy-6-chlorpurin zu bezeichnen wäre. Aber diese Verbindung zeigt ein merkwürdiges Verhalten gegen konzentrierten Jodwasserstoff. Sie wird davon beim Kochen nicht wie die übrigen gechlorten Purine in die entsprechende Wasserstoffverbindung, d. h. das 2-Amino-8-oxypurin, verwandelt, sondern liefert eine Jodverbindung:

$$C_5H_4N_5OJ\,,$$

welche wohl als das 2-Amino-8-oxy-6-jodpurin zu betrachten ist. Diese ist gegen rauchende Jodwasserstoffsäure bei 100⁰ noch ganz beständig, und es ist mir auch durch andere Reduktionsmittel nicht gelungen, daraus das Jod ohne tiefergreifende Zersetzung des Moleküls zu eliminieren.

---

[1]) Berichte d. d. chem. Gesellsch. **30**, 572 [1897]. (*S. 263.*)

2 - Amino - 8 - oxy - 6 - chlorpurin.

Kocht man 2 g feingepulvertes 2-Amino-6.8-dioxypurin mit 100 g Phosphoroxychlorid und 10 g Phosphorpentachlorid am Rückflußkühler, so löst es sich in etwa 15 Minuten völlig und die Flüssigkeit färbt sich gleichzeitig stark rot. Nachdem das Phosphoroxychlorid im Vakuum verdampft ist, versetzt man den Rückstand, der noch Pentachlorid enthält, mit etwa 50 ccm Wasser, wobei unter Erwärmung zunächst eine klare Lösung entsteht. Dieselbe läßt beim Kühlen in Eis ein hellgelbes Pulver fallen, dessen Menge ungefähr die Hälfte des Ausgangsmaterials beträgt. Dasselbe wird in 100 ccm Wasser und 20 ccm Ammoniak warm gelöst, mit Tierkohle bis zur fast vollständigen Entfärbung behandelt und das Filtrat zur Entfernung des Ammoniaks unter zeitweisem Ersatz des verdampfenden Wassers gekocht. Dabei fällt das Aminooxychlorpurin in feinen, vielfach büschelförmig vereinten, mikroskopischen Nadeln aus, welche für die Analyse bei 100^0 getrocknet wurden.

0,1710 g Sbst.: 0,2028 g CO_2, 0,0358 g H_2O.

0,1966 g Sbst.: 0,1551 g AgCl.

0,1549 g Sbst.: 49,3 ccm N (14^0, 764 mm).

$C_5H_4N_5OCl$.   Ber. C 32,35, H 2,2, N 37,7, Cl 19,1.

Gef. „ 32,3, „ 2,3, „ 37,65, „ 19,5.

Die Verbindung zersetzt sich erst bei hoher Temperatur, ohne zu schmelzen. Sie löst sich sehr schwer in heißem Wasser und noch weniger in Alkohol. Dagegen wird sie verhältnismäßig leicht von warmen verdünnten Mineralsäuren aufgenommen. 1 g löst sich ferner in ca. 100 ccm siedendem Wasser, wenn man demselben 4 ccm Ammoniak vom spez. Gewicht 0,925 zufügt.

Daß die Verbindung ohne tiefergreifende Veränderung des Moleküls aus dem 2-Aminodioxypurin entstanden ist, beweist ihre Rückverwandlung in dieses durch Erhitzen mit starker Salzsäure. 1 g des 2-Aminooxychlorpurins wurde mit 30 ccm Salzsäure (spez. Gewicht 1,19) im geschlossenen Rohr zuerst auf 130^0 erhitzt und häufig geschüttelt. Als nach 15 Minuten klare Lösung eingetreten war, wurde die Temperatur auf 120^0 erniedrigt und die Operation noch 2 Stunden fortgesetzt. Schon in der Wärme begann die Kristallisation des schwerlöslichen salzsauren 2-Aminodioxypurins. Dasselbe wurde nach dem Erkalten filtriert und auf die früher beschriebene Weise in das freie 2-Aminodioxypurin verwandelt. Die Ausbeute an letzterem betrug ungefähr die Hälfte des Chlorkörpers. Die Analyse ergab:

0,2034 g Sbst.: 0,2653 g CO_2, 0,0599 g H_2O.

$C_5H_5N_5O_2$.   Ber. C 35,9, H 3,0.

Gef. „ 35,6, „ 3,3.

2 - Amino - 8 - oxy - 6 - jodpurin.

Das 2-Amino-8-oxy-6-chlorpurin wird von rauchender Jodwasserstoffsäure schon bei gewöhnlicher Temperatur teilweise in den Jodkörper verwandelt. Zur Vervollständigung der Reaktion wurde aber das feingepulverte Produkt mit der 10-fachen Menge Jodwasserstoffsäure vom spez. Gewicht 1,96 unter Zusatz von Jodphosphonium im geschlossenen Rohr 4 Stunden auf 100^0 erwärmt, wobei keine völlige Lösung, aber trotzdem die beabsichtigte Verwandlung der Substanz eintritt.

Der Rohrinhalt wird jetzt zur Trockne verdampft und der Rückstand in heißem, stark verdünntem, wässerigem Ammoniak gelöst. Beim Wegkochen der Base fällt das Aminooxyjodpurin als farbloses, körniges, aber nicht deutlich kristallisiertes Pulver aus. Zur Analyse wurde dasselbe nochmals in 140 Teilen heißem Wasser durch Zusatz von 14 Teilen heißem Ammoniak (spez. Gewicht 0,925) gelöst, durch Wegkochen der Base gefällt und bei 100^0 getrocknet.

0,1822 g Sbst.: 0,1451 g CO_2, 0,0254 g H_2O.
0,1798 g Sbst.: 0,1498 g AgJ.
0,1624 g Sbst.: 35,4 ccm N (16^0, 751 mm).

$C_5H_4N_5OJ$. Ber. C 21,7, H 1,4, N 25,3, J 45,8.
Gef. „ 21,7, „ 1,5, „ 25,1, „ 45,0.

Die Verbindung hat ähnliche Eigenschaften wie der Chlorkörper, ist aber schwerer löslich und nicht so schön kristallisiert.

Bei obigen Versuchen hat mich Hr. Dr. Pinkus unterstützt, wofür ich ihm bestens danke.

36. Emil Fischer und Hans Clemm: Neue Synthese des Paraxanthins.

Berichte der deutschen chemischen Gesellschaft **31**, 2622 [1898].
(Eingegangen am 24. Oktober.)

Ähnlich der 3-Monomethyl- und der 3.7-Dimethyl-Harnsäure[1])
verliert die 1.7-Dimethylharnsäure[2]) bei der Behandlung mit Phosphoroxychlorid das in Stellung 8 befindliche Sauerstoffatom und geht über
in 1.7-Dimethyl-2.6-dioxy-8-chlorpurin oder Chlorparaxanthin,

$$\begin{array}{ccc} CH_3.N\!-\!CO & & \\ \quad| & | & \\ CO & C.N.CH_3\,. & \\ \quad| & \| & \!\!\!\!>\!C.Cl \\ HN\!-\!C.N & & \end{array}$$

Aus letzterem entsteht durch Reduktion mit Jodwasserstoff das
Paraxanthin. Durch diese Verwandlung wird es möglich, von dem
Monomethylalloxan bis zum Paraxanthin zu gelangen. Die Synthese
entspricht genau der Verwandlung des Dimethylalloxans in Hydroxycaffeïn[3]) und Caffeïn.

Chlorparaxanthin.

3 g trockne 1.7-Dimethylharnsäure werden sehr fein gepulvert
und mit 50 ccm Phosphoroxychlorid 3 Stunden auf 135—140⁰ unter
dauerndem Schütteln erhitzt, wobei eine klare, hellgelbe Lösung entsteht. Nachdem dann das Phosphoroxychlorid im Vakuum möglichst
vollständig abdestilliert ist, wird der Rückstand mit 50 ccm Alkohol
mehrere Stunden am Rückflußkühler gekocht. Anfangs findet hierbei
klare Lösung statt, aber nach einiger Zeit beginnt die Abscheidung
des Chlorparaxanthins schon in der Wärme in Form eines hellgelben,
kristallinischen Pulvers. Um die Abscheidung zu vervollständigen,
ist es nötig, längere Zeit in der Kälte stehen zu lassen. Die Menge
des Rohprodukts beträgt ungefähr 45% der angewandten Dimethyl-

---

[1]) E. Fischer und F. Ach, Berichte d. d. chem. Gesellsch. **31**, 1988 [1898].
(*S. 438.*)
   [2]) Berichte d. d. chem. Gesellsch. **30**, 3095 [1897]. (*S. 379.*)
   [3]) Berichte d. d. chem. Gesellsch. **30**, 564 [1897]. (*S. 255.*)

harnsäure. Aus der Mutterlauge läßt sich durch Eindampfen noch eine zweite reichliche Kristallisation erhalten, welche aber viel unreiner ist. Bei dem ersten Produkt genügt einmaliges Umkristallisieren aus etwa der 150-fachen Menge heißem Wasser unter Zusatz von etwas Tierkohle, um ein reines Präparat zu erhalten. In der wässerigen Mutterlauge bleibt allerdings ein erheblicher Teil gelöst, welcher aber durch Eindampfen wieder gewonnen werden kann. Die lufttrockne Substanz verlor bei 110^0 nicht an Gewicht.

0,109 g Sbst.: 0,0720 g AgCl.

$C_7H_7N_4O_2Cl$.   Ber. Cl 16,00.   Gef. Cl 16,32.

Das Chlorparaxanthin schmilzt ohne Zersetzung bei 284^0 (korr. 295^0). Es löst sich in ungefähr 170 Teilen kochendem Wasser und kristallisiert daraus in farblosen, meist netzartig verwachsenen Prismen. Von heißem Alkohol wird es leichter als von heißem Wasser gelöst. Es schmilzt und sublimiert in reichlicher Menge, während ein kleiner Teil verkohlt. Das Natriumsalz ist in kaltem Wasser recht schwer löslich und kristallisiert aus warmem Wasser in sehr feinen, glänzenden Nadeln. Viel leichter löslich ist das Kaliumsalz. Es kristallisiert aus der warmen Lösung in farblosen, kleinen, vielfach kugelförmig verwachsenen, hübschen Nädelchen. In verdünntem Ammoniak ist das Chlorparaxanthin schon in der Kälte leicht löslich. Die Lösung gibt mit Silbernitrat einen weißen, amorphen Niederschlag, welcher sich beim Kochen schwärzt und sich in warmer, verdünnter Salpetersäure löst. Aus dieser Lösung kristallisieren beim Erkalten feine Nädelchen. In starker Salzsäure ist das Chlorparaxanthin ziemlich leicht löslich.

Reduktion des Chlorparaxanthins.

Zur Umwandlung in Paraxanthin wird die fein gepulverte Chlorverbindung in die 10-fache Menge Jodwasserstoffsäure vom spez. Gewicht 1,96 eingetragen und nach Zufügung von Jodphosphonium anfangs in gelinder Wärme, zum Schluß auf dem Wasserbade geschüttelt, bis dauernde Entfärbung eingetreten ist. Beim Verdampfen der Lösung auf dem Wasserbade hinterbleibt zunächst das Jodhydrat, aus welchem mit Ammoniak das Paraxanthin in der üblichen Weise isoliert wird. Letzteres zeigte nach dem Umkristallisieren den Schmelzpunkt 295^0, ferner die äußere Form, Löslichkeit, das charakteristische Natriumsalz und endlich die Zusammensetzung des Paraxanthins.

0,1437 g Sbst.: 0,2453 g CO_2, 0,0585 g H_2O.

$C_7H_8N_4O_2$.   Ber. C 46,66, H 4,44.
Gef. „ 46,55, „ 4,52.

37. Emil Fischer: Einfluß der Salzbildung auf die Verseifung von Amiden und Estern durch Alkalien.

Berichte der deutschen chemischen Gesellschaft **31**, 3266 [1899].
(Vorgetragen in der Sitzung vom Verfasser.)

Während das Xanthin stundenlang mit überschüssigem Alkali ohne merkliche Veränderung gekocht werden kann, ist das Trimethylxanthin (Caffeïn) gegen Basen sehr empfindlich. Durch Erwärmen mit Barytwasser oder verdünnten Alkalien oder selbst durch längeres Schütteln mit letzteren bei gewöhnlicher Temperatur wird es total zersetzt, wobei als erstes Produkt die von Maly und Andreasch aufgefundene Caffeïdincarbonsäure und daraus dann weiter durch Abspaltung von Kohlensäure das Caffeïdin entsteht. Diese Reaktion ist nichts anderes als die Verseifung einer Säureamidgruppe im Alloxankern des Moleküls. Die gleiche Erscheinung habe ich bei der neutralen Tetramethylharnsäure beobachtet. Dieselbe wird ebenfalls, im Gegensatz zu der in alkalischer Lösung sehr beständigen Harnsäure, schon bei gewöhnlicher Temperatur von Alkali zerlegt, wobei wiederum in dem Alloxankern·eine Spaltung durch Verseifung eintritt und ein wahrscheinlich dem Caffeïdin analoges Produkt, das Tetramethylureïdin, entsteht[1]).

Die weitere Verfolgung dieser Erfahrung hat mich zunächst in der Puringruppe zu der Überzeugung geführt, daß die Verseifbarkeit von Säureamidgruppen durch Alkali außerordentlich viel rascher stattfindet, wenn das System neutral ist, mit anderen Worten, daß die Salzbildung jene Verseifbarkeit erschwert. Um einen Maßstab für diesen Einfluß zu gewinnen, habe ich bei einer größeren Anzahl von Purinderivaten die Zersetzung durch Alkali quantitativ bestimmt und die Resultate der Übersichtlichkeit halber tabellarisch zusammengestellt. Die folgende Tabelle (S. 480) enthält die Harnsäure und ihre Methylderivate.

In allen Fällen ist ein Überschuß von Alkali angewandt, bei der Harnsäure, den Monomethyl- und Dimethyl-Harnsäuren ungefähr 6 Mol.-Gewichte und bei den Trimethylverbindungen, welche weniger Base für die Salzbildung verbrauchen, ungefähr 4 Mol.-Gewichte.

---

[1]) Berichte d. d. chem. Gesellsch. **30**, 3013 [1897]. (*S. 371.*)

	angewandte Menge	Normal-kalilauge	Dauer des Erhitzens auf 100^0	zurück-gewonnen	Verlust in Prozenten	Bemerkungen
	g	ccm	Std.	g		
Harnsäure a. . .	0,9965	36	36	0,8872	11	Lösung enthielt NH_3, aber weniger, als der verschwundenen Harnsäure entsprach.
„ b. . .	1,0007	35	36	0,9138	8,7	Bei Versuch b war die Röhre mit Wasserstoff gefüllt.
1-Methylharnsäure	0,5044	15	15	0,4217	16,4	Lösung roch ziemlich stark nach NH_3.
7-Methylharnsäure	0,5789	20	16	0,5250	9,3	Gebildetes NH_3 entsprach nur 5,15 ccm $^1/_{10}$-Normal.
9-Methylharnsäure	0,5398	16	18	0,3888	28	Gebildetes NH_3 entsprach 6,67 ccm $^1/_{10}$-Normal.
1.3-Dimethylharn-säure	0,514	15	18	0,3277	36,2	Gebildetes NH_3 bez. $NH_2.CH_3$ entsprach 12,2 ccm $^1/_{10}$-Normal.
1.7-Dimethylharn-säure	0,4968	15	15	0,4231	14,8	Geruch nach NH_3.
7.9-Dimethylharn-säure	0,5165	15	15	0,4684	7,4	„ „ „
3.7-Dimethylharn-säure	0,522	15	17	0,4553	12,8	„ „ „
3.7.9-Trimethyl-harnsäure. . .	0,4142	10	15	0,2576	37,8	Starker Geruch nach Methylamin.
1.3.7-Trimethyl-harnsäure (Hy-droxycaffeïn) .	0,9732	20	36	0,6531	32,9	Rohr war mit Wasserstoff gefüllt.
1.3.9-Trimethyl-harnsäure. . .	0,5036	10	1	0,092	81,7	Lösung roch stark nach Methylamin und entwickelte beim Ansäuern ziemlich viel CO_2.
1.7.9-Trimethyl-harnsäure. . .	0,1	2	15	0,0779	22,1	Lösung roch nach Methylamin.

Um den Einfluß der Luft auszuschließen, geschah das Erhitzen in zugeschmolzenen Röhren aus Resistenzglas und in einigen Fällen in einer Wasserstoffatmosphäre. Der unangegriffene Teil der Säure wurde nach Beendigung des Versuches durch Ansäuern und bloße Kristallisation oder bei leichter löslichen Substanzen durch Eindampfen wieder isoliert. Die durch Zerstörung der Glassubstanz in Lösung gegangene Kieselsäure wurde bei den Bestimmungen selbstverständlich berücksichtigt. In allen Fällen war eine Zersetzung wahrnehmbar, welche sich schon durch die Entstehung von freiem Ammoniak bzw. Methylamin verriet, deren Menge übrigens, wie einige Bestimmungen zeigten, bei weitem nicht der Quantität der verschwundenen Säure entsprach, wenn ein totaler Zerfall in Ammoniak, Kohlensäure und Glykocoll angenommen wird. Auf die Untersuchung der Zersetzungsprodukte habe ich verzichtet.

Wie aus der Zusammenstellung ersichtlich ist, schreitet die Empfindlichkeit gegen Alkali im allgemeinen fort mit der Zahl der eingetretenen Methyle. Noch mehr aber ist sie durch deren Stellung beeinflußt, wie der Vergleich der isomeren Dimethyl- und insbesondere der Trimethyl-Harnsäuren zeigt. Die empfindlichste von allen in der Tabelle angeführten Substanzen ist die 1.3.9-Trimethylharnsäure. Denn sie war schon nach einstündigem Erhitzen zum größten Teil zerstört. Trotzdem wird auch diese noch bei weitem übertroffen durch die Tetramethylharnsäure, wie namentlich der Vergleich in dem Verhalten gegen Alkali bei gewöhnlicher Temperatur beweist.

0,5216 g der 1.3.9-Trimethylharnsäure wurde in 10 ccm Normal-Kalilauge gelöst und 14 Stunden bei 15—20⁰ aufbewahrt. Durch Ausfällen mit Salzsäure und Verarbeiten der Mutterlauge konnten 0,4488 g unveränderter Substanz zurückgewonnen werden. Der Verlust betrug also hier nur 14%.

Im Gegensatz dazu wird die Tetramethylsäure, wenn man sie fein gepulvert bei 15⁰ mit der 10-fachen Menge Normal-Kalilauge schüttelt, in 6 Stunden klar gelöst und völlig zersetzt, und die Reaktion würde hier zweifellos noch viel rascher verlaufen, wenn die Substanz in Wasser leichter löslich wäre. Beim Erhitzen mit der obigen Menge Normal-Kalilauge findet in der Tat die Aufspaltung fast momentan statt.

Anfänglich glaubte ich, daß dieser Unterschied durch Strukturverschiedenheit bedingt sei; denn im Gegensatz zur Tetramethylharnsäure, welche vier Lactamgruppen hat, können alle übrigen Methylharnsäuren, je nach der Zahl der Wasserstoffatome, 1—4 Lactimgruppen enthalten, und es ist sogar wahrscheinlich, daß in den Salzen diese Lactimformen die beständigeren sind. Ich habe deshalb noch das mit der Tetramethylharnsäure isomere Methoxycaffeïn,

$$H_3C.N-CO$$
$$OC \quad C.N.CH_3$$
$$\diagup C.OCH_3$$
$$H_3C.N-C.N$$

in welchem eine solche Lactimgruppe enthalten ist, geprüft.

0,5 g fein gepulvertes Methoxycaffeïn wurden mit 10 ccm Normal-Kalilauge bei 100° geschüttelt. Schon nach 5 Minuten war der allergrößte Teil und nach weiteren 10 Minuten auch der Rest gelöst und völlig zersetzt. Denn beim starken Abkühlen schied sich nichts mehr aus, ebensowenig beim Ansäuern, während das Methoxycaffeïn in kaltem Wasser außerordentlich schwer löslich ist.

Der Versuch zeigt, daß auch diese Substanz im Gegensatz zu dem nahe verwandten Hydroxycaffeïn von warmem Alkali sehr rasch zerstört wird. Mir scheint es deshalb kaum zweifelhaft, daß die Verzögerung der Reaktionsgeschwindigkeit hier in engsten Zusammenhang mit der Salzbildung zu bringen ist.

	angewandte Menge g	Normal-Kalilauge ccm	Dauer des Erhitzens auf 100° Stdn.	zurück-gewonnen g	Verlust in Prozenten	Bemerkungen
Xanthin	0,497	20	$12^1/_2$	0,4721	5	schwacher Geruch nach NH_3.
Theobromin . . .	0,9744	20	15	0,5786	40,6	starker Geruch nach NH_3 und beim Ansäuern Entwickelung von CO_2.
Paraxanthin . . .	0,4935	10	15	0,3358	32	starker Geruch nach NH_3.
Caffeïn	2,0	20	$1/_4$	—	100	Caffeïn nicht mehr nachweisbar.
Hypoxanthin . .	0,5115	20	22	0,4564	10,7	Ammoniakgeruch ziemlich stark.
7-Methylhypoxanthin	0,5049	12,5	15	0,4599	8,9	Ammoniakgeruch ziemlich stark.
1.7-Dimethylhypoxanthin . . .	0,4	10	2	—	100	starker Geruch nach Methylamin; unveränderte Base nicht mehr nachweisbar.

Daß bei den Dioxypurinen (Xanthinen) und bei den Monoxypurinen (Hypoxanthinen) die Verhältnisse ebenso liegen, zeigt die zweite Tabelle (S. 482).

Für die Bestimmung der unveränderten Quantität wurde beim Xanthin, Theobromin, Paraxanthin, Hypoxanthin und Methylhypoxanthin mit Salzsäure übersättigt, dann mit Ammoniak versetzt, auf dem Wasserbade verdampft, und der Rückstand mit kaltem Wasser ausgelaugt. Die hierbei zurückbleibende Base wurde getrocknet, gewogen und dann die beigemengte anorganische Substanz (Kieselsäure) durch Glühen bestimmt. Bei Caffeïn und Dimethylhypoxanthin, welche viel leichter löslich sind, wurde die alkalische Flüssigkeit mit Schwefelsäure schwach angesäuert, dann mit Ammoniak übersättigt, im Vakuum zur Trockne verdampft, zum Schluß unter nochmaligem Zusatz von etwas Ammoniak, und der Rückstand mit Chloroform ausgelaugt. Der Auszug hinterließ beim Dimethylhypoxanthin eine braunrote, amorphe Masse, welche auch in kaltem Alkohol äußerst leicht löslich war, während das Dimethylhypoxanthin daraus sehr leicht kristallisiert.

Auch hier sind also die beiden neutralen Verbindungen, das Caffeïn und das Dimethylhypoxanthin, gegen Alkali außerordentlich viel empfindlicher als die unvollkommen methylierten und deshalb sauren Substanzen, und wiederum macht sich, wenigstens in der Xanthinreihe, eine stufenweise Veränderung der Stabilität mit der Anzahl der Methylgruppen bemerkbar.

Selbst bei dem Guanin, wo durch den Einfluß der Aminogruppe der elektronegative Charakter des Moleküls abgeschwächt und deshalb die verseifende Wirkung des Alkalis ebenfalls stark vermindert ist, bemerkt man bei der neutralen Dimethylverbindung noch eine ziemlich schnelle Zerstörung, während das Guanin und das Methylguanin unter denselben Bedingungen kaum angegriffen werden.

	angewandte Menge	Normal-Kalilauge	Dauer des Erhitzens auf 100°	zurück-gewonnen	Verlust in Prozenten	Bemerkungen
	g	ccm	Stdn.	g		
Guanin	0,5092	20	12$^1/_2$	0,4882	4,1	schwacher Geruch nach NH_3.
7-Methylguanin. .	0,5003	15	16	0,4914	1,8	
1.7-Dimethylguanin	0,1	1,5	3$^1/_2$	—	100	unveränderte Base nicht mehr nachweisbar.

Bezüglich des Dimethylguanins bemerke ich noch, daß schon nach zweistündigem Erhitzen der allergrößte Teil zerstört war. Zum Nachweis der unveränderten Base diente starke Abkühlung der alkalischen Flüssigkeit und Einimpfen eines Kriställchens. Ich habe mich durch einen besonderen Versuch überzeugt, daß man so in der obigen Lösung 0,01 g der Base noch mit großer Leichtigkeit erkennen kann, und ich schließe aus dem negativen Ausfall der Probe, daß nach $3^1/_2$-stündigem Erhitzen die Menge der unveränderten Base jedenfalls unter 0,01 g gesunken war.

Bei den Adeninen, welche gar keinen Sauerstoff enthalten und deshalb von Alkali bei 100⁰ überhaupt nicht in merklicher Weise angegriffen werden, fällt allerdings der Unterschied weg. Denn hier sind auch die beiden neutralen Methylverbindungen ebenso beständig wie die Stammform. Die Neutralität ist also nicht die Ursache der Aufspaltung durch Alkalien, aber sie beschleunigt dieselbe in hohem Maße.

Zu ähnlichen Resultaten führt die Betrachtung der gechlorten Purine, bei welchen das Alkali in verschiedener Weise, entweder Halogen ablösend oder hydrolytisch spaltend, wirken kann. Bei den Trichlorpurinen, welche keinen Sauerstoff enthalten, tritt nur die erstere Reaktion ein. Daß auch sie durch die Salzbildung beeinflußt wird, zeigt der Vergleich des sauren Trichlorpurins mit den beiden neutralen Methyltrichlorpurinen. Das erstere bildet leicht lösliche Alkalisalze, welche von überschüssiger Lauge bei gewöhnlicher Temperatur kaum verändert werden, und selbst bei 100⁰ ist mehrstündige Einwirkung nötig, um das in Stellung 6 befindliche Chloratom abzuspalten[1]). Im Gegensatz dazu wird das neutrale 7-Methyltrichlorpurin schon durch bloßes Schütteln mit Normal-Kalilauge im Laufe von 3 Stunden völlig gelöst, indem es ein Chlor gegen Hydroxyl austauscht, und bei 100⁰ erfolgt das gleiche schon innerhalb einiger Minuten[2]). Das 9-Methyltrichlorpurin ist zwar bei gewöhnlicher Temperatur, zum Teil wohl wegen seiner Unlöslichkeit, ziemlich beständig, wird aber bei 100⁰ von Normal-Kalilauge auch innerhalb einiger Minuten unter Abspaltung von einem Chloratom gelöst[3]).

Das gleiche wiederholt sich bei den 8-Oxydichlorpurinen. So wird das neutrale 7.9-Dimethyl-8-oxy-2.6-dichlorpurin, wenn man es fein gepulvert mit der 20-fachen Menge Normal-Kalilauge bei 100⁰

---

[1]) Berichte d. d. chem. Gesellsch. **30**, 2227 [1897]. (*S. 308.*) Eine Lösung des Trichlorpurins in 3 Mol. Normal-Kalilauge, welche 30 Stunden bei 12—15⁰ gestanden hatte, enthielt nur sehr wenig Chlormetall und schied beim Ansäuern den allergrößten Teil des Trichlorpurins unverändert aus.

[2]) Berichte d. d. chem. Gesellsch. **30**, 1847 [1897]. (*S. 274.*)

[3]) Berichte d. d. chem. Gesellsch. **30**, 1853 [1897]. (*S. 281.*)

schüttelt, in 2—3 Minuten klar gelöst, indem es Chlor verliert und in eine chlorhaltige Säure übergeht, welche beim Ansäuern und Abkühlen auskristallisiert und sich in verdünnten Alkalien leicht wieder löst. Im Gegensatz dazu ist das 8-Oxy-2.6-dichlorpurin gegen Alkalien recht beständig, wie folgender Versuch zeigt:

0,5 g 8-Oxy-2.6-dichlorpurin wurden in 20 ccm Normal-Kalilauge gelöst und 22 Stunden auf 100^0 erhitzt. Ein Teil der Substanz war zersetzt, denn die Lösung roch schwach nach Ammoniak und enthielt auch Chlorkalium. Die größere Menge aber war unverändert, denn durch Säure wurden 0,394 g abgeschieden, welche nach der Untersuchung des Ammoniumsalzes zum größten Teil aus 8-Oxy-2.6-dichlorpurin bestanden und nur eine relativ kleine Menge eines anderen Produktes enthielten.

Denselben Unterschied zeigen das saure 7-Methyl-6-oxy-2-chlorpurin und das neutrale 1.7-Dimethyl-6-oxy-2-chlorpurin. Das erstere verlor beim 16-stündigen Erhitzen mit der 20-fachen Menge Normal-Kalilauge auf 100^0 verhältnismäßig wenig Chlor, und beim Ansäuern wurden fast 80% der unveränderten Substanz zurückgewonnen. Als andererseits die Dimethylverbindung, fein gepulvert, mit der 20-fachen Menge Normal-Kalilauge bei 100^0 stark geschüttelt wurde, war schon nach einer Minute klare Lösung und völlige Zersetzung eingetreten, und beim Ansäuern und Abkühlen der Lösung schied sich eine neue, chlorhaltige Säure ab, welche aus heißem Wasser entweder in feinen Nadeln oder in kleinen, hübsch ausgebildeten Tafeln kristallisierte und ein ziemlich schwer lösliches Natriumsalz lieferte. Da das Chlor bei der Reaktion nicht abgelöst wird, so findet hier aller Wahrscheinlichkeit nach eine Aufspaltung des Purinkernes statt.

Als letztes Beispiel gebe ich endlich den Vergleich von Bromxanthin, Bromtheobromin und Bromcaffeïn. Das erstere wird von überschüssiger Kalilauge bei 100^0 kaum und selbst bei 120^0 nur sehr langsam angegriffen[1]). Das Bromtheobromin wird zwar beim Erhitzen mit 3 Mol. Normal-Kalilauge auf 100^0 zum größeren Teil in 3.7-Dimethylharnsäure verwandelt, aber die Reaktion verlangt zur Vollendung viele (7—8) Stunden. Im Gegensatz hierzu ist das Bromcaffeïn wieder gegen Alkali sehr empfindlich. Als 1 g des fein gepulverten Präparates mit 11 ccm (3 Mol.) Normal-Kalilauge bei 100^0 stark geschüttelt wurde, war schon nach 3 Minuten der größte Teil und nach 9 Minuten auch der Rest gelöst und gleichzeitig zersetzt. Hierbei wird nur eine kleine Menge von Brom abgespalten, das Hauptprodukt ist eine bromhaltige, in Wasser leicht lösliche Substanz, welche

---

[1]) Berichte d. d. chem. Gesellsch. **28**, 2480 (*S. 186*) und 2485 [1895] (*S. 192*).

vielleicht dem Caffeïdin entspricht. Offenbar findet also auch hier eine Aufspaltung des Purinkernes statt. Diese Empfindlichkeit gegen wässeriges Alkali ist auch der Grund, warum ich früher zur Darstellung des Hydroxycaffeïns zuerst durch Erwärmen mit alkoholischem Kali das Äthoxycaffeïn darstellte und dieses nachträglich mit Säuren verseifte. Das letztere Verfahren verdient überhaupt bei den neutralen Oxyhalogenpurinen den Vorzug, wenn es sich darum handelt, ohne Aufspaltung des Purinkernes das Halogen durch Hydroxyl zu ersetzen.

Den Oxypurinen ist sowohl in der Struktur wie in den Metamorphosen die Cyanursäure ziemlich nahe verwandt. Es war deshalb zu erwarten, daß zwischen der Cyanursäure und dem neutralen Trimethylisocyanurat auch ein ähnlicher Unterschied in dem Verhalten gegen Alkalien bestehen würde. Der Versuch hat das bestätigt.

0,994 g reine, wasserfreie Cyanursäure wurden in 36 ccm Normal-Kalilauge gelöst und im geschlossenen Rohr 8 Stunden auf 100⁰ erhitzt. Dadurch wurde ein Teil zersetzt, denn die Lösung roch stark nach Ammoniak; aber beim Ansäuern schied sich eine reichliche Menge unveränderter Cyanursäure kristallinisch ab, und der Rest wurde durch Eindampfen der Lösung isoliert. Im ganzen wurden 0,643 g oder 65% der angewandten Cyanursäure zurückgewonnen.

Als andererseits 1 g fein gepulvertes Trimethylisocyanurat mit 10 ccm Normal-Kalilauge bei 40—45⁰ geschüttelt wurde, war schon nach 6 Minuten klare Lösung und völlige Zersetzung eingetreten. Beim Ansäuern der Flüssigkeit mit Schwefelsäure fand starke Entwickelung von Kohlensäure statt. Gleichzeitig entstand ein leicht lösliches Produkt von der Formel $C_5H_{11}N_3O_2$, welches zweifellos dem von Limpricht aus Triäthylisocyanurat durch Kochen mit Barytwasser dargestellten Triäthylbiuret[1]) entspricht und deshalb als Trimethylbiuret aufzufassen ist. Zur Isolierung der bisher unbekannten Substanz wurde die genau mit Schwefelsäure neutralisierte alkalische Lösung verdampft und der Rückstand mit Alkohol ausgekocht. Beim Verdampfen der alkoholischen Lösung bleibt das Trimethylbiuret als schwach gelb gefärbte, kristallinische Masse zurück; die Ausbeute ist fast der theoretischen gleich. Dasselbe wird entweder aus viel Äther oder noch besser aus warmem Benzol umkristallisiert. Für die Analyse wurde es im Vakuum getrocknet.

0,1946 g Sbst.: 0,2960 g CO_2, 0,1354 g H_2O.
0,1174 g Sbst.: 29,2 ccm N (17⁰, 753 mm).

$C_5H_{11}N_3O_2$.   Ber. C 41,38, H 7,59, N 28,96.
Gef. „ 41,48, „ 7,73, „ 28,60.

---

[1]) Liebigs Annal. d. Chem. **109**, 104 [1859].

Das Trimethylbiuret schmilzt bei 126° (korr.), ist in Wasser und Alkohol sehr leicht, in kaltem Benzol ziemlich schwer, in Äther noch schwerer und in Ligroïn sehr schwer löslich. Es kristallisiert meist in feinen Nadeln oder Prismen. Über den Schmelzpunkt erhitzt, entwickelt es stechend riechende Dämpfe und gibt außerdem ein kristallinisch erstarrendes Destillat.

Die Aufspaltung des Trimethylisocyanurats durch Alkali findet nach folgender Gleichung statt:

$$C_6H_9N_3O_3 + H_2O = C_5H_{11}N_3O_2 + CO_2 ;$$

der Vorgang ist der Spaltung der Tetramethylharnsäure oder der Verwandlung des Caffeïns in Caffeïdin an die Seite zu stellen. Anders verhält sich das isomere Trimethylcyanurat; es wird bekanntlich durch Alkali in Cyanursäure oder in Dimethylcyanursäure umgewandelt[1]).

Die im vorstehenden geschilderten Erfahrungen haben mich veranlaßt, dasselbe Phänomen bei einfacheren Amiden und ferner bei einigen Estern zu verfolgen; ich wählte dafür zunächst die Derivate der Salicylsäure. Auch hier zeigt sich bei dem Salicylamid und dem Salicylsäuremethylester, welche beide noch Alkalisalze bilden, eine größere Beständigkeit bei der Verseifung als bei dem neutralen Methylsalicylamid bzw. Methylsalicylsäureester.

0,9977 g Salicylamid wurden mit 21,9 ccm Normal-Kalilauge (3 Mol.) 2 Stunden auf 100° erhitzt, und nach dem Abkühlen das unveränderte Amid durch Einleiten von Kohlensäure in Freiheit gesetzt. Der größte Teil schied sich sofort kristallinisch ab, der Rest wurde ausgeäthert. Zurückgewonnen: 0,8164 g, mithin ca. 82% der angewandten Menge.

0,9997 g reines Methylsalicylamid, $C_6H_4\begin{smallmatrix}\diagup CO.NH_2\\ \diagdown OCH_3\end{smallmatrix}$, wurden mit 13,2 ccm Normal-Kalilauge (2 Mol. Kali, weil hier kein Alkali durch die Salzbildung in Anspruch genommen wird) und 8,7 ccm Wasser (um denselben Verdünnungsgrad wie im vorigen Versuch zu haben) 2 Stunden auf 100° erhitzt, wobei das Produkt nach ganz kurzer Zeit in Lösung ging. Die rasch abgekühlte Flüssigkeit wurde dann unter guter Kühlung mit festem Kali versetzt und das alsbald ausfallende unveränderte Amid mit Chloroform ausgeschüttelt. Zurückgewonnen: 0,17 g, mithin nur ca. 17% der angewandten Menge. Aus der Mutterlauge schied sich beim Ansäuern die gebildete Methylsalicylsäure ab, von der 0,65 g isoliert werden konnten. Bei einem zweiten, ganz ähnlich ausgeführten Versuch betrug die Menge des unveränderten Methylsalicylamids 17,8% der angewandten Quantität.

---

[1]) A. W. Hofmann, Berichte d. d. chem. Gesellsch. **19**, 2067 [1886].

Bei den Methylestern der Salicylsäure erfolgt die Verseifung bei 100^0 zu rasch, weshalb der Versuch bei gewöhnlicher Temperatur ausgeführt wurde.

1,0006 g Salicylsäuremethylester, in 20 ccm Normal-Kalilauge (3 Mol. Kali) gelöst, blieb $3^1/_4$ Stunden bei $15—18^0$ stehen. Durch Übersättigen mit Kohlensäure und Ausäthern wurden 0,288 g, mithin 28,8%, unveränderter Ester zurückgewonnen.

Als andererseits 1 g Methylsalicylsäuremethylester, $C_6H_4{<}^{OCH_3}_{COOCH_3}$, mit 12 ccm Normal-Kalilauge (2 Mol. Kali) bei 14^0 geschüttelt wurde, war schon nach 1 Stunde klare Lösung und völlige Verseifung eingetreten.

Daß auch bei ungenügender Menge von Alkali der Unterschied bestehen bleibt, zeigt folgender Versuch: Von 1 g Methylsalicylsäureester, welcher in einer Mischung von 3 ccm Doppel-Normal-Kalilauge (1 Mol. Kali) und 4 ccm Methylalkohol gelöst und 2 Stunden bei 17 bis 18^0 aufbewahrt war, wurden 0,192 g, d. i. 19,2%, zurückgewonnen. Dagegen waren von 1 g Salicylsäuremethylester, welcher in 5 ccm Doppel-Normal-Kalilauge (1,5 Mol. Kali) und 6,5 ccm Methylalkohol 2 Stunden bei derselben Temperatur gestanden hatte, 0,825 g unverändert.

Ein ähnliches Resultat gab der Vergleich des p-Oxybenzoësäuremethylesters und des Anissäuremethylesters. Wegen der geringen Löslichkeit des letzteren in Wasser mußte der Versuch mit der methylalkoholischen Lösung ausgeführt werden. Daß hierbei die Verseifung sehr viel langsamer stattfindet, ist leicht begreiflich.

2,0049 g p-Oxybenzoësäuremethylester wurden in 25 ccm Methylalkohol gelöst und dazu unter Abkühlen 3,15 ccm Kalilauge (in 1 ccm 0,696 g Kali enthaltend, mithin 3 Mol.) zugegeben und $6^1/_3$ Stunden bei 18^0 aufbewahrt, dann mit Kohlensäure übersättigt, mit Wasser stark verdünnt und der unveränderte Ester ausgeäthert. Zurückgewonnen: 1,9572 g, mithin zersetzt 2,4%.

2,0012 g Anissäuremethylester, $C_6H_4{<}^{OCH_3}_{COOCH_3}$, in 25 ccm Methylalkohol gelöst, dazu unter Abkühlen 1,92 ccm derselben Kalilauge (2 Mol. Kali) und 1,2 ccm Wasser hinzugefügt; die Mischung blieb ebenfalls $6^1/_3$ Stunden stehen, und der unveränderte Ester wurde auch durch Einleiten von Kohlensäure, Zusatz von Wasser und Ausäthern isoliert. Zurückgewonnen: 1,3284 g, mithin zersetzt 33,6%.

Ferner habe ich den Acetessigester und den neutralen Dimethylacetessigester nebeneinander geprüft und die Verseifung, welche bei gewöhnlicher Temperatur zu rasch vonstatten geht, bei 0^0 ausgeführt. Eine Lösung von 1 g Acetessigester in 23 ccm Normal-Kalilauge (3 Mol.), welche bei 0^0 hergestellt war und auch bei dieser Temperatur gehalten wurde, schied nach 1 Stunde beim Ansäuern noch eine erhebliche Menge unveränderten Esters ab. Als andererseits 1 g Dimethylacetessigester mit 12,7 ccm Normal-Kalilauge (2 Mol.) bei 0^0 geschüttelt wurde, war nach 10 Minuten der allergrößte Teil und nach 15 Minuten auch der Rest völlig gelöst, und beim Ansäuern fand keine Abscheidung mehr statt. Demnach scheint auch hier die Verseifung durch die Neutralität wesentlich befördert zu werden.

Schließlich habe ich Hippursäure, $C_6H_5.CO.NH.CH_2.COOH$, und Benzoylmethylamid, $C_6H_5.CO.NH.CH_3$, verglichen, obschon sie sich in der Zusammensetzung schon stärker voneinander unterscheiden als die vorhergehenden Beispiele. Man hätte eigentlich erwarten sollen, daß der Einfluß des elektronegativen Carboxyls in der Hippursäure die hydrolytische Spaltung befördern würde. In Wirklichkeit aber findet dieselbe langsamer statt. 0,977 g Hippursäure wurden mit 16,7 ccm (3 Mol.) Normal-Kalilauge 2 Stunden auf 100^0 erhitzt. Zurückgewonnen: 0,4832 g, also gespalten 50,5%. Die unveränderte Hippursäure war von der gebildeten Benzoësäure durch Auskochen mit Ligroïn getrennt worden. Andererseits wurden 0,9949 g Benzoylmethylamid mit 14,8 ccm (2 Mol.) Normal-Kalilauge und 1,9 ccm Wasser 2 Stunden auf 100^0 erhitzt. Zurückgewonnen: 0,2608 g, mithin gespalten 73,8%.

Daß endlich bei den Cyaniden die Verhältnisse ähnlich liegen, zeigt der Vergleich von Cyankalium und Acetonitril. Von beiden wurde je 1 g mit der für 1 Mol. KOH berechneten Menge Normal-Kalilauge 3 Stunden auf 100^0 erhitzt. Von dem ersteren waren nach der Bestimmung des Ammoniaks nur 14% zerstört, und die Mutterlauge enthielt eine große Quantität von unverändertem Salz. Bei dem Acetonitril waren dagegen mehr als 90% in Ammoniak und Essigsäure zerlegt, welche beide titrimetrisch bestimmt wurden, und unverändertes Nitril konnte überhaupt nicht mehr nachgewiesen werden. Allerdings kann man hier den Einwurf machen, daß das Cyankalium vielleicht nicht die Struktur der Nitrile, sondern die der Isonitrile besitzen, und daß die letzteren gegen Alkali beständiger seien.

Der Einfluß der Salzbildung beschränkt sich übrigens nicht auf die Wirkung der Alkalien, sondern tritt auch bei den Umsetzungen mit Kaliumhydrosulfid hervor, wie folgender Fall beweist. Während das saure Trichlorpurin sich in einer normalen Lösung von KHS leicht löst, aber bei Zimmertemperatur in 24 Stunden nur Spuren von Halogen verliert, wird das neutrale 7-Methyltrichlorpurin beim mehrstündigen

Schütteln mit derselben Flüssigkeit größtenteils in Thiochlorpurine verwandelt[1]).

Der Unterschied von Chloralhydrat und Trichloressigsäure, von welchen das erstere durch Alkali am leichtesten gespalten wird, gehört vielleicht auch hierhin. Daß man aber in der Verallgemeinerung der Betrachtung nicht zu weit gehen darf, beweist andererseits das Verhalten des Chloracetals, $Cl.CH_2.CH(OC_2H_5)_2$, welches das Halogen an Alkalien sehr viel schwerer abgibt als der Chloraldehyd oder die Chloressigsäure.

Immerhin glaube ich, daß sich noch viele Beispiele für die obige Regel finden lassen, und welche praktischen Vorteile man aus der Kenntnis derselben bei präparativen Arbeiten ziehen kann, habe ich bei dem Studium der Puringruppe zur Genüge erfahren.

Was speziell die Verseifung der Amide und Ester betrifft, so scheint mir nach dem vorliegenden Beobachtungsmaterial der verzögernde Einfluß der Salzbildung ein allgemeines Phänomen zu sein. Wenn dem wirklich so ist, so wäre hier für die Veränderung der Reaktionsgeschwindigkeit ein neues Prinzip erkannt, dessen theoretische Erklärung für die Verwandtschaftslehre nicht ohne Interesse ist.

Wie weit dasselbe mit thermischen Verhältnissen zusammenhängt, läßt sich zurzeit leider nicht übersehen[2]).

---

[1]) Berichte d. d. chem. Gesellsch. **31**, 432 [1898]. (*S. 406.*)

[2]) Nur für einen der von mir besprochenen Fälle, für die Verseifung der Blausäure und des Acetonitrils, habe ich die vollständigen thermischen Daten gefunden.

$$HCN + 2\,H_2O = CH_2O_2.NH_3 \text{ (gelöst)} \quad \dots \dots \quad \overset{\text{Cal.}}{+21{,}0},$$

$$CH_3.CN + 2\,H_2O = C_2H_4O_2.NH_3 \text{ (gelöst)} \quad \dots \dots \quad \overset{\text{Cal.}}{+12{,}7}.$$

Berthelot, Thermochimie II, 633.

Da der Prozeß in alkalischer Lösung stattfindet, so ist im ersten Falle die Neutralisationswärme $HCN + KOH = \dots \overset{\text{Cal.}}{+2{,}96}$ in Abzug zu bringen. Andererseits kann die Neutralisationswärme von Ameisensäure und Essigsäure mit Kali vernachlässigt werden, weil sie gleich groß ist. (Berthelot, Thermochimie II, 198.)

Hier fällt also gegen Erwarten die größere Wärmetönung 18,04 gegen 12,7 mit der geringeren Reaktionsgeschwindigkeit zusammen. Aber man darf darauf kein besonderes Gewicht legen, da es zweifelhaft ist, ob die beiden Cyanverbindungen gleiche Struktur haben.

Anders scheinen die Verhältnisse bei p-Oxybenzoësäure und Anissäure zu liegen; denn der Unterschied in der Bildungswärme zwischen Anissäure und ihrem Methylester (135,2—124,4) ist erheblich größer als zwischen p-Oxybenzoësäure und ihrem Methylester (138,1—134,4). Aber für die völlige Berechnung fehlt die Neutralisationswärme der Anissäure.

Lohnender ist die Betrachtung des Phänomens im Lichte der modernen Lösungstheorie, worauf Hr. van 't Hoff mich privatim aufmerksam machte. Bekanntlich nimmt man an, daß bei der Verseifung durch Alkalien die negativ geladenen Hydroxylionen tätig sind.

Bezeichnet man nun bei den oben besprochenen Reaktionen die Salze mit Rücksicht auf ihren elektrischen Zustand durch das allgemeine Symbol $\overset{-}{R}\overset{+}{K}$ oder soweit sie ionisiert sind, durch $\overset{-}{R}|\overset{+}{K}$ im Gegensatz zu den neutralen, nicht ionisierbaren Methylverbindungen RCH_3, so wird man zwischen $\overline{OH}$ und $\overline{R}$ eine elektrische Abstoßung annehmen dürfen, welche die chemische Wechselwirkung erschweren kann.

Schließlich sage ich Hrn. Dr. F. Hübner für die Hilfe, welche er mir bei dieser Untersuchung leistete, besten Dank.

38. Emil Fischer und Friedrich Ach: Über die 1.9-Dimethyl-
harnsäure und die 1.7.9-Trimethylharnsäure.

Berichte der deutschen chemischen Gesellschaft **32**, 250 [1899].
(Eingegangen am 25. Januar; vorgetragen in der Sitzung von Hrn. E. Fischer.)

Die bekannte Strukturformel der Harnsäure läßt 6 Dimethyl- und 4 Trimethyl-Derivate voraussehen; von den ersteren sind 5 und von den letzteren 3 bekannt. Die Darstellung der beiden noch fehlenden Verbindungen, deren Kenntnis nicht nur für die Prüfung der Harnsäureformel, sondern auch für die Lösung gewisser synthetischer Fragen wünschenswert schien, ist uns auf folgendem Wege gelungen.

Das 9-Methyl-6-amino-8-oxy-2-chlorpurin[1]), welches aus dem 9-Methyl-8-oxy-2.6-dichlorpurin durch Ammoniak entsteht, und dessen Struktur durch Verwandlung in 9-Methyladenin festgestellt ist, verliert bei Einwirkung von salpetriger Säure die Aminogruppe und verwandelt sich in 9-Methyl-6.8-dioxy-2-chlorpurin:

$$\begin{array}{c} HN-CO \\ \mid \qquad \mid \\ Cl.C \quad C.NH \qquad . \\ \parallel \quad \parallel \;\; \rangle CO \\ N-C.N.CH_3 \end{array}$$

Diese Verbindung nimmt bei Einwirkung von zwei Mol. Jodmethyl auf ihre alkalische Lösung zwei Methyle auf, und das hierbei entstehende 1.7.9-Trimethyl-6.8-dioxy-2-chlorpurin verwandelt sich beim Erhitzen mit starker Salzsäure in die gesuchte 1.7.9-Trimethylharnsäure.

Noch leichter wird die letztere aus dem 7.9-Dimethyl-8-oxy-2.6-dichlorpurin[2]) erhalten. Denn dieses verliert beim bloßen Erwärmen mit wässerigem Alkali das in Stellung 6 befindliche Halogen, und das hierbei resultierende 7.9-Dimethyl-6.8-dioxy-2-chlorpurin,

$$\begin{array}{c} HN-CO \\ \mid \qquad \mid \\ Cl.C \quad C.N.CH_3 , \\ \parallel \quad \parallel \;\; \rangle CO \\ N-C.N.CH_3 \end{array}$$

---

[1]) Berichte d. d. chem. Gesellsch. **31**, 107 [1898]. (*S. 388.*)
[2]) Berichte d. d. chem. Gesellsch. **17**, 333 [1884]. (*S. 148.*)

gibt bei der Methylierung ebenfalls das oben erwähnte 1.7.9-Trimethyl-6.8-dioxy-2-chlorpurin. Aber die Ausbeute ist hier etwas geringer als bei dem ersten Verfahren.

Schwieriger war die Bildung der 1.9-Dimethylharnsäure. Für diesen Zweck diente ebenfalls das oben erwähnte 9-Methyl-6.8-dioxy-2-chlorpurin. Um in dasselbe nur ein Methyl an der Stelle 1 einzuführen, war folgender Kunstgriff nötig. Wie der eine von uns (F. Ach) beobachtet hat, nimmt die Harnsäure in alkalischer Lösung ein Mol. Formaldehyd auf und liefert die 7-Oxymethylharnsäure, welche einerseits durch Kochen mit Salzsäure unter Verlust von Formaldehyd in Harnsäure zurückverwandelt wird und andererseits durch Behandlung der alkalischen Lösung mit Jodmethyl in Methylderivate übergeführt werden kann. Genau ebenso verhält sich nun auch das 9-Methyl-6.8-dioxy-2-chlorpurin. Es liefert in alkalischer Lösung mit Formaldehyd eine solche Oxymethylverbindung. Diese läßt sich in der gewöhnlichen Weise methylieren, das hierbei resultierende Produkt verliert schon beim Kochen mit Wasser die Oxymethylgruppe als Formaldehyd, und man erhält so das 1.9-Dimethyl-6.8-dioxy-2-chlor-purin:

$$
\begin{array}{c}
H_3C.N-CO \\
|\quad\ | \\
Cl.C\quad C.NH \\
\|\quad\ \|\ \rangle CO \\
N-C.N.CH_3
\end{array}
$$

Letzteres wird dann durch Erhitzen mit starker Salzsäure in die 1.9-Dimethylharnsäure übergeführt.

$$
9\text{-Methyl-6.8-dioxy-2-chlorpurin,}\qquad
\begin{array}{c}
HN-CO \\
|\quad\ | \\
Cl.C\quad C.NH \\
\|\quad\ \|\ \rangle CO \\
N-C.N.CH_3
\end{array}
$$

5 g fein gepulvertes 9-Methyl-6-amino-8-oxy-2-chlorpurin werden in 150 ccm 50-prozentiger Schwefelsäure heiß gelöst, und in die auf 50° abgekühlte Flüssigkeit wird unter starkem Rühren eine Lösung von 2,5 g Natriumnitrit in 25 ccm Wasser zugetropft, wobei die Temperatur nicht über 60° steigen soll. Bald beginnt die Abscheidung eines fein kristallinischen, farblosen Niederschlages, welcher nach beendigter Operation und Abkühlen der Flüssigkeit auf 0° filtriert wird. Die Ausbeute betrug 4,6 g, und das Produkt kann für die weiteren Verwandlungen direkt benutzt werden. Seine völlige Reinigung hat einige Schwierigkeiten gemacht. Wir haben dieselbe zuerst mit dem Natriumsalz versucht. Letzteres scheidet sich in feinen, zu Warzen

vereinigten Nadeln ab, wenn man die Substanz in der für ungefähr
2 Mol. berechneten Menge 12-prozentiger Natronlauge heiß auflöst,
mit Tierkohle kocht und das Filtrat erkalten läßt. Da aber die Analyse
der aus dem Natriumsalz regenerierten Säure keine befriedigenden
Werte gab, so wurde sie nochmals in das schön kristallisierende Baryumsalz verwandelt, aus diesem wieder abgeschieden und dann aus heißem
Alkohol umkristallisiert. Aber auch jetzt zeigten die Analysen der
getrockneten Substanz noch erhebliche Abweichungen von den für
die Formel $C_6H_5N_4O_2Cl$ berechneten Werten. Dagegen gelang die
Reinigung durch Kristallisation aus Eisessig. Zu dem Zweck wurde
die Substanz in 20 Teilen siedendem Eisessig gelöst. Nach mehrstündigem Stehen bei niederer Temperatur waren vier Fünftel der angewandten Menge in kleinen, aber hübschen, wetzsteinähnlichen
Kriställchen abgeschieden. Dieselben wurden nochmals in verdünntem,
warmem Ammoniak gelöst und in der Hitze durch Essigsäure abgeschieden. Nach dem Trocknen bei 100^0 enthielt dieses Präparat
noch Kristallwasser, welches beim 7—8-stündigen Erhitzen auf 150 bis
160^0 entwich. Seine Menge entsprach einem halben Molekül.

0,4275 g Sbst. (getrocknet bei 100^0): 0,0189 g H_2O.
0,6765 g Sbst. (lufttrocken): 0,0298 g H_2O.

$C_6H_5N_4O_2Cl + {}^1/_2 H_2O$. Ber. H_2O 4,29. Gef. H_2O 4,42, 4,40.

Die getrocknete Substanz gab folgende Zahlen:

0,1793 g Sbst.: 0,2378 g CO_2, 0,0445 g H_2O.
0,1595 g Sbst.: 38,3 ccm N (18^0, 758 mm).
0,2075 g Sbst.: 0,1514 g AgCl.

$C_6H_5N_4O_2Cl$. Ber. C 35,91, H 2,49, N 27,93, Cl 17,71.
Gef. „ 36,17, „ 2,76, „ 27,66, „ 18,05.

Die Verbindung sintert gegen 310^0 und schmilzt beim schnellen
Erhitzen gegen 320^0 (korr.) unter Aufschäumen. Sie löst sich in ungefähr 250 Teilen kochendem Wasser und kristallisiert beim Erkalten
in langen, verfilzten Nadeln. Aus heißem Alkohol, worin sie ebenfalls schwer löslich ist, fällt sie nach dem Einkochen auch in feinen
Nädelchen. In heißen, verdünnten Alkalien löst sie sich leicht; das
Natriumsalz kristallisiert aber, wenn die Lösung überschüssige Natronlauge enthält, beim Erkalten alsbald in feinen Nädelchen. Versetzt
man die verdünnte, heiße, ammoniakalische Lösung mit der berechneten
Menge Chlorbaryum, so scheidet sich beim Erkalten das Baryumsalz in glänzenden, langen, meist konzentrisch verwachsenen Nadeln
ab. Es läßt sich aus siedendem Wasser leicht umkristallisieren. In
rauchender Salzsäure und in konzentrierter Schwefelsäure löst sich
das Methyldioxychlorpurin leicht und wird durch Wasser wieder gefällt.
Durch Erhitzen mit verdünnter Salpetersäure oder mit Salzsäure und

Kaliumchlorat wird es zerstört, und die Lösung gibt beim Verdampfen die Murexidreaktion. Erhitzt man es mit der 20-fachen Menge wässerigem Ammoniak von 18% im geschlossenen Rohr 8 Stunden auf 150°, so verliert es das Halogen und liefert ein Produkt, welches wir für 9-Methyl-2-amino-6.8-dioxypurin halten. Beim Abkühlen des flüssigen Rohrinhaltes entsteht zunächst eine Gallerte und wenig von einem kristallinischen Körper. Die ganze Masse wurde mit Wasser verdünnt, zur Trockne verdampft und der hellgelbe, kristallinische Rückstand mit Wasser gewaschen, um das Chlorammonium zu entfernen. Der Körper ist in Wasser sehr schwer, in warmer 20-prozentiger Salzsäure aber ziemlich leicht löslich und gibt bei der Oxydation mit Natriumchlorat und Salzsäure viel Guanidin, welches in bekannter Weise als Pikrat isoliert wurde. Die Bildung des letzteren ist eine wertvolle Bestätigung unserer Ansicht bezüglich der Stellung des Halogens in dem 9-Methyl-6.8-dioxy-2-chlorpurin.

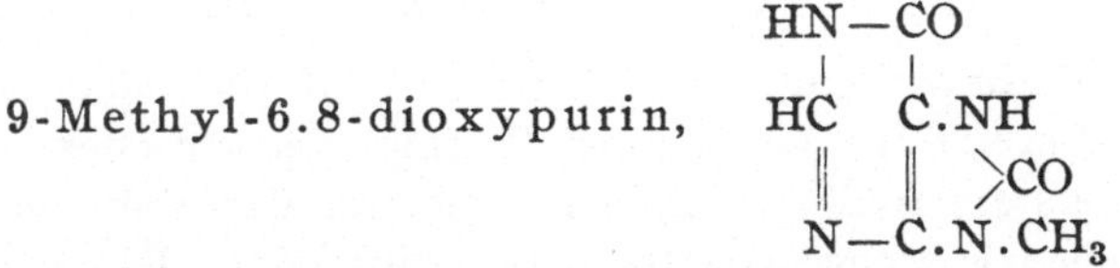

9-Methyl-6.8-dioxypurin,

Wird das gepulverte 9-Methyl-6.8-dioxy-2-chlorpurin mit der fünffachen Menge Jodwasserstoffsäure vom spez. Gewicht 1,96 unter Zusatz von Jodphosphonium und Schütteln auf etwa 60° erwärmt, so geht es bald in Lösung und die Reaktion ist beendet, wenn die Flüssigkeit farblos bleibt. Man verdampft dann zur Trockne, wobei zuerst das Jodhydrat kristallinisch zurückbleibt, und löst dasselbe in heißem, verdünntem Ammoniak, wovon ziemlich viel nötig ist. Beim Wegkochen des Ammoniaks oder beim Ansäuern fällt die freie Base kristallinisch aus. Sie wird filtriert und aus heißem Wasser, wovon die 180—200-fache Menge nötig ist, umkristallisiert. Die über Schwefelsäure getrocknete Substanz verlor bei 150° nicht an Gewicht und gab folgende Zahlen:

0,1581 g Sbst.: 0,2518 g CO_2, 0,0550 g H_2O.
0,1434 g Sbst.: 42,9 ccm N (22°, 759 mm).
$C_6H_6N_4O_2$.   Ber. C 43,37, H 3,61, N 33,73.
Gef. „ 43,43, „ 3,86, „ 33,84.

Im Kapillarrohr erhitzt, beginnt das 9-Methyl-6.8-dioxypurin gegen 390° braun zu werden und zeigt keinen konstanten Schmelzpunkt. Beim raschen Erhitzen über freier Flamme schmilzt es dagegen unter Bräunung und sublimiert zugleich in kleinerer Menge. Aus heißem Wasser kristallisiert es meist in schmalen, glasglänzenden

Prismen, aber nebenher bildet sich in der Regel eine andere kristallinische Masse von weniger charakteristischer Form, welche sich in heißem Wasser wieder leichter löst. Erhitzt man das Gemisch der zweierlei Kristalle mit einer ungenügenden Menge von Wasser, so geht die leichter lösliche Modifikation allmählich in die andere über. Aus heißem Alkohol, worin es ebenfalls ziemlich schwer löslich ist, kristallisiert das 9-Methyl-6.8-dioxypurin nach dem Einengen in kurzen, derben Prismen. In verdünnten Alkalien und Ammoniak ist es leicht löslich, durch konzentrierte Natronlauge wird das Natriumsalz in feinen Nädelchen gefällt. Die ammoniakalische Lösung gibt mit Silbernitrat einen farblosen, flockigen Niederschlag, welcher sich beim Kochen nicht schwärzt und in überschüssigem Ammoniak leicht löslich ist. Das 9-Methyl-6.8-dioxypurin ist eine schwache Base, denn seine Salze mit Mineralsäuren werden schon durch Wasser zersetzt.

Methylierung des 9-Methyl-6.8-dioxy-2-chlorpurins.

Bei der Einwirkung von Jodmethyl auf die alkalische Lösung nimmt die Verbindung je nach den Bedingungen ein oder zwei Methyl auf. Das erstere findet statt, wenn man in der Kälte operiert und eine ungenügende Menge von Jodmethyl anwendet. Es resultiert dabei als Hauptprodukt das 7.9-Dimethyl-6.8-dioxy-2-chlorpurin, wie folgender Versuch zeigt:

2 g der Monomethylverbindung wurden in 10 ccm Doppel-Normal-Kalilauge gelöst, dann 2 ccm Alkohol und 1,9 g Jodmethyl zugegeben und bei Zimmertemperatur geschüttelt. Nach 20 Stunden war das Jodmethyl verschwunden, und beim Ansäuern der klaren, farblosen Flüssigkeit fiel ein kristallinischer Niederschlag, welcher nach längerem Abkühlen auf 0⁰ filtriert wurde. Seine Menge betrug 1,8 g. Das Produkt wurde in verdünntem Alkali gelöst, mit Tierkohle gekocht, durch Salzsäure wieder gefällt und bei 125⁰ getrocknet.

0,1544 g Sbst.: 0,2222 g CO_2 und 0,0496 g H_2O.
0,1636 g Sbst.: 38,3 ccm N (22⁰, 755 mm).

$C_7H_7N_4O_2Cl$.   Ber. C 39,16, H 3,26, N 26,10.
Gef. „ 39,25, „ 3,57, „ 26,34.

Die Substanz gab beim mehrstündigen Erhitzen mit der 15-fachen Menge rauchender Salzsäure vom spez. Gewicht 1,19 auf 125⁰ 7.9-Dimethylharnsäure und zeigte sich identisch mit dem unten näher beschriebenen 7.9-Dimethyl-6.8-dioxy-2-chlorpurin.

Um die Trimethyl-Verbindung darzustellen, wurden 10 g des 9-Methyl-6.8-dioxy-2-chlorpurins in 125 ccm (2,5 Mol.) Normal-Kalilauge gelöst und nach Zusatz von 17,5 g (2,5 Mol.) Jodmethyl im geschlossenen Rohr unter Schütteln mehrere Stunden auf 80—90⁰ erhitzt. Nach dem Erkalten waren 8 g der Trimethyl-Verbindung in Nadeln abgeschieden, und durch Eindampfen der Mutterlauge konnte noch eine weitere, kleine Quantität isoliert werden. Löst man das fast farblose Produkt in kochendem Wasser und behandelt mit Tierkohle, so scheiden sich beim Erkalten feine, farblose, häufig büschelförmig verwachsene Nadeln aus, welche nach dem Trocknen über Schwefelsäure bei 120⁰ nicht an Gewicht verloren.

0,1580 g Sbst.: 0,2414 g CO_2 und 0,0605 g H_2O.
0,1680 g Sbst.: 36,3 ccm N (22⁰, 757 mm).
0,1214 g Sbst.: 25 ccm N (7⁰, 754,5 mm).

$C_8H_9N_4O_2Cl$.   Ber. C 42,01, H 3,93, N 24,57.
Gef. „ 41,67, „ 4,25, „ 24,44, 24,80.

Das 1.7.9-Trimethyl-6.8-dioxy-2-chlorpurin ist dem isomeren Chlorcaffeïn sehr ähnlich. Es löst sich in ungefähr 110 Teilen kochendem Wasser und kristallisiert daraus in feinen Nadeln. In kaltem Chloroform und in siedendem Alkohol ist es leicht löslich, schwerer in kochendem Aceton und Benzol. Leicht wird es von konzentrierter Salzsäure aufgenommen und aus dieser Lösung durch Wasser gefällt. Es schmilzt ohne Zersetzung bei 251—252⁰ (korr. 258—259⁰), mithin erheblich höher als Chlorcaffeïn. Von diesem unterscheidet es sich auch durch die größere Empfindlichkeit gegen starke Salzsäure, wodurch es schon bei 115⁰ in die entsprechende Trimethylharnsäure verwandelt wird. Durch konzentrierten Jodwasserstoff und Jodphosphonium wird es beim Erwärmen leicht reduziert und liefert dabei ein Produkt, welches alle Eigenschaften des 1.7.9-Trimethyl-6.8-dioxypurins[1]) hat. Diese Verwandlung ist ein weiterer Beweis für die oben angenommene Struktur der Verbindung.

$$\text{7.9-Dimethyl-6.8-dioxy-2-chlorpurin,}\quad \begin{array}{c} HN-CO \\ |\qquad | \\ Cl.C\quad C.N.CH_3 \\ \|\quad \|\!>\!CO \\ N-C.N.CH_3 \end{array}.$$

Diese oben schon kurz erwähnte Verbindung wird am leichtesten aus dem 7.9-Dimethyl-8-oxy-2.6-dichlorpurin, welches sowohl aus dem 9-Methyl- wie aus dem 7-Methyl-8-oxy-2.6-dichlorpurin durch Methylierung entsteht, durch Behandlung mit heißem, verdünntem Alkali gewonnen. Man kocht zu dem Zweck das fein gepulverte Dichlorid mit der 10-fachen Menge Normal-Kalilauge am Rückflußkühler, wobei schon nach 8—10 Minuten klare Lösung eintritt. Beim Ansäuern fällt das Dimethyldioxychlorpurin kristallinisch aus und wird nach dem

---

[1]) Berichte d. d. chem. Gesellsch. **30**, 1852 [1897]. (*S. 279.*)

Abkühlen der Flüssigkeit filtriert. Die Ausbeute beträgt aber nicht mehr als 40—45% der Theorie. Der Verlust ist bedingt durch eine zweite Reaktion, welche vielleicht der Bildung des Caffeïdins oder Tetramethylureïdins entspricht und ein leicht lösliches Produkt liefert. Letzteres kann durch Eindampfen der sauren Mutterlauge im Vakuum und Auskochen des Rückstandes mit Chloroform oder Benzol isoliert werden. Wir haben dasselbe nicht weiter untersucht. Zur Reinigung wird das 7.9-Dimethyl-6.8-dioxy-2-chlorpurin aus heißem Eisessig umkristallisiert, dann nochmals in warmem, verdünntem Ammoniak gelöst und durch Säuren gefällt. Für die Analyse war das Präparat bei 120⁰ getrocknet, wobei es aber kaum an Gewicht verlor.

0,1976 g Sbst.: 0,2847 g CO_2 und 0,0615 g H_2O.
0,1173 g Sbst.: 25,7 ccm N (15⁰, 767 mm).
0,2044 g Sbst.: 0,1378 g AgCl.

$C_7H_7N_4O_2Cl$. Ber. C 39,16, H 3,26, N 26,11, Cl 16,55.
Gef. „ 39,29, „ 3,46, „ 25,90, „ 16,68.

Im Kapillarrohr erhitzt, färbt es sich gegen 300⁰ dunkel und schmilzt beim raschen Erhitzen gegen 312⁰ (korr.). In heißem Eisessig, woraus es am besten umkristallisiert wird, ist es ziemlich leicht löslich und scheidet sich daraus in körnigen Kristallen ab. Viel schwerer wird es von Wasser und Alkohol aufgenommen. Das Natriumsalz ist in kalter, überschüssiger Lauge ziemlich schwer löslich und kristallisiert aus der warmen Flüssigkeit in äußerst feinen Nädelchen. Baryum- und Calcium-Salz sind in Wasser verhältnismäßig leicht löslich. Von Jodwasserstoff wird es leicht reduziert.

1.7.9-Trimethylharnsäure,

$$\begin{array}{l} CH_3.N-CO \\ \quad\ \ |\quad\ | \\ \quad CO\ \ C.N.CH_3\ . \\ \quad\ \ |\quad\ \|\ \ \rangle CO \\ \quad HN-C.N.CH_3 \end{array}$$

Das 1.7.9-Trimethyl-6.8-dioxy-2-chlorpurin tauscht das Halogen verhältnismäßig leicht gegen Hydroxyl aus. Es genügt, die Verbindung mit der 5-fachen Menge rauchender Salzsäure vom spez. Gewicht 1,19 im geschlossenen Rohr 4 Stunden auf 110—115⁰ zu erhitzen, um den größten Teil zu verwandeln. Beim Verdünnen der klaren Lösung mit dem gleichen Volumen Wasser und Abkühlen auf 0⁰ erhält man die Trimethylharnsäure als völlig chlorfreie, kristallinische Masse in einer Ausbeute von etwa 56% des angewandten Chlorids. Die Mutterlauge gibt beim Eindampfen noch weitere 25% eines Präparates, welches eine kleine Menge Chlor enthält. Letzteres läßt sich aber durch Erhitzen mit starkem Jodwasserstoff, welcher eine Reduktion des Chlorkörpers bewirkt, entfernen. Zur Analyse wurde der reinere Teil der Säure aus heißem Wasser umkristallisiert und bei 120° getrocknet, wobei aber kaum eine Gewichtsabnahme stattfand.

0,1408 g Sbst.: 0,2342 g CO_2 und 0,0638 g H_2O.
0,1786 g Sbst.: 42,0 ccm N (20°, 757 mm).

$C_8H_{10}N_4O_3$. Ber. C 45,71, H 4,76, N 26,66.
Gef. „ 45,37, „ 5,04, „ 26,79.

Die Säure zeigt recht große Ähnlichkeit mit dem Hydroxycaffeïn, unterscheidet sich aber von demselben dadurch, daß sie die Murexid-probe sehr viel schwächer liefert und auch in der Hitze unbeständiger ist. Denn im Kapillarrohr schmilzt sie beim raschen Erhitzen gegen 348° (korr.) unter starkem Aufschäumen, während das Hydroxycaffeïn bei 346° (korr.) zunächst ohne Gasentwickelung schmilzt und erst nachträglich eine langsame Zersetzung zeigt. Die 1.7.9-Trimethyl-harnsäure löst sich in ungefähr 19 Teilen kochendem Wasser[1]) und kristallisiert daraus beim Erkalten in glänzenden, häufig zu Büscheln verwachsenen Nadeln. Auch in siedendem Alkohol ist sie ziemlich leicht löslich und kristallisiert daraus ebenfalls in Nadeln. Schwieriger wird sie von heißem Chloroform aufgenommen. In konzentrierter Salz-säure ist sie leicht löslich, ebenso in verdünnten Alkalien und Am-moniak. Durch konzentrierte Lauge werden die Alkalisalze gefällt. Die Natriumverbindung kristallisiert aus warmer Lauge in feinen, häufig zu Warzen vereinigten Nadeln, das Kaliumsalz wird durch konzentrierte Kalilauge in der Kälte gallertig gefällt, verwandelt sich aber beim Erwärmen in feine Nädelchen. Die ammoniakalische Lösung der Säure wird durch ammoniakalische Silberlösung nicht gefällt, erst beim Wegkochen des Ammoniaks fällt ein farbloses Silbersalz aus. Versetzt man die schwach ammoniakalische Lösung der Säure mit wenig Silbernitrat, so entsteht ein farbloser, gallertiger Niederschlag, welcher sich beim Kochen allmählich ohne Schwärzung in feine, ver-filzte Nädelchen verwandelt und in überschüssigem Ammoniak leicht löslich ist. Verwendet man dagegen für die Fällung einen Überschuß von Silbernitrat, so findet beim Kochen die Abscheidung von etwas Silber statt.

1.9 - Dimethyl - 6.8 - dioxy - 2 - chlorpurin.

Löst man 5 g 9-Methyl-6.8-dioxy-2-chlorpurin in 13,2 ccm Doppel-Normal-Kalilauge (etwas mehr als 1 Mol. KOH) und fügt 3,75 ccm einer 40-prozentigen Formaldehydlösung (2 Mol.) hinzu, so scheidet sich nach kurzer Zeit ein Kaliumsalz als dicker Kristallbrei aus, welches

---

[1]) Zum Vergleich wurde die Löslichkeit des Hydroxycaffeïns in kochendem Wasser bestimmt und 1 : 18,5 gefunden.

wir für das Salz des 9-Methyl-7-oxymethyl-6.8-dioxy-2-chlorpurins halten. Dasselbe wurde aber nicht isoliert und auch nicht in die freie Säure verwandelt, weil uns die Kenntnis derselben kein besonderes Interesse bot. Zur völligen Abscheidung des Kaliumsalzes läßt man die Mischung einige Tage im Eisschrank stehen, saugt dann die feinen Kristalle ab und wäscht mit wenig Eiswasser, später mit Alkohol und Äther. Die Ausbeute betrug 3,5—4 g. Der Rest des Kaliumsalzes läßt sich aus der Mutterlauge durch konzentrierte Kaliumcarbonatlösung ausfällen. Für die Methylierung wurde das lufttrockne Salz in der 7-fachen Menge Wasser gelöst und mit der für 1 Mol. berechneten Menge Jodmethyl (auf 4 g Salz 2,1 g Jodmethyl) im geschlossenen Rohr während 5 Stunden unter Schütteln auf 80—90⁰ erhitzt. Schon während der Operation scheidet sich eine Kristallmasse ab, höchstwahrscheinlich von 1.9-Dimethyl-7-oxymethyl-6.8-dioxy-2-chlorpurin. Die Isolierung der Kristalle ist überflüssig, dieselben werden vielmehr zur Abspaltung der Oxymethylgruppe samt dem gelbroten, flüssigen Rohrinhalt mit dem gleichen Volumen Wasser verdünnt und unter gleichzeitigem Durchleiten von überhitztem Wasserdampf etwa 2 Stunden gekocht, bis der Geruch nach Formaldehyd im Destillat nicht mehr wahrnehmbar ist. Die Flüssigkeit entfärbt sich zunächst, der größere Teil der Kristalle geht in Lösung und in dem Maße, wie die Zersetzung der Formaldehydverbindung fortschreitet, findet erneute Abscheidung von Kristallen statt. Nach dem Abkühlen wird das 1.9-Dimethyl-6.8-dioxy-2-chlorpurin filtriert und durch Lösen in Alkali und Ausfällen mit Säuren gereinigt. Für die Analyse wurde es noch aus kochendem Wasser, wovon ungefähr 80 Teile nötig sind, umkristallisiert und im Vakuum über Schwefelsäure getrocknet.

0,1612 g Sbst.: 0,2314 g CO_2, 0,0485 g H_2O.
0,1549 g Sbst.: 36 ccm N (20⁰, 759 mm).

$C_7H_7N_4O_2Cl$.   Ber. C 39,16, H 3,26, N 26,10.
Gef. „ 39,15, „ 3,34, „ 26,55.

Die Substanz sintert im Kapillarrohr von 280⁰ ab und schmilzt beim raschen Erhitzen gegen 291⁰ (korr.) unter Aufschäumen zu einer schwachgelben Flüssigkeit. Aus heißem Wasser und aus heißem Alkohol kristallisiert sie beim Erkalten in glänzenden, farblosen Nadeln. Mit Salzsäure und Kaliumchlorat behandelt, gibt sie ziemlich stark die Murexidprobe. In Ammoniak und in verdünnten Alkalien ist sie leicht löslich; durch starke Natronlauge wird das Natriumsalz in feinen Nädelchen gefällt. Aus der ammoniakalischen Lösung fällt Silbernitrat einen gallertigen Niederschlag. Derselbe löst sich in überschüssigem Ammoniak und beim Wegkochen des letzteren scheidet sich nur wenig Silber, aber in reichlicher Menge ein Silbersalz in feinen Nädelchen aus.

$$\text{1.9-Dimethyl-6.8-dioxypurin,} \quad \begin{array}{l} \mathrm{CH_3.N{-}CO} \\ \quad | \quad\ | \\ \mathrm{HC \quad C.NH} \\ \quad || \quad || \quad \rangle\mathrm{CO} \\ \mathrm{N{-}C.N.CH_3} \end{array} \quad .$$

Die Reduktion der vorhergehenden Verbindung läßt sich leicht in der üblichen Weise mit rauchendem Jodwasserstoff und Jodphosphonium durch gelindes Erwärmen ausführen. Zur Isolierung der Substanz wird der Jodwasserstoff verdampft, der Rückstand in Alkali gelöst, mit etwas Tierkohle gekocht und das Produkt durch Neutralisation mit Säuren ausgefällt. Zur Analyse wurde dasselbe noch aus heißem Wasser, wovon weniger als 80 Teile erforderlich sind, umkristallisiert und bei 125⁰ getrocknet, wobei aber keine Gewichtsabnahme der exsikkatortrocknen Substanz eintrat.

0,1633 g Sbst.: 0,2812 g CO_2, 0,0702 g H_2O.
0,1421 g Sbst.: 38,4 ccm N (20⁰, 765 mm).

$C_7H_8N_4O_2$. Ber. C 46,66, H 4,44, N 31,11.
Gef. „ 46,96, „ 4,77, „ 31,13.

Das 1.9-Dimethyl-6.8-dioxypurin kristallisiert aus heißem Wasser in häufig konzentrisch verwachsenen Nädelchen oder Blättchen und aus heißem Alkohol, worin es etwas schwerer löslich ist, ebenfalls in kleinen, konzentrisch verwachsenen Blättchen. Im Kapillarrohr erhitzt, schmilzt es nach vorherigem Zusammenbacken ziemlich konstant und ohne Gasentwickelung bei 360—362⁰ (korr.) zu einer schwach bräunlich gefärbten Flüssigkeit und erstarrt beim Erkalten rasch wieder kristallinisch. In Ammoniak und verdünnten Alkalien ist es leicht löslich. Beim Wegkochen des Ammoniaks wird die Verbindung abgeschieden. Das Natriumsalz wird aus der wässerigen Lösung durch konzentrierte Lauge in feinen Nädelchen gefällt. Aus der ammoniakalischen Lösung fällt nach Zusatz von ammoniakalischer Silbernitratlösung erst beim Wegkochen des Ammoniaks ein Silbersalz in feinen, meist konzentrisch gruppierten Nädelchen, welche in Ammoniak wieder leicht löslich sind.

$$\text{1.9-Dimethylharnsäure,} \quad \begin{array}{l} \mathrm{CH_3.N{-}CO} \\ \quad | \quad\ | \\ \mathrm{CO \quad C.NH} \\ \quad | \quad || \quad \rangle\mathrm{CO} \\ \mathrm{HN{-}C.N.CH_3} \end{array} \quad .$$

Das 1.9-Dimethyl-6.8-dioxy-2-chlorpurin wird mit der 5-fachen Menge Salzsäure vom spez. Gewicht 1,19 im geschlossenen Rohr 4 Stunden auf 100⁰ erhitzt, dann die schon mit Kristallen vermischte

Flüssigkeit mit dem doppelten Volumen Wasser verdünnt und auf 0^0 abgekühlt. Dabei scheidet sich die Dimethylharnsäure fast vollständig kristallinisch ab, und die Ausbeute beträgt etwa 85% des Chlorkörpers. Zur Reinigung wird die Substanz in verdünntem Alkali gelöst, mit etwas Tierkohle gekocht und aus dem Filtrat durch Ansäuern gefällt. Für die Analyse wurde sie noch aus kochendem Wasser umkristallisiert. Die exsikkatortrockne Substanz verlor beim Erhitzen auf 120^0 nicht an Gewicht.

0,1589 g Sbst.: 0,2476 g CO_2, 0,0624 g H_2O.
0,1592 g Sbst.: 39,7 ccm N (20^0, 761 mm).

$C_7H_8N_4O_3$.   Ber. C 42,85, H 4,08, N 28,57.
Gef. ,, 42,49, ,, 4,34, ,, 28,57.

Im Kapillarrohr rasch erhitzt, zersetzt sich die Säure gegen 400^0 unter Aufschäumen und starker Braunfärbung. Aus Wasser kristallisiert sie in flachen, rechteckigen Tafeln. Sie löst sich in ungefähr 360 Teilen siedendem Wasser, also ähnlich wie die 7.9-Dimethylharnsäure, unterscheidet sich von dieser aber durch das Verhalten gegen ammoniakalische Silberlösung, welche sie beim Kochen reduziert. Viel stärker noch wird die Reduktion, wenn man die ammoniakalische Lösung mit Silbernitrat fällt und dann kocht. Ferner gibt sie, mit Salzsäure und Kaliumchlorat oxydiert, stark die Murexidreaktion. In verdünnten Alkalien und Ammoniak ist sie leicht löslich, durch konzentrierte Lauge werden die Salze gefällt; die schwerer lösliche Natriumverbindung kristallisiert dabei in etwas stärkeren, büschelförmig verwachsenen Nädelchen, das Kaliumsalz dagegen in äußerst feinen Nädelchen. Aus der ammoniakalischen Lösung scheidet sich die Säure beim längeren Kochen kristallinisch ab.

Mit Barytwasser entsteht ein sehr schwer lösliches Baryumsalz. Versetzt man dagegen die ammoniakalische Lösung der Säure mit Chlorbaryum, so scheidet sich langsam ein Salz in kristallinischen Körnern ab, welches in heißem Wasser ziemlich leicht löslich ist.

Infolge der zahlreichen Operationen ist die Ausbeute an 1.9-Dimethylharnsäure nicht besonders groß; denn 5 g 9-Methyl-6.8-dioxy-2-chlorpurin gaben 4 g des Kaliumsalzes der Oxymethylverbindung, daraus wurden 1,6 g 1.9-Dimethyl-6.8-dioxy-2-chlorpurin und endlich 1,3 g 1.9-Dimethylharnsäure gewonnen.

Berlin und Waldhof bei Mannheim.

39. Emil Fischer: Vermischte Beobachtungen in der Puringruppe.

Berichte der deutschen chemischen Gesellschaft **32**, 267 [1899].

(Eingegangen am 1. Februar.)

In nachfolgendem stelle ich einige Versuche zusammen, welche nachträglich als Ergänzung der früheren Synthesen in der Purinreihe gemacht wurden.

Einwirkung von Ammoniak auf 9 - Methyltrichlorpurin.

Während das Trichlorpurin beim Erhitzen mit Ammoniak das in Stellung 6 befindliche Halogen verliert und Dichloradenin liefert[1]), wird bei dem 7-Methyltrichlorpurin[2]) unter ähnlichen Bedingungen das in der Stellung 8 befindliche Chlor durch die Aminogruppe ersetzt, so daß hier derselbe Unterschied besteht wie bei der Einwirkung von Alkali. Etwas anders verhält sich wieder das 9-Methyltrichlorpurin. Es liefert, mit alkoholischem Ammoniak erhitzt, als Hauptprodukt 9-Methyldichloradenin; nebenher aber entsteht eine zweite Verbindung, welche ich nicht ganz rein erhalten habe, welche aber vermutlich das isomere 9-Methyl-8-amino-2.6-dichlorpurin ist.

4 g 9-Methyltrichlorpurin wurden in der gerade nötigen Menge heißem, absolutem Alkohol gelöst, dann in die auf 0^0 abgekühlte Flüssigkeit, welche natürlich viel Kristalle abschied, Ammoniak bis zur Sättigung eingeleitet und das Gemisch im geschlossenen Rohr 1 Stunde auf 100^0 erhitzt. Dabei trat wieder klare Lösung ein, und beim Erkalten schied sich ein aus undeutlich ausgebildeten Prismen bestehender Kristallbrei aus, dessen Menge nach längerem Stehen in Eis 2 g betrug. Dieses Produkt besteht zum größten Teil aus 9-Methyl-6-amino-2.8-dichlorpurin (9-Methyldichloradenin). Es wurde zur Reinigung mit der 20-fachen Menge $2^1/_2$-prozentiger Salzsäure ausgekocht und der Rückstand aus viel heißem Wasser umkristallisiert. Die so erhaltenen, feinen, federartig verwachsenen Nädelchen zeigten den Schmp. 260—261^0 und die übrigen Eigenschaften des bekannten

---

1) Berichte d. d. chem. Gesellsch. **30**, 2239 [1897]. (*S. 320.*)
2) Berichte d. d. chem. Gesellsch. **30**, 1856 [1897]. (*S. 283.*)

9-Methyl-6-amino-2.8-dichlorpurins[1]) und lieferten auch bei der Reduktion mit Jodwasserstoff und Jodphosphonium das durch charakteristische Eigenschaften ausgezeichnete 9-Methyladenin.

0,1122 g Sbst.: 31,4 ccm N (22⁰, 760 mm).

$C_6H_5N_5Cl_2$. Ber. N 32,11.   Gef. N 31,71.

In der oben erwähnten ammoniakalisch-alkoholischen Mutterlauge befindet sich das zweite Produkt der Reaktion, es bleibt unrein beim Verdampfen als kristallinische Masse zurück (1 g). Löst man es in heißer, 5-prozentiger Salzsäure, so scheidet sich beim Erkalten das Hydrochlorat in langen Nadeln ab, welche noch durch zweimaliges Umlösen aus derselben Salzsäure gereinigt wurden. Die aus dem Hydrochlorat durch Ammoniak in Freiheit gesetzte Base kristallisierte aus Wasser in äußerst feinen, biegsamen Nädelchen, welche beim schnellen Erhitzen gegen 314⁰ unter Zersetzung schmolzen. Nach einer Stickstoffbestimmung:

0,0851 g Sbst.: 23,7 ccm N (24⁰, 760 mm).

$C_6H_5N_5Cl_2$. Ber. N 32,11.   Gef. 31,23,

halte ich die Substanz ebenfalls für ein Methylaminodichlorpurin, auf dessen nähere Untersuchung ich aber wegen der schlechten Ausbeute verzichtet habe.

Struktur der α-Dimethylharnsäure.

Die älteste Dimethylharnsäure, welche von Hill und Mabery[2]) durch Erhitzen von neutralem, harnsaurem Blei mit Jodmethyl auf 160⁰ gewonnen wurde, und welche ich bisher zur Unterscheidung von den Isomeren α-Dimethylharnsäure genannt habe, wird nach der Beobachtung der Entdecker durch Salzsäure und chlorsaures Kalium in Methylharnstoff und Methylalloxan gespalten und liefert bei der totalen Zersetzung mit Salzsäure Glykocoll. Man darf daraus den Schluß ziehen, daß sie ein Methyl in der Stellung 9 enthält. Die Stellung des zweiten Methyls war aber bis jetzt unsicher.

Inzwischen ist die α-Monomethylharnsäure von F. Ach und mir[3]) als 3-Methylharnsäure charakterisiert worden, und man konnte daraus mit einiger Wahrscheinlichkeit für die α-Dimethylverbindung die Stellung 3 und 9 ableiten.

Da aber derartige Wahrscheinlichkeitsschlüsse sehr leicht zu Irrtümern führen, so schien es mir notwendig, den Zusammenhang zwischen

---

[1]) Berichte d. d. chem. Gesellsch. **31**, 108 [1898]. (*S. 388.*)

[2]) Amer. chem. Journ. **2**, 305 [1880].

[3]) Berichte d. d. chem. Gesellsch. **31**, 1982 [1898]. (*S. 432.*)

der α-Monomethyl- und der α-Dimethyl-Harnsäure experimentell zu prüfen.

Der Versuch hat ergeben, daß die letztere in der Tat durch weitere Methylierung der ersteren entsteht, daß mithin die α-Dimethylharnsäure als 3.9-Dimethylverbindung zu betrachten ist.

Der Versuch konnte nur dann beweiskräftig sein, wenn er mit einer ganz reinen 3-Methylharnsäure ausgeführt war. Diese Garantie hat man weder bei dem Präparate, welches nach der Vorschrift von Hill und Mabery, noch bei dem Produkte, welches nach meinem Verfahren durch Methylierung der Harnsäure in wässerig-alkalischer Lösung entsteht. Denn in beiden Fällen werden nebenher auch 9-Methylharnsäure und noch andere Produkte gebildet. Und daraus durch Darstellung von Salzen oder durch Umkristallisieren eine ganz reine 3-Methylharnsäure zu gewinnen, ist recht schwierig.

Ganz sichere Resultate gibt dagegen der von F. Ach und mir[1]) beschriebene Umweg über das 3-Methylchlorxanthin. Die aus letzterem durch Erhitzen mit starker Salzsäure dargestellte 3-Methylharnsäure ist frei von Isomeren. Sie diente deshalb für den entscheidenden Versuch der Methylierung. Letztere wurde auf trocknem Wege mit Hilfe des Bleisalzes ausgeführt, weil auf nassem Wege die Methylierung über die Bildung der Dimethylharnsäure hinausgehen kann.

4 g der reinen Säure wurden in 40 ccm Normal-Kalilauge gelöst und in der Hitze mit einer Lösung von 7 g Bleinitrat gefällt, dann das sorgfältig gewaschene und bei 130^0 scharf getrocknete Bleisalz mit der gleichen Menge Jodmethyl und absolutem Äther 16 Stunden auf $130{-}135^0$ erhitzt. Der Röhreninhalt wurde mit 1200 ccm Wasser ausgekocht, die Lösung mit Schwefelwasserstoff gefällt und das mit Ammoniak neutralisierte Filtrat auf etwa ein Sechstel seines Volumens eingedampft. Dabei schied sich ein kristallinisches, schwach gelbes Pulver ab, welches zum größten Teile aus α-Dimethylharnsäure bestand. Die Ausbeute betrug 2 g. Zur Reinigung wurde dasselbe in der 200-fachen Menge heißem Wasser gelöst und mit Tierkohle behandelt. Beim Abkühlen fiel die Dimethylharnsäure in feinen, schmalen, schief abgeschnittenen Prismen aus, deren Eigenschaften ganz der Beschreibung von Hill und Mabery entsprechen. Für die Analyse wurde das Produkt nochmals aus heißem Wasser umgelöst, und zwar so, daß die 300-fache Menge Wasser angewandt und die Flüssigkeit rasch abgekühlt wurde, um die Kristallisation bei niederer Temperatur stattfinden zu lassen. Nur unter diesen Umständen gelingt es nämlich, wie schon Hill und Mabery beobachteten, einheitliche Kristalle mit 1 Molekül Wasser zu erhalten.

----

[1]) Berichte d. d. chem. Gesellsch. **31**, 1984 [1898]. (*S. 434.*)

0,4117 g der über Schwefelsäure im Vakuum getrockneten Substanz verloren bei 160° 0,0337 g H_2O.

$$C_7H_8N_4O_3 + H_2O.\quad \text{Ber. } H_2O\ 8,41.\quad \text{Gef. } H_2O\ 8,18.$$

Die getrocknete Säure gab folgende Zahlen:

0,2008 g Sbst.: 0,3116 g CO_2, 0,0752 g H_2O.

$$C_7H_8N_4O_3.\quad \text{Ber. C } 42,85,\ \text{H } 4,08.$$
$$\text{Gef. } „\ 42,32,\ „\ 4,16.$$

Das Präparat zeigte ferner beim Erhitzen und in bezug auf Löslichkeit völlige Übereinstimmung mit der von Hill und Mabery beschriebenen Säure, so daß ich an der Identität nicht zweifeln kann.

Bildung von 9 - Methyl - 8 - oxy - 2.6 - dichlorpurin aus
3.9 - Dimethylharnsäure.

Das 9-Methyl-8-oxy-2.6-dichlorpurin habe ich früher durch Einwirkung von Phosphoroxy- und Phosphorpenta-chlorid auf eine rohe Methylharnsäure gewonnen, welche durch Erhitzen von neutralem, harnsaurem Blei mit Jodmethyl auf 100° dargestellt war[1]). Die nachträgliche Untersuchung dieses Rohproduktes hat ergeben, daß es ein Gemisch von 3-Methyl-, 9-Methyl- und 3.9-Dimethyl-Harnsäure war. Da aber die Ausbeute an 9-Methyloxydichlorpurin die Menge der 9-Methylharnsäure überstieg, so mußte ich vermuten, daß auch die 3.9-Dimethylharnsäure durch den Chlorphosphor unter Ablösung von einem Methyl dasselbe Methyloxydichlorpurin gebe. Der direkte Versuch hat es bestätigt.

Für denselben diente die Dimethylharnsäure, welche nach dem obigen Verfahren aus reiner 3-Methylharnsäure gewonnen und mithin zweifellos ganz frei von 9-Methylharnsäure war.

1 g des reinen, bei 160° getrockneten Produktes wurde mit 10 ccm Phosphoroxychlorid und 2,7 g Phosphorpentachlorid im geschlossenen Rohr unter steter Bewegung zuerst 3 Stunden auf 145—150° und dann noch $3^1/_2$ Stunden auf 155° im Ölbad erhitzt. Zum Schluß trat klare Lösung ein und die Flüssigkeit war stark dunkel gefärbt. Sie wurde im Vakuum verdampft und der Rückstand mit kaltem Wasser behandelt, wobei ein braunes, körniges Produkt ungelöst blieb. Seine Menge betrug 0,7 g. Dasselbe wurde zuerst mit wenig Salpetersäure auf dem Wasserbade erwärmt, bis die braune Farbe verschwunden und eine hellgelbe, kristallinische Masse entstanden war. Dann wurde mit Wasser verdünnt und filtriert. Das Produkt, dessen Menge 0,4 g betrug, war fast reines 9-Methyl-8-oxy-2.6-dichlorpurin. Nach dem

---

[1]) Berichte d. d. chem. Gesellsch. **17**, 330 [1884]. (*S. 145.*)

Umkristallisieren aus heißem Alkohol schmolz es bei 272—273⁰ (korr.
280—281⁰).

Zur weiteren Identifizierung diente die Verwandlung in das 7.9-Di-
methyl-8-oxy-2.6-dichlorpurin. Dieselbe wurde früher mit Hilfe des
Bleisalzes ausgeführt[1]). Viel bequemer wird die Operation auf nassem
Wege. Man löst in der für 1 Molekül berechneten Menge Normal-
Kalilauge, fügt die berechnete Menge Jodmethyl hinzu und erhitzt im
geschlossenen Rohr unter Umschütteln auf 100⁰. Schon nach wenigen
Minuten beginnt die Kristallisation der Dimethylverbindung. Nach
etwa ¹/₂ Stunde ist die Reaktion beendet. Das Produkt wurde noch
mit kalter, sehr verdünnter Natronlauge gewaschen und aus heißem
Alkohol umkristallisiert. Es zeigte dann den Schmp. 185—186⁰ (korr.
187—188⁰) und die übrigen Eigenschaften des 7.9-Dimethyl-8-oxy-
2.6-dichlorpurins.

Die eben beschriebene Zersetzung der 3.9-Dimethylharnsäure entspricht dem Verhalten des Theobromins und Caffeïns[2]) beim Erhitzen
mit Phosphoroxy- und Phosphorpentachlorid, wobei ebenfalls die im
Alloxankern befindlichen Methyle abgespalten werden.

Verwandlung der 7-Methylharnsäure in 7-Methyltrichlor-
purin.

Das 7-Methyltrichlorpurin verliert beim Erhitzen mit rauchender
Salzsäure auf 130⁰ alles Halogen und geht in die 7-Methylharnsäure
über[3]). Als Zwischenprodukt entsteht dabei das 7-Methyl-8-oxy-2.6-
dichlorpurin. Es war deshalb zu erwarten, daß man auch umgekehrt
durch Behandlung der 7-Methylharnsäure mit Chlorphosphor zum
7-Methyltrichlorpurin zurückgelangen würde. Die Richtigkeit dieser
Voraussetzung wird durch die folgenden Versuche bewiesen, aber dieselben zeigen auch von neuem, wie sehr der Verlauf der Reaktion
von der Wahl der Bedingungen abhängig ist.

Phosphoroxychlorid erzeugt aus der 7-Methylharnsäure bei 140⁰
das 7-Methyl-8-oxy-2.6-dichlorpurin. Als 1 g der trocknen Säure mit
10 ccm Phosphoroxychlorid im geschlossenen Rohr bei 140⁰ dauernd
geschüttelt wurde, war nach 5 Stunden eine klare Lösung entstanden.
Dieselbe wurde im Vakuum verdampft und der Rückstand mit Alkohol
behandelt. Dabei entstand eine kristallinische Masse, aus welcher
durcʰ Lösen in Alkali, Fällen mit Säuren und Umkristallisieren aus

---

[1]) Berichte d. d. chem. Gesellsch. **17**, 333 [1884]. (*S. 148.*)

[2]) Berichte d. d. chem. Gesellsch. **28**, 2489 [1895] (*S. 194*) und **30**, 2400
[1897]. (*S. 336.*)

[3]) Berichte d. d. chem. Gesellsch. **28**, 2492 [1895]. (*S. 199.*)

Alkohol eine reichliche Menge von reinem 7-Methyl-8-oxy-2.6-dichlor-purin isoliert werden konnte.

Die weitere Verwandlung dieses Produktes in 7-Methyltrichlor-purin bietet größere Schwierigkeiten dar und ist mir bisher nur durch Anwendung von Phosphorpentachlorid gelungen. 2 g 7-Methyl-8-oxy-2.6-dichlorpurin wurden mit 4 g Phosphorpentachlorid und 8 g Phos-phoroxychlorid im geschlossenen Rohr 5 Stunden auf 155—160⁰ er-hitzt. Beim mehrstündigen Stehen der Lösung in der Kälte hatten sich 0,55 g 7-Methyltrichlorpurin kristallinisch abgeschieden. Sie wurden nach dem Umkristallisieren aus Alkohol durch den Schmelz-punkt und die Verwandlung in 7-Methyl-8-oxy-dichlorpurin identifiziert. Eine weitere, noch etwas größere Menge desselben Methyltrichlor-purins befand sich in der Mutterlauge, aber der Vorgang verläuft den-noch keineswegs quantitativ.

Ganz anders vollzieht sich auffallenderweise die Reaktion bei Abwesenheit von Phosphorpentachlorid.

5 g 7-Methyl-8-oxy-2.6-dichlorpurin wurden mit 100 g Phosphor-oxychlorid im geschlossenen Rohr unter dauerndem Umschütteln auf 155—160⁰ erhitzt. Nach kurzer Zeit trat klare Lösung ein. Nach 5 Stunden wurde die Operation unterbrochen. Beim längeren Stehen in der Kälte schied sich ein kristallinisches Produkt ab, welches nach dem Waschen mit Äther in verdünntem Alkali völlig löslich war und sich als unverändertes 7-Methyl-8-oxy-2.6-dichlorpurin erwies.

0,1839 g Sbst.: 0,2229 g CO_2, 0,0344 g H_2O.
0,1538 g Sbst.: 32,4 ccm N (9⁰, 760 mm).
0,1927 g Sbst.: 0,2512 g AgCl.

$C_6H_4N_4OCl_2$.   Ber. C 32,87, H 1,83, N 25,57, Cl 32,42.
                    Gef. „ 33,06, „ 2,08, „ 25,34, „ 32,25.

Als die Mutterlauge zur Entfernung des Phosphoroxychlorids im Vakuum verdampft wurde, blieb ein gelbbrauner Sirup, welcher beim Schütteln mit eiskaltem Wasser allmählich ein kristallinisches Produkt lieferte. Dasselbe wurde zur Entfernung von unverändertem Methyl-oxydichlorpurin mit verdünnter, kalter Natronlauge sorgfältig aus-gezogen. Der unlösliche Rückstand betrug 3,2 g. Derselbe besteht zum größeren Teil aus einem neuen Körper, welcher von dem 7-Methyl-8-oxy-2.6-dichlorpurin durch die Unlöslichkeit in verdünntem Alkali scharf unterschieden ist. Um denselben rein zu gewinnen, wird das Rohprodukt in heißem Aceton gelöst. Die durch Eindampfen etwas konzentrierte Lösung scheidet beim Abkühlen feine, farblose Nadeln ab, deren Menge 60—70% des Rohproduktes beträgt. In der Mutter-lauge bleibt ein anderes, schlechter kristallisierendes Produkt, welches nicht weiter untersucht wurde. Für die Analyse wurden die Kristalle nochmals aus heißem Aceton umgelöst und im Vakuum über Schwefelsäure getrocknet. Die Kristalle verloren dann beim Erhitzen auf 130^0 nicht an Gewicht. Aus den analytischen Zahlen berechnet sich die Formel $C_{10}H_7N_6OCl_3$. Die für die Analysen I und II verwandten Präparate stammten von verschiedenen Darstellungen her.

I. 0,1995 g Sbst.: 0,2631 g CO_2, 0,0404 g H_2O.
0,1695 g Sbst.: 36,5 ccm N (17^0, 769 mm).
0,1959 g Sbst.: 0,2534 g AgCl.
II. 0,2013 g Sbst.: 0,2650 g CO_2, 0,0366 g H_2O.
0,1522 g Sbst.: 31,6 ccm N (6^0, 762 mm).
0,1747 g Sbst.: 37,0 ccm N (11^0, 759 mm).

$C_{10}H_7N_6OCl_3$.	Ber.	C 35,98,	H 2,1,	N 25,19,		Cl 31,93.
Gef. I. „ 35,97,	„ 2,25,	„ 25,29,		„ 32,00.
II. „ 35,90,	„ 2,02,	„ 25,36, 25,22.

Die Substanz macht in ihren äußeren Eigenschaften durchaus den Eindruck einer einheitlichen chemischen Verbindung. Sie schmilzt bei 281^0 (korr.) zunächst ohne Gasentwickelung; diese tritt aber ein, wenn man längere Zeit auf derselben Temperatur erhält. Sie ist in Wasser so gut wie unlöslich und auch in siedendem Alkohol sehr schwer löslich. Von verdünnten, kalten Alkalien wird sie nicht angegriffen; kocht man aber damit, so geht sie langsam unter Zersetzung und mit gelber Farbe größtenteils in Lösung, und beim Ansäuern des Filtrats fällt ein neues kristallinisches Produkt aus. Auch von alkoholischem Kali wird sie beim Erwärmen rasch verändert. Um Aufschluß über ihre Konstitution zu erlangen, habe ich sie in üblicher Weise mit Jodwasserstoffsäure (spez. Gewicht 1,96) und Jodphosphonium in gelinder Wärme reduziert. Beim Verdampfen der farblosen Lösung blieb ein kristallinisches Jodhydrat, welches in wenig Wasser gelöst und durch überschüssiges Ammoniak zerlegt wurde. Die auf dem Wasserbade stark konzentrierte Lösung schied jetzt beim Abkühlen ein kristallinisches Produkt aus, welches nach dem Filtrieren und Umkristallisieren aus Wasser und dann aus Alkohol alle Eigenschaften des 7-Methyl-8-oxypurins[1] besaß. Der Schmelzpunkt lag bei 258^0 (unkorr.), es löste sich auch wie jenes in 5—6 Teilen heißem Wasser und schied sich daraus in feinen, meist eigentümlich gekrümmten, häufig zu Kugeln verwachsenen Nadeln aus.

0,1142 g Sbst.: 0,2019 g CO_2, 0,0440 g H_2O.
$C_6H_6N_4O$.	Ber. C 48,00,	H 4,00.
Gef. „ 48,21,	„ 4,28.

Die Ausbeute an diesem Produkt war allerdings ziemlich gering, sie betrug nur 25—30% des Chlorkörpers.

---

[1] Berichte d. d. chem. Gesellsch. **28**, 2491 [1895]. (*S. 198.*)

Die Beobachtung deutet darauf hin, daß der Körper $C_{10}H_7Cl_3N_6O$ ein Derivat des 7-Methyl-8-oxy-2.6-dichlorpurins, $C_6H_4Cl_2N_4O$, ist. Als Differenz zwischen beiden Formeln ergibt sich $C_4H_3ClN_2$.

Über diesen Rest kann ich nur sagen, daß er durch eine partielle Zertrümmerung des Methyloxydichlorpurins zustande kommen muß.

Die Bildung der Verbindung $C_{10}H_7Cl_3N_6O$ zeigt also wiederum, wie wenig das Studium der Purinkörper durch die bisherigen Versuche, so groß auch ihre Zahl sein mag, erschöpft ist.

Schließlich sage ich den HHrn. DDr. F. Hübner und F. Lehmann für die Hilfe, welche sie mir geleistet haben, besten Dank.

40. Emil Fischer und Friedrich Ach: Über die Isomerie der Methylharnsäuren.[1])

Berichte der deutschen chemischen Gesellschaft **32**, 2721 [1899].

(Eingegangen am 11. Oktober; vorgetragen in der Sitzung von Hrn. E. Fischer.)

Die jetzt gebräuchliche Formel der Harnsäure,

$$
\begin{array}{l}
\mathrm{NH-CO}\\
\quad|\qquad|\\
\mathrm{CO}\quad\mathrm{C.NH}\\
\quad|\qquad\|\;\;\rangle\mathrm{CO}\,,\\
\mathrm{NH-C.NH}
\end{array}
$$

läßt vier Monomethylverbindungen voraussehen, je nachdem sich das Alkyl in Stellung 1, 3, 7 oder 9 befindet. Außer diesen Säuren, welche bei den Synthesen in der Puringruppe eine hervorragende Rolle spielten und deshalb eingehend untersucht wurden[2]), existiert nun in Wirklichkeit noch ein fünftes Isomeres, welches durch von Loeben nach der synthetischen Methode von Behrend dargestellt wurde[3]). Bei der Methylierung der Harnsäure auf nassem Wege in schwach essigsaurer Lösung beobachteten wir etwas später die Bildung eines Produktes, welches der Beschreibung von Loebens so vollkommen entsprach, daß wir es für identisch damit hielten und dieser Ansicht auch durch eine kurze Bemerkung gelegentlich einer anderen Untersuchung Ausdruck gaben[4]). Erst der direkte Vergleich beider Körper, den wir mit Hilfe eines Präparates, welches Hr. Behrend uns gütigst zur Verfügung gestellt hatte, ausführen konnten, zeigte uns das Gegenteil an. Denn die beiden Säuren unterscheiden sich trotz der großen äußeren Ähnlichkeit ganz scharf durch ihr Verhalten gegen Phosphoroxychlorid.

In unserem Präparat liegt also wiederum eine neue Monomethylharnsäure vor, welche wir als das sechste Isomere ζ-Methylharnsäure nennen, und welche zu der von Loebenschen δ-Methylharnsäure, sowie zur alten Hillschen α-Methylharnsäure in sehr interessanten Beziehungen steht.

---

[1]) Vgl. Sitzungsberichte d. Berl. Akademie vom 13. Juli 1899.

[2]) Die Zusammenstellung der Literatur findet sich Berichte d. d. chem. Gesellsch. **32**, 461 [1899]. (*S. 31.*)

[3]) Liebigs Annal. d. Chem. **298**, 181 [1897].

[4]) Berichte d. d. chem. Gesellsch. **31**, 1982 [1898]. (*S. 432.*)

Die ζ-Methylharnsäure ist der δ-Verbindung in Löslichkeit, Kristallwassergehalt, äußerer Form der Kristalle, Aussehen einzelner Salze zum Verwechseln ähnlich; aber sie zeigt ein anderes und höchst charakteristisches Verhalten gegen Phosphoroxychlorid. Denn sie wird dadurch, im Gegensatz zur α- und δ-Methylharnsäure, bei 130^0 in eine Chlorverbindung von der Formel $CH_3.C_5H_2N_4O_2Cl$ übergeführt, welche in Phosphoroxychlorid sehr schwer löslich ist und sich deshalb leicht isolieren läßt. Dieser Chlorkörper enthält das Halogen an Stelle 6, denn er liefert bei der Reduktion eine Base $CH_3.C_5H_3N_4O_2$, welche durch erschöpfende Methylierung in das 3.7.9-Trimethyl-2.8-dioxypurin[1]) verwandelt wird.

Wird der Chlorkörper mit Phosphoroxychlorid auf $140—145^0$ erhitzt, so geht er in Lösung, und daraus läßt sich das mit ihm isomere 3-Methylchlorxanthin in reichlicher Menge abscheiden. Der Vorgang ist komplexer Art; denn, wie bei der Beschreibung des Versuches noch genauer auseinandergesetzt wird, entstehen dabei leichtlösliche, wahrscheinlich phosphorhaltige Zwischenprodukte. Aber es liegt kein Grund vor für die Annahme, daß das Methyl bei dieser Reaktion seine Stellung wechsele. Wir schließen vielmehr aus dieser Bildung des 3-Methylchlorxanthins, daß der isomere Chlorkörper und ferner auch die ζ-Methylharnsäure das Methyl an der Stelle 3 enthalten.

Wir nennen dementsprechend die oben erwähnte Chlorverbindung 3-Methyl-2.8-dioxy-6-chlorpurin und finden darin ein Analogon des 3.7-Dimethyl-2.8-dioxy-6-chlorpurins[2]), welches aus 3.7-Dimethylharnsäure entsteht.

Im Gegensatz zur ζ-Methylharnsäure wird die δ-Methylverbindung von Phosphoroxychlorid bei 130^0 viel langsamer angegriffen und gibt dabei kein schwer lösliches Chlorid. Bei $140—145^0$ dagegen wird sie ungefähr in derselben Zeit wie die α- und ζ-Verbindung von dem Phosphoroxychlorid gelöst, und es entsteht auch wieder in erheblicher Menge dasselbe 3-Methylchlorxanthin. Da letzteres durch Erhitzen mit Salzsäure in α-Methylharnsäure übergeht, so ist man imstande, diese aus den beiden Isomeren mit dem Umweg über das Chlorxanthin darzustellen.

Nachdem es durch diese Beobachtungen wahrscheinlich geworden war, daß α-, δ- und ζ-Methylharnsäure das Methyl an derselben Stelle 3 enthalten, lag es nahe, auch noch einen direkten Übergang zwischen δ- und ζ-Säure zu suchen.

Wir haben gefunden, daß die letztere in der Tat auf verschiedenem Wege in die δ-Säure verwandelt werden kann. Das findet statt, wenn

---

[1]) Berichte d. d. chem. Gesellsch. **30**, 1853 [1897]. (*S. 280.*)
[2]) Berichte d. d. chem. Gesellsch. **28**, 2486 [1895]. (*S. 193.*)

man mit Hilfe von Phosphoroxychlorid erst das 3-Methyl-2.8-dioxy-6-chlorpurin darstellt und dies mit verdünnten Säuren kocht, wobei es überraschend leicht das Halogen gegen Sauerstoff und Wasserstoff austauscht. Dabei entsteht dann ein Gemisch von ζ- und δ-Säure.

In kleinerer Menge entsteht die letztere auch bei mehrstündigem Erhitzen der ζ-Verbindung mit rauchender Salzsäure auf 100°. Viel besser erfolgt endlich diese Verwandlung bei längerem Erhitzen der alkalischen Lösung der ζ-Verbindung auf 100°.

Der umgekehrte Übergang von der δ- zur ζ-Säure findet partiell beim langen Erhitzen mit starker Salzsäure auf 100° statt.

Für die theoretische Betrachtung der Säuren war es besonders wichtig, zu zeigen, daß das Methyl in ihnen dieselbe Stellung 3 und zwar am Stickstoff einnehme. Wir haben deshalb noch ihre Verwandlung in Methylallantoïn untersucht und zum Vergleich auch sämtliche anderen Monomethylharnsäuren herangezogen. Dabei hat sich ergeben, daß α-, δ- und ζ-Methylharnsäure das gleiche Methylallantoïn liefern, welches bei 248—252° (korr. 255—259°) unter Zersetzung schmilzt. Dieselbe Verbindung wird endlich aus der 9-Methylharnsäure erhalten. Im Gegensatz hierzu geben die 1-Methyl- und die 7-Methyl-Harnsäure ein zweites, isomeres, bisher unbekanntes Methylallantoïn. Das Resultat steht im Einklang mit den bisherigen Annahmen über die Stellung des Alkyls in den verschiedenen Methylharnsäuren. Am besten begründet ist nach den früheren Auseinandersetzungen die Strukturformel der 7- und 9-Methylharnsäure, während gegen die Formulierung der 1- und 3- oder α-Methylharnsäure noch Einwände gemacht werden konnten. Betrachtet man jetzt die Strukturformeln der vier Säuren:

$$
\begin{array}{ll}
\begin{array}{l}
\mathrm{CH_3.N\!-\!\!-\!CO} \\
\quad|\qquad\; | \\
\mathrm{CO\quad C.NH} \\
\quad|\qquad\; \| \quad\;\;\rangle\mathrm{CO} \\
\mathrm{NH\!-\!C.NH} \\
\text{1-Methylharnsäure}
\end{array}
&
\begin{array}{l}
\mathrm{NH\!-\!CO} \\
\quad|\qquad | \\
\mathrm{CO\quad C.NH} \\
\quad|\qquad \| \quad\;\;\rangle\mathrm{CO} \\
\mathrm{CH_3.N\!-\!\!-\!C.NH} \\
\text{3-Methylharnsäure}
\end{array}
\\[3em]
\begin{array}{l}
\mathrm{NH\!-\!CO} \\
\quad|\qquad | \quad\;\;\mathrm{CH_3} \\
\mathrm{CO\quad C.N}\!\!<\;\;\; \\
\quad|\qquad \| \quad\;\;\rangle\mathrm{CO} \\
\mathrm{NH\!-\!C.NH} \\
\text{7-Methylharnsäure}
\end{array}
&
\begin{array}{l}
\mathrm{NH\!-\!CO} \\
\quad|\qquad | \\
\mathrm{CO\quad C.NH} \\
\quad|\qquad \| \quad\;\;\rangle\mathrm{CO} \\
\mathrm{NH\!-\!C.N}\!\!<\;\;\; \\
\qquad\qquad\quad \mathrm{CH_3} \\
\text{9-Methylharnsäure}
\end{array}
\end{array}
$$

so ergibt sich, daß die 7-Methylsäure nur mit der 1-Methylverbindung das gleiche Methylallantoïn liefern kann, und daß derselbe Schluß auch für 9 und 3 zutrifft.

Weiterhin aber zeigt die tatsächliche Beobachtung, daß die bisher übliche Formulierung der Allantoïnbildung nach dem Schema

$$
\begin{array}{ccc}
\mathrm{NH\!-\!CO} & & \mathrm{NH_2} \\
| \quad\quad | & & | \\
\mathrm{CO \quad C.NH} + \mathrm{O} + \mathrm{H_2O} = \mathrm{CO \quad CO.NH} \\
| \quad\quad \|\ \rangle\mathrm{CO} & & | \quad\quad | \ \rangle\mathrm{CO} + \mathrm{CO_2} \\
\mathrm{NH\!-\!C.NH} & & \mathrm{NH\!-\!CH.NH}
\end{array}
$$

modifiziert werden muß, da sie die Entstehung von zwei verschiedenen
Methylallantoïnen aus 7- und 1-Methylharnsäure verlangen würde.
Man muß vielmehr annehmen, daß beide Ringe des Purinkernes gesprengt werden, so daß die beiden Harnstoffreste der Harnsäure
wenigstens vorübergehend die gleiche Rolle spielen. Mit anderen
Worten, wenn das Allantoïn die obige Strukturformel mit dem fünfgliedrigen Ringe enthält, so muß man annehmen, daß derselbe nicht
identisch ist mit dem ursprünglichen Ringe der Harnsäure, sondern
sekundär aus einer offenen Kette entsteht.

Alle bisherigen Beobachtungen führen mithin übereinstimmend zu
dem Schlusse, daß die drei Verbindungen α-, δ- und ζ-Methylharnsäure
das Methyl an Stickstoff gebunden, und zwar an der gleichen Stelle 3
enthalten. Die drei Verbindungen bieten also eine Art von Isomerie
dar, welche bisher in der Harnsäuregruppe nicht beobachtet wurde.

Daß dieselbe durch Polymerie bedingt sei, ist wenig wahrscheinlich;
denn wenn es auch bei der geringen Löslichkeit der Verbindungen
nicht möglich war, maßgebende Molekulargewichtsbestimmungen auszuführen, so spricht doch die große Ähnlichkeit in den äußeren Eigenschaften vielmehr für die Gleichheit der Molekulargröße. Versucht
man nun, drei derartige Isomere mit der bisher üblichen Strukturformel zu deuten, so ist das nur möglich durch Heranziehung der Lac-
tam- und Lactim-Formen.

Neben der bisher gebrauchten Lactamformel

$$
\begin{array}{cc}
\mathrm{NH\!-\!CO} \\
| \quad\quad | \\
\mathrm{CO \quad C.NH} \\
| \quad\quad \| \ \rangle\mathrm{CO} \\
\mathrm{CH_3.N\!-\!\!-\!C.NH}
\end{array}
$$

würden sich dann allerdings folgende vier verschiedene Formeln mit
einer Lactimgruppe

$$
\mathrm{I.}\
\begin{array}{cc}
\mathrm{N\!-\!CO} \\
\| \quad\ | \\
\mathrm{HO.C \quad C.NH} \\
| \quad\quad \| \ \rangle\mathrm{CO} \\
\mathrm{CH_3.N\!-\!C.NH}
\end{array}
,\qquad
\mathrm{II.}\
\begin{array}{cc}
\mathrm{N\!=\!C.OH} \\
| \quad\quad | \\
\mathrm{CO \quad C.NH} \\
| \quad\quad \| \ \rangle\mathrm{CO} \\
\mathrm{CH_3.N\!-\!C.NH}
\end{array}
,
$$

$$
\text{III.} \quad
\begin{array}{c}
\text{NH}-\text{CO} \\
| \qquad | \\
\text{CO} \quad \text{C.N} \\
| \qquad \| \; \rangle\text{C.OH} \\
\text{CH}_3.\text{N}---\text{C.NH}
\end{array}
\quad , \quad
\text{IV.} \quad
\begin{array}{c}
\text{NH}-\text{CO} \\
| \qquad | \\
\text{CO} \quad \text{C.NH} \\
| \qquad \| \; \rangle\text{C.OH} \\
\text{CH}_3.\text{N}---\text{C.N}
\end{array}
\quad ,
$$

und ferner noch vier weitere mit zwei Lactimgruppen

$$
\text{V.} \quad
\begin{array}{c}
\text{N}-\text{CO} \\
\| \qquad | \\
\text{HO.C} \quad \text{C.N} \\
| \qquad \| \; \rangle\text{C.OH} \\
\text{CH}_3.\text{N}-\text{C.NH}
\end{array}
\quad , \quad
\text{VI.} \quad
\begin{array}{c}
\text{N}-\text{CO} \\
\| \qquad | \\
\text{HO.C} \quad \text{C.NH} \\
| \qquad \| \; \rangle\text{C.OH} \\
\text{CH}_3.\text{N}-\text{C.N}
\end{array}
\quad ,
$$

$$
\text{VII.} \quad
\begin{array}{c}
\text{N}=\text{C.OH} \\
| \qquad | \\
\text{CO} \quad \text{C.N} \\
| \qquad \| \; \rangle\text{C.OH} \\
\text{CH}_3.\text{N}-\text{C.NH}
\end{array}
\quad , \quad
\text{VIII.} \quad
\begin{array}{c}
\text{N}=\text{C.OH} \\
| \qquad | \\
\text{CO} \quad \text{C.NH} \\
| \qquad \| \; \rangle\text{C.OH} \\
\text{CH}_3.\text{N}-\text{C.N}
\end{array}
$$

ableiten lassen.

In dem Umstande, daß von den drei Säuren nur die ζ-Verbindung durch Phosphoroxychlorid ziemlich glatt in das 3-Methyl-2.8-dioxy-6-chlorpurin verwandelt wird, könnte man sogar einen Hinweis darauf finden, daß der ζ-Verbindung die obige Strukturformel II gebührt. Auch würde die Tatsache, daß die Isomerie der drei Säuren bei der erschöpfenden Methylierung verloren geht, da sie alle drei die gleiche Tetramethylharnsäure liefern, mit dieser Annahme von Lactimformen im Einklang stehen.

Andererseits wird man die relativ große Beständigkeit der drei Verbindungen mit der bisher üblichen Anschauung über die Tautomerie von Lactam- und Lactim-Form schwer vereinigen. Solange man also nicht an einfacheren Beispielen eine ähnliche Stabilität von Lactam- und Lactim-Form beobachtet hat, muß diese Erklärung mit Mißtrauen betrachtet werden.

Will man sie aber verwerfen, so bietet die Strukturchemie kein Mittel mehr, die drei Isomeren zu erklären. In solchen Fällen wendet man heutzutage das sehr bequeme Aushilfsmittel der sterischen Betrachtung an. So ließe sich auch sagen, daß bei der Harnsäureformel mit der doppelten Kohlenstoffbindung eine Stereoisomerie im Sinne der Fumar- und Maleïn-Säure möglich wäre. Allerdings würde das erst zwei Isomere ergeben. Aber man könnte dann auch noch von der Asymmetrie des methylierten Stickstoffatoms reden, wie es u. a. Hr. Ladenburg getan hat, um die von ihm behauptete Existenz des Isoconiins zu erklären. Endlich ist es noch möglich, die stereochemische

Spekulation mit der strukturchemischen Annahme von Lactamen und Lactimen zu verbinden und so eine Anzahl von Isomeren zu konstruieren, die voraussichtlich in Wirklichkeit niemals gefunden werden.

Aber alle diese Betrachtungen sind für uns in hohem Maße unbefriedigend; denn das, was man von einer nützlichen Theorie verlangen muß, daß sie ein einfaches Bild der Erscheinungen gibt, welches durch neue Beobachtungen kontrolliert werden kann, fehlt hier. Wir sind weit davon entfernt, den ungeheuren Nutzen leugnen zu wollen, welchen struktur- und stereo-chemische Betrachtungen der organischen Chemie geleistet haben und auch voraussichtlich noch weiter leisten werden; aber das darf uns nicht hindern, auch die Grenzen ihrer Nützlichkeit zu erkennen. Nach dem Entwickelungsgang der organischen Chemie ist es begreiflich, daß die theoretischen Anschauungen in erster Linie auf die einfachen Verbindungen, zumal die Kohlenwasserstoffe und ihre Sauerstoffderivate, zugeschnitten wurden. Mit dem fortschreitenden Studium der Stickstoffverbindungen stößt man immer mehr auf Erscheinungen, welche nur in gezwungener Weise durch die jetzigen Anschauungen und Formeln dargestellt werden können, und wo man sich des Gefühls nicht erwehren kann, daß die Wirklichkeit mit unserer Formulierung nur noch in losem Zusammenhange steht.

Der eine von uns hat sich bereits vor drei Jahren auf der Naturforscherversammlung zu Frankfurt a. M. in diesem Sinne geäußert. Solange man allerdings nichts Besseres an die Stelle zu setzen hat, wird struktur- und stereochemische Formulierung unentbehrlich sein. Aber um so mehr ist es Pflicht, sich bewußt zu bleiben, welche Unvollkommenheiten derselben anhaften.

Darstellung der ζ - Methylharnsäure.

Die Verbindung entsteht bei der Methylierung des harnsauren Kaliums in schwach essigsaurer Lösung. Bei Versuchen in kleinerem Maßstabe benutzt man am bequemsten das Jodmethyl und verfährt dann folgendermaßen: 15 g Harnsäure werden in 1 l Wasser und 180 ccm Normal-Kalilauge (2 Mol.) heiß gelöst, dann in der Wärme portionenweise mit etwa 12 ccm 50-prozentiger Essigsäure versetzt, bis die Flüssigkeit deutlich sauer reagiert. Jetzt läßt man die Lösung in einer Druckflasche rasch auf 40⁰ erkalten, wobei eine starke Kristallisation erfolgt, fügt 16 g Jodmethyl (etwa $1\frac{1}{4}$ Mol.) hinzu und erhitzt die verschlossene Flasche 3 Stunden unter Schütteln auf 100⁰[1]).

---

[1]) Für diese Zwecke bediene ich mich einer Flasche aus starkem Kupferblech, auf welcher der Deckel aufgeschraubt und durch einen Gummiring gedichtet

Während der Operation tritt eine reichliche Abscheidung von freier Säure ein, während das Jodmethyl ganz verschwindet. Schließlich fügt man noch so viel Salzsäure zu, daß alles Kaliumacetat zerlegt ist, läßt völlig erkalten und filtriert. Das Produkt, dessen Menge ungefähr der des Ausgangsmaterials gleichkommt, ist ein Gemisch von Harnsäure und ζ-Methylharnsäure, deren Trennung durch das Kaliumsalz bewerkstelligt werden kann. Man löst zu dem Zweck 10 g des Rohproduktes in 100 ccm warmer Doppel-Normal-Kalilauge und fügt, ohne die trübe Flüssigkeit zu filtrieren, 150 ccm 96-prozentigen Alkohol zu. Dadurch wird harnsaures Kalium gefällt, und seine Abscheidung ist so gut wie vollständig, wenn man das Gemisch noch $^1/_2$ Stunde in Eiswasser setzt. In dem Filtrat ist die ζ-Methylharnsäure enthalten. Fügt man zu demselben noch 50 ccm absoluten Alkohol, so beginnt nach einiger Zeit die Kristallisation ihres Kaliumsalzes, welches farblose, glänzende, asbestartige Nädelchen bildet. Dasselbe wird nach 12 Stunden filtriert, mit 50-prozentigem Alkohol gewaschen, dann in warmem Wasser gelöst und mit Salzsäure zersetzt. Dabei fällt die ζ-Methylharnsäure als farbloses, kristallinisches Pulver aus, welches aus mikroskopisch kleinen Prismen besteht. Die Ausbeute betrug bei diesem Verfahren durchschnittlich 25% der angewandten Harnsäure.

Für Versuche in größerem Maßstabe empfiehlt sich aus Billigkeitsgründen die Verwendung des Chlormethyls, vorausgesetzt natürlich, daß man die geeigneten Apparate besitzt. Wir verfuhren dabei folgendermaßen. Harnsäure wird in der 70-fachen Menge Wasser und der für $1^1/_2$ Mol. berechneten Menge Ätzkali heiß gelöst, dann die für $^1/_2$ Mol. berechnete Menge Essigsäure zugesetzt, die klare Lösung siedend heiß in Autoklaven gefüllt, nun unter starkem Druck $1^1/_2$ Mol. Chlormethyl eingeführt und das Ganze 5 Stunden lang unter stetigem Rühren auf 100° erwärmt. Nach dem Erkalten wird das ausgeschiedene Produkt filtriert. Seine Menge beträgt 108—110% des Ausgangsmaterials. Es ist ebenfalls ein Gemisch von Harnsäure und ζ-Methylharnsäure, und zwar enthält es ungefähr gleiche Gewichtsteile von beiden. Trotzdem kristallisiert es aus heißem Wasser in ganz einheitlichen Formen, so daß hier eine Art von Molekularverbindung oder Mischkristalle vorzuliegen scheinen. Darauf deutet auch die Beobachtung hin, daß

---

ist. Dieselbe wird in einen Blechkasten mit verschließbarem Deckel eingesetzt und letzterer auf der Schüttelmaschine bewegt, während gleichzeitig durch einen seitlichen Tubus Wasserdampf mit Hilfe eines Gummischlauches zugeleitet wird. Diese einfache Vorrichtung, durch welche man sehr leicht eine Temperatur von nahezu 100° erreicht, scheint mir für manche ähnliche Zwecke recht geeignet zu sein.   E. Fischer.

die Kristalle einen ziemlich konstanten Wassergehalt, ungefähr 2,5 Mol. entsprechend, besitzen, während die Harnsäure selbst bekanntlich ohne Kristallwasser ist und die reine ζ-Methylharnsäure nur 1 Mol. desselben aufnimmt[1]).

Um daraus den größten Teil der Harnsäure zu entfernen, suspendiert man das Rohprodukt in der 15-fachen Menge heißem Wasser und fügt etwas mehr als 1 Mol. Natriumhydroxyd als starke Lauge hinzu. Aus der vorübergehend klaren Lösung kristallisiert sehr bald saures harnsaures Natrium. Man erwärmt noch etwa $^1/_2$ Stunde und filtriert dann ebenfalls in der Wärme, wobei der größte Teil der Harnsäure als Natriumsalz zurückbleibt. Beim Erkalten scheidet sich aus dem Filtrat abermals harnsaures Salz ab. Man läßt längere Zeit kristallisieren, erwärmt dann, bis die Flüssigkeit wieder dünnflüssig geworden ist, filtriert und fällt aus dem Filtrat in der Wärme mit Salzsäure die ζ-Methylharnsäure. Das kristallinische Produkt, das nach dem Erkalten filtriert wird, enthält nur noch wenig Harnsäure, und seine Menge beträgt etwa 50% des Rohproduktes. Zur völligen Reinigung muß dann die ζ-Methylharnsäure noch, wie zuvor beschrieben, in das neutrale Kaliumsalz übergeführt und aus diesem regeneriert werden.

Für die Analyse wurde die aus dem Kaliumsalz gewonnene Säure nochmals in warmem, verdünntem Ammoniak gelöst, mit Tierkohle entfärbt, durch Schwefelsäure gefällt und aus siedendem Wasser umkristallisiert. Sie bildet mikroskopisch kleine, kurze Prismen oder auch scheinbar rechteckige Tafeln und enthält 1 Mol. Kristallwasser, welches bei 100° kaum, bei 120° noch recht langsam, bei 150° dagegen in einigen Stunden völlig ausgetrieben wird.

0,5476 g Sbst. verloren 0,049 g H_2O.
0,3241 g Sbst. verloren 0,0296 g H_2O.

$C_6H_6N_4O_3 + H_2O$.   Ber. H_2O 9,00.   Gef. H_2O 8,95, 9,13.

0,1684 g der bei 150° getrockneten Substanz gaben 0,2444 g CO_2 und 0,0522 g H_2O.
0,146 g Sbst.: 39,0 ccm N (13°, 743 mm).

$C_6H_6N_4O_3$.   Ber. C 39,56, H 3,29, N 30,77.
Gef. „ 39,58, „ 3,44, „ 30,85.

Die ζ-Methylharnsäure löst sich in ungefähr 600 Teilen kochendem Wasser und unterscheidet sich dadurch einerseits von der Harnsäure,

---

[1]) Ein ganz ähnliches Verhalten beobachtet man übrigens auch bei einem Gemisch von Harnsäure und 3-Methylharnsäure, welches gleichfalls in scheinbar ganz einheitlichen Kristallen aus Wasser ausfällt und schon in 250 Teilen heißen Wassers sich völlig löst, während die Harnsäure bekanntlich davon 1800 verlangt. Das Auftreten dieser komplexen Verbindungen macht es unmöglich, die Methylharnsäuren durch bloße Kristallisation aus Wasser zu reinigen.   E. Fischer.

andererseits von der viel leichter löslichen 3-Methylharnsäure. Sie schmilzt nicht, sondern verkohlt bei höherer Temperatur. Sie gibt mit Salpetersäure sehr stark die Murexidprobe und reduziert ammoniakalische Silberlösung. In wässerigen Alkalien und warmem, verdünntem Ammoniak ist sie leicht löslich. Die ammoniakalische Lösung verwandelt sich beim Erkalten in eine Gallerte, welche aber bei längerem Stehen in äußerst feine Nädelchen übergeht.

Das für die Reinigung der Säure benutzte Kaliumsalz, dessen Darstellung oben beschrieben wurde, enthält wahrscheinlich zwei Atome Metall. Aber die Analysen haben trotz des schönen Aussehens der Verbindung keine genauen Zahlen gegeben; denn gefunden wurden für das bei 130⁰ getrocknete Salz, wenn es mit verdünntem Alkohol von der Mutterlauge ganz befreit war, nur 25,4% Kalium, und als das Waschen unterlassen wurde, 27,8 bzw. 28,3% Kalium. Für das Dikaliumsalz sind 30% und für das Monokaliumsalz 17% Metall berechnet. Da das Salz sehr stark alkalisch reagiert, so wird es wahrscheinlich schon durch Wasser teilweise dissoziiert. Da ferner die lufttrocknen Kristalle reichlich viel Kristallwasser enthalten, so ist es möglich, daß dasselbe bei 130⁰ noch nicht vollständig entweicht und dadurch die Abweichung der Analysen bedingt wird. Leider war Trocknen bei höherer Temperatur nicht möglich, weil Zersetzung eintrat. Durch Kohlensäure wird jedenfalls dieses Kaliumsalz völlig zerlegt, wobei zuerst das Monokaliumsalz entsteht.

Von den Natriumverbindungen wurde nur das saure Salz isoliert. Löst man die Säure in der 8-fachen Menge Wasser unter Zusatz von Natronlauge, leitet dann Kohlensäure ein, bis ein dicker Niederschlag entstanden ist, löst diesen wieder durch Kochen und verdünnt mit dem gleichen Volumen Wasser, so scheidet sich beim Erkalten das Natriumsalz zunächst als dicker, gallertartiger Niederschlag ab; aber derselbe verwandelt sich im Laufe von 4—6 Tagen vollständig in feine Nädelchen, welche meist zu kugelförmigen Aggregaten vereinigt sind. Das Salz ist in kaltem Wasser ziemlich schwer löslich und enthält lufttrocken 4 Mol. Kristallwasser, welche bei 130⁰ völlig entweichen.

0,6937 g verloren bei 130⁰ 0,1837 g H_2O.

$C_6H_5N_4O_3Na + 4\,H_2O$.   Ber. H_2O 26,08.   Gef. H_2O 26,48.

Der Natriumgehalt des trocknen Salzes entsprach der Formel $C_6H_5N_4O_3Na$.

0,2941 g Sbst.: 0,1001 g Na_2SO_4.

Ber. Na 11,27.   Gef. Na 11,02.

Ähnlich liegen die Verhältnisse bei der Baryumverbindung. 1,5 g der Säure wurden in 1 l siedendem Wasser gelöst und mit überschüssigem, gefälltem, reinem Baryumcarbonat 15 Minuten gekocht. Aus dem Filtrat schied sich bei längerem Stehen das Salz in kugligen Formen ab, welche aus konzentrisch vereinigten Nädelchen bestanden. Nach dem Trocknen bei 100⁰ betrug seine Menge 1,6 g. Dasselbe löste sich vollständig in 400 ccm siedendem Wasser. Nachdem die Flüssigkeit absichtlich noch mit 250 ccm Wasser verdünnt war, wurde sie rasch abgekühlt, weil erfahrungsgemäß beim langsamen Abkühlen heißer Lösungen die Harnsäuren und ihre Salze leicht Kristalle mit verschiedenem Wassergehalt liefern. Das Salz schied sich unter den obigen Bedingungen wiederum in feinen, weißen, meist zu kugelförmigen Aggregaten vereinigten Nädelchen oder Prismen ab. An der Luft getrocknet, hat es die Zusammensetzung $(C_6H_5N_4O_3)_2Ba + 4\,H_2O$. Bei längerem Erhitzen auf 125—130⁰ entweichen 3 Mol. Wasser.

0,4805 g verloren bei 7-stündigem Erhitzen auf 125—130⁰ 0,0482 g H_2O und das Gewicht blieb dann konstant.

Ber. H_2O 9,46.   Gef. H_2O 10,03.

Das so getrocknete Salz zeigte den der Formel $(C_6H_5N_4O_3)_2Ba + H_2O$ entsprechenden Baryumgehalt.

0,1772 g Sbst.: 0,0789 g $BaSO_4$.

$(C_6H_5N_4O_3)_2Ba + H_2O$.   Ber. Ba 26,49.   Gef. Ba 26,18.

Bei 180⁰ entweicht auch das letzte Molekül Wasser.

0,2849 g lufttrocknen Salzes verloren bei 180⁰ 0,0374 g H_2O.

$(C_6H_5N_4O_3)_2Ba + 4\,H_2O$.   Ber. H_2O 12,61.   Gef. H_2O 13,12.

Das so getrocknete Salz hatte den der Formel $(C_6H_5N_4O_3)_2Ba$ entsprechenden Baryumgehalt.

0,2512 g Sbst.: 0,1163 g $BaSO_4$.

$(C_6H_5N_4O_3)_2Ba$.   Ber. Ba 27,45.   Gef. Ba 27,22.

Fast unlöslich in Wasser ist das Salz, welches beim Zusammenbringen der Säure mit überschüssigem Barytwasser entsteht. Es wurde nicht analysiert, aber man darf aus der Analogie mit der Harnsäure wohl schließen, daß es zwei Äquivalente Metall enthält. Ein ähnliches Produkt scheidet sich ab, wenn man die ammoniakalische Lösung der Säure mit Chlorbaryum versetzt.

Saures Calciumsalz. Dasselbe wird auf die gleiche Art wie das entsprechende Baryumsalz erhalten. Nur ist es ratsam, die wässerige Lösung unter vermindertem Druck auf etwa ein Drittel einzudampfen. Beim Abkühlen entsteht zuerst ein gallertartiger Niederschlag, der sich aber im Laufe von mehreren Tagen in schöne glänzende Nadeln verwandelt, deren Menge fast ebensogroß ist wie die der angewandten

Säure. Das Salz wurde nochmals in ungefähr 400 Teilen heißem Wasser gelöst und schied sich dann beim Erkalten und Eintragen einiger Kriställchen sehr bald wieder in der gleichen Form ab. An der Luft getrocknet, enthält es 2 Mol. Kristallwasser, welche bei mehrstündigem Erhitzen auf 180^0 völlig entweichen.

0,3946 g Sbst. verloren bei 180^0 0,0333 g.

$(C_6H_5N_4O_3)Ca + 2 H_2O$. Ber. H_2O 8,22. Gef. H_2O 8,44.

Das getrocknete Salz besaß den der Formel $(C_6H_5N_4O_3)_2Ca$ entsprechenden Calciumgehalt.

0,267 g Sbst.: 0,0357 g CaO.

$(C_6H_5N_4O_3)_2Ca$. Ber. Ca 9,95. Gef. 9,54.

Verwandlung der ζ-Methylharnsäure in Monomethylalloxan.

Diese Reaktion, welche beweist, daß das Methyl an Stickstoff gebunden im Alloxankern steht, vollzieht sich unter ganz ähnlichen Bedingungen wie bei der bekannten Spaltung der Harnsäure.

5 g feingepulverter Säure wurden mit 10 g Wasser und 5 g Salzsäure (spez. Gew. 1,19) übergossen und in die auf 40^0 erwärmte Mischung allmählich 1,3 g Kaliumchlorat eingetragen, so daß die Temperatur nicht über 50^0 stieg. Nachdem klare Lösung eingetreten, wurde auf Zimmertemperatur abgekühlt und Schwefelwasserstoff eingeleitet, um das Methylalloxan als Dimethylalloxantin zu fällen. Es schied sich dabei allmählich gemischt mit Schwefel ab und wurde durch Umkristallisieren aus heißem Wasser gereinigt. Die Ausbeute betrug allerdings nur 1,1 g. Aber die Menge des Methylalloxans ist jedenfalls viel größer. Der Verlust ist zum Teil durch die ziemlich große Löslichkeit des Dimethylalloxantins bedingt.

Methylierung der ζ-Methylharnsäure.

Die Reaktion läßt sich auf nassem Wege mit Alkali und Jodmethyl leicht ausführen und liefert verschiedene Produkte, je nachdem man in alkalischer oder schwach essigsaurer Lösung arbeitet. Im ersteren Fall entsteht, wenn die Operation bei 35—40^0 ausgeführt und ein Überschuß von Alkali und Jodmethyl angewandt wird, in reichlicher Menge Hydroxycaffeïn neben etwas Tetramethylharnsäure. Die Menge der letzteren wird bedeutend größer, wenn die Reaktion in der Hitze verläuft, weil unter diesen Bedingungen, wie bekannt, das Hydroxycaffeïn auch in Tetramethylharnsäure übergeht. Zwischen

0^0 und 20^0 endlich wurde neben Hydroxycaffeïn auch 1.3-Dimethyl-harnsäure erhalten.

Bildung von Hydroxycaffeïn: 8 g kristallwasserhaltiger (oder 7,3 trockner) ζ-Methylharnsäure wurden in 64 ccm Doppel-Normal-Kalilauge (3 Mol.) gelöst und mit 18 g Jodmethyl 20 Stunden lang bei 40^0 geschüttelt. Nachdem das unveränderte Jodmethyl, dessen Menge 3 g betrug, abgetrennt war, wurde die alkalische Flüssigkeit mit Essigsäure neutralisiert, im Vakuum zur Trockne verdampft und der Rückstand mehrmals mit siedendem Chloroform extrahiert, um die entstandene Tetramethylharnsäure zu isolieren. Die Chloroformauszüge hinterließen beim Verdampfen 0,7 g einer kristallinischen Masse, welche nach zweimaligem Umkristallisieren aus heißem Alkohol unter Zusatz von etwas Tierkohle den Schmelzpunkt und die charakteristische Kristallform der Tetramethylharnsäure zeigte.

Zur Gewinnung des Hydroxycaffeïns wurde der in Chloroform unlösliche Salzrückstand in 30 ccm Wasser gelöst, nach dem Verjagen des beigemengten Chloroforms mit 3 ccm Salzsäure (spez. Gew. 1,19) versetzt und auf 0^0 abgekühlt. Nach 15-stündigem Stehen waren 6,3 g einer farblosen, kristallinischen Masse abgeschieden. Sie wurden mit 80 ccm Wasser ausgekocht, wobei 0,9 g eines schwer löslichen Produktes zurückblieben, und das mit Tierkohle in der Hitze behandelte Filtrat der Kristallisation überlassen. Nach längerem Stehen bei 0^0 waren 2,9 g einer fast farblosen Kristallmasse abgeschieden, welche zum größeren Teil aus Hydroxycaffeïn bestand. Die Mutterlauge enthielt außer Hydroxycaffeïn leichter lösliche Produkte, deren Natur noch aufzuklären bleibt. Um aus dem kristallisierten Teil das reine Hydroxycaffeïn zu isolieren, ist der Umweg über das Ammoniumsalz zu empfehlen. Zu dem Zweck wurden die 2,9 g in 10 ccm 18-prozentigem Ammoniak warm gelöst, die Flüssigkeit auf 0^0 abgekühlt, nach mehreren Stunden der Kristallbrei abgesogen und nochmals in der gleichen Weise aus starkem Ammoniak umkristallisiert. Die Menge des Salzes betrug dann nach dem Trocknen auf porösem Ton 2,2 g. Es wurde in 10 ccm heißem Wasser gelöst, durch Zusatz von 1 ccm rauchender Salzsäure zerlegt und das abgeschiedene Hydroxycaffeïn nochmals aus siedendem Wasser umkristallisiert. Dieses Produkt zeigte den Schmelzpunkt und die sonstigen Eigenschaften des Hydroxycaffeïns.

0,1821 g der bei 100^0 getrockneten Substanz gaben 0,3039 g CO_2 und 0,0811 g H_2O.

$C_8H_{10}N_4O_3$.   Ber. C 45,71, H 4,76.

Gef. „ 45,51, „ 4,76.

Zur weiteren Identifizierung wurde das Produkt noch durch Kochen mit Phosphoroxychlorid und -pentachlorid in Chlorcaffeïn verwandelt und von letzterem der Schmp. 189° (korr. 193°) bestimmt.

Die Ausbeute an reinem Hydroxycaffeïn betrug allerdings nur 1 g, aber die Gesamtmenge desselben beträgt mindestens das Dreifache.

Bei höherer Temperatur verläuft die Methylierung viel rascher und liefert dann als Hauptprodukt Tetramethylharnsäure.

1 g ζ-Methylharnsäure wurde in 9,2 ccm Doppel-Normal-Kalilauge gelöst und mit 2,6 g Jodmethyl bei 100—105° $^1/_2$ Stunde geschüttelt, bis kein Jodmethyl mehr sichtbar war. Jetzt wurde die schwach alkalisch reagierende Flüssigkeit mit einigen Tropfen Essigsäure neutralisiert, im Vakuum verdampft und der Rückstand wiederholt mit Chloroform ausgekocht. Beim Verdampfen des letzteren hinterblieben 0,8 g eines kristallinischen Produktes, welches zum größten Teil aus Tetramethylharnsäure bestand. Zur völligen Entfernung von sauren Produkten muß die Masse mit sehr wenig starker Kalilauge verrieben und wiederum in der Kälte mit Chloroform ausgeschüttelt werden. Wird dann nach dem Verdampfen des Chloroforms die Substanz aus Alkohol oder wenig warmem Wasser umkristallisiert, so erhält man reine Tetramethylharnsäure vom richtigen Schmelzpunkt.

Bildung von 1.3-Dimethylharnsäure und Hydroxycaffeïn.

5 g ζ-Methylharnsäure wurden mit 21 ccm 20-prozentiger Kalilauge (3 Mol.) und 7,5 g Jodmethyl ($2^1/_4$ Mol.) zuerst unter Eiskühlung 12 Stunden und dann noch 48 Stunden bei Zimmertemperatur geschüttelt. Es kristallisierte dabei das Kaliumsalz der 1.3-Dimethylharnsäure. Ihre Menge betrug 1,1 g. Die Mutterlauge des Kaliumsalzes gab beim Übersättigen mit Salzsäure 2,6 g eines kristallinischen Niederschlages, und aus dem Filtrat wurden durch Eindampfen im Vakuum und Auslaugen mit Chloroform noch 0,3 g desselben Produktes gewonnen. Dasselbe bestand im wesentlichen aus Hydroxycaffeïn und 1.3-Dimethylharnsäure. Da ihre Trennung durch Kristallisieren sehr schwierig ist, so wurde das Produkt durch $3^1/_2$-stündiges Erhitzen mit der 12-fachen Gewichtsmenge Phosphoroxychlorid auf 135° in Chlorcaffeïn bzw. Chlortheophyllin übergeführt, welche sich leicht voneinander trennen lassen, da nur das letztere in Alkali löslich ist. Die Menge des hierbei erhaltenen Chlorcaffeïns betrug 1,7 g, was ungefähr 1,5 g Hydroxycaffeïn entspricht. Das Chlortheophyllin wurde ebenfalls isoliert und zur Identifizierung noch in Theophyllin übergeführt, so daß auch hierdurch die Bildung der 1.3-Dimethylharnsäure bestätigt wird.

Überführung der ζ-Methylharnsäure in 3-Methyl-2.8-di-
oxy-6-chlorpurin,

$$\begin{array}{c}
N=C.Cl\\
\mid\quad\ \mid\\
OC\quad C.NH\\
\mid\quad\ \parallel\quad\rangle CO\ .\\
CH_3.N—C.NH
\end{array}$$

Wie schon erwähnt, wird diese Reaktion durch Phosphoroxychlorid
bei 130⁰ bewirkt. Man erhitzt die scharf getrocknete und fein gepulverte
ζ-Methylharnsäure mit der 7-fachen Gewichtsmenge Phosphoroxychlorid im Druckrohr unter fortwährendem Schütteln 5—6 Stunden,
am besten im Ölbade, auf 130—135⁰. Ohne daß Lösung erfolgt, verwandelt sich die Säure in das Chlorid, welches zum Schluß als ziemlich
schweres, kristallinisches Pulver in der Flüssigkeit sich absetzt. Dasselbe wird abgesaugt, mit Äther gewaschen, in warmem, verdünntem
Ammoniak gelöst, mit Tierkohle entfärbt und durch Übersättigen
mit Salzsäure wieder abgeschieden. Man erhält so farblose, glänzende
Nädelchen, deren Menge 50—60% der angewandten Säure beträgt.
In der ersten Mutterlauge befindet sich, außer dem Phosphoroxychlorid und einer geringen Menge des eben beschriebenen Chlorkörpers,
noch ziemlich viel 3-Methylchlorxanthin, welches in der später beschriebenen Weise leicht isoliert werden kann.

Zur Analyse wurde das 3-Methyl-2.8-dioxy-6-chlorpurin noch
einmal aus siedendem Wasser umgelöst. Die so resultierenden, glänzenden, ziemlich derben Nadeln enthalten 1 Mol. Wasser, welches bei
120⁰ völlig entweicht.

0,3826 g Sbst.: verloren 0,0297 g H_2O.
0,4061 g Sbst.: verloren 0,0318 g H_2O.

$C_6H_5N_4O_2Cl + H_2O$.   Ber. H_2O 8,24.   Gef. H_2O 7,76, 7,83.

Die kristallwasserhaltige Substanz gab folgende Zahlen:

0,1725 g Sbst.: 0,2079 g CO_2, 0,0522 g H_2O.
0,1680 g Sbst.: 37,5 ccm N (16⁰, 745 mm).
0,2648 g Sbst.: 0,1728 g AgCl.

$C_6H_5N_4O_2Cl + H_2O$.   Ber. C 32,95, H 3,20, N 25,63, Cl 16,25.
    Gef. „ 32,87, „ 3,36, „ 25,49, „ 16,16.

Das 3-Methyl-2.8-dioxy-6-chlorpurin hat keinen Schmelzpunkt.
Über 300⁰ erhitzt, zersetzt es sich allmählich. Es löst sich in 105 bis
110 Teilen kochendem Wasser klar auf und kristallisiert beim Erkalten zum größeren Teil in glänzenden flachen Nadeln. Es ist schwer
löslich in Aceton, Chloroform und Essigester. Es ist eine ausgesprochene
Säure, deren Salze z. B. durch Essigsäure nur schwierig zerlegt werden.
Infolgedessen wird es von verdünnten Alkalien oder Alkalicarbonaten

leicht aufgenommen. Das Kaliumsalz ist auch in starker Kalilauge noch löslich, während die Natriumverbindung durch konzentrierte Laugen gefällt wird. Man erhält letztere sogar in hübschen, fast rechtwinkligen Kriställchen, wenn man zuerst in verdünnter Natronlauge gelöst hat und dann konzentrierte Lauge bis zur beginnenden Kristallisation zusetzt. Besonders schöne Eigenschaften haben das Ammonium- und das Baryumsalz. Das erstere kristallisiert aus der warmen Lösung der Substanz in verdünntem Ammoniak beim Abkühlen in langen feinen Nadeln, welche in kaltem Wasser ziemlich schwer löslich sind. Als z. B. 18 g des Chlorkörpers in 200 ccm heißem Wasser durch Zusatz von gewöhnlichem Ammoniak gelöst wurden, begann schon in der warmen Flüssigkeit die Kristallisation, und nach dem Abkühlen mit Eiswasser war die Abscheidung so vollständig, daß aus dem Salz durch Zersetzen mit Säuren 14,5 g Chlorkörper zurückgewonnen wurden.

Zur Darstellung des Baryumsalzes wird 1 Teil des Chlorkörpers in 40 Teilen heißem Wasser suspendiert und dazu eine Lösung von 1 Teil kristallisiertem Barythydrat in 10 Teilen Wasser zugefügt. Beim Kochen erfolgt Lösung, und beim Erkalten scheidet sich bald das Baryumsalz in farblosen Nadeln ab.

Die ammoniakalische Lösung des 3-Methyl-2.8-dioxy-6-chlorpurins gibt auf Zusatz von Silbernitrat einen farblosen, gallertigen Niederschlag, welcher beim Kochen zusammenballt, sich dabei nur langsam zersetzt und in viel Ammoniak löslich ist. Ebenso erzeugt Silbernitrat in der reinen wässerigen Lösung des Chlorkörpers einen farblosen amorphen Niederschlag, der beim Kochen nicht verändert wird.

Die Basizität der Chlorverbindung ist wie bei dem isomeren Chlorxanthin sehr gering. In verdünnten Mineralsäuren löst sie sich wenig mehr als in reinem Wasser. Dagegen wird sie von konzentrierter Schwefelsäure leicht aufgenommen, und nach dem Verdünnen mit Wasser scheidet sie sich erst allmählich wieder ab.

Mit rauchender Salzsäure übergossen, werden die glänzenden Nadeln des 3-Methyl-2.8-dioxy-6-chlorpurins trübe, weil ein Hydrochlorat entsteht. Dieses löst sich, wenn genug Säure angewandt war, auf Zusatz von Wasser klar auf. Das Verhalten ist also gerade umgekehrt, wie bei dem isomeren 3-Methyl-8-chlorxanthin, welches sich in rauchender Salzsäure löst und beim Verdünnen mit Wasser ausfällt. Trotzdem läßt sich dieser Unterschied nicht zur Trennung der beiden isomeren Körper benutzen, weil 3-Methyl-2.8-dioxy-6-chlorpurin zu leicht durch die Salzsäure in Methylharnsäure zurückverwandelt wird. Das tritt zumal in der Wärme rasch ein. Während eine gesättigte wässerige Lösung des Chlorkörpers auch nach mehrstündigem Kochen mit Silbernitrat keine Chlorreaktion gibt, trat nach Zusatz von 5-proz. Salzsäure bald die Abscheidung von Methylharnsäure ein, und nach einstündigem Kochen war die Verwandlung vollständig.

Infolge dieser leichten Abspaltung des Chlors, welche für die Verbindung charakteristisch ist, gibt sie auch bei der Behandlung mit warmer verdünnter Salpetersäure oder mit Salzsäure und Kaliumchlorat recht stark die Murexidprobe.

Die aus dem Chlorid regenerierte Methylharnsäure ist, wie später gezeigt wird, ein Gemisch von ζ- und δ-Verbindung.

$$3\text{-Methyl-2.8-dioxypurin,} \qquad
\begin{array}{l}
\mathrm{N}\!=\!\mathrm{CH} \\
\quad|\qquad| \\
\mathrm{CO}\quad\mathrm{C.NH} \\
\quad|\qquad\|\qquad\diagup\mathrm{CO} \\
\mathrm{CH_3.N\!-\!C.NH}
\end{array} .$$

Dasselbe entsteht aus dem Chlorkörper durch Reduktion mit Jodwasserstoff. Man übergießt zu dem Zweck das gepulverte Produkt mit der 12-fachen Menge Jodwasserstoffsäure vom spezifischen Gewicht 1,96, fügt Jodphosphonium hinzu und erwärmt auf dem Wasserbade. Bei Anwendung von 30 g erfordert die Operation etwa 1 Stunde. Beim Abkühlen der klaren Lösung schied sich das Jodhydrat des 3-Methyl-2.8-dioxypurins in ziemlich großen, gelb gefärbten Prismen ab. Dieselben werden nach guter Abkühlung auf Glaswolle filtriert, dann in Wasser gelöst und durch vorsichtigen Zusatz von Ammoniak zerlegt. Die erste Kristallisation der freien Base betrug 15 g, aus der Mutterlauge wurden durch Einengen noch 2,5 g erhalten. Ferner gab die jodwasserstoffsaure Mutterlauge nach dem Eindampfen im Vakuum, Aufnehmen mit Wasser und Neutralisieren mit Ammoniak weitere 4,5 g Base, so daß von letzterer 22 g oder etwas über 90% der Theorie gewonnen wurden.

Das Rohprodukt ist manchmal durch kleine Mengen einer halogenhaltigen Substanz verunreinigt, welche weder durch Kristallisation, noch durch weitere Behandlung mit Jodwasserstoff entfernt werden kann. In dem Falle wird es am besten mit rauchender Salzsäure zwei Stunden auf 110° erhitzt, wobei jene Halogenverbindung zerfällt. Beim Erkalten der Lösung kristallisiert dann das Chlorhydrat der Base in derben, farblosen Prismen, welche, aus Wasser umkristallisiert und mit Ammoniak zerlegt, die reine Base liefern.

War das Rohprodukt halogenfrei, so genügt es, zur Reinigung dasselbe aus etwa 40 Teilen kochendem Wasser umzukristallisieren. Beim Abkühlen fällt dann die Base zuerst in ziemlich derben, wasserhellen Prismen aus, welche zuweilen auch tafelförmig ausgebildet sind und folgendes merkwürdige Verhalten zeigen: Bei weiterer Abkühlung zerfallen sie in der Lösung unter deutlichem Knistern und Herumspringen der Zertrümmerungsprodukte. Besonders auffällig wird die Erscheinung, wenn man die noch warme Lösung samt den Kristallen in Eiswasser stellt. Nach kurzer Zeit sind dann die derben Prismen unter den eben erwähnten Erscheinungen zu einem Pulver zerfallen, und gleichzeitig scheiden sich aus der Lösung nicht mehr Prismen, sondern Blättchen ab. Das oben erwähnte Hydrochlorat zeigt übrigens die gleiche Eigenschaft. Die Beobachtung ist prinzipiell nicht neu, da Verwandlungen von Kristallen in andere Formen beim Wechsel der Temperatur keineswegs selten sind[1]). Aber die Heftigkeit, mit welcher die Veränderung hier beim Fallen der Temperatur erfolgt, erscheint doch recht ungewöhnlich; denn die längst bekannte, ebenfalls explosionsartig verlaufende Umwandlung des früher für Aragonit gehaltenen Ktypeïts[2]) in Kalkspat findet umgekehrt bei Wärmezufuhr, und zwar erst bei beginnender Rotglut statt, zudem ist es hier noch zweifelhaft, ob die Explosion durch die Umwandlung der Kristalle hervorgerufen wird.

Für die Analyse dienten die in der Kälte beständigen Kristalle, d. h. die Blättchenform. Nach dem Waschen mit Alkohol und Äther und Trocknen im Exsikkator enthielten sie noch $^1/_2$ Mol. Kristallwasser, welches bei 110° entwich.

0,1606 g Sbst.: 43,1 ccm N (9°, 749 mm).

$C_6H_6N_4O_2 + {}^1/_2 H_2O$.   Ber. N 32,00.   Gef. N 31,77.

0,4773 g Sbst. verloren bei 110° 0,0263 g H_2O.

$C_6H_6N_4O_2 + {}^1/_2 H_2O$.   Ber. H_2O 5,14.   Gef. H_2O 5,51.

Die getrocknete Substanz gab folgende Zahlen:

0,1526 g Sbst.: 0,2412 g CO_2, 0,0555 g H_2O.

$C_6H_6N_4O_2$.   Ber. C 43,37, H 3,61.
Gef. „ 43,10, „ 4,04.

Die Base hat keinen Schmelzpunkt, sondern zersetzt sich bei hoher Temperatur. Sie löst sich in ungefähr 35—40 Teilen Wasser. Sie ist ferner leicht löslich in verdünnten Säuren, verdünnten Alkalien und überschüssigem Ammoniak. Das Ammoniumsalz wird aber beim Eindampfen der Lösung zerlegt. Ihre ammoniakalische Lösung gibt

---

[1]) Eine Zusammenstellung der wichtigsten Fälle findet sich in Lehmanns Molekularphysik I, 153.

[2]) Lacroix, Compt. rend. **126**, 602 [1898].

mit Silbernitrat einen beim Kochen beständigen Niederschlag, welcher
entweder gallertig ist oder aus äußerst feinen Nädelchen besteht.
Ebenso liefert sie in salpetersaurer Lösung mit Silbernitrat beim längeren
Stehen kurze feine Prismen eines Doppelsalzes. Bei der Behandlung
mit Salzsäure und Kaliumchlorat gibt sie nicht die Murexidreaktion
und unterscheidet sich dadurch scharf von den Xanthinen.

Um die Struktur der Verbindung festzustellen, wurde sie der
erschöpfenden Methylierung unterworfen, d. h. in der für 2,5 Mol.
berechneten Menge Normal-Kalilauge gelöst und nach Zusatz von
2,5 Mol. Jodmethyl im geschlossenen Rohr eine Stunde unter zeitweisem Schütteln auf 100⁰ erhitzt. Beim Verdampfen der Lösung
unter vermindertem Druck blieb ein Rückstand, aus welchem sich
durch siedendes Chloroform eine erhebliche Menge 3.7.9-Trimethyl-
2.8-dioxypurin (gefunden Schmp. 248⁰, korr. 254⁰) ausziehen ließ.
Daraus folgt also auch für die vorliegende Verbindung, daß sie ein
2.8-Dioxypurin ist, während für das Methyl sich aus anderen Gründen
die Stellung 3 ergibt.

$$3\text{-Methyl-6-amino-2.8-dioxypurin,} \qquad \begin{array}{l} N{=}C.NH_2 \\ |\ | \\ CO\ \ C.NH \\ |\ \parallel\ {>}CO \\ CH_3.N{-}C.NH \end{array} \ .$$

Zur Darstellung desselben werden 3 g des 3-Methyl-2.8-dioxy-
6-chlorpurins mit 60 ccm 18-prozentigem Ammoniak 10 Stunden auf
135—140⁰ erhitzt. Die in der Wärme klare Lösung wird beim Erkalten gallertartig und scheidet beim Reiben das Ammoniumsalz der
Aminoverbindung als dicken, aus feinen Nädelchen bestehenden Brei
ab. Ohne Filtration wird der Röhreninhalt im 3-fachen Volumen
heißem Wasser gelöst und bis zum Verschwinden des Ammoniaks
gekocht. Dabei fällt der Aminokörper als pulvrige weiße Masse aus.
Da das Rohprodukt noch eine chlorhaltige Beimengung enthielt, so
wurde es zu ihrer Zerstörung mit 6 ccm Jodwasserstoffsäure (spez. Gew.
1,96) unter Zusatz von wenig Jodphosphonium auf dem Wasserbade
bis zur völligen Entfärbung erhitzt, dann zur Entfernung des Jodwasserstoffs möglichst stark eingedampft und aus dem Rückstand die
Base in der zuvor beschriebenen Weise mit Ammoniak abgeschieden.
Zur weiteren Reinigung des so gewonnenen Präparates diente das
Hydrochlorat. Löst man die Base in heißer, etwa 5-prozentiger Salzsäure, wovon ungefähr die 20-fache Menge erforderlich ist, und kocht
mit Tierkohle, so scheidet sich aus dem Filtrat beim Erkalten das
Hydrochlorat in weißen, zu Büscheln vereinigten Nädelchen ab.

Eventuell muß das Lösen in Salzsäure und die Behandlung mit Tierkohle wiederholt werden. Aus dem so gereinigten Salz wurde dann die Base wieder mit Ammoniak in Freiheit gesetzt und für die Analyse bei 130° getrocknet.

0,2016 g Sbst.: 0,2919 g CO_2, 0,0761 g H_2O.
0,1291 g Sbst.: 41,5 ccm N (12°, 762 mm).

$C_6H_7N_5O_2$. Ber. C 39,78, H 3,86, N 38,67.
Gef. „ 39,79, „ 4,19, „ 38,26.

Das 3-Methyl-6-amino-2.8-dioxypurin bildet ein weißes, undeutlich kristallinisches Pulver, welches auch in heißem Wasser außerordentlich schwer löslich ist und sich beim Erhitzen, ohne zu schmelzen, zersetzt. Es ist eine schwache Base, denn seine Salze werden schon durch Wasser zerlegt. Die schönen Eigenschaften des Hydrochlorats sind schon oben erwähnt. Das Sulfat kristallisiert aus der Lösung der Base in möglichst wenig warmer, verdünnter Schwefelsäure beim Erkalten in feinen Nadeln oder Spießen, welche häufig zu Kugeln vereinigt sind. In der salzsauren Lösung erzeugt Goldchlorid nach einiger Zeit einen Niederschlag von sehr feinen, gelben, biegsamen Nadeln.

Kalium- und Natriumsalz der Base sind in Wasser sehr leicht, in konzentrierter Lauge dagegen schwer löslich und kristallisieren beide daraus in sehr feinen, weißen Nädelchen. Von Salpetersäure wird der Aminokörper in der Wärme alsbald zerstört, und die Lösung gibt dann stark die Murexidprobe.

Methylierung des 3-Methyl-2.8-dioxy-6-chlorpurins.

Das Halogen ist in der Verbindung so beweglich, daß es bei der Methylierung auf nassem Wege abgespalten wird, und Hydroxycaffeïn entsteht, wie folgender Versuch zeigt.

1 g des Chlorkörpers wurde mit 1,62 g Jodmethyl und 11,4 ccm Normal-Kalilauge (beides 2,5 Mol.) unter kräftigem Schütteln im Wasserbade erhitzt. Nach etwa 15 Minuten war das Jodmethyl gelöst, worauf noch 1 Stunde erhitzt wurde. Die Flüssigkeit hatte dann eine rötlich-braune Färbung angenommen. Beim Erkalten schied sich eine geringe Menge feiner weißer Nadeln ab, die Flüssigkeit reagierte stark sauer. Der Röhreninhalt wurde zur Trockne verdampft und der rötliche Rückstand mit siedendem Chloroform erschöpft. Beim Verdampfen des Chloroforms hinterblieb eine rötlich-weiße Masse, deren Menge etwas über 0,5 g betrug. Sie wurde aus siedendem Alkohol unter Behandlung mit Tierkohle umkristallisiert. Man gewann so weiße, seideglänzende Nädelchen, die noch Spuren von Halogen enthielten. Nach

nochmaligem Umkristallisieren aus Alkohol war das Produkt völlig halogenfrei.

Die Substanz schmolz bei etwa 341⁰ (korr.) unter schwacher Gasentwickelung zu einer hellen Flüssigkeit. Sie ging beim Kochen mit etwa 25 Teilen Wasser klar in Lösung und kristallisierte daraus in weißen, langen, glänzenden Nadeln.

Zur Analyse wurde sie bei 100⁰ getrocknet.

$$0,1337 \text{ g Sbst.}: 0,2245 \text{ g } CO_2, \ 0,0617 \text{ g } H_2O.$$

$C_8H_{10}N_4O_3$.　Ber. C 45,71, H 4,76.
　　　　　　　　Gef. „ 45,79, „ 5,13.

Beim Kochen mit Phosphoroxychlorid und -pentachlorid ging das Produkt in Lösung, und aus dieser ließ sich Chlorcaffeïn isolieren, das an der Kristallform und am Schmp. 188—189⁰ (korr. 192—193⁰) erkannt wurde.

An Stelle des Hydroxycaffeïns wurde in einem Falle unter Bedingungen, die sich später nicht mehr genau präzisieren ließen, ein jodhaltiges Produkt erhalten, welches in heißem Wasser leicht löslich war, daraus in feinen, verfilzten Nadeln kristallisierte und nach der Analyse ein Trimethyldioxyjodpurin zu sein schien (gef. J 38,54, ber. J 39,67). Beim Kochen mit Mineralsäuren ging dieses Produkt in 3.7.9-Trimethylharnsäure über, welche durch das charakteristische Silbersalz und die Analyse identifiziert wurde.

$C_8H_{10}N_4O_3$.　Ber. C 45,71, H 4,76, N 26,66.
　　　　　　　　Gef. „ 45,74, „ 4,82, „ 27,15.

Leider ist die Darstellung dieses Jodkörpers später nicht mehr gelungen.

Verwandlung des 3-Methyl-2.8-dioxy-6-chlorpurins in 3-Methylchlorxanthin.

Das Chlorid der ζ-Methylharnsäure wird bei der Temperatur von 130⁰, welche sich für die Darstellung am geeignetsten gezeigt hat, langsam weiter verwandelt in Produkte, welche im Phosphoroxychlorid gelöst bleiben. Rascher und vollständig erfolgt diese Veränderung bei 140⁰. Erhitzt man 1,4 g des feingepulverten, scharf getrockneten Chlorkörpers im geschlossenen Rohr mit 10 ccm Phosphoroxychlorid im Ölbad unter fortwährender Bewegung auf 140—145⁰, so tritt nach etwa $2^1/_2$ Stunden völlige Lösung ein, und nach weiterem einstündigen Erhitzen ist die Verwandlung beendet. Beim Abdestillieren des Phosphoroxychlorids im Vakuum hinterbleibt ein braunroter Sirup, welcher, mit 60 ccm lauwarmem Wasser geschüttelt, zum größten Teil in Lösung geht, während eine amorphe gelbe Masse ausgeschieden wird. Die wässerige Flüssigkeit enthält wahrscheinlich eine Phosphorsäureverbindung, deren Natur nicht weiter ermittelt wurde, welche aber beim Eindampfen der salzsauren Lösung zerlegt wird und reichliche Mengen von 3-Methylchlorxanthin liefert. Letzteres scheidet sich beim Eindampfen auf dem Wasserbade als gelbe kristallinische Masse ab. Die Menge des Rohproduktes betrug nach dem Waschen mit Wasser 0,9 g. Es wurde zunächst in verdünntem Ammoniak gelöst, mit Tierkohle behandelt und mit Salzsäure wieder gefällt, wobei die Menge auf 0,7 g zurückging. Da das Präparat noch immer schwach gelb gefärbt war, so wurde es jetzt in das Baryumsalz verwandelt, letzteres nochmals mit Tierkohle behandelt und schließlich das farblose, schön kristallisierte Salz wieder mit Salzsäure zerlegt. Das so gewonnene 3-Methylchlorxanthin zeigte die früher beschriebenen Eigenschaften. Das kristallisierte Präparat enthielt 1 Mol. Wasser, und das getrocknete Produkt hatte den Chlorgehalt, welcher der Formel $C_6H_5N_4O_2Cl$ entspricht.

0,2425 g Sbst. verloren bei 125—130° 0,0207 g H_2O.

$C_6H_5N_4O_2Cl + H_2O$. Ber. H_2O 8,24. Gef. H_2O 8,53.

0,1585 g der getrockneten Substanz gaben 0,1156 g AgCl.

$C_6H_5N_4O_2Cl$. Ber. Cl 17,7. Gef. Cl 18,04.

Infolge der umständlichen Reinigung war die Ausbeute an ganz reinem Produkt ziemlich gering; trotzdem kann man sagen, daß die ursprüngliche Verwandlung, wie die obigen Zahlen zeigen, mit wenigstens 50% Ausbeute vonstatten geht.

Vergleich der ζ-Methylharnsäure mit der δ-Methylharnsäure und Verwandlung der letzteren in 3-Methylchlorxanthin.

Wie schon oben erwähnt, sind die δ- und ζ-Säure in den äußeren Eigenschaften, Löslichkeit, Kristallwassergehalt, Verhalten in der Hitze, Aussehen und Löslichkeit der Kaliumsalze zum Verwechseln ähnlich. Ein sicheres Unterscheidungsmittel bietet aber das Verhalten gegen Phosphoroxychlorid bei 130°. Unter denselben Bedingungen, unter welchen die ζ-Säure in ungelöstes 3-Methyl-2.8-dioxy-6-chlorpurin übergeht, bleibt die δ-Säure größtenteils unverändert, und der Teil, der angegriffen wird, geht in Lösung. 0,35 g δ-Säure, welche nach der Behrendschen Methode dargestellt und bei 150° getrocknet war, wurde mit 1,5 ccm frisch destilliertem Phosphoroxychlorid $5^1/_2$ Stunden unter dauernder Bewegung im Ölbad auf 130° erhitzt, und zwar parallel mit einer Probe ζ-Methylharnsäure.

Die Verschiedenheit beider Präparate gab sich schon durch den Anblick des Rohrinhalts nach beendigtem Erhitzen zu erkennen. Denn bei der ζ-Säure war ein kristallinisches, in der Flüssigkeit untersinkendes Pulver entstanden, welches nach dem Abfiltrieren und Umlösen aus Ammoniak als reines 3-Methyl-2.8-dioxy-6-chlorpurin erkannt wurde, während die unveränderte leichte δ-Säure in der Flüssigkeit suspendiert blieb. Sie wurde nach dem Erkalten vom Phosphoroxychlorid durch Absaugen und Waschen mit Äther befreit, und das Präparat enthielt dann nur noch Spuren von Chlor. Nach einmaligem Lösen in heißem, verdünntem Ammoniak und Ausfällen mit Mineralsäuren war auch der Rest von Chlor verschwunden. Dieser Versuch wurde mit dem gleichen Erfolge viermal ausgeführt, wobei die von Hrn. Behrend uns zur Verfügung gestellte Säure einmal direkt verwendet wurde und dreimal, nachdem sie zuvor in das schön kristallisierende, neutrale Kaliumsalz verwandelt und daraus durch Fällen mit Säuren wieder abgeschieden war.

Die Menge der zurückgewonnenen rohen Säure betrug 85—90% des angewandten Materials. Der Rest wird von dem Phosphoroxychlorid gelöst und geht dabei teilweise in 3-Methylchlorxanthin über.

Diese Verwandlung erfolgt viel vollständiger, wenn man die Menge des Phosphoroxychlorids vermehrt und die Temperatur etwas steigert. Als 0,4 g der trocknen und fein gepulverten Säure mit 2,4 g Phosphoroxychlorid unter fortwährender Bewegung auf 140—145° erhitzt wurden, war nach $8^{1}/_{2}$ Stunden klare Lösung eingetreten, nach weiterem einstündigen Erhitzen wurde die braunrote Flüssigkeit unter vermindertem Druck zur Entfernung des Phosphoroxychlorids verdampft und der zurückbleibende Sirup in etwa 100 ccm lauwarmem Wasser gelöst. Es entstand dabei eine gelbrote Flüssigkeit, welche von einem geringen amorphen Niederschlag abfiltriert und auf dem Wasserbade eingedampft wurde. Die Erscheinungen waren die gleichen wie die bei der Verwandlung des 3-Methyl-2.8-dioxy-6-chlorpurins in 3-Methylchlorxanthin. Das letztere schied sich auch hier beim Eindampfen in dem Maße, wie die in der Flüssigkeit enthaltene Salzsäure wirkte, wahrscheinlich aus einer in Wasser löslichen Phosphorverbindung allmählich als gelbe kristallinische Masse ab. Es wurde über das Baryumsalz gereinigt, zeigte dann die feinen glänzenden Nädelchen des 3-Methylchlorxanthins, welche sich bei schnellem Erhitzen gegen 346—348° zersetzten, und wurde noch durch die weitere Überführung in Chlortheobromin (Schmp. 304° korr.) identifiziert. Die Reaktion verläuft ziemlich glatt, denn die Ausbeute an rohem 3-Methylchlorxanthin betrug 75%, nach dem Reinigen über das Baryumsalz noch 35% der angewandten δ-Methylharnsäure.

Verwandlung der δ-Methylharnsäure in Tetramethylharnsäure.

Da unser Material nicht ausreichte, um die Methylierung der Verbindung genau zu studieren, so haben wir uns damit begnügt, die Überführung in Tetramethylharnsäure festzustellen. Die Säure wurde in der für 3,5 Mol. berechneten Menge Normal-Kalilauge gelöst und mit der entsprechenden Menge Jodmethyl eine Stunde lang unter öfterem Schütteln auf 100⁰ erhitzt, dann die mit Essigsäure schwach angesäuerte Flüssigkeit im Vakuum verdampft, der Rückstand mit kalter starker Kalilauge behandelt und die Tetramethylharnsäure mit Chloroform ausgeschüttelt. Das Präparat zeigte die charakteristische Umwandlung der zuerst aus Wasser oder Alkohol anschießenden feinen Nadeln in die derbere monokline Form, welche den richtigen Schmelzpunkt hatte.

Bei dieser Gelegenheit wollen wir auch das **neutrale Kaliumsalz** der δ-Methylharnsäure beschreiben. Es entsteht unter denselben Bedingungen wie das Salz der ζ-Säure, wenn man 1 g der Säure in 10 ccm Doppel-Normal-Kalilauge warm löst, auf Zimmertemperatur abkühlt und mit 20 ccm absolutem Alkohol versetzt, wobei nach kurzer Zeit das Salz in sehr feinen, farblosen, mikroskopischen Nädelchen ausfällt, welche die Flüssigkeit breiartig erfüllen. Es löst sich leicht in Wasser und gibt beim Übersättigen mit Salzsäure wieder δ-Methylharnsäure.

Verwandlung der ζ-Methyl- in die δ-Methyl-Harnsäure.

Zuerst haben wir diese für die Beurteilung der Isomerie besonders interessante Umlagerung mit Hilfe des 3-Methyl-2.8-dioxy-6-chlorpurins ausgeführt. Letzteres wird, wie zuvor schon erwähnt ist, durch Kochen mit verdünnten Säuren, z. B. 5-proz. Salzsäure, ziemlich rasch unter Abspaltung des Halogens in Methylharnsäure zurückverwandelt, und diese erwies sich bei der Prüfung mit Phosphoroxychlorid als ein Gemisch von δ- und ζ-Säure.

Um das zu beweisen, wurden 0,9 g des Produktes nach scharfem Trocknen mit 3,5 ccm frisch destilliertem Phosphoroxychlorid $5\frac{1}{2}$ Stunden unter dauernder Bewegung auf 130—132⁰ erwärmt und nach dem Erkalten der ungelöste Teil filtriert und mit Äther gewaschen. Seine Menge betrug nach dem Lösen in Ammoniak und Wiederausfällen durch Säure 0,53 g, während bei der Kontrollprobe, welche mit der gleichen Quantität reiner ζ-Methylharnsäure genau unter den gleichen Bedingungen angestellt war, dieser Rückstand 0,44 g wog. Im letzten Falle war das Produkt so gut wie reines 3-Methyl-2.8-dioxy-6-chlorpurin, denn es löste sich glatt in 110 Teilen siedendem Wasser. Im anderen Falle dagegen war der Rückstand ein Gemisch von diesem Chlorid mit δ-Methylharnsäure. Zu ihrer Trennung wurden die 0,53 g mit 55 ccm Wasser ausgekocht, wobei das Chlorid völlig in Lösung ging, während 0,3 g chlorfreies Produkt zurückblieb. Dieses zeigte die Eigenschaften der δ-Methylharnsäure, lieferte beim Lösen in der 10-fachen Volummenge Doppel-Normal-Kalilauge und Versetzen mit der 20-fachen Volummenge absolutem Alkohol das charakteristische Kaliumsalz, insbesondere gab es bei nochmaliger Behandlung mit Phosphoroxychlorid in der oben beschriebenen Weise gar kein unlösliches Chlorid.

In kleiner Menge scheint sich ferner die δ-Methylharnsäure beim Erhitzen des Isomeren mit starker Salzsäure auf 100^0 zu bilden.

1,5 g ζ-Methylharnsäure wurden mit 30 ccm Salzsäure vom spez. Gew. 1,19 während 9 Stunden im Wasserbade erhitzt. Aus der bald entstandenen klaren Lösung hatte sich zu Ende der Operation eine kleine Menge von hübschen Prismen abgeschieden, welche bei Berührung mit Wasser sofort trübe wurden und aller Wahrscheinlichkeit nach eine unbeständige Verbindung mit Salzsäure waren. Aus der salzsauren Lösung schied sich bei starkem Verdünnen mit Wasser die Methylharnsäure ab. Ihre Menge betrug nach dem Trocknen bei 150^0 1,3 g. Diese wurden mit 5,3 ccm Phosphoroxychlorid $5^1/_2$ Stunden auf 130^0 erhitzt und der ungelöste Teil nach dem Filtrieren in Ammoniak gelöst und mit Säure gefällt. Als die hierbei ausgefällten 0,8 g mit 90 ccm Wasser ausgekocht wurden und dadurch alles Chlorid entfernt war, enthielt der Rückstand von 0,12 g nur noch Spuren von Chlor, und wir halten ihn nach seinen Eigenschaften, soweit die kleine Menge eine Prüfung zuließ — sie wurde auf dem oben angegebenen Wege in das charakteristische Kaliumsalz verwandelt —, für δ-Methylharnsäure.

Ungleich vollkommener findet die Bildung der letzteren aus dem Isomeren statt beim Erhitzen mit Alkalien, wie folgender Versuch zeigt. 4,5 g kristallwasserhaltige ζ-Säure wurden in 50 ccm Normal-Kalilauge (wenig mehr als 2 Mol.) heiß gelöst und im verschlossenen Rohr 16 Stunden im Wasserbade erhitzt. Die Flüssigkeit roch dann schwach nach Ammoniak und schied beim Erkalten ein Kaliumsalz als dichten, undeutlich kristallinischen Niederschlag ab. Die aus der warmen Lösung durch Salzsäure gefällte Methylharnsäure wurde zur Trennung von Kieselsäure in verdünntem Ammoniak heiß gelöst, durch Ansäuern wieder gefällt und bei 150^0 getrocknet. Die Prüfung dieses Produktes, welches 3,9 g wog, mit Phosphoroxychlorid zeigte, daß es größtenteils aus δ-Methylharnsäure bestand; denn der unlösliche Rückstand, welcher nach $5^1/_2$-stündiger Behandlung mit

Phosphoroxychlorid blieb und welcher nach dem Umlösen aus Ammoniak noch 65% der angewandten Säure betrug, war frei von Chlor. Um ihn als δ-Methylharnsäure weiter zu charakterisieren, wurde noch das schön kristallisierte, neutrale Kaliumsalz dargestellt. Die aus ihm regenerierte freie Säure löste sich in ca. 600 Teilen siedendem Wasser, und das nach dem Erkalten abgeschiedene Kristallpulver enthielt auch 1 Mol. Wasser.

0,3367 g Sbst. verloren bei 150° 0,0303 g H_2O.

$C_6H_5N_4O_3 + H_2O$.   Ber. H_2O 9,00.   Gef. H_2O 9,00.

Bei erneuter Behandlung mit Phosphoroxychlorid gab das Präparat gar kein unlösliches Chlorid.

Wir schließen aus diesen Beobachtungen, daß die ζ-Methylharnsäure unter den Bedingungen des Versuches zum größten Teil in die δ-Verbindung übergegangen war. Vollständig scheint die Umwandlung aber nicht zu sein, denn bei einem zweiten Versuch gab die Behandlung mit Phosphoroxychlorid auch etwas, aber relativ wenig, 3-Methyl-2.8-dioxy-6-chlorpurin.

Verwandlung der δ-Methyl- in die ζ-Methyl-Harnsäure.

Dieselbe erfolgt beim langen Erhitzen mit starker Salzsäure auf 100°, ist aber selbstverständlich nicht vollständig, weil die Reaktion, wie oben beschrieben, auch im umgekehrten Sinne verläuft.

1 g δ-Methylharnsäure, welche aus der ζ-Verbindung dargestellt und durch ·Behandlung mit Phosphoroxychlorid sehr sorgfältig gereinigt war, wurde in 15 ccm Salzsäure (spez. Gewicht 1,19) gelöst, 18 Stunden im geschlossenen Rohr auf 100° erhitzt und dann durch starkes Verdünnen mit kaltem Wasser wieder ausgefällt. Der Niederschlag, welcher nach dem Trocknen bei 150° 0,7 g wog, war ein Gemisch von δ- und ζ-Säure; denn bei der Trennung mit Phosphoroxychlorid in der mehrfach beschriebenen Weise wurden 0,21 g 3-Methyl-2.8-dioxy-6-chlorpurin und 0,2 g unveränderte δ-Methylharnsäure gewonnen.

Oxydation der Monomethylharnsäuren zu Methylallantoïn.

Schon Hill[1]) hat die von ihm entdeckte α-Methylharnsäure mit Permanganat oxydiert und dabei das erste Methylallantoïn gefunden. Er beobachtete, daß dasselbe unter Zersetzung bei 225° schmelze, und charakterisierte es noch näher durch Überführung in Methylhydantoïn. Die nächste Angabe ähnlicher Art wurde erst in neuester

---

[1]) Berichte d. d. chem. Gesellsch. **9**, 1090 [1876].

Zeit durch v. Loeben bei der Beschreibung der δ-Methylharnsäure[1]) gemacht. Da die Anwendung des Permanganats ihm unbefriedigende Resultate gab, so benutzte er wieder das ursprünglich von Wöhler und Liebig angewandte Bleisuperoxyd. Er erhielt so mit einer Ausbeute von 26% ein Methylallantoïn, welches bei 246⁰ schmolz, und welches er deshalb für verschieden von dem Hillschen Körper hielt. Wir haben nun zum Vergleich alle Monomethylharnsäuren mit Ausnahme der δ-Verbindung, bei welcher uns das Material fehlte und wo auch die v. Loebenschen Angaben ausreichend sind, der gleichen Reaktion unterworfen und dabei vergleichsweise die Oxydation sowohl mit Permanganat wie mit Bleisuperoxyd ausgeführt. In der Mehrzahl der Fälle führen beide zum Ziel. Nur bei der 1-Methylharnsäure gab das Bleisuperoxyd sehr schlechte, aber das Permanganat um so bessere Resultate. Unsere Versuche haben nun ergeben, daß α-, ζ- und 9-Methylharnsäure dasselbe Methylallantoïn liefern, welches bei raschem Erhitzen bei 248—252⁰ (korr. 255—259⁰) unter Zersetzung schmilzt und offenbar identisch ist mit dem Produkt, welches v. Loeben aus δ-Methylharnsäure gewann. Die Angabe von Hill, daß dieses Methylallantoïn schon bei 225⁰ unter Zersetzung schmelze, ist vielleicht durch eine Verunreinigung der Substanz oder auch durch sehr langsames Erhitzen bei der Bestimmung des Schmelzpunktes zu erklären. Möglicherweise hat auch Hr. Hill für den Versuch keine reine α-Methylharnsäure, welche recht schwer zu gewinnen ist, benutzt. Wir nennen dieses Methylallantoïn jetzt zum Unterschied von dem neu aufgefundenen Isomeren die α-Verbindung. Die isomere β-Verbindung wurde von uns sowohl aus 1-Methyl- wie aus 7-Methyl-Harnsäure erhalten. Sie schmilzt bei raschem Erhitzen unter Zersetzung bei 219—221⁰ (korr. 225—227⁰) und kristallisiert mit 1 Mol. Wasser. Bei der Reduktion mit Jodwasserstoff liefert sie das α-Methylhydantoïn vom Schmp. 180 bis 181⁰ (korr. 184—185⁰).

Da der Verlauf der Reaktion in den verschiedenen Fällen sich etwas ändert, so scheint es nötig, die einzelnen Versuche anzuführen.

Oxydation der 7-Methylharnsäure.

Die fein zerriebene Säure wird in ungefähr 15 Teilen siedendem Wasser suspendiert und dann allmählich aufgeschlämmtes Bleisuperoxyd (ungefähr 1,5 Mol. auf 1 Mol. Methylharnsäure) eingetragen, bis seine bräunliche Farbe nicht mehr verschwindet. Die Operation dauert bei 3—5 g etwa $^1/_2$ Stunde. Dann wird heiß filtriert, die Flüssigkeit mit

---

[1]) Liebigs Annal. d. Chem. **298**, 181 [1897].

Schwefelwasserstoff entbleit, stark eingedampft und der Kristallisation überlassen. Die Ausbeute betrug bei Anwendung von 3 g Methylharnsäure 1,2 g schon ziemlich reines β-Methylallantoïn. Für die Analyse wurde das Produkt nochmals aus heißem Wasser unter Zusatz von etwas Tierkohle umkristallisiert und so in großen, farblosen, schief abgeschnittenen Prismen erhalten. Die an der Luft getrockneten Kristalle enthalten 1 Mol. Wasser, welches bei 100^0 entweicht.

0,2969 g Sbst. verloren bei zweistündigem Erhitzen auf 100^0 0,0287 g H_2O.
0,1692 g Sbst. verloren bei zweistündigem Erhitzen auf 100^0 0,0162 g H_2O.

$C_5H_8N_4O_3 + H_2O$. Ber. H_2O 9,47. Gef. H_2O 9,67, 9,57.

Beim Stehen an der Luft wird das Wasser nicht wieder aufgenommen. Die getrocknete Substanz gab folgende Zahlen:

0,1194 g Sbst.: 33,2 ccm N $(14^0, 753 \text{ mm})$.
0,1338 g Sbst.: 0,1709 g CO_2, 0,0575 g H_2O.

$C_5H_8N_4O_3$. Ber. N 32,56, C 34,88, H 4,65.
Gef. „ 32,41, „ 34,83, „ 4,77.

Das β-Methylallantoïn schmilzt beim raschen Erhitzen ziemlich konstant bei 219—221^0 (korr. 225—227^0) und zersetzt sich unmittelbar hinterher unter Gasentwickelung und Gelbfärbung. In heißem Wasser ist es ziemlich leicht löslich und kristallisiert daraus nach dem Erkalten ziemlich langsam.

Zur Umwandlung in Methylhydantoïn wurden 0,5 g mit 5 ccm 60-prozentigem Jodwasserstoff 25 Minuten lang auf dem Wasserbade erhitzt, dann in 10 ccm Wasser gegossen, das Jod mit Schwefelwasserstoff reduziert, die Flüssigkeit mit überschüssigem Bleicarbonat geschüttelt und das Filtrat im Vakuum zur Trockne verdampft. Beim Behandeln des Rückstandes mit kaltem Wasser ging das Methylhydantoïn in Lösung und schied sich beim Verdunsten des Filtrats kristallinisch aus. Nach dem Trocknen auf porösem Ton betrug die Menge der Kristalle 0,18 g. Zur völligen Reinigung wurde das Produkt mit Benzol ausgekocht. Aus der eingeengten benzolischen Lösung schieden sich dann kleine, farblose, kurze Prismen ab, welche den Schmelzpunkt 180—181^0 (korr. 184—185^0) zeigten und offenbar mit dem Methylhydantoïn identisch sind, welches durch Methylierung des Hydantoïns erhalten wurde. Die Ausbeute an reinem Präparat betrug 0,12 g.

Will man die Oxydation der 7-Methylharnsäure mit Permanganat ausführen, so werden 5 g Säure in 250 ccm Wasser und 4,7 g Ätzkali gelöst und bei 2—3^0 mit einer ebenfalls kalten Lösung von 2,55 g Kaliumpermanganat in 250 ccm Wasser versetzt. Nach kurzer Zeit ist die Operation beendet. Die Lösung wird vom Braunstein filtriert, sofort mit Salzsäure schwach angesäuert, auf dem Wasserbade bis zur beginnenden Kristallisation eingedampft und dann in die 10-fache Menge siedenden Alkohols gegossen. Beim Verdampfen des alkoholischen Filtrats bleibt ein Sirup, welcher beim Reiben nach einiger Zeit Kristalle abscheidet. Die Ausbeute an Rohprodukt beträgt etwa 3 g. Dasselbe wurde aus heißem Wasser umkristallisiert. Die Ausbeute ist ungefähr dieselbe wie bei der obigen Methode.

Oxydation der 1 - Methylharnsäure.

Wie schon erwähnt, gab Bleisuperoxyd hier ein sehr schlechtes Resultat, um so besser bewährte sich das Permanganat. 0,5 g der Säure wurden in 5,5 ccm Normal-Kalilauge und 10 ccm Wasser gelöst und bei $+3^0$ mit einer ebenfalls gekühlten Lösung von 0,29 g Kaliumpermanganat in 16 ccm Wasser versetzt. Bei dieser Temperatur geht die Oxydation sehr langsam vonstatten. Läßt man aber die Flüssigkeit sich spontan erwärmen, so tritt bei $7—8^0$ die Abscheidung des Mangansuperoxyds ein und ist in wenigen Minuten beendet. Das Filtrat wurde mit Essigsäure schwach übersättigt, auf dem Wasserbade konzentriert und der Kristallisation überlassen. Nach 15-stündigem Stehen hatte sich das Methylallantoïn in farblosen, großen Nadeln abgeschieden. Seine Menge betrug 0,4 g, so daß der Prozeß fast quantitativ verlaufen war. Auch nach dem Umkristallisieren aus heißem Wasser betrug die Ausbeute noch immer 0,3 g. Die schönen, farblosen, prismatischen Kristalle enthielten auch 1 Mol. Wasser, welches bei 100^0 entweicht.

0,1391 g Sbst. verloren bei 100^0 0,0131 g H_2O.

$C_5H_8N_4O_3 + H_2O$. Ber. H_2O 9,47. Gef. H_2O 9,42.

Sie schmolzen ferner bei $220—221^0$ (korr. $226—227^0$) und zersetzten sich hinterher. Sie verhielten sich also genau wie das oben erwähnte β-Methylallantoïn.

Oxydation der 9 - Methylharnsäure.

Mit Permanganat wurde sie genau so wie oben bei der 7-Methylverbindung ausgeführt, aber die Isolierung des Methylallantoïns etwas vereinfacht. Dasselbe schied sich kristallinisch ab, als die mit Salzsäure schwach übersättigte, wässerige Lösung bis zur beginnenden Kristallisation eingedampft wurde und dann längere Zeit stehen blieb. Bei Anwendung von 8 g Säure betrug die Menge der Kristalle 1,4 g. Für die Analyse wurden sie aus 60-prozentigem Alkohol umgelöst. Über Schwefelsäure an der Luft getrocknet, waren die Kristalle wasserfrei.

0,1667 g Sbst.: 0,2137 g CO_2, 0,0700 g H_2O.

$C_5H_8N_4O_3$. Ber. C 34,88, H 4,65.

Gef. „ 34,95, „ 4,66.

Beim raschen Erhitzen schmolzen sie gegen 250⁰ unter Zersetzung. Die Kristalle sind der Form des β-Methylallantoïns ziemlich ähnlich; der charakteristische Unterschied beider Methylallantoïne liegt aber im Kristallwassergehalt und im Schmelz- bzw. Zersetzungspunkt.

Das α-Methylallantoïn wird vom Jodwasserstoff ähnlich der β-Verbindung reduziert, wie Hill schon bei seinem Präparat festgestellt hat. Wir haben den Versuch mit dem obigen Produkte ausgeführt und dabei ein Methylhydantoïn erhalten, welches bei 155—157⁰ schmolz. Das ist ungefähr der Schmelzpunkt, den E. Salkowski für das aus Sarkosin entstehende Methylhydantoïn gefunden hat (156⁰), während die älteren Autoren 145⁰ angaben.

Die Oxydation der 9-Methylharnsäure läßt sich auch mit Bleisuperoxyd in der gleichen Art, wie es oben für die 7-Methylharnsäure beschrieben wurde, ausführen, nur ist es nötig, wegen der geringen Löslichkeit der Säure in Wasser für möglichst feine Verteilung zu sorgen. Das erhaltene Methylallantoïn schmolz ebenfalls unter Zersetzung zwischen 248⁰ und 250⁰, und die Ausbeute betrug 26% der angewandten Säure.

Oxydation der ζ - Methylharnsäure.

Permanganat und Bleisuperoxyd leisten hier ungefähr gleich gute Dienste. Die erstere Methode wurde durch einen größeren Versuch geprüft, bei welchem 41 g ζ-Methylharnsäure und 21,5 g Kaliumpermanganat in Anwendung kamen. Die Säure wurde in 2 l Wasser unter Zusatz von 34 g Ätzkali, das Permanganat in 2 l reinem Wasser gelöst und beide Flüssigkeiten bei $+2⁰$ vermischt. Die Abscheidung des Braunsteins erfolgte ziemlich rasch. Die filtrierte Flüssigkeit wurde dann sofort mit Salzsäure ganz schwach übersättigt und rasch eingedampft, wobei die Reaktion der Lösung immer deutlich sauer gehalten wurde. Als die Flüssigkeit auf etwa 200 ccm konzentriert war, begann schon in der Wärme die Abscheidung des α-Methylallantoïns. Nach 15-stündigem Stehen in der Kälte waren 13 g des Produktes ausgefallen. Die Mutterlauge gab noch weitere 2 g, so daß die Ausbeute ungefähr 37% des Ausgangsmaterials betrug. Nach dem Umlösen aus kochendem Wasser, wovon ungefähr 8 Teile zum Lösen nötig sind, zeigte das Produkt alle Eigenschaften, welche oben von dem α-Methylallantoïn angegeben sind. Die lufttrocknen Kristalle waren wasserfrei und gaben folgende Zahlen:

0,128 g Sbst.: 35,6 ccm N (18⁰, 761 mm).

$C_5H_8N_4O_3$. Ber. N 32,56. Gef. N 32,17.

Zur Sicherheit wurde noch 1 g mit Jodwasserstoff zum Methylhydantoïn reduziert, dessen Schmelzpunkt wieder bei 157—158⁰ gefunden wurde.

Bei der Oxydation mit Bleisuperoxyd, welche genau so wie bei der 7-Methylharnsäure angestellt wurde, betrug die Ausbeute an α-Methylallantoïn 25% des Ausgangsmaterials. Im übrigen zeigte das Präparat dieselben Eigenschaften wie das vorhergehende.

Oxydation der 3 - Methylharnsäure.

Wir verwendeten für den Versuch die Säure, welche aus reinem 3-Methylchlorxanthin durch Erhitzen mit Salzsäure gewonnen war, und bei welcher man die Garantie hat, daß sie frei von den Isomeren ist, welche bei der Methylierung der Harnsäure noch nebenher entstehen. Die Oxydation wurde mit Bleisuperoxyd in der beschriebenen Weise ausgeführt. Die Ausbeute betrug allerdings nur 15% des Ausgangsmaterials, aber das Produkt zeigte alle Eigenschaften, welche zuvor für das α-Methylallantoïn angegeben sind.

Bei obigen Versuchen haben wir uns der eifrigen und geschickten Hilfe des Hrn. Dr. Fritz Lehmann erfreut, wofür wir demselben besten Dank sagen.

41. Emil Fischer: Über aromatische Derivate der Harnsäure.[1]

Berichte der deutschen chemischen Gesellschaft **33**, 1701 [1900].
(Eingegangen am 29. Mai.)

Die Alkylierung der Harnsäure in wässerig-alkalischer Lösung ist beschränkt auf die aliphatischen Halogenalkyle und die halbaromatischen Verbindungen vom Typus des Benzylchlorids. Infolgedessen sind Phenylderivate der Harnsäure bisher nicht zugänglich gewesen. Zur Gewinnung solcher Produkte habe ich deshalb ein neues Verfahren eingeschlagen, welches der Synthese der Harnsäure aus Pseudoharnsäure nachgebildet ist.

Als Ausgangsmaterial dient dabei das Uramil, welches zunächst mit dem Phenylcyanat zu einer Phenylpseudoharnsäure kombiniert wird. Diese Reaktion erfordert allerdings besondere Bedingungen. Im trocknen Zustande wirken beide Körper selbst beim Siedepunkt des Cyanats nicht aufeinander ein, dagegen gelingt die Vereinigung leicht, wenn die gut gekühlte alkalische Lösung des Uramils mit Phenylcyanat geschüttelt wird. Ähnliche Bedingungen hat bereits C. Paal[2] bei den Aminosäuren, z. B. Glykocoll, Alanin, Anthranilsäure, *m*-Aminobenzoësäure und den Peptonen angewandt.

Ich habe mich überzeugt, daß das Phenylcyanat sich auch sehr leicht mit den Amidophenolen in alkalischer Lösung vereinigt und schwer lösliche Produkte liefert, welche vielleicht in einzelnen Fällen zur Erkennung oder Isolierung dieser Basen dienen können[3].

---

[1] Der Berliner Akademie vorgelegt am 1. März 1900; s. Sitzungsberichte.
[2] Berichte d. d. chem. Gesellsch. **27**, 974 [1894].
[3] Allerdings bleibt die Reaktion hier nicht bei der Bildung des Phenylharnstoffs stehen, sondern es wird bei einem Teil des Produktes auch die Phenolgruppe in Mitleidenschaft gezogen. So wurde bei dem *p*-Amidophenol, welches für die spezielle Untersuchung diente, neben *p*-Oxy-s-diphenylharnstoff

$$OH.C_6H_4.NH.CO.NH.C_6H_5$$

auch die Verbindung

$$C_6H_5.NH.CO.O.C_6H_4.NH.CO.NH.C_6H_5$$

erhalten. Da beide Produkte unbekannt sind, so mag der Versuch ausführlicher

Die neue Phenylpseudoharnsäure hat nach der Synthese die Struktur

$$\begin{array}{l} HN-CO \\ \;\;|\;\;\;\;| \\ CO\;\;CH.NH.CO.NH.C_6H_5 \\ \;\;|\;\;\;\;| \\ HN-CO \end{array}$$

und ist entsprechend der früher von mir vorgeschlagenen Nomenklatur als 9-Phenylverbindung zu bezeichnen. Durch Kochen mit 20-prozentiger Salzsäure wird sie in die 9-Phenylharnsäure:

geschildert werden:

2 g p-Amidophenolchlorhydrat wurden in 27,5 ccm Normal-Kalilauge (2 Mol.) gelöst, zu der auf 0^0 abgekühlten Flüssigkeit 1,7 g Phenylcyanat (1 Mol.) in kleinen Portionen zugegeben und jedesmal heftig geschüttelt, bis der Geruch des Cyanats verschwunden war. Die Operation dauerte $^3/_4$ Stunden, wobei die Flüssigkeit stets kalt gehalten wurde. Während derselben schied sich die Verbindung des Amidophenols mit zwei Molekülen Phenylcyanat als bräunliche, schlammige Masse ab. Ihre Menge betrug 1,2 g.

Das braune Filtrat wurde mit Tierkohle gekocht und angesäuert, wobei der p-Oxydiphenylharnstoff als fast farblose, kristallinische Masse ausfiel. Seine Menge betrug 1,5 g. Durch Umkristallisieren aus heißem Eisessig, aus welchem er beim Erkalten in flachen, kugelförmig vereinigten Nädelchen ausfällt, wird er leicht rein erhalten. Für die Analyse war die Substanz im Vakuum über Schwefelsäure getrocknet.

0,2004 g Sbst.: 0,5035 g CO_2, 0,0998 g H_2O. — 0,1496 g Sbst.: 15,2 ccm N (10^0, 773 mm).

$C_{13}H_{12}N_2O_2$.　Ber. C 68,42, H 5,26, N 12,28.
　　　　　　　　Gef. „ 68,52, „ 5,53, „ 12,37.

Die Substanz schmilzt unzersetzt bei 216^0 (korr. 221^0). Sie ist in heißem Wasser, Äther und Benzol schwer löslich. Viel leichter wird sie von Alkohol und Eisessig aufgenommen. Von letzterem verlangt sie in der Siedehitze etwa 12 Teile. In Alkalien ist sie leicht löslich. Sie gleicht also durchaus der isomeren Verbindung, welche Leukart (Journ. f. prakt. Chem. **41**, 327 [1890]) aus Phenylcyanat und Orthoamidophenol in ätherischer Lösung gewann.

Die andere Verbindung des Amidophenols mit zwei Molekülen Phenylcyanat, welche in Alkali unlöslich ist und deshalb bei der Einwirkung des Phenylcyanats direkt ausfällt, wird ebenfalls am besten aus siedendem Eisessig, von welchem sie etwa 100 Teile erfordert, umkristallisiert. Für die Analyse wurde sie bei 115^0 getrocknet.

0,2045 g Sbst.: 0,5158 CO_2, 0,0918 g H_2O. — 0,1398 g Sbst.: 14,1 ccm N (12^0, 769 mm).

$C_{20}H_{17}N_3O_3$.　Ber. C 69,16, H 4,90, N 12,10.
　　　　　　　　Gef. „ 68,79, „ 4,99, „ 12,12.

Die Substanz beginnt im Kapillarrohr bei 220^0 zu sintern und schmilzt bei 240^0 (korr.) unter Zersetzung zu einer dunklen Flüssigkeit. Beim längeren Kochen mit wässerigem Alkali geht sie in Lösung und verwandelt sich dabei, wenigstens teilweise, in den p-Oxydiphenylharnstoff.

$$\begin{array}{ll} HN\!-\!CO & \\ \mid \quad\ \mid & \\ CO\ \ C.NH & \\ \mid\quad \parallel\ \ \rangle CO & \\ HN\!-\!C.N.C_6H_5 & \end{array}$$

verwandelt.

Die Richtigkeit dieser Formel ergibt sich auch aus den Spaltungen der Säure, denn sie liefert bei der Oxydation mit Chlor Alloxan und beim Erhitzen mit Salzsäure auf 170° Glykocoll. Bei der Behandlung mit Jodmethyl in alkalischer Lösung gibt sie als Endprodukt die neutrale Trimethylphenylharnsäure. Durch Behandlung mit Phosphoroxychlorid wird sie ferner sehr glatt in ein Phenyloxydichlorpurin übergeführt, welches aller Wahrscheinlichkeit nach die Struktur

$$\begin{array}{ll} N\!=\!C.Cl & \\ \mid\quad\ \ \mid & \\ Cl.C\ \ C.NH & \\ \parallel\quad \parallel\ \ \rangle CO & \\ N\!-\!C.N.C_6H_5 & \end{array}$$

hat, und man darf nach diesen Beobachtungen erwarten, daß mit der Phenylharnsäure alle diejenigen Verwandlungen vorgenommen werden können, welche für die 9-Methylharnsäure bekannt sind.

9 - Phenylpseudoharnsäure.

10 g gepulvertes, reines Uramil werden mit 140 ccm Normal-Kalilauge (2 Mol.), welche auf 0° abgekühlt ist, geschüttelt, bis nahezu völlige Lösung eingetreten ist. Man fügt dann zu der rötlich-violetten Flüssigkeit, welche dauernd kalt gehalten wird, 8,3 g Phenylcyanat in etwa zwanzig Portionen zu und schüttelt jedesmal kräftig, bis der Geruch des Cyanats verschwindet. Während der Operation, welche etwa eine Stunde dauert, scheidet sich ein dicker Brei von phenyl-pseudoharnsaurem Kalium ab. Wesentlich für den Verlauf der Reaktion ist die niedere Temperatur und das starke Schütteln. Zum Schluß wird die Kristallmasse auf der Pumpe filtriert und mit wenig kaltem Wasser gewaschen. Die Mutterlauge enthält noch eine beträchtliche Menge der Phenylpseudoharnsäure, welche beim Ansäuern als dicker, weißer Niederschlag ausfällt, aber nicht ganz so rein ist wie das aus dem Kaliumsalz darstellbare Präparat.

Das feste Kaliumsalz wird in warmem Wasser gelöst, wobei kein Rückstand bleibt, wenn die Reaktion normal verlaufen war, dann mit Tierkohle gekocht und aus dem warmen Filtrat die Phenylpseudo-harnsäure durch Schwefel- oder Salzsäure abgeschieden. Sie fällt dabei als kristallinische Masse aus, welche leicht zu filtrieren ist, während in der Kälte ein sehr voluminöser, amorpher Niederschlag entsteht. Die Gesamtausbeute beträgt ungefähr 15 g oder etwa 80% der Theorie.

Für die Analyse wurde die aus dem Kaliumsalz dargestellte Phenylpseudoharnsäure aus heißem Wasser umkristallisiert. Zur Lösung sind etwa 350 Teile Wasser und längeres Kochen erforderlich, weil die Masse von Wasser schwer benetzt wird. Beim 12-stündigen Stehen der erkalteten Flüssigkeit schied sich die Säure nur zum kleineren Teil in eigentümlichen, rosetten- oder schneeballähnlichen Kristallaggregaten ab, welche aus mikroskopisch kleinen Spießen gebildet sind, während beim Eintragen von Kristallen oder beim Eindampfen der wässerigen Lösung hauptsächlich vereinzelte feine Nädelchen entstehen.

Nach dem Trocknen bei 120° scheint die Substanz noch ein halbes Molekül Kristallwasser zu enthalten, welches sich leider nicht bestimmen ließ, weil bei höherer Temperatur starke Färbung eintrat.

0,2002 g Sbst.: 0,3583 g CO_2, 0,0769 g H_2O. — 0,1493 g Sbst.: 25,2 ccm N (10°, 767 mm).

$C_{11}H_{10}N_4O_4 + 1/2 H_2O$.   Ber. C 48,71, H 4,06, N 20,67.
Gef. „ 48,81, „ 4,27, „ 20,53.

Die Phenylpseudoharnsäure verkohlt bei höherer Temperatur; sie ist in Alkohol und Äther so gut wie unlöslich und auch, wie oben erwähnt, in heißem Wasser recht schwer löslich. Sie reduziert die ammoniakalische Silberlösung und gibt nach der Oxydation mit Salzsäure und Kaliumchlorat die Murexidreaktion. In überschüssigen Alkalien löst sie sich schon in der Kälte leicht; Kohlensäure fällt aus dieser Lösung, wenn letztere nicht zu verdünnt ist, die in kaltem Wasser ziemlich schwer löslichen sauren Salze. Die Kaliumverbindung kristallisiert aus warmem Wasser beim Abkühlen in kleinen Nadeln oder Prismen, welche meist zu drusenförmigen Aggregaten verwachsen sind. Dieses Salz scheidet sich auch bei der Darstellung aus Uramil ab. Das entsprechende Natriumsalz ist etwas leichter löslich und kristallisiert aus warmem Wasser in kleinen, prismenähnlichen Täfelchen. Das Ammoniaksalz ist in kaltem Wasser recht schwer löslich und bildet äußerst feine, biegsame Nädelchen.

9 - Phenylharnsäure.

Werden 10 g gepulverte Pseudosäure mit 2 l 20-prozentiger Salzsäure gekocht, so erfolgt nach etwa $1/2$ Stunde klare Lösung; man kocht dann noch $1/2$ Stunde länger und verdampft nun die Flüssigkeit in einer Schale über freiem Feuer, und zwar zweckmäßig zur Beschleunigung der Operation unter Mithilfe eines starken Luftzuges auf ungefähr ein Drittel ihres Volumens, wobei eine reichliche Kristallisation der Phenylharnsäure erfolgt. Dieselbe wird nach dem Erkalten filtriert. Die Mutterlauge gibt bei weiterem Verdampfen eine zweite, aber viel kleinere Kristallisation. Die Reaktion verläuft recht glatt, denn die Ausbeute betrug ungefähr 80% der Theorie. Nebenher wird etwas Ammoniak und Anilin gebildet, und die letzte Mutterlauge hinterließ beim völligen Eindampfen eine braune, schmierige Masse.

Zur Reinigung wird die Phenylharnsäure in heißem, verdünntem Alkali gelöst, mit Tierkohle gekocht, wobei aber keine völlige Entfärbung der gelben Flüssigkeit eintritt, und aus dem Filtrat durch Säuren gefällt.

Das so erhaltene Präparat ist farblos und für die Bereitung der Derivate rein genug. Für die Analyse wurde ein Teil nochmals aus kochendem Wasser umkristallisiert.

Die lufttrockne Substanz enthält zwei Moleküle Kristallwasser; dasselbe entweicht teilweise, allerdings nur langsam im Vakuum über Schwefelsäure, rasch und vollständig geht es bei 130^0 weg.

0,8588 g Sbst. verloren bei 130^0 0,1104 g H_2O.

$C_{11}H_8N_4O_3 + 2\,H_2O$.   Ber. H_2O 12,86.   Gef. H_2O 12,85.

Die trockne Substanz gab folgende Zahlen:

0,2034 g Sbst.: 0,4024 g CO_2, 0,0653 g H_2O. — 0,1285 g Sbst.: 24,9 ccm N $(14^0, 768$ mm).

$C_{11}H_8N_4O_3$.   Ber. C 54,10, H 3,28, N 22,95.
Gef. „ 53,95, „ 3,56, „ 23,12.

Im Kapillarrohr erhitzt, fängt die Phenylharnsäure gegen 320^0 an sich zu bräunen und verkohlt bei höherer Temperatur. Sie löst sich in ungefähr 120 Teilen siedendem Wasser, mithin erheblich leichter als die entsprechende Methylharnsäure, während man nach der Zusammensetzung das Gegenteil erwarten sollte. Diese Beobachtung beweist von neuem, wie wenig die physikalischen Eigenschaften der Purinkörper den Erfahrungen entsprechen, welche man in anderen Kapiteln der organischen Chemie gesammelt hat. Aus der heißen Lösung scheidet sie sich zum größeren Teil bei gewöhnlicher Temperatur in silberglänzenden Blättchen ab, welche unter dem Mikroskop meist wie sehr dünne, rechteckige Platten aussehen.

In heißem Alkohol löst sie sich sehr schwer, aber doch leichter als Harnsäure, und scheidet sich aus der eingeengten Flüssigkeit in äußerst feinen Kriställchen ab. Erheblich leichter ist sie in heißem Eisessig löslich; beim Erkalten fällt sie daraus zuerst als Gallerte, aber bei längerem Stehen bilden sich körnige Kristallaggregate, welche meist aus feinen Blättchen bestehen. In Äther ist sie so gut wie unlöslich.

In warmer, starker Salzsäure löst sie sich mehr als in Wasser, und besonders leicht wird sie von konzentrierter Schwefelsäure bei 100⁰ aufgenommen, aber durch Zusatz von Wasser wieder gefällt.

Sie löst sich leicht in überschüssigen Alkalien, wenn sie verdünnt sind. Aus der Lösung in warmer konzentrierter Kalilauge scheidet sich nach dem Abkühlen langsam ein Salz in kleinen, kurzen Prismen oder Tafeln ab. Viel schwerer löslich ist in Wasser das saure Kaliumsalz. Zur Darstellung desselben wurde 1 g Säure in 15 ccm Wasser und 7 ccm Normal-Kalilauge gelöst, dann Kohlensäure eingeleitet und der hierdurch entstandene Niederschlag durch Kochen wieder gelöst. Beim Erkalten schied sich das Salz in farblosen Nadeln ab, welche meist zu kugelförmigen Aggregaten verwachsen waren. Nachdem es im Vakuum über Schwefelsäure mehrere Tage gestanden hatte, verlor es bei 135⁰ nur ein halbes Prozent an Gewicht und gab dann die der Formel $C_{11}H_7N_4O_3K$ entsprechende Menge Kalium.

0,2749 g Sbst.: 0,0832 g K_2SO_4.

$C_{11}H_7N_4O_3K$.   Ber. K 13,83.   Gef. K 13,54.

In heißem, verdünntem Ammoniak löst sich die Phenylharnsäure auch verhältnismäßig leicht, und wenn die Lösung nicht zu verdünnt ist, so kristallisiert beim Erkalten ein Ammoniumsalz in farblosen, mikroskopisch kleinen, meist kugelförmig verwachsenen Nädelchen.

Die Phenylharnsäure reduziert die ammoniakalische Silberlösung und wird in alkalischer Lösung von Permanganat schon bei 0⁰ sofort angegriffen. Auch von Salpetersäure wird sie, je nach der Konzentration, schon bei gewöhnlicher Temperatur oder beim Erwärmen zerstört. Dabei entsteht etwas Alloxan, denn die Lösung gibt, allerdings nicht besonders stark, die Murexidprobe. Glatter verläuft die Bildung des Alloxans bei der Oxydation mit Chlor, wie folgender Versuch zeigt.

1 g gepulverte Phenylharnsäure wurde mit 10 ccm 20-prozentiger Salzsäure übergossen und in gelinder Wärme 0,8 g Kaliumchlorat in mehreren Portionen eingetragen. Unter Temperaturerhöhung verschwand die Phenylharnsäure; da aber gleichzeitig ein unlösliches Produkt entstand, so erfolgte keine klare Lösung. Das abgeschiedene kristallinische Produkt war zum Teil in Äther löslich; es enthielt Chlor, löste sich nicht in Alkali, wohl aber in warmer, starker Salzsäure. Es scheint ein gechlorter Phenylharnstoff zu sein, wurde aber nicht analysiert. Die salzsaure Lösung enthielt das gleichzeitig gebildete Alloxan; denn sie gab beim Verdampfen die Murexidprobe und bei der Behandlung mit Schwefelwasserstoff Alloxantin, welches durch Kristallisation aus Wasser in den charakteristischen Formen isoliert wurde.

Obschon die Strukturformel der Phenylharnsäure schon aus der Synthese hervorgeht, so schien es mir doch nicht überflüssig, die angenommene Stellung des Phenyls durch die totale Spaltung mit Salzsäure zu prüfen. Zu dem Zweck wurde die Verbindung mit der achtfachen Menge Salzsäure vom spez. Gewicht 1,19 fünf Stunden auf 170° erhitzt. Die schwach gebräunte Lösung, aus welcher sich eine reichliche Menge von Salmiak abgeschieden hatte, enthielt Anilin und Glykocoll. Letzteres wurde in bekannter Weise als Glykocollkupfer isoliert und nach dem Trocknen bei 110° analysiert. (Gefunden Cu 30,1%, berechnet 30%.) Ich muß jedoch bemerken, daß die Menge des Glykocollkupfers viel geringer war, als man nach der Theorie hätte erwarten sollen. Immerhin kann seine Bildung als ein weiterer Beweis für die oben angenommene Formel der Phenylharnsäure angesehen werden.

9 - Phenyloxydichlorpurin, $C_6H_5 . C_5HN_4OCl_2$.

3 g fein gepulverte und bei 140° getrocknete Phenylharnsäure wurden mit 30 g Phosphoroxychlorid im geschlossenen Rohr unter dauernder Bewegung im Ölbad auf 140° erhitzt. Nach $1^1/_2$ Stunden war klare Lösung eingetreten, nach $2^1/_2$ Stunden begann die Kristallisation des neuen Produktes, und nach $3^1/_2$ Stunden wurde das Erhitzen unterbrochen. Beim Abkühlen des Rohrinhaltes auf 0° schied sich eine so große Menge von feinen Nadeln ab, daß die Flüssigkeit breiartig davon erfüllt war. Die Menge der Kristalle betrug nach dem Filtrieren und Waschen mit Äther 1,7 g. Sie wurden einmal aus 45 g siedendem Eisessig umkristallisiert, wobei nur geringer Verlust eintrat, und waren nach dem Trocknen bei 130° analysenrein.

0,2067 g Sbst.: 0,3545 g CO_2, 0,0430 g H_2O. — 0,1427 g Sbst.: 24,5 ccm N (16°, 759 mm). — 0,1530 g Sbst.: 0,1585 g AgCl.

$C_{11}H_6N_4OCl_2$.   Ber. C 47,00, H 2,13, N 19,93, Cl 25,27.

Gef. „ 46,77, „ 2,31, „ 19,99, „ 25,62.

Eine nicht unbeträchtliche Menge derselben Verbindung bleibt in dem Phosphoroxychlorid gelöst. Die Mutterlauge wird deshalb im Vakuum verdampft, der amorphe Rückstand mit Wasser versetzt und das ausgeschiedene, feste Produkt filtriert. Seine Menge betrug 1,2 g. Dasselbe ist ein Gemisch von Phenyloxydichlorpurin und einem in Alkali unlöslichen Produkt, wahrscheinlich Phenyltrichlorpurin. Es wurde deshalb mit 5 ccm konzentrierter Schwefelsäure auf dem Wasserbade erwärmt, wobei es unter Entwickelung von Salzsäure mit dunkler Farbe in Lösung ging. Dieselbe wurde noch 15 Minuten erwärmt, dann mit dem gleichen Volumen Wasser versetzt und von neuem eine Viertelstunde erhitzt, schließlich mit viel Wasser gefällt und die aus-

35 *

geschiedene Masse einmal aus kochendem Eisessig umkristallisiert. Das Produkt zeigte dann den Schmelzpunkt des Phenyloxydichlorpurins. Die Gesamtausbeute an reinem Produkt betrug 2,4 g oder 70% der Theorie.

Das Phenyloxydichlorpurin kristallisiert aus Eisessig in biegsamen Nädelchen. Es schmilzt bei 318° (korr. 323°) und läßt sich in kleiner Menge destillieren, wobei allerdings etwas Zersetzung unvermeidlich ist.

In heißem Wasser ist es sehr schwer löslich, auch von heißem Alkohol wird es nur wenig aufgenommen und kristallisiert beim Erkalten in äußerst feinen Nädelchen. In Äther ist es nur spurenweise löslich. Warme konzentrierte Salzsäure löst nur wenig, konzentrierte Schwefelsäure dagegen, wie schon erwähnt, bei 100° leicht und ohne Veränderung. Salpetersäure vom spez. Gewicht 1,4 löst beim Erwärmen auf 100° auch erhebliche Mengen, aber es tritt dabei, zumal wenn die Erwärmung länger dauert, eine Veränderung ein. Denn das mit Wasser ausgefällte und aus Eisessig umkristallisierte Produkt zeigte einen erheblich niedrigeren Schmelzpunkt. Wahrscheinlich findet hierbei eine Nitrierung des Phenyls statt.

Die Alkalisalze des Phenyloxydichlorpurins sind in Wasser, besonders in der Wärme, leicht, in überschüssigem Alkali aber recht schwer löslich und kristallisieren beide in feinen Nadeln. In heißem, verdünntem Ammoniak ist die Substanz ebenfalls leicht löslich. Bei genügender Konzentration scheidet sich in der Kälte das Ammoniumsalz in kleinen, aber hübsch ausgebildeten, zugespitzten Prismen oder Tafeln ab.

Während die Methyloxydichlorpurine von konzentriertem Jodwasserstoff und Jodphosphonium leicht in halogenfreie Produkte verwandelt werden, zeigt die Phenylverbindung ein anderes Verhalten. Sie löst sich in kalter Jodwasserstoffsäure vom spez. Gewicht 1,96 in erheblicher Menge. Erwärmt man aber, mit oder ohne Zusatz von Jodphosphonium, so fällt ein sehr schwer lösliches Produkt heraus, welches sich in Alkalien leicht löst und stark jodhaltig ist.

1, 3, 7 - Trimethyl - 9 - phenylharnsäure.

Die Methylierung der 9-Phenylharnsäure in alkalischer Lösung durch Schütteln mit Jodmethyl verläuft in ganz ähnlicher Weise wie bei der Harnsäure selbst. Als Zwischenprodukte entstehen saure Methylderivate, und das Endprodukt ist die neutrale Trimethylverbindung. Diese wurde bisher allein genau untersucht.

Um sie zu erhalten, wird 1 g Phenylharnsäure in 14,4 ccm Normal-Kalilauge (3,5 Mol.) gelöst und mit 2,3 g Jodmethyl (4 Mol.) im geschlossenen Rohr unter dauernder Bewegung auf 85⁰ erhitzt. Nach ungefähr $^3/_4$ Stunden, wenn der größte Teil des Jodmethyls verschwunden ist, beginnt die Kristallisation der Trimethylphenylharnsäure; aber zur Vervollständigung der Reaktion ist es vorteilhaft, noch weitere zwei Stunden zu erhitzen. Schließlich wird auf 0⁰ abgekühlt, filtriert, mit sehr verdünntem, kaltem Alkali ausgelaugt, um alle sauren Produkte zu entfernen, und abermals filtriert. Die Ausbeute an diesem Produkt beträgt 50% der Theorie. Zur völligen Reinigung genügt einmaliges Umkristallisieren aus heißem Alkohol.

Die über Schwefelsäure im Vakuum getrocknete Substanz verlor bei 100⁰ nicht an Gewicht und gab folgende Zahlen:

0,2012 g Sbst.: 0,4319 g CO_2, 0,0902 g H_2O. — 0,1937 g Sbst.: 32,2 ccm N (18⁰, 767 mm).

$C_{14}H_{14}N_4O_3$.   Ber. C 58,73, H 4,90, N 19,58.
          Gef. „ 58,55, „ 4,98, „ 19,39.

Die Trimethylphenylharnsäure schmilzt bei 258—259⁰ (265—266⁰ korr.) zu einer farblosen Flüssigkeit und destilliert bei höherer Temperatur größtenteils unzersetzt. Sie kristallisiert in kleinen, farblosen, rhombenähnlichen Tafeln. Sie löst sich in ungefähr 30 Teilen kochendem Alkohol und noch leichter in Chloroform und Eisessig. In Wasser und in Äther ist sie dagegen schwerer löslich. Von konzentrierter Schwefelsäure wird sie, namentlich beim Erwärmen, sehr leicht aufgenommen, auch starke, heiße Salzsäure löst erhebliche Mengen. Wie schon erwähnt, ist die Verbindung gegen kaltes Alkali indifferent; beim Kochen damit wird sie aber ziemlich rasch gelöst und gleichzeitig zersetzt, denn beim Ansäuern findet lebhafte Entwickelung von Kohlensäure statt. Offenbar erfährt unter diesen Bedingungen die Trimethylphenylharnsäure eine ähnliche Aufspaltung wie die Tetramethylharnsäure.

42. Emil Fischer und W. v. Loeben: Über das 9-Phenylpurin.

Berichte der deutschen chemischen Gesellschaft **33**, 2278 [1900].

(Eingegangen am 23. Juli.)

Dasselbe Verfahren, welches von der 9-Methylharnsäure zum entsprechenden Methylpurin führt, läßt sich auch auf die 9-Phenylharnsäure anwenden. Wie bereits mitgeteilt ist[1]), wird dieselbe durch Erhitzen mit Phosphoroxychlorid auf 140⁰ in das Phenyloxydichlorpurin verwandelt. Letzteres verliert bei der gleichen Temperatur, wenn es der kombinierten Einwirkung von Phosphoroxychlorid und Phosphorpentachlorid unterliegt, auch das letzte Sauerstoffatom und geht über in Phenyltrichlorpurin. Daraus entsteht beim Kochen mit Zinkstaub und Wasser ein Phenylmonochlorpurin, welches beim Schütteln mit starker Jodwasserstoffsäure sich in die entsprechende Jodverbindung umwandelt. Wird endlich die letztere von neuem in heißer, wässeriger Lösung mit Zinkstaub behandelt, so resultiert das 9-Phenylpurin. Dasselbe ist trotz des elektronegativen Phenyls eine ausgesprochene Base, welche beständige Salze liefert.

Von den beiden Methylpurinen unterscheidet es sich durch die viel geringere Löslichkeit in Wasser. Das ist beachtenswert, weil bei der Phenylharnsäure die Löslichkeit auffallenderweise viel größer ist als die der entsprechenden Methylverbindung.

$$9\text{-Phenyltrichlorpurin,} \quad
\begin{array}{c}
\mathrm{N}=\mathrm{C.Cl} \\
| \quad\quad | \\
\mathrm{Cl.C} \quad \mathrm{C-N} \\
\| \quad\quad \| \quad\ \diagdown \mathrm{C.Cl} \\
\mathrm{N-C-N.C_6H_5}
\end{array}\ .$$

10 g Phenyloxydichlorpurin wurden mit 100 g Phosphoroxychlorid und 25 g Phosphorpentachlorid im geschlossenen Rohr im Ölbad 18 Stunden auf 140⁰ erhitzt. Im Anfang ist es vorteilhaft zu schütteln, bis Lösung eingetreten ist. Beim Erkalten scheidet sich aus der schwach gelb gefärbten Flüssigkeit ein dicker Brei von Kri-

---

[1]) Berichte d. d. chem. Gesellsch. **33**, 1707 [1900]. (*S. 547.*)

stallen ab, welcher größtenteils aus Phosphorpentachlorid und unverändertem Phenyloxydichlorpurin besteht. Derselbe wird abgesaugt und zur Zerstörung des Pentachlorids in etwa $^1/_2$ l Wasser, welches reichlich mit Eis vermischt ist, eingetragen. Das Filtrat, welches den größten Teil des Phenyltrichlorpurins enthält, wird durch Verdampfen im Vakuum möglichst vollständig von Phosphoroxychlorid befreit und der braune, feste Rückstand ebenfalls mit Eiswasser behandelt, um den Rest der Phosphorchloride zu zerstören. Die beiden, in Wasser unlöslichen Rückstände, welche das Phenyltrichlorpurin enthalten, werden nach dem Filtrieren vereinigt und zur Entfernung des unveränderten Phenyloxydichlorpurins mit eiskalter, sehr verdünnter Natronlauge sorgfältig verrieben. Das alkalische Filtrat gibt beim Ansäuern das Phenyloxydichlorpurin zurück, welches für eine neue Operation dienen kann. Seine Menge beträgt durchschnittlich 40% des angewandten Materials.

Das in Alkali unlösliche Phenyltrichlorpurin, dessen Menge ungefähr 60% des Ausgangsmaterials beträgt, wird im Vakuum getrocknet und aus heißem Essigester umkristallisiert, wobei nur ein geringer Verlust eintritt. Die Verbindung ist im reinen Zustande ganz farblos, gewöhnlich aber hat sie einen Stich ins Gelbe. Für die Analyse wurde sie im Vakuum über Schwefelsäure getrocknet.

0,2117 g Sbst.: 0,3430 g CO_2, 0,0341 g H_2O. — 0,2159 g Sbst.: 33,6 ccm N (16°, 768 mm). — 0,2284 g Sbst.: 0,3280 g AgCl.

$C_{11}H_5N_4Cl_3$.   Ber. C 44,08, H 1,67, N 18,70, Cl 35,56.
              Gef. „ 44,19, „ 1,70, „ 18,34, „ 35,52.

Sie schmilzt bei 210—211° (korr.). Sie löst sich leicht in heißem Alkohol, heißem Essigester und in Chloroform, schwerer in Äther und außerordentlich schwer in Wasser. In konzentrierter Schwefelsäure löst sie sich leicht. Erwärmt man diese Lösung etwa 15 Minuten auf dem Wasserbade, so entwickelt sie viel Chlorwasserstoff und scheidet beim Verdünnen mit Wasser eine weiße Masse ab, welche nach dem Umkristallisieren aus Eisessig durch den Schmelzpunkt und die Löslichkeit in Alkali als Phenyloxydichlorpurin erkannt wurde.

9 - Phenylmonochlorpurin.

Wegen der geringen Löslichkeit der Trichlorverbindung in heißem Wasser ist es nötig, verdünnten Alkohol anzuwenden, wodurch allerdings die Reduktion verzögert wird. Man löst 6 g Phenyltrichlorpurin in 2 l siedendem, 50-prozentigem Alkohol, fügt 30 g Zinkstaub zu, kocht 8 Stunden am Rückflußkühler und verdampft die heiß filtrierte Flüssigkeit im Vakuum auf dem Wasserbade, bis die Kristallisation der Monochlorverbindung beginnt. Man läßt erkalten, filtriert und verdampft bis zu erneuter Kristallisation. Die Ausbeute beträgt ungefähr 80% der Theorie. Zur Reinigung wird das Rohprodukt in heißem Alkohol gelöst und mit Wasser von 80⁰ bis zur beginnenden Kristallisation versetzt, wobei die Verbindung in langen, farblosen, biegsamen Nädelchen ausfällt. Für die Analyse wurde wiederum im Vakuum über Schwefelsäure getrocknet.

$0,1483$ g Sbst.: $31,2$ ccm N (20^0, 764 mm). — $0,1706$ g Sbst.: $0,1050$ g AgCl.

$C_{11}H_7N_4Cl$.   Ber. N $24,30$, Cl $15,40$.
          Gef. „ $24,18$, „ $15,24$.

Die Substanz schmilzt bei 162—163^0 (korr.). Von kochendem Wasser braucht sie etwa 600 Teile zur Lösung. In Alkohol und Äther ist sie leicht löslich, in Petroläther und Benzol schwerer. Über die Stellung des Halogens liegt keine entscheidende Beobachtung vor. Nach Analogie mit dem auf ähnliche Art erhaltenen 7-Methyl-2-chlorpurin darf es aber als wahrscheinlich gelten, daß auch hier das Halogen sich in Stellung 2 befindet.

9 - Phenyljodpurin.

Schüttelt man das feingepulverte Phenylmonochlorpurin mit der 15-fachen Menge farbloser Jodwasserstoffsäure vom spezifischen Gewicht 1,96 bei gewöhnlicher Temperatur 15—20 Stunden, so geht nur der kleinere Teil in Lösung, welche gleichzeitig eine braune Färbung annimmt, während der Rückstand sich in goldgelbe Blättchen verwandelt. Verdünnt man schließlich die Lösung ungefähr mit der 6-fachen Gewichtsmenge Wasser, so scheiden sich diese Blättchen in größerer Menge ab, aber fast gleichzeitig nimmt der Niederschlag eine tief dunkle Farbe an, welche wahrscheinlich von der Bildung eines Perjodids herrührt; denn durch schweflige Säure wird das Produkt in farbloses Phenyljodpurin verwandelt. Um das zu erreichen, ist es allerdings ratsam, die dunkle Masse erst abzufiltrieren, mit gesättigter, schwefliger Säure sorgfältig zu verreiben und dann zu erwärmen. Da die Verbindung sowohl in Wasser wie in verdünnten Säuren sehr schwer löslich ist, so resultiert sie bei dieser Operation als grüngefärbte Masse, welche nach dem Erkalten filtriert und aus heißem Alkohol umkristallisiert wird. Die Ausbeute beträgt ungefähr 50% der Theorie. Die im Vakuum über Schwefelsäure getrocknete Substanz gab folgende Zahlen:

$0,2218$ g Sbst.: $0,3362$ g CO_2, $0,0481$ g H_2O. — $0,2646$ g Sbst.: $0,1911$ g AgJ.

$C_{11}H_7N_4J$.   Ber. C $40,99$, H $2,17$, J $39,44$.
          Gef. „ $41,34$, „ $2,41$, „ $39,02$.

Die Verbindung bildet farblose, lange Nadeln, welche bei 165 bis 166° (korr.) schmelzen und sich bei höherer Temperatur unter Jodabscheidung zersetzen. Sie ist schwerer löslich als das Chlorderivat; so verlangt sie von heißem Wasser etwa 1500 Teile, und in kaltem Alkohol ist sie ebenfalls ziemlich schwer löslich.

9 - Phenylpurin.

1 Teil feingepulvertes Phenyljodpurin wird mit 5 Teilen Zinkstaub und 1500 Teilen Wasser 3 Stunden am Rückflußkühler zu lebhaftem Sieden erhitzt und dann filtriert. Die Lösung wird im Vakuum eingedampft und der Rückstand mit heißem Chloroform ausgelaugt. Beim Verdampfen des Chloroforms bleibt das Phenylpurin als braungefärbte, kristallinische Masse zurück, welche mit wenig warmem Wasser digeriert, nach dem Erkalten filtriert und bei 100° getrocknet wird. Die Reinigung gelingt am raschesten durch Sublimation bei etwa 0,5 mm Druck in einem mit Anilin beschickten Victor Meyerschen Luftbade. Man erhält so das Phenylpurin in schönen, farblosen, prismatischen Nadeln, welche aber zur völligen Reinigung noch aus heißem Wasser umkristallisiert werden müssen. Die bei 100° getrocknete Substanz gab folgende Zahlen:

0,1580 g Sbst.: 0,3915 g CO_2, 0,0604 g H_2O. — 0,1248 g Sbst.: 31,6 ccm N (22°, 757 mm).

$C_{11}H_8N_4$.   Ber. C 67,34, H 4,08, N 28,57.
                 Gef. „ 67,56, „ 4,24, „ 28,56.

Das 9-Phenylpurin schmilzt bei 162—163° (korr.). Es löst sich n'86 Teilen siedendem Wasser und kristallisiert daraus in der Kälte in langen Nadeln aus. In Alkohol ist es leicht löslich. Als Base löst es sich leicht in verdünnten Mineralsäuren und wird daraus durch Alkalien oder Ammoniak gefällt. Das Hydrochlorat scheidet sich aus der nicht zu verdünnten, warmen, wässerigen Lösung in glänzenden Blättchen und das Nitrat in derberen, wenig charakteristischen Kristallen ab. Das Chloroplatinat fällt als schwach gelber, aus sehr feinen Nädelchen bestehender Niederschlag und ist auch in heißem Wasser sehr schwer löslich. Goldchlorid erzeugt in der salzsauren Lösung zuerst einen gelben, harzigen Niederschlag, welcher nach einiger Zeit kristallinisch wird. Das Salz kristallisiert aus heißem Wasser, in welchem es ziemlich schwer löslich ist, in gelben, verfilzten Nädelchen.

43. Kurt Sembritzki: Über Malonyldiäthylharnstoff und 1.3-Diäthylharnsäure.

Berichte der deutschen chemischen Gesellschaft **30**, 1814 [1897].

(Eingegangen am 6. Juli, mitgeteilt in der Sitzung am 12. Juli von Hrn. O. Piloty).

Während Dimethylderivate der Harnsäure in großer Zahl bekannt sind, und neuerdings durch die Verwandlung in die entsprechenden Xanthine ein erhöhtes Interesse erhalten haben, ist die Kenntnis der Äthylharnsäuren sehr lückenhaft. Sie beschränkt sich auf die vor langer Zeit von Drygin angestellten Versuche[1]), die Harnsäure mit Hilfe des Bleisalzes zu äthylieren, wobei eine Diäthyl- und Triäthyl-Harnsäure entstehen soll. Die Produkte sind aber sehr wenig untersucht und über ihre Struktur ist gar nichts bekannt.

Um zu Äthylderivaten der Harnsäure von bestimmter Struktur zu gelangen, habe ich deshalb auf Veranlassung von Prof. Emil Fischer den synthetischen Weg eingeschlagen und die Diäthylbarbitursäure (Malonyldiäthylharnstoff) als Ausgangsmaterial gewählt. Diese noch unbekannte Verbindung entsteht analog dem Dimethylderivat[2]) aus Malonsäure und Diäthylharnstoff bei Gegenwart von Phosphoroxychlorid. Sie läßt sich dann nach bekannten Reaktionen in Diäthyluramil, in Diäthylpseudoharnsäure und schließlich nach dem Verfahren von E. Fischer in 1.3-Diäthylharnsäure,

$$
\begin{array}{c}
C_2H_5.N\!-\!CO \\
\quad|\quad\ | \\
CO\ \ C.NH \\
\quad|\ \ \ \|\ \ \rangle CO \\
C_2H_5.N\!-\!C.NH
\end{array}
$$

verwandeln.

Nebenbei wurden noch einige andere Derivate der Diäthylbarbitursäure dargestellt. Diese Produkte sind im allgemeinen den bekannten Methylverbindungen sehr ähnlich; auf kleine Abweichungen werde ich bei den einzelnen Verbindungen aufmerksam machen.

Malonyldiäthylharnstoff, $CO[N(C_2H_5).CO]_2CH_2$.

6,2 g Malonsäure werden mit 11,2 g Diäthylharnstoff vermischt und nach Zusatz von 6 g frischem Phosphoroxychlorid in einem Kolben zwei Stunden auf dem Wasserbade erwärmt, wobei die anfangs farb-

---

[1]) Jahresberichte **1864**, 630.

[2]) E. Mulder, Berichte d. d. chem. Gesellsch. **12**, 466 [1879].

lose Masse unter reichlicher Entwickelung von Salzsäure eine gelbrote
Färbung und grünliche Fluoreszenz annimmt. Zu dem erkalteten Sirup
fügt man das halbe Volumen Wasser und läßt mehrere Tage stehen,
bis der anfangs als Öl gefällte Malonyldiäthylharnstoff kristallisiert.
Ist man einmal im Besitz der Kristalle, so kann durch Einimpfen derselben bei einer neuen Operation die Kristallisation sehr beschleunigt
werden. Aus der wässerigen Mutterlauge läßt sich der in Lösung gebliebene Malonyldiäthylharnstoff ausäthern. Da dieses Produkt aber
nicht kristallisiert, so wird es am besten zur Darstellung der leichter
isolierbaren Violursäure oder des Dibrommalonyldiäthylharnstoffs benutzt. Die Ausbeute an reinen Kristallen betrug nur etwa 15%, dagegen
die Gesamtausbeute an Malonyldiäthylharnstoff, welche durch die Darstellung der Derivate bestimmt werden konnte, etwa 40% der
Theorie.

Zur völligen Reinigung werden die Kristalle in warmem Benzol
gelöst, worauf zu der Flüssigkeit ein Überschuß von Petroläther gefügt
wird. Das hierbei ausfallende Öl verwandelt sich beim Einimpfen
eines Kriställchens alsbald in eine farblose Kristallmasse. Das Präparat
war für die Analyse über Schwefelsäure getrocknet.

Analyse: Ber. für $C_8H_{12}N_2O_3$.

Prozente: C 52,17, H 6,52, N 15,22.
Gef.   „   „ 52,23, „ 6,70, „ 15,07.

Der Malonyldiäthylharnstoff schmilzt bei 52—53⁰, ist in kaltem
Wasser und Petroläther sehr schwer löslich, leichter in Alkohol und
heißem Wasser, sehr leicht in Benzol, Äther, Methylalkohol, Essigäther,
Aceton und Eisessig.

Die Kristalle des Malonyldiäthylharnstoffs gehören nach der
kristallographisch-optischen Untersuchung, welche Hr. Tietze gütigst
übernommen hat, dem rhombischen System an. Vorherrschend ist
die Form ∞ P, oben begrenzt durch ein P∞.

Wenn man statt der oben angegebenen Quantitäten äquimolekulare
Mengen von Diäthylharnstoff, Malonsäure und Phosphoroxychlorid im
geschlossenen Rohr zwei Stunden auf 100⁰ erhitzt, so erhält man ein
dunkelgefärbtes Reaktionsgemisch von starker grüner Fluoreszenz,
das nach Aufnahme mit 2 Vol. heißen Wassers in der Kälte beim
Reiben mit einem Glasstab ein gelbes kristallinisches Produkt ausfallen läßt. Dies enthält jedoch gar keinen Malonyldiäthylharnstoff,
da es nicht die Violursäurereaktion gibt. Nach Lösen in wenig Eisessig und Fällen mit Wasser wurde daraus ein bei 62,5⁰ schmelzendes
gelbliches Produkt isoliert, das durch die Analyse als Acetylmalonyldiäthylharnstoff erkannt wurde:

Analyse: Ber. für $C_8H_{11}N_2O_3(C_2H_3O)$.
  Prozente: C 53,10, H 6,19, N 12,39.
  Gef.   „   „ 52,75, „ 6,48, „ 12,14.

Die Bildung von Acetylmalonyldiäthylharnstoff erklärt sich unter den angewandten Bedingungen daraus, daß ein Teil der Malonsäure in Essigsäure und Kohlendioxyd zerfällt.

Ein analoges Produkt bildet sich nach Grimaux[1]) auch bei der Synthese der Barbitursäure selbst und ist von Conrad und Guthzeit[2]) als Acetbarbitursäure erkannt worden.

Diäthylviolursäure, $CO[N(C_2H_5).CO]_2C : N.OH$.

Malonyldiäthylharnstoff wird mit dem doppelten Gewicht Wasser und etwas mehr als der berechneten Menge Kalium- oder Natriumnitrit geschüttelt, wobei er sich von selbst erwärmt und eine intensiv purpurrote Flüssigkeit entsteht.   Zum Schluß erwärmt man kurze Zeit auf dem Wasserbade, um die Reaktion zu Ende zu führen. Während der Operation scheidet sich das Alkalisalz der Diäthylviolursäure als dicker Kristallbrei ab.

Man kann für diese Operation auch den rohen öligen Malonyldiäthylharnstoff verwenden, wodurch die Darstellung der Violursäure sehr vereinfacht wird.

Nach dem Erkalten wird das Salz abfiltriert, mit wenig Eiswasser gewaschen und aus möglichst wenig warmem Wasser umkristallisiert.

Hierbei verändert sich die Purpurfarbe der Salze: die Kaliverbindung resultiert als gelbes Kristallpulver und das Natriumsalz als rote Masse. — Beide haben eine anormale Zusammensetzung: Sie enthalten auf 1 Atom Alkalimetall 2 Moleküle Diäthylviolursäure und außerdem noch Kristallwasser, welches aber nicht direkt bestimmt werden konnte, weil beim Erhitzen auf 105° Zersetzung eintritt.

Das Kaliumsalz bildet mikroskopisch kleine Nädelchen von goldgelber Farbe und scheint die Formel $C_8H_{10}N_3O_4K + C_8H_{11}N_3O_4 + 2 H_2O$ zu haben.

Analyse: Ber. für $C_8H_{10}N_3O_4K + C_8H_{11}N_3O_4 + 2 H_2O$.
  Prozente: K 7,80,   N 16,80.
  Gef.   „   „ 8,11, 8,04, „ 16,86.

Das Natriumsalz kristallisiert aus Wasser in ziegelroten Nädelchen und scheint die Zusammensetzung $C_8H_{10}N_3O_4Na + C_8H_{11}N_3O_4 + 3 H_2O$ zu haben.

---

[1]) Bull. soc. chim. de Paris 1879, I.
[2]) Berichte d. d. chem. Gesellsch. **15**, 2844 [1882].

Analyse: Ber. für $C_8H_{10}N_3O_4Na + C_8H_{11}N_3O_4 + 3\,H_2O$.

Prozente: Na 4,58, N 16,73.

Gef. „   „ 4,55, „ 16,52.

Durch überschüssiges Alkali werden die Salze rasch unter Entfärbung zersetzt. — Ein entsprechendes Ammoniumsalz läßt sich durch vorsichtigen Zusatz von Ammoniak zu der alkoholischen Lösung der Diäthylviolursäure gewinnen. Es bildet gelbe Kriställchen, welche nach einer Stickstoffbestimmung eine dem sauren Kaliumsalz entsprechende Zusammensetzung zu haben scheinen.

Analyse: Ber. für $C_8H_{10}N_3O_4(NH_4) + C_8H_{11}N_3O_4 + 2\,H_2O$.

Prozente: N 20,46.

Gef. „   „ 20,44.

Fügt man dagegen einen Überschuß von Ammoniak zu, so entsteht ein blauviolettes Salz, welches sich in ammoniakhaltiger Atmosphäre über Kali trocknen läßt und dann nach einer Stickstoffbestimmung die Zusammensetzung des neutralen Ammoniumsalzes hat.

Analyse: Ber. für $C_8H_{10}N_3O_4(NH_4)$.

Prozente: N 24,35.

Gef. „   „ 24,31.

Beim Umkristallisieren aus Wasser oder Alkohol geht es wieder in das gelbe saure Salz über.

In Wasser sehr schwer löslich sind das Baryum- und Blei-Salz, die man aus den Alkalisalzen durch Fällung erhält. Das in Nädelchen kristallisierende Baryumsalz ist namentlich geeignet, um die Diäthylviolursäure aus verdünnter Lösung zu isolieren. — Charakteristisch ist das Ferrosalz, weil seine Lösung tiefblau gefärbt ist. Aus einer nicht zu verdünnten Lösung der Alkaliverbindungen fällt es auf Zusatz von Ferrosulfat als blauschwarzer Niederschlag, während die Lösung die erwähnte Blaufärbung zeigt. Man kann die Färbung als sehr empfindliche Reaktion auf Diäthylbarbitursäure benutzen. Versetzt man z. B. eine Lösung der Säure in 10000 Teilen Wasser bei gewöhnlicher Temperatur mit einem Tropfen Natriumnitrit und Ferrosulfat, so tritt die blaue Farbe noch deutlich hervor.

Für die Darstellung der freien Diäthylviolursäure zerlegt man die in Wasser suspendierten Alkalisalze oder das so leicht isolierbare Baryumsalz mit Schwefelsäure. Aus der warm filtrierten Flüssigkeit scheidet sich dann beim Erkalten die Diäthylviolursäure in kleinen farblosen Blättchen oder in kurzen Prismen ab, welche meist schräg abgeschnitten und oft zu Zwillingen vereint sind. — Man kann auch die freie Diäthylviolursäure mit Äther ausziehen.

Die lufttrockene Substanz gab folgende Zahlen:

Analyse: Ber. für $C_8H_{11}N_3O_4 + H_2O$.

Prozente: C 41,56, H 5,63, N 18,18.
Gef.   „   „ 41,69, „ 5,80, „ 17,98.

Die Bestimmung des Kristallwassers bot Schwierigkeiten, da beim längeren Trocknen auf 100⁰ Zersetzung eintritt. Selbst bei 60—70⁰ im Vakuum getrocknet, erlitt die Substanz einen Gewichtsverlust, der etwas mehr als die berechnete Menge des Wassers betrug:

Analyse: Ber. für $C_8H_{11}N_3O_4 + H_2O$.

Prozente: H_2O 7,79.
Gef.   „   „ 8,22.

Dementsprechend gab auch das getrocknete Präparat einen etwas zu hohen Kohlenstoffgehalt.

Analyse: Ber. für $C_8H_{11}N_3O_4$.

Prozente: C 45,07, H 5,16, N 19,72.
Gef.   „   „ 45,51, „ 5,36, „ 19,75.

Die kristallwasserhaltige Säure schmilzt nicht ganz konstant gegen 90⁰ und die getrocknete nicht ganz scharf bei 107⁰.

Dibrommalonyldiäthylharnstoff, $CO[N(C_2H_5)CO]_2CBr_2$.

Zur Darstellung desselben suspendiert man reine Diäthylbarbitursäure in Wasser und setzt unter Umschütteln in der Kälte tropfenweise Brom zu. Dasselbe wird im Anfang völlig absorbiert, indem sich die Masse von selbst beträchtlich erwärmt. Sobald ein Tropfen Brom eine bleibende bräunliche Färbung erzeugt, wird zur Vervollständigung der Reaktion einmal bis gegen 100⁰ erwärmt, wobei die etwa schon abgeschiedenen Kristalle des Bromids wieder schmelzen. Ein Überschuß von Brom ist tunlichst zu vermeiden. Beim Abkühlen erstarrt das am Boden liegende schwere Öl kristallinisch. Da es sich in Wasser sehr wenig löst, ist die Ausbeute so gut wie quantitativ, d. h. etwa 180% des angewandten Malonyldiäthylharnstoffs. — Die Kristallmasse wird möglichst zerkleinert, abfiltriert und mit Wasser gewaschen.

Ebenso verfährt man, wenn man den sirupförmigen Malonyldiäthylharnstoff, der durch Verdunsten der ätherischen Lösung gewonnen wird, in das Dibromid überführen will.

Endlich sei noch angeführt, daß auch der eingangs erwähnte Acetylmalonyldiäthylharnstoff durch Bromwasser in das nämliche Dibromid übergeführt wird.

Zur Reinigung wird die rohe Bromverbindung in wenig Alkohol heiß gelöst, nötigenfalls mit Tierkohle aufgekocht, und zur filtrierten Lösung noch in der Wärme so viel Wasser zugesetzt, bis die entstandene Trübung beim Umschütteln nicht mehr verschwindet. Dann scheidet sich beim Erkalten das Bromid in glänzend weißen Blättchen aus, die abgesaugt, mit stark verdünntem Alkohol ausgewaschen und über Schwefelsäure getrocknet werden. Unter dem Mikroskop zeigt das Präparat die Form langgestreckter Prismen oder Nadeln, die meist an dem einen Ende schräg abgeschnitten, am andern domatisch begrenzt sind.

Die Lösung des Bromids wie die feuchten Kristalle färben sich an der Luft allmählich rot.

Man erhält dasselbe Bromderivat auch aus Diäthylviolursäure durch Einwirkung von Brom unter den zuvor beschriebenen Bedingungen als ein sofort ziemlich reines Produkt.

Analyse: Ber. für $C_8H_{10}N_2O_3Br_2$.

Prozente: C 28,07, H 2,92, N 8,19, Br 46,78.
Gef.   „   „ 28,23, „ 3,31, „ 8,20, „ 46,93, 46,96.

Der Dibrommalonyldiäthylharnstoff schmilzt nicht ganz scharf bei 85—86° (korr. 86—87°).

Er ist in heißem Wasser schwer, in kaltem fast unlöslich. Kalte konzentrierte Schwefelsäure nimmt ihn leicht ohne Zersetzung auf und läßt ihn beim Eingießen in Wasser wieder fallen. Auch verdünnte Natronlauge löst ihn leicht, anscheinend unter völliger Zersetzung. In Alkohol und Benzol ist er, namentlich in der Wärme, leicht löslich, sehr leicht in Äther. Auch siedender Petroläther löst ihn mit Leichtigkeit und läßt ihn beim Erkalten größtenteils wieder fallen, weshalb derselbe sich gut zum Umkristallisieren eignet. Beim freiwilligen Verdunsten der kaltgesättigten Lösung in Petroläther wurde das Bromid in Prismen von fast $^1/_2$ cm Länge erhalten.

Herr Tietze machte mir über die kristallographischen Eigenschaften desselben folgende Mitteilungen:

Die Kristalle gehören dem monoklinen System an. Beobachtet wurden die Formen: ∞ P (110) o P (001) $+$ P ∞ ($\bar{1}0\bar{1}$). Die Kristalle besitzen eine Spaltbarkeit nach o P.

Achsenverhältnis: $a : b : c = 1.02840 : 1 : 2.33514$; Winkel $\beta = 85°$ 35′ 34″.

Dichlormalonyldiäthylharnstoff.

Zur Darstellung desselben kann man das Reaktionsgemisch von Diäthylharnstoff, Malonsäure und Phosphoroxychlorid benutzen. Man gibt zu demselben direkt $^1/_2$ Volumen Wasser und 1 Volumen rauchende

Salzsäure (spez. Gew. 1,19) und setzt dann chlorsaures Kalium in kleinen Portionen zu, Das gebildete Chlor wird anfangs völlig absorbiert, und es scheidet sich eine bald kristallisierende weiße Masse aus der Flüssigkeit ab. Man fährt dann unter gelindem Erwärmen mit dem vorsichtigen Zusatz von Kaliumchlorat fort, bis das Gemisch grünliche Farbe und deutlichen Chlorgeruch zeigt.

Das weiße Rohprodukt wird in nahezu quantitativer Ausbeute erhalten. Zur Reinigung wird es in heißem Alkohol gelöst und unter Zusatz von Wasser bis zur bleibenden Trübung und Abkühlung gefällt, wodurch man es in glänzend weißen Blättchen erhält. Dieselben schmelzen scharf bei 86,5⁰ (korr. 87,5⁰), was auffallenderweise fast mit dem Schmelzpunkt des Dibromids übereinstimmt, welchem das Chlorderivat überhaupt in den äußeren Eigenschaften und den Löslichkeitsverhältnissen zum Verwechseln ähnlich ist.

Analyse: Ber. für $C_8H_{10}N_2O_3Cl_2$.

Prozente: C 37,95, H 3,95, N 11,07, Cl 28,06.
Gef.   „   „ 38,32, „ 4,31, „ 11,14, „ 27,78.

Einwirkung der Salpetersäure auf Malonyldiäthylharnstoff.

Erwärmt man reinen oder den flüssigen rohen Malonyldiäthylharnstoff mit dem anderthalbfachen Volumen Salpetersäure (spez. Gew. 1,42) auf dem Wasserbade und setzt einen Tropfen rauchende Säure oder eine Spur eines Nitrits hinzu, so tritt alsbald eine sehr lebhafte Reaktion ein, zu deren Milderung man in kaltem Wasser kühlt. Erwärmt man nach Beendigung derselben noch 10 Minuten auf dem Wasserbade und verdünnt dann mit etwa 3 Vol. heißen Wassers, so fällt eine gelbe harzige Masse aus, während in der Flüssigkeit Diäthylalloxan gelöst bleibt.

Wird das unlösliche Produkt nach völliger Entfernung der Mutterlauge mit der fünffachen Menge kalten Alkohols verrieben, so bleibt ein weißes kristallinisches Pulver zurück. Dasselbe löst sich in der fünffachen Menge heißen Acetons. Fügt man dazu etwas Alkohol und dann Wasser, so fällt es wieder in kleinen farblosen Kristallen, welche gegen 180⁰ (korr.) unter Zersetzung schmelzen.

Dasselbe Produkt entsteht aus der Diäthylviolursäure durch Erhitzen mit gewöhnlicher Salpetersäure. Die Analyse der über Schwefelsäure getrockneten Substanz führt zu der Formel

$$C_{16}H_{20}N_6O_9 \,.$$

Analyse: Ber. Prozente: C 43,64, H 4,55, N 19,09.
Gef.   „   C 43,60, 43,85, 43,87, H 4,88, 4,70, 4,63,
                   N 18,69, 18,41, 18,64.

Dieselbe wird bestätigt durch eine Molekulargewichtsbestimmung: Gef. 421. Ber. 440.

Die Konstitution der Verbindung habe ich nicht mit Sicherheit feststellen können. Dieselbe könnte das Anhydrid aus 2 Mol. Mononitromalonyldiäthylharnstoff sein:

$$2\,C_8H_{11}N_3O_5 - H_2O = C_{16}H_{20}N_6O_9.$$

Sie könnte aber auch das Anhydrid aus einem Molekül Dinitromalonyldiäthylharnstoff und einem Molekül Malonyldiäthylharnstoff sein.

Von dem Violantin, welches bekanntlich eine Verbindung von 1 Mol. Nitromalonylharnstoff und 1 Mol. Nitrosomalonylharnstoff ist, unterscheidet sie sich durch ihre Beständigkeit gegen Salpetersäure.

Die Substanz zeigt unter dem Mikroskop charakteristische Formen von nahezu quadratischem Umriß. In Wasser, Alkohol und Äther ist sie sehr schwer, in Eisessig, Aceton und Benzol dagegen leicht löslich. Alkalien lösen sie unter schwacher Gasentwickelung mit tiefgelber Farbe.

Tetraäthylalloxantin,

$$CO[N(C_2H_5).CO]_2C(OH).(OH)C[CO.N(C_2H_5)]_2CO.$$

Bei der Oxydation des Malonyldiäthylharnstoffs mit Salpetersäure entsteht auch Diäthylalloxan, welches in der wässerigen Mutterlauge gelöst bleibt. Leitet man in diese bei gewöhnlicher Temperatur mehrere Stunden Schwefelwasserstoff ein, so fällt viel Schwefel aus, und die filtrierte Flüssigkeit scheidet bei mehrtägigem Stehen außer Schwefel schöne, millimetergroße, harte, glasglänzende Kristalle ab. Sie lassen sich mechanisch leicht vom Schwefel trennen und sind Tetraäthylalloxantin. — Für die Analyse wurden sie über Schwefelsäure getrocknet:

Analyse: Ber. für $C_{16}H_{22}N_4O_8$.

Prozente: C 48,24, H 5,54, N 14,07.
Gef.   „   „ 47,96, „ 5,64, „ 13,98.

Die Zusammensetzung entspricht mithin genau derjenigen des Tetramethylalloxantins. — Die Substanz schmilzt nach vorheriger Rötung gegen 162⁰ unter Zersetzung. In kaltem Wasser ist sie sehr schwer löslich; von heißem Wasser verlangt sie 30—40 Teile, wobei teilweise Zersetzung eintritt. Im übrigen ist sie dem Tetramethylalloxantin (Amalinsäure) durchaus ähnlich. Die Ausbeute ist nur gering.

Durch vorsichtige Oxydation mit Salpetersäure wird die Verbindung in das entsprechende Alloxan zurückverwandelt, welches beim Verdunsten der Lösung kristallisiert. Für die Analyse reichte mein Material nicht aus.

1.3 - Diäthyluramil, $CO[N(C_2H_5).CO]_2CH.NH_2$.

Diese Verbindung habe ich erhalten durch Reduktion der Diäthylviolursäure mit Jodwasserstoff. Ich folgte dabei einer Beobachtung von Prof. E. Fischer bei analogen Substanzen, nach welcher diese Reduktion bei niederer Temperatur und Gegenwart von Jodphosphonium oder gelbem Phosphor viel glatter erfolgt als bei dem üblichen Verfahren in der Wärme. Auch ist es vorteilhaft, die Jodwasserstoffsäure nicht zu konzentriert anzuwenden. Die käufliche Säure vom spezifischen Gewicht 1,96 wurde deshalb mit $^1/_5$ Gewichtsteil Wasser versetzt.

In 10 Teile dieser verdünnten, auf -20^0 abgekühlten Säure trägt man allmählich unter Umschütteln 1 Teil gepulverte Diäthylviolursäure ein, wobei alsbald Jod in Freiheit gesetzt wird und eine dunkle Masse entsteht. Man fügt dann zerriebenes Jodphosphonium hinzu, setzt das Schütteln fort und läßt die Flüssigkeit sich allmählich auf Zimmertemperatur erwärmen. Nach 1—2 Stunden, wenn die Farbe der Flüssigkeit hellbraun geworden, ist die Reaktion beendet, und das jodwasserstoffsaure Diäthyluramil in sehr kleinen prismatischen Kristallen von bräunlicher Farbe abgeschieden. Dasselbe wird über Glaswolle abgesogen und mit wenig Jodwasserstoffsäure derselben Konzentration gewaschen.

Die Ausbeute beträgt ungefähr 95% der Theorie. Schon durch Wasser wird das Salz partiell in Säure und Base gespalten. Um diese Spaltung vollständig zu machen und die freie Base zu gewinnen, übergießt man das gepulverte Salz mit Eiswasser und fügt etwas mehr als die berechnete Menge Natriumacetat hinzu. Sie wird so als kristallinische, ebenfalls schwach braun gefärbte Masse gewonnen. Das Produkt ist für die weitere Verwandlung in Diäthylpseudoharnsäure rein genug.

In völlig farblosen, glänzenden Kristallschüppchen erhält man, allerdings mit großem Verlust, das Diäthyluramil auf folgende Art: Man übergießt das rohe Jodhydrat mit wenig Eiswasser, schüttelt und filtriert, wobei ein erheblicher Teil der Base nebst den Verunreinigungen ungelöst bleibt. Aus dem Filtrat wird dann durch Natriumacetat die Base farblos gefällt.

Die Analysen haben keine scharfen Resultate ergeben, da das Produkt recht unbeständig ist:

Analyse: Ber. für $C_8H_{13}N_3O_3$.

Prozente: C 48,24,   H 6,53,   N 21,11.

Gef.   „   „ 46,30, 47,36, „ 6,57, 6,63, „ 20,86.

In Wasser, Alkohol, Äther, Aceton und Benzol ist die Verbindung in der Kälte wenig löslich, und beim Erhitzen damit erleidet sie eine partielle Zersetzung, wobei gefärbte Lösungen entstehen. Beim Erhitzen färbt sie sich rot und schmilzt gegen 200⁰ unter totaler Zersetzung. Im übrigen zeigt sie die Reaktionen der Uramile.

1.3 - Diäthylpseudoharnsäure,

$CO[N(C_2H_5).CO]_2CH.NH.CO.NH_2$.

Zur Bereitung derselben werden 2 g Diäthyluramil mit 1,25 g (1,5 Mol.) reinem Kaliumcyanat und 2,5 ccm Wasser 15 Minuten im Wasserbade erwärmt, wobei die Flüssigkeit zuerst eine tiefdunkle Färbung annimmt, welche zum Schluß in Hellrot umschlägt. Man fügt noch wenig Alkohol hinzu, um in der Hitze filtrieren zu können. Aus dem Filtrat fällt bei Abkühlung das diäthylpseudoharnsaure Kali in seideglänzenden, verfilzten, schwach rot gefärbten Nädelchen aus. Das Salz ist in heißem Wasser außerordentlich leicht löslich und verlangt davon bei Zimmertemperatur nur etwa 3 Teile zur Lösung. Auch von heißem Alkohol wird es ziemlich leicht aufgenommen und kristallisiert beim Erkalten hübsch. Von Essigsäure wird es nicht zersetzt. Übersättigt man aber die kalte wässerige Lösung mit Mineralsäuren, so fällt die freie 1.3-Diäthylpseudoharnsäure kristallinisch aus. Die Ausbeute betrug bei Verarbeitung der Mutterlauge ungefähr 65% des angewandten Uramils. Zur Reinigung wurde die Säure aus heißem Wasser umkristallisiert und für die Analyse bei 110⁰ getrocknet, wobei aber die lufttrockene Substanz kaum an Gewicht verlor:

Analyse: Ber. für $C_9H_{14}N_4O_4$.

Prozente: C 44,63, H 5,79, N 23,14.

Gef.   „   „ 44,51, „ 5,91, „ 22,90.

Die 1.3-Diäthylpseudoharnsäure schmilzt gegen 196⁰ (korr.) unter Rötung und Zersetzung. Sie verlangt ungefähr 18 Teile kochenden Wassers zur Lösung und kristallisiert daraus in verschiedenen Formen aus: Bald erhält man kurze vierseitige Prismen, bald spießförmige Nadeln, welche charakteristisch zu radialfaserigen Aggregaten vereinigt sind, oder manchmal auch mikroskopische Blättchen von rechteckigem, fast quadratischem Umriß. In heißem Alkohol ist sie noch löslicher als in Wasser; sie verlangt davon etwa 13 Gewichtsteile. Auch von Äther wird sie in erheblicher Menge aufgenommen.

36*

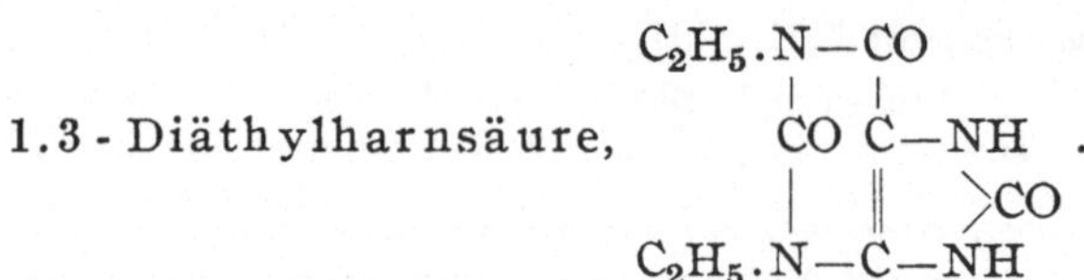

Die Diäthylpseudoharnsäure wird nach dem Verfahren von
E. Fischer mit 15 Teilen 25-prozentiger Salzsäure in einem mit Luft-
kühler verbundenen Gefäß 4—5 Stunden auf 100^0 erhitzt. Zuerst entsteht eine klare Lösung; später fällt die gebildete 1.3-Diäthylharnsäure
zum Teil kristallinisch aus. Nach dem Erkalten wird filtriert und das
Produkt aus etwa 50 Teilen siedenden Wassers umkristallisiert. So
erhält man die Diäthylharnsäure in farblosen Nadeln, welche unter
dem Mikroskop die Form anscheinend vierseitiger, gestreckter und am
Ende etwas schräg begrenzter Prismen zeigen.

Die lufttrockene Substanz enthält ein Molekül Wasser, welches
bei 105^0 völlig entweicht.

Analyse: Ber. für $C_9H_{12}N_4O_3 + H_2O$.

Prozente: H_2O 7,44.
Gef.   „   „   8,14, 7,98, 7,48.

Die getrocknete Substanz gab folgende Zahlen:

Analyse: Ber. für $C_9H_{12}N_4O_3$.

Prozente: C 48,21,   H 5,36,   N 25,00.
Gef.   „   „ 46,66, 47,69, 47,92, „ 5,50, 5,51, 5,53, „ 24,87.

Die 1.3-Diäthylharnsäure hat keinen Schmelzpunkt; sie zersetzt
sich beim Erhitzen über 300^0 allmählich. In heißem Alkohol ist sie
fast ebenso leicht löslich wie in Wasser. Dagegen wird sie von Äther
nur in sehr geringer Menge aufgenommen. Die Alkalisalze sind in
Wasser leicht löslich.

44. E. Frankland Armstrong: Über 9-Äthylharnsäure.

Berichte der deutschen chemischen Gesellschaft **33**, 2308 [1900].
(Eingegangen am 1. August.)

Von Äthylderivaten der Harnsäure ist bisher nur eins, die 1.3-Di-
äthylverbindung, welche aus Diäthyluramil nach dem Verfahren von
Fischer und Ach entsteht, durch Sembritzki[1]) genauer beschrieben
worden. Um die Reihe zu vervollständigen, habe ich auf Veranlassung
von Hrn. Prof. Emil Fischer die 9-Äthylharnsäure nach demselben
Verfahren, welches er kürzlich zur Synthese der Phenylharnsäure[2])
angegeben hat, aus Uramil und Äthylisocyanat bereitet. Als Zwischenprodukt entsteht dabei die 9-Äthylpseudoharnsäure:

$$CO\!\!<^{HN.CO}_{HN.CO}\!\!>CH.NH.CO.NH.C_2H_5 \,,$$

welche beim Kochen mit Salzsäure die entsprechende Harnsäure liefert.

$$\begin{array}{c}
HN-CO\\
\quad|\qquad|\\
OC\quad C-NH\\
\quad|\qquad\|\quad>CO\\
HN-C-N.C_2H_5
\end{array}$$

Wie zu erwarten war, zeigt die Verbindung in ihren Verwandlungen
mit der entsprechenden Methylharnsäure die größte Ähnlichkeit.

9 - Äthylpseudoharnsäure.

Die Vereinigung des Isocyanats mit dem Uramil findet ebenfalls
in alkalischer Lösung statt und verläuft sehr glatt, wenn die Temperatur niedrig gehalten wird.

10 g feingepulvertes reines Uramil werden mit 150 ccm Normal-
Kalilauge (etwas mehr als 2 Mol.), welche auf 0^0 abgekühlt ist, ge-

---

[1]) Berichte d. d. chem. Gesellsch. **30**, 1823 [1897]. (*S. 564.*)
[2]) Berichte d. d. chem. Gesellsch. **33**, 1701 [1900]. (*S. 541.*)

schüttelt, bis nahezu vollständige Lösung eingetreten ist. Dann kühlt man in einer Kältemischung unter -8^0 ab und fügt im Laufe von einer Stunde unter fortwährendem Schütteln und guter Kühlung 8 g frisch destilliertes Äthylisocyanat (1,5 Mol.) in etwa zwanzig Portionen hinzu. Das Isocyanat verschwindet rasch und vollständig, und die Lösung färbt sich tief purpurn. Sie wird nach 10—15 Minuten mit verdünnter Schwefelsäure übersättigt, wobei ein fast farbloser, dicker Niederschlag ausfällt. Derselbe wird auf der Pumpe filtriert, mit kaltem Wasser gewaschen und mit einem Gemisch von 200 ccm Wasser und 20 ccm Ammoniak (18-proz.) auf dem Wasserbade ausgelaugt. Dabei bleibt ein geringer Rückstand, und das Filtrat gibt beim Ansäuern die Pseudoharnsäure als farblosen Niederschlag, welcher nach einigem Stehen abfiltriert, mit Wasser gewaschen und im Vakuum getrocknet wird. Die Verarbeitung der Mutterlaugen lohnt sich nicht, wegen der Unlöslichkeit des Produktes. Bei Anwendung von reinen Ausgangsmaterialien ist die Ausbeute fast theoretisch.

Die Säure kann durch Lösen in warmem, verdünntem Ammoniak, Behandlung mit Tierkohle und Ausfällen mit Schwefelsäure völlig farblos erhalten werden. Sie hält sich in diesem Zustand auch beim Trocknen im Vakuum. Beim gelinden Erwärmen oder beim längeren Stehen an der Luft färbt sie sich rötlich. Für die Analyse wurde deshalb das saure Kaliumsalz benutzt.

Die Säure löst sich in etwa 750 Teilen siedenden Wassers und kristallisiert daraus in der Kälte sehr langsam in sehr feinen, biegsamen Nädelchen. In Alkohol und Äther ist sie fast unlöslich. Die neutralen Alkalisalze sind in Wasser sehr leicht, in starkem Alkali aber verhältnismäßig schwer löslich. Das Natriumsalz kristallisiert unter diesen Umständen in feinen biegsamen Nädelchen, das Kaliumsalz in ziemlich großen, farblosen Prismen mit schief abgeschnittenen Enden. Ziemlich schwer löslich ist das Ammoniumsalz, es kristallisiert aus warmem Wasser in dünnen, farblosen Nädelchen. Genauer untersucht wurde das saure Kaliumsalz. Um dasselbe zu bereiten, löst man 0,5 g Säure in 7 ccm Wasser unter Zusatz von etwa 0,6 g Kalilauge, leitet dann überschüssige Kohlensäure ein und löst den entstandenen Niederschlag durch abermaliges Erhitzen. Beim Erkalten scheidet sich das saure Kaliumsalz in rötlich gefärbten Nadeln ab, welche die Flüssigkeit breiartig erfüllen. Wiederholte Kristallisation aus warmem Wasser gibt ein farbloses Präparat. Für die Analyse wurde das Präparat im Vakuum getrocknet.

0,1329 g Sbst.: 0,0457 g K_2SO_4.

$C_7H_9N_4O_4K$. Ber. K 15,47. Gef. K 15,41.

$$9\text{-Äthylharnsäure,}\quad
\begin{array}{c}
\mathrm{HN-CO}\\
\mid\quad\ \ \mid\\
\mathrm{OC}\quad\mathrm{C-NH}\\
\mid\quad\ \parallel\quad\!\!\searrow\!\mathrm{CO}\\
\mathrm{HN-C-N.C_2H_5}
\end{array}\quad .$$

Erhitzt man die Pseudoharnsäure mit der 15-fachen Menge Salzsäure (spez. Gewicht 1,19) zum Kochen, so geht sie erst vollständig in Lösung, aber nach kurzer Zeit beginnt die Kristallisation der neugebildeten Äthylharnsäure. Man erwärmt eine halbe Stunde, verdünnt dann mit der gleichen Menge Wasser, läßt erkalten, filtriert und verdampft die Mutterlauge auf dem Wasserbade, wobei eine zweite kleinere Kristallisation erhalten wird. Die Ausbeute beträgt 70—80% der Theorie.

Die so erhaltene Säure ist in der Regel ganz weiß und kann für die meisten Zwecke direkt verwendet werden. Ist sie gefärbt, so genügt es, in verdünntem, warmem Alkali zu lösen, mit Tierkohle zu kochen und dann wieder auszufällen. Für die Analyse wurde sie aus heißem Wasser umkristallisiert. Das an der Luft getrocknete Präparat verlor bei 140° nur 0,5% an Gewicht, die Säure enthielt also kein Kristallwasser.

0,1252 g Sbst.: 0,1962 g CO_2, 0,0454 g H_2O. — 0,1616 g Sbst.: 39, 5 ccm N (17,5°, 762 mm).

$$C_7H_8N_4O_3.\quad \text{Ber. C 42,8,\quad H 4,1,\quad N 28,6.}$$
$$\text{Gef. ,, 42,73,\quad ,, 4,0,\quad ,, 28,51.}$$

Die Substanz bleibt im Kapillarrohr bis 350° unverändert, bei höherer Temperatur verkohlt sie. Sie löst sich in ungefähr 500 Teilen kochendem Wasser und fällt beim Erkalten fast vollständig wieder aus. Erfolgt die Abkühlung recht langsam, so scheiden sich fast ausschließlich unregelmäßige Blättchen ab; beim schnellen Abkühlen erscheinen auch lange prismatische Nadeln. In starker Salzsäure ist sie erheblich leichter löslich als in Wasser, auch von heißem Eisessig wird sie in reichlicher Menge aufgenommen. Schwer löslich ist sie in Alkohol und fast unlöslich in Äther.

Die Alkalisalze sind wiederum in Wasser leicht, in starker Lauge ziemlich schwer löslich. Das Kaliumsalz fällt aus der konzentrierten Lauge in mikroskopisch feinen Nadeln aus und die Natriumverbindung in kleinen, aber sehr scharf ausgebildeten Prismen oder Platten. In überschüssigem, warmem Ammoniak löst sich die Säure nur mäßig, beim Erkalten fällt das Salz in sehr feinen Nadeln aus.

Das in kaltem Wasser ziemlich schwer lösliche saure Kaliumsalz wird genau so wie die entsprechende Verbindung der Pseudoharnsäure gewonnen und bildet weiße Nadeln, welche an der Luft getrocknet die Zusammensetzung $C_7H_7N_4O_3K$ haben.

0,1927 g Sbst.: 0,0698 g K_2SO_4.

$C_7H_7N_4O_3K$.   Ber. K 16,66.   Gef. K 16,25.

Das Calciumsalz wurde durch Neutralisation der heißen, wässerigen Lösung der Säure mit Calciumcarbonat und Eindampfen des Filtrates auf ein Drittel seines Volumens gewonnen. Beim Abkühlen der Lösung kristallisiert es in feinen, zu Büscheln vereinigten Nadeln. Das ebenso dargestellte Baryumsalz bildet ganz ähnliche Nädelchen.

Diäthylharnsäure.

Die 9-Äthylverbindung läßt sich nach dem zuerst von Emil Fischer angewendeten nassen Verfahren weiter äthylieren. Aber selbst bei Anwendung von 3,5 Mol. Alkali und Jodäthyl ist das Produkt hauptsächlich Diäthylharnsäure. Die Verbindung ist zweifellos verschieden von der Säure, welche Sembritzki beschrieben hat, aber über die Stellung des zweiten Äthyls kann ich nichts Sicheres angeben.

3 g 9-Äthylharnsäure wurden in 45 ccm Normal-Kalilauge (3,5 Mol.) gelöst und nach Zusatz von 10 g Jodäthyl (4 Mol.) im geschlossenen Rohr unter fortwährendem Schütteln erst 6 Stunden auf 80—90⁰ und zum Schluß noch 2 Stunden auf 90—100⁰ erhitzt. Eine kleine Menge von Jodäthyl blieb unverändert. Beim Erkalten schieden sich Kristalle ab, und ihre Menge vermehrte sich beim Übersättigen der Flüssigkeit mit Salzsäure erheblich. Der ganze Niederschlag war in Ammoniak löslich. Da auch die Mutterlauge beim Eindampfen nur Kristalle gab, welche in Ammoniak sich leicht lösten, so war offenbar Tetraäthylharnsäure nicht in nachweisbarer Menge entstanden. Das Produkt wurde zuerst durch Lösen in Ammoniak und Ausfällen mit Säuren, sodann durch wiederholtes Kristallisieren aus heißem Alkohol gereinigt und für die Analyse bei 100⁰ getrocknet.

0,1421 g Sbst.: 0,2524 g CO_2, 0,0680 g H_2O. — 0,1663 g Sbst.: 36,5 ccm N (20⁰, 761 mm).

$C_9H_{12}N_4O_3$.   Ber. C 48,2,   H 5,3,   N 25,0.
Gef. „ 48,38,   „ 5,31,   „ 25,12.

Die Säure schmilzt im Kapillarrohr gegen 314⁰ unter Zersetzung und Bräunung. Sie löst sich in ungefähr 120 Teilen siedendem Wasser und scheidet sich beim Abkühlen sehr rasch in langen, weißen, federartigen Nadeln aus.

Von siedendem Alkohol verlangt sie etwa 50 Teile zur Lösung und kristallisiert daraus ebenfalls in feinen Nadeln.

Die neutralen Alkalisalze sind wiederum in Wasser leicht, in konzentrierter Lauge schwer löslich. Das Ammoniumsalz ist im Gegensatz zu der Verbindung der Monoäthylharnsäure leicht löslich und kristallisiert aus der konzentrierten Flüssigkeit in feinen Nadeln.

$$9\text{-Äthyl-8-oxy-2.6-dichlorpurin,}\quad \begin{array}{c} N=C.Cl \\ | \quad\; | \\ Cl.C \quad C-NH \\ \| \quad\; \| \quad \!\!\!\! >CO \\ N-C-N.C_2H_5 \end{array}$$

Zur Verwandlung in das Chlorid, welches bei der 9-Phenylharnsäure leicht mit Phosphoroxychlorid erhalten wird, ist hier die gleichzeitige Anwendung von Pentachlorid nötig.

4 g scharf getrocknete und fein gepulverte 9-Äthylharnsäure wurden mit 20 g Phosphoroxychlorid und 10 g Phosphorpentachlorid im geschlossenen Rohr 8 Stunden im Ölbad bei 130—140° geschüttelt, dann die Flüssigkeit ohne Filtration der abgeschiedenen Kristalle im Vakuum möglichst vollständig eingedampft und der Rückstand zur Zerstörung der Phosphorchloride mit kaltem Wasser behandelt. Die ungelöste kristallinische Masse, welche schwach gelb gefärbt ist, wird mit verdünnter Salpetersäure auf dem Wasserbade erhitzt, bis der größte Teil gelöst ist, um etwaiges Trichlorpurin und den anhaftenden gelben Farbstoff zu zerstören. Dann fällt man mit Wasser und filtriert.

Die Ausbeute an diesem schon fast reinen Produkt beträgt fast 90% der Theorie. Für die Analyse wurde die Substanz aus heißem Alkohol umkristallisiert und bei 100° getrocknet.

0,2040 g Sbst.: 0,2676 g CO_2, 0,0468 g H_2O. — 0,1545 g Sbst.: 33,1 ccm N (21,5°, 758 mm). — 0,1725 g Sbst.: 0,2108 g AgCl.

$C_7H_6N_4OCl_2$. Ber. C 36,08, H 2,58, N 24,05, Cl 30,41.
Gef. „ 35,80, „ 2,55, „ 24,20, „ 30,22.

Die Verbindung schmilzt im Kapillarrohr zwischen 256—259° (korr. 263—266°) ohne Zersetzung. Zur Lösung verlangt sie etwa 900 Teile kochendes Wasser und fällt beim Erkalten nur zum kleinen Teil als feines Pulver aus. In heißem Alkohol ist sie viel leichter löslich und kristallisiert daraus in kleinen, aber schön ausgebildeten, farblosen Prismen.

In verdünnten Alkalien ist sie leicht, in konzentrierten dagegen recht schwer löslich. Das Natriumsalz bildet feine Nadeln, die Kaliumverbindung dünne Prismen und das Ammoniumsalz Platten oder Nadeln. Das saure Kaliumsalz kristallisiert in hübsch ausgebildeten Prismen.

Obschon der direkte Beweis dafür noch fehlt, darf man doch nach der Analogie mit der Methylverbindung die Annahme machen, daß die beiden Chloratome sich in Stellung 2 und 6 befinden.

9 - Äthyl - 8 - oxyjodpurin.

Beim Erwärmen der vorhergehenden Verbindung mit rauchender Jodwasserstoffsäure werden zwar beide Chloratome entfernt, aber nur eines durch Wasserstoff und das andere durch Jod ersetzt. Es liegen also hier ähnliche Verhältnisse vor wie bei dem 2-Amino-8-oxy-6-chlorpurin[1]), sowie bei dem 9-Phenyl-8-oxy-2.6-dichlorpurin[2]).

1.5 g fein gepulvertes Äthyloxydichlorpurin wurden mit 20 g Jodwasserstoffsäure (spez. Gew. 1,95) auf dem Wasserbade bis etwa 60⁰ erwärmt und dann allmählich 3—4 g zerkleinertes Jodphosphonium zugegeben. Es tritt dabei nur partielle Lösung ein, weil der entstehende Jodkörper recht schwer löslich ist. Als auch bei stärkerem Erhitzen die Flüssigkeit fast farblos blieb, wurde die Masse in einer Schale auf dem Wasserbade stark eingedampft, dann der Rückstand mit überschüssigem Ammoniak versetzt und wiederum verdampft, um das Ammoniak zu entfernen. Dabei schied sich die Verbindung in schwach rosa gefärbten Nadeln ab. Diese wurden filtriert und aus heißem Alkohol umkristallisiert. Die Ausbeute betrug 66% des Ausgangsmaterials.

Für die Analyse wurde die Substanz bei 100⁰ getrocknet.

0,1753 g Sbst.: 30,35 ccm N (21⁰, 760 mm). — 0,1518 g Sbst.: 0,1224 g AgJ.

$C_7H_7N_4OJ$.   Ber. N 19,31, J 43,79.
Gef. „ 19,71, „ 43,77.

Die Verbindung ist nur mäßig löslich in heißem Alkohol und fällt beim Erkalten fast vollständig aus. Sie schmilzt scharf bei 240 bis 241⁰ (korr. 247—248⁰), beim stärkeren Erhitzen zersetzt sie sich unter Abscheidung von Jod.

$$9\text{-Äthyl-8-oxypurin,}\quad \begin{array}{c} N{=}CH \\ | \quad | \\ HC \quad C{-}NH \\ \| \quad \| \quad {>}CO \\ N{-}C{-}N.C_2H_5 \end{array}$$

Die Verbindung entsteht aus der vorhergehenden durch Reduktion mit Zinkstaub.

2 g derselben werden in 100 ccm verdünntem Alkohol von 60% gelöst und nach Zusatz von 10 g Zinkstaub 2—3 Stunden am Rückflußkühler gekocht. Das Filtrat wird dann verdampft, mit Ammoniak versetzt, durch Schwefelwasserstoff gefällt, filtriert, mit Tierkohle geklärt und zur Trockne verdampft. Dabei kristallisiert das Oxypurin in farblosen Nadeln. Es wird aus wenig warmem Wasser umkristallisiert

---

[1]) E. Fischer, Berichte d. d. chem. Gesellsch. **31**, 2620 [1898]. (*S. 475.*)
[2]) E. Fischer, Berichte d. d. chem. Gesellsch. **33**, 1708 [1900]. (*S. 547.*)

und bildet dann farblose, scharf ausgebildete Prismen, welche nach
dem Trocknen im Vakuum folgende Zahlen gaben:

0,1842 g Sbst.: 0,3452 g CO_2, 0,0829 g H_2O. — 0,1673 g Sbst.: 50,3 ccm N
(20^0, 759 mm).

$C_7H_8N_4O$.   Ber. C 51,2,   H 4,9,   N 34,1.
         Gef. „ 51,11,   „ 5,0,   „ 34,33.

Die Ausbeute beträgt etwa 22% des Jodkörpers. Die Verbindung
schmilzt bei 243—244⁰ (korr. 250—251⁰), sie löst sich in ungefähr
10 Teilen kochenden Wassers und viel schwerer in Alkohol.

In konzentrierten Säuren ist die Base sehr leicht löslich, beim
Einengen oder Verdünnen mit Alkohol kristallisieren die Salze aus.

Das Hydrochlorat ist in Wasser leicht, in Alkohol aber schwer
löslich und fällt in Nadeln aus. Viel schwerer löslich sind die scharf
ausgebildeten, farblosen, kleinen Prismen des jodwasserstoffsauren
Salzes.

Sehr charakteristisch ist das Chloroplatinat; es löst sich in heißer,
verdünnter Salzsäure ziemlich leicht und kristallisiert daraus in prachtvollen, rotgelben Prismen mit schiefer Endfläche. In Alkohol ist es
schwer löslich. Ebenso ist das Aurochlorat in kaltem Wasser schwer
löslich und kristallisiert aus der heißen Lösung in prächtigen, gelben,
dünnen Platten und Nadeln.

In verdünntem Alkali löst sich das Äthyloxypurin sehr leicht,
schwerer löslich ist es in starkem Alkali. Die Salze sind in verdünntem
Alkohol viel schwerer löslich und kristallisieren aus der heißen Lösung
beim Erkalten, das Ammoniumsalz als kleine Nadeln und das Kaliumsalz als kleine, farblose Prismen mit abgerundeten Enden.

45. Ernest Fourneau: Über 9-Phenyladenin.

Berichte der deutschen chemischen Gesellschaft **34**, 112 [1901].
(Eingegangen am 8. Januar.)

Die 9-Phenylharnsäure verhält sich gegen Chlorphosphor gerade
so wie das entsprechende Methylderivat, denn sie liefert zuerst ein
Phenyloxydichlorpurin[1]) und dann das Phenyltrichlorpurin[2]).

Um die Analogie dieser Chloride mit den genau untersuchten
Methylprodukten weiter zu prüfen, habe ich auf Veranlassung von
Hrn. Professor Emil Fischer die Einwirkung des Ammoniaks unter-
sucht.

Das Trichlorpurin reagiert mit der Base schon bei 60⁰ und liefert
drei verschiedene Produkte: zwei isomere Monoaminophenyldichlor-
purine und ein basischeres Produkt, welches ein Diaminophenylchlor-
purin zu sein scheint. Das in überwiegender Menge entstehende Monoaminoderivat ist ein Derivat des Adenins und hat die Formel I,

$$
\begin{array}{ll}
\text{I.} &
\begin{array}{c}
\mathrm{N{=}C.NH_2} \\
|\quad\ | \\
\mathrm{Cl.C\quad C.N} \\
||\quad\ ||\ {>}\mathrm{C.Cl} \\
\mathrm{N{-}C.N.C_6H_5}
\end{array}
\qquad
\text{II.} &
\begin{array}{c}
\mathrm{N{=}C.NH_2} \\
|\quad\ | \\
\mathrm{HC\quad C.N} \\
|\quad\ ||\ {>}\mathrm{CH} \\
\mathrm{N{-}C.N.C_6H_5}
\end{array}
\end{array}
$$

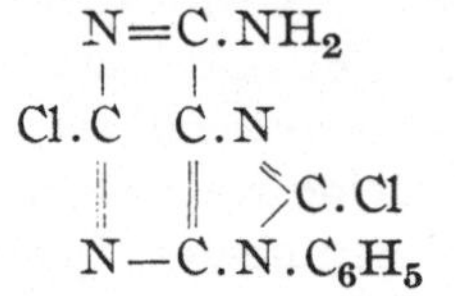

9-Phenyl-6-amino-2.8-dichlorpurin.   9-Phenyladenin.

$$
\begin{array}{ll}
\text{III.} &
\begin{array}{c}
\mathrm{N{=}C.NH_2} \\
|\quad\ | \\
\mathrm{OC\quad C.NH} \\
|\quad\ ||\ {>}\mathrm{CO} \\
\mathrm{HN{-}C{-}N.C_6H_5}
\end{array}
\qquad
\text{IV.} &
\begin{array}{c}
\mathrm{N{=}C.Cl} \\
|\quad\ | \\
\mathrm{Cl.C\quad C.NH} \\
||\quad\ ||\ {>}\mathrm{CO} \\
\mathrm{N{-}C{-}N.C_6H_5}
\end{array}
\end{array}
$$

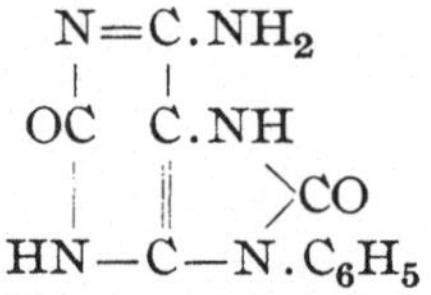

9-Phenyl-6-amino-2.8-dioxypurin.   9-Phenyl-8-oxy-2.6-dichlorpurin.

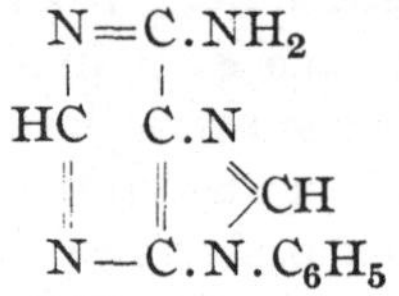

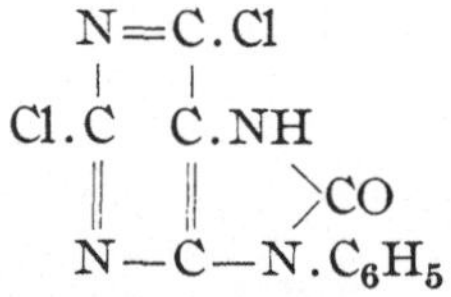

$$
\begin{array}{ll}
\text{V.} &
\begin{array}{c}
\mathrm{N{=}C.NH_2} \\
|\quad\ | \\
\mathrm{Cl.C\quad C.NH} \\
||\quad\ ||\ {>}\mathrm{CO} \\
\mathrm{N{-}C{-}N.C_6H_5}
\end{array}
\qquad
\text{VI.} &
\begin{array}{c}
\mathrm{N{=}C.Cl} \\
|\quad\ | \\
\mathrm{H_2N.C\quad C.NH} \\
||\quad\ ||\ {>}\mathrm{CO} \\
\mathrm{N{-}C{-}N.C_6H_5}
\end{array}
\end{array}
$$

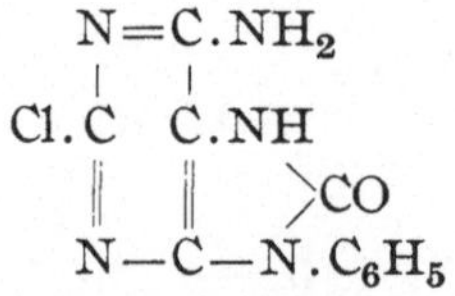

9-Phenyl-6-amino-8-oxy-2-chlorpurin.   9-Phenyl-2-amino-8-oxy-6-chlorpurin.

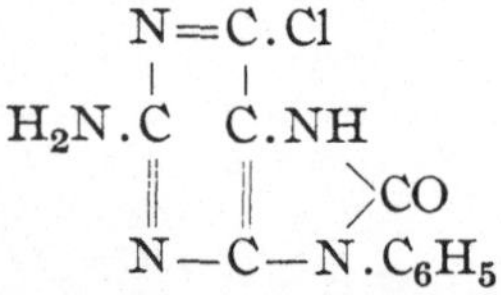

---

[1]) Berichte d. d. chem. Gesellsch. **33**, 1707 [1900]. (*S. 547.*)
[2]) Berichte d. d. chem. Gesellsch. **33**, 2278 [1900]. (*S. 550.*)

Denn beim Erhitzen mit Salzsäure auf 130° verwandelt es sich in das 9-Phenyl-6-amino-2.8-dioxypurin der Formel III, und dieses enthält die Aminogruppe in Stellung 6, weil es einerseits bei der Oxydation mit Chlor kein Guanidin liefert und weil es andererseits auch aus dem 9-Phenyl-8-oxy-2.6-dichlorpurin mit Ammoniak gewonnen werden kann, so daß die Stellung 8 für die Aminogruppe ebenfalls ausgeschlossen ist.

Bei der Reduktion mit Jodwasserstoff gibt das 9-Phenyl-6-amino-2.8-dichlorpurin in glatter Weise das 9-Phenyladenin (Formel II).

Das zweite Monoaminoderivat und der Diaminokörper entstehen aus dem Phenyltrichlorpurin nur in so kleiner Menge, daß ihre eingehende Untersuchung unterbleiben mußte. Nach der Analogie mit den Methylprodukten darf man aber vermuten, daß der erstere Körper die Aminogruppe in Stellung 8 und der zweite Körper die beiden Aminogruppen in Stellung 6 und 8 enthält.

Bei dem Phenyloxydichlorpurin (Formel IV) erfolgt die Einwirkung des Ammoniaks erst bei viel höherer Temperatur (140—150°) und führt dann ebenfalls zu zwei Monoaminoderivaten, welche durch die verschiedene Löslichkeit in Salzsäure getrennt werden können. Das leicht lösliche ist 9-Phenyl-6-amino-8-oxy-2-chlorpurin (Formel V); denn es wird durch Phosphorchlorid in das 9-Phenyl-6-amino-2.8-dichlorpurin (I) und durch Salzsäure in das 9-Phenyl-6-amino-2.8-dioxypurin (III) verwandelt.

Für das zweite Aminoderivat, welches aus dem Phenyloxydichlorpurin resultiert, bleibt mithin nur die Formel VI übrig.

9 - Phenyltrichlorpurin und Ammoniak.

Werden 4 g des fein gepulverten Chlorkörpers mit 80 ccm einer alkoholischen Ammoniaklösung, welche bei gewöhnlicher Temperatur gesättigt ist, im Schüttelbade auf 60° erhitzt, so ist die Reaktion nach 2 Stunden beendet. Dabei findet aber keine völlige Lösung statt, weil an Stelle des verschwindenden Trichlorpurins sehr bald die schwer löslichen Aminokörper treten. Nach dem Erkalten wird der kristallinische Brei abgesaugt, mit Wasser gewaschen und getrocknet. Das Produkt ist jetzt ein Gemisch der drei zuvor erwähnten Aminokörper, welche bei der Reaktion entstehen. Es wird zunächst zweimal mit je 30 ccm Essigester ausgekocht. Dabei geht das 9-Phenyl-6-amino-2.8-dichlorpurin mit kleinen Mengen des isomeren Produktes in Lösung, welches sich aber schon beim geringen Abkühlen wieder ausscheidet und durch rasche Filtration entfernt werden kann. Aus der Mutterlauge kristallisiert dann beim starken Abkühlen das

9 - Phenyl - 6 - amino - 2.8 - dichlorpurin.

Die Gesamtausbeute betrug ungefähr 70% des angewandten 9-Phenyltrichlorpurins. Die Verbindung bildet glänzende Prismen vom Schmp. 259⁰ (265⁰ korr.). Sie ist in kaltem Alkohol sehr schwer, in heißem etwas leichter löslich und in Wasser unlöslich. Ihre basischen Eigenschaften sind nur schwach, denn sie wird von stark verdünnter Salzsäure sehr wenig, dagegen von heißer 20-prozentiger Säure in reichlicher Menge aufgenommen.

Für die Analyse war das Präparat bei 100⁰ getrocknet.

0,1946 g Sbst.: 0,3376 g CO_2. — 0,1494 g Sbst.: 32,8 ccm N (23⁰, 765 mm). — 0,1710 g Sbst.: 0,1763 g AgCl.

$C_{11}H_7N_5Cl_2$.   Ber. C 47,14, N 25,00, Cl 25,40.
Gef. „ 47,32, „ 25,32, „ 25,50.

Wie schon erwähnt, fällt aus der warmen Lösung in Essigester zuerst in kleiner Menge ein Produkt aus, welches viel feinere Kristalle bildet und einen höheren Schmelzpunkt (gegen 327⁰) hat als die vorhergehende Verbindung. Eine weitere Menge desselben Körpers läßt sich durch nochmaliges Auskochen des ursprünglichen Rohproduktes mit Essigester erhalten. Ich habe die Substanz nicht ganz rein gewonnen, halte sie aber nach dem Resultat der Analyse ebenfalls für ein Phenylaminodichlorpurin.

0,1356 g Sbst.: 31 ccm N (23⁰, 750 mm). — 0,2264 g Sbst.: 0,2402 g AgCl.

$C_{11}H_7N_5Cl_2$.   Ber. N 25,00, Cl 25,40.
Gef. „ 26,02, „ 26,20.

Der dritte Körper, welcher im Rohprodukt enthalten ist, löst sich in Essigester noch schwerer als die beiden vorhergehenden und bleibt beim Auskochen zum Teil in kleinen, hübsch ausgebildeten Prismen zurück.

In derselben Form fällt er auch aus dem heißen Essigester heraus und läßt sich wegen der viel größeren Schwere der Kristalle durch Abschlämmen von dem vorigen Produkte trennen. Als stärkere Base ist er durch die größere Löslichkeit in Salzsäure gekennzeichnet. Wegen der geringen Menge, in welcher die Substanz entsteht, habe ich mich mit einer Stickstoffbestimmung begnügen müssen, welche anzeigt, daß hier ein **Phenyldiaminochlorpurin** vorliegt.

0,1254 g Sbst.: 35,6 ccm N (25⁰, 765 mm).

$C_{11}H_9N_6Cl$.   Ber. N 32,25.   Gef. N 32,45.

Die Substanz hat keinen Schmelzpunkt, sondern zersetzt sich gegen 290⁰.

9 - Phenyladenin.

Wird das 9-Phenyl-6-amino-2.8-dichlorpurin mit der 20-fachen Menge Jodwasserstoffsäure (spez. Gewicht 1,96) übergossen, so beginnt die Reduktion schon bei gewöhnlicher Temperatur. Man fügt Jodphosphonium zu und erwärmt erst gelinde, zum Schluß bis zum Kochen, bis kein Freiwerden von Jod mehr bemerklich ist. Dabei findet keine völlige Lösung statt, weil das jodwasserstoffsaure 9-Phenyladenin in der konzentrierten Säure schwer löslich ist. Erst durch Zusatz von Wasser und Erwärmen wird die Flüssigkeit klar, und Ammoniak fällt dann das 9-Phenyladenin in glänzenden Tafeln aus, welche bei 240 bis 241⁰ (korr. 245—246⁰) schmelzen. Für die Analyse wurde das Präparat aus Alkohol umkristallisiert und bei 120⁰ getrocknet.

0,3021 g Sbst.: 0,6934 CO_2, 0,1194 H_2O. — 0,1662 g Sbst.: 48,5 ccm N (23⁰, 750 mm).

$C_{11}H_9N_5$. Ber. C 62.56, H 4.26, N 33.17.
Gef. „ 62.59, „ 4.39, „ 33.13.

Die Base ist in heißem Wasser recht schwer, in heißem Alkohol aber ziemlich leicht löslich. Über den Schmelzpunkt erhitzt, sublimiert sie. Mit starken Säuren bildet sie Salze. Das Hydrochlorat scheidet sich aus der Lösung in warmer konzentrierter Salzsäure langsam in kleinen, aber gut ausgebildeten Kristallen ab, welche unter dem Mikroskop manchmal wie sechsseitige Tafeln, manchmal wie Prismen aussehen. Aus der salzsauren Lösung fällt Goldchlorid einen kristallinischen Niederschlag, welcher aus heißer verdünnter Salzsäure in langen, gelben, biegsamen Nadeln kristallisiert. Unter ähnlichen Bedingungen scheidet sich das Chloroplatinat in kleinen, schwach gelben Nadeln aus.

9 - Phenyl - 6 - amino - 2.8 - dioxypurin.

Zur Bereitung desselben wird das 9-Phenyl-6-amino-2.8-dichlorpurin vom Schmelzpunkt 259⁰ mit der 15-fachen Menge Salzsäure (spez. Gewicht 1,19) im geschlossenen Rohr 2 Stunden auf 130⁰ erhitzt. Nach dem Erkalten ist ein Teil des neuen Produktes als Hydrochlorat kristallinisch abgeschieden, der Rest wird durch Eindampfen der Mutterlauge gewonnen. Zur Reinigung wird das Salz in heißer, verdünnter Salzsäure gelöst und durch Zusatz von Natriumacetat zerlegt, worauf sich das reine 9-Phenyl-6-amino-2.8-dioxypurin in schönen farblosen Nadeln abscheidet. Die Ausbeute beträgt ungefähr zwei Drittel des angewandten Chlorkörpers. Für die Analyse war das Präparat bei 101⁰ getrocknet.

0,1970 g Sbst.: 0,3964 CO_2, 0,0802 g H_2O. — 0,1008 g Sbst.: 24,8 ccm N (23°, 775 mm).

$$C_{11}H_9O_2N_5.\quad \text{Ber. C } 54{,}32,\ H\ 3{,}70,\ N\ 28{,}80.$$
$$\text{Gef. } ,,\ 54{,}87,\ ,,\ 4{,}52,\ ,,\ 28{,}91.$$

Die Substanz färbt sich gegen 285° und zerfällt bei wenig höherer Temperatur unter Gasentwickelung. Sie ist in heißem Wasser recht schwer und in Alkohol fast gar nicht löslich. Von Alkalien und Ammoniak wird sie leicht aufgenommen, ebenso von heißer, verdünnter Salzsäure. In starker Salzsäure ist sie weniger löslich und fällt daraus als Hydrochlorat in langen spießartigen Nadeln nieder. Das Chloroplatinat bildet kleine Nadeln und das Aurochlorat größere, aber mangelhaft ausgebildete Prismen.

Bei der Spaltung durch Chlor wird kein Guanidin gebildet, woraus zu schließen ist, daß die Aminogruppe nicht die Stellung 2 hat.

0,5 g wurden mit 10 ccm 20-prozentiger Salzsäure übergossen und allmählich unter Umschütteln 0,06 g Natriumchlorat eingetragen. Die Base ging dabei zuerst in Lösung, und etwas später schied sich in ziemlich geringer Menge ein chlorhaltiges Produkt ab, welches, aus Alkohol umkristallisiert, bei 210° schmolz und nicht weiter untersucht wurde.

Die salzsaure Mutterlauge gab die Murexidprobe, dagegen blieb der Versuch, Guanidin in ihr mit Pikrinsäure nachzuweisen, erfolglos.

9 - Phenyl - 8 - oxy - 2.6 - dichlorpurin und Ammoniak.

Übergießt man 2 g der Chlorverbindung mit 50 ccm einer alkoholischen Ammoniaklösung, welche bei gewöhnlicher Temperatur gesättigt ist, so findet beim Umschütteln zuerst klare Lösung statt, aber bald darauf scheidet sich das Ammoniumsalz als weißes Pulver ab. Erhitzt man jetzt die Mischung im geschlossenen Rohr im Ölbade unter Schütteln 6 Stunden auf 145°, so erfolgt eine völlige Umsetzung, aber ohne daß eine klare Lösung entsteht, weil ein Teil des neuen Aminoproduktes schon in der Hitze auskristallisiert. Nach dem Erkalten bildet der Rohrinhalt eine gelbe Flüssigkeit und einen kristallinischen Niederschlag. Letzterer besteht größtenteils aus dem 9-Phenyl-2-amino-8-oxy-6-chlorpurin, während das isomere

9 - Phenyl - 6 - amino - 8 - oxy - 2 - chlor - purin

in der Mutterlauge bleibt. Wird diese zur Vertreibung des Ammoniaks gekocht, so scheidet sich zuerst noch eine kleine Menge des schwer löslichen Körpers ab, und dann folgt als Hauptprodukt das Isomere in feinen Nadeln. Dieselben werden mit Wasser gewaschen, von neuem in alkoholischem Ammoniak gelöst und wieder durch Wegkochen des

Ammoniaks ausgeschieden. Die Ausbeute beträgt etwa 30% des angewandten Phenyloxydichlorpurins.

0,1353 g Sbst.: 32,6 ccm N (26°, 756 mm). — 0,1616 g Sbst.: 0,0883 g AgCl.

$C_{11}H_8N_5Cl$. Ber. N 26,77, Cl 13,56.

Gef. „ 27,30, „ 13,51.

Die Substanz zersetzt sich gegen 345°, ohne zu schmelzen. Sie löst sich in heißer 20-prozentiger Salzsäure ziemlich leicht, wird aber schon durch Wasser gefällt.

Wird sie mit der 12-fachen Menge Phosphoroxychlorid im geschlossenen Rohr unter Schütteln $2^1/_2$ Stunden auf 140° erhitzt, so geht sie in Lösung, und nach dem Verdampfen des Phosphoroxychlorids bleibt ein Rückstand, welcher in Wasser und verdünnter Kalilauge größtenteils unlöslich ist und aus dem durch Umkristallisieren mit Alkohol eine erhebliche Menge des

9 - Phenyl - 6 - amino - 2.8 - dichlor - purins

vom Schmp. 259° erhalten werden kann.

Diese Beobachtung steht in völligem Einklang mit der anderen Verwandlung, die das 9-Phenyl-6-amino-8-oxy-2-chlorpurin beim zweistündigen Erhitzen mit der 15-fachen Menge Salzsäure (spez. Gew. 1,19) auf 125° erfährt, denn es bildet sich dabei ebenfalls in reichlicher Menge das 9-Phenyl-6-amino-2.8-dioxypurin.

9 - Phenyl - 2 - amino - 8 - oxy - 6 - chlor - purin.

Wie oben erwähnt, scheidet sich die Verbindung aus dem alkoholischen Ammoniak zuerst ab. Die Ausbeute ist ungefähr dieselbe wie bei dem isomeren Körper. Zur Reinigung löst man die Substanz in heißem Barytwasser, welches ungefähr 2% Baryumhydroxyd enthält. Beim Erkalten kristallisiert das Baryumsalz in feinen silberglänzenden Nädelchen. Aus dem Salz wird durch Fällen mit Säuren die reine Substanz gewonnen.

0,1203 g Sbst.: 28 ccm N (19°, 755 mm). — 0,3066 g Sbst.: 0,1749 g AgCl.

$C_{11}H_8ON_5Cl$. Ber. N 26,77, Cl 13,56.

Gef. „ 27,07, „ 14,01.

Dieselbe zersetzt sich, ohne zu schmelzen, gegen 350°. Von dem Isomeren unterscheidet sie sich besonders durch die viel geringere Löslichkeit in Alkohol, Eisessig, Salzsäure und alkoholischem Ammoniak. Der direkte Beweis für die Stellung der Aminogruppe wird sich voraussichtlich durch Überführung in das zugehörige Phenylaminodioxypurin und dessen Oxydation zu Guanidin liefern lassen, ich mußte aber aus Mangel an Material darauf verzichten.

46. Emil Fischer und Hermann Tüllner: Verwandlung der Isoharnsäure in Harnsäure und Thioxanthin.

Berichte der deutschen chemischen Gesellschaft 35, 2563 [1902].
(Eingegangen am 8. Juli.)

Die aus Alloxantin und Cyanamid entstehende Isoharnsäure ist seit der Entdeckung durch Mulder[1]) nur selten Gegenstand der Untersuchung gewesen. Mulder selbst hat für die Verbindung folgende beiden Formeln diskutiert, ohne aber den definitiven Beweis dafür liefern zu können:

$$CO{<}^{NH.CO}_{NH.CO}{>}CH.NH.CN \quad und \quad CO{<}^{NH.CO}_{NH.CO}{>}CH.N:C:NH.$$

Matignon[2]) hält erstere für richtig, und er war auch imstande, die Säure durch Alkalien in Pseudoharnsäure überzuführen. Nachdem es gelungen war, die Pseudoharnsäure in Harnsäure umzuwandeln, lag es nahe, den gleichen Versuch mit der Isoharnsäure zu wiederholen. Derselbe hat in der Tat das erwartete Resultat ergeben. Beim Kochen mit starker Salzsäure wird Isoharnsäure fast quantitativ in Harnsäure verwandelt. Ob dabei zuerst durch Wasseraddition Pseudoharnsäure gebildet wird, haben wir nicht geprüft.

Gegenüber dem Schwefelwasserstoff verhält sich die Isoharnsäure ebenfalls wie ein echtes Cyanamidderivat. In ammoniakalischer Lösung addiert sie ihn außerordentlich leicht und bildet das Ammoniumsalz einer schwefelhaltigen Säure, dessen Zusammensetzung den Salzen der Pseudoharnsäure entspricht. Die gleiche Verwandlung erfährt die Isoharnsäure beim Erhitzen mit einer wässerigen Lösung der Alkalisulfide. Auffallenderweise ist die neue, schwefelhaltige Säure selbst sehr leicht löslich in Wasser, so daß für ihre Isolierung der Umweg über das Baryumsalz nötig war. Sehr merkwürdig ist das Verhalten der Säure gegen Platinchlorid. Sie gibt damit in wässeriger Lösung

---

[1]) Berichte d. d. chem. Gesellsch. **6**, 1235 [1873].
[2]) Ann. chim. phys. [6] **28**, 375 [1893].

einen Niederschlag, der beim Erwärmen kristallinisch wird, dann frei von Chlor ist und als eine komplexe Platinverbindung der Säure betrachtet werden muß.

Beim Kochen mit Mineralsäuren verhält sich die schwefelhaltige Säure ganz analog der Pseudoharnsäure; denn sie liefert dabei das früher auf anderem Wege gewonnene 2.6-Dioxy-8-thiopurin[1]),

$$\begin{array}{ccc} NH-CO & & \\ | & | & \\ CO & C.NH \\ | & \| & \diagdown C.SH \\ NH-C-N & \diagup \end{array}$$

Wir halten es demnach für wahrscheinlich, daß sie der Pseudoharnsäure analog konstituiert ist, und daß ihre Struktur durch eine der beiden folgenden Formeln ausgedrückt wird:

$$CO\diagup_{NH.CO}^{NH.CO}\diagdown CH.NH.C\,(:S).NH_2$$

oder

$$CO\diagup_{NH.CO}^{NH:CO}\diagdown CH.NH.C\diagup_{NH}^{SH}.$$

Die Verbindung ist ganz verschieden von den beiden bisher unter dem Namen Thiopseudoharnsäure beschriebenen Produkten[2]).   Wir nennen sie deshalb zum Unterschiede von diesen γ-Thiopseudoharnsäure.

Da das zuvor erwähnte Dioxythiopurin, wie schon bekannt, leicht in Xanthin verwandelt werden kann, so ist durch obige Reaktionen eine neue Synthese des Xanthins verwirklicht, wobei Alloxan, bzw. Alloxantin und Cyanamid als Ausgangsmaterialien dienen.

Für die Darstellung der Isoharnsäure haben wir das Verfahren von Mulder beibehalten.   Aber an Stelle des ziemlich teuren Cyanamids verwandten wir das Cyanamidnatrium, welches seit kurzem von der Gold- und Silber-Scheideanstalt zu Frankfurt a. M. im großen hergestellt wird.   Das Präparat, welches 80% Cyanamidnatrium enthielt, wurde in wenig kaltem Wasser gelöst, bei 0° mit Salzsäure neutralisiert und dann in dem von Mulder angegebenen Verhältnis der kochenden, heißen, möglichst konzentrierten, wässerigen Lösung von Alloxantin zugegeben.   Die Mischung färbt sich rasch erst braun, dann rotviolett und schließlich im Laufe von etwa 10 Minuten rein gelb.   Gleichzeitig fällt Isoharnsäure als hellgelb gefärbtes Pulver aus.   Die Ausbeute war etwas größer, wie Mulder angibt,

---

[1]) Berichte d. d. chem. Gesellsch. **31**, 445 [1898]. (*S. 419.*)

[2]) Nencki, Berichte d. d. chem. Gesellsch. **4**, 723 [1871] und E. Fischer und L. Ach, Liebigs Annal. d. Chem. **288**, 171 [1895]. (*S. 214.*)

sie betrug 38% des angewandten Alloxantins oder 73% der Theorie. Das Produkt kann für alle weiteren Operationen benutzt werden.

Überführung der Isoharnsäure in Harnsäure.

Kocht man Isoharnsäure mit der 50-fachen Menge 20-prozentiger Salzsäure, so findet nach einigen Minuten klare Lösung statt. Wird die Flüssigkeit erst über freier Flamme, später auf dem Wasserbade ungefähr auf ein Fünfzehntel des ursprünglichen Volumens verdampft, so fällt die entstandene Harnsäure als kristallinisches und schwach gelb gefärbtes Pulver aus. Man läßt erkalten, verdünnt mit Wasser und filtriert. Aus 3,9 g Isoharnsäure wurden 3,8 g Harnsäure gewonnen.

Zur Reinigung wird das Rohprodukt in sehr verdünnter, heißer Natronlauge gelöst, mit Tierkohle gekocht und mit Salzsäure wieder abgeschieden. Will man ein ganz farbloses Produkt erhalten, so ist es nötig, zur alkalischen Lösung einige Tropfen Permanganatlösung hinzuzufügen. Die Analyse der Harnsäure gab folgende Zahlen:

0,1462 g Sbst.: 0,1902 g CO_2, 0,0315 g H_2O. — 0,1165 g Sbst.: 33 ccm N (16,5°, 766 mm).

$$C_5H_4N_4O_3.\quad \text{Ber. C 35,71, H 2,38, N 33,33.}$$
$$\text{Gef. } \text{,, } 35,48, \text{ ,, } 2,39, \text{ ,, } 33,21.$$

Das Präparat zeigte alle Merkmale der Harnsäure. Zur besonderen Unterscheidung von der so ähnlichen Isoverbindung haben wir noch die Verwandlung in Allantoïn mit Permanganat benutzt[1]). Die Ausbeute an letzterem betrug 70% der Theorie. Das Präparat gab nach dem Trocknen bei 100° folgende Zahlen:

0,0926 g Sbst.: 28,2 ccm N (15,5°, 755 mm).

$$C_4H_6N_4O_3.\quad \text{Ber. N 35,44.}\quad \text{Gef. N 35,36.}$$

Wir haben uns noch durch einen besonderen Versuch überzeugt, daß die Isoharnsäure unter gleichen Bedingungen kein Allantoïn liefert.

γ - Thiopseudoharnsäure.

Wegen der schönen Eigenschaften des Ammoniumsalzes stellt man die Säure am besten mit Hilfe von Schwefelammonium dar.

10 g fein gepulverte Isoharnsäure wurden unter Umrühren in 80 ccm einer 45-prozentigen, wässerigen Lösung von neutralem Schwefelammonium eingetragen und die Mischung im verschlossenen Gefäß, anfänglich unter zeitweisem Umschütteln, 5 Stunden auf 100° erhitzt.

---

[1]) Vgl. E. Fischer und L. Ach, Berichte d. d. chem. Gesellsch. **28**, 2474 [1895]. (*S. 180.*)

Es findet dabei keine Lösung statt, denn anfänglich entsteht ziemlich schwer lösliches, isoharnsaures Ammonium, und dieses verwandelt sich allmählich in das Salz der γ-Thiopseudoharnsäure, welches zum Schluß die ganze Flüssigkeit in schwach grau gefärbten, glänzenden Nadeln erfüllt. Man läßt erkalten, wobei noch ein kleinerer Teil des Salzes auskristallisiert, filtriert und entfernt die Mutterlauge entweder durch starkes Abpressen oder durch Waschen mit wenig eiskaltem Wasser und dann mit Alkohol und Äther. Die Menge des über Schwefelsäure getrockneten Rohproduktes betrug durchschnittlich 12 g oder 92% der Theorie. Zur Reinigung wurde das Salz aus der 12-fachen Menge siedenden Wassers umkristallisiert und war dann ganz farblos. Seine Menge betrug jetzt noch 9,6 g oder etwa 74% der Theorie. Zur Analyse wurde es zweimal aus Wasser umkristallisiert und im Vakuum über Schwefelsäure getrocknet.

0,1569 g Sbst.: 0,1571 g CO_2, 0,0527 g H_2O. — 0,0892 g Sbst.: 24,2 ccm N (17°, 757 mm).

0,1216 g Sbst.: 0,1219 g CO_2, 0,0453 g H_2O. — 0,2028 g Sbst. (nach Kjeldahl): 45,25 ccm $n/_{10}$-Oxalsäure.

0,212 g Sbst.: 0,2123 g CO_2, 0,0791 g H_2O. — 0,1716 g Sbst.: 46,4 ccm N (19°, 765 mm).

0,2063 g Sbst.: 0,2146 g $BaSO_4$.

$C_5H_9N_5O_3S$.　Ber. C 27,39, H 4,11, N 31,96, S 14,61.
Gef. C 27,31, 27,34, 27,31, H 3,73, 4,14, 4,14, N 31,36, 31,24, 31,3, S 14,29.

Das Salz kristallisiert aus Wasser in mikroskopisch kleinen, farblosen dünnen Prismen oder Nadeln. Es ist in kaltem Wasser ziemlich schwer löslich und in Alkohol und Äther fast unlöslich. Im Kapillarrohr zersetzt es sich gegen 255° unter Gasentwickelung und Schwarzfärbung. Zum Unterschied von isoharnsaurem Ammonium färbt es sich in wässeriger Lösung bei Zutritt der Luft nicht purpurrot.

Die Bildung des Salzes erfolgt übrigens auch schon bei gewöhnlicher Temperatur, und zwar ziemlich rasch. Das ließ sich am schönsten beobachten, als eine heiß bereitete Lösung von 1 g Isoharnsäure, 20 ccm Wasser und 10 ccm wässrigem Ammoniak (von 25%) nach dem Abkühlen mit Schwefelwasserstoff behandelt wurde. Nach einigen Minuten begann dann die Abscheidung des γ-thiopseudoharnsauren Salzes. Die Ausbeute betrug aber, auch nach längerem Stehen, wegen der viel größeren Verdünnung nur 77% der Theorie. Endlich ist es für die Bildung des Salzes ziemlich gleichgültig, ob neutrales oder saures Schwefelammonium verwandt wird.

Die Alkalisalze der γ-Thiopseudoharnsäure haben nicht so schöne Eigenschaften wie die Ammoniakverbindung. Sie kristallisieren schlechter, sind leichter löslich und infolgedessen schwerer zu reinigen. Zur Darstellung des Natriumsalzes wird 1 g Isoharnsäure mit 3 g Natriumsulfid ($Na_2S + 9\,H_2O$) und 12 ccm Wasser auf dem Wasserbade erwärmt. Beim häufigen Umschütteln entsteht nach etwa $^1/_2$ Stunde eine klare, aber gelb gefärbte Lösung, die beim Ansäuern mit Essigsäure das Natriumsalz abscheidet. Es ist aber vorteilhaft, die alkalische Lösung noch mehrere Stunden im Wasserbade zu erwärmen, weil dann eine vollständigere Umwandlung der Isoharnsäure stattfindet, und infolgedessen das thiopseudoharnsaure Salz reiner wird. Zum Schluß läßt man die Lösung, welche eine charakteristische Fluoreszenz zeigt, erkalten, übersättigt mit Essigsäure und kühlt auf 0^0 ab. Dabei entsteht ein dicker Brei von äußerst feinen, biegsamen Nädelchen, die schwach grau gefärbt sind. Dieser wurde abgesaugt, scharf abgepreßt, in möglichst wenig heißem Wasser gelöst, von zurückbleibendem Schwefel filtriert und durch Abkühlen wieder ausgeschieden. Die Ausbeute an Rohprodukt betrug 70—75% der Theorie. Beim Umkristallisieren aus warmem Wasser unter Zusatz von Tierkohle traten aber starke Verluste ein. Für die Analyse diente ein mehrmals aus Wasser umgelöstes und erst im Vakuum über Schwefelsäure, dann bei 109^0 getrocknetes Präparat. Die Zahlen passen am besten auf die Formel $C_5H_5N_4O_3SNa + {}^1/_2\,H_2O$.

0,2287 g Sbst.: 0,2189 g CO_2, 0,0608 g H_2O. — 0,3337 g Sbst.: 0,097 g Na_2SO_4.

$C_5H_5N_4O_3SNa + {}^1/_2\,H_2O$.   Ber. C 25,75, H 2,58, Na 9,87.
Gef. „ 26,10, „ 2,95, „ 9,42.

Leider war es uns aber nicht möglich, das angenommene Kristallwasser direkt zu bestimmen, weil die Substanz sich bei höherer Temperatur zersetzt, und da die Resultate der Analysen auch nicht scharf mit der Berechnung übereinstimmen, so können wir die obige Formel nur als eine vorläufige ansehen.

Das Kaliumsalz wird genau auf dieselbe Weise gewonnen und bildet noch feinere Nädelchen als die Natriumverbindung, so daß es dem unbewaffneten Auge amorph erscheint. Viel schöner ist das in kaltem Wasser sehr schwer lösliche Baryumsalz. Es fällt aus der Lösung der vorangehenden Salze auf Zusatz von Chlorbaryum. Am besten wird es aus dem Ammoniumsalz bereitet, indem man dessen wässerige Lösung mit einem Überschuß von Chlorbaryum versetzt, den kristallinischen Niederschlag filtriert und mit kaltem Wasser wäscht. Aus heißem Wasser, worin es verhältnismäßig leicht löslich ist, kristallisiert es beim Abkühlen in farblosen, mit bloßem Auge erkennbaren Prismen, welche häufig zu büschelförmigen Aggregaten vereinigt sind. Für die Analysen wurde das mit Wasser, Alkohol und Äther gewaschene Präparat über Schwefelsäure getrocknet. Die Zahlen passen am besten auf die Formel $(C_5H_5N_4O_3S)_2Ba + 3\,H_2O$.

0,3151 g Sbst.: 0,1239 g $BaSO_4$. — 0,1973 g Sbst.: 0,1489 g CO_2, 0,049 g H_2O. — 0,2086 g Sbst.: 34,1 ccm N (20°, 761 mm).

$(C_5H_5N_4O_3S)_2Ba + 3 H_2O$. Ber. C 20,24, H 2,69, N 18,89, Ba 23,10.
Gef. „ 20,58, „ 2,76, „ 18,73, „ 23,12.

Leider war die direkte Bestimmung des Kristallwassers auch hier nicht möglich, weil das Salz schon bei 109° anfängt, sich zu färben und bei noch höherer Temperatur eine stärkere Zersetzung erfährt, ehe das Wasser ausgetrieben ist.

Zur Bereitung der freien γ-Thiopseudoharnsäure wurde eine abgewogene Menge des Baryumsalzes in heißem Wasser gelöst, mit der berechneten Menge Schwefelsäure zersetzt und die vom Baryumsulfat abfiltrierte Lösung bei 20 mm Druck rasch verdampft. Dabei bleibt die Säure als weiße kristallinische Masse zurück, die mit eiskaltem Wasser aufgeschlämmt und filtriert und mit Alkohol und Äther gewaschen und an der Luft getrocknet wurde.

Die Analysenzahlen stimmen auf die Formel:

$$CO\!\!<\!\!\begin{array}{c}NH.CO\\NH.CO\end{array}\!\!>\!\!CH.NH.C\!\!<\!\!\begin{array}{c}SH\\NH\end{array}.$$

0,1551 g Sbst.: 0,1699 g CO_2, 0,0448 g H_2O.
0,1903 g Sbst. erforderten 37,5 ccm $^1/_{10}$-Normal-Salzsäure (nach Kjeldahl).

$C_5H_6O_3N_4S$. Ber. C 29,70, H 2,97, N 27,72.
Gef. „ 29,87, „ 3,21, „ 27,59.

Die Säure ist in Wasser besonders in der Wärme sehr leicht löslich, reagiert stark sauer und bildet farblose, feine Nadeln. Beim Erhitzen zersetzt sie sich unter Gasentwickelung. In wässeriger Lösung zersetzt sie sich bei längerem Stehen, wobei Thioxanthin und nebenher etwas freier Schwefel entstehen.

Platinverbindung der γ - Thiopseudoharnsäure.

Versetzt man die mit Salzsäure übersättigte Lösung der Salze mit Platinchlorid, so entsteht zuerst ein rein gelber, amorpher Niederschlag. Ist ein Überschuß von Platinchlorid zugegen und die Lösung nicht zu konzentriert, so löst sich dieser Niederschlag beim Erwärmen, und nach einigen Augenblicken fällt ein neuer, aus feinen gelben, wetzsteinförmigen Kriställchen bestehender Niederschlag. Für die Darstellung desselben eignet sich am meisten das Natriumsalz. Man löst 1 g desselben in 10 ccm Wasser, fügt einige Kubikzentimeter starker Salzsäure und dann so viel einer 10-prozentigen Platinchloridlösung hinzu, bis keine Fällung mehr eintritt. Wird jetzt unter Umschütteln vorsichtig erwärmt, so tritt die eben erwähnte Erscheinung, Auflösung des amorphen Niederschlages und sofortige Abscheidung des kristallinischen Produktes, ein. Dasselbe wird filtriert und mit Wasser gewaschen. Es ist in Wasser, Alkohol und Äther so gut wie unlöslich, dagegen wird es von kalten verdünnten Alkalien leicht gelöst und beim Übersättigen mit Salzsäure oder auch schon beim Einleiten von Kohlensäure oder Schwefelwasserstoff wieder kristallinisch abgeschieden. Diese Eigenschaft haben wir für die Reinigung benutzt. Man muß aber bei dem Lösen in Alkalien höhere Temperatur und längeres Stehenlassen vermeiden, weil sonst eine tiefergehende Zersetzung des Körpers eintritt. Man schlämmt deshalb mit der 20-fachen Menge Wasser an, versetzt mit so viel Natronlauge, daß gerade Lösung eintritt, filtriert, wenn nötig, rasch und übersättigt sofort mit Salzsäure. Die Platinverbindung fällt dann in schönen, hellgelben, glänzenden Kriställchen aus, welche filtriert, mit Wasser, Alkohol und Äther gewaschen und im Vakuum über Schwefelsäure getrocknet wurden. Die Analysen passen am besten auf die Formel:

$$C_{10}H_{10}O_6N_8S_2Pt + H_2O.$$

Zum Vergleich geben wir aber auch die Werte, welche die um 2 H ärmere Formel verlangt. Man sieht daraus, daß die Analyse keine endgültige Entscheidung zwischen den beiden Formeln gibt.

0,312 g Sbst.: 0,0984 g Pt. — 0,2017 g Sbst.: 0,1449 g CO_2, 0,0387 g H_2O. — 0,1874 g Sbst.: 28,8 ccm N (15⁰, 759,5 mm). — 0,1584 g Sbst.: 0,118 g $BaSO_4$.

Das Kristallwasser wurde durch dreistündiges Erhitzen im Toluolbade bestimmt, wobei sich die Substanz etwas dunkler färbte.

$C_{10}H_{10}O_6N_8S_2Pt + H_2O$.   Ber. Pt 31,71, C 19,51, H 1,95, N 18,21, S 10,41.
$C_{10}H_8O_6N_8S_2Pt + H_2O$.   „   „   31,81, „ 19,58, „ 1,63, „ 18,27, „ 10,44.
                Gef. „   31,54, „ 19,59, „ 2,13, „ 17,98, „ 10,23.

0,2234 g Sbst. verloren 0,0056 g H_2O.

Ber. H_2O 2,93, 2,94.   Gef. 2,51.

Die obigen beiden Formeln der wasserfreien Verbindung lassen sich auflösen in $(C_5H_5O_3N_4S)_2Pt$, bzw. $(C_5H_4O_3N_4S)_2Pt$, und die Substanz erscheint mithin als eine Kombination von 2 Molekülen der γ-Thiopseudoharnsäure, in welchen 2 bzw. 4 Wasserstoffatome durch das Platin ersetzt sind.

Das Verhalten gegen Alkali macht es aber wahrscheinlich, daß hier nicht ein einfaches Platinsalz der γ-Thiopseudoharnsäure, sondern vielmehr eine komplexe Säure vorliegt.

Analoge Verbindungen des Platins scheinen bisher nicht beobachtet zu sein. Der gewöhnliche Sulfoharnstoff liefert bekanntlich in neutraler Lösung mit Platinchlorid eine schwer lösliche rote Verbindung von der ungewöhnlichen Formel $(CH_4N_2S)_2HCl.PtCl_2$[1]). Wir kamen dadurch auf die Vermutung, daß vielleicht die Acylderivate des Sulfoharnstoffs, in welchen die basischen Eigenschaften sehr abgeschwächt sind, mit Platinchlorid chlorfreie Platinprodukte liefern würden, welche der Platinverbindung der γ-Thiopseudoharnsäure entsprechen könnten. Wir haben deshalb das Verhalten des Benzoylthioharnstoffs gegen Platinchlorid geprüft. Schon Pike[2]) hat angegeben, daß dabei ein kristallisierendes Salz entstehe, dessen Zusammensetzung er aber nicht feststellte. Zur Bereitung desselben haben wir den Benzoylthioharnstoff in der 150-fachen Menge 96-prozentigen Alkohols heiß gelöst und zu der Flüssigkeit eine konzentrierte, wässerige Lösung von Platinchlorwasserstoffsäure im Überschuß zugefügt. Dabei entsteht sofort ein gelber Niederschlag, welcher aus feinen, meist sternförmig gruppierten Nadeln besteht. Er wurde nach dem Filtrieren und Waschen mit Alkohol für die Analyse im Vakuum über Schwefelsäure getrocknet. Die erhaltenen Zahlen passen ziemlich gut zu der Formel $(C_6H_5.CO.NH.CS.NH_2)_2HCl.PtCl_2$, schließen aber die um 2 Atome Wasserstoff ärmere Formel nicht mit Sicherheit aus.

0,2243 g Sbst.: 0,0654 g Pt. — 0,1599 g Sbst.: 0,1702 g CO_2, 0,0369 g H_2O. — 0,0972 g Sbst.: 6,7 ccm N (16°, 758 mm). — 0,3073 g Sbst.: 0,2096 g $BaSO_4$. — 0,2651 g Sbst.: 0,167 g AgCl.

$C_{16}H_{17}O_2N_4S_2Cl_3Pt$. Ber. Pt 29,43, C 28,98, H 2,57, N 8,45, S 9,66, Cl 16,07.
$C_{16}H_{15}O_2N_4S_2Cl_3Pt$. Ber. „ 29,52, „ 29,07, „ 2,27, „ 8,48, „ 9,69, „ 16,12.
Gef. „ 29,16, „ 29,03, „ 2,56, „ 8,02, „ 9,37, „ 15,58.

Das Salz ist mithin ebenso zusammengesetzt wie die oben erwähnte Verbindung des Sulfoharnstoffs selbst und unterscheidet sich von dem Derivat der γ-Thiopseudoharnsäure ganz scharf durch den Chlorgehalt.

Die Platinverbindung der γ-Thiopseudoharnsäure repräsentiert also wahrscheinlich einen neuen Typus von organischen Platinverbindungen und verdient aus diesem Grunde ausführlicher studiert zu werden.

Verwandlung der γ - Thiopseudoharnsäure in Thioxanthin.

Wird das Ammoniumsalz mit der 20-fachen Menge 20-prozentiger Salzsäure zum Kochen erhitzt, so löst es sich erst klar auf, und schon nach wenigen Minuten beginnt die Abscheidung des Thioxanthins als schwach gelb gefärbtes, kristallinisches Pulver. Man erhitzt dann noch etwa $^1/_2$ Stunde auf dem Wasserbade und verdampft nun die Flüssigkeit, um die Abscheidung des Thioxanthins zu vervollständigen, bis auf ein kleines Volumen. Zum Schluß wird mit Wasser versetzt,

---

[1]) Reynolds, Liebigs Annal. d. Chem. **150**, 233 [1869].
[2]) Berichte d. d. chem. Gesellsch. **6**, 755 [1873].

die Kristallmasse abfiltriert und mit Wasser gewaschen. Zur Reinigung wurde das Thioxanthin in heißer verdünnter Natronlauge gelöst, mit wenig Tierkohle gekocht und aus dem Filtrat in der Hitze mit Salzsäure wieder gefällt. Die Ausbeute an diesem reinen Präparat betrug 70% der Theorie, und das Produkt zeigte völlige Übereinstimmung mit dem Thioxanthin (2.6-Dioxy-8-thiopurin). So enthielt das im Vakuum über Schwefelsäure getrocknete Präparat 1 Molekül Kristallwasser, welches bei 7-stündigem Erhitzen auf 150⁰ entwich.

0,3072 g Sbst verloren 0,027 g H_2O.

$C_5H_4N_4SO_2 + H_2O$.   Ber. H_2O 8,91.   Gef. H_2O 8,79.

Die Analyse der getrockneten Substanz gab folgende Zahlen:

0,1638 g Sbst.: 0,1956 g CO_2, 0,0328 g H_2O. — 0,1122 g Sbst.: 28,8 ccm N (18⁰, 770 mm).

$C_5H_4N_4SO_2$.   Ber. C 32,61, H 2,17, N 30,43.
Gef. „ 32,57, „ 2,22, „ 30,06.

Die Schwefelbestimmung wurde mit dem kristallwasserhaltigen Produkt ausgeführt.

0,1814 g Sbst.: 0,2051 g $BaSO_4$.

Ber. S 15,84.   Gef. S 15,53.

Ebenso wie das Ammoniumsalz kann auch das Natrium- oder Kaliumsalz für die Darstellung des Thioxanthins dienen, und es ist nicht einmal nötig, die Alkalisalze zu isolieren, es genügt vielmehr, die Lösung der Isoharnsäure in dem Schwefelkali mit viel Salzsäure zu übersättigen, den abgeschiedenen Schwefel zu filtrieren, dann zu kochen und zu verdampfen, wobei sich ebenfalls das Thioxanthin, allerdings stärker verunreinigt als bei Anwendung des Ammoniumsalzes, abscheidet.

47. Emil Fischer und Friedrich Ach: Verwandlung des Caffeïns in Paraxanthin, Theophyllin und Xanthin[1]).

Berichte der deutschen chemischen Gesellschaft **39**, 423 [1906].
(Eingegangen am 24. Januar.)

Sowohl das Xanthin wie seine Methylderivate, Heteroxanthin, Paraxanthin, Theophyllin und Theobromin, gehen bekanntlich bei weiterer Methylierung in Caffeïn über. Umgekehrt war darum die Möglichkeit gegeben, durch die Abspaltung von Methyl aus dem Caffeïn alle diese Produkte zurückzugewinnen. In der Tat gelang es einem von uns[2]) schon vor 10 Jahren, zwei Methyle aus dem Caffeïn durch Phosphorpentachlorid bei 178—180° abzuspalten und das 7-Methyltrichlorpurin zu gewinnen, das in Heteroxanthin verwandelt werden kann[3]). Der Vorgang entspricht dem Schema:

$$\begin{array}{l} CH_3 . N - CO \\ \qquad |\quad\; | \\ \qquad CO\;\; C - N\!\!<\!\!\begin{array}{l} CH_3 \\ CH \end{array} + 3\; PCl_5 \\ \qquad |\quad\; \| \\ CH_3 . N - C - N \end{array}$$

$$= \begin{array}{l} N = C . Cl \\ \;\; |\quad\; | \\ Cl . C\;\; C - N\!\!<\!\!\begin{array}{l} CH_3 \\ C . Cl \end{array} + 2\; POCl_3 + 2\; CH_3 Cl + HCl + PCl_3 \; . \\ \;\; \|\quad\; \| \\ \;\; N - C - N \end{array}$$

---

[1]) Nach Verabredung mit mir ist der erste Teil der folgenden Versuche unter Leitung des leider so früh verstorbenen Dr. Friedrich Ach im wissenschaftlichen Laboratorium der Firma C. F. Boehringer & Söhne in Waldhof bei Mannheim ausgeführt und, soweit diese ein technisches Interesse besitzen, in den D. R. P. 105050 [1897], 151190, 145880 und 153122 [1902] kurz beschrieben worden. An ihrer Ausführung waren dort meine ehemaligen Schüler und Assistenten, die HHrn. Dr. V. Fritz, P. Hunsalz und L. Beensch beteiligt. Der erste hat das 3^1.8-Dichlorcaffeïn aufgefunden und seine Verwandlungen studiert; der letzte fand das isomere 7^1.8-Dichlorcaffeïn. Für die Mitteilung der Daten nach den Journalen bin ich Hrn. Dr. Lorenz Ach zu Dank verpflichtet. Die Resultate sind dann von mir unter Mitwirkung von Hrn. Dr. Karl Kautzsch im Berliner Institut nachgeprüft und durch die Gewinnung des Tetrachlorcaffeïns, sowie seine Verwandlung in Xanthin wesentlich ergänzt worden. E. Fischer.

[2]) E. Fischer, Berichte d. d. chem. Gesellsch. **28**, 2489 [1895]. (*S. 196.*)

[3]) Dieser Versuch und die sogleich zu erwähnenden Untersuchungen Hofmanns dürfen wohl als Vorläufer der Arbeiten von v. Pechmann, Ley und namentlich von J. v. Braun (Berichte d. d. chem. Gesellsch. **37**, 2812 [1904]) über die Abspaltung des Alkyls vom Stickstoff bei einfacheren Säureamiden mittels Phosphorpentachlorid betrachtet werden.

Aber diese Reaktion, die beim Theobromin ziemlich glatt verläuft, gab beim Caffeïn nur eine geringe Ausbeute, und als Hauptprodukt entstand eine in Phosphoroxychlorid viel leichter lösliche Masse, die in der ersten Mitteilung nur flüchtig erwähnt wurde.

Die nähere Untersuchung des Vorganges hat nun gezeigt, daß es sich hier um Chlorderivate des Caffeïns handelt, die das Halogen teilweise im Methyl enthalten; denn nach kleinen Abänderungen der Versuchsbedingungen konnte aus jener amorphen Masse ein schön kristallisierender Körper isoliert werden, der die Zusammensetzung des Dichlorcaffeïns hat und beim Kochen mit Wasser in Salzsäure, Formaldehyd und Chlorparaxanthin zerfällt. Dem entspricht folgende Strukturformel:

$$\begin{array}{l}
\mathrm{CH_3.N-CO} \\
\quad| \qquad | \\
\quad\mathrm{CO}\;\;\mathrm{C-N}\!\!<\!\!{}^{\textstyle\mathrm{CH_3}}_{\textstyle\mathrm{C.Cl}} \;\;. \\
\quad| \qquad\| \\
\mathrm{Cl.CH_2.N-C-N}
\end{array}$$

Seine Bildung aus dem Caffeïn erfolgt offenbar in zwei Phasen. Zuerst entsteht 8-Chlorcaffeïn und dieses nimmt dann ein zweites Halogen an der in Stellung 3 befindlichen Methylgruppe auf. In der Tat verwendet man für die Bereitung des Körpers am besten von vornherein Chlorcaffeïn. Der rationelle Name für die Dichlorverbindung wäre 3-Chloromethyl-8-chlorparaxanthin; der Kürze halber wollen wir sie aber 3^1.8-Dichlorcaffeïn nennen, wobei das 3^1 die Bedeutung hat, daß ein Chlor in dem 3-Methyl steht. Dieses Chloratom ist durch besondere Beweglichkeit ausgezeichnet. Beim Kochen mit Wasser wird es als Salzsäure abgespalten. Gleichzeitig tritt das Methylen als Formaldehyd aus, und es bildet sich 8-Chlorparaxanthin, dessen Verwandlung in Paraxanthin längst bekannt ist.

Eine ähnliche Abspaltung des Methyls vom Stickstoff hat A. W. Hofmann[1]) bei dem Trimethylisocyanurat beobachtet, denn hier lassen sich durch Phosphorpentachlorid alle drei Methylgruppen chlorieren und dann durch Erhitzen mit Wasser als Formaldehyd entfernen.

Milder als Wasser wirken die Alkohole auf das 3^1.8-Dichlorcaffeïn, denn beim Kochen seiner Lösung in Methylalkohol wird das eine Chloratom durch Methoxyl ersetzt, und es resultiert 3^1-Methoxy-8-chlorcaffeïn,

---

[1]) Berichte d. d. chem. Gesellsch. **19**, 2087 [1886].

$$CH_3.N-CO$$
$$CO\ \overset{|}{C}-N\underset{C.Cl}{\overset{CH_3}{<}}.$$
$$CH_3O.CH_2.N-C-N$$

Die Erzeugung des Dichlorcaffeïns ist nicht auf die Anwendung des Phosphorpentachlorids beschränkt. Sie kann auch durch freies Chlor sowohl bei Anwesenheit wie Ausschluß von Lösungsmitteln erreicht werden, und es hängt dann von der Temperatur ab, an welcher Stelle das zweite Chlor eintritt. Von 160⁰ an entsteht vorzugsweise das eben besprochene 3¹.8-Dichlorcaffeïn. Bei niederer Temperatur, z. B. 100⁰, resultiert aber das Isomere 7¹.8-Dichlorcaffeïn,

$$CH_3.N-CO$$
$$CO\ \overset{|}{C}-N\underset{C.Cl}{\overset{CH_2.Cl}{<}}.$$
$$CH_3.N-C-N$$

Beim Kochen mit Wasser verliert dieses ebenfalls die Gruppe ClCH₂ als Salzsäure und Formaldehyd und verwandelt sich in 8-Chlortheophyllin, das bekanntlich leicht zu Theophyllin reduziert werden kann.

Die Chlorierung des Caffeïns bleibt nicht bei der Bildung des Dichlorderivates stehen, sobald man einen Überschuß von Chlor anwendet. Schon bei der Darstellung des 3¹.8-Dichlorcaffeïns mit überschüssigem Phosphorpentachlorid bei 160⁰ entstehen chlorreichere Körper, deren Isolierung aber schwierig ist. Leichter gelingt die Gewinnung eines reinen Produktes, und zwar eines Tetrachlorcaffeïns, wenn eine Auflösung von Chlor in Phosphoroxychlorid bei 160⁰ verwendet wird. Da dieses Produkt bei längerem Kochen mit Essigsäure in reichlicher Menge Chlorxanthin neben Formaldehyd und Salzsäure liefert, so muß man annehmen, daß alle drei Methylgruppen des Caffeïns Chlor aufgenommen haben, daß mithin die Struktur der Verbindung folgender Formel entspricht:

$$Cl.CH_2.N-CO$$
$$CO\ \overset{|}{C}-N\underset{C.Cl}{\overset{CH_2.Cl}{<}}.$$
$$Cl.CH_2.N-C-N$$

Übereinstimmend damit ist die Verwandlung des Tetrachlorkörpers in ein Tetramethoxycaffeïn durch Erwärmen mit einer Lösung von Natriummethylat.

Durch sukzessive Abspaltung von Methyl mit Hilfe der Chlorverbindungen ist es also jetzt möglich, aus dem Caffeïn zwei Dimethylxanthine (Paraxanthin und Theophyllin), ein Monomethylxanthin (Heteroxanthin) und endlich das Xanthin selbst zu gewinnen.

3¹.8 - Dichlor - caffeïn
(3 - Chloromethyl - 8 - chlor - paraxanthin).

Für seine Bereitung geht man am besten vom 8-Chlorcaffeïn aus und behandelt es bei höherer Temperatur entweder mit Phosphorpentachlorid oder mit freiem Chlor. Im ersten Falle werden 23 Teile getrocknetes Chlorcaffeïn mit 30 Teilen (1,5 Mol.) Phosphorpentachlorid und 100 Vol.-Teilen Phosphoroxychlorid während 10—11 Stunden im Einschlußrohr oder im Autoklaven auf 158—162° erhitzt; nach dem Erkalten ist kein Druck im Gefäß, und in der rotbraunen Lösung sind 10—15% von unverändertem Chlorcaffeïn als farblose Kristallnadeln suspendiert. Man filtriert und verdampft die Lösung unter stark vermindertem Druck möglichst weit und löst das zurückbleibende, rotbraune, zähe Harz in Chloroform. Zur Zerstörung der noch vorhandenen Phosphorchloride wird diese Lösung zuerst mit Wasser geschüttelt, dann wieder getrocknet und verdampft. Löst man den hierbei erhaltenen Sirup in trocknem Äther und läßt verdunsten, so scheidet sich das Dichlorcaffeïn in warzenförmigen Kristall-Aggregaten ab, die durch Waschen mit Benzol von dem anhaftenden Sirup befreit werden und dann farblos sind. Die Ausbeute an Kristallen beträgt etwa 30% des angewandten Chlorcaffeïns. Löst man sie nochmals in wenig warmem Benzol, fügt das 5-fache Volumen Äther hinzu und überläßt dann die Flüssigkeit der Kristallisation, so erhält man hübsche, meist warzenartig verwachsene Nadeln vom konstanten Schmp. 144 bis 145° (korr. 145—146°). Die Ausbeute an diesem reinen Präparat ist ungefähr die Hälfte des Rohproduktes.

0,2133 g Sbst.: 0,2883 g CO_2, 0,0583 g H_2O. — 0,1842 g Sbst.: 32,6 ccm N (10°, 768 mm). — 0,1564 g Sbst.: 0,1738 g AgCl.

$C_8H_8N_4O_2Cl_2$.   Ber. C 36,50, H 3,04, N 21,29, Cl 27,00.
Gef. „ 36,86, „ 3,03, „ 21,41, „ 27,49.

Die Substanz ist leicht löslich in kaltem Chloroform, Benzol, Aceton und Essigester, auch in warmem Äther und Alkohol, dagegen sehr schwer löslich in kaltem Wasser. Sie gibt mit Chlorwasser die Murexidreaktion.

Aus der ätherischen Mutterlauge des rohen Dichlorcaffeïns scheidet sich beim längeren Stehen ein chlorreicheres Produkt ab, das durch Umlösen aus Benzol in farblosen Kristallen erhalten wird. Die Analyse (gef. 34,56% Cl) deutet auf die Zusammensetzung eines Trichlorcaffeïns hin (ber. 35,80% Cl), zeigt aber auch, daß das Produkt nicht rein war. Seine geringe Ausbeute hat eine ausführliche Untersuchung bisher verhindert.

An Stelle des Phosphoroxychlorids lassen sich bei obigem Verfahren auch andere Lösungsmittel, z. B. Tetrachlorkohlenstoff verwenden, aber sie bieten keine besonderen Vorteile. Will man endlich die Chlorierung durch freies Chlor herbeiführen, so wird in geschmolzenes Chlorcaffeïn ein kräftiger Chlorstrom eingeleitet und gleichzeitig die Masse tüchtig gerührt. Anfangs erhält man die Temperatur auf etwa 200°, später, wenn die Schmelze dünnflüssiger geworden ist, kann man auf 170° heruntergehen. Theoretisch ist ein Molekül erforderlich; es empfiehlt sich aber, einen Überschuß, etwa 1,2—1,5 Mol., anzuwenden. Als auf 250 g Chlorcaffeïn im Laufe von $7\frac{1}{2}$ Stunden 88 g Chlor verbraucht wurden, war das Produkt in der Kälte eine harte, spröde Masse und in gepulvertem Zustand hellgelb gefärbt. Die Ausbeute betrug 282 g statt der berechneten 288 g. Man kann aus dieser Masse mit einiger Mühe nach der oben gegebenen Vorschrift Dichlorcaffeïn gewinnen, aber die Ausbeute ist schlechter und die Operation mühsamer als bei der Darstellung mit Phosphorpentachlorid. Dagegen läßt sich aus diesem Produkte durch Kochen mit Wasser ohne große Mühe Chlorparaxanthin bereiten, aber die Ausbeute an reinem Präparat betrug auch nicht mehr als 18% des angewandten Chlorcaffeïns.

Verwandlung des $3^{1}.8$ - Dichlor - caffeïns in
Chlor - paraxanthin.

Das Dichlorcaffeïn löst sich beim Erwärmen mit der 10-fachen Menge Wasser ziemlich leicht auf. Nach kurzem Kochen beginnt die Entwickelung von Formaldehyd, und läßt man nach einiger Zeit erkalten, so kristallisiert das Chlorparaxanthin in feinen Nädelchen aus. Die Ausbeute ist fast quantitativ. Das Präparat zeigt dieselben Eigenschaften, wie sie früher für Chloroparaxanthin angegeben wurden[1]). Für die Darstellung des Chlorparaxanthins auf diesem Wege ist es überflüssig, das Dichlorcaffeïn zu reinigen. Man kann dafür ebensogut das rohe amorphe Produkt benutzen, das beim Verdampfen der Lösung in Phosphoroxychlorid zurückbleibt. Es wird mit etwa der 30-fachen Menge Wasser zum Sieden erhitzt und gleichzeitig ein Dampfstrom etwa 4 Stunden durch die Flüssigkeit geleitet, bis die Entwickelung von Formaldehyd beendet ist. Man filtriert dann vom ungelösten Harz, behandelt die gefärbte Lösung mit Tierkohle und verdampft das Filtrat etwa auf die Hälfte. Beim längeren Stehen in der Kälte kristallisiert das Chlorparaxanthin in feinen, zu Warzen verwachsenen Nädelchen. Die Mutterlauge gibt nach dem Einengen auf ein Drittel ihres Volumens bei längerem Stehen noch eine zweite Kristallisation, und in den letzten Mutterlaugen bleiben dann ziemlich

---

[1]) E. Fischer und H. Clemm, Berichte d. d. chem. Gesellsch. **31**, 2622 [1898]. (*S. 477.*)

leicht lösliche, chlorreichere Produkte zurück. Das rohe Chlorparaxanthin enthält eine ziemlich große Menge von fremden Körpern; zur Reinigung wird es deshalb in das schön kristallisierende und in kaltem Wasser schwer lösliche Natriumsalz verwandelt und aus diesem regeneriert. Die Ausbeute an reinem Präparat betrug 21—22% vom angewandten Chlorcaffeïn, was etwa 25% der Theorie entspricht. Für die Analyse wurde das Präparat aus heißem Wasser umkristallisiert und bei 100⁰ getrocknet.

0,2835 g Sbst.: 0,1891 g AgCl.

$C_7H_7N_4O_2Cl$.   Ber. Cl 16,55.   Gef. Cl 16,50.

3^1 - Methoxy - 8 - chlor - caffeïn.

Es entsteht, wie zuvor erwähnt, aus dem $3^1.8$-Dichlorcaffeïn durch Kochen mit Methylalkohol und scheidet sich aus der Lösung, wenn sie nicht zu verdünnt ist, in der Kälte in feinen Nadeln oder derben Drusen ab. Bequemer gewinnt man es aus dem rohen Dichlorcaffeïn, wie folgender Versuch zeigt.

13 g Chlorcaffeïn, 20 g Phosphorpentachlorid ($1^3/_4$ Mol.) und 56 ccm Phosphoroxychlorid wurden 10 Stunden auf 160—162⁰ im Einschmelzrohr im Volhardschen Petroleumofen erhitzt. Nach dem Erkalten waren 2 g unverändertes Chlorcaffeïn ausgeschieden. Die filtrierte Lösung wurde unter stark vermindertem Druck möglichst weit eingedampft, um das Phosphoroxychlorid zu entfernen, und der Rückstand mit 50 ccm Methylalkohol 30 Minuten gekocht. Als die Flüssigkeit, auf die Hälfte eingeengt, 12 Stunden im Eisschrank gestanden hatte, war eine dicke, bräunliche Kristallmasse abgeschieden, die abgesaugt und aus heißem Methylalkohol unter Zusatz von Tierkohle umkristallisiert wurde. Die Ausbeute betrug bei obiger Menge Chlorcaffeïn 2,3 g, mithin 20% des angegriffenen Materials. Die Verbindung kristallisiert aus Methylalkohol in feinen glänzenden Nadeln, die bei 125⁰ anfangen zu sintern und bei 129—130⁰ (korr. 130—131⁰) schmelzen.

0,2049 g Sbst.: 0,1145 g AgCl. — 0,1877 g Sbst.: 0,2865 g CO_2, 0,0738 g H_2O. — 0,1602 g Sbst.: 29,0 ccm N (12⁰, 761 mm).

$C_9H_{11}N_4O_3Cl$.   Ber. C 41,78, H 4,26, N 21,66, Cl 13,73.
Gef. „ 41,63, „ 4,37, „ 21,51, „ 13,82.

In heißem Benzol ist die Substanz sehr leicht, in heißem Alkohol etwas schwerer und in Äther schon recht schwer löslich und kristallisiert aus allen diesen Flüssigkeiten in sehr feinen, biegsamen Nädelchen. Von heißem Methylalkohol verlangt sie etwa die 5-fache Menge zur Lösung. Schwerer wird sie von heißem Wasser aufgenommen und kristallisiert daraus beim Erkalten sofort entweder in feinen Nadeln oder in ganz schmalen, langen und sehr dünnen Platten. Durch 4-stündiges Erhitzen mit der 10-fachen Menge rauchender Salzsäure (spez. Gewicht 1,19) im Einschlußrohr auf 100^0 wird die Methoxyverbindung glatt in Chlorparaxanthin verwandelt. Dieses zeigte nach einmaligem Umkristallisieren aus heißem Wasser den Schmp. 287^0 (korr. 294^0) und alle sonstigen Eigenschaften der reinen Verbindung.

0,1466 g Sbst.: 0,0962 g AgCl.

$C_7H_7N_4O_2Cl$.   Ber. Cl 16,55.   Gef. Cl 16,23.

Aus dieser Verwandlung folgt für die Methoxyverbindung die Strukturformel:

$$\begin{array}{c} CH_3.N-CO \\ | \quad | \\ CO \ C-N\diagdown^{CH_3} \\ | \quad \| \quad \diagup^{C.Cl} \\ CH_3O.CH_2.N-C-N \end{array}$$

$7^1.8$ - Dichlor - caffeïn.

Die Verbindung entsteht aus dem Chlorcaffeïn durch die Wirkung von freiem Chlor bei verhältnismäßig niederer Temperatur. Der Prozeß verläuft am glattesten bei Anwendung von Phosphoroxychlorid oder Nitrobenzol als Lösungsmittel und bei einer Temperatur von $90-100^0$.

23 g trocknes Chlorcaffeïn wurden mit einer Lösung von 9 g Chlor in 100 ccm Phosphoroxychlorid 9 Stunden im geschlossenen Gefäß auf 100^0 erhitzt. Beim Verdampfen des Phosphoroxychlorids unter stark vermindertem Druck blieb eine fast farblose Kristallmasse zurück, die in 400 ccm heißem Methylalkohol gelöst wurde. Nach dem Abkühlen auf 0^0 fielen beim längeren Stehen 18 g $7^1.8$-Dichlorcaffeïn vom richtigen Schmelzpunkt aus, was 70% der Theorie entspricht. Das Filtrat gab nach dem Einengen noch 2,5 g etwas unreineres Präparat vom Schmp. $140-145^0$. Für die Analyse wurde es bei 100^0 getrocknet.

0,1760 g Sbst.: 0,2360 g CO_2, 0,0486 g H_2O. — 0,1500 g Sbst.: 27,4 ccm N $(14^0, 754$ mm). — 0,1582 g Sbst.: 0,1747 g AgCl.

$C_8H_8N_4O_2Cl_2$.   Ber. C 36,50, H 3,04, N 21,29, Cl 27,00.
Gef. „ 36,57, „ 3,07, „ 21,35, „ 27,32.

Die Verbindung kristallisiert aus heißem Methylalkohol, wovon etwa 16 ccm auf 1 g zur Lösung nötig sind, in feinen, farblosen Nädelchen, die bei $149-151^0$ (korr. $150,5-152,5^0$) schmelzen. Sie ist sehr leicht löslich in Eisessig, etwas schwerer in heißem Alkohol (etwa 8-fache Menge) und in etwa 70 Teilen kochenden Wassers, leicht löslich in Benzol, sehr wenig in Petroläther. Von dem $3^1.8$-Dichlorcaffeïn unterscheidet sie sich scharf durch Beständigkeit gegen heißen Methylalkohol, wovon sie auch bei mehrstündigem Erhitzen nicht zerstört wird. Infolgedessen läßt sie sich aus Gemischen mit dem Isomeren durch Kochen mit Methylalkohol leicht rein gewinnen, da letzteres dadurch in die Methoxyverbindung verwandelt wird. Bei mehrstündigem Erhitzen mit Methylalkohol auf 100^0 wird aber auch das $7^1.8$-Dichlorcaffeïn wenigstens teilweise verändert; nur entsteht dabei keine Methoxyverbindung, sondern in ziemlich reichlicher Menge Chlortheophyllin. Viel leichter erfolgt dieselbe Zersetzung durch Kochen mit Wasser, wobei dann die eine Chlormethylgruppe wiederum als Salzsäure und Formaldehyd abgespalten wird.

Verwandlung des $7^1.8$-Dichlor-caffeïns in Theophyllin.

Die Reaktion geht etwas langsamer vonstatten als bei dem $3^1.8$-Derivat. Zu ihrer praktischen Ausführung wird das $7^1.8$-Dichlorcaffeïn mit der 10-fachen Menge Wasser gekocht; es geht dabei allmählich in Lösung, während gleichzeitig Formaldehyd entweicht. Verjagt man diesen durch längeres Kochen, am besten unter Durchleiten von Dampf, und engt später die Lösung ein, so kristallisiert beim Abkühlen mit fast quantitativer Ausbeute das 8-Chlor-theophyllin, das in allen Eigenschaften mit dem früher beschriebenen Produkt[1]) übereinstimmt. Zur sicheren Identifizierung wurde es mit Jodwasserstoff zu Theophyllin reduziert.

Für die Gewinnung des Chlortheophyllins kann man an Stelle des reinen $7^1.8$-Dichlorcaffeïns auch das Rohprodukt verwenden, das beim Abdampfen der Phosphoroxychloridlösung zurückbleibt. Es wird ebenfalls mit der 10-fachen Menge Wasser unter Durchleiten eines kräftigen Dampfstromes etwa 4 Stunden bei Verarbeitung von 30 g Chlorcaffeïn gekocht, bis der Formaldehyd ganz verschwunden ist. Beim Erkalten scheidet sich das Chlortheophyllin ab. Das Produkt ist so gut wie rein, falls die Chlorierung des Chlorcaffeïns sorgfältig ausgeführt wurde, und die Ausbeute beträgt etwa 80% der Theorie. Das reine Produkt muß sich klar in Ammoniak lösen. Enthält es Chlorcaffeïn beigemengt, so bleibt dieses zurück. Aus der Mutterlauge gewinnt man durch Eindampfen noch eine zweite Kristallisation, die aber weniger rein ist.

Ungefähr ebensogut war das Resultat, als bei der Chlorierung des Chlor-caffeïns Nitrobenzol als Lösungsmittel diente.

75 g trocknes Chlorcaffeïn wurden in 375 ccm frisch destilliertem Nitrobenzol suspendiert, dann eine Spur Jod zugegeben und unter

---

1) E. Fischer und L. Ach, Berichte d. d. chem. Gesellsch. **28**, 3139 [1895]. (*S. 222.*)

Rühren bei 90—95⁰ ein lebhafter Chlorstrom 5 Stunden durch die Flüssigkeit geleitet. Hierbei entstand eine klare Lösung, die beim Verdampfen unter stark vermindertem Druck einen festen Rückstand hinterließ, der erst in Chloroform gelöst und mit einer verdünnten, wässerigen Lösung von schwefliger Säure durchgeschüttelt wurde. In die abgehobene Chloroformlösung ließ man dann direkt einen starken Strom von Wasserdampf eintreten. Nach dem Abdestillieren des Chloroforms begann bald in der wässerigen Lösung die Entwickelung von Formaldehyd. Als dieser nach mehreren Stunden fast verschwunden war, wurde die Operation unterbrochen und nach dem völligen Erkalten der ziemlich konzentrierten Lösung das ausgeschiedene Kristallpulver filtriert. Seine Menge betrug 60 g, und es bestand aus fast reinem Chlortheophyllin, so daß hier die Ausbeute nahezu 90% der Theorie ist.

Zur Darstellung des $7^1.8$-Dichlorcaffeïns sind die Lösungsmittel zwar vorteilhaft, aber nicht unbedingt notwendig. Man erhält dasselbe Produkt beim Überleiten von Chlor über trocknes und in dünner Schicht ausgebreitetes Chlorcaffeïn. Bei 60⁰ ist die Wirkung des Gases noch kaum bemerkbar. Zwischen 100⁰ und 145⁰ entstehen reichliche Mengen der $7^1.8$-Dichlorverbindung. Bei 150—160⁰ wird nebenher schon ziemlich viel der isomeren $3^1.8$-Verbindung gebildet, und über 170⁰ scheint diese vorzugsweise neben chlorreicheren Produkten zu entstehen. Im allgemeinen verläuft die Chlorierung unter diesen Bedingungen aber nicht so glatt wie bei Anwendung von Lösungsmitteln, und wir verzichten deshalb auf eine ausführliche Schilderung der Versuche.

$$7^1.8\text{-Di\"athoxy-caffe\"in,}\qquad
\begin{array}{l}
CH_3.N-CO\\
\quad|\qquad|\\
CO\ \ C-N\!\!<\!\!\begin{array}{l}CH_2.OC_2H_5\\ C.OC_2H_5\end{array}.\\
\quad|\qquad\|\\
CH_3.N-C-N
\end{array}$$

Zu einer Lösung von 25 g $7^1.8$-Dichlorcaffeïn in 280 ccm heißem, absolutem Alkohol wird portionenweise eine Natriumäthylatlösung von 6,5 g Natrium (3 Atomgew.) in etwa 150 ccm Alkohol zugefügt. Hierbei findet Aufkochen und Abscheidung von Kochsalz statt. Zur Vollendung der Reaktion wird eine Stunde auf dem Wasserbade erhitzt und heiß vom Kochsalz abfiltriert. Aus der Lösung kristallisiert beim Erkalten das Diäthoxycaffeïn in verfilzten, farblosen Nadeln. Es wird abgesaugt und zur Trennung von beigemengtem Chlornatrium mit Wasser gewaschen. Man erhält 22—23 g Diäthoxycaffeïn, das bei 123—125⁰ schmilzt. Das Filtrat wird nach dem Neutralisieren mit verdünnter Salzsäure unter stark vermindertem Druck eingedampft und der Rückstand aus ca. 150 ccm Wasser umkristallisiert. Man gewinnt so noch 1 g des Diäthoxykörpers. Die Gesamtausbeute beträgt mithin 90% der Theorie.

Die aus Alkohol umgelöste Substanz verlor, nachdem sie im Exsikkator getrocknet war, bei 80^0 nicht an Gewicht.

0,1869 g Sbst.: 0,3497 g CO_2, 0,1106 g H_2O. — 0,1617 g Sbst.: 27,3 ccm N (12⁰, 757 mm).

$C_{12}H_{18}N_4O_4$.   Ber. C 51,06, H 6,38, N 19,86.
Gef. „ 51,03, „ 6,58, „ 19,96.

Durch Umkristallisieren wird der oben angegebene Schmelzpunkt kaum verändert; das noch aus Äther und dann aus Wasser umkristallisierte Produkt schmolz bei 124—125⁰ (korr. 125—126⁰), nachdem von 122—123⁰ Sinterung eingetreten war.

1 g löst sich ungefähr in 70 ccm warmem Äther, in 10 ccm heißem, absolutem Alkohol, in 90 ccm kochendem Wasser und in 1250 ccm Wasser von 23⁰. Sehr leicht wird die Substanz von kaltem Benzol und von Eisessig aufgenommen. In heißer, verdünnter Natronlauge ist sie nur schwer löslich, ziemlich leicht dagegen in heißer, verdünnter Salzsäure.

$$
\begin{array}{ccc}
 & Cl.CH_2.N\!-\!CO & \\
 & |\qquad\quad| & \\
\text{Tetrachlor-caffeïn, } C_8H_6N_4O_2Cl_4. \qquad & CO\quad C\!-\!N\!\!\begin{array}{l}\nearrow CH_2.Cl\\ \searrow C.Cl\end{array}. \\
 & |\qquad\quad\| & \\
 & Cl.CH_2.N\!-\!C\!-\!N &
\end{array}
$$

20 g 7¹.8-Dichlorcaffeïn werden im Rohr mit 110 ccm Phosphoroxychlorid, in welchem 13,4 g Chlor (5 Atomgew.) gelöst sind, 11 bis 12 Stunden im Volhardschen Petroleumofen auf 160—162⁰ erhitzt. Nach dem Erkalten ist nur geringer Druck im Gefäß. Die Lösung wird unter 15—20 mm Druck bei etwa 45⁰ eingedampft und die gelbbraune, zähe Masse in heißem Benzol gelöst. Aus der etwas eingeengten Lösung scheiden sich schwach gelbe Kristalle ab, die abgesaugt, mit Wasser gewaschen und dann bei gewöhnlicher Temperatur getrocknet werden. Die Ausbeute beträgt etwa 24 g. Dieses Produkt ist ziemlich unrein, wie der niedrige und unscharfe Schmelzpunkt zeigt. Es wird ungefähr in der 10-fachen Menge warmem Äther gelöst, mit Tierkohle behandelt und das Filtrat nach dem Einengen in Eis gekühlt. Dabei scheidet sich ziemlich reines Tetrachlorcaffeïn in farblosen Kriställchen ab, die von ungefähr 124—127⁰ schmelzen. Die Ausbeute an diesem Präparat beträgt 14—15 g oder ungefähr 60% der Theorie. Durch nochmaliges Umlösen aus warmem Äther wird es rein erhalten und schmilzt dann bei 128—129,5⁰ (korr. 129—130,5⁰) zu einer farblosen Flüssigkeit. Für die Analyse wurde im Vakuum-Exsikkator getrocknet.

0,2035 g Sbst.: 0,2173 g CO_2, 0,0381 g H_2O. — 0,1667 g Sbst.: 24,7 ccm N (18,5⁰, 752 mm). — 0,1884 g Sbst.: 0,3237 g AgCl.

$C_8H_6N_4O_2Cl_4$.   Ber. C 28,92, H 1,81, N 16,87, Cl 42,77.
Gef. „ 29,12, „ 2,08, „ 16,94, „ 42,51.

Das Tetrachlorcaffeïn löst sich sehr leicht in Aceton und Eisessig, leicht in Benzol und ziemlich leicht in Alkohol. Es wird von etwa 40 Gewichtsteilen warmem Äther aufgenommen; nach dem Einengen kristallisiert es als feines, weißes Pulver, das unter dem Mikroskop meist tafelartig ausgebildete Kristalle zeigt. 1 g löst sich in ca. 10 ccm heißem Methylalkohol. Von heißem Wasser verlangt es mehr als die 100-fache Menge, wird aber dadurch bald unter Bildung von Formaldehyd angegriffen. In verdünntem Alkali ist es nicht löslich.

Wir haben versucht, die Darstellung des Tetrachlorcaffeïns dadurch zu vereinfachen, daß wir das Chlorcaffeïn direkt mit einem Überschuß von Chlor in Phosphoroxychlorid zuerst auf 100^0 und dann auf 160^0 erhitzten; das Resultat war aber wenig befriedigend, da die Reinigung des Produktes erhebliche Schwierigkeiten machte und dadurch die Ausbeute zu gering wurde.

Tetramethoxy - caffeïn, $C_{12}H_{18}N_4O_6$.

Zu einer Lösung von 7,8 g Tetrachlorcaffeïn in 80 ccm heißem, trocknem Methylalkohol wird eine Lösung von 2,7 g Natrium (5 Atomgew.) in 80 ccm Methylalkohol gegeben. Bereits beim Mischen scheidet sich Kochsalz ab. Man kocht $1/_4$ Stunde auf dem Wasserbade, filtriert heiß vom Chlornatrium, neutralisiert mit Essigsäure und verdampft die Lösung unter stark vermindertem Druck zur Trockne. Der fast weiße, kristallinische Rückstand wird aus ca. 30 ccm Wasser umkristallisiert. Die Ausbeute beträgt etwa 5 g, und das Produkt hat den Schmp. 114—116^0. Beim nochmaligen Umlösen aus Wasser steigt derselbe auf 118—120^0 und bleibt dann auch beim weiteren Umkristallisieren unverändert. Trotzdem ist das nur aus Wasser kristallisierte Präparat nicht ganz rein, denn die Analyse gab etwa 0,7% zuviel Kohlenstoff. Es wurde deshalb noch zweimal aus Methylalkohol und Äther und zuletzt nochmals aus Äther umkristallisiert und gab dann nach dem Trocknen bei 80^0 folgende Zahlen:

0,2000 g Sbst.: 0,3369 g CO_2, 0,1063 g H_2O. — 0,1421 g Sbst.: 22,5 ccm N (18^0, 745 mm).

$C_{12}H_{18}O_6N_4$.   Ber. C 45,86, H 5,73, N 17,83.
Gef. „ 45,94, „ 5,91, „ 17,96.

Das wiederholte Umkristallisieren aus Methylalkohol und Äther hatte keinen nennenswerten Verlust zur Folge, und der Schmelzpunkt blieb bei 118—120^0 (korr. 119—121^0) konstant.

Die Substanz ist sehr leicht löslich in Eisessig, etwas schwerer in heißem Alkohol, Methylalkohol (1 g in ca. 5 ccm), Chloroform und in Benzol. Ziemlich schwer löst sie sich in Äther und noch schwerer in kaltem Wasser; von kochendem Wasser verlangt sie etwa 13 Teile.

Verwandlung des Tetrachlor-caffeïns in Chlor-xanthin.

Da das Tetrachlorcaffeïn in heißem Wasser recht schwer löslich ist, so diente für die Abspaltung der Chloromethylgruppe eine Lösung in verdünnter Essigsäure.

8 g der Chlorverbindung wurden mit 80 ccm einer Mischung aus 2 Vol. Eisessig und 1 Vol. Wasser 10 Stunden am Rückflußkühler gekocht und die weingelbe Flüssigkeit auf dem Wasserbade stark eingeengt, bis reichliche Kristallisation erfolgte. Da noch nicht aller Formaldehyd ausgetrieben war, so wurde das Gemisch von Niederschlag und Flüssigkeit nach Zusatz von ziemlich viel Eisessig unter Durchleiten eines starken Stromes von Wasserdampf nochmals eine Stunde gekocht. Nach dem Erkalten wurde der schwach gelbe, kristallinische Niederschlag abgesaugt. Seine Menge betrug nach dem Trocknen 3,3 g, während nach der Theorie 4,5 g Chlorxanthin zu erwarten waren. Die Ausbeute an Rohprodukt entspricht also 75%. Dieses ist aber keineswegs rein; es wurde deshalb in das gut kristallisierende Ammoniumsalz verwandelt, dieses in wässeriger Lösung mit Tierkohle entfärbt, dann zweimal aus warmer, sehr verdünnter Ammoniak-Lösung umkristallisiert und schließlich in wässeriger Lösung durch Essigsäure zersetzt. Die Reinigung über das Ammoniumsalz muß eventuell noch einmal wiederholt werden. Für die Analyse war das Chlorxanthin bei 140° getrocknet.

0,1793 g Sbst.: 0,1354 g AgCl. — 0,1294 g Sbst.: 33,3 ccm N (18°, 766 mm).

$C_5H_3N_4O_2Cl$.   Ber. Cl 19,03, N 30,02.
Gef. „ 18,69, „ 30,03.

Die Eigenschaften des Produktes entsprechen ganz der Beschreibung, welche früher von dem Chlorxanthin gegeben wurde[1]).

Zur weiteren Identifizierung diente die Überführung des Präparates in Xanthin. Zu dem Zwecke wurde es mit der 10-fachen Menge Jodwasserstoffsäure vom spez. Gewicht 1,96 unter Zusatz von Jodphosphonium auf dem Wasserbade erwärmt, bis kein Freiwerden von Jod mehr bemerkbar war. Als die Jodwasserstoffsäure durch die Operation verdünnter geworden war, schied sich schon in der Hitze das Jodhydrat des Xanthins ab; es wurde nach dem Erkalten filtriert und auf Ton getrocknet. Das aus dem Jodhydrat durch Ammoniak in Freiheit gesetzte Xanthin zeigte alle Eigenschaften dieser Base.

0,1153 g Sbst. (bei 100° getrocknet): 36,3 ccm N (18,5°, 767 mm).
$C_5H_4N_4O_2$.   Ber. N 36,84.   Gef. N 36,7.

---

[1]) E. Fischer, Berichte d. 1 chem. Gesellsch. **30**, 2237 [1897]. (*S. 318.*)